临床危重症抢救与护理

（上）

徐　华等◎主编

 吉林科学技术出版社

图书在版编目（ＣＩＰ）数据

　　临床危重症抢救与护理 / 徐华等主编. -- 长春：
吉林科学技术出版社，2017.9
　　ISBN 978-7-5578-3276-6

　　Ⅰ．①临… Ⅱ．①徐… Ⅲ．①急性病－急救②险症－
急救③急性病－护理④险症－护理 Ⅳ．①R459.7
②R472.2

　　中国版本图书馆CIP数据核字(2017)第232663号

临床危重症抢救与护理
LINCHUANG WEIZHONGZHENG QIANGJIU YU HULI

主　　编　徐　华等
出 版 人　李　梁
责任编辑　许晶刚　陈绘新
封面设计　长春创意广告图文制作有限责任公司
制　　版　长春创意广告图文制作有限责任公司
开　　本　787mm×1092mm　1/16
字　　数　400千字
印　　张　34
印　　数　1—1000册
版　　次　2017年9月第1版
印　　次　2018年3月第1版第2次印刷

出　　版　吉林科学技术出版社
发　　行　吉林科学技术出版社
地　　址　长春市人民大街4646号
邮　　编　130021
发行部电话/传真　0431-85635177　85651759　85651628
　　　　　　　　　85652585　85635176
储运部电话　0431-86059116
编辑部电话　0431-86037565
网　　址　www.jlstp.net
印　　刷　永清县晔盛亚胶印有限公司

书　　号　ISBN 978-7-5578-3276-6
定　　价　136.00元（全二册）

编 委 会

主　编:徐　华　李利娟　徐　华
　　　　郭　镜　陈　丹　侯东男
副主编:马　龙　李　岩　周　斌
　　　　王　洁　庞　琳　李　萍
　　　　柏　娜　李云静　董雪媚
编　　委:(按照姓氏笔画)
　　　　马　龙　新疆医科大学第一附属医院
　　　　王　洁　乌鲁木齐市第一人民医院
　　　　李云静　中国医科大学附属第一医院
　　　　李利娟　济宁医学院附属医院
　　　　李　岩　新疆巴音郭楞蒙古自治州人民医院
　　　　李　萍　新疆医科大学第二附属医院
　　　　陈　丹　锦州医科大学附属第三医院
　　　　周　斌　新疆医科大学第一附属医院
　　　　庞　琳　中国人民解放军第二0二医院
　　　　柏　娜　中国人民解放军第二0二医院
　　　　侯东男　大连医科大学附属第二医院
　　　　徐　华　大连医科大学附属第二医院
　　　　徐　华　青岛市肿瘤医院
　　　　郭　楠　开封市儿童医院
　　　　郭　镜　锦州医科大学附属第三医院
　　　　董雪媚　大连疗养院付家庄医院

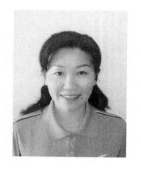

徐华，门诊手术室护士长，高等护理本科毕业，参加工作二十四年，从事手术室护理及手术室管理工作十二年，熟练掌握基础护理、手术室护理、手术室管理及危急重症的抢救工作。先后在省级以上刊物发表学术论文十余篇，参编著作两部。

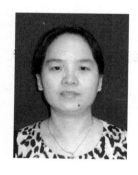

李利娟，女，1975年1月3日出生，现任济宁医学院附属医院主治医师，毕业于济宁医学院，工作16年，主要从事妇产科临床医疗、教学及科研工作，擅长孕前咨询、产前保健、产前筛查、产前诊断、产程监护、产后保健等，尤其擅长产科各类急危重症如子痫、妊娠期急性脂肪肝、妊娠合并病毒性肝炎、羊水栓塞、产后出血、产科DIC及凶险性前置胎盘的抢救及处理，对于各种妊娠合并症及并发症的诊断和处理积累了丰富的成功经验，熟练掌握各类难产的处理及新式剖宫产的手术技巧。发表文章5篇，主编（参编）著作2部。

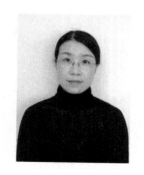

徐华，女，大连医科大学附属二院消化内科，1977年出生，本科学历，主管护师，党员，曾获得院优秀员工、优秀护士荣誉，曾获得辽宁省五十项技能大赛优秀奖。2013年始担任科室总责任护士。专业特长：擅长于消化科疾病的护理，如肝硬化、消化性溃疡、消化道出血、胃炎等疾病的护理，尤其擅长于炎症性肠病的护理，相关文章曾被中华护理学会选为壁报交流文章。

前　言

　　由于急危重症患者的病情危重且复杂多变,医护人员必须动态掌握患者病情变化,给予准确救护方案并根据患者实际病情变化及时合理地调整救护方法,因此,急危重症的救护要求医护人员必须拥有高素质、高水平,必须要求参与急危重症救护相关的医护人员具备跨专业、多学科能力。如何更妥善的救护患者,提高抢救水平,是每个医护人员必须思考的问题。近年来,伴随着急危重症救护领域的迅速发展,广大临床医护人员急需掌握最新的理论技术,并出色地运用于临床救护当中。为此,本编委会特组织在急危重症救护领域具有丰富经验的医护人员,在繁忙工作之余编写了此书。

　　本书共分为十四章,内容涉及临床各系统常见急危重症的诊断、救治措施及护理,包括:临床麻醉、器官功能衰竭的救护、常见危重症状患者的救护、神经系统急危重症救护、心血管系统急危重症救护、呼吸系统急危重症、消化系统急危重症护理、内分泌系统危重症、产科急危重症、骨科护理、小儿急危重症护理、手术室护理、常见疾病的临床康复以及医疗质量管理。

　　针对书中涉及的各种疾病,均进行了详细介绍,包括疾病的病因病理、发病机制、临床表现、诊断与鉴别诊断、救治流程、救治关键、救治方案、急危重症护理措施、预后及预防等。

　　为了进一步提高临床医护人员的救护水平,提高救治率,本编委会人员在多年临床救护经验基础上,参考诸多书籍资料,认真编写了此书,望谨以此书为广大医护人员提供微薄帮助。

　　本书在编写过程中,借鉴了诸多危重症相关临床书籍与资料文献,在此表示衷心的感谢。由于本编委会人员均身负临床一线救护工作,故编写时间仓促,难免有错误及不足之处,恳请广大读者见谅,并给予批评指正,以更好地总结经验,起到共同进步、提高医护人员临床救护水平的目的。

《临床危重症抢救与护理》编委会

2017 年 9 月

目　　录

第一章 临床麻醉

第一节 颅脑外伤患者的麻醉

一、颅脑外伤患者的病理生理

颅脑外伤按其病理生理过程可分为原发性损伤和继发性损伤。受伤的瞬间,先为不同程度的原发性损伤,然后继发血管和血液学的改变而引起脑血流减少,从而导致脑缺血和缺氧、脑水肿、颅压增高,进一步发生脑疝,导致死亡。因此,临床上需要对继发性损伤病理生理过程进行干预,防止其进一步发展加重损伤。

脑血流的改变:研究证明脑外伤患者在创伤急性期即可发生脑血流的变化。严重脑外伤患者约 30% 在外伤后 4h 内发生缺血性改变。目前认为,这种外伤后缺血性改变是一种直接的反应性变化,而非全身性低血压所致,尽管后者可加重缺血性改变。

影响继发性改变的其他因素:

(一)高血压和低血压

由于原发性损伤之后,脑的顺应性发生改变,甚至有颅内出血,颅压增高,无论高血压还是低血压都将加重脑损伤。由于自身调节功能损害,低血压造成脑灌注压减少,导致脑缺血;而高血压可造成血管源性脑水肿,进一步升高颅压,引起脑灌注压降低。在自身调节功能保持完整的情况下,低血压可引起代偿性脑血管扩张,脑血容量增加,进而使颅压增高,造成脑灌注压进一步降低,产生恶性循环,又称为恶性循环级联反应。

(二)高血糖症

在脑缺血、缺氧的情况下,葡萄糖无氧酵解增加,产生过多的乳酸在脑组织中蓄积,可引起神经元损害。

(三)低氧血症和高二氧化碳血症

低氧血症和高二氧化碳血症都可引起颅脑损伤患者脑血管扩张、颅压增高、脑组织水肿,从而可加重脑损伤。

(四)脑损伤的机制

主要是在脑缺血的情况下激活了病理性神经毒性过程。包括兴奋性氨基酸的释放、大量氧自由基的产生、细胞内钙超载、局部 NO 产生等,最终引起脑水肿加重和神经元不可逆性损害。

(五)脑水肿

外伤后脑水肿和脑肿胀使脑容量增加、颅压增高,导致继发性脑损害,重者发生脑疝,甚至死亡。脑水肿分为五种情况:血管源性、细胞毒性、水平衡性、低渗性和间质性。

1. 血管性脑水肿 脑组织损伤可破坏血—脑屏障,致使毛细血管的通透性与跨壁压增加,以及间质中血管外水潴留,从而造成血管源性脑水肿。由于组胺、缓激肽、花生四烯酸、超氧化物和羟自由基、氧自由基等引起内皮细胞膜受损,激活内皮细胞的胞饮作用和内皮结合部的破裂,使毛细血管通透性增加。其次,研究发现体温升高、高碳酸血症可使内皮细胞跨膜压增高,导致毛细血管前阻力血管松弛,使脑水肿发生率和范围增加。另外,蛋白分子电负荷的改变使血管外水潴留。由于白蛋白为阴离子蛋白,容易通过受损的血—脑屏障,然后由外皮细胞清除。相反,IgG片断为阳离子蛋白,则黏附于阴离子结合部位,而潴留于间质中。临床上脑出血、慢性硬脑膜下血肿和脑肿瘤附近的水肿,均属于血管源性水肿。

2.细胞毒性水肿　细胞毒性水肿的主要机制是在脑血流减少的情况下,能量缺乏使细胞膜泵(Na—K—ATP酶)功能受损,进而引起一系列的生化级联反应,使细胞外钾增加,细胞内钙增高,膜功能损害可引起细胞不可逆性损伤。由梗死造成的局灶性或全脑缺血、低氧,均可导致细胞毒性水肿的形成。

3.流体静力性水肿　由于跨血管壁压力梯度增加,使细胞外液积聚。脑血管自身调节功能受损,可引起毛细血管跨壁压急剧增加。如急性硬脑膜外血肿清除后使颅内压突然下降,导致脑血管跨壁压突然增加,出现一侧脑半球弥漫性水肿。

4.低渗透压性水肿　严重血浆渗透压降低和低钠血症是渗透性脑水肿的主要原因。脑胶体渗透压超过血浆渗透压,水分即被吸收入脑。当血清钠浓度低于125mmol/L时可引起脑水肿。此外,由于性激素的不同,在同一血清钠浓度时,女性较男性更易发生脑水肿。

5.间质性脑水肿　阻塞性脑积水、脑室过度扩大可使脑脊液—脑屏障破裂,导致脑脊液渗透到周围脑组织并向脑白质细胞外蔓延,在临床上可出现一种明显的非血管性脑水肿,即间质性脑水肿。这类水肿一旦发生,可导致脑缺血和神经元损害。

颅脑外伤初期由于静脉容量血管的扩张,脑血容量增加而出现脑肿胀,而不单是脑组织含水量的增加。其神经源性因素包括脑干刺激和脑循环中释放血管活性物质等。因此,早期的脑水肿主要由于脑血管自身调节功能下降,而脑干损害则影响动脉扩张,或静脉梗阻导致充血性或梗阻性脑水肿。如处理不当或不及时,在脑外伤的后期,随着脑水肿加重,颅内高压,脑灌注压下降,引起脑缺血,生化级联反应发生改变,发生复合性脑水肿,即血管性和细胞毒性脑水肿。

二、麻醉处理要点

(一)术前准确评估

由于颅脑外伤病情严重,麻醉医师应首先确保患者的呼吸道通畅,供氧应充分,及时开放静脉通路,以稳定循环,为抢救赢得时间,然后在极短的时间内迅速与家属沟通,了解相关病情,并掌握生命体征和主要脏器的功能情况,了解患者既往有无其他疾病,受伤前饮食情况,有无饮酒过量等。目前心肺功能状况,有无合并其他脏器损伤。脑外伤患者常因颅内压增高而发生呕吐,甚至误吸,所以这类患者均应视为饱胃患者,在插管前和插管时都应防止误吸。

(二)麻醉前合理用药

颅脑外伤患者一般不用术前镇静药,只给阿托品或东莨菪碱等抗胆碱药即可。无论何种镇静药都可引起患者呼吸抑制,特别是患者已存在呼吸减弱、呼吸节律异常或呼吸道不畅,即使少量的镇静药也可能造成呼吸抑制,使动脉血中二氧化碳分压增加,引起颅压增高。对于躁动的患者,一定要在密切监护情况下方可给予镇静。

(三)术中密切监测

术中常规监测有:心电图(ECG)、脉搏血氧饱和度(SpO_2)、呼气末二氧化碳分压(PET-CO_2)、体温、尿量、袖带血压。必要时还应动脉有创测压、动脉血气分析和电解质分析。怀疑血流动力学不稳、估计失血较多或术中可能大出血,应行深静脉穿刺置管。为操作和管理方便,穿刺点以选择股静脉为宜。

(四)麻醉诱导

颅脑外伤患者的麻醉诱导非常关键,诱导过程当中血流动力学的急剧变化将会加重脑损伤;颅脑外伤患者常常饱胃,诱导过程中发生误吸,会使病情复杂化;颅脑外伤患者常合并其他部位脏器的损伤,如颈椎损伤、胸部损伤、肝脾破裂等;此外,颅脑外伤的老年患者可合并严重的心肺疾患。因此,如不加考虑,贸然进行常规诱导,势必酿成大祸,引发纠纷。

对于全身状况较好、无其他合并症的单纯脑外伤患者,麻醉诱导用药可以选丙泊酚、咪达唑仑、芬太尼和非去极化肌松药。丙泊酚作为目前静脉麻醉药的主打药物,也适用于脑外伤患者,可降低颅压和脑代谢率,并能清除氧自由基,对大脑有一定的保护作用。应用咪达唑仑,可减少诱导期丙泊酚的用量,对减少患者医疗费用有积极作用,同时也降低因单纯应用丙泊酚所引起的低血压发生率,若患者血容量明显不足,可单独应用咪达唑仑为宜,避免应用丙泊酚引起严重低血压而加重脑损伤。咪达唑仑和丙泊酚的用量一定要个体化,一般情况下可用咪达唑仑 4~8mg,丙泊酚 30~50mg。肌松药以非去极化肌松药为宜,如必须选用去极化肌松药,应注意有反流与误吸,增高颅压和导致高血钾的可能。非去极化肌松药以中、长效为主,如罗库溴铵(0.6~1mg/kg)、维库溴铵(0.1mg/kg)、哌库溴铵(0.1mg/kg)。麻醉用药的顺序对诱导的平稳也有影响,先给予芬太尼(1.5μg/kg),后给咪达唑仑,再给肌松药,30s 后给丙泊酚。这种给药方法既可避免丙泊酚注射痛刺激,又能使各种麻醉诱导用药的作用高峰时间叠加一致,可减少气管内插管应激反应。气管内插管前采用 2%利多卡因行气管表面麻醉,可使插管反应降到理想程度,最大限度地维持麻醉诱导平稳。

对于全身状况较差、合并其他脏器损伤或伴有其他合并症的患者,麻醉诱导应当慎重。

1. 对病情危重、反应极差或呼吸微弱甚至停止的患者,可直接或气管表面麻醉下插管。

2. 对于发生过呕吐的患者,应在吸引清除口咽部滞留物后,再进行诱导用药,在面罩加压控制呼吸之前,应由助手压迫喉结,防止胃内容物再次溢出加重误吸,在气管内插管成功后,用生理盐水灌洗,尽可能吸引清除误吸物,以利于气体交换。

3. 对其他合并症的患者,特别是心功能较差,甚至心力衰竭患者,首先应用强心药,选择诱导药物,如采用咪达唑仑、依托咪酯等,配合适量的芬太尼和肌松药。

4. 合并其他脏器损伤的患者,尤其是内脏大出血者,应进行积极的抗休克治疗,在血压回升、心率接近正常的情况下,谨慎地进行麻醉诱导与气管内插管,以免延误手术时机。诱导用药应选择对血压影响轻、且对大脑有保护作用的药物,如咪达唑仑,即使这样,用药量也应减少,以避免血压剧烈波动。

(五)麻醉维持

颅脑外伤的患者一般都存在不同程度的颅内压增高,因此,麻醉维持一般不单独采用吸入全身麻醉,目前较多采用静脉复合全身麻醉或静脉吸入复合麻醉。静脉复合全身麻醉的维持采用静脉间断注射麻醉性镇痛药和肌松药,持续泵入静脉全麻药。麻醉性镇痛药以芬太尼为主,有条件的可用舒芬太尼和阿芬太尼,哌替啶较少使用。麻醉性镇痛药的用量一般应根据患者的实际情况决定,切忌量大,静脉全麻药也是如此。肌松药应选择对颅内压影响小的阿曲库铵、维库溴铵和哌库溴铵等。静脉全身麻醉药目前最为常用的是咪达唑仑和丙泊酚。丙泊酚优势更为明显,因手术医师希望术后能尽早评估患者的神经系统功能,丙泊酚起效和苏醒都快,而且还有脑保护作用,故选用丙泊酚更为有益。

静脉吸入复合麻醉维持是在静脉复合麻醉的基础上增加了气管内挥发性麻醉药的吸入。静脉复合麻醉的维持同上不再赘述。应该注意的是吸入麻醉药的选择,吸入麻醉药有脑血管扩张作用,异氟烷扩张作用最弱,适合应用。

（六）术中管理

颅脑外伤患者容量管理非常重要。临床上常用脉搏、血压、尿量等指标进行监测。需要注意的是脑外伤患者常用脱水剂,用尿量判断液体平衡情况不准确。最好监测中心静脉压,尤其是合并内脏出血休克者。在液体种类上,晶体液以乳酸钠林格液、平衡盐液和生理盐水为好,应避免应用含糖液。有大出血者,紧急时可选用胶体液,如代血浆、琥珀酰明胶（血定安）、万汶等。颅脑外伤患者血－脑屏障可能存在不同程度的损害,万汶有预防毛细血管渗漏的作用,从理论上讲,输注万汶可能优于其他血浆代用品。术中应注意失血量估计的准确性,适量输血,防止血液过度稀释,术中血细胞比容最好维持在 0.30 左右。

术中保持过度通气,维持呼气末二氧化碳分压 30～35mmHg,有利于颅压的控制。术中除了密切监测患者生命体征外,还应观察手术步骤,对手术的进程有所了解。因为脑外伤患者由于颅压升高,致交感神经兴奋性增高、血中儿茶酚胺上升,易掩盖血容量不足,一旦开颅剪开脑膜,容易发生低血压,严重者可致心搏骤停。此外,麻醉医师在观察手术操作期间,应结合所监测的生命体征指标变化,及时与手术医师沟通,并根据术中生命体征变化,做出准确的判断和正确的解释及处理。

（七）麻醉恢复期的管理

麻醉恢复期的管理非常重要,不能掉以轻心。麻醉医师应根据病情做出相应的处理。早期拔除气管内插管,有利于手术医师及时进行神经系统检查,对手术效果做出及时评估。但必须掌握拔管时机,若患者出现不耐管倾向,且呼之睁眼,可给予少量丙泊酚,吸净气管内和口腔内分泌物后,拔除气管内插管。应尽可能避免麻醉过浅和拔管时剧烈呛咳,以免由此而引起颅内压增高和颅内创面出血。

对术前情况较差、多脏器损伤或有其他严重合并症者,尤其是昏迷患者,宜保留气管导管或做气管切开,以利于术后呼吸道管理,有条件者护送专科 ICU 或综合 ICU。

三、麻醉注意事项

颅脑外伤患者麻醉一个最为关键的问题是,一定不能只注意颅脑外伤的情况而忽略了对其他脏器外伤的观察,以免贻误治疗,导致不良后果。入室后开放两条静脉通路,以备快速输血、输液,抢救休克和大出血。

无论哪种麻醉方法,麻醉诱导时都应防止误吸,以免使病情复杂化。手术过程中避免使用增高颅压的药物,控制呼气末二氧化碳分压,维持患者一定程度的过度通气。术中应注意患者水、电解质的情况,特别是患者大量应用脱水剂,极易引起水、电解质紊乱,液体量可以略欠一些,切不可过量,必要时输血,避免应用含糖液体。术中注意避免血压剧烈波动而诱发脑血管痉挛,加重脑损伤,影响术后神经功能的恢复。

脑外伤患者术后切不可盲目拔除气管导管,严重的脑水肿或脑干损伤,随时可能发生呼吸暂停,甚至死亡危险。

（侯东男）

第二节 心脏外科手术的麻醉

一、缩窄性心包炎

（一）病情特点与估计

心包由脏层与壁层纤维浆膜构成，两层浆膜之间的腔隙称心包腔，内含 15～25mL 浆液。心包可因细菌感染、毒性代谢产物、心肌坏死波及心外膜等原因而发生炎症，偶尔因外伤而引起炎症。

1.心包感染的主要菌源为结核菌和化脓菌，有的在渡过急性感染期后逐渐演变为慢性缩窄性心包炎，其特点是渗出物机化、纤维性变；钙盐沉积于冠状沟、室间沟、右心室和膈面；两层心包粘合成一层坚实盔甲状的纤维膜，逐渐增厚形成瘢痕和钙化，厚度一般为 0.5cm，重者可达 1.0～2.0cm。

2.由于心脏长时间受坚硬纤维壳束缚和压迫，跳动受限，心肌可出现不同程度萎缩、纤维变性、脂肪浸润和钙化，收缩力减弱，舒张期心室充盈不全，心室压上升而容量减少，导致心排血量下降，脉压缩小，心脏本身和全身供血障碍，心率代偿加快。

3.左心室受压可影响肺循环，出现肺瘀血而通气换气功能下降。

4.心脏腔静脉回血受阻，尤以腔静脉入口和房室环瘢痕狭窄者，回心血量严重受阻，可致上腔静脉压增高，头、面、上肢、上半身血液淤滞和水肿；如果下腔静脉回流严重受阻时，腹腔脏器瘀血肿大，下肢肿胀，胸、腹腔渗液。

5.临床症状因病因不同、发病急缓、心脏受压部位和程度等不同而各异。如结核性缩窄性心包炎往往起病缓慢，但自觉症状进行性加重，同时有低热、食欲不振、消瘦等结核病症状，包括劳动时呼吸困难，全身无力，腹胀，下肢水肿，重症者出现腹水，全身情况恶化，消瘦，血浆蛋白减少，贫血，恶病质。

6.体征呈慢性病容或恶病质，面部水肿，黄疸或紫绀；吸气时颈静脉怒张，端坐呼吸；腹部膨隆，肝脏肿大压痛，漏出液性腹水；下肢凹陷性水肿，皮肤粗糙；心音遥远但无杂音，心前区无搏动，脉搏细速，出现奇脉（即脉搏在吸气时明显减弱或消失，是心脏舒张受限的特征），血压偏低，脉压缩小，可测出吸气期血压下降，静脉压升高；叩诊胸部有浊音，漏出液性胸水，呼吸音粗，有啰音。

7.X 线心脏大小多无异常，心影外形边缘平直，各弓不显，心包钙化（占 15%～59%），心脏搏动弱或消失，上腔静脉扩张，肺瘀血，胸腔积液约 55%。

8.CT 可了解心包增厚程度。

9.超声心动图为非特异性改变，可见心包增厚，心室壁活动受限，下腔静脉及肝静脉增宽等征象。

10.心电图 T 波平坦、电压低或倒置，QRS 低电压，可在多导联中出现；T 波倒置提示心肌受累，倒置越深者心包剥离手术越困难；常见窦性心动过速，也可见心房纤颤。其他检查有心导管、心血管造影、核素心肌灌注显像等检查。

（二）术前准备

缩窄性心包炎为慢性病，全身情况差，术前应针对具体情况进行全面性积极纠正。特殊准备包括：

1.胸、腹水经药物治疗效果不显时，为保证术后呼吸功能，可在术前1～2d尽量抽尽胸水；腹水可在术前1～2d抽吸，但抽出量不宜过多，速度应避免过快，否则容易发生血压下降。术前抽出胸腹水，除改善通气功能外，还有防止心包缩窄一旦解除后，因胸腹水大量回吸入体循环而诱发急性心力衰竭的危险。

2.对结核性心包炎首先抗结核病治疗，最好经3～6个月治疗待体温及血沉恢复正常后再手术。若为化脓性心包炎，术前应抗炎治疗，以增强术后抗感染能力。

3.准备呼吸循环辅助治疗设施。特别对病程长，心肌萎缩，估计术后容易发生心脏急性扩大、心力衰竭者，应备妥机械呼吸机及主动脉球囊反搏(IABP)等设施。术中可能发生严重出血或心室纤颤，需准备抢救性体外循环设备。

4.备妥术中监测设备，包括无创动脉血压、心电图、脉搏血氧饱和度、呼气末CO_2等；必要时准备有创动脉血压、中心静脉压等监测。化验监测包括血气分析、血常规、血浆蛋白、电解质等，对围术期应用利尿剂者尤其重要，对维持血钾水平，预防心律失常和恢复自主呼吸有利。记录尿量、检验尿液，了解血容量和肾功能。

（三）麻醉方法

缩窄性心包炎患者多数全身虚弱，麻醉前用药以不引起呼吸、循环抑制为准。术前晚及手术当日晨可给予镇静催眠药以充分休息。麻醉前30min一般可用吗啡0.1mg/kg和东莨菪碱0.2～0.3mg肌内注射。

1.麻醉诱导对缩窄性心包炎患者是极其重要的环节，由于血压偏和代偿性心动过速，循环代偿功能已十分脆弱，处理不当可能猝死。因此，必须在严密监测血压、心电图下施行缓慢诱导方法，备妥多巴胺、苯肾上腺素等药，根据当时情况随时修正麻醉用药处理方案。诱导前应尽早面罩吸氧；诱导必须掌握影响循环最小、剂量最小、注药速度最慢的原则，避免血压下降和心动过缓，可采用羟丁酸钠、依托咪酯或氯胺酮结合芬太尼诱导；肌肉松弛药以选用影响循环轻微而不减慢心率的药物，如泮库溴铵，借以抵消心动过缓，也可选用影响血压心率较小的阿曲库铵。

2.麻醉维持以采用对循环影响轻的芬太尼为主的静吸复合或静脉复合麻醉。对心功能较好的患者可在手术强刺激环节(如切皮、劈开胸骨或撑开肋骨)时，加吸低浓度异氟烷、七氟烷或地氟烷吸入；肌肉松弛用泮库溴铵、哌库溴铵或阿曲库铵等维持。

3.麻醉期管理首先需严格管理液体入量；在心包完全剥离前执行等量输血原则；待剥离开始至完成期间应及时改为限量输血原则，否则可因心包剥脱、心肌受压解除、腔静脉回心血量骤增而引起心脏扩大，甚至诱发急性心脏扩大、肺水肿、心力衰竭。因此，除严格控制液体入量外，有时还需及时施行洋地黄制剂及利尿药治疗。心包剥离过程中手术刺激可诱发心律失常，应立即暂停手术，静脉注射利多卡因治疗。如果血压偏低，采用微量泵持续输注小量正性肌力药。机械通气的潮气量避免过大，以防进一步阻碍回心血量而引起血压下降。

4.手术结束后应保留气管插管在ICU继续机械通气，维持正常血气水平，控制输液输血量，继续强心、利尿，保护心脏功能，防止低钾、低钠，应用止血药以减少术后出血量。

二、先天性心脏病

（一）病情特点

先天性心脏病（下简称先心病）是新生儿和儿童期常见病，其发病率仅次于风湿性心脏病及冠心病，居第三位。确切发病原因尚不清楚，与胚胎期发育异常、环境或遗传因素等有关。先心病的分类方法很多：①Shaffer 根据解剖病变和临床症状分类：单纯交通型（在心房、心室、动脉或静脉间直接交通）；心脏瓣膜畸形型；血管异常型；心腔位置异常型；心律失常型等10 个类型。②根据血流动力学特点和缺氧原因分类：心室压力超负荷；心房、心室容量超负荷；肺血流梗阻性低血氧；共同心腔性低血氧；体、肺循环隔离性低血氧等。③根据有无紫绀分类：紫绀型和非紫绀型先心病。紫绀型者心内血流存在右向左分流，或以右向左分流占优势；非紫绀型者仅为左向右分流或无分流，这种分类方法较为简单而常用。在非紫绀型先心病中，以室间隔缺损、动脉导管未闭和房间隔缺损最为常见；在紫绀型先心病中则以法洛四联症最多见。室间隔缺损占先天性心脏病的 25%～30%；动脉导管未闭占 17%～20%；房间隔缺损占 10%～15%；法洛四联症占 8%～15%；大动脉转位占 8%～10%；主动脉缩窄占 5%～7%；肺动脉狭窄占 5%～7%；主动脉口狭窄占 4%～5%；本节拟按此种分类进行逐项介绍。

1. 非紫绀型先心病

（1）室间隔缺损：胚胎从第 8 周开始形成室间隔组织，出生后约 20%～60% 新生儿的室间隔自行闭合，其余 40% 在婴儿期闭合，多数在 5 岁以内闭合。超过 5 岁自行闭合者很少，即遗留室间隔缺损畸形，有肌型、隔瓣后型及小缺损之分。室间隔缺损时的血流自左向右的分流量大小取决于：①缺损面积大小与分流量成正比；缺损直径接近或超过主动脉瓣口直径时，血流通过缺损时无阻力，则在整个心动周期各时相都分流。②左、右心室压力差大小与分流量成正比，压差越大，分流量越多。肺循环血流量能反映分流量大小。右心室接受较多血量以后，容量增加，压力上升，输入肺动脉的血量随之增多，肺静脉回到左心的血量也增加，此时可见心腔扩大，心肌肥厚，房室压上升，肺动脉压上升，肺小动脉收缩；继后肺小血管壁肌层肥厚，阻力增加，血管内皮退行变，重者可致部分小动脉闭塞，肺血管床减少，肺动脉压升高。③室间隔缺损的病程发展取决于缺损大小和肺血管阻力状态；病程发展过程中容易并发心内膜炎和肺炎；或并发心功能不全，甚至心力衰竭；或因肺动脉压进行性上升而出现双向分流，甚至右向左分流，即艾森曼格综合征，出现紫绀，低氧血症及代偿性红细胞增多。

（2）动脉导管未闭：动脉导管是胎儿期生理性的血流通路，出生后一般自行闭锁，有的延至半岁，少数延至一年后才闭锁。闭锁的导管中层纤维化形成纤维索条，即为动脉导管韧带。①如果动脉导管未闭（不闭锁），主动脉的血流向肺动脉分流，分流血量多少取决于动脉导管粗细、主肺动脉间压差以及肺血管阻力大小。由于心脏收缩期或舒张期的压力始终大于肺动脉，因此血液始终是左向右分流，左心室做功增加，容量增大和心肌肥厚。②血液大量分流入肺循环，使肺动脉压增高，逐渐肺血管增厚，阻力增大，后负荷增加，使右心室扩张，肥厚；随病程发展，肺动脉压不断上升，当接近或超过主动脉压时即出现双向分流，或右向左分流，临床可出现紫绀，其特征是左上肢紫绀比右上肢明显，下半身紫绀比上半身明显。

（3）房间隔缺损：可分原发孔及继发孔两型。原发孔因未与心内膜垫融合，常伴有二尖瓣、三尖瓣异常；继发孔为单纯的房间隔缺损，缺损部位有中央型、上腔型、下腔型等。①早期因左心房压高于右心房,血液自左向右分流,分流量大小取决于缺损面积大小、两房间压力差及两心室充盈阻力。因右心房、右心室以及肺血流量增加,使容量增多、心腔扩大及肺动脉扩大,而左心室、主动脉血量减少。②肺血量增多首先引起肺小血管痉挛,血管内膜逐渐增生,中层肥厚,管腔缩窄,肺阻力严重升高,右心房压随之上升,当右心房压超过左心房时可出现右向左分流,临床表现紫绀。

(4)肺动脉狭窄:狭窄可发生于从瓣膜到肺动脉分支的各个部位,常见者为肺动脉瓣狭窄或漏斗部狭窄。①肺动脉瓣狭窄占 50%～80%,表现瓣膜融合、瓣口狭小、瓣膜增厚。②漏斗部狭窄为纤维肌性局限性狭窄,或为四周肌层广泛肥厚呈管状狭窄。③狭窄导致右心室排血受阻,室内压增高,心肌肥厚,心肌细胞肥大融合,肌小梁变粗并纤维化,心腔缩小,排血量减少,全身供血不足,右心劳损,最后出现右心衰竭。

(5)主动脉缩窄:可发生在主动脉的任何部位,多数在主动脉峡部和左锁骨下动脉分支处,占主动脉缩窄的 98%,男性多于女性。①因下半身缺血致侧支循环丰富,包括锁骨下动脉所属的上肋间动脉、肩胛动脉、乳内动脉支,以及降主动脉所属的肋间动脉、腹壁下动脉、椎前动脉等。因肋间动脉显著扩张可导致肋骨下缘受侵蚀。②主动脉缩窄以上的血量增多,血压上升;缩窄以下的血量减少,血压减低。可引发左心劳损肥厚,负荷加重,终致心力衰竭。③脑血管长期承受高压,可发展为动脉硬化,严重者可发生脑出血。④下半身缺血缺氧,可引发肾性高血压及肾功能障碍等。

(6)主动脉口狭窄:有主动脉瓣膜狭窄、主动脉瓣下狭窄和主动脉瓣上狭窄 3 型:①主动脉瓣膜狭窄较多见,瓣口狭小,有单瓣叶、双瓣叶、三瓣叶或四瓣叶畸形,瓣叶相互融合、增厚和钙化。②主动脉瓣下狭窄的瓣叶基本正常,而瓣环下方呈纤维膜性或肌性狭窄。③主动脉瓣上狭窄的位置在主动脉瓣叶和冠状动脉开口的上方,较少见。④三类狭窄都引起主动脉排血阻力增加、左心室负荷增大、左心室肥厚劳损、舒张末压升高、充盈减少,同时冠状动脉供血不足而出现心肌缺血症状。随着左心室的变化可致左心房、右心室压增高,心肌肥厚劳损,终致左、右心室衰竭。

2.紫绀型先心病

(1)法洛四联症:居紫绀型先心病的首位,占 50%～90%。①心脏畸形主要包括:肺动脉流出道狭窄、室间隔膜部巨大缺损、主动脉右移并骑跨于室间隔上方、右心室肥厚扩大。其中以肺动脉狭窄及室间隔缺损引起的病理生理影响最大。②肺动脉狭窄可发生在漏斗部、右心室体部、瓣膜部、瓣环、肺动脉干及分支。狭窄愈严重,进入肺的血量愈少,动脉血氧饱和度下降愈显著。③因肺动脉狭窄使右心室肌肥厚,阻力增大,收缩压上升,心脏收缩时血液自右心室分流入主动脉,心脏舒张时室间隔缺损处有双向分流;右心室流出道愈狭窄,右向左分流量愈大,肺血愈少,紫绀愈严重。④全身长期持续缺氧可致各种缺氧征象,表现指和趾端呈缺氧性杵状增生;红细胞代偿性增多,血液黏稠度增大;代谢性酸中毒;肺动脉与支气管动脉、食管、纵隔等动脉的侧支循环建立十分丰富,多者可达主动脉血流量的 30%;如果肺动脉闭锁,则可达 50%以上。

(2)大动脉转位:为胚胎发育过程中出现的主动脉与肺动脉异位,居紫绀型先心病的第二位,可分矫正型和完全型两种:①矫正型大动脉转位时,主、肺动脉位置颠倒,同时两个心室的位置也错位,肺动脉连接于解剖左心室,但仍接受静脉回血;主动脉连接于解剖右心室,却接受肺静脉氧合血。因此,虽有解剖变异,但血流动力学和氧合得到矫正,仍维持正常。②完全型大动脉转位是两个大动脉完全转位,主动脉与解剖右心室连接,将静脉回心血排至全身;肺动脉与解剖左心室连接,将氧合血排入肺动脉,再经肺静脉回到左心。③如果在肺循环与体循环之间没有交通口,则婴儿不能存活;只有存在交通口(如卵圆孔、房间隔缺损、室间隔缺损、动脉导管未闭等)的情况下,患儿才得以生存,但自然寿命取决于交通口的大小与位置,其中 45%死于出生后 1 个月内。

(3)完全型肺静脉异位:肺静脉血不回到左心房,而流入右心房或体静脉,一般都存在房间隔的交通。解剖类型较多,1957 年 Darling 将其分为 4 型:①心上型,临床较多见,约占 50%,肺静脉汇合成肺静脉干,在心脏的上方进入体静脉系统,再回入右心房。②心内型,约占 30%,肺静脉汇合后,血流进入冠状静脉窦后再进入右心房;也有直接进入右心房者,但较少见。③心下型,约占 12%,肺静脉汇合后,向下穿过膈肌连接于下腔静脉,门静脉和肝静脉。④混合型,较少见,约占 8%。其病理变化取决于房间隔缺损的大小和异位连接有无梗阻。⑤因动脉血氧饱和度低,大量血流从左向右分流使右心和肺循环负荷增加,容易导致右心衰竭和肺动脉高压,使病情急剧恶化。

(二)术前估计与准备

1.病情估计与准备　全身情况估计与准备:

(1)心理状态估计,由于先心病患者多数为小儿,对年龄稍大或已有记忆的病儿,根据其心理状态在术前可带他(她)去手术室及 ICU 参观,目的是在使其熟悉环境,消除陌生恐惧心理,鼓励其兴趣,解除恐惧,以避免送入手术时因哭闹挣扎而加重缺氧。

(2)对病情较重者应保持强心利尿药治疗,可维持到手术日;术前应用抗生素;对动脉导管未闭病儿应用前列腺素 E,但应注意其血管扩张作用。根据病情掌握恰当输液,夏季婴幼儿出汗较多,应适度补液以治疗术前脱水,血容量不足和代谢性酸中毒。对紫绀病儿由于血液黏稠度高、红细胞比积高及酸中毒明显,应在术前数日起有计划地增加每日饮水量以改善微循环,并定时吸氧以改善缺氧,以增强麻醉手术耐受力。

(3)合理禁食,禁食时间需随年龄而不同。出生后 6 个月以内的婴儿麻醉前 4h 禁奶,前 2h 内可进适量糖水;出生后 6 个月至 3 岁小儿麻醉前 6h 禁食,前 2h 内可进适量糖水;3 岁以上小儿麻醉前 8h 禁食,前 3h 内可进适量糖水。如果手术在下午进行,则应给予静脉输液,以防脱水和低血糖。

(4)麻醉前用药需做到病儿去手术室时安静、无任何哭闹不安。随病儿年龄和病情不同,各别用药:小于 6 个月者一般不用镇静药,仅用阿托品 0.01mg/kg 或东莨菪碱 0.005～0.006mg/kg;6 个月以后的小儿可用吗啡 0.1～0.2mg/kg 或戊巴比妥钠 0.1mg/kg 和东莨菪碱,或口服咪达唑仑 0.5mg/kg 和氯胺酮 12mg/kg,其镇静效果也好。青少年可口服地西泮 0.2mg/kg 或戊巴比妥钠 4mg/kg 以代替吗啡。

2.器材用具准备　除成人病例外,需专门准备适用于小儿的器械用具器具:

(1)小儿直型和弯型喉镜、插管钳、牙垫、经口和经鼻气管导管及与之匹配的吸痰管。鼻咽、食管和直肠等细软的测温探头。小儿麻醉机、小儿面罩、螺纹管和呼吸囊。体表变温毯、小冰袋。血液加温器。小儿测血压袖带。心电图小电极片。食管听诊器。经食管超声小儿探头。24,22,20 号套管穿刺针及细连接管,小号 CVP 穿刺包,小儿漂浮导管等。

(2)监测仪包括测温度仪、无创测血压仪、心电图机、脉搏氧饱和度仪、经皮脑氧饱和度仪、CO_2 监测仪、超声心动图仪、有创血压监测仪、血氧分析仪、电解质测定仪、ACT 仪,胶渗压测定仪等。

（3）治疗仪包括心表起搏器、主动脉球囊反搏器、体外循环机及配套的管道、人工膜肺、ECMO 特殊膜肺及离心泵等。

3. 术中监测

（1）无创监测：除体温、血压、心电图、脉搏氧饱和度常规监测外，尚有：①经皮脑氧饱和度监测，通过皮肤电极测定局部脑组织的氧饱和度，反映脑组织动脉及静脉氧饱和度混合值，以了解氧供需情况，低于 55% 为不正常，特别适用于复杂先心病手术、控制性低血压、深低温低流量灌注、深低温停循环等场合，有临床重要指导意义。②呼气末 CO_2。③脑电图，尤其适用于低流量灌注、深低温停循环，作为评估循环恢复以及脑功能恢复的重要参考依据。④食管听诊，已发展成带有测温探头、食管心电图电极以及多普勒超声传感器等的多功能仪器。⑤经食管超声心动图，适用于诊断复杂先心病、术后心内结构改变、心内其他结构异常，有较高的准确性；可计算心肌缺血、心脏收缩功能、舒张功能等参数；适用于新生儿以上小儿心脏手术中的监测，效果满意，特别对体外循环血流中的血栓和流动气栓的监测，具有至关重要的价值。⑥经颅超声多普勒：监测颅内、外血管的血流速度，具有重要价值，当体温降至 16～20℃、动脉灌注流量降至 0.5L/（m²·min）时，左大脑中动脉的平均血流速度为 9±1cm/s；也有利于研究深低温低流量及深低温停循环法。手术中主要用于颈和外周血管的血流速度，以及血流栓子的监测与判断。⑦吸入麻醉气体浓度监测等。

（2）有创监测：包括：①直接桡动脉或股动脉血压。②中心静脉压，可取颈内静脉或锁骨下静脉径路穿刺，在小儿以右颈内静脉穿刺的成功率高。③左心房压，需采用肺动脉插入漂浮导管测定，在小儿经皮穿刺插管有一定困难，可请手术医生经右上肺静脉或通过房间隔造口将导管送入左心房再进入肺动脉进行左心功能监测。

（3）化验监测：包括：①红细胞比积（HCT），新生儿出生时 HCT 约 60%，1 周后逐渐下降；体外循环中随着体温变化 HCT 也有相应变化，体温 15℃时 HCT 低达 10%，复温后一般要求 HCT 达到 30%。②血气分析，为避免紫绀病儿发生高氧性损伤，尤其在体外转流早期应避免氧合过度，因此需随时测定血气，及时调整。③电解质，常见血钙明显下降，可致心缩无力、血管张力下降和凝血障碍，应补充葡萄糖酸钙以维持血钙在 0.3～0.4mmol/L 水平。④胶渗压（COP），麻醉后输液以及心肺机预充液都应加入一定比例的胶体液，尤其对紫绀病儿为重要，转流期间胶渗压至少维持不低于 2.08kPa（16mmHg），停转流时胶渗压应达到 17～20mmHg。⑤激活全血凝固时间（ACT），转流中应维持在 480～600s。⑥尿量多少，并不能作为肾功能好坏的指标；如能达到 0.5～1mL/（kg·h）则无需处理；术中出现血红蛋白尿或高血钾时应对症治疗；复温及停机后应保持尿液畅流。⑦血糖在新生儿的正常值为 500～600mg/L（2.7～3.3mmol/L）；在不输任何糖溶液的情况下，小儿手术全程血糖也逐渐升高，并持续到术后，因此术中不宜输注糖溶液，否则有可能导致脑出血及加重脑缺血缺氧损伤。

（三）麻醉方法

1. 麻醉药

（1）吸入麻醉药：吸入麻醉药除经呼吸道吸入外，也可吹入心肺机而维持全身麻醉，可选用 N_2O、氟烷、恩氟烷、异氟烷、七氟烷或地氟烷等。全麻诱导较迅速，可避免病儿因穿刺等操作而引起哭闹和缺氧；麻醉苏醒较快，利于早期拔除气管导管；但对循环功能抑制较明显，血清氟离子浓度较高，对肾、肝功能可能不利。N_2O 可用于麻醉诱导和维持，但从转流开始即应停止吸入,以防发生张力气胸或气栓等并发症。

(2)静脉麻醉药:静脉麻醉药常用氯胺酮及硫喷妥钠。氯胺酮可经口服、肌内注射及静脉注射等途径用药,兴奋交感使心率增快,心肌收缩力增强,故对心功能差的病儿较容易维持心率和血压,但有分泌物增多不良反应,术前药应常规给阿托品或东莨菪碱。硫喷妥钠作用迅速可靠,但抑制心肌和扩张外周血管,用于重症心脏病儿易引起血压下降。其他静脉麻醉药有依托咪酯、咪达唑仑、羟丁酸钠、异丙酚等,仅有安静入睡、遗忘、应激反应迟钝等作用。因无镇痛效应,很少单独应用,但可与吸入麻醉药和镇痛药合用。

(3)麻醉性镇痛药:镇痛作用强,消除疼痛和焦虑,可使病儿安静甚至入睡。成人应用吗啡 10mg 可使痛阈提高 50%,但神志并不消失,记忆犹在;剂量稍大则明显抑制呼吸、循环、消化等系统,但较小剂量使用仍属安全。此外,有哌替啶、芬太尼、苏芬太尼、阿芬太尼、卡芬太尼、罗芬太尼、雷米芬太尼和二氢埃托啡等。芬太尼的镇痛效价是吗啡的 $100\sim180$ 倍,哌替啶的 $550\sim1000$ 倍;镇痛剂量为 $2\sim10\mu g/kg$,麻醉剂量为 $30\sim100\mu g/kg$,对心肌和循环的影响轻微,已广用于心血管手术麻醉及术后镇痛。芬太尼的呼吸抑制作用也明显,与咪达唑仑 0.05mg/kg 合用尤其明显,即使仅 $2\mu g/kg$ 也会出现呼吸抑制;如果应用 $20\mu g/kg$,则必须有机械通气支持。大剂量芬太尼可引起胸壁及腹壁肌肉僵硬而阻碍通气甚至窒息,故在用药之前应先使用肌肉松弛药。

(4)肌肉松弛药:为心脏手术麻醉必需的药物,有短效、中效、长效 3 类:①短效药有琥珀胆碱和美维松,起效时间 45s 至 2min,维持作用 $5\sim20$min。②中效药有阿曲库铵(卡肌宁),维库溴铵(万可松),罗库溴铵等,起效时间 $2\sim5$min,维持时间 $25\sim45$min。③长效药有泮库溴铵(本可松),哌库溴铵(阿端),多撒库铵等,起效时间约 2min,维持时间约 60min。④使用肌肉松弛药有可能出现与组胺释放有关的变态反应;对心血管可产生不同的影响,如泮库溴铵使心率增快,哌库溴铵与芬太尼合用易致心动过缓。

2.麻醉诱导　诱导方式需根据病儿年龄、病情、合作程度等因素进行恰当选择:①肌内注射诱导,适用于婴幼儿或不合作病儿,或病情重、紫绀显著或心功能不全而尚未开放静脉通路的病儿。常用氯胺酮 $4\sim6$mg/kg 肌注,可使患儿安静入睡,同时升高血压,增加心排血量,利于维持循环稳定;还有提高周围血管阻力以维持肺血流量和氧饱和的作用,可安全使用于右向左分流的病儿。②静脉诱导,适用于能合作的儿童,左向右分流时静脉诱导起较慢,右向左分流时静脉诱导起较快。根据病情可选用下列诱导药物之一:异丙酚 $1\sim2$mg/kg;氯胺酮 $1\sim2$mg/kg;羟丁酸钠 $50\sim80$mg/kg;依托咪酯 $0.2\sim0.4$mg/kg;咪达唑仑 $0.05\sim0.2$mg/kg。再给予芬太尼 $5\sim20\mu g/kg$ 静脉注射。待病儿入睡后继以肌肉松弛药即可施行气管内插管。③吸入麻醉面罩诱导,适用于心功能较好、左向右分流的病儿,但不适用于右向左分流的紫绀病儿,因肺血少可致麻药从肺泡弥散入血的速度减慢,且容易引起动脉血压降低。

3.气管内插管　小儿呼吸道的解剖与成人有所不同,施行气管内插管有其特点,应予区别对待。

4.麻醉维持　麻醉维持方法可根据全身状况、病情程度、诱导期反应、手术时间长短以及术后呼吸支持方式等设计。

(1)吸入麻醉维持:其适用于非紫绀型先心病,或病情较轻术后希望早期拔除气管导管的病儿,同时宜辅用静脉麻醉药物。常用七氟烷、恩氟烷或异氟烷,在手术强刺激(如切皮、撑开胸骨、体外转流开始前)及时加深麻醉,或补注静脉麻醉药。我们曾用 NORMAC 麻醉浓度监测仪观察,转流前的恩氟烷浓度平均为 0.77%,而转流停止时恩氟烷浓度仅 0.12%,说明经过体外转流可使恩氟烷浓度下降 84%,临床上可见麻醉明显减浅,尤其在采用鼓泡式人工肺时更明显。转流期间如果血压上升,首先应考虑麻醉减浅,需及时适当加深麻醉。

(2)静脉麻醉维持:其常以芬太尼为主,多用于病情重、紫绀、术后需要机械通气支持的病儿。芬太尼总量可达 50pg/kg 左右,用微量泵持续输注或分次静脉注射,宜辅用其他静脉麻醉药和(或)吸入麻醉药。我们曾在非紫绀及紫绀病儿手术中用气相色谱质谱仪监测血浆芬太尼浓度,麻醉诱导用地西泮 0.1~0.2mg/kg,芬太尼 $10\mu g/kg$,泮库溴铵 0.2mg/kg,麻醉维持用芬太尼,辅吸 0.5%~2%恩氟烷,提示经体外转流后血浆芬太尼浓度明显下降,实验证实与血液稀释及心肺机各种塑料管道大量吸附芬太尼有关。另外,发现血芬太尼浓度在紫绀病儿均为非紫绀的 1/2,有显著性差异,实验证实与 HCT 有关,结果表明红细胞含量愈高,与芬太尼结合愈多,证实紫绀病儿在用相同量芬太尼时,其血药浓度比非紫绀病儿低。

5. 体外循环(CPB)

(1)中度低温全流量:CPB 适用于轻到中度病情、心内畸形不复杂的手术。转流中保持体温 26~28℃,灌注流量 2.4~3.0L/(m² · min),HCT 维持 24%,复温后 HCT,恢复到 30%,血浆胶渗压不应低于 2.13kPa;要始终保持静脉血氧饱和度在 65%~70%。

(2)深低温低流量:CPB 适用于先心病复杂手术。在中度低温全流量灌注下,由于流量大,心内回血多,常致病变显示不清楚而使手术进行发生困难,因此常需降低流量来完成手术,但低流量可导致重要脏器供血不足,故必须同时施行深低温以作保护。为使身体各部分的温度做到均匀下降,麻醉诱导后需先施行体表降温,要求在体外转流开始前鼻咽温已降到30~32℃,同时静脉注射大剂量甲泼尼龙,待转流开始后再通过血流降温使鼻咽温降到 18~20℃,此时可将灌注流量减为全流量的 1/2,必要时可短时间减为 1/4 以利于手术操作。本法的安全关键在于低流量的时间长短与当时的体温,同样要求静脉血氧饱和度保持在 65%~70%。

(3)深低温停循环:由于新生儿和婴儿的心脏小,或心内畸形复杂,手术只能在循环完全停止、心内无血、无体外循环管道的情况下完成,此时可采用深低温停循环的方法。要求保证头部降温和体表降温,应用大剂量甲泼尼龙,采用 pH 稳态,鼻咽温达到 15℃,停循环时间不超过 60min。要求严格掌握适应证,停循环的时间愈短愈好,以减少脑缺血缺氧损伤并发症。

6. 先心病术中的心肌保护 小儿心脏的结构和功能与成人有较多不同;紫绀与非紫绀先心病儿的心脏也有区别。用于成人保护心肌的心脏停搏液配方并不适合于小儿,小儿心肌保护液有其特殊要求,但目前尚无公认的理想配方,这是当前研究的热点。近年对 CPB 应用高氧可引起再氧合损伤的问题已引起各家高度重视。Allen 观察 28 例新生儿先天性心脏病 CPB 手术,其中 7 例为非紫绀型,CPB 机预充液用 100%吹氧,PO_2 达到 53.33~73.33kPa;转流开始后 PO_2 下降并维持在 26.67~40.00kPa。余 21 例为紫绀型,血氧饱和度均低于 85%,分为 3 组:一组为高氧合组(7 例),预充液用 100%氧吹入,PO_2 达 53.33~73.33kPa,转流开始后 PO_2 维持在 53.33~73.33kPa;二组为低氧合组(6 例),预充液用 21%氧吹入,PO_2 达 18.67~20.00kPa;转流 5~10min 时 PO_2 上升并维持在 26.67~40.00kPa;三组为白细胞滤过组,在预充液及 CPB 动脉端用 Pall RC-400 白细胞滤过器。3 组患者均在 CPB 前、CPB 后 10min 及 20min、阻断升主动脉前,分别各切取右心房组织以测定 MDA 含量。结果非紫绀病儿 MDA 增加 40%;紫绀一组 MDA 上升 407%;紫绀二组 MDA 上升 227%;紫绀三组 MDA

仅上升 19%。结果显示,对紫绀型先心病 CPB 采用高氧合预充液,或不用白细胞滤器,右心房 MDA 上升显著,提示心肌损伤重;CPB 采用低氧合预充液,或加用白细胞滤除,右心房 MDA 上升减少,提示心肌损伤也减轻。此与缺氧心肌的抗氧化剂保存能力降低,对高氧再氧合损伤更敏感可能有关。在缺氧再氧合期引入的分子氧,可致抗氧化剂保存能力进一步降低,其结果是脂质过氧化和 CPK 增加,心肌收缩力减弱。因此,对紫绀病儿 CPB 预充液以不采用高氧合而采用常氧预充液,或再加入氧自由基清除剂较好。这已在成人冠脉搭桥患者 CPB 用高氧(53.33kPa)或常氧(18.67kPa)预充液的研究结果得到证实,高氧 CPB 后的心肌损伤和肺损伤更明显。有人采用含血停跳液,虽可减轻缺血再灌注损伤,但不能避免缺氧再氧合损伤。

7.输血输液

(1)输液:小儿年龄愈小,细胞外液比例较成人愈大。小儿肾功能发育不完善,容易发生脱水或水分过多。经体外转流后总体液量常过多,但循环血量往往仍然不足。循环血量理想时,尿量应维持在 0.5~1mL/(kg·h),但尿量并不能全面反映体内含水量和肾功能。①一般在麻醉后先按 10mL/(kg·h)输液,体重 10kg 以下小儿需用微量泵输注。待动静脉直接测压建立后,再根据测定参数调整输液量。心包切开后观察心脏的充盈程度可用做参考。②液体种类在新生儿可输 10% 葡萄糖液和 0.25% 生理盐液;1 岁以下输 5% 葡萄糖和 0.25% 生理盐液(因婴儿容易发生低血糖)岁以上仅输乳酸钠林格液(因在转流后都有血糖升高)。③紫绀病儿需根据血 pH 输用 5% 碳酸氢钠(mL)=1/3 体重(kg)×(-BE)。非紫绀病儿因脱水、代谢性酸中毒时也需输用适量碳酸氢钠。市售大液体的 pH 常较低,输注时也加以调整。④除输注晶体液外,在转流后需输入胶体液如库血、血浆、血清蛋白、血定安等,以维持胶体渗透压、循环血量和总血容量。⑤转流后常出现低血钾,应从中心静脉通路输注钾溶液,严格控制输速,并不宜将钾加入输血袋中输注,因不能严格控制补钾速度。⑥小儿并存甲状旁腺功能不全或维生素 D 储备缺少者,转流后常出现低血钙,此与血液稀释、过度通气碱血症、输注枸橼酸库血、心肺机内高氧合,以及加用碳酸氢钠等因素有关。血清钙低于 1.75mmol/L 或离子化钙低于 1mmol/L 时应予补充葡萄糖酸钙。

(2)输血:正常新生儿的血容量为 80~93mL/kg。①对病情不重,体质较好病儿,术中失血在血容量 10% 以下者可不予输血,术中仅以输液体补充血容量即可,但在体外循环后仍然常需输血。最好用新鲜血,或成分输血,根据实际需要,选择性输注红细胞、血小板、血浆等。尽量少输库血,因库血中的红细胞以每天 1% 速度在破坏;粒细胞于 24h 后其功能开始减退,到 72h 时功能下降 50%;血小板在采血后 3~6h 即减少 50%,24~48h 时降为零。因此,如果输入大量陈旧库血,有时反会引起术后出血增多,甚至发生酸中毒和肾功能不全等并发症。如果库血温度太低,输血前应加温,以防止体温下降。②对术前血红蛋白浓度高的病儿,可在麻醉后或 CPB 前施行急性血液稀释自体输血,不仅可保持输血质量,更重要的是降低血液黏稠度,改善微循环。我们曾对 77 例紫绀病儿在麻醉后施行血液稀释采血,年龄最小者出生后 62d,最大 14 岁,其中法洛四联症 68 例,占 88.3%;77 例分别采自体血 60~1400mL,均于 CPB 后输回,效果显著。③CPB 结束后,心肺机常剩余大量血液,如果 CPB 时间不长,未见血红蛋白尿,且病情较平稳者,可将部分机器余血输回体内;机器余血的血红蛋白浓度低者,可采用超滤法提高机血质量以后再输回体内。

8.一氧化氮的应用　对部分并发肺动脉高压的先心病病儿,术前施行吸入低浓度(40×

10^{-6} mL/L）一氧化氮（NO）试验,对筛选病儿能否接受手术具有判断价值。吸入 NO 后,如果肺血管出现可逆性变化,提示具有手术指征,从而增添了肺动脉高压病儿的手术救治机会。NO 也适于围术期肺动脉高压的治疗,具有减轻肺血管阻力,改善心功能不全,创造脱离 CPB 机条件等功效。在吸入 NO 时需持续监测吸入氧浓度、一氧化氮浓度、二氧化氮浓度,并定时监测血气和血高铁血红蛋白浓度。

（四）体外循环对病儿的影响与麻醉后管理

1. CPB 对病儿的影响　CPB 是治疗先心病不可缺少的手段,但也可能带来不同程度的机体危害。

（1）小儿体液占全身体重的比例较成人大,细胞外液相对多,即使将 CPB 机预充液总量减小至 1000mL,也相当于婴儿血容量的 4 倍,且预充液内含有各种电解质、药物、晶体液和胶体液,都可对病儿体液和血液成分产生干扰。因此,CPB 后很容易发生体液过多,血渗透压下降,脏器含水量增加,血红蛋白下降,血酸碱度改变等后果,也可引起 CPB 炎症反应及血细胞和血浆成分发生改变。这一系列变化都足以导致重要脏器功能的影响。

（2）CPB 时间在 30min 以内者,脑循环障碍发生率为 7.4%;2h 以上者为 51.9%。提示 CPB 时间愈短,脑危害愈小。

（3）CPB 灌注流量不足,容易发生脑损伤;新生儿和婴儿在 CPB 深低温下,脑压力/流量自动调节机制消失;脑血流与平均动脉压呈正相关;$PaCO_2$ 和 pH 可直接影响脑血管紧张度和脑组织供氧。

（4）CPB 后容易出现肺损伤,其引起的原因较多,例如转流期间肺被长时间隔离于循环系统之外而不能正常代谢;血液与 CPB 管道表面接触产生炎症反应;缺血再灌注损伤及微栓形成等。其中炎性反应涉及补体、凝血、激肽、纤溶等多个系统,使肺血管通透性改变、通气/血流比失调、肺顺应性下降、呼吸频率增加,以及肺不张、肺水肿和浸润,即所谓 CPB 后灌注肺损伤。为减轻或避免肺损伤,应从预防着手,提高心肺机的材料结构质量,注意维持体液及胶渗压平衡,尽量缩短 CPB 时间,掌握合理的 CPB 灌注,手术矫正畸形尽量满意等。

（5）CPB 后肾损伤目前已明显减少,但如果病儿术前并存肾功能不全,或在接受长时间 CPB 灌注、灌注流量不足及术后并发低心排等情况时,肾脏严重损害就很难避免。据统计儿童心脏手术后约 4%～7% 发生肾衰竭且需要肾透析治疗,但死亡率仍高达 58%～72%。故应从预防着手,术前积极治疗心源性以外的肾病,CPB 采用优质人工肺,适量血液稀释保持尿量 1～2mL/（kg·h）以上,适量补充碱性药物以防止酸中毒、碱化尿液和减少溶血;及时利尿,不用肾毒性药物等等。此外,手术纠正畸形尽量满意以避免术后低心排,同样是肾保护非常重要的原则。

（6）心脏损伤的影响因素较多,包括麻醉药物抑制心肌;心肌经受 CPB 炎症反应、非生理性 CPB 灌注、血液成分改变,以及心脏血流阻断和开放引起的再灌注损伤等等。故必须重视心肌保护措施。对小儿心肌保护的方法目前尚未达到理想程度,需继续深入研究。

2. 麻醉后管理　CPB 手术后管理是重要的环节,麻醉科医师应参与处理,包括:

（1）监测保持体温,术后体温过低可导致机体酸中毒;体温过高可致脏器代谢增高而引起功能衰竭,故必须重视保持体温稳定。

（2）呼吸道管理,病儿送 ICU 后应核对气管插管深度,检查是否移位;需机械通气者需有保湿装置,以保护呼吸道黏膜;吸痰要严格按操作常规定时吸痰,每次吸痰前、中、后都要充分吸氧,每次吸痰时间不超过 10~15s。吸痰必须严格无菌消毒,选用柔软、直径不超过气管导管直径 1/2 的吸痰管,吸痰前先钳闭吸管,并尽快深插入气管,然后松钳并旋转吸痰管由里向外轻轻抽出,切忌进退反复移动,以防损伤气管黏膜。如果痰黏稠,吸痰前先在气管内滴入少量 0.25%~0.45%生理盐水;如果发生支气管痉挛,可在盐水中加入适量支气管扩张药。小儿术后保留气管插管容易并发症喉头水肿,拔管后可能发生窒息。故应尽量缩短留管时间,并适当应用镇静药以避免病儿头部过度活动,避免呛咳及吞咽动作,定时使用地塞米松喷喉及注射,定时松开气囊减压。

(3)体外膜肺氧合(ECMO),适用于术后心、肺功能衰竭的抢救,1975 年首例新生儿术后应用 ECMO 抢救成功。ECMO 连接方法有 3 种:静脉-动脉;静脉-静脉;体外 CO_2 交换。自 1990 年以来新生儿、婴儿术后应用 ECMO 抢救的成活率由 21%提高至 83%,但复杂先心患者的术后抢救还存在其他困难度。

三、瓣膜病

心脏瓣膜病是多见病,发病原因较多,包括风湿性、非风湿性、先天性、老年性退变以及冠状动脉硬化等,其中以风湿病瓣膜病最为常见。在初发急性风湿热的病例中,有 50%~75%(平均 65%)患者的心脏受累;余 35%虽当时未见心脏明显受累,但以后 20 年中约有 44%仍然发生瓣膜病。在 20~40 岁人群患心脏病者,约 70%为风湿性心脏病。成人风湿性心脏病中,约 1/3~1/2 病例可无明显风湿病史。风湿热后可累及心脏瓣膜,甚或侵犯其附属结构(包括瓣膜环、腱索、乳头肌),主要病理改变为胶原纤维结缔组织化和基质部非化脓性炎症。

(一)病情病理特点与估计

1. 二尖瓣狭窄　正常二尖瓣瓣口面积 4~6cm2,瓣孔长径 3~3.5cm。

(1)风湿性瓣膜病变包括前后瓣叶交界粘连、融合;瓣膜增厚、粗糙、硬化、钙化、结疤;腱索缩短、黏着;左心房扩大血液潴留。风湿性炎症也可使左心房扩大,左心房壁纤维化及心房肌束排列紊乱,导致传导异常、并发心房纤颤和血栓形成。心房颤动使心排血量减少 20%;血栓一般始于心耳尖,沿心房外侧壁蔓延。

(2)瓣口缩小可致左心房压上升,左心房扩张;由于左心房与肺静脉之间无瓣膜,因此肺静脉压也上升而迫使支气管静脉间交通支扩大,血液从肺静脉转入支气管静脉而引起怒张,可能发生大咯血。同时肺毛细血管扩张瘀血及压力上升,导致阻塞性肺瘀血、肺顺应性下降、通气/血流比减少,血氧合不全,血氧饱和度下降。肺毛细血管压超过血胶体渗透压(2.6~3.6kPa),可致肺间质液淤积而出现肺水肿。

(3)肺静脉高压先引起被动性肺动脉压上升,以后肺小动脉痉挛,属代偿性机制;但随时间延长,肺小动脉由功能性痉挛演变为器质性改变,包括内膜增生、中层增厚、血管硬化和狭窄、肺血管阻力增加、肺血流量减少,肺循环阻力增高可高达接近体循环压力,右心负荷增加,肺动脉干扩大,右心室肥厚扩大,右心房压上升,甚者可致三尖瓣相对关闭不全而导致右心衰竭及外周静脉瘀血;另外由于心肌炎或心肌纤维化也可导致右心功能不全。

(4)二尖瓣狭窄患者的左心室功能大部分保持正常,但 1/3 患者的射血分数低于正常;由于右心室功能不全,或室间隔收缩力减低,也影响左心功能,长期的前负荷减少可使左心室心肌萎缩和收缩力减低。

(5)二尖瓣狭窄的病理生理特点为:左心室充盈不足,心排血量受限;左心房压力及容量超负荷;肺动脉高压;右心室压力超负荷致功能障碍或衰竭;多伴心房纤颤,部分有血栓形成。

2.二尖瓣关闭不全 二尖瓣结构包括瓣叶、瓣环、腱索、乳头肌、左心房和左心室。

(1)二尖瓣任何结构发生病变时,即可引起二尖瓣关闭不全。主要系风湿热引起的瓣膜后遗症包括瓣叶缩小、僵硬、瘢痕形成;瓣环增厚、僵硬;腱索缩短、融合或断裂;乳头肌结节变和淀粉样变、缩短、融合、功能失调。此外,当二尖瓣后叶黏着于二尖瓣环而与左心房相连,导致左心房扩大可牵引后叶移位而发生关闭不全。左心室扩张使乳头肌向外下移位,导致二尖瓣环受牵拉和扩张,也可发生反流。

(2)二尖瓣关闭不全时,左心室收缩期血液除向主动脉射出外,部分血液反流回左心房,重者可达100mL,因此左心房容量和压力增高;最初左心泵功能增强,肌节数量增加,容量和重量增大。左心房扩大时,75%发生心房纤颤。一旦左心室功能下降,每搏量减少,反流增剧、肺瘀血,可引起肺动脉高压、右心室过负荷及心力衰竭。

(3)临床症状主要来自肺静脉高压和低心排量。在慢性二尖瓣关闭不全时,只要维持左心功能,左心房与肺静脉压可有所缓解,临床症状较轻。急性二尖瓣关闭不全时,由于发病急而左心房、左心室尚未代偿性扩大,此时容易出现左心房功能不全,左心室舒张末压增高和左心房压顺应性降低,临床上可早期出现肺水肿。急性二尖瓣关闭不全多因腱索或乳头肌断裂或功能不全引起。腱索断裂可在原有瓣膜病基础上发生;也可因二尖瓣脱垂、外伤及感染性心内膜炎引起;也可因冠心病供血不足、心肌梗死引起。

(4)二尖瓣关闭不全的病理生理特点为:左心室容量超负荷;左心房扩大;右心衰竭、肺水肿;左心室低后负荷;多伴有心房纤颤。

3.主动脉瓣狭窄 正常主动脉瓣口面积3~4cm²,孔径2.5cm。主动脉瓣狭窄可因风湿、先天畸形或老年退变而引起。

(1)风湿炎症使瓣叶与结合处融合,瓣沿回缩僵硬,瓣叶两面出现钙化结节,使瓣口呈圆形或三角形,在狭窄的同时多数伴有关闭不全。

(2)瓣口狭窄后,左心室与主动脉压差>0.66kPa(系正常值);随着狭窄加重,压差也增大,重者可>6.6kPa。由于左心室射血阻力增加,左心室后负荷加大,舒张期充盈量上升,心肌纤维伸展、肥大、增粗呈向心性肥厚,心脏重量可增达1000g,致心肌耗氧增加,但心肌毛细血管数量并不相应增加。因左心室壁内小血管受到高室压及肥厚心肌纤维的挤压,血流量减少;左心室收缩压增高而舒张压降低,可影响冠状动脉供血,严重者可因心肌缺血而发作心绞痛。

(3)当左心室功能失代偿时,心搏量和心排出量下降,左心室与主动脉间压差减小,左心房压、肺毛细血管压、肺动脉压、右心室压及右心房压均相应升高,临床上可出现低心排综合征。

(4)如果伴发心房纤颤,心房收缩力消失,则左心室充盈压下降。

(5)主动脉狭窄的病理生理特点为排血受阻,左心室压超负荷,心排出量受限;左心室明显肥厚或轻度扩张;左心室顺应性下降;心室壁肥厚伴有心内膜下缺血;心肌做功增大,心肌需氧增高。

4.主动脉瓣关闭不全 主动脉瓣或主动脉根部病变均可引起主动脉瓣关闭不全。

(1)慢性主动脉瓣关闭不全的60%~80%系风湿病引起,瓣叶因炎症和肉芽形成而增厚、硬化、挛缩、变形;主动脉瓣叶关闭线上有细小疣状赘生物,瓣膜基底部粘连。其他病因有先天性主动脉瓣脱垂、主动脉根壁病变扩张、梅毒、马方综合征、非特异性主动脉炎以及升主动脉粥样硬化等。

（2）主动脉瓣关闭不全时，左心室接纳从主动脉反流的血液每分钟可达 2～5L 之多，致使舒张期容量增加，左心室腔逐渐增大，肌纤维被动牵长，室壁增厚，左心室收缩力增强，左心室收缩期搏出量较正常高，此时左心室舒张末压可暂时不上升。但一旦左心失代偿，即出现舒张末压上升，左心室收缩力、顺应性及射血分数均下降；左心房压、肺小动脉楔压、右心室压、右心房压均随之上升，最后发生左心衰竭，肺水肿，继后出现右心衰竭。因主动脉舒张压下降可直接影响冠脉供血，可出现心绞痛症状。

（3）急性主动脉瓣关闭不全可因感染性心内膜炎、主动脉根部夹层动脉瘤或外伤引起，由于心脏无慢性关闭不全过程的代偿性左心室心肌扩张和肥厚期，因此首先出现左心室容量超负荷，最初通过增快心率、外周阻力和每搏量取得代偿，但心肌氧耗剧增；随后由于左心室充盈压剧增，左心室舒张压与主动脉压差缩小，收缩压及舒张压均下降，同样冠脉血流量也下降而致心内膜下缺血加重，最后出现心力衰竭。

（4）主动脉关闭不全的病理生理特点为左心室容量超负荷；左心室肥厚、扩张；舒张压下降，降低冠状动脉血流量；左心室做功增加。

5. 三尖瓣狭窄　三尖瓣狭窄多系风湿热后遗症，且多数与二尖瓣或主动脉瓣病变并存，由瓣叶边沿融合，腱索融合或缩短而造成。其他尚有先天性三尖瓣闭锁或下移 Ebstein 畸形。

（1）因瓣口狭窄致右心房瘀血、右心房扩大和房压增高。由于体静脉系的容量大、阻力低和缓冲大，因此右心房压在一段时间内无明显上升，直至病情加重后，静脉压明显上升，颈静脉怒张，肝肿大，可出现肝硬变、腹水和水肿等大循环瘀血症状。

（2）由于右心室舒张期充盈量减少，肺循环血量、左心房左心室充盈量均下降，可致心排出量下降而体循环血量不足。

（3）由于右心室搏出量减少，即使并存严重二尖瓣狭窄，也不致发生肺水肿。

6. 三尖瓣关闭不全　三尖瓣关闭不全多数属于功能性，继发于左心病变和肺动脉高压引起的右心室肥大和三尖瓣环扩大，由于乳头肌、腱索与瓣叶之间的距离拉大而造成关闭不全；因风湿热引起者较少见。

（1）其瓣膜增厚缩短，交界处粘连，常合并狭窄；因收缩期血液反流至右心房，使右心房压增高和扩大。

（2）右心室在舒张期尚需接纳右心房反流的血液，因此舒张期容量负荷过重而扩大。

（3）当右心室失代偿时可发生体循环瘀血和右心衰竭。

7. 肺动脉瓣病变　肺动脉瓣狭窄绝大多数属先天性或继发于其他疾病，常与其他瓣膜病变并存，且多属功能性改变，而肺动脉瓣本身的器质性病变很少；因风湿热引起者很少见。在风湿性二尖瓣病，肺源性心脏病，先心病 VSD、PDA，马方综合征，特发性主肺动脉扩张，肺动脉高压或结缔组织病时，由于肺动脉瓣环扩大和肺动脉主干扩张，可引起功能性或相对性肺动脉瓣关闭不全。因瓣环扩大，右心容量负荷增加，最初出现代偿性扩张，当失代偿时可发生全身静脉瘀血和右心衰竭。

8. 联合瓣膜病　侵犯两个或更多瓣膜的疾病，称为联合瓣膜病或多瓣膜病。常见的原因是风湿热或感染性心内膜炎，往往先只有一个瓣膜病，随后影响到其他瓣膜。例如风湿性二尖瓣狭窄时，因肺动脉高压而致肺动脉明显扩张时，可出现相对性肺动脉瓣关闭不全；也可因右心室扩张肥大而出现相对性三尖瓣关闭不全。此时肺动脉瓣或三尖瓣瓣本身并无器质病变,仅只是功能及血流动力学发生变化。又如主动脉瓣关闭不全时,由于射血增多可出现主动脉瓣相对性狭窄;由于大量血液反流可影响二尖瓣的自由开放而出现相对性二尖瓣狭窄;也可因大量血反流导致左心室舒张期容量负荷增加,左心室扩张,二尖瓣环扩大,而出现二尖瓣相对性关闭不全。联合瓣膜病发生心功能不全的症状多属综合性,且往往有前一个瓣膜病的症状部分掩盖或减轻后一个瓣膜病临床症状的特点。例如二尖瓣狭窄并发主动脉瓣关闭不全比较常见,约占 10%。二尖瓣狭窄时的左心室充盈不足和心排出量减少,当合并严重主动脉瓣关闭不全时,可因心搏出量低而反流减少。又如二尖瓣狭窄时可因主动脉瓣反流而使左心室肥厚有所减轻,说明二尖瓣狭窄掩盖了主动脉瓣关闭不全的症状,但容易因此而低估主动脉瓣病变的程度。又如二尖瓣狭窄合并主动脉瓣狭窄时,由于左心室充盈压下降,左心室与主动脉间压差缩小,延缓了左心室肥厚的发展速度,减少了心绞痛发生率,说明二尖瓣狭窄掩盖了主动脉瓣狭窄的临床症状,如果手术仅解除二尖瓣狭窄而不矫正主动脉瓣狭窄,则血流动力学障碍可加重,术后可因左心负担骤增而出现急性肺水肿和心力衰竭。

9.瓣膜病并发冠心病 部分瓣膜患者可并发冠心病,因此增加了单纯瓣膜手术的危险性。有人采取同期施行二尖瓣手术与冠脉搭桥手术,占 15%～20%。在瓣膜手术前如果未发现冠心病,则十分危险。我们曾遇一例二尖瓣置换术后收缩无力,不能有效维持血压,经再次手术探查证实右冠状动脉呈索条状,当即施行右冠状动脉搭桥,术后心脏收缩恢复有力,顺利康复。为保证术中安全和术后疗效,对瓣膜病患者凡存在下列情况者:心绞痛史、心电图缺血性改变、年龄 50 岁以上者,术前均应常规施行冠状动脉造影检查。

10.瓣膜病并发窦房结功能异常 多次反复风湿热链球菌感染,可形成慢性心脏瓣膜病,部分可并发心房纤颤,有的可合并窦房结功能异常。我们对 CPB 瓣膜手术患者在麻醉诱导前,将心电图二级食管电极经鼻腔置入食管,以观察 P 波最大的位置,测定 3 项指标:窦房结恢复时间(SNRT),正常为 <1500ms;校正窦房结恢复时间(CSNRT),正常为 <550ms;窦房结传导时间(SACT),正常为 <300ms。如果出现上列任何一项异常者,即可判为窦房结功能异常,且这种异常往往在 CPB 手术后仍然保持。风湿性瓣膜患者即使术前为窦性心律,但由于麻醉药物的影响以及手术致心肌损伤等原因,常会出现窦房结功能异常。因此,术中保护窦房结功能具有重要性,可采取下列保护措施:①维持满意的血压,以保证窦房结供血。②手术操作尽量避免牵拉和压迫窦房结组织,特别在处理上腔静脉插管或阻断时尤需谨慎。③缩短阻断心脏循环的时间。④在阻断心肌血流期间要定时充分灌注停跳液,以使心肌均匀降温,可保护窦房结组织。

(二)手术前准备

1.患者的准备

(1)心理准备:无论瓣膜成形术或瓣膜置换术都使患者经受创伤和痛苦;置换机械瓣的患者还需要终身抗凝,给患者带来不便。这些都应在术前给患者从积极方面解释清楚,给以鼓励,使之建立信心,精神安定,术前充分休息,做到在平静的心态下接受手术。

(2)术前治疗:①除急性心力衰竭或内科久治无效的患者以外,术前都应加强营养,改善全身情况和应用强心利尿药,以使血压、心率维持在满意状态后再接受手术;②术前重视呼吸道感染或局灶感染的积极防治,手术应延期进行。③长期使用利尿药者可能发生电解质紊乱,特别是低血钾,术前应予调整至接近正常水平。④重症患者在术前 3～5d 起应静脉输注极化液(含葡萄糖、胰岛素和氯化钾)以提高心功能和手术耐受力。⑤治疗药物可根据病情酌情使用,如洋地黄或正性肌力药及利尿药可用到手术前日,以控制心率、血压和改善心功能。但应注意,不同类型的瓣膜病有其各自的禁用药,如β阻滞药能减慢心率,用于主动脉瓣或二尖瓣关闭不全患者,可能反而增加反流量而加重左心负荷;心动过缓可能促使主动脉瓣狭窄者心搏骤停。二尖瓣狭窄并发心房纤颤,要防止心率加快,不应使用阿托品;主动脉瓣狭窄患者不宜使用降低前负荷(如硝酸甘油)及降低后负荷(钙通道阻滞药)的药物以防心搏骤停。⑥术前并发严重病窦综合征、窦性心动过缓或严重传导阻滞的患者,为预防麻醉期骤发心脏停搏,麻醉前应先经静脉安置临时心室起搏器。⑦对药物治疗无效的病情危重或重症心力衰竭患者,在施行抢救手术前应先安置主动脉内球囊反搏(IABP),并联合应用正性肌力药和血管扩张药,以改善心功能和维持血压。

(3)麻醉前用药:除抢救手术或特殊情况外,应常规应用麻醉前用药,包括术前晚镇静安眠药。手术日晨最好使患者处于嗜睡状态,以消除手术恐惧。麻醉前用药不足的患者其交感神经处于兴奋状态,可导致心动过速等心律失常,同时后负荷增加和左心负担加重,严重者可因之诱发急性肺水肿和心绞痛,从而失去手术机会。一般麻醉前可用吗啡 0.2mg/kg,东莨菪碱 0.3mg;如若患者心率仍快,麻醉后可再给东莨菪碱。

2.麻醉前考虑

(1)二尖瓣狭窄手术:①防止心动过速,否则舒张期缩短,左心室充盈更减少,心排量将进一步下降。②防止心动过缓,因心排血量需依靠一定的心率来代偿每搏量的不足,若心动过缓,血压将严重下降。③避免右侧压力增高和左侧低心排,否则心脏应变能力更小,因此对用药剂量或液体输量的掌握必须格外谨慎。④除非血压显著下降,一般不用正性肌力药,否则反而有害;有时为保证主动脉舒张压以维持冠脉血流,可适量应用血管加压药。⑤心房颤动伴室率过快时,应选用洋地黄控制心率。⑥保持足够的血容量,但又要严控输入量及速度,以防肺水肿。⑦患者对体位的改变十分敏感,应缓慢进行。⑧术后常需继续一段时间呼吸机辅助通气。

(2)二尖瓣关闭不全手术:①防止高血压,否则反流增加,可用扩血管药降低外周阻力。②防止心动过缓,否则舒张期延长,反流增多。③需保证足够血容量。④可能需要用正性肌力药支持左心室功能。

(3)主动脉瓣狭窄手术:①血压下降时,可用血管收缩药维持安全的血压水平。②除非血压严重下降,避免应用正性肌力药。③避免心动过缓,需维持适当的心率以保证冠脉血流灌注。④避免心动过速,否则增加心肌氧需而形成氧债。⑤保持足够血容量,但忌过量。⑥对心房退化或丧失窦性心律者应安置起搏器。

(4)主动脉瓣关闭不全手术:①防止高血压,因可增加反流。②防止心动过缓,否则可增加反流和心室容量及压力,同时降低舒张压而减少冠脉供血。③降低周围阻力,以降低反流量。④需保证足够的血容量。

(5)多瓣膜病或再次瓣膜置换手术:①麻醉诱导应缓慢,用芬太尼较安全,需减量慎用吸入麻醉药。②因粘连重,手术困难,出血较多,需维持有效血容量。③心脏复苏后多数需正性肌力药及血管扩张药支持循环。④注意维持血清钾在正常浓度,预防心律失常。⑤术后约1/3患者需安置心表起搏器。

(6)带起搏器手术患者:对瓣膜病并发窦性心动过缓、房室传导阻滞患者,术前多已安置起搏器;对部分双瓣置换或再次瓣膜置换手术患者也需安置起搏器;某些先天性心脏病如二尖瓣关闭不全、法洛四联症等手术也需安置起搏器。起搏器可受到外界的干扰和影响,包括非电源及电源因素。非电源因素如血液酸碱度、血内氧分压及电解质变化,都影响起搏阈值。电源因素如雷达、遥测装置、高频装置等电磁波的干扰。术中应用电凝是常规止血方法,对已安置起搏器的患者术中原则上应避用电凝止血,以防发生心室纤颤或起搏器停止工作,但不易做到,故需加强预防措施:手术全程严密监测心电图,尤其在使用电凝时需提高警惕;开胸过程或安置起搏器前仔细充分止血,以减少以后使用电凝的次数;使用电凝前暂时关闭或移开起搏器,尽量缩短电凝的时间;万一发生心律失常,首先停用电凝,如仍不恢复则心内注药,按摩心脏,电击除颤。

3.麻醉药物选择　阿片类镇痛药、镇静药、吸入麻醉药及肌肉松弛药对心脏及血管都产生各自不同的作用。对瓣膜患者选择麻醉药物应作全面衡量,考虑以下几方面问题:

(1)对心肌收缩力是抑制还是促进。

(2)对心率是加快还是减慢;某些病例因心率适度加快而可增加心排血量;心率减慢对心力衰竭、心动过速或以瓣膜狭窄为主的病例可能起到有利作用,但对以关闭不全为主的瓣膜病则可增加反流量而降低舒张压,增加心室容量和压力,使冠状动脉供血减少。

(3)对心律的影响是否扰乱窦性心律或兴奋异位节律点,心律失常可使心肌收缩力及心室舒张末期容量改变。

(4)对前负荷的影响,如大剂量吗啡因组胺释放使血管扩张,前负荷减轻,对以关闭不全为主的瓣膜病则可能引起低血压;对以狭窄为主的瓣膜病也应维持一定的前负荷,否则也可因左心室充盈不足而减少心排出量。

(5)用血管收缩药增加后负荷,对以关闭不全为主的瓣膜病可引起反流增加和冠脉血流减少,从而可加重病情,此时用血管扩张药降低后负荷则有利于血压的维持。

(6)对心肌氧耗的影响,如氯胺酮可兴奋循环,促进心脏收缩及血压升高,但增加心肌氧耗,选用前应衡量其利弊。

(三)麻醉管理

1.麻醉诱导　瓣膜患者都有明显的血流动力学改变和心功能受损,麻醉诱导必须谨慎操作,要严密监测桡动脉直接测压、心电图和脉搏血饱和度。选择诱导药以不过度抑制循环、不影响原有病情为前提:

(1)对轻及中等病情者可用地西泮、咪达唑仑、依托咪酯、芬太尼诱导;肌肉松弛剂可根据患者心率选择,心率不快者可用泮库溴铵,心率偏快者用阿曲库铵、哌库溴铵等;

(2)对病情重、心功能Ⅲ~Ⅳ级患者,可用羟丁酸钠、芬太尼诱导,不用地西泮,因可引起血压下降。

(3)对心动过缓或窦房结功能差者,静脉注射芬太尼或羟丁酸钠可能加重心率减慢;对主动脉瓣关闭不全患者可引起血压严重下降,也影响冠状动脉供血而发生心律失常,因此可改用小剂量氯胺酮诱导,对维持血压和心率较容易。

(4)最好应用气相色谱-质谱仪检测血中芬太尼浓度以指导临床用药。我们曾用诱导剂量芬太尼 $20\mu g/kg$ 和泮库溴铵 $0.2mg/kg$,即使不用其他辅助药也能满意完成诱导,注入后 $1min$ 测得的血芬太尼浓度为 $52.6ng/mL$。据报道血芬太尼浓度 $\geq15ng/mL$ 时,血压升高及心动过速的发生率小于 50%。

2.麻醉维持　可采用以吸入麻醉为主,或以静脉药物为主的静吸复合麻醉。

(1)对心功能差的患者以芬太尼为主,用微量泵持续输注,或间断单次静脉注射用药。

(2)对心功能较好者,以吸入麻醉药为主,如合并窦房结功能低下者可加用氧胺酮。

(3)诱导持续吸入1%恩氟烷,我们曾采用NORMAC吸入麻醉药浓度监测仪观察,1h后呼出气恩氟烷浓度平均0.61%,吸入2h后平均0.71%,CPB前平均0.77%,CPB结束时平均仅0.12%,此时临床麻醉深度明显减浅。如果采用芬太尼$50\mu g/kg$复合吸入异氟烷麻醉,并采用膜肺$CPB45\pm8.9min$,异氟烷的排出浓度低于0.1%。提示采用膜肺排出异氟烷的速度远较鼓泡式肺者为缓慢。

(4)我们在静脉注射芬太尼$20\mu g/kg$诱导后,血芬太尼浓度立即达到52.6ng/mL,随后用微量泵持续输注芬太尼,劈胸骨前血芬太尼浓度为23.6~24.1ng/mL,转流后降为$3.6\pm0.8ng/mL$,较转流前下降72%。可见无论吸入麻醉药或静脉麻醉药,经体外转流后其血内浓度都急剧下降,提示麻醉减浅。因此,在体外转流前、中、后应及时加深麻醉,静脉麻醉药可直接注入CPB机或经中心静脉测压管注入;吸入麻醉药可将氧气通过麻醉机挥发罐吹入人工肺。

(四)减少术中出血的措施

瓣膜置换手术的出血量往往较多,应采取减少术中出血措施,尽量少用库血。①我们测试单瓣置换手术的库血输注量平均860mL,如果施行自体输血,平均仅需库血355mL;双瓣置换手术需输库血平均1260mL,如果施行自体输血,平均仅需库血405mL。②如果采用自体输血结合术中回收失血法,则库血输注量可更减少。我们在麻醉后放出自体血平均每例$540\pm299mL$,术中回收出血,再加CPB机余血经洗涤后回输,平均每例输注自体血$777\pm262mL$,围术期输注库血量可减少52.5%。③CPB前及中应用抑肽酶,也可显著减少术中出血,效果十分明显。

(五)术后急性循环衰竭并发症

复杂心脏CPB手术后,容易突发急性心脏功能衰竭或血容量急剧减少,循环难以维持,患者生命难以保证,其中严密监测、尽早发现、抓紧抢救是手术成功的关键。

1.CPB手术后的临床监测与早期诊断　对下列临床监测情况需高度重视:①精神状态异常,表现为烦躁、躁动、精神恍惚、反应淡漠甚至昏迷。②肢体紧张度异常或瘫痪。③皮肤颜色变暗甚至紫绀。④心电图示心率减慢或心律失常,甚至呈等电位直线。⑤尿量减少或无尿。⑥动脉压急剧下降或脉压很小,需首先排除测压管道不通畅、凝血或误差等情况。⑦中心静脉压突然降低或严重升高,需首先排除液体未输入或输入过多过速。⑧检查心表起搏器或辅助循环装置的工作是否正常,排除其故障。⑨胸腔引流液突然急剧增加,鉴别引流液性质是否与血液接近。⑩血红蛋白浓度明显下降;血清钾很低或很高;血气pH值下降,呼吸性或代谢性酸中毒;ACT显著延长等等。

2.急性循环衰竭的抢救措施　心搏骤停或严重低心排综合征的临床表现为无脉搏、无呼吸、无意识状态,提示血液循环已停止,全身器官无灌流,首先大脑受到缺血严重威胁。因此,必须采取紧急抢救措施,包括:

(1)尽早心肺复苏(CPR),施行有效胸外心脏按压、人工呼吸及应用针对性药物。

(2)主动脉内球囊反搏(IABP),常用于瓣膜术后急性低心排综合征,以支持心脏充盈,减少心肌氧需,增加冠脉灌注,从而改善血流动力学及心肌供血。尽早开始是抢救成功的关键。

（3）急症体外循环再手术，常用于瓣膜术后出血，常见左心房顶破裂，左心室后壁破损，瓣周漏、瓣卡瓣等情况。我们在 1984～1995 年期间共施行 CPB 手术 18513 例，其中急症 CPB 抢救手术 130 例，占 0.7%。Rousou 在 1988 年至 1993 年间 3400 余例 CPB 手术中，有 16 例急症 CPB 抢救再手术，存活率 56.3%，以往 13 例只施行 CPR 抢救，存活率仅 15.4%。提示及时采用 CPB 再手术抢救可明显提高生存率。

（4）在心脏或肺脏功能严重衰竭时，应用体外膜肺氧合（ECMO）抢救具有明显提高生存的效果，可使肺脏和心脏做功减少，全身供血恢复，不致缺氧，文献有使用 ECMO 长达一个多月而获得成功的报道。

（侯东男）

第三节　骨科手术的麻醉

一、断肢（指）再植术的麻醉

1. 手术特点

（1）断肢（指）再植是为修复重建神经、肌腱、血管和组织功能的显微外科手术，必须保持术中充分镇静、镇痛。

（2）手术时间长，操作精细，要求麻醉平稳。

（3）断肢再植者多为创伤患者，有的合并多处创伤，因而应注意对全身的检查和处理。

（4）术中常用抗凝药。

2. 麻醉方法及要点

（1）臂神经丛阻滞：单纯肢体离断，损伤部位在上臂 1/3 以下，可采用肌间沟和锁骨上（下）臂神经丛阻滞。损伤部位在上臂 1/3 以上，或合并胸、腹部等其他部位损伤时，应用全麻或与连续硬膜外腔阻滞及臂神经丛阻滞联合。双肢（指）损伤，可采用颈部硬膜外阻滞或双侧臂神经丛阻滞。但双侧臂丛阻滞时必须将两侧给药的时间间隔在 30min 以上，药物总量也需控制。不宜双侧均采用高位臂神经丛阻滞，防止发生双侧膈神经阻滞。

（2）连续硬膜外阻滞：可阻滞腋窝和上臂内侧，同时获得双侧上肢的麻醉效果，用于高位上臂离断的再植术，连续硬膜外阻滞可采用较低浓度，小剂量分次给药，达到合适的麻醉平面，而对循环，呼吸影响小。高位硬膜外神经阻滞对呼吸、循环影响大，不适于老年人和小儿应用。

（3）全身麻醉：由于断肢（指）再植手术精细，要求麻醉镇痛完善，手术野绝对安静。多数手术可在神经阻滞麻醉下施行，但上臂高位离断或合并其他部位损伤时，常需应用全麻或与连续硬膜外腔神经阻滞及臂丛神经阻滞联合，对于不合作的小儿也需采用全麻。麻醉中管理和药物的选择应维持平稳的浅麻醉，良好的镇静、止痛和肌肉松弛，对呼吸循环影响小，避免血管痉挛，术后清醒快无躁动，恢复平顺。

（4）小儿断肢（指）再植术的麻醉：①年龄较大的儿童，可在清醒状态下行区域阻滞，上肢选择臂神经丛阻滞，下肢选择连续硬膜外阻滞或腰麻—硬膜外联合阻滞麻醉。但手术中需用辅助药如氟芬合剂、咪达唑仑等，以使患儿入睡，保证手术野的安静。②年龄小或不合作的小儿，需在基础麻醉下行区域阻滞。对上、下肢合并损伤，或伴有胸、腹等复合伤，一般情况较差的小儿,为了便于术中管理,保证呼吸、循环的稳定,应行气管内插管,行全身麻醉与区域阻滞联合麻醉。③小儿术中易发生体温降低,再植术中由于身体相当部分的暴露,因而需要使用各种保温的方法。

(5)保障吻合血管的通畅:保持移植、再植组织良好的血流灌注,是断肢(指)再植术成败的关键。①防止血管痉挛和栓塞:手术操作需要仔细、轻柔,减少手术对血管的刺激,解除对血管的压迫。尽量避免使用血管收缩药和防止发生低温。②改善微循环:微循环的良好血流灌注需要有适当的灌注压。因而,断肢(指)再植患者创伤严重时,必须及时补充血容量,维持动脉压。可行适当血液稀释以降低血液黏稠度,有利于恢复组织的血运。

二、骨盆手术的麻醉

1.骨盆手术的特点　骨盆内有肠管、泌尿生殖器官、大血管及支配下肢的神经等许多重要组织和器官,骨盆骨折或肿瘤对人体损伤大,并发症多。骨盆血运丰富,手术时无法应用止血带,骨创面渗血难以控制,术中出血可达数千毫升,术中要预防失血性休克的发生。髓内含大量的血管及脂肪,骨折后骨折端的移动、手法等原因均能促使脂肪颗粒进入断裂的静脉,导致脂肪栓塞综合征。骨盆手术后另一常见并发症是深部静脉血栓形成和肺栓塞,多见于高龄和原有心脏病或肺内感染的患者。

2.常见骨盆手术的麻醉方法

(1)骨盆骨折手术麻醉要点:骨盆骨折导致患者死亡的最主要原因是出血性休克。因此,抗休克治疗对这类患者至关重要。只要病情允许,在抗休克或行开腹探查术等治疗的同时即可实施骨盆固定。髂外动脉栓塞止血的介入治疗目前也可用来止血。

单纯骨盆稳定性骨折或不稳定性骨折而无脏器并发症,可行支架外固定或闭合整复的患者,一般手术时间较短可采用静脉复合麻醉或静吸复合麻醉。骨盆损伤需要行内固定术的患者多创伤严重,常合并腹腔脏器、盆腔脏器及全身各部位的损伤,病情严重者可危及生命。首先应处理危及生命的损伤,待患者全身情况改善,血流动力学稳定后再考虑手术治疗骨折。一般认为在伤后5～7d为宜。骨盆骨折内固定术一般多选用连续硬膜外阻滞、腰麻加硬膜外联合阻滞。

(2)骶骨肿瘤切除术的麻醉要点:骶骨肿瘤的手术切除,因解剖复杂,肿瘤易与盆腔脏器大血管广泛粘连,手术较困难。术前患者多有贫血、低血容量、低蛋白血症等慢性消耗改变,术前可小剂量输血或输血浆,补充血容量和纠正低蛋白血症、贫血、电解质紊乱等,为手术和麻醉创造良好条件。部分患者可术前24～48h采用选择性动脉造影及栓塞介入治疗减少术中出血。骶骨肿瘤切除术绝大部分可在硬膜外阻滞加气管内麻醉下完成。手术需两部分完成,先采取仰卧位而后变换为俯卧位。可在硬膜外阻滞下(仰卧位)行腹部手术。腹部手术结束后,患者需变换为俯卧位再行骶部手术,此时必须行气管内插管,保证呼吸道通畅。也可直接选用静-吸复合麻醉来完成手术。术中改变体位时必须注意以下几点:①保护气管插管避免导管打折、深度改变造成单侧肺通气及导管脱出现象,同时保证胸廓不受压。②密切观察患者血流动力学改变并保证输液、输血。③采用控制呼吸保证正常气体交换量。术中监测血压、脉搏、血氧饱和度、中心静脉压、呼气末 CO_2 分压。④术中注意防止大量输血引起的不良反应和异常出血。

(3)半骨盆截除术的麻醉要点:半骨盆截除术又称1/4离断术,其切除范围包括半侧骨盆和整个下肢。创伤大且产生残疾,对患者心理创伤较大,故一般采用全麻。半骨盆截除术创面大、渗血多,且有较多的体液蒸发,故术中应及时补充血液和电解质晶体液来维持血流动力学稳定和电解质平衡。手术中可采用控制性降压,但对高龄或合并心血管疾病及肝、肾功能不良者禁止使用。术中控制降压的时间不宜过长,如需较长降压时间时可同时采用30～32℃低温。降压后需密切注意血压回升及回升后的伤口出血情况,术中仔细止血。应用硝普钠降压时避免用量过大,否则有氰化物中毒的危险。随时测量体温,因广泛的血管扩张和细胞代谢的抑制可造成低体温。缓慢停止降压药防止血压升高的反跳现象。

三、关节置换手术的麻醉

1. 关节置换术的特点

(1)骨黏合剂:为提高人工关节的稳定性,在人工关节置换术中均使用骨黏合剂(骨水泥),未被聚合的骨水泥单体对皮肤有刺激,其毒性可被所接触的局部组织和血管吸收引起"骨水泥综合征"。

(2)止血带问题:在松止血带时,注意防止发生"止血带休克",同时也要注意微小气栓、血栓或脂肪进入肺循环引起肺栓塞。

(3)深静脉血栓和肺栓塞:骨关节手术有许多患者为长期卧床或老年人,静脉血流淤滞,而手术创伤或肿瘤又使凝血功能改变,皆为静脉血栓的高危因素,在手术操作时有可能致深静脉血栓进入循环。

(4)气管插管困难和气道管理困难:严重的强直性脊柱炎的患者,脊柱强直呈板块状,颈屈曲前倾不能后仰,颞下颌关节强直不能张口。卧位时去枕头仍保持前屈,如果头部着床,下身会翘起。这种患者行气管插管非常困难,因为声门完全不能暴露。患者骨质疏松,有的患者还有寰椎关节半脱位,如果插管用力不当可造成颈椎骨折。反复插管造成喉头水肿和口腔黏膜损伤、出血,气道管理将更加困难。一些患者合并肺纤维化病变,胸壁僵硬,致肺顺应性下降,弥散能力降低,氧饱和度下降。有时体位的变动使导管位置改变致通气不足,呼吸道阻力加大。合并肺部感染致呼吸道分泌物增多,给呼吸道的管理更增加了难度。

(5)激素的应用:类风湿性关节炎、强直性脊柱炎及一些无菌性骨坏死的患者,常有长期服用激素的病史,因此,肾上腺皮质萎缩和功能减退,在围手术期如不及时补充皮质激素,会造成急性肾上腺皮质功能不全(危象)。

2. 常见关节置换手术的麻醉

(1)髋关节置换术的麻醉:对长期卧床的强直性脊柱炎、类风湿性关节炎的老年患者,术前访视患者应注意:①了解病史长短,是否仍在活动期,有无低热,红细胞沉降率快慢,是否合并心脏瓣膜、传导系统、心包等病变,心电图检查及判断心功能分级。②胸廓活动是否受限,需测定肺功能和血气。③了解颈、腰椎有无强直,颈活动度,张口度,以此判断诱导和气管插管以何种方式进行。④是否合并系统性红斑狼疮、贫血(如镰状细胞贫血)。⑤水、电解质平衡情况,是否有脱钙。⑥是否有激素服用史,服用时间长短、剂量,何时停用,考虑是否用激素准备。⑦术前用药剂量宜小。呼吸受限者术前可免用镇静镇痛药,进入手术室后再酌情给予。

对长期服用激素的患者考虑可能发生肾上腺皮质功能不全的患者,可在术前一日上午和下午各肌内注射醋酸可的松100mg,在诱导之前及术后给予氢化可的松100mg静脉滴注。

如果麻醉和手术中出现下列情况应考虑发生急性肾上腺皮质功能不全:①在补充血容量后仍持续低血压或已逾量输血、输液,低血压仍不能纠正,甚至对升压药物也不敏感。②原因不明的低血压休克,脉搏增快,指趾、颜面、口唇发绀。③异常出汗、口渴。④肾区疼(腰疼)和胀感、蛋白尿。⑤不明原因的高热或低体温。⑥血清钾升高或钠、氯降低。⑦在上述症状的同时,可出现精神不安或神志淡漠,继而昏迷。如果考虑为肾上腺皮质功能不全,立即给予氢化可的松 100mg 静脉推注,然后用氢化可的松 200~300mg 静脉滴注。

根据患者的病理生理特点,一般采用全麻更为合适。全麻插管估计有困难者,宜行清醒气管插管。对脊柱前屈＞60°,颈屈曲＞20°的患者,行快速诱导全麻是危险的。如果颈部不能活动,行纤维支气管镜引导下气管插管是安全可靠的方式。如果条件不具备,可考虑逆行插管术,也可考虑使用喉罩。全麻忌过深,因这类患者对麻醉药耐量低,用药量应减少。术中充分供氧,避免低氧血症,注意液体量和失血量的补充,术后需完全清醒后再拔管。

当手术截除股骨头颈部,扩大股骨髓腔和修整髋臼时,出血较多。为减少大量输血的并发症,减少输血性疾病的危险,可采用以下措施:①术前备自体血。②术前、术中用血容量扩容剂扩容,将血液稀释,输血推迟至手术快结束时。③用扩血管药物如硝普钠、硝酸甘油、尼卡地平等控制性降压。④尽量避免静脉充血的体位。⑤熟练手术操作,仔细分离,准确止血。⑥血液回收装置回收术中失血。⑦术前使用抑肽酶。在用骨黏合剂时应警惕骨水泥综合征的发生,同时要警惕脂肪栓塞综合征,以防意外发生。

(2)膝关节置换术的麻醉:膝关节置换术主要注意松止血带时可产生"止血带休克"及肺栓塞综合征。在双膝关节同时置换时,要先放松一侧后,观察生命体征的变化,使循环对血液重新分配有一个代偿的时间,再放另一侧止血带。术中通过监测患者的肺动脉压、肺小动脉楔压改变,预测肺栓塞的发生。膝关节置换术后需上石膏固定,故麻醉不宜停药过早,以免患者躁动影响石膏固定。膝关节置换术后疼痛可能比髋关节置换术后更明显,可行各种方法的术后镇痛,有利于早期活动和功能锻炼。

四、脊柱手术的麻醉

1. 脊柱外科手术的特点 对于脊柱侧凸(特别是严重脊柱侧凸)和胸廓畸形的患者,由于气体交换功能的障碍,肺活量、肺总量和功能残气量常减少,机体内环境处于相对缺氧状态,术中和术后易出现缺氧、呼吸困难甚至呼吸衰竭,因此术前应进行血气分析和肺功能测定,以评价患者的肺功能状态,这对判断其能否耐受手术和预后有重要意义。在评价患者对麻醉和手术的耐受性时,还要注意脊柱畸形及症状出现的时间及进展情况,畸形对其他器官和系统的影响,特别要注意是否有呼吸和循环系统并发症,如心悸、气短、咳嗽和咳痰、有无疼痛和放射痛等。对于脊柱畸形的患者,同时也要注意患者是否患有神经肌肉疾病,如脊髓空洞症、肌营养不良、运动失调等,这些疾病将使治疗更加困难,预后也更难预测。

部分脊柱手术患者,由于病变本身如肿瘤等造成截瘫,患者长期卧床,活动少,加上胃肠道功能紊乱,导致营养物质的摄取和吸收不足,常发生营养不良,降低对麻醉和手术的耐受力。对于截瘫合并呼吸道和泌尿道感染的患者,术前也应积极处理。截瘫患者由于瘫痪部位血管舒缩功能障碍,变动体位时易出现体位性低血压,应引起麻醉医生注意。长期卧床患者因血流缓慢和血液浓缩可引起下肢静脉和深静脉血栓形成,活动或输液时可引起血栓脱落,一旦造成肺动脉栓塞可产生致命性后果,术前应妥善处理。

2.常见脊柱外科手术的麻醉

（1）脊柱畸形矫正术的麻醉：脊柱侧凸的原因很多，一般需要进行手术治疗的脊柱侧凸，都是保守治疗无效而侧凸程度又比较严重，如侧凸程度＞50°，或成人脊柱侧凸因侧凸的凹侧长期不正常负重，致早期发生严重的骨性关节炎、椎管狭窄或椎体侧方移位以及刺激脊髓或神经根引起疼痛而造成的疼痛性脊柱侧凸。限制性通气障碍和肺动脉高压所导致的肺心病是严重脊柱侧凸患者的主要死因。

脊柱侧凸矫形手术涉及脊柱的范围很广，手术创伤大，出血多，易发生失血性休克，术前必须备血，为减少异体输血反应和并发症也可以采用自体输血法。一般在术前2～3周的时间内，可采血1000mL左右，但应注意使患者的血红蛋白水平保持在100g/L以上，血浆总蛋白在60g/L左右。

麻醉选择：脊柱侧凸手术一般选择全身麻醉。插管后要妥善固定气管导管，以防止术中导管脱落。麻醉的维持有多种方式，如吸入麻醉、静脉麻醉、静脉吸入复合麻醉等。一般认为，采用氧化亚氮－氧－麻醉性镇痛药－中短效肌松药复合麻醉较易控制麻醉深度，有利于术中做唤醒试验。在合并有截瘫的脊柱手术的麻醉中，选择肌松药要注意避免使用琥珀胆碱。因为静脉注射琥珀胆碱后可使患者血清钾水平明显增高，从而有可能导致心室纤颤甚至心搏骤停。

控制性降压：为减少术中出血量和大量异体输血的不良反应，术中采用控制性降压术。但应掌握好适应证，对于心功能不全、明显低氧血症或高碳酸血症的患者，不宜使用以免发生危险。

脊髓功能的监测：在脊柱侧凸矫形手术中，既要最大限度地矫正脊柱畸形，又要避免医源性脊髓功能损伤，因此，在术中进行脊髓功能监测很有必要。目前临床常用的脊髓功能监测方法为唤醒试验，即在脊柱畸形矫正后，如放置好Harrington支架后，嘱患者活动足部，观察有无因矫形手术时过度牵拉致脊髓血供障碍而出现的下肢神经并发症甚至是截瘫。要做好唤醒试验，首先在术前要把唤醒试验的详细过程向患者解释清楚，并当场练习。其次，手术医生应在做唤醒试验前30min通知麻醉医生，以便让麻醉医生开始停止静脉麻醉药的输注和吸入麻醉药的吸入，如使用了非去极化肌松药，应使用加速度仪或周围神经刺激器以及其他方法了解肌肉松弛的程度，如果肌松没有恢复，应在唤醒试验前5min左右使用阿托品和新斯的明拮抗。唤醒时，先让患者活动其手指，表示患者已能被唤醒，然后再让患者活动其双脚或脚趾，确认双下肢活动正常后，立即加深麻醉。如有异常，应重新调整矫形的程度，然后再进行唤醒试验。在减浅麻醉过程中，患者的血压会逐渐升高，心率也会逐渐增快，因此，手术和麻醉医生应尽量配合好，缩短唤醒试验的时间。

唤醒试验不需要特殊的仪器和设备，使用起来也较为简单，但是受麻醉深度的影响较大，且只是对脊髓前索的运动功能提供参考，而不能测试脊髓后索的感觉功能，对有严重心理问题和精神迟缓的患者也不能做出正确判断。正因为唤醒试验具有上述缺点，有许多新的脊髓功能监测方法用于临床，如利用体感诱发电位（SEP）监测脊髓中上传通道活性；运动诱发电位（MEP）监测运动通道活性；脊髓—脊柱记录脊柱刺激如在硬膜外，脊髓上传和下传通道活动均可诱发脊髓电位。各种监测脊髓功能的方法都有其优缺点,需正确掌握使用方法,仔细分析所得结果。

(2)颈椎手术的麻醉:颈椎手术的常见入路有前、后路两种,根据不同的入路,麻醉方式不同,后路手术可选用局部浸润麻醉或气管插管全麻。行浸润麻醉注药时宜加压,以使局麻药与神经末梢广泛接触,增强麻醉效果。到达肌膜下或骨膜等神经末梢分布较多的地方时,应加大局麻药的剂量,在有大神经通过的地方,可使用浓度较高的局麻药。需注意的是,每次注药前都应回抽,以防止局麻药注入血管内,并且每次注药总量不要超过极量。颈前路手术时可选用颈神经浅丛阻滞,颈前路手术一般选择右侧切口,故麻醉也以右侧为主,必要时对侧可加半量。如果采用气管内插管全身麻醉时在麻醉诱导特别是插管时应注意切勿使颈部向后方过伸,以防止引起脊髓过伸性损伤。最好在术前测试患者的颈部后伸活动的最大限度。插管宜在局部黏膜表面麻醉下实施,为便于手术操作,可首选经鼻气管内插管麻醉。术中反复或过度牵拉气管有可能引起,气管黏膜和喉头水肿,如果术毕过早拔除气管导管,有可能引起呼吸困难,而此时因椎间植骨颈部制动而插管困难,因此,暂缓拔管,待患者完全清醒度过喉头水肿的高峰期时再拔管以确保安全。

(侯东男)

第四节　创伤患者的麻醉

一、术前病情评估和紧急处理

创伤患者因手术紧迫,术前不可能获得详细的病情资料,但通常情况下,手术也应在充分体液复苏后进行,若病情稳定可以允许同选择性手术一样,作充分的术前评估和必要的检查。

(一)外伤情况

包括受伤程度和范围、预计手术时间、失血量、最初复苏方法和效果以及气道情况。有些检查对麻醉尤其重要。如脑外伤患者头颅 CT 能显示有无颅内高压和颅底骨折。颈部侧位片可显示有无颈椎骨折和皮下气肿。胸部 X 线摄片提示有无肋骨骨折、气胸、血胸、纵隔增宽、气管位置偏移、纵隔积气和皮下气肿,了解这些常可避免麻醉处理中的困境。

(二)出血程度的评估

休克体征包括面色苍白、心率增快、低血压、四肢厥冷、烦躁、呼吸增快、中心静脉压降低和少尿,尤其存在严重发绀,这些体征表明患者失血已达 40% 以上。一般讲,症状和体征能反映失血程度。美国医学会根据症状和体征把失血程度分成四级(表 1-1)。但对老年或原有贫血者,经长时间转运或用过镇静药的患者,虽然出血程度较轻,也可出现同样的体征。此外,有些患者虽然血容量正常,但由于脊髓外伤、心包填塞或气胸则症状和体征严重,腹部钝挫伤患者,如出现低血压、苍白和心率增快,肯定有大量出血。

表1-1　失血程度分级

临床表现	分级			
	Ⅰ	Ⅱ	Ⅲ	Ⅳ
失血量(mL)	<750	750～1500	1500～2000	>2000
失血容量(%)	<15%	15%～30%	30%～40%	>40%
脉搏(次/min)	>100	>100	>120	>140
血压(kPa)	正常或升高	降低	降低	明显降低
周围循环	正常	较差	差	严重障碍
呼吸频率(次/min)	14～20	20～30	30～40	>35
尿量(mL/h)	>30	20～30	5～15	无尿
中枢神经系统	轻度烦躁	中度烦躁	定向障碍	嗜睡,神志不清输液补充
(3∶1原则)	晶体	晶体	晶体或胶体输血	晶体或胶体输血

评估出血的其他方法,如根据创面大小和深度用手或拳头试验作评估。一只手面积的表面外伤或一拳大的深部外伤失血量相当于血容量的10%。股骨骨折可失血500～1500mL,骨盆骨折失血可达2000～3000mL。

（三）一般病情

包括年龄、体重以评估输液量和用药量,了解最后一次进食时间和性质及急诊化验等,以评估创伤患者麻醉时可能发生的各种危险并设法预防。

（四）合并存在的疾病

麻醉手术的危险与患者潜在的疾病有关,伴有合并其他疾患者死亡率为7.2%,创伤死亡率5.3%,合并心血管神经和血液病的创伤患者死亡率大于10%。此外老年创伤患者,多发性创伤和持续性低血压患者发生严重并发症,预后也较差。对合并心血管疾病的老年患者作肺动脉压监测有利于指导输血输液和血管活性药的使用。

合并呼吸系统疾病,肺部创伤患者及肺损伤患者,除麻醉处理应特别重视外,主要考虑手术后呼吸机支持及脱机困难,使用支气管扩张药如β肾上腺素激动剂、氨茶碱。对可逆性阻塞性通气障碍患者使用激素,将有利于撤离机械通气。

创伤患者偶然合并糖尿病、甲状腺疾病和其他内分泌疾病。创伤和手术应激可导致不可控制的高血糖甚至酮血症酸中毒,应密切监测血糖、电解质和酸碱平衡并适当处理。

（五）紧急处理

包括动、静脉穿刺置管,输血输液,供氧及其他麻醉前准备等。

1.气道处理　许多外伤患者可因气道梗阻引起严重缺氧而在数分钟内死亡。因此,对下列患者的气道处理应采取紧急措施:①意识丧失后舌根下垂所致的气道梗阻。②因呕吐物、异物或其他碎片等误吸引起的气道阻塞。③因口腔外伤,如双侧下颌骨骨折所致的急性软组织水肿或出血引起的气道梗阻。首先应迅速建立通畅的呼吸道,以便充分供氧,否则将会因严重缺氧而导致心搏骤停、脑水肿和颅内压增高而死亡。

解除气道梗阻包括:清洁口腔,吸出血块或呕吐物,结扎口腔内活动性出血点,头部后仰和托起下颌骨以及放置咽喉通气道等。这些方法均能使气道保持通畅,适用于能保持自主呼吸的患者。有声音嘶哑、喘鸣、颈部挫伤或穿透伤、脑脊液外溢、X线片显示有气管移位、颈椎不稳定、面部骨折和气管异物等患者,气道处理十分复杂,必须小心。对深昏迷患者或下颌骨骨折者应作气管插管。一般深昏迷患者不需任何药物即可完成插管,但对面部和颈椎外伤者应操作十分谨慎,防止移位,纤维支气管镜或纤维咽喉镜对这种患者非常有用,但必须由经验者操作。当存在气管变形,水肿而不能插管者应作气管切开,情况紧急时可用粗针头作环甲膜穿刺。事实上,需要紧急气管切开的机会甚少,应尽可能作气管插管,然后行气管切开。对存在严重缺氧和二氧化碳潴留患者,作气管插管比气管切开更安全,一旦气道建立,即应作气管内吸引,清除呕吐物、血液、黏液或其他异物,保证气道既可充分供氧,又可防止反流和误吸引起的肺损害。对颅内高压者应用过度通气而降低颅内压,当气道梗阻解除和充分供氧后,缺氧仍未见改善者应考虑缺氧由其他因素引起,如血气胸、心包填塞、心脏直接损伤及严重脑外伤等。如有血气胸者应立即作胸腔引流以保证肺扩张,其他胸部外伤如气管撕裂、食管破裂、肺撕裂伤、大血管损伤等均应考虑,并需作急诊开胸手术。

2.循环管理　创伤性休克患者早期最突出的矛盾为血容量不足,也是造成全身性生理紊乱的主要原因。纠正低血容量,维持循环稳定必须与呼吸衰竭同时处理。快速有效地恢复循环,保证组织供氧,防止低血压所致的脑缺氧,心搏骤停和肾功能损害是创伤后休克早期复苏的基本目标。

(1)体液复苏:失血性休克时应用胶体液还是晶体液始终是有争议的问题,但这种争论可能没有必要。因为两种处理方法均不能完全适合于所有的临床情况。因为休克的主要问题是有效循环容量的缺失,以胶体来补充只需较小容量即可达到快速复苏的效果。血容量缺失时,选择哪种液体并不影响治疗,因为容量替代治疗的成功首先取决于快速、充足的替代治疗,其次才是选择哪种溶液。但基于失血性休克时功能性细胞外液的丧失,在创伤性休克早期输入含有与血浆相似的电解质溶液维持血浆电解质平衡。乳酸复方氯化钠溶液 1000mL 中含有 HCO_3 28mmol,相当于每升中含有 5%碳酸氢钠溶液 47mL,既可治疗低血钠,又能纠正酸中毒。平衡盐溶液还具有稀释血液,减低黏稠度,改善微循环的作用。一定程度的血液稀释(红细胞比积 30%左右)能改善氧的运送,达到保护重要脏器的目的,防止发生肾衰。平衡盐溶液有较多优点,在失血性休克暂无血源时尤为适用。实践证明,每失血 1mL 可输入 3mL 平衡盐溶液补偿。大多数患者对此治疗都有效,效果不明显者说明应输全血。因晶体液不能较长时间停留在血管内,输入后 30~60min 80%流入组织间隙。如大量使用晶体液,将引起低蛋白血症,间质性水肿,从而造成呼吸困难和高动力型心力衰竭等并发症。因此,Moore 等提出不能用平衡盐溶液完全代替全血,出血量超过 20%者,应同时输全血或红细胞,使血细胞比积恢复到 35%左右。人工胶体目前可分三种:即明胶、羟乙基淀粉和右旋糖酐。由于明胶的价格相对便宜,有较短的半衰期,有渗透性利尿作用,对凝血及交叉配血无影响,因而在全球范围内已得到广泛应用。右旋糖酐和羟乙基淀粉临床有报道可以导致肾衰及难以控制的出血,所以对它们应有严格的药用限制,一次用量一般不超过 1000mL。三种人工腔体均可以替代人血清蛋白。目前有报道认为清蛋白可能会增加重症患者的死亡率。目前的趋势是,复苏时容量补充倾向于肢体和晶体液的联合使用,晶体、肢体按 2:1 的比例输注,但须保持细胞压积在 30%以上。有研究证实高渗盐水在出血性休克复苏中可能具有不少优点,但作为常规使用尚难以过早肯定。抗休克时,所输液体和血液均应加温后输入,并使用大口径输液管尽量减少输注阻力,常选用股静脉、贵要静脉、锁骨下静脉和颈内静脉穿刺置管,以前两者为常用。锁骨下静脉穿刺可能并发气胸或血胸故不提倡常规选用,只有在其他途径穿刺失败时才考虑应用。

（2）输血：在严重创伤抢救中，大量输血是十分常见的，对其所带来的各种严重并发症应予重视。当失血 5000mL 以上者，将导致血小板和凝血因子丧失。出现凝血功能障碍时，应补充冰冻血浆、血小板等血液成分，维持血流动力学稳定，并使脉搏恢复至正常范围，CVP 达 $1.1\sim1.6kPa(8\sim12cmH_2O)$。每小时尿量达 1mL/kg 时，说明输液已充分，达到了恢复正常血容量的目标。大量输血治疗还可引起电解质和酸碱失衡。故应常规作血气和生化测定。在大量输血和抢救期间，血钾的变化很大，须加强监测。由于应激反应儿茶酚胺的大量释放，在入院时常伴有低血钾，但大量输血时可产生严重高血钾，只有当输血速度超过 100mL/min 时才有可能产生低钙血症以及枸橼酸中毒。腹腔内出血的患者在紧急情况下可采用自身血回输。

（3）血管活性药物：对低血容量休克使用血管收缩药物以代替补充血容量是绝对禁忌的。当血压很低或测不到，而又不能即时大量快速补充液体时，为了暂时升高血压，维持心、脑血流灌注，以防心搏骤停，可以少量使用血管活性药物。其中最常用的药物是多巴胺，它可增强心肌收缩力，提高心排血量及使周围血管阻力增加，血压上升。一般剂量为每分钟 $10\sim20\mu g/kg$。

总之，术前应尽量在有限时间内使患者情况纠正到能耐受麻醉和手术的程度。然而在严重出血时，出血速度超过每分钟 150mL 者，可在 20min 内丧失 50% 以上的血容量。出血量达每分钟 $30\sim150mL$ 持续 30min 亦可发生生命危险。即使小于 30mL/min，出血持续 1h 以上者也可危及生命。在这种情况下手术止血是患者获得生存的唯一机会，切忌拘泥于抗休克而延误手术时机。此时，麻醉医师将要承担术中一切风险，故应有充分的思想、技术和物质准备。

二、麻醉处理

创伤患者的麻醉可根据创伤部位、手术性质和患者情况选用局部麻醉区域阻滞或全身麻醉。一般来说，不能绝对地肯定某一麻醉药或麻醉技术较其他药物或方法为优越，麻醉方法的选择决定于：①患者的健康状况。②创伤范围和手术方法。③对某些麻醉药物是否存在禁忌，如氯氨酮不适用于颅脑外伤。④麻醉医师的经验和理论水平。

（一）术前用药

休克、低血容量和意识障碍患者也许不需要任何麻醉前用药。但有些外伤患者可能十分躁动，不能安静，需术前使用镇静镇痛药。疼痛的程度取决于受伤部位。头部及软组织损伤疼痛少。对头部外伤患者不能使用麻醉性镇痛药，以免影响意识和瞳孔的观察。长骨骨折和腹部创伤疼痛剧烈。对一般健康者，吗啡 10mg 静脉注射，阿托品 0.5mg 静脉注射，可有效地减少分泌物和防止诱导期某些药物引起的心动过缓。

（二）全身麻醉

1. 麻醉诱导　对于严重创伤患者，麻醉药物的治疗指数非常低。同样的患者，如果是受伤（尤其是摩托车事故）后，其所谓的"安全"诱导药量，这时也会造成致命性危险，对于稳定的创伤患者麻醉诱导与一般选择性手术患者无明显区别，而对低血容量的多发伤患者则要警惕。

（1）硫喷妥钠：可降低脑氧代谢率（$CMRO_2$）、脑血流量（CBF）、颅内压（ICP），适用于颅脑创伤而血容量基本正常和循环功能稳定的患者，但该药能使心肌抑制和血管扩张而致低血压,故宜小剂量分次静脉注射。

（2）依托咪酯：对心血管影响轻微，能降低 $CMRO_2$、CBF、ICP 和增加脑灌注压（CPP），因此适用于休克或循环功能不稳定的创伤患者，或伴有颅脑外伤的多发伤患者。依托咪酯的问题包括注射部位刺激痛和肌痉挛，可以通过静脉注射利多卡因，小剂量咪唑安定（1～2mg）和快速起效肌肉松弛药来减轻或缓和这些不良反应。虽有单次静脉注射依托咪酯后抑制肾上腺皮质功能的报道，但这种抑制作用的时间短，不完全，临床意义尚存在争论。

（3）氯胺酮：该药一方面因神经末梢去甲肾上腺素的释放引起收缩压增高和心率增快，而另一方面对高交感神经活性的患者，因使心肌收缩力降低而致血压下降，以及增加 $CMRO_2$、CBF、ICP，故不适用于颅脑外伤或伴有高血压、心肌损伤的创伤患者。

（4）异丙酚：其心肌抑制作用与硫喷妥钠相似，因此应减少药量小心慎用。该药可降低 $CMRO_2$、CBF、ICP。

（5）咪唑安定：小剂量（1～2mg 静脉注射）咪唑安定能提供良好的镇静，遗忘和抗焦虑作用。对心血管功能无影响，因此小剂量分次静脉注射常用于清醒性镇静，包括清醒气管内插管，该药能使 ICP 降低。

（6）芬太尼：芬太尼对血流动力学或血管的作用较小，与催眠性诱导药结合使用有协同作用。对高交感张力的患者，该药可使心率减慢和血压下降，给予芬太尼一个负荷药量后，以每分钟 0.02～0.10mg/kg 静脉注射可获得稳定的血浆（镇痛）浓度，并使吸入麻醉药 MAC 降低约 50%。

（7）舒芬太尼：类似芬太尼，但起效和消除更快，静脉滴注的药量为每分钟 0.003～0.01μg/kg。

2. 麻醉维持　低血容量患者用阿片类药－NO_2－肌肉松弛药维持麻醉。因吗啡和哌替啶均具有组胺释放作用，故常选用芬太尼。芬太尼对心血管功能差的患者能提供良好镇痛作用和对血流动力学影响较小，但因有轻度扩张周围静脉作用，开始应用药量宜小（2～10μg/kg）。若能耐受上述药量者，追加时可适当增量，每 20～40min 追加 1 次（25～50μg），最大量不超过 25～50μg/kg。此法能达到良好止痛效果。长时间手术中使用大药量者，手术结束时可用纳洛酮（0.1～0.4mg）对抗以减少术后呼吸抑制。近年来对术中"知觉"问题进一步重视，可用安定、咪唑安定或异丙酚辅助。

吸入麻醉药一般用于全身麻醉维持。N_2O 有加重气胸或颅脑积气的危险，因此不适用急性多发伤者；七氟醚起效和苏醒迅速，对气道无刺激作用，可用于麻醉诱导；地氟醚血气分配系数最低（0.42），并且在体内几乎无代谢（0.02%），尤其适用于长时间手术的麻醉维持；安氟醚有一定的肾毒性作用，对于长时间手术或肾功能障碍的患者，使用受限；异氟醚有较强的扩张周围血管的作用，但对心排血量、心率和心律影响小。

肌肉松弛药常选用非去极化肌肉松弛药，如维库溴铵对心血管影响甚微；罗库溴铵的起效时间（3 倍 ED95 药量）接近琥珀胆碱；阿屈库胺有一定的组胺释放和降血压作用；泮库溴铵为长效肌肉松弛药，有使心率增快作用等。

（三）局部麻醉

对一些创伤范围小，失血少的患者，区域麻醉有一定的优点，如降低交感神经张力、减轻应激反应、减少术中出血和术后深静脉血栓形成，患者在手术期间保持清醒状态，有利于神经和意识的判断以及有助于术后镇痛等。至于是否选用区域麻醉，麻醉医师则应根据手术要求和所选麻醉方法的禁忌证(蛛网膜下腔阻滞和硬膜外阻滞均有各自的禁忌证)决定。原则上对于循环不稳定、有意识障碍、呼吸困难或凝血功能差的患者,忌用区域麻醉。

（四）术后镇痛

麻醉的各种技能,尤其是神经阻滞可用于术后镇痛,如持续性臂丛神经阻滞、连续蛛网膜下腔和硬膜外阻滞、胸膜腔内置管持续镇痛和各种下肢神经阻滞等均可达到良好的镇痛效果。

三、术中监测及并发症

（一）术中监测

1.心电图 常规 ECG 监测除可以了解心率和心律失常外,还可观察 QRS 波群改变,发现心肌缺血或电解质紊乱和及早诊断心搏骤停。

2.动脉压 直接动脉压穿刺测压不仅可测得每次心脏收缩时的压力,而且可供动脉血气分析时采血用。根据血压波形的改变判断心肌收缩情况。上升支速率慢常表示心肌收缩力下降。心率快而压力波变窄时常表示低血容量和每搏量降低。

3.中心静脉压 中心静脉压是观察血容量和心功能的精确指标。虽对危重患者由于左右心室功能不相一致而不能反映左心情况,但若患者原来心肺功能正常,同时结合 ECG、ABP和 CVP,则足以对心血管功能作出精确评估。颈内静脉穿刺置管是 CVP 监测的最好途径。

4.肺动脉楔压 通过 Swan—Ganz 导管可测定 PCWP、心排血量,并通过计算得出每搏量和左心室收缩功。这些参数可以作为心肌收缩力的指标,而且,计算全身血管阻力为临床提供左心室后负荷情况,这对指导创伤性休克患者的治疗具有重要价值。PCWP 在 $2\sim2.4kPa(15\sim18mmHg)$ 以下可安全使用扩张药,心肌收缩力减弱可用洋地黄类药。在低灌注情况下常用多巴胺及多巴酚丁胺,每分钟 $5\sim10\mu g/kg$,可取得良好效果。

5.血气分析 严重外伤患者应经常作动脉血气分析和酸碱测定,大量输血输液者应测定细胞压积和电解质。

6.体温 对大量输血输液及长时间手术十分重要,可用食管温度探头和拇趾皮温测定,分别监测中心体温和外周血管灌注情况。

7.尿量 每小时 $0.5\sim10mL/kg$ 是组织灌注满意的指标。

（二）术中并发症

1.凝血障碍和 DIC 术中应警惕可能发生的并发症,特别经补充容量后仍然存在持续性低血压的患者,则应考虑可能存在隐性出血、血气胸、心包填塞、进行性颅内出血、酸中毒、低钙血症、脂肪栓、低温及大量输血引起的凝血功能障碍等。因外伤导致凝血功能障碍的死亡率可高达 77%。

2.低温 由于多数患者在送选手术室前已存在低温,因此低温对于创伤患者而言几乎是不可避免的,同时麻醉又可进一步损害患者的体温调节机制,全身麻醉可降低体温阈值和减少皮肤血管收缩,肌肉松弛药可抑制寒战反应等,所有这些均可使患者在麻醉期间的体温进一步降低。

低温(特别当体温降至 32℃ 以下时)危害包括:心律失常(心房颤动、Q－T 间期延长、QRS 波增宽、房室传导阻滞、心室颤动)、心肌收缩力增加、缺氧性肺血管收缩功能障碍、血液黏度增加、血小板功能障碍及 DIC 等。

低温的处理措施包括维持手术室环境温度（＞22℃），吸入气体宜加温和湿化，所用的复苏液体加温至 37℃ 以及在手术床上放置加温毯等。

四、术后并发症

严重创伤患者，常因低血容量导致组织灌注不足或凝血功能障碍，术后常可并发呼吸功能不全及肾衰竭等并发症。

（一）急性呼吸衰竭

术后发生进行性呼吸困难是创伤患者的严重并发症之一，多系统创伤、严重创伤、低血压、入院 1h 内输入全血 1500mL 以上、误吸、脂肪栓塞和 DIC 等因素均可导致急性呼吸衰竭。80％ 以上的复合伤伴有胸部外伤，大多数严重外伤都有呼吸异常，呈现低氧血症和过度换气。据统计，因急性呼吸衰竭导致死亡者，占所有外伤后期死亡总数的 1/3；而一旦发生急性呼吸衰竭，其病死率高达 30％～50％，故应重视预防、早期诊断和正确处理。

（二）急性肾衰竭

急性肾衰竭是外伤后的主要并发症之一，其病死率可达 50％～90％。麻醉人员必须意识到严重外伤患者发生肾衰竭的潜在危险性。创伤出血造成血容量不足和低氧血症，挤压伤引起的肌红蛋白增高，伴有肾、膀胱、尿道外伤的复合伤、麻醉手术对肾灌注和肾小球滤过率的影响，ADH 和醛固酮分泌使肾小管再吸收增加，及其他抗生素的使用，均可能引起急性肾衰竭。初期肾衰是可逆的，迅速处理创伤性休克，可使肾衰发生率明显降低。急性肾衰竭常表现为少尿或无尿，但多尿性肾衰竭也并非少见。出现少尿时应首先排除血容量不足，不适当地使用利尿药将进一步加重低血容量和肾衰竭。

（三）感染和多器官衰竭

除了肺、肾衰竭外，休克后还可合并肝功能及其他器官、系统功能损害。因肝动脉血流降低可发生肝小叶中心缺血性坏死，如继发感染将进一步加重肝功能损害。血肿吸收，大量输血使胆红素增加而出现黄疸。外伤后几天或几星期内死亡者称为后期死亡，大约占所有外伤死亡的 1/5，其中 80％ 死于感染或创伤后多器官衰竭。

五、脑外伤

住院的脑外伤患者的死亡率约 20％～50％。降低脑外伤的病残率和死亡率的合适措施包括：适当通气、维持脑灌注压、防止高热、反复神经功能检查、颅内压测定、过度通气和利尿等方法，使 ICP 维持在正常范围。近年来采用监测颈静脉球氧饱和度（SjO_2）可间接反映脑的灌注。

（一）病理生理

脑外伤是一个动态的可变过程，其病情进展取决于损伤本身的程度以及继发性脑损害情况。

1. 原发性脑损害　在损伤当时数分钟内表现出的一种生物机械性损害，包括头皮撕裂伤、颅骨骨折、脑实质挫裂伤及弥散性血管损伤等。目前对原发性脑损伤尚无良好治疗措施。

2. 继发性脑损伤　一般发生在外伤后数分钟至几小时内，表现比较复杂，包括脑缺血、脑水肿、颅内出血及颅内压增高等。低血压、低氧血症、高碳酸血症及高血糖等既是继发性脑损害的诱因，又可相互作用，进一步加重继发性脑损害。因此积极预防和处理上述危险因素可明显改善脑外伤患者的预后。

（1）生物化学变化：脑外伤后可发生一系列有害的生物化学改变，细胞内 Ca^{2+} 移位、氧自由基和花生四烯酸代谢物等释放，造成血管内皮细胞和神经细胞膜损害。兴奋性氨基酸（谷氨酸、天门冬氨酸）比例增加，加重了脑损害，降低高能磷酸化合物的利用。

（2）颅内压：引起 ICP 增高的因素有脑水肿、脑血管扩张及脑脊液吸收障碍。严重 ICP 增高可引起 CPP 下降，导致继发性脑损害。

（3）脑血流：颅脑外伤可发生 CBF 和脑代谢两方面的动力学改变。在脑外伤后急性期，脑自主调节功能紊乱，CBF 成为压力依赖性。高血压引起脑充血，导致血管源性水肿和 ICP 增高；低血压引起脑缺血，导致细胞毒性水肿。正常情况下，低碳酸血症引起脑血管收缩，反之高碳酸血症引起脑血管扩张，但在脑外伤患者则缺乏这种 CO_2 反应性。

脑氧代谢率（$CMRO_2$）和乳酸代谢率（CM－RL）是判断脑缺血性损害程度的两个敏感指标。临床上一般可通过监测 SjO_2 及脑脊液乳酸值而获得 $CMRO_2$ 和 CMRL。当出现脑氧供需失衡时，将导致脑氧摄取率增加，SjO_2 下降以及动－颈静脉氧含量差（AJ－DO_2）增大。如氧供进一步降低，势必导致 $CMRO_2$ 下降及颅内乳酸性酸中毒。

（4）脑水肿：脑外伤后脑水肿包括血管源性和细胞毒性水肿，当脑损伤时，含蛋白质的血管内液通过受损的血脑屏障渗出，增加了细胞外液容量，造成血管源性血肿。而细胞缺氧及细胞内 Na^+ 和水潴留，将导致细胞毒性水肿。

（二）治疗

1. 提高脑组织氧合　由于脑外伤后有许多影响呼吸功能的因素，例如呼吸中枢损伤、继发性水肿、胃内容物反流等，因此抢救工作的首要步骤是保持通气道开放，保证供氧，以减少因缺氧和高碳酸血症所致的继发性脑损害。评估有可能发生呼吸衰竭的患者先给面罩吸氧，并气管插管。对合并颈脊髓损伤的患者，应在颈部牵引条件下施气管内插管术。

2. 维持循环功能　单纯脑外伤本身很少发生低血压，但脑干损伤或同时伴有其他复合伤者可产生严重低血压甚至威胁生命，必须积极处理。常用恢复血容量的溶液有等张电解质和胶体溶液。高血压、心动过速是脑外伤后最常见的心血管紊乱，多半是因循环血液中肾上腺素异常增高所致，对这类患者可使用 β 受体阻滞剂治疗。某些脑外伤患者，颅内压增高有时伴有反射性高血压和心动过缓（Cushing's 三联征），在这种情况下，降低血压可因 CPP 下降而进一步加重脑缺血性损害。因此对于严重颅内压增高患者，必须在监测颅内压及了解 CPP 情况下，小心谨慎使用降压药物。

3. 控制颅内压　颅内压增高与预后直接相关。据统计，因脑外伤死亡的患者中有 50％ 以上与颅内压增高有关。治疗颅内高压的措施包括：将患者头部放置中间位置，抬高 15°～20°，切忌旋转或屈曲；采用过度机械通气，维持 $PaCO_2$ 3.3～4.0kPa（25～30mmHg）；联合应用呋塞米和甘露醇，呋塞米对甘露醇具有协同作用，可加速 ICP 降低及延长小药量甘露醇的作用时间；使用巴比妥类药物等。

对脑外伤患者采用过度机械通气必降低 ICP 似乎已无疑问，但最近一次研究表明，与正常通气比较，脑外伤患者预防性过度通气反而加重神经损害，增加死亡率。

4. 激素的应用　一般认为糖皮质激素有抗炎，稳定细胞膜，修复血脑屏障，改进神经功能，降低颅内压及改善颅内顺应性等作用。因此临床上对严重脑外伤患者均应用大药量地塞米松（每日 1～1.5mg/kg）以减少脑水肿，降低病死率。近年有证据表明，应用大药量皮质激素对颅内压升高者其死亡率明显高于未用皮质激素者,故有人建议对颅脑外伤患者以不用皮质激素为宜。

（三）麻醉管理

颅脑外伤患者麻醉管理的基本原则是保证氧供,维持循环功能稳定及避免增高 ICP。对于严重颅脑外伤患者可进行清醒插管。对有严重颅内压增高而循环功能较稳定的患者,可结合使用镇痛药、非去极化肌肉松弛药和静脉麻醉药。阿片类镇痛药具有轻度降低 ICP 作用。静脉麻醉药除氯胺酮外均可使颅内压不同程度下降,其中以硫喷妥钠最为明显,其次为咪唑安定、依托咪酯及异丙酚等。气管插管、气管内吸引以及患者躁动等均可引起明显的 ICP 增高,虽然是一过性的,但对已有长时间 ICP 增高者有发生脑疝的危险,因此应予以重视。在气管插管或气管吸引前必须用纯氧充分通气,或使用药物预防并尽可能减轻刺激,以避免 ICP 增高。

对于颅内压增高不显著的患者,麻醉维持可结合使用静脉麻醉药和亚 MAC 浓度异氟醚。一般认为吸入麻醉药均可增加脑血流、脑血容量和颅内压,其中以氟醚最为明显,其次为安氟醚和异氟醚。以往认为 N_2O 对 ICP 影响小,但近来认为 N_2O 与氟醚或安氟醚并用时,其 ICP 增高作用较单用氟醚或安氟醚者更高,且坐位手术时用 N_2O 易发生气栓,故应慎用。

麻醉及手术期间尽可能避免继发性脑损害。对于失血或麻醉药引起的低血压应补足血容量。ICP 增高常采用控制液体的方法,但如过分限制输液不仅使血压不稳定而且可使抗利尿激素分泌增加,反而使 ICP 增高,故术中应适当输液,保持血压平衡。

（侯东男）

第二章 器官功能衰竭的救护

第一节 急性心力衰竭的救护

心力衰竭(heart failure)是指各种心脏疾病引起心脏结构和功能异常,导致心室充盈或射血减少的复杂的临床综合征。绝大多数情况下是指心肌收缩力下降导致心排血量不能满足机体代谢的需要,使器官、组织血液灌注不足,同时出现肺循环和(或)体循环瘀血的表现;很少数情况下心肌收缩力尚可维持正常心排血量,但由于异常增高的左心室充盈压,使肺静脉血液回流受阻而导致肺循环瘀血,称之为舒张性心力衰竭。心力衰竭时因通常伴有肺循环和(或)体循环的被动性充血,所以又称充血性心力衰竭(congestive heart failure)。心功能不全(cardiac insufficiency)是指伴有临床症状的心力衰竭,有心功能不全者,不一定全是心力衰竭。

心力衰竭的临床类型,按其发展速度分为急性和慢性心力衰竭,按其发生部位分为左心、右心和全心衰竭,按其有无舒缩障碍分为舒张性和收缩性心力衰竭。

急性心力衰竭系指由于急性心脏病变引起心排血量急剧、显著的降低,导致组织器官灌注不足和急性瘀血的综合征。急性右心衰竭即急性肺源性心脏病,较少见,主要为大块肺梗死引起。急性左心衰竭在临床比较常见,以急性肺水肿或心源性休克为主要表现,属于临床急危重症。本节主要介绍急性左心衰竭。

一、病因与发病机制

(一)病因

1. 急性弥漫性心肌损害　如急性心肌炎、急性广泛心肌梗死等,引起的心肌收缩无力,导致急性心力衰竭。

2. 急性的机械性梗阻　如严重的二尖瓣或主动脉瓣狭窄、左心室流出道梗阻、心房内球瓣样血栓等,可导致心脏压力负荷加重,排血受阻,导致急性心力衰竭。

3. 急性心脏容量负荷过重　如急性心肌梗死、感染性心内膜炎或外伤引起的瓣膜损害,腱索断裂,心室乳头肌功能不全,瓣膜穿孔等,引起继发性心肌收缩力减弱,导致急性心力衰竭。

4. 急性的心室舒张受限　如急性大量心包积液引起的急性心脏压塞,使心排血量降低、体循环瘀血,导致急性心力衰竭。

(二)诱因

1. 急性感染　全身的各种感染均可引起发热、心动过速、低氧血症及代谢增高等,可进一步加重心脏负荷。其中以呼吸道感染最为常见。

2. 心律失常　多种心律失常均可加重心脏负担,尤其是快速型心律失常如心房纤颤、阵发性心动过速等。

3. 水、电解质紊乱　低钾血症、高钾血症、钠盐摄入过多、输液过多过快等。

4. 过度劳累、精神压力和情绪激动等。

5.严重贫血、妊娠和分娩、便秘等。

6.治疗不当 洋地黄用量不足或过量、利尿过度等。

（三）发病机制

各种病因及诱因促使心脏收缩力突然严重减弱，或左心室瓣膜急性反流，心排血量急剧减少，左心室舒张末压迅速升高，肺静脉回流不畅，导致肺静脉压快速升高，肺毛细血管压随之升高使血管内液体渗入肺间质和肺泡内，形成急性肺水肿。肺水肿早期可因交感神经激活，血压过性升高，但随病情持续进展，血管反应减弱，血压会持续下降而引起心源性休克。

二、护理评估

（一）病史

应详细了解引起心力衰竭的基本病因和诱因。

（二）临床表现

急性心力衰竭以急性左心衰竭常见，临床上可出现以下表现：

1.急性肺水肿 为急性左心衰竭的典型表现，起病急骤，患者突然出现严重的呼吸困难，呼吸可达 $30\sim40$ 次/min，呈端坐呼吸，可伴有咳嗽，常咳出泡沫样痰，严重者可从口鼻腔内涌出大量粉红色泡沫痰，这是急性左心衰竭的特有体征。此外患者面色苍白、口唇青紫、大汗、双肺可闻及广泛的水泡音和哮鸣音，心尖部可闻及奔马律，但常被肺部水泡音掩盖。

2.晕厥 由于心脏本身排血功能减退，心排血量减少，引起脑部缺血，发生短暂的意识丧失，称为心源性晕厥（cardiogenic syncope）。晕厥发作时心音消失或有相应的心律失常。若晕厥发作持续数秒钟时可有四肢抽搐、呼吸暂停、发绀等表现，称阿—斯综合征（Adams—Stoke syncope）。

3.休克 因心脏排血功能受损、排血量减少而导致有效循环血量不足引起的休克称心源性休克（cardiogenic shock）。收缩压降至 10.67kPa 以下，脉压小于 2.67kPa，心率增快、脉搏细弱、皮肤湿冷、面色苍白或发绀、尿量减少、烦躁等一般休克的表现，此外多伴有原有的心脏病体征、心功能不全、体循环瘀血，如静脉压升高、颈静脉怒张等表现。

4.心脏骤停 为严重心功能不全的表现，以神经和循环系统的症状最为明显，依次出现心音消失，脉搏扪不到，血压测不出，意识突然丧失或在短暂抽搐之后出现意识丧失，呼吸断续至呼吸停止，昏迷，瞳孔散大。

（三）辅助检查

1.胸部 X 射线检查 肺间质水肿时，肺野透亮度下降，肺纹理增粗、模糊，肺门边缘轮廓不清，呈云雾状阴影。肺泡水肿时，典型 X 射线表现为由肺门向周围扩展的蝶状阴影，大多数为两肺广泛分布、大小不等的斑片状阴影，可融合成片，严重者出现胸腔积液。

2.心电图 根据病因不同而异，急性心肌梗死时可见心梗图形，通常有 ST—T 改变和 V_1 导联 P 波终末向量负值增大。

3.超声心动图 左心室收缩与舒张功能降低。

4.血气分析 血气分析是临床上常用于判断机体是否存在酸碱平衡失调，以及缺氧和缺氧程度的一个重要手段。

5.血流动力学测定 肺毛细血管楔压（PCWP）升高，右心房压正常或轻度升高，左心室舒张终末压力升高，心排指数降低。

三、急救与护理

(一)急救处理

1. 体位　立即将患者置于端坐位或半卧位,双下肢下垂,以减少下肢静脉回心血量,减轻心脏负荷。

2. 氧疗　通过氧疗将血氧饱和度维持在95%～98%水平是非常重要的,以防出现脏器功能障碍甚至多器官衰竭。首先应保持呼吸道通畅,及时清除气道分泌物。立即用鼻导管给氧,流量为6～8L/min,吸氧浓度为40%～60%。肺水肿患者泡沫痰明显时,湿化瓶内可放入50%的乙醇,可使泡沫表面张力降低而破裂,有利于改善通气,如患者不能耐受,可降低乙醇浓度至30%或给予间断吸入。病情特别严重者可予面罩给氧或采用无气管插管的通气支持,包括持续气道正压通气(CPAP)或无创性正压机械通气(NIPPV)。以上措施无法提高氧供时才使用气管插管、间歇或连续面罩下加压给氧或正压呼吸。

3. 迅速开放两条静脉通道,遵医嘱正确使用药物,观察疗效与不良反应。

(1)吗啡:患者常因呼吸困难而精神紧张、烦躁不安,导致全身耗氧量和心脏负担加重。吗啡可使患者镇静,降低心率,同时扩张小血管而减轻心脏负荷。早期给予吗啡5～10mg皮下注射,严重者3～5mg静脉注射,必要时15min后重复1次。因有呼吸抑制作用,使用时注意意识与呼吸改变。老年患者应减量或改为肌内注射。

(2)快速利尿剂:如呋塞米20～40mg静脉注射,4h后可重复一次。

(3)血管扩张剂:可选用硝普钠、硝酸甘油或酚妥拉明等静脉滴注,须监测血压,根据血压调整剂量,维持收缩压在100mmHg左右,对原有高血压者血压降低幅度(绝对值)以不超过80mmHg为度。

1)硝普钠:为动、静脉扩张剂,静注2～5min起效;一般剂量每分钟12.5～25μg。硝普钠含有氰化物,连续使用不得超过24h,宜现用现配,不得与其他药物配伍及应用同一静脉通路。

2)硝酸甘油:可扩张小静脉,降低回心血量。患者对本药的耐受差异很大,应注意观察。一般从10μg/min开始,每10min调整一次,每次增加5～10μg至血压达到上述水平。

3)酚妥拉明:为α—受体阻滞剂,以扩张小动脉为主。以0.1mg/min开始,每5～10min调整一次,最大可增至1.5～2.0mg/min。

4)洋地黄制剂:最适用于心房颤动伴快速心室率或已知有心脏增大伴左心室收缩功能不全者。可选用毛花苷C缓慢静注,首剂0.4～0.8mg,2h后可酌情再给0.2～0.4mg,急性心肌梗死患者24h内不宜使用。

5)氨茶碱:对解除支气管痉挛特别有效,并有一定的正性肌力及扩张血管、利尿的作用。

(二)护理措施

1. 观察病情

(1)生命体征:注意体温、脉搏、呼吸、血压和早期心力衰竭的表现,尤其警惕左心衰竭患者出现的夜间阵发性呼吸困难;而发现患者出现血压下降、脉搏加快时要警惕心源性休克的发生。

(2)神志变化:由于心排血量下降,脑供血不足、缺氧及二氧化碳潴留,常出现头晕、烦躁、迟钝、嗜睡、晕厥等表现,及时发现有利于早期、准确地诊断。

(3)心率和心律:注意观察心率的快慢、心律的规则与否、心音的强弱等情况,有条件最好做心电监护并及时记录,以便于及时处理。当出现下列情况时应及时报告医生:①心率超过130次/min或低于40次/min。②心律不规则。③心率突然加快或减慢。④有心悸或心前区疼痛病史者突然心率加快。

(4)肺部啰音:急性左心衰竭患者肺部听诊常有湿性啰音,从无到有,从少到多,从肺底到满肺。认真进行肺部听诊,发现上述变化,及时了解病情变化。

(5)心功能及血流动力学监测:动态监测动脉血压、PCWP、CVP等有助于评价心泵功能,指导临床选择合理的治疗方案及评价疗效。

(6)判断治疗有效的指标:自觉气急、心悸等症状改善,情绪稳定,发绀减轻,尿量增多,水肿消退,心率减慢,原有的期前收缩减少或消失,血压稳定,肺部啰音减少或消失。

2.一般护理

(1)休息:休息可以减少组织耗氧量,减慢心率,降低血压,减少静脉回流,从而减轻心脏负荷。

(2)饮食:应给予低热量、低钠、低脂、低盐、高维生素、易消化饮食。

(3)保持大便通畅:是护理心衰患者非常重要的措施。训练床上排便习惯,饮食中增加膳食纤维,如发生便秘,应用小剂量缓泻剂和润肠剂。

(4)吸氧:一般流量为2~4L/min,注意观察吸氧后患者的呼吸频率、节律、深度,随时评估呼吸困难改善的程度。

(5)加强皮肤、口腔护理:长期卧床患者应勤翻身,以防受压而发生皮肤破损。加强口腔护理以防发生由于药物治疗而引起菌群失调导致的口腔黏膜感染。

(6)心理护理:加强患者的心理护理,对待患者要态度和蔼、诚恳热情、耐心细致、体贴入微,帮助患者增强信心,配合治疗。

3.用药护理

(1)洋地黄制剂应用护理:①应熟悉常用洋地黄制剂的名称、应用方法和剂量。如常用的口服制剂地高辛,通常0.125~0.25mg/d;地高辛经肾排泄,肾功能减退者要减量。②熟悉洋地黄制剂的常见毒性反应,包括胃肠道反应如恶心、呕吐、畏食等;心律失常是最严重的毒性反应,常见有室性早搏二联律、心房纤颤伴完全性房室传导阻滞、室上性心动过速伴房室传导阻滞;神经系统症状如头痛、失眠、忧郁、眩晕甚至神志错乱;视觉改变如出现黄视和绿视。③熟悉常见毒性反应的处理。立即停用洋地黄类药物,轻度毒性反应如胃肠道、神经系统和视觉症状、一度房室传导阻滞、窦性心动过缓及偶发室性早搏等心律失常表现,停药后可自行缓解。酌情补钾,钾盐对治疗由洋地黄毒性反应引起的快速型心律失常和室性早搏有效,但肾衰竭和高血钾者禁用。苯妥英钠是治疗洋地黄中毒引起的各种早搏和快速型心律失常最安全有效的药物,50~100mg溶于注射用水20mL中缓慢静注,但有抑制呼吸和引起短暂低血压等不良反应,要注意观察。④应用洋地黄制剂的注意事项:坚持个体化原则,用药剂量、疗程及方法应视具体患者而定;不能单凭心率快慢来调整药物用量,尤其是合并甲亢、贫血、心肌炎、冠心病等时,否则极易引起洋地黄过量中毒;注意纠正酸碱失衡及电解质紊乱,低钾、低镁、碱中毒时容易引起洋地黄中毒且严重;每次注射毛花苷C或毒K前应听心率1~2min,注意心率和心律,如心室率低于60次/min,或心律有明显变化,均不可给药,应立即通知医生;注射洋地黄制剂时速度宜慢,一般10~15min注射完,注射后30min~1h内应听心率并记录;洋地黄与其他药物合用时应注意其相互作用,如洋地黄与吗啡、抗生素、消炎镇痛药、抗心律失常药合用时应适当减少用量,以免血药浓度过高而发生副作用;指导家属了解洋地黄的毒副作用,一旦发现立即报告。

(2)利尿剂应用护理:①应熟悉常用利尿剂的名称、应用方法及剂量,急性心衰时首选袢利尿剂,呋塞米最常用,静脉注射 20~40mg,如病情需要可于 15~20min 后重复注射。②观察药物的不良反应,记录尿量及入水量,测量血压、心率,检查精神状态、皮肤弹性、周围静脉充盈度,并检测电解质、pH 值、肌酐等。用药后尿量超过 2500mL 为利尿过快,患者可出现心率加快、血压下降等。疲乏、无力、恶心、呕吐、腹胀、腱反射减弱等常为低钠、低钾的征象。③注射时应注意技巧,大剂量强效利尿剂静脉注射速度宜慢或改为静脉滴注;给水肿患者注射时应先按压注射部位,然后在按压处稍长针头做深部肌内注射,以免影响吸收。

(3)血管扩张剂应用护理:①熟悉常用血管扩张剂的名称、使用方法、剂量。如硝普钠对容量血管和阻力血管均有较强的扩张作用,是高血压性心脏病、急性心梗所致急性肺水肿的首选药物;硝酸甘油对各类原因所致的急性肺水肿均有明显效果,但有可能引起低血压、心动过速或过缓。②应严密观察用药前后的血压、心率等变化,防止血管扩张过度、心脏充盈不足、血压下降、心率加快等。收缩压下降不宜超过 2.67kPa 或下降幅度不宜大于原有血压的20%;心率增快不宜超过 20 次/min。若有发现,应及时停药,抬高下肢,并马上报告医生。③正确按医嘱给药,剂量必须准确,静脉滴注应从小剂量、低速度开始,根据血压变化调整滴速,开始时每 5min 甚至 2~3min 测一次血压,或使用监护仪监测,防止血压突降。一般对血压正常或偏高者,收缩压下降不宜超过 2.67kPa,对低血压患者则不宜超过 0.67~1.33kPa,应使肺楔压维持在 2~2.4kPa,平均动脉压在 9.33~10.67kPa,动脉血压保持在 12~13.3kPa。④防止药物变质。如硝普钠是铁氰化物亚硝酸盐,其水溶液放置时遇光不稳定,应使用黑色纸张包裹输液瓶,现配现输。

4.并发症预防及护理

(1)呼吸道感染:保证室内空气流通,每日开窗通风两次,寒冷天气注意保暖,长期卧床者鼓励翻身,协助拍背,以防发生呼吸道感染和坠积性肺炎。

(2)血栓形成:长期卧床的患者使用利尿剂引起的血流动力学变化,使下肢易形成血栓。应鼓励患者在床上活动下肢和做下肢肌肉收缩,协助患者做下肢肌肉按摩。用温水浸泡下肢以加速血液循环,减少静脉血栓形成。当运动者肢体远端出现局部肿胀时,提示已发生静脉血栓,应及早与医生联系。

5.其他　应准备好除颤器、吸痰器,将抢救车推至病房内,密切观察监护仪。计算各种静脉滴注药物的剂量,防止剂量不足或过量。做好漂浮导管检查的术前准备和术后准备。

四、健康教育

1.积极治疗原发心血管疾病,避免各种诱发因素。

2.掌握活动量,以不出现心悸、气促为度,保证充分睡眠。

3.遵照医嘱,按时服药,定期门诊随访。

4.避免饮食过饱及控制钠盐摄入,指导食谱的选择。

5.防止呼吸道感染。

6.育龄妇女注意避孕。

(李萍)

第二节 急性呼吸衰竭的救护

呼吸衰竭(respiratory failure)是指各种原因引起呼吸功能严重损害,以致在静息状态下亦不能进行有效的气体交换,造成机体缺氧伴(或不伴)二氧化碳潴留,因而产生一系列病理生理改变的临床综合征。危重时如不及时处理,会产生多脏器功能损害,甚至死亡。由于临床表现缺乏特异性,明确诊断需根据动脉血气分析,若在海平面、静息状态、呼吸空气条件下,动脉血氧分压(PaO_2)<60mmHg,伴或不伴二氧化碳分压($PaCO_2$)>50mmHg,并除外心内解剖分流和原发于心排血量降低等因素所致的低氧,即可诊断为呼吸衰竭。

一、呼吸衰竭分类

1. 按动脉血气分析分类

(1)Ⅰ型呼吸衰竭:仅有缺氧,无 CO_2 潴留,血气分析特点为:PaO_2<60mmHg,$PaCO_2$ 降低或正常,见于换气功能障碍。

(2)Ⅱ型呼吸衰竭:既有缺氧,又有 CO_2 潴留,血气分析特点为:PaO_2<60mmHg,$PaCO_2$>50mmHg,系肺泡通气不足所致。

2. 按发病急缓分类

(1)急性呼吸衰竭:由于多种突发致病因素使通气或换气功能迅速出现严重障碍,在短时间内发展为呼吸衰竭。因机体不能很快代偿,如不及时抢救,将危及患者生命。

(2)慢性呼吸衰竭:由于呼吸和神经肌肉系统的慢性疾病,导致呼吸功能损害逐渐加重,经过较长时间发展为呼吸衰竭。由于缺氧和 CO_2 潴留系逐渐加重,在早期机体可代偿适应,仍能从事个人日常生活活动,称为代偿性慢性呼吸衰竭;若并发呼吸道感染等原因进一步加重呼吸功能负担,出现严重缺氧、CO_2 潴留和酸中毒等临床表现时,则称为失代偿性慢性呼吸衰竭。

二、病因与发病机制

(一)病因

1. 呼吸道及肺疾患 严重支气管哮喘、原发性或继发性肺炎、急性肺损伤(ALI)、急性呼吸窘迫综合征(ARDS)、肺水肿、上呼吸道异物堵塞、喉头水肿、慢性支气管炎急性发作、肺气肿等。

2. 中枢神经系统抑制或功能紊乱 脑血管意外、病毒性脑炎、细菌性脑膜炎、药物中毒、脑水肿、颅脑外伤、中枢性通气不足综合征等。

3. 周围神经传导系统及呼吸肌疾患 脊髓灰质炎、重症肌无力、颈椎外伤、有机磷农药中毒等。

4. 胸廓和胸膜病变 严重气胸、大量胸腔积液、连枷胸、脊柱侧后凸、胸膜炎、血胸、上腹部和胸部术后。

5. 肺血管性疾患 急性肺栓塞、肺血管炎、多发性肺微血管栓塞等。

(二)发病机制

呼吸衰竭实际上是肺通气障碍和(或)换气障碍所致,肺换气障碍又包括通气/血流比值失调和弥散障碍等。

1.肺通气功能障碍　通气功能障碍根据原因不同又可分为限制性通气功能障碍和阻塞性通气功能障碍。无论何种通气功能障碍,最终均可引起肺泡总通气量不足,从而使流经肺泡毛细血管的血液未充分氧合,即掺入肺静脉血内形成分流或静脉血掺杂,导致 PaO_2 降低和 $PaCO_2$ 升高。

2.气体弥散功能障碍　弥散障碍是指由于肺泡膜面积减少或肺泡膜异常增厚所引起的气体交换障碍。氧气从肺泡散入毛细血管存在明显障碍,可产生低氧血症。但在大部分疾病,单纯由弥散障碍引起的低氧血症少见。单纯弥散障碍不会引起 CO_2 潴留。

3.肺泡通气与血流比例(V/Q)失调　正常人肺泡通气量(V)约为 4L/min,流经肺泡的血流(Q)约为 5L/min,V/Q 约为 0.8。有效的气体交换主要取决于 V/Q 保持在 0.8 水平。当 V/Q 低于 0.8 时,肺泡通气不足、血流过剩,肺动脉内混合静脉血未经充分氧合即进入肺静脉,引起低氧血症。当 V/Q 大于 0.8 时,肺泡过度通气,肺泡内气体不能与血液进行充分的气体交换而成为无效通气,结果也导致低氧血症。严重的通气/血流比例失调亦可导致二氧化碳潴留。

4.肺内分流量增多　肺动脉内的静脉血未经氧合直接流入肺静脉,引起低氧血症,是通气/血流比例失调的特例。常见于肺动—静脉瘘。

在急性呼吸衰竭发生过程中,上述改变单独出现的情况较少,往往是一种以上的病理生理改变同时存在或相继发生作用。

三、护理评估

(一)病史

详细了解起病情况,是突然起病还是缓慢起病(前者常见于气胸、肺水肿、支气管哮喘等),气急与活动、用药的关系等,掌握发病的原因与诱因。

(二)临床表现

1.呼吸功能改变　呼吸困难是临床上最早出现的症状,并随呼吸功能减退而加重。表现为呼吸频率加快、呼吸费力、辅助呼吸肌活动增强、胸闷、发绀等。严重时表现为呼吸节律改变,如潮式呼吸、叹息样呼吸、陈—施式呼吸。呼吸系统病变所致者,肺部有喘鸣、湿性啰音或呼吸音减低等原发病体征。但严重的肺气肿并发呼吸衰竭或肺性脑病,进入二氧化碳麻醉阶段,也可不出现呼吸困难。不同的疾病其呼吸困难的表现常有不同特点。

2.神经系统功能改变　机体发生缺氧后,大脑皮层最为敏感,早期表现为注意力不集中、智力减退和定向力障碍。随着病情加重可出现烦躁不安、精神错乱、谵妄等。$PaCO_2$ 增高早期表现为睡眠习惯的改变,昼睡夜醒。随着病情加重中枢严重被抑制,出现神志恍惚、昏睡、腱反射减弱或消失,以致昏迷。

3.循环系统改变　早期可有心率增快、血压升高,随着病情加重,引起血管扩张,可出现多汗、水肿等,严重者出现低血压甚至休克,以及各种心律失常。

4.其他系统改变　急性缺氧可造成凝血功能障碍、造血功能衰竭、弥散性血管内凝血。急性缺氧和二氧化碳潴留可致胃肠黏膜充血、水肿、糜烂而引起胃肠道出血。也可引起肾血管收缩、肾血流量减少、肾小球滤过率下降而致肾功能不全。

(三)辅助检查

1.实验室检查　尽早抽动脉血进行血气分析,PaO_2、$PaCO_2$ 和 pH 值是最重要的血气参数。定时检查有助于判断呼吸衰竭的程度、类型、代偿情况,以及酸碱平衡紊乱程度和类型。

2.胸部 X 射线检查 可以明确呼吸衰竭的发生原因、病变范围及程度。根据胸部 X 线能了解心脏及血管的状态、骨折、气胸或血胸的存在,以及有无肺炎、肺水肿、肺实变、肺不张等改变。但需指出,胸部 X 射线所见与临床表现或血气分析不一定同步。

3.其他检查 胸部 CT 更为灵敏,对非肿瘤性肺病诊断价值更高;纤维支气管镜既可对气道灼伤、支气管阻塞和肺不张,以及气管内出血进行诊断,还可做治疗;血常规检查可以了解感染的存在等。

四、急救与护理

(一)急救处理

对突发窒息及呼吸濒临停止的急性呼吸衰竭患者应争分夺秒迅速进行现场抢救。首先是畅通气道,使患者仰卧、头后仰、托颌,使口、会厌和气管处于同一水平面上,而后迅速清理口咽分泌物,进行人工呼吸,以维持有效通气。必要时行气管插管手控呼吸囊人工通气。吸入高浓度氧以尽快提高 PaO_2,改善组织供氧,以防发生不可逆的脑损害。必要时可使用高频喷射通气供氧。

(二)护理措施

1.临床观察 重点观察患者的神志、呼吸和心血管方面变化。观察有无肺性脑病、消化道出血、DIC、严重心律失常及酸碱失衡等严重并发症。特别要注意呼吸节律和频率,如果出现节律不整、深浅不一或暂停,可能是中枢性呼吸衰竭的先兆;如果出现呼吸窘迫、发绀、三凹征可能是成人呼吸窘迫综合征;如果出现深大呼吸,常为酸中毒的表现。还应注意血气分析的监测,准确进行抢救和治疗。

2.一般护理

(1)休息:急性期半卧位休息,缓解期适量活动,增强体质,改善呼吸功能,防治感染。

(2)饮食:急性呼吸衰竭患者应保证充分的营养及热量供给。急性期进食困难者可进行静脉高营养注射,注意应给予高热量、高蛋白、高维生素饮食。

(3)环境:保持安静,空气新鲜,湿度温度宜恒定,定时用紫外线净化室内空气,防止交叉感染。

(4)防护:如果出现烦躁不安、精神错乱,慎用镇静剂,以防出现呼吸抑制,但应加强防护,以免坠床碰伤等。

3.心理护理 护理中应注意多理解患者,给予热情服务,耐心细致地解释吸痰的重要性,帮助患者建立信心,战胜疾病。

4.呼吸支持疗法

(1)保持呼吸道通畅:无论何种原因引起的呼吸衰竭,保持呼吸道通畅是最基本、最首要的治疗措施,是进行各种呼吸支持治疗的必要条件。临床上急性呼吸衰竭尤其是意识不清者,舌根后坠阻塞上呼吸道,呼吸道黏膜充血、水肿、分泌物积聚及胃内容物误吸或异物阻塞都是导致气道梗阻的常见原因。因此要做到:①溺水和昏迷患者要清除口鼻腔及咽喉部异物,并防止舌后坠。②清醒患者要鼓励咳嗽排痰;无力咳嗽者应定时协助翻身拍背;痰液黏稠者应给予祛痰药物或超声雾化吸入,以湿化呼吸道,增强排痰功能。③有支气管痉挛时使用解痉药。④无力咳嗽或昏迷者可用导管吸痰。吸痰时要严格无菌操作,导管插入不宜过深,以免引起剧咳或颅内压升高;负压不可过大,以免过度刺激迷走神经而发生心律失常或心脏骤停等意外;同时还应做好气管插管或气管切开的准备。

(2)氧疗:缺氧是引起呼吸衰竭的直接原因,氧疗是急性呼吸衰竭的重要治疗措施。通过氧疗可以吸入高于空气中的氧来提高血氧分压;但对于因换气所致的低氧血症,氧疗不能改善血氧分压。氧疗时要根据缺氧原因和具体变化及缺氧程度,严格掌握氧疗指征和使用浓度,发挥其积极作用,防止副作用。具体方法有鼻导管或鼻塞法(适用于神志清醒 $PaCO_2$ 小于 9.3kPa 的呼吸衰竭患者)、面罩法(此法吸氧浓度稳定,但在患者进食及吸痰时需撤除)、氧帐(可控制温度、湿度及氧浓度,适用于儿童及重症不合作患者)、呼吸机供氧(以上方法仍不能有效改善者可使用,能增加通气量使二氧化碳排出)。吸氧浓度一般在 50% 以上,但不宜超过 12h。病程较长者宜持续低浓度吸氧,既可防止 CO_2 麻醉状态发生,又可避免高浓度氧对肺部损害。

(3)机械通气护理:对于机械通气患者的护理必须遵循患者第一、机器第二的原则,即出现任何问题时,都应首先处理患者,然后再考虑处理机器的问题。护理包括监测和评价患者对呼吸机的反应、安全管理机械通气系统、预防并发症、满足患者的基本需要:①患者监护包括呼吸系统、循环系统、体温、意识状态、皮肤、黏膜、腹部情况、液体出入量等的监测。②呼吸机参数及功能的监测包括通气参数、报警参数的调节及监测。③气道管理包括吸入气体的加温和湿化、吸痰、雾化吸入、气囊充气和放气、气管切开护理等。

5.用药护理

(1)抗生素应用护理:原则上抗生素选择应根据病原体检查结果及药物敏感试验来选择。病情不允许时可根据肺部感染菌属特点来选择。严重感染、混合感染及中枢感染者应联合用药。在抗生素的使用方法上,除静脉、肌肉途径给药外,也可使用局部给药方法,如雾化吸入和经气管内滴入。抗生素使用时间长时须密切注意有无副作用发生。

(2)肾上腺皮质激素应用护理:肾上腺皮质激素在急性呼吸衰竭中应用较为广泛,能有效防止诱发呼吸窘迫的补体激活、中止白细胞裂解、防止氧自由基的产生和释放、避免毛细血管损伤导致渗漏等,但在复杂创伤、严重感染时需同时采用有效抗感染措施,防止二重感染。故激素剂量要适当,使用时间要短。

(3)其他用药:在急性呼吸衰竭的治疗中,血管扩张剂、碱性药物、呼吸兴奋剂等的使用应结合具体情况,准确合理使用。

6.预防并发症　急性呼吸衰竭时由于低氧及(或)高碳酸血症,常可引起心、脑、肾、肝等功能不全。因此,在急性呼吸衰竭的治疗中,血流动力学及循环功能的维持、脑水肿的预防及治疗、肾血流量的维持、应激性消化道出血的防治及水、电、酸碱平衡的维持都很重要。

五、健康教育

认识急性呼吸衰竭的原因,积极治疗原发病,避免诱因,避免各种意外发生。有慢性疾病者家中常备供氧设备,一旦发生缺氧症状立即纠正,并避免情绪激动使缺氧加重。

(柏娜)

第三节　急性肾衰竭的救护

急性肾衰竭(acute renal failure,ARF)是指各种病因所引起的肾功能短时间内迅速减退而出现的临床综合征,主要表现为肾小球滤过明显降低所致的进行性氮质血症,以及肾小管重吸收和排泄功能低下所致的水、电解质和酸碱平衡紊乱。急性肾衰竭的死亡率非常高,其常见死亡原因为感染、心血管改变、呼吸衰竭等。

一、病因与发病机制

(一)病因

急性肾衰竭的病因复杂,根据致病因素在肾直接作用的部位,可分为肾前性因素、肾实质性因素和肾后性因素。

1.肾前性　主要与血容量不足和心脏泵功能明显下降导致肾灌注不足有关,在急性肾衰竭中最常见,一旦补足血容量,肾功能可立即恢复。可见于各种原因引起的休克,如未能得到及时纠正与处理,常可发展为肾实质性肾衰。

2.肾实质性　肾实质疾患或肾前性病因未及时解除造成的急性肾衰竭中,急性肾小管坏死是最常见的类型,而急性肾小管坏死往往与肾缺血和肾毒性药物的应用有关。

(1)肾小管疾患:是急性肾衰竭的主要原因,尤以急性肾小管坏死最常见。肾缺血、肾中毒(药物、造影剂、重金属、有机溶剂、蛇毒等),以及高钙血症等均可导致肾小管损伤,引起急性肾衰竭。

(2)肾小球疾患:各种原因引起的急性肾小球肾炎、急进性肾炎、血管炎、恶性小动脉性肾硬化症、肾皮质坏死等。

(3)急性肾间质性疾患:主要因严重感染、全身性感染及药物过敏所致,或由于淋巴瘤、白血病或肉瘤病变侵及肾间质所致。

(4)肾血管病变:包括恶性或急进型高血压、肾动脉栓塞或血栓形成、肾静脉血栓形成。

(5)慢性肾病急性恶化:某些诱因导致病情急剧恶化,肾功能急剧减退导致急性肾衰竭。

3.肾后性　各种原因引起的急性尿路梗阻(包括腔内阻塞或外部压迫)使梗阻上方的压力增高,甚至发生肾积水,肾实质受压所导致的急性肾衰竭,临床上较为少见,及时治疗可恢复。如结石、肿瘤、血凝块、前列腺肥大等,其中以输尿管结石最常见。

(二)发病机制

急性肾衰竭的发病机制尚不完全清楚。从不同角度探讨急性肾衰竭的发病机制,往往得到不同结果,主要发病机制包括:

1.血流动力学学说　肾是一系列管道,血液进入管道进行过滤,产生的滤出液再经过肾小管处理后排出。当肾动脉血管痉挛使肾灌注降低、滤过过程受损、肾小管阻塞、肾小管中尿液漏入肾间质时,即可引起急性肾衰竭。根据此理论,治疗急性肾衰竭可使用扩血管药物和抗肾小管阻塞的药物。

2.细胞生物学学说　肾小管上皮细胞受缺血、毒素打击后会发生"顿挫","顿挫"为可逆性状态。若肾损害因素持续存在或加重,则"顿挫"的肾小管细胞进一步发生凋亡或坏死,彻底丧失功能,临床出现急性肾衰竭。根据此理论,可采用促进肾小管细胞生长和分化的药物如表皮生长因子和胰岛素生长因子治疗急性肾衰竭。

3.细胞介质与炎症反应学说 肾小管细胞是一种免疫细胞,受损伤因素激活后,与白细胞一起参与免疫炎症反应,介导肾的细胞损伤,导致急性肾衰竭。肾间质白细胞的激活还可释放自由基、一氧化氮等损害肾小管上皮细胞的毒性介质,进一步加重肾缺血。根据此理论,可使用炎症介质的拮抗剂、一氧化氮合酶抑制剂治疗急性肾衰竭。

二、护理评估

(一)病史

首先应详细询问发病前是否有体液丢失如胃肠道丢失(呕吐、腹泻、鼻导管引流等)、液体进入第三间隙、肾丢失(使用渗透性或其他利尿剂)、皮肤丢失(大量出汗或烧伤)等。还应询问有无尿路梗阻情况如膀胱结石、前列腺肥大、肿瘤、后腹膜纤维化、尿路损伤或各种情况引起的神经源性膀胱。了解患者有无排尿困难、尿频、夜尿或尿流变细等,了解有无急性肾小管坏死、肾血管病变、急性间质性肾炎、急性肾小球肾炎等,以及使用抗生素、解热镇痛剂或非激素类药物和接触化学制剂等情况。

(二)临床表现

急性肾衰竭患者临床上可分为三型:少尿型、非少尿型、高分解型急性肾衰竭,临床上以少尿型急性肾衰竭最常见。典型的少尿型急性肾衰竭可分为少尿期、多尿期和恢复期。非少尿型急性肾衰竭是指 24h 尿量高于 800mL,但血浆尿素氮和肌酐也上升,并伴有代谢性酸中毒、高血钾、尿毒症的症状等,但程度较轻,预后较好。

1.少尿期或无尿期

(1)尿量减少:尿量骤减或逐渐减少,每日尿量少于 400mL 称为少尿,每日尿量持续少于 100mL 称为无尿。急性肾小管坏死者无尿极为少见,持续无尿者预后极差。少尿持续在 4 周以上时,应考虑肾皮质坏死、肾小球肾炎、血管炎或原有肾疾患及肾乳头坏死。

(2)进行性氮质血症:由于肾功能减退引起少尿或无尿,肾清除氮质代谢产物的功能发生障碍,血肌酐和尿素氮日渐升高,其升高程度和体内蛋白代谢状态有关。患者常有恶心、呕吐、胃炎、胃及十二指肠溃疡及出血、营养不良等;心血管系统的表现与体液平衡状况有关,由于水分过多可出现肺水肿、心力衰竭等;神经系统症状有神经肌肉兴奋性增高、精神改变、意识改变等;严重患者还可有贫血、出血倾向,并极易并发感染如肺炎、败血症、泌尿系统感染等。

(3)水电解质及酸碱平衡紊乱:由于少尿、酸中毒、摄取大量富含钾的食物和药物、输库存血等原因,急性肾衰竭患者易出现高血钾症;由于高分解状态导致酸性产物增多、肾脏的排酸能力降低等引起代谢性酸中毒,可出现疲倦、嗜睡、深大呼吸、低血压等;还可出现水肿和水中毒、低钠血症、低钙血症、高磷血症等。

2.多尿期 每日尿量增至 400mL 以上时提示病程进入多尿期,此时每日尿量可成倍增加,进行性尿量增多是肾功能开始恢复的标志。多尿是因为肾小管上皮细胞功能已开始恢复而浓缩功能尚未恢复所致。在多尿期每日尿量可达 1000~5000mL 甚至更多,此期一般持续 2~3 周。肾小球已开始滤过并排出溶质,但不足以清除体内潴留的代谢产物,尿素氮和血钾仍然很高。后期由于肾小球滤过率增加,钾随着尿液的大量排出,可发生低钾血症。临床表现为腹胀、恶心、四肢麻木无力,甚至瘫痪。

3.恢复期　肾功能逐渐恢复或基本恢复,患者无明显自觉症状,血肌酐和尿素氮恢复正常,尿量也接近正常。除少数患者外,肾小球滤过功能可在 3～12 个月内恢复正常;而肾小管浓缩功能部分患者在 1 年以后才逐渐恢复。肾功能持续不能恢复者,可能遗留了肾永久性损害。

急性肾衰竭患者由于病情危重常有焦虑、恐惧、忧郁、无助、烦躁等心理问题。

(三)辅助检查

1.血液检查　可有贫血和出血倾向,血清肌酐及尿素氮逐日增高,血气分析提示代谢性酸中毒,血清钙及钠偏低,血清钾及铁逐渐增高。

2.尿液分析　尿比重低于 1.015,尿渗透浓度低于 350mOsm/L,尿与血渗量之比小于1.1:1,尿与血清尿素之比小于 10:1,尿与血肌酐之比小于 20:1,尿钠大于 40mmol/L,肾衰指数大于 1,滤过钠排泄分数大于 2。

3.肾影像学检查　腹部平片、超声波显像、逆行性和下行性肾盂造影、静脉造影、核素检查、CT 及其他,均可以发现肾及输尿管的形态学变化,对病因诊断有帮助。

4.肾活检　对急性肾衰竭诊断有疑问时,可帮助诊断并指导治疗。

三、急救与护理

(一)急救处理

1.病因治疗　积极治疗原发病是抢救成功的关键。对肾前性肾衰竭者,扩容、补充血容量、控制心衰有助于改善肾血流和肾功能;解除尿路梗阻有利于肾后性肾衰竭的缓解;中毒患者及时应用解毒药或迅速促进毒物排出;所有 ARF 患者均停用影响肾血流灌注或肾毒性药物,避免应用造影剂;根据肾功能调整所用药物的剂量与用药的间隔时间。

2.纠正水、电解质、酸碱平衡

(1)维持水钠平衡:急性肾衰竭患者少尿期时进水量应严格控制,遵守"量出为入、宁少勿多"的原则,避免过多摄入液体而引起急性肺水肿、脑水肿等。每日入水量=前一天液体排出量(包括尿量、粪便、呕吐物、伤口渗出液、引流液、失血量、胃肠减压量、透析超滤量等)+500mL(为不显性失水量减去内生水)。每日定时测量体重以了解体内水分潴留情况,以每日体重减轻 0.25～0.5kg 为宜。另外还应注意患者的体温、室温,以及湿度的变化,当患者出现发热、出汗量多、换气过度时均可使失水量增多。

(2)防止高血钾:严格控制含钾高的食物、药物的摄入和库存血的输入,密切观测血钾变化。当血钾超过 6.5mmol/L、心电图上出现 QRS 波群增宽等变化时,须马上采取以下紧急措施:①在心电监护下,给予 10％葡萄糖酸钙 10～20mL 稀释后缓慢静脉推注,用以对抗钾对心脏的毒性,但持续时间较短。②5％碳酸氢钠 100～200mL 静脉滴注,可在数分钟内起效,维持数小时,并能纠正酸中毒。③静脉滴注 10％葡萄糖 500mL 加胰岛素 12U,可使钾离子向细胞内转移,持续时间 4～6h,必要时可反复使用。④口服钠离子交换树脂 20～50g 加山梨醇20～50mL,每日 3～4 次,以增加钾离子从肠道排出。⑤严重高血钾可做透析治疗。

(3)纠正酸中毒:①5％碳酸氢钠 100～250mL 静脉滴注。②透析治疗。

3.饮食控制　对急性肾衰竭患者应严格限制及管理其饮食用品,给予高热量、高维生素、低蛋白、易消化的食物。在少尿期 48～72h 内应禁食蛋白质,以后每日 20～40g 蛋白质,补充的蛋白质至少一半是优质蛋白;采用透析治疗时可放宽蛋白质摄入量的限制,可按 1.0～

1.2g/(kg·d)给予蛋白质或氨基酸。危重患者及早给予胃肠内营养或静脉高营养(TPN)。

4.控制感染　常见的感染部位为呼吸道、尿道、血液、胆道、皮肤等。一般不主张预防性使用抗生素,以避免患者抵抗力低下时有抗药性细菌侵入繁殖而致使治疗困难。在抢救过程中应减少不必要的插管。一旦发生感染,立即使用高效、无肾毒性的抗生素,如青霉素、红霉素、头孢霉素等,用量应根据血肌酐及药物半衰期而定。

(二)护理措施

1.密切观察病情,注意加强防护　常规监测血压、脉搏、呼吸、体温、体重,有条件可给予24h心电监护。观察患者各种症状的变化,尤其应注意危重征象如高血钾和水中毒。高血钾是急性肾衰竭患者常见的致死原因,一旦出现嗜睡、肌张力低下、心律失常、恶心、呕吐、心电图显示高尖T波和QRS波群增宽等表现时,要马上建立静脉通道,备好急救物品,并根据医嘱准备透析治疗。水中毒是急性肾衰竭的严重并发症,也是死亡的重要原因之一。患者一旦出现血压增高、头痛、呕吐、抽搐、昏迷等表现时,应马上通知医生,并采取急救措施。还应注意预防危重患者出现意外,应将物品放在固定位置,随时移开障碍物,意识不清者应使用床挡防止坠床,躁动不安者可适当给予镇静剂。

2.一般护理

(1)休息:急性肾衰竭患者应严格卧床休息,以增加肾的血流量,减轻肾负担。

(2)营养与饮食:应给予高热量饮食,供给足够的蛋白质(最好选用生物效价高的优质蛋白即动物蛋白,以维持负氮平衡);鼓励进食,并限制液体、钠、钾的摄取。

(3)维持出入水量:严格记录24h出入水量,包括尿液、引流液、呕吐物、出汗等,评价是否存在容量过多症状;观察体重变化;观察水肿、血压、脉压、颈静脉是否怒张等情况;监测血钠、中心静脉压;指导患者合理进水,预防体液过度丧失。

(4)预防感染:患者最好住单间,病室保持清洁,每日早晚通风1次,定时进行紫外线照射消毒;严格实施床边隔离和无菌操作,以防交叉感染;患者每日早晚1次口腔护理和会阴部冲洗,每日2次用呋喃西林做膀胱冲洗;每2周更换1次尿管,定期尿培养;静脉导管不宜久留,拔除后做血培养;长期卧床患者要注意翻身、拍背、按摩,预防褥疮、皮肤感染及坠积性肺炎发生。

3.多尿期护理　进入多尿期后,肾功能开始修复,但并未脱离危险,应进一步加强营养;输液量一般为尿量的1/2～2/3,尿量超过2000mL时应补充钾盐;在恢复期应加强体质,适当锻炼,避免各种对肾有毒性的因素,定期检查肾功能。

4.心理护理　针对患者的各种心理问题和由此引起的情绪及行为变化,应给予充分理解,关心体贴患者,耐心向患者讲述病情及治疗方法,并以实例来鼓励患者,提高患者对生活的热情和战胜疾病的信心。

5.透析疗法护理　透析疗法是抢救急性肾衰竭患者最有效的措施,透析方法包括血液透析(HD)、血液灌流(HP)、血液置换(PE)、腹膜透析(PD)、连续性肾替换治疗(continuous renal replacement therapy,CRRT)等,其中血液透析最为常用。

(1)血液透析:血液透析原理是Gibbs—Donnan膜平衡原理,将患者的血液与透析机供给的透析液同时引入透析器的膜内、外室,在透析膜的两侧呈反向流动,即血液自透析器的动脉端向静脉端流动,而透析液从透析器的静脉端膜外向动脉端膜外流动,借助膜两侧的溶质梯度、渗透梯度和水压梯度,通过弥散、对流吸附清除毒素,通过渗透、超滤清除体内潴留水分,同时补充机体需要的物质,从而达到治疗目的。

血管通路的建立:急性肾衰竭采用临时性血管通路,主要采用单针双腔血透管从中心静脉置管。

抗凝方法:无出血倾向者给予全身肝素化,首剂量 $0.2\sim0.8mg/kg$,于透析前静脉推注,以后每小时由微量注射泵输入,根据凝血结果调整肝素量。

血液透析前护理:①先向患者说明透析目的、过程和可能出现的情况,以避免紧张、焦虑;向家属讲明血液透析的风险,并签署同意书;检查患者一般情况,如出入量、出凝血结果、肾功能及电解质情况;每次透析前监测体重与生命体征,并为周围环境消毒。②血液透析过程中观察:生命体征有无变化,尤其是血压的改变;有无失衡综合征、热原反应、头痛、呕吐、肌痉挛和过敏反应等现象;血液和透析液的颜色是否正常,有无血液分层或凝血现象;透析装置各部件运转是否正常;及时采集血标本,观察各种生化指标有无改善。③血液透析后护理:透析结束后做好留置管道的维护与固定,用肝素液封管,并用敷料包扎,观察敷料有无渗血、渗液,如有要分析原因并及时更换;躯体活动时注意不要使管道扭曲与滑脱。

(2)腹膜透析:腹膜透析是以腹膜为半透膜,将透析液由腹透管注入腹腔,存留腹腔内,通过弥散或扩散作用及超滤脱水作用,透析液与血液借助于腹膜达到透析目的。按透析时间的长短分为连续性非卧床腹膜透析和间歇性腹膜透析两种。

腹膜透析操作要严格注意无菌,透析液使用前加热至 $37℃$,鼓励患者更换体位,定期更换透析管、局部换药,监测生命体征,做好透析记录及饮食活动的指导。如出现引流不畅,透析管堵塞,腹痛,水、电解质紊乱等应及时处理。

四、健康教育

认识急性肾衰竭的病因并积极预防;加强患者的自我认识,以减轻其焦虑情绪,并鼓励患者说出其感受及顾虑;讲解使用监护仪器的重要意义,在操作之前先给患者做详细解释;讲解限制液体及饮食的目的;让患者了解透析的必要性和预期效果;患者家属参与护理的,应详细介绍相关知识,以利于患者出院后的护理;介绍有关的保健知识。

(李萍)

第四节　急性肝功能衰竭的救护

急性肝衰竭(acute hepatic failure,AHF)是由于重症肝炎、药物及感染等因素引起的急性肝细胞大量坏死、肝功能严重损害的临床综合征。其主要临床特征是起病急,进展迅速,患者原先无慢性肝病,其表现除肝性脑病外,还有进行性加深的黄疸、严重的出血倾向、急性肾衰竭、代谢紊乱等肝衰竭表现。肝性脑病常在黄疸出现数天至 8 周内发生。急性肝衰竭病情危重,进展迅速,预后凶险,病死率高达 $70\%\sim90\%$,是危重病急救和肝病领域中亟待解决的问题。

一、病因与发病机制

(一)病因

急性肝衰竭最常见的病因是肝炎病毒,其次是药物性和中毒性,其他原因少见。但在

ICU,严重感染和缺血则是急性肝衰竭的常见原因。

1.病毒感染 急性肝衰竭患者近九成为肝炎病毒引起的,其中乙型肝炎、丙型肝炎、丁型肝炎相对较多,甲型肝炎和戊型肝炎相对较少;非肝炎病毒感染引起的肝炎以巨细胞病毒性肝炎、EB病毒性肝炎和单纯疱疹病毒性肝炎较常见。

2.药物、毒物、化学物质 引起急性肝衰竭的药物、化学毒物很多,包括抗结核药(如利福平、对氨基水杨酸、异烟肼、吡嗪酰胺)、四环素大量静脉滴注、氟烷、氯仿、对乙酰氨基酚、四氯化碳、非甾体抗炎药等。

3.代谢异常 急性妊娠脂肪肝引起的急性肝衰竭在首次妊娠晚期出现子痫或先兆子痫,血清转氨酶明显升高;Reye综合征是一种遗传代谢疾病,在6个月至15岁小儿常见,表现为呼吸道感染后6d突然出现呕吐,并迅速进展至严重脑病;肝豆状核变性(Wilson病)在青少年可以急性肝衰竭为首发症状,血清铜离子明显增加,引起血管内溶血。

4.缺血性损害 低血容量性休克、大量心包积液致心脏压塞、心肌梗死、肺栓塞、严重心律失常致急性心力衰竭等情况下,肝脏严重缺血且不能及时纠正,可发生急性肝衰竭,甚至多器官功能障碍综合征。

5.严重感染 严重感染可导致肝严重损害,甚至急性肝衰竭,这在ICU危重患者中很常见。

6.其他 肝移植及部分肝叶切除患者由于移植肝的储备能力极差、急性移植物排异反应、肝内血栓形成致肝缺血等因素可发生急性肝衰竭;高热41℃持续6h肝可出现大量肝细胞坏死,主要与肝循环障碍、弥散性血管内凝血和直接热损伤有关。

(二)发病机制

1.肝炎病毒导致急性肝衰竭的机制可归纳为以下两个方面:一是原发性损伤,包括免疫病理反应和病毒自身作用;二是继发性损伤,是由于肿瘤坏死因子和炎症介质等对肝的损伤结果。肿瘤坏死因子是肝库普弗细胞受毒素和损伤刺激后释放的,其又可进一步刺激其他细胞因子和炎症介质释放,形成炎症介质的瀑布样连锁反应,导致自身性损伤不断放大,最终引起急性肝衰竭。

2.药物导致急性肝衰竭的发病机制是由三个方面的作用形成的:一是药物的直接肝毒性;二是药酶在肝通过生物转化后形成的中间代谢产物,由于谷胱甘肽不足,与肝细胞大分子共价结合导致肝细胞坏死;三是药物作为半抗原与体内蛋白质结合成全抗原,再次用药时发生过敏反应(超敏反应)所致。

二、护理评估

(一)病史

详细了解既往有无肝炎病史、毒物接触史、药物服用史等,是否存在严重感染、妊娠等,症状是否逐渐加重,有无肝功能异常、出血倾向,有无性格、行为改变等。

(二)临床表现

急性肝衰竭的临床表现因病因不同而各异,但多数起病急、进展快、全身乏力明显,且呈进行性加重,其主要表现如下:

1.消化道症状 具有食欲不振,频繁恶心、呃逆或呕吐,腹胀明显,或发展为鼓胀;黄疸进行性加深,出现肝臭,以及肝进行性缩小;部分患者有腹水,且常为少量,同时伴肠鸣音减弱。

2.肝性脑病表现　肝性脑病是急性肝衰竭最重要的表现,临床上肝性脑病的四期表现可不典型。Ⅰ度(前驱期)为轻度性格改变和行为失常,如欣快激动或淡漠少言,衣冠不整或随地便溺,应答尚准确,但吐词不清且较缓慢,睡眠时间颠倒,有扑翼样震颤,肌张力正常,反射正常,脑电图多数正常;Ⅱ度(昏迷前期)以意识错乱、睡眠障碍、行为失常为主,定向力和理解力均减退,言语不清,书写困难,举止反常,昼睡夜醒,有明显的神经系统体征,扑翼样震颤存在,脑电图异常;Ⅲ度(昏睡期或浅昏迷期)以昏睡和精神错乱为主,大部分时间呈昏睡状态,可以唤醒,醒时尚可应答,但常有神志不清和幻觉,扑翼样震颤仍可引出,肌张力增加,神经系统体征持续或加重,锥体束征常呈阳性,脑电图异常;Ⅳ度(昏迷期)神志完全丧失,对刺激无反应,反射逐渐消失,脑电图明显异常。

3.肾功能障碍　多为功能性肾衰竭(即肝肾综合征),表现为少尿、无尿、血尿素氮和肌酐升高、代谢性酸中毒、高钾血症等。肝衰竭治疗好转或肝移植后,肾功能改善。低血压、药物和中毒引起的肾损害应除外。

4.心肺功能不全　患者出现呼吸窘迫,低氧血症,低碳酸血症和肺水肿。大部分患者发生心力衰竭或心律失常。血流动力学变化类似于脓毒性休克。Ⅳ期肝性脑病患者常出现低血压。

5.严重出血倾向　全身性出血倾向主要由于肝功能损害凝血因子合成减少所致。常见皮肤、牙龈、口腔黏膜和鼻黏膜及内脏广泛出血,约70%患者出现消化道出血。由于广泛微血栓形成引起循环衰竭,相继出现肾、脑、心、肺等重要器官功能障碍,肝损亦加重,并加速死亡。

6.内环境紊乱　肝细胞坏死时糖原不能分解为葡萄糖,且不能有效灭活胰岛素,易发生低血糖。严重低血糖可加重脑损害。急性肝衰竭初期常因过度通气,引起呼吸性碱中毒。晚期常因脑水肿和并发气道感染,导致通气功能下降,引起呼吸性酸中毒。肾衰竭后酸性代谢产物蓄积,发生代谢性酸中毒。呕吐、腹泻、禁食、应用排钾利尿药和继发性醛固酮增多等,常导致低钾血症、低钙血症和低镁血症。肾排水障碍,渗透性利尿和细胞膜离子泵衰竭引起低钠血症。

(三)辅助检查

1.实验室检查

(1)血液生化检查:血清转氨酶升高,血总胆红素、直接胆红素、间接胆红素均升高。部分患者可表现血清胆红素明显升高,转氨酶却迅速下降,即胆—酶分离现象,提示预后不良。严重肝衰伴有低血糖、低血钾、低蛋白血症。

(2)凝血酶原时间和凝血酶原活动度:发病数天内前者即可延长而后者降低,如凝血酶原时间延长至20s以上,凝血酶原活动度低于40%可作为诊断标准之一。如前者大于50s时预后不良,是肝移植的参考指标之一;后者低于20%时绝大多数患者死亡。

2.超声检查　B型超声检查对于确定肝大小、肝的血流状态、病变进展和肝性腹水有重要意义。

3.脑电图　AHF出现肝性脑病时典型改变是频率变慢,出现$4\sim7Hz$的θ波和$1\sim3Hz$的δ波。昏迷时两侧可同时出现成对的高波幅的δ波。

三、急救与护理

(一)急救处理

急性肝衰竭是以肝细胞广泛坏死为病理基础,能否逆转最主要取决于肝细胞的坏死程度和残留肝细胞的再生能力。故阻断肝细胞坏死和促进肝细胞再生是决定治疗成败的关键。

1.加强监护 由于病情进展快,患者应置于重症监护病房,严密监护,观察疾病的动态变化,给予及时处理。具体包括循环监护(血压、脉搏、心电图、中心静脉压和尿量)、呼吸监护(呼吸频率、经皮血氧饱和度和动脉血气分析)、出凝血监测(凝血酶原时间、凝血酶原活动度、纤维蛋白原、血小板和凝血因子)、肝功能监测(白蛋白、胆红素、血氨、胆固醇、甲胎蛋白、转氨酶)、颅内压监护(压力传感器、头颅 CT 或 X 射线片)等。

2.阻止肝细胞坏死、促进肝细胞再生 肝组织的再生能力很强,临床上关于此类治疗包括高血糖素-胰岛素(前者有促进蛋白分解作用,后者有促进氨基酸通过细胞膜作用,两者合用对肝细胞既有保护作用,又可促进肝细胞再生)、人胎肝细胞悬液或促肝细胞生长素(一般认为可促使肝 DNA 合成、促进肝细胞再生、抑制肿瘤坏死因子、阻止肝细胞坏死)、前列腺素E1(是花生四烯酸代谢过程中的中间产物,有抑制血小板聚集和免疫复合物的作用,并能扩张肝内血管、改善组织灌流),另外苦参注射液、复方丹参注射液、山莨菪碱等也有改善肝微循环、促进肝细胞再生的作用。但由于大部分急性肝衰竭患者往往在肝细胞再生达到代偿能力以前就已经死亡,此类治疗单独使用疗效并不肯定。

3.营养与代谢支持 急性肝衰竭患者均有严重营养缺乏,应根据患者的代谢状态,决定其营养支持的水平。首先应供给足够的热量,临床上多给予 10%～25% 的葡萄糖液,同时给予氨基酸和脂肪乳。其中中长链脂肪乳不容易引起肝脂肪浸润,有助于肝衰竭的逆转。还应补充多种维生素和能量。新鲜血浆和白蛋白可起到扩容、改善微循环、提高胶体渗透压从而防止脑水肿、腹水形成的作用,并可补充多种凝血因子和血小板以利于防止出血。支链氨基酸有利于改善神志和促进肝细胞再生。

4.肝性脑病的治疗 一是清除和抑制肠道有毒物质及降低血氨:①禁止经口摄入蛋白质,尤其是动物蛋白。②给予经肠道难以吸收的抗生素以抑制肠道菌群,减少氨等有害物质的吸收,如新霉素、甲硝唑。③用食醋加生理盐水清洁灌肠或用生理盐水洗肠,可减少氨的吸收(禁用肥皂水灌肠)。然后用 50% 乳果糖或新霉素加生理盐水保留灌肠。乳果糖也可口服或鼻饲,应达到每日排 2 次糊状大便,以起到降低直肠 pH 值、促使氨渗入细菌蛋白质内及抗内毒素的作用。④使用降血氨药物如谷氨酸钠(水肿严重、腹水者尽量少用)或谷氨酸钾(少尿、无尿、高血钾者忌用)。二是清除或代偿假性神经递质,一般用左旋多巴静滴,等于补充神经递质,恢复正常的神经传递活动。

5.防治并发症 各种严重并发症常是急性肝衰竭的死亡原因,应积极加以防治。

(1)脑水肿的防治:常用 20% 甘露醇 1g/kg,每 4～6h 一次,两次脱水之间可加用呋塞米,神志好转后可减半量;地塞米松静脉推注,连用 2～3d。

(2)肝肾综合征的防治:主要是纠正低血钾、调整液体入量、避免使用肾毒性药物。适当使用小量多巴胺静滴,改善微循环,预防高血钾。严重者可做血液透析。

(3)内毒素血症和继发感染的防治:乳果糖可以促进肠道细菌排出,与内毒素结合减少内毒素入血。警惕各部位感染,做细菌培养,尤其是厌氧菌和真菌。及时使用合理抗生素治疗,但应避免肝、肾毒性药物。

(4)出血的治疗:急性上消化道出血是常见的致死性并发症,其重要原因是急性弥漫性胃黏膜糜烂,可使用 H_2 受体阻滞剂或氢离子泵抑制剂。血小板低者可输血小板悬液,凝血酶原时间明显延长者可给予新鲜血浆或凝血酶原复合物,使用维生素 K_1。

（5）纠正水、电解质和酸碱失衡：水摄入不宜过多，正确记录出入水量，根据血气分析和电解质变化随时调整方案。特别要注意防治低血钾和碱中毒，如每日尿量超过 500mL 时，应注意每日给予 3～6g 氯化钾。碱中毒者可静脉滴注盐酸精氨酸 20～40g/d。

6.人工肝支持　是可清除血液中各种有害物质、部分代偿肝代谢功能的装置，可暂时辅助或取代严重病变的肝，使患者过渡至肝细胞再生而康复。如血液透析、血浆置换、人工肝装置等。早期充分的人工肝支持可为急性肝衰竭患者肝细胞再生赢得宝贵时间。

7.肝移植和肝细胞移植　一般认为在并发症出现以前就应决定是否进行肝移植，但排异反应是限制其发展的重要原因。

（二）护理措施

1.观察病情　肝性脑病的早期症状常不典型，必须严密观察患者在性格、情绪、行为、精神等方面的改变以早期发现。对昏迷患者应严密观察生命体征，一有异常发现立即通知医生。严密观察并监测体温、呼吸、脉搏、血压、瞳孔、肝大小、前庭－眼反射、出入水量、血糖、血气、胆红素、凝血酶原时间、血常规、尿素氮、心电图、胸部 X 射线及鼻胃管、静脉插管等。

2.一般护理

（1）休息：在肝衰竭失代偿期，病情极不稳定，应绝对卧床休息，减少一切不必要的活动，并针对患者的悲观绝望心理注意做好患者的心理疏导工作，减轻心理负担，配合治疗。有大量腹水者应采取半卧位，使横膈下降，增加肺活量，有利于保持呼吸道通畅、减少肺瘀血。

（2）饮食：根据不同的病程及病情，加强饮食护理。以高热量、低蛋白、维生素丰富且易消化的食物为宜，适当限制动物脂肪的摄入；有肝性脑病先兆者宜禁食蛋白；维生素 B、维生素 C 要足量；禁止饮酒；有腹水者应给予低盐或无盐饮食，严重者还应限制每日出入水量。

（3）环境：保持病室安静，注意温度和湿度要合适，定时紫外线空气消毒。

（4）保护患者：禁用镇静剂，躁动患者可注射安定或东莨菪碱，并加用床挡或适当约束。

3.皮肤护理　黄疸皮肤瘙痒者应设法止痒，严防抓破皮肤引起感染。每日清水擦身，按摩肢体，预防褥疮。

4.输液护理　严格三查七对，根据不同用药掌握输液速度；输液完毕后长时间压迫穿刺点，以防瘀斑形成；输血时应密切注意输血反应的发生，一旦发现立即处理。

5.用药护理

（1）使用胰高血糖素－胰岛素时要随时监测血糖水平，以调整胰高血糖素的用量。

（2）抗生素的使用要严格遵守医嘱，掌握用药时间，保证血内浓度。腹水感染者可在腹腔内注入抗生素，注意向腹腔内穿刺时必须严格无菌操作，防止腹膜炎发生。

（3）使用降氨药物时要注意禁忌证，使用精氨酸时不宜与碱性药物配伍。

四、健康教育

大多数急性肝衰竭的病因是肝炎病毒，积极预防和治疗各型肝炎无疑是预防急性肝衰竭的有效措施；肺结核患者在治疗期间按时检查肝功能可及时发现与预防急性肝衰竭的发生；各种引起急性肝衰竭的其他原因也可通过早期检查而得到及时发现与预防。

（李萍）

第五节　多器官功能障碍综合征的救护

多器官功能障碍综合征(multiple organ dysfunction syndrome,MODS)是指机体遭受严重感染、创伤、烧伤、休克、急性胰腺炎和药物中毒等损害,24h 之后同时或序贯发生 2 个或 2 个以上器官功能不全,并达到各自器官功能障碍诊断标准的临床综合征。

MODS 与其他器官衰竭的区别在于:①原发损害为急性。②继发受损器官为远隔部位,发病前继发受损器官功能良好,发病中伴应激、全身炎症反应综合征(SIRS)。③致病因素往往不是导致器官损伤的直接原因。④二次打击,常有几天的间隔。⑤其功能障碍与病理损害程度不一致,病理变化没有特异性。⑥发展迅速,一般抗休克、抗感染及支持治疗难以奏效,死亡率高。⑦可逆转,一旦治愈不留后遗症,不会转入慢性阶段。

一、病因与发病机制

(一)病因

1.感染性因素　　MODS 中,严重感染引起者占 80%～85%,常见的感染包括脓毒症、肺感染、化脓性胆管炎、弥漫性腹膜炎和泌尿系统感染等。

2.非感染性因素　　严重创伤、大手术、大面积烧伤、低血容量性休克、再灌注损伤、肠道黏膜屏障损害及长时间高氧吸入、血透致不均衡综合征。

(二)发病机制

MODS 的发病机制仍未阐明,目前认为有以下几个方面。

1.失控的全身炎症反应,促炎/抗炎平衡失调　　炎症反应的积极意义体现在它是适度和可控的。但炎症反应在主要发挥保护功能的同时,机体也在付出一定的代价。革兰氏阴性菌感染时,由于 LPS 和类脂 A 的刺激作用,引起机体多种内源性前炎症介质大量释放,导致休克和炎症损伤。缺血/缺氧损伤和创伤可刺激大量肿瘤坏死因子释放,激发复杂的网络系统,继之白细胞介素－1 的合成、分泌增加,加重机体炎症反应。当炎症反应占优势,表现为炎症反应综合征,机体炎症反应失控、内环境失衡,导致 MODS。

2.感染与内毒素　　通过直接及间接作用致大量细胞因子激活,形成瀑布样炎症反应。

3.微循环与缺血再灌注损伤　　组织代谢障碍(组织氧输送减少,组织氧利用障碍),氧自由基损伤,血管内皮细胞和中性粒细胞的相互作用。

4.肠道细菌易位与内毒素增敏效应　　机体内环境严重紊乱,多种内源性促炎抗炎介质分泌增加,肠屏障功能损伤,肠道细菌移位(肠道细菌透过受损肠黏膜屏障入血,经门静脉循环或体循环等血液循环抵达远隔器官的过程)及内毒素增敏效应(MODS 患者血中可溶性脂多糖受体 CD14 表达显著升高且成正比),肠源性感染。肠道细菌和毒素移位为炎症反应提供了丰富和不竭的刺激物质,导致炎症反应持续发展。

5.血管内皮细胞、中性粒细胞机制　　血管内皮细胞和中性粒细胞的相互作用:缺氧、酸中毒、炎症介质增加、内毒素等引起内皮细胞功能受损,血管通透性升高,抗凝物质释放减少,促凝物质增加,导致 DIC,缩血管物质释放增加,扩血管物质释放减少,血管异常收缩,白细胞与血管内皮细胞间黏附,释放炎症介质,引起组织细胞损伤。

二、护理评估

（一）病史

应注意询问有无诱发 MODS 的因素，如严重感染、严重创伤（创伤严重度评分大于 25）、大面积烧伤、大手术、低血容量性休克、再灌注损伤、肠道黏膜屏障损害及长时间高氧吸入、血透等；询问饮食、大小便及睡眠情况。观察缺氧和二氧化碳潴留的症状和体征，了解血气分析的变化及电解质检查结果；注意监测心率、心律、血压的变化；观察皮肤黏膜有无出血点、瘀斑；评估意识状态及神经精神状况。

（二）临床表现

MODS 的临床过程有两种类型：①一期速发型，是指原发急症发病 24h 后有两个或更多的器官系统同时发生功能障碍，如急性呼吸窘迫综合征（ARDS）＋急性肾衰竭（ARF），弥散性血管内凝血（DIC）＋ARDS＋ARF。由于原发急症甚为严重，24h 内患者即可因器官衰竭而死，一般归于复苏失败，未列为 MODS。②二期迟发型，是先发生一个重要系统或器官的功能障碍，常为心血管、肾或肺的功能障碍，经过一段近似稳定的维持时间，继而发生更多的器官系统功能障碍。

1. MODS 的诊断要点

（1）有引起 MODS 的原因，如严重创伤、休克及感染等。

（2）致病因素的作用与 MODS 发生具有一定时间间隔，一般在 24h 以上。

（3）有实验室及其他检查的结果和数据。

（4）MODS 是急性疾病时出现的序贯性器官功能障碍，不是慢性疾病终末期的多器官功能障碍。

2. MODS 的诊断标准 国内外对于 MODS 的诊断尚无统一标准。近年来，临床上多采用 Knaus 提出的 MODS 诊断标准。

（1）呼吸功能障碍（存在下列一项以上）：①呼吸频率低于或等于 5 次/min，大于或等于 49 次/min。②$PaCO_2$ 大于或等于 6.67kPa（50mmHg）。③肺泡动脉氧分压差（$P_{A-a}O_2$）大于或等于 46.55kPa（50mmHg）呼吸支持超过 3d。

（2）心血管系统功能障碍（存在下列一项以上）：①心率小于或等于 54 次/min。②平均动脉压低于或等于 6.67kPa（50mmHg）出现室性心动过速或室颤。④血 pH 值小于或等于 7.24，$PaCO_2$ 大于或等于 6.67kPa（50mmHg）。

（3）肾功能障碍（存在下列一项以上）：①尿量少于或等于 479mL/24h，尿量少于或等于 159mL/8h。②血尿素氮（BUN）大于或等于 100mg/dL（71.39mmol/L）。③血肌酐大于或等于 3.5mg/dL（309.41mol/L）。

（4）肝功能障碍（存在下列一项以上）：①凝血酶原时间超过正常对照 4s。②血清胆红素超过 102mol/L。

（5）血液和凝血功能障碍（存在下列一项以上）：①白细胞计数少于或等于 $1.0×10^9/L$。②血小板少于或等于 $20×10^9/L$。③红细胞比容小于或等于 20%。

（6）神经系统功能障碍：格拉斯哥昏迷评分法评分小于或等于 6。

三、急救与护理

(一)MODS 的预防

目前对 MODS 的治疗主要是进行综合治疗和器官功能的支持。因对其病理过程缺乏有效的遏制手段,一旦发生 MODS,病死率极高,处理 MODS 的关键在于预防。下面是预防 MODS 的基本要点。

1. 提高复苏质量,重视患者的循环和呼吸,尽可能及早纠正低血容量、组织低灌流和缺氧。现场急救和住院治疗过程中,应及时处理失血、失液、休克、气道阻塞、换气功能低下等。各项措施都要强调时间性,因为组织低灌流和缺氧的时间愈久,组织损害就愈重,缺血的再灌注损伤也更严重。

2. 防治感染是预防 MODS 极为重要的措施。明确的感染灶必须及时引流,彻底清除坏死组织。尽可能使感染灶局限化,减轻毒血症。应根据致病菌和药物敏感试验选用有效抗生素。

3. 尽可能改善全身情况,如体液、电解质和酸碱度的平衡、营养状态等,酸中毒可影响心血管和肺;碱中毒可影响脑;营养不良可降低免疫功能、消耗肌组织等。

4. 及早治疗任何一个首先继发的器官功能障碍,阻断病理的连锁反应,以免形成 MODS。临床经验证明,治疗单一器官功能障碍,胜过治疗 MODS。早期识别器官功能障碍,就可做到在出现明显的器官衰竭以前进行早期治疗干预。

5. 处理各种急症时应有整体观点,尽可能达到全面的诊断和治疗。诊断不但要明确主要的病变,还要了解主病以外其他重要器官的功能有无改变。治疗要根据具体病情的轻重缓急采取措施,首先是抢救患者生命。要全面考虑,不能顾此失彼而诱发 MODS。

(二)MODS 的治疗

1. 病因治疗　首先应消除病因和诱因。如感染诱发者,根据感染部位、致病菌种类和药敏试验结果选用广谱有效抗生素控制感染;腹腔脓肿者,积极引流和进行腹腔冲洗。

2. 对抗炎症介质　目前应用较广泛的有抗氧化药,如维生素 A、维生素 C、维生素 E、辅酶 Q_{10} 和半胱氨酸等。还有 TNF—a 单克隆抗体、黄嘌呤氧化酶抑制药也已应用于临床,尚能改善 MODS 患者的预后。

3. 营养支持　MODS 患者的代谢特点是处于持续的高分解代谢状态、耗氧量增加,胰岛素阻抗,葡萄糖的利用受到限制,蛋白质的急性丢失使器官功能受损,严重的营养不良导致免疫功能低下。营养支持的目的是:①补充蛋白质及能量的过度消耗。②维持或增强机体抗感染能力。③维持器官功能和创伤后期组织修复的需要。

4. 中和毒素　内毒素血症是 MODS 的主要始动因素,应积极清除,从而阻断疾病进展。常用的方法有:

(1)控制感染。

(2)防止肠道细菌和内毒素易位,可口服不被肠道吸收的抗生素,用多黏菌素 E 100mg、妥布霉素 80mg、两性霉素 500mg 混合成 10mL 溶液口服或经鼻饲管注入,每天 4 次。

5. 器官功能支持　MODS 由于缺乏特殊治疗,因此器官功能支持可以说是最基本的治疗,使受累的器官能度过危险期而趋向恢复,保护尚未受累的器官免受损害。

(1)心脏和循环的支持:恢复循环血容量,保证重要器官灌注。必要时应用血流导向气囊导管(Swan—Ganz 导管)监测心排血量和肺毛细血管楔压,据此调整输液速度、种类和指导血管活性药(多巴胺、多巴酚丁胺和酚妥拉明)的应用。根据心律失常类型应用相应抗心律失常药物,有心功能不全者可使用正性肌力药物毛花苷 C。

(2)肺的支持:MODS 时肺是最早受累器官,表现为 ARDS。积极控制和治疗 ARDS 是治疗 MODS 的关键。维持呼吸道通畅,吸痰、雾化吸入,必要时气管切开吸痰。积极纠正低氧血症,据情给予面罩或鼻导管给氧;难治性低氧血症者行高频通气,必要时机械通气。

(3)肾的支持:保证和改善肾灌注,维持尿量在 30mL/h 以上。应用多巴胺和酚妥拉明保护肾,防止肾功能恶化,避免应用肾毒性药物。少尿者应用呋塞米。经适当补液和应用利尿药后仍持续少尿或无尿时,及时采取血液净化技术。伴有急性肾衰竭、严重高钾血症和代谢性酸中毒的 MODS 患者,首选血液透析。

(4)肝的支持:维持适当的循环血容量,应用适量葡萄糖液,防止低血糖,保证热量摄入以减少蛋白质分解。并发肝性脑病者,应用支链氨基酸,纠正氨基酸代谢紊乱。适量补充新鲜血浆,加强单核/吞噬细胞功能。

(5)胃肠道的支持:应激性溃疡出血是 MODS 常见的胃肠功能衰竭症状。临床常规应用抗酸药(H_2 受体阻断药、胃黏膜泵抑制药)、胃黏膜保护药(硫糖铝、生长抑素)和止血药(凝血酶)。MODS 患者黏膜 pH 值升高,应用抗酸药可促使肠道细菌繁殖、黏膜屏障破坏、毒素吸收、细菌易位,加速 MODS 的发展。可选用中药大黄。实验证明,大黄具有活血止血、保护胃黏膜屏障功能、清除氧自由基和炎症介质、抑制细菌生长的作用,对应激性溃疡出血有较好疗效。出血不能控制或发生穿孔时应手术治疗(缝扎止血或全胃切除)。此外,早期进行胃肠道内营养,补充谷氨酰胺,能促进肠蠕动恢复,有利于肠道菌群平衡,保护胃黏膜。

(6)血液系统支持:主要治疗 DIC。早期及时行抗凝治疗。抗凝药常选用肝素、双嘧达莫(潘生丁)、阿司匹林等;溶栓药有尿激酶、链激酶及重组组织型纤溶酶原激活剂(rt—pA)。纤溶期时,在肝素治疗基础上配合应用抗纤溶药,如 6—氨基己酸和氨甲环酸等。根据病情输注血小板悬液、凝血酶原复合物和各种凝血因子。

(7)中枢神经系统支持:纠正低血压,改善脑血流。头部局部采用低温疗法,降低脑代谢率。选用甘露醇、呋塞米、地塞米松等防治脑水肿,可交替使用或联用。应用胞磷胆碱、脑活素等促进脑代谢。

(三)监测

1. 血流动力学监测　监测血压、中心静脉压、肺毛细血管楔压和心排血量。

2. 呼吸功能监测　MODS 时肺常是最先受累的器官。监测呼吸功能有助于及时发现肺功能障碍。

(1)呼吸频率、节律和幅度:观察呼吸频率超过 35 次/min,伴有呼吸困难者,应考虑机械呼吸。

(2)肺功能:监测潮气量、功能残气量和肺顺应性等。肺顺应性低于 50mL/kPa 时必须使用呼吸机。

(3)X 射线检查:显示肺野点状阴影,提示散在肺泡内渗出。

(4)动脉血气分析:吸入氧浓度为 50%时,如 PaO_2 低于 8.0kPa(60mmHg),应行机械通气支持。

3. 肾功能监测

(1)尿量:尿量是监测肾功能最简单和敏感的指标。应精确记录每天尿量。

（2）血尿素氮和血肌酐：血尿素氮大于 17.8mmol/L，血肌酐大于 177～381.2mol/L，并有逐渐增高趋势，或原有肾病史，血肌酐增加 2 倍以上者，考虑急性肾功能障碍，必要时进行血液透析治疗。

4.肝功能监测　测定血清胆红素、丙氨酸氨基转移酶（ALT）和门冬氨酸氨基转移酶（AST）。血胆红素大于 34mmol/L，ALT、AST 超过正常值 2 倍，或有胆－酶分离时应考虑肝功能异常。

5.凝血功能监测　主要包括血小板计数、纤维蛋白原、因子Ⅶ、因子Ⅴ、凝血酶原等，动态测定这些指标有利于早期发现和处理凝血功能障碍。

6.中枢神经系统功能监测　包括神志、神经系统定位体征。重症患者可以有嗜睡甚至昏迷。

（四）护理

1.了解 MODS 发生病因　尤其要了解严重多发伤、复合伤、休克、感染等常见发病因素，做到掌握病程发展的规律性并有预见性的护理。

2.了解各系统脏器衰竭的典型表现和非典型变化　如非少尿性肾衰竭、非心源性肺水肿、非颅脑疾病的意识障碍、非糖尿病性高血糖等。

3.加强病情观察

（1）体温：MODS 多伴有各种感染，一般情况下血温、肛温、皮温间各差 0.5～1.0℃，当严重感染合并脓毒血症休克时，血温可高达 40℃以上，而皮温可低于 35℃以下，提示病情十分严重，常是危急或临终表现。

（2）脉搏：了解脉搏快慢、强弱、规则与否和血管充盈及弹性，其常反映血容量和心脏、血管功能状态，注意交替脉、短绌脉、奇脉等表现，尤其要重视细速和缓慢脉象，当其出现时提示心血管衰竭。

（3）呼吸：注意快慢、深浅、规则与否等，观察是否伴有发绀、哮鸣音、"三凹征"（胸骨上凹、锁骨上凹、肋间隙凹）、强迫体位及胸腹式呼吸变化等，观察有否深大库氏（Kussmaul）呼吸、深浅快慢变化的陈－施氏（Cheyne－Stokes）呼吸、周期性呼吸暂停的毕奥（Biot）呼吸、胸或腹壁出现矛盾活动的反常呼吸，以及点头呼吸等，这些均属垂危征象。

（4）血压：在 MODS 时不但应了解收缩压，亦要注意舒张压和脉压，其反映血液的微血管冲击力。重视在测血压时听声音的强弱，此亦反映心脏与血管功能状况。

（5）意识：在 MODS 时，脑受损可出现嗜睡、朦胧、谵妄、昏迷等，观察瞳孔大小、对光和睫毛反射。注意识别中枢性与其他原因所造成的征象。

（6）心电监测：密切注意心率、心律和 ECG 图像变化并及时处理。

（7）尿：注意尿量、色、质量密度、酸碱度和血尿素氮、肌酐的变化，警惕非少尿性肾衰竭。

（8）皮肤：注意皮肤颜色、湿度、弹性、皮疹、出血点、瘀斑等，观察有无缺氧、脱水、过敏、DIC 等现象。加强皮肤护理，防治褥疮发生。

（9）药物反应：应用洋地黄制剂有恶心、呕吐等胃肠道反应，黄、绿色视，心电图变化等。应用利尿剂可发生电解质失衡，尤其钾的改变。应用血管扩张剂，首先应判断血容量是否补足，静脉宜从小剂量、低速度开始，根据血压变化调整滴速，防止"首剂综合征"发生（有的患者对血管扩张剂特别敏感，首次用药即可发生晕厥等严重低血压反应）；同样亦不能突然停用血管扩张剂，否则有发生病情反跳的危险。应用抗生素常可发生皮疹等过敏反应，应予注意。

4.保证营养与热量的摄入　MODS时机体处于高代谢状态,体内能量消耗很大,患者消瘦,免疫功能受损,代谢障碍,内环境紊乱,故保证营养至关重要。临床上常通过静脉营养和管饲或口服改善糖、脂肪、蛋白质、维生素、电解质等供应。长链脂肪乳剂热量高但不易分解代谢,且对肺、肝有影响,应用中长链脂肪乳剂可避免以上弊端。微量元素(镁、铁、锌)补充亦予以一定重视。

5.防止感染　MODS时机体免疫功能低下,抵抗力差,极易发生感染,尤其是肺部感染,有时结核也会发生,应予高度警惕。褥疮是发生感染的另一途径。因此,MODS患者最好住单人房间,严格执行床边隔离和无菌操作,以防止交叉感染。注意呼吸道护理,定时拍背。室内空气要经常流通,定时消毒。杜绝各种可能污染机会。

四、健康教育

1.应让患者及家属了解发生MODS的病因及诱因,注意尽量避免持续存在的炎症病灶、大剂量应用糖皮质激素、大量反复输血、使用抑制胃酸药物、营养不良、高乳酸血症、嗜酒等,并积极治疗原发病。

2.正确认识、对待疾病,树立战胜疾病的信心,采取乐观的态度与疾病做斗争,避免焦虑及过度紧张。

3.指导家属合理用药,避免使用对肝、肾有毒性的药物,保护重要器官,尽快恢复器官功能。

4.要求家属亲友给予患者精神及物质的支持。

(李萍)

第三章　常见危重症状患者的救护

第一节　高热患者的救护

发热(fever)是指体温调节中枢在各种原因作用下引起功能紊乱,使机体产热增多,散热减少,人体体温升高超出正常范围。一般认为,当腋下温度超过 38.5℃、口腔温度超过 39℃或直肠温度超过 39.5℃称为高热。

一、病因与发病机制

(一)病因

引起高热的原因很多,临床上主要分为感染性与非感染性两大类,以前者多见。

1.感染性发热　包括各种细菌、病毒、支原体、立克次体、螺旋体、真菌、寄生虫引起的急、慢性感染性疾病,其中,以细菌和病毒感染较常见。

2.非感染性发热　凡是病原体以外的各种原因引起的发热均属于非感染性发热。常见原因如下。

(1)体温调节中枢功能障碍:常见于中暑、安眠药中毒、脑出血或颅脑外伤等。其产生与体温调节中枢直接受损有关,使体温调定点上移,造成发热,临床表现特点为高热无汗。

(2)变态反应性发热:主要是由于抗原-抗体复合物激活白细胞释放内生致热原而引起发热,如药物热、输液反应、血清病等。

(3)内分泌及代谢疾病:见于甲亢、嗜铬细胞瘤、高血压发作。

(4)无菌坏死物质吸收热:包括机械性、物理性或化学性因素所致组织损伤,如大面积烧伤、内出血或大手术,血管栓塞所致心、肺、脾等内脏梗死或肢体坏死,恶性肿瘤所致细胞破坏等。

(二)发病机制

1.致热原性发热　是引起发热的最主要因素。高热是机体在内源性或外源性致热原的作用下,使体温调节中枢的调定点上移而引起的调节性体温升高。外源性致热原包括细菌、病毒、立克次体、衣原体、寄生虫等及其代谢产物,尤以内毒素如脂多糖类物质、抗原-抗体复合物等最为重要。由于外源性致热原分子量较大,不能直接通过血-脑屏障,一般不直接作用于体温调节中枢,而是通过刺激、诱导白细胞、单核细胞和组织吞噬细胞产生、释放内源性致热原如白细胞介素、肿瘤坏死因子和干扰素等,使下丘脑体温调节中枢的调定点上升而引起发热。

2.非致热原性发热　由于下丘脑体温调节中枢直接受损,或机体存在引起产热过多或散热减少的疾病,影响正常体温调节过程,使产热大于散热,引起发热。

二、护理评估

(一)健康史

1.病史及流行病学　应详细了解患者发病的季节、地区、职业、传染病接触及预防接种史、高热的时间、起病急缓、诱因、程度、特点及身心反应等；是否伴有寒战、畏寒、大汗或盗汗等；是否伴有咳嗽、咳痰、腹泻、头痛、出血、皮疹等；起病后用药情况，包括药物名称、剂量、用法、疗效等；起病后一般状况，如精神、食欲、睡眠、大小便等。

2.身体评估

(1)观察生命特征：测量体温、脉搏、呼吸、血压，观察其发热的变化规律及变化特点，判断其热型。同时注意观察患者神志的变化。

(2)临床观察：观察皮肤、黏膜有无黄染、出血点、皮疹，淋巴结及肝有无肿大，注意皮疹的疹型、分布特点、皮疹与发热的关系，这有助于对病因的判断。

(3)系统检查：根据主诉，对各系统进行针对性检查。如心脏听诊有无杂音，肺部有无干、湿性啰音和实变体征，腹部肝、脾是否肿大及肌肉、关节有无肿痛等。

3.心理状况　高热患者易产生焦虑、紧张心理。尤其是治疗效果不好、体温持续不退的患者，其心理负担更重。

(二)临床表现

发热患者一般症状为面色潮红、呼吸急促、烦躁、抽搐甚至昏迷。临床上由于病因不同，其热型(体温曲线)也不同，及时发现热型特征有助于临床治疗和护理。

1.热型特征

(1)稽留热：体温持续在39℃以上，达数天或数周，24h内体温波动范围不超过1℃。常见于大叶性肺炎、伤寒高热期等。

(2)弛张热：又称败血症热型。体温持续在39℃以上，波动幅度大，24h内温差达2℃以上，但都在正常水平以上。常见于败血症、风湿热、浸润性肺结核及化脓性感染等。

(3)间歇热：高热期与正常体温有规律的交替进行。体温可骤然升至39℃以上，持续数小时或更长时间，然后很快下降至正常或正常以下，经过一段间歇时间后又再次升高并反复发作，无热期可持续1d或数天。常见于疟疾、急性肾盂肾炎等。

(4)波状热：体温逐渐升高达39℃或以上，持续数天后又逐渐下降至正常水平，数天后又逐渐上升，周而复始，形成波浪状。常见于布氏杆菌病。

(5)回归热：体温骤升至39℃或以上，持续数天后又骤降至正常水平，数天后又出现高热，高热期与无热期如此规律的交替出现。见于回归热、霍奇金病等。

(6)不规则热：体温变化无规律，持续时间不定。常见于结核病、流行性感冒、风湿热、支气管肺炎、肿瘤等。

2.伴随症状及特征

(1)高热伴寒战，特别是发热前有明显寒战：可见于肺炎球菌肺炎、脓毒症、急性肾盂肾炎等。

(2)高热伴肝、脾肿大与腹部压痛：可见于急性肝胆系统感染，如肝脓肿、急性胆囊炎等。

(3)高热伴咳嗽、气促、咳痰：多见于上呼吸道感染、肺脓肿、胸膜炎、肺炎等。

(4)高热伴心悸、呼吸困难、发绀：多见于细菌性心内膜炎、急性心肌炎、急性心包炎等。

(5)高热伴恶心、呕吐、腹痛、腹泻等症状：多见于急性胃肠炎、痢疾、食物中毒、急性胰腺炎、急性阑尾炎等。

(6)高热伴肾区叩击痛和尿急、尿频、尿痛：多见于泌尿系统感染等。

(7)高热伴肝、脾、淋巴结肿大：可见于急性淋巴细胞白血病、脓毒症、恶性组织细胞病等。

(8)高热伴头痛、抽搐、意识障碍等神经系统症状:可见于乙型脑炎、急性化脓性脑膜炎等。

(9)高热伴各种形态的皮疹:可见于结缔组织病、变态反应性疾病、血液病及某些传染病(如麻疹、猩红热等)。

(10)高热伴皮肤黏膜出血:可见于重症感染及某些急性传染病,如流行性出血热、病毒性肝炎等,也可见于某些血液病,如白血病、再生障碍性贫血等。

(三)辅助检查

1.血常规检查　白细胞总数及中性粒细胞数增加,中性粒细胞核左移或出现中毒颗粒等对感染性疾病的诊断有重要参考价值,但严重感染时白细胞往往会下降,伴有嗜酸颗粒细胞增多,可见于猩红热、霍奇金病;单核细胞增多,可见于活动性肺结核、单核细胞白血病。

2.尿、粪常规检查　有助于泌尿、消化系统感染性疾病的诊断。

3.X射线、超声心动图、腹部B型超声检查　可协助诊断呼吸、循环及消化系统疾病。如超声心动图可诊断急性渗出性心包炎和感染性心内膜炎等。

4.CT、MRI检查　可确定颅内占位性病变和盆腔、膈下、腹腔深部脓肿等感染性疾病。

5.血液学检查和骨髓检查　对怀疑血液系统疾病的患者在血常规检查的基础上再做出凝血时间、凝血酶原时间、骨髓穿刺等检查。

6.其他检查　根据患者情况做血培养、分泌物培养、肝肾功能等检查。

三、急救与护理

(一)急救处理

1.病因治疗　积极寻找病因,对原发病进行治疗和护理。如病因不明的发热,应进一步观察检查,可给予支持治疗,以便发现热型并进一步做其他检查,待明确诊断后再做处理。

2.迅速降温　迅速而有效地将体温降至38.5℃左右是治疗的关键。

(1)物理降温:首选,简便安全,疗效较快。适用于高热而循环良好的患者。

1)方法:①头部置冰帽及冰袋冷敷:在前额及腋窝、腘窝、腹股沟等大血管走行处放置冰袋,但要保留一侧腋窝用于测量体温。②冰水擦浴:适用于高热、烦躁、四肢末梢灼热者。③温水擦浴:适用于寒战、四肢末梢厥冷者,水温为32~35℃,以免冰冷刺激而加重周围血管收缩。④乙醇擦浴:用温水配成30%~50%的乙醇擦拭。⑤冰水浸浴:患者取半卧位,浸于水温在4℃或15~16℃的冷水中,水面不超过患者的乳头平面,并用力按摩颈部、躯干及四肢皮肤。随时控制水温,使之保持恒定;每浸浴10~15min将患者抬离水面,测肛温一次。如体温降至38.5℃时即停止浸浴。如体温再次上升至39℃以上,可再次浸浴。⑥冷盐水灌肠。

2)注意事项:①擦浴方法是自上而下,由耳后、颈部开始,擦拭全身皮肤,直至患者皮肤微红,体温降至38.5℃左右。②不宜在短时间内将体温降得过低,以防引起虚脱。③伴有皮肤感染或有出血倾向者,不宜皮肤擦浴。④注意补充液体,维持水电解质平衡。⑤遵循热者冷降、冷者温降的原则。⑥物理降温效果不佳者可适当配合药物降温或冬眠等措施。

(2)药物降温:只是对症处理的措施,不要忽视病因治疗。用药前要防止患者虚脱。常用药物有阿司匹林、吲哚美辛(消炎痛)、激素等。

(3)冬眠降温:使用以上措施体温仍高,尤其是烦躁、惊厥的患者,可在物理降温的基础上使用冬眠药物,可以降温、镇静、消除低温引起的寒战及血管痉挛。常用冬眠1号(哌替啶

100mg,异丙嗪 50mg,氯丙嗪 50mg)全量或半量静脉滴注。该药物可引起血压下降,使用前应补足血容量,纠正休克,并注意血压变化。

3. 对症支持治疗　烦躁、惊厥、颅内压增高等应及时处理;呼吸困难者应吸氧,必要时可将气管切开,机械通气;注意补充营养和水分,保持水、电解质平衡,保护脑、心、肾功能及防止并发症。

（二）护理措施

1. 一般护理

（1）卧床休息:使患者处于安静、通风、舒适、温湿度适宜的环境中,有条件时应将患者安置在有空调的病房内,无空调设备时,可采用室内放置冰块、电扇通风等方法来降低室温。烦躁、惊厥的患者,适当的约束四肢,防止坠床或自伤,并保持呼吸道通畅。

（2）饮食护理:持续的高热可以消耗大量的水分和能量,引起代谢改变;高热又可导致胃肠活动减弱、消化液分泌减少,所以应给予患者高蛋白、高维生素、高热量、易消化的流质或半流质饮食,鼓励患者多饮水、多吃新鲜蔬菜和水果,及时补充盐和水分,促使体内毒素排出。

（3）口腔护理:因高热患者唾液分泌减少,口腔黏膜干燥,易发生口腔感染和黏膜溃破等,所以应注意清洁口腔。高热昏迷患者尤其重视口腔护理。

（4）皮肤护理:降温过程中大汗的患者,应及时更换衣裤及被褥,保持干爽、清洁、舒适。有出血倾向者,应防止皮肤受压与破损。卧床的患者,要定时翻身,防止褥疮。

2. 病情观察

（1）注意患者体温、脉搏、呼吸、血压、神志变化:以了解病情及观察治疗反应,特别应注意体温的变化,尤其在降温过程中,应持续测温或每 5min 测体温一次,避免降温速度过快、幅度过大,导致患者虚脱或休克,年老、体弱患者尤应注意。一般降至 38～38.5℃为宜。

（2）观察伴随症状的变化:以协助医生明确诊断。

（3）观察末梢循环情况并记录出入量:高热伴四肢末梢厥冷、发绀,往往提示病情严重。经治疗后体温下降和四肢末梢转暖、发绀减轻或消失,则提示治疗有效。

3. 伴随症状的护理

（1）高热伴烦躁、惊厥的护理:应将其置于保护床内,并放牙垫或开口器于上下磨牙间,以防止舌头被咬破;适当约束四肢,防止坠床或自伤。

（2）高热伴呼吸困难的护理:痰液黏稠不易咳出时可雾化吸入,拍背,协助患者咳痰;咳嗽无力或昏迷无咳嗽反射者,可用负压吸引器吸出气道内的分泌物。保持呼吸道通畅,必要时吸氧。

（3）高热伴昏迷的护理:应严格执行昏迷者的常规护理,注意补充营养,预防并发症。

（4）高热伴关节疼痛的护理:体温升高时,应让患者绝对卧床休息;退热后可适当活动,但不能剧烈,可适当做肌肉按摩,指导患者多做主动和被动运动。

4. 用药护理　使用药物降温时还应注意观察血压的变化,防止因大量出汗、失水、失钠而引起周围循环衰竭。

5. 心理护理　患者可因暂时病因不明确,及伴随有呼吸困难、抽搐等表现,而产生焦虑、恐惧、悲观,甚至绝望等心理不良反应。所以应主动向患者及其家属讲解感染的常见原因及预防感染的方法,鼓励患者参与制订护理计划,提高其对预防感染知识的理解,增强其控制感染的信心。

四、健康教育

（一）自我监测

教会患者或家属掌握正确测量体温的方法及注意事项，了解引起发热的诱因、伴随症状、高热的特点和发热过程，以便及时就医。

（二）自我护理

向患者介绍一些与疾病有关的救护知识，指导患者进行简单的自我护理。

1.高热期间患者应多卧床休息，避免受凉，居室内空气要流通，每日定时通风，但避免对流。

2.高热患者应给予高热量、高维生素、清淡易消化饮食，并多饮水，勿吃辛辣、刺激性食物。小儿高热时应防止脱水，可口服补液。

3.保持皮肤干燥、清洁。注意口腔卫生，防止口干、口臭、口腔溃疡、舌炎等。

4.掌握高热的护理常识，如乙醇擦浴的适应证和禁忌证、禁忌擦拭的部位、使用解热镇痛药和其他药物的注意事项、防止用药不当引起的并发症等。特别要注意小儿高热的预防和控制，避免出现高热惊厥。

（三）自我保健

教育患者注意生活规律，强调合适的体育锻炼，增强抗病能力。预防感冒，有病及时治疗，在医护人员指导下用药，防止其病情发展。

（李云静）

第二节　昏迷患者的救护

意识（consciousness）是机体对自身及外界环境感知并能做出正确反应的状态。意识障碍（disturbance of consciousness）则是机体对内外环境的刺激缺乏反应的一种病理状态，可表现为嗜睡（somnolence）、意识模糊（confusion）、昏睡（stupor）和昏迷（coma）。昏迷是严重的意识障碍，其主要特征为随意运动丧失，对外界刺激失去正常反应并出现病理反射活动。它不是一种疾病而是多种疾病共同的结果。

一、病因与发病机制

（一）病因

1.颅脑疾病

（1）颅脑感染性疾病：如脑脓肿、各种脑炎、脑膜炎、脑寄生虫病等。

（2）颅脑非感染性疾病：①脑血管疾病：如脑出血、脑缺血、蛛网膜下腔出血、脑血栓形成、脑栓塞等。②颅脑损伤：如脑挫裂伤、硬膜外血肿、脑震荡等。③脑占位性疾病：如脑肿瘤、脑脓肿等。④癫痫。

2.全身性疾病

（1）严重感染性疾病：如败血症、中毒性肺炎、中毒性痢疾、感染性休克等。

（2）水、电解质及酸碱平衡紊乱：如严重脱水、稀释性低钠血症、高氯性酸中毒、低氯性碱中毒等。

（3）呼吸及循环系统疾病：如呼吸衰竭、心力衰竭、阿一斯综合征、严重心律失常、休克等。

（4）内分泌及代谢性疾病：如肝性脑病、尿毒症、甲状腺危象、低血糖、糖尿病酮症、酸中毒及高渗性昏迷等。

（5）严重中毒：包括工业中毒，如苯胺中毒等；农药中毒，如有机磷、有机氯中毒等；药物中毒，如镇静药、酒精中毒等；食物中毒，如杏仁、河豚中毒等，以及一氧化碳中毒。

（6）物理因素损害及其他：如淹溺、中暑、触电、减压病、严重创伤等。

（二）发生机制

人的意识活动需要神经系统很多结构和核团的广泛参与，其中脑干上行性网状激活系统和大脑皮质的广泛区域与意识活动关系密切。脑干上行性网状激活系统广泛接受各种感觉和外界刺激信息的传入纤维，并发出大量投射纤维非特异性地投射到大脑皮质的广泛区域，维持人的睡眠与觉醒状态。任何病理改变影响到脑干上行性网状激活系统或大脑皮质的广泛区域，使觉醒状态不能维持，就会产生意识改变或意识丧失而昏迷。

二、护理评估

（一）健康史

对昏迷患者应尽快通过知情人详细询问病史，了解发病经过，为病例做出可能的诊断或提供重要线索。如原有高血压病史者突然出现昏迷，首先考虑脑血管意外；以煤炉取暖、关闭门窗睡觉者发生昏迷，提示一氧化碳中毒的可能等。因此，昏迷病史对于疾病的诊断具有十分重要的意义。一般包括下面几方面内容。

1. 病史

（1）发病经过：询问昏迷的发病过程、起病急缓。如急性起病者多见于急性感染、颅脑外伤、急性脑血管病、中毒、触电等；脑血栓形成常于安静状态下发病；急性起病而历时短暂者，常提示轻度脑外伤、癫痫、过性脑供血不足等；昏迷发展较缓慢者，常为某些慢性疾病如尿毒症、肺性脑病、肝性脑病、颅内占位性疾病等。

（2）是否为首发症状：了解昏迷是首发症状还是某些疾病发展过程中逐渐发生，若是首发症状者则提示颅内病变居多，若为逐渐发生则昏迷前必有其他症状，可提供病因诊断。

（3）既往史：重点了解患者有无高血压、癫痫、糖尿病、传染病，以及其他严重的心、脑、肝、肾等重要脏器疾病史，对昏迷的判断常有帮助，如脑出血昏迷患者常有高血压、动脉硬化史等。

（4）发病年龄和季节：有高血压史的中老年患者，应想到脑出血的可能；青壮年患出血性脑血管疾病者，以脑血管畸形为多；年幼者，在春季以流行性脑膜炎多见，夏秋季则常见于中毒性菌痢、乙脑等。

（5）发病现场：应询问发病现场的环境情况。现场环境有高压电线断落时应考虑电击伤可能；有安眠药瓶和农药瓶遗留应注意安眠药中毒和有机磷农药中毒。

2. 身体评估　许多症状和体征能提示脑损害的部位和性质，可帮助诊断。昏迷伴有脑膜刺激征，常见于蛛网膜下腔出血、脑膜炎等；反复头痛、呕吐并伴偏瘫多见于脑出血、颅脑外伤、颅内血肿等；昏迷伴抽搐，常见于癫痫、高血压脑病、脑栓塞、子痫等。

3. 心理状况　询问患者日常思想情绪，工作情况和婚恋、家庭生活情况，了解有无精神刺激因素及服用安眠药的习惯等。

(二)临床表现

1. 意识障碍的程度　判断患者的意识障碍程度可以根据患者的语言应答反应、疼痛刺激反应、肢体活动、瞳孔大小和对光反应、角膜反射等检查做出。意识障碍包括嗜睡、意识模糊、昏睡、昏迷等程度不同的表现,临床中其各种不同程度的表现不是固定的,而是随疾病的发展变化的。起病缓慢的昏迷患者在出现昏迷过程中可依次表现为:

(1)嗜睡:是程度最轻的意识障碍,患者呈持续睡眠状态,但可被声音、疼痛或光照等轻度刺激唤醒,醒后能正确、简单的回答问题和做出各种反应,反应较迟钝,刺激去除后很快又再入睡。

(2)意识模糊:是较嗜睡程度更深的意识障碍,患者表现对时间、地点、人物的定向能力发生障碍、思维混乱,语言表达无连贯性,应答错误,可能有错觉、幻觉、兴奋躁动、精神错乱、谵语等表现。

(3)昏睡:是较严重的意识障碍,患者处于沉睡状态,仅能被压眼眶、用力摇动身体等较强的刺激唤醒,一旦刺激停止,立刻又进入沉睡状态,醒后回答问题困难。

(4)昏迷:是最严重的意识障碍,预示病情危重。患者表现意识完全丧失,不能唤醒,无自主运动。按其程度不同可分为:①浅昏迷:患者的随意运动丧失,对周围事物和声音、强光等刺激均无反应,仅对强烈的疼痛刺激(如压迫眶上神经)有肢体简单的防御性运动和呻吟伴痛苦表情。各种生理反射如吞咽、咳嗽、瞳孔对光、角膜反射等存在。脉搏、呼吸、血压无明显变化。可出现大小便潴留或失禁。②中度昏迷:对周围事物及各种刺激全无反应,对剧烈刺激偶可出现防御反射。各种生理反射均减弱。脉搏、呼吸、血压有所变化。大小便潴留或失禁。③深昏迷:全身肌肉松弛,对周围事物和各种刺激全无反应,各种反射均消失。呼吸不规则,血压下降,大小便失禁。

目前通用格拉斯哥昏迷分级(glasgo coma scale,GCS)计分法进行检查。该方法为世界许多国家所采用。GCS是根据患者眼睛、语言,以及运动对刺激的不同反应给予评分,从而对患者的意识状态进行判断(表3-1)。该方法还能对病情的发展、预后、指导治疗提供较为可信的客观数据。

表3-1　GCS昏迷评分法

睁眼反应	评分	言语反应	评分	运动反应	评分
自动睁眼	4	回答切题	5	遵嘱动作	6
呼唤睁眼	3	回答不切题	4	刺痛能定位	5
刺痛睁眼	2	单音语言	3	对刺痛能躲避	4
不能睁眼	1	呻吟声	2	痛刺激肢体屈曲	3
		不能言语	1	痛刺激肢体伸直	2
				不能运动	1

GCS计分法按睁眼、语言和运动3种反应15项检查,合计被观察总分为3~15分。判断时对患者分测3种反应并给予记录,再将各个反应项目的分值相加,求其总和,即可得到被查患者意识障碍程度的客观分数。正常人为15分,8分以下为昏迷,3分者为深度昏迷。

2. 生命体征的变化

(1)体温:体温升高常见于严重感染性疾病。中枢性高热为持续性体温升高,不出汗,无寒战,四肢温度不高,体温上升与脉搏增快不成比例即脉搏相对缓慢,周围血象也无明显增高;急骤高热提示脑干出血、中暑、抗胆碱能药物中毒。体温下降见于酒精中毒、周围循环衰竭、巴比妥类药物中毒。老年人严重感染时体温也可不升。

(2)脉搏:脉搏变慢见于颅内压增高,如减慢至 40 次/min,则见于心肌梗死、房室传导阻滞;脉搏增快可见于高热或感染性疾病,如增快至 170 次/min 以上则见于心脏异位节律;脉搏先慢后快伴血压下降,考虑脑疝压迫脑干、延髓生命中枢衰竭。

(3)呼吸:呼吸异常为重症昏迷的表现之一。呼吸深大见于代谢性酸中毒、败血症、严重缺氧等;呼吸减弱见于颅内压增高、碱中毒、肺功能不全、镇静剂中毒等;呼吸深而慢、脉搏慢而有力、血压增高,为颅内压增高的表现;呼吸异常伴气味异常:糖尿病呼吸气味呈烂苹果味,尿毒症呈氨气味,肝性脑病呈腐臭味,有机磷中毒呈大蒜味,酒精中毒呈乙醇味;昏迷晚期或脑干麻痹时中枢性呼吸衰竭,可出现潮式呼吸、失调性呼吸、叹息样双吸气呼吸等。

(4)血压:血压急剧上升常见于高血压脑病、子痫、颅内压增高等;血压急剧下降可见于休克、心肌梗死、中毒性痢疾、糖尿病昏迷、安眠药中毒等。一般急性颅脑损伤多不发生休克,如血压低下超过 1h,应警惕有无合并胸腹部或四肢、骨盆等损伤出血。

3.神经系统及其他检查

(1)瞳孔:观察昏迷患者的瞳孔变化,对确定昏迷的病因、损害部位、病变程度、抢救治疗和预后判断帮助极大,是昏迷的重要观察指标。①双侧瞳孔散大:常见于濒死状态、严重尿毒症、子痫、癫痫发作,以及阿托品类药物、CO、CO_2 中毒等。②双侧瞳孔缩小:可见于脑桥出血,以及吗啡类、巴比妥类、有机磷类药物中毒等。③一侧瞳孔散大:可见于动眼神经麻痹、小脑幕切迹疝。④病侧瞳孔缩小:可见于脑疝发生早期、颈交感神经麻痹。

(2)脑膜刺激征:脑膜刺激征包括颈项强直、布氏征、克氏征等。阳性反应见于蛛网膜下腔出血,各种脑膜炎、脑炎或枕骨大孔疝。

(3)运动功能:对侧大脑半球病变常出现偏瘫;肌张力增高常见于基底节和内囊处病变;肌张力降低则多见于急性皮质脊髓束受损;而深昏迷时肌张力完全松弛;扑翼样震颤或多灶性肌阵挛为代谢性脑病和肝性脑病所常见。

(4)反射与病理征:脑局限性病变常表现为单侧角膜反射、腹壁反射或提睾反射减弱或消失,以及深反射亢进或病理征等。以上改变若呈双侧对称性则多与昏迷有关;如昏迷加深则表现为浅反射减退甚至消失而深反射由亢进转为消失。

(5)眼底:在颅脑外伤或颅内出血后 12～24h 可出现视神经盘水肿、糖尿病、尿毒症、高血压脑病、血液病时可见视网膜出现广泛的渗出物或出血。

(6)皮肤:皮肤发绀提示缺氧;皮肤呈樱桃红色可能为一氧化碳中毒;皮肤瘀点见于细菌性、真菌性败血症或流行性脑脊髓膜炎和血小板减少性紫癜,皮肤色素沉着见于肾上腺皮质功能减退。

(三)辅助检查

1.常规检查　可做血、尿、大便常规及血糖、电解质、血氨、血清酶、肝肾功能、血气分析等检查,根据以上常规检查结果,进一步选择特殊检查以辅助昏迷的诊断。

2.特殊检查　脉搏不规则可先行心电图检查以明确诊断是否有心血管系统疾病,或进一步做超声心动图检查,有助于心脏疾病确诊等;糖尿病患者可行床旁血糖仪监测血糖;对怀疑有服毒或大剂量用药者可对其分泌物或排泄物进行化验;对疑有颅内病变者可根据需要选择脑电图、CT、磁共振、X 射线、脑血管造影检查等。

三、急救与护理

（一）急救处理

急救原则：迅速采取措施，积极维持基本生命体征，避免脏器功能的进一步损害，尽快寻找和治疗病因。

1. **体位**　对昏迷患者一般取平卧位，避免搬动，头偏向一侧，防止舌后坠，尤其对于有脑部疾患引起昏迷的患者，应尽量使其头部固定。如有颅内压高的患者可抬高床头 300～400mm。

2. **通畅气道**　患者头偏向一侧，松解衣领、腰带，取出义齿，并及时清除口、鼻腔及呼吸道分泌物、呕吐物；舌后坠影响呼吸者，可用舌钳将舌拉出；深度昏迷患者可行气管插管，必要时气管切开，保持气道通畅，防止窒息；若患者有呼吸困难或缺氧时，无论是否伴有发绀，都应给予氧气吸入，必要时行人工气囊辅助呼吸。

3. **降低脑代谢、减少耗氧、消除脑水肿**　昏迷状态时脑组织缺血、缺氧、水肿，应常规应用高渗脱水剂如 20%甘露醇、呋塞米等，常用 20%甘露醇 125～250mL 快速静脉滴注，每日 2～3 次。但脱水期间应注意补充血容量，防止肾衰竭；为保持脑功能应给予促进脑细胞功能恢复的药物和辅酶 A、三磷腺苷（ATP）、胞磷胆碱、脑活素、肾上腺皮质激素等，有助于患者脑功能的恢复，减少致残率，也可静脉或肌内注射纳洛酮对抗内源性阿片类物质释放增加造成的损害，注意补充葡萄糖，保证脑的能量供应；同时也可采用头部置冰袋或冰帽，对高热、躁动和抽搐者可用低温冬眠疗法以降低脑耗氧量及代谢率，提高脑对缺氧的耐受性。一般体温降至 33℃，脑体积缩小约 1/3，能有效降低脑血流量和颅内压，减轻脑水肿，也有助于大脑皮质功能的恢复。常用的冬眠合剂为：氯丙嗪 50mg、哌替啶 100mg，用生理盐水混合至 20mL，首次用量 10mL 肌内注射，再根据体温情况隔 4～6h 肌内注射 5mL，将体温控制在 37℃以下。同时局部可用冰帽或冰袋给予辅助降温。低温冬眠疗法的有效标志是：镇静好，但呼之能应答，患者对物理降温无御寒反应，体温控制在预定范围内。要保持有效的低温冬眠疗效，实施降温的要求是：早、低、稳、缓。早是在脑水肿高峰之前进行降温；低是要求头部温度降至 28℃，肛温降到 33℃；稳是要求降温过程应是逐步降至要求温度，不能幅度过大忽高忽低，上下波动；缓是要求复温时不宜过快，适合的速度是每 24h 复升温度 1～2℃。

4. **对症处理**　有颅内压增高者，及早用 20%甘露醇 250mL 快速静脉滴注，或选用呋塞米（速尿）、地塞米松等，若深昏迷患者颅内压大于 15mmHg 或伴有不规则呼吸，应尽早气管插管，使用人工呼吸机过度通气，以便使脑血管收缩，降低颅内压；有循环衰竭者，应补充血容量，酌情选用升压药，纠正酸中毒；必要时用人工呼吸器及呼吸兴奋剂，可选用洛贝林、尼克刹米（可拉明）等；高热者应降温；有抽搐者抗惊厥；防治感染；及时纠正水电解质紊乱，并注意补充营养，保证每日总热量在 6280～8370kJ。

5. **病因治疗**　及时祛除病因，阻止病情进一步恶化是昏迷治疗十分重要的环节。常见病因治疗包括：

（1）颅内占位病变者如有手术指征应尽快手术根治病灶。

（2）脑中风者应判断是梗死还是出血，分别进行处理。出血局限、但病情进展者应酌情手术清除血肿。

（3）药物中毒者应在实施洗胃和输液等加速排毒的措施外，使用有效药物对抗处理。

(4)一氧化碳中毒、放射损伤者应迅速搬离现场,并对症处理。

(5)颅内感染或全身感染者应进行感染菌药敏试验,采用敏感的抗生素给予静脉输入。

(6)对低血糖性昏迷应立即静脉注射高渗葡萄糖,对高血糖性昏迷则以胰岛素纠正高血糖。

(7)肝性脑病者给予谷氨酸等药物治疗。

(8)休克患者应给予保暖、补充血容量、积极稳妥地应用抗休克药物,保持有效的循环功能。但应注意控制日入量不超过 3000mL,以免加重脑水肿。

(二)护理措施

1. 密切观察病情变化　根据患者病情严重程度,确定意识、瞳孔、体温、脉搏、呼吸及血压的观察测定时间,昏迷初期病情严重者测量时间每 15～30min 一次;病情较轻者可 0.5～1h 测一次;病情稳定者可逐渐增加观察间隔时间,如每 4h 一次。测定结果应及时准确记录,并注意观察昏迷和清醒的时间。观察中应密切注意 GCS 指数变化,如发现指数迅速下降,则提示有中枢神经系统继发性损害的可能,如发生脑水肿、出血及脑缺血等,必须及时通知医生,迅速进行救治。

2. 保持呼吸道通畅　对昏迷患者密切监护,让患者平卧位,尽量避免搬动,头偏向一侧,定时吸痰,并持续给予氧气吸入,注意观察患者呼吸幅度,是否有口唇、指甲发绀等缺氧征象,必要时进行气管插管。如插管时间持续较长,应及时进行气管切开,加压给氧。呼吸抑制者应给予呼吸中枢兴奋剂。自主呼吸停止者,则需给予人工呼吸或机械通气。长期卧床者易发生坠积性肺炎,所以应在呼吸道充分湿化的基础上,定时翻身、叩背、及时吸痰,防止呼吸道分泌物或呕吐物误吸入气道。定期更换吸氧导管,以保持清洁和通畅。

3. 基础护理　昏迷患者完全丧失自理能力,必须确实做好基础护理,以减少并发症。

(1)维持正常的排泄功能:昏迷患者一般要留置导尿管,应保持尿管通畅,避免尿管扭曲受压,引流管应保持向下,并给予足够饮水量(病情不允许者除外)。在导尿管破损或更换尿袋时注意无菌技术操作,定时清洁尿道口并行膀胱冲洗,尿管及时更换,防止尿路感染。清醒时及时拔除,诱导自主排尿;便秘 3d 以上者可给予开塞露,服缓泻药或灌肠,并涂抹保护性润滑油,防止肛周皮肤糜烂和感染。

(2)皮肤护理:定时翻身,每 2h 一次,必要时 30min 一次;被动活动肢体并保持肢体处于正常的功能位置。给予局部皮肤组织按摩,每日用温水清洁皮肤一次,保持患者皮肤的清洁干燥,出汗时应及时更换衣服;床铺也应保持清洁、干燥、平整、无渣屑。注意对四肢及骶尾骨骼隆起部位给以气圈或海绵衬垫,对受压处可蘸少许 50% 乙醇给以按摩,每次 3～5min,以改善局部血液循环,防止褥疮形成。

(3)五官护理:根据患者口腔环境选用不同的溶液,每天进行 3～4 次口腔清洗,注意观察口腔有无真菌感染、黏膜溃疡及腮腺炎等并发症,及时给予针对性治疗;及早拔除松动牙齿,预防口腔炎及腮腺炎;口唇涂润滑剂;张口呼吸者,口盖湿纱布;保护眼睛,避免感染,每日用抗生素眼药水点眼,眼睑不能闭合者涂以四环素软膏或硼酸软膏,并戴眼罩保护或用消毒的凡士林纱布覆盖,以免角膜干燥或受伤,防止角膜炎的发生。

(4)营养支持:保证患者足够的营养和水分,根据病情通过胃肠道或胃肠外的方法予以高热量、高蛋白、高维生素、易消化的流质饮食,提高机体抵抗力,防止并发症发生,并做好胃肠营养管的护理,定时观察其回吸液,以便早期发现上消化道的出血。

四、健康教育

（一）疾病知识介绍

1.向患者及其家属讲解引起昏迷的原因及诱因，并注意避免，积极治疗原发疾病如高血压、脑膜炎等。

2.让患者及其家属了解昏迷对人体的危害，一旦发生要及时送医院抢救。

（二）出院指导

1.需长期服药者，要在医生指导下进行，不能随意停药。

2.对留有后遗症者，要尽早进行功能锻炼，促进肢体功能恢复，防止畸形发生。

3.对生活中的各种意外情况应充分认识并积极预防，如冬季使用煤炉、煤气时应加以防护，安眠药、农药应妥善保管，各种能诱发原有疾病加重的因素应积极避免，如高血压患者应避免干重活、情绪激动等。

4.对老年、慢性病患者单独外出时，应随身携带注有姓名、诊断等信息的卡片。

（李云静）

第三节　呼吸困难患者的救护

呼吸困难(dyspnea)是呼吸功能不全的一个重要症状。患者主观感觉空气不足或呼吸费力，客观表现为呼吸节律、频率、幅度的异常改变，严重者张口抬肩，鼻翼扇动，口唇、皮肤、黏膜发绀，辅助呼吸肌参与活动。根据发病快慢可分为急性、慢性和阵发性呼吸困难。从临床表现进行分类，可分为吸气性、呼气性和混合性呼吸困难。

一、病因与发病机制

（一）病因

1.呼吸系统疾病

（1）气道阻塞：如喉部、气管、支气管的炎症，水肿、肿瘤或异物所致的狭窄或阻塞，慢性阻塞性肺疾病，支气管哮喘等。

（2）肺部疾病：如肺炎、肺结核、肺脓肿、肺不张、肺水肿、肺瘀血等。

（3）胸廓疾病：如严重胸廓畸形、肋骨骨折、胸膜增厚、大量胸腔积液等。

（4）肺血管疾病：如肺梗死、肺栓塞、肺动脉高压等。

（5）神经肌肉疾病：如急性多发性神经根炎、重症肌无力、药物导致呼吸机麻痹、脊髓灰质炎病变累及颈髓等。

（6）膈运动障碍：如膈麻痹、大量腹腔积液等。

2.循环系统疾病　各种原因所致的左心或右心功能不全、心包填塞、缩窄性心包炎等。

3.其他

（1）中毒：如尿毒症、酸中毒、药物中毒或一氧化碳中毒等。

（2）血液病：如重度贫血、高铁血红蛋白血症、碳化血红蛋白血症等。

（3）神经精神因素：如脑出血、脑外伤、脑膜炎等颅脑疾病引起呼吸中枢功能障碍而引起的呼吸困难；精神因素所致的癔症性呼吸困难综合征。

（二）发病机制

1.肺源性呼吸困难　主要由呼吸系统各种疾病引起。

（1）阻塞性和限制性通气功能障碍,致使肺泡通气、换气不足,肺泡氧分压下降和二氧化碳分压升高。多见于支气管平滑肌痉挛、气管内异物、胸廓或胸肌运动障碍等。

（2）由于通气不足或过度通气,使肺泡气体与血流不能充分进行气体交换,通气/血流比例失调,最终引起动脉血氧分压下降,导致组织缺氧。

（3）由于病理性的肺泡毛细血管膜增厚,肺泡、毛细血管弥散距离加大,气体弥散功能障碍,而引起呼吸困难。

2.心源性呼吸困难　主要由左心衰竭和右心衰竭引起。

（1）左心衰竭发生呼吸困难的机制是:①心排血量减少,肺瘀血,使肺血流灌注障碍。②肺泡弹性降低,肺活量减少,使气体弥散功能障碍。③肺泡张力增高和肺循环压力增高。前者刺激牵张感受器,通过迷走神经而兴奋呼吸中枢;后者对呼吸中枢产生反射性刺激而引起呼吸困难。

（2）右心衰竭发生呼吸困难的机制是:①由于体循环瘀血,上腔静脉压、右心房压和肺动脉压均升高,刺激压力感受器而兴奋呼吸中枢。②由于体循环瘀血致肝瘀血并产生胸腔积液、腹水,使呼吸运动受限。③由于组织细胞缺氧,使体内酸性代谢产物增加,也可刺激呼吸中枢,引起呼吸困难。

3.中毒性呼吸困难

（1）糖尿病酮症酸中毒等疾病使血中酸性代谢产物增加,血中二氧化碳分压升高,血 pH 值降低,刺激呼吸中枢,引起深而规则的 Kussmaul 呼吸。

（2）某些化学物质或药物中毒,可抑制呼吸中枢,使呼吸发生异常改变,表现为间断呼吸（Biots 呼吸）。

（3）急性感染性疾病,由于体温升高及血中病原微生物毒性代谢产物的影响,刺激呼吸中枢而引起呼吸困难。

4.血源性呼吸困难　主要是红细胞减少或携氧量减少,使血中氧含量下降,组织细胞缺氧,从而使心率、呼吸加快;特别是大出血或休克时,缺血及血压下降会刺激呼吸中枢使呼吸加快。

5.神经、精神性呼吸困难　各种颅脑疾病引起颅内压升高,脑血流供血不足,或病变位于间脑、中脑、脑桥和延髓的呼吸中枢部位,从而引起呼吸困难,可出现叹息样呼吸、抽泣样呼吸、间断呼吸及潮式呼吸等。

二、护理评估

（一）健康史

1.病史　详细询问病史,特别注意发病的急缓、诱发因素,以及发病与季节、活动、职业、情绪的关系,有无过敏史,有无慢性肺疾病、心脏病史,有无颅脑疾病,有无外伤史,有无家族遗传史、个人吸烟史,有无其他疾病史等。

2.身体评估　评估呼吸困难是否伴有心悸、头晕、咳嗽、咳粉红色泡沫痰。呼吸困难加重时,患者是否有精神紧张和焦虑不安。注意观察患者呼吸频率、幅度及节律,有无"三凹征"的表现;脉搏、血压、心率、心律、心音有无改变,有无舒张期奔马律;意识是否清晰;有无发绀、水肿,颈静脉怒张;两肺有无哮鸣音及湿性啰音等。

3. 心理状况　了解呼吸困难与心理反应之间是可以相互作用、相互影响的,如精神紧张、烦躁不安、焦虑等,可使呼吸困难加重等。一般轻度呼吸困难患者神志清醒,评估有无精神紧张、焦虑、乏力等;重度呼吸困难常出现紧张和恐惧心理;严重者由于缺氧和二氧化碳潴留,出现烦躁不安、意识模糊、嗜睡、昏睡甚至昏迷。

（二）临床表现

1. 肺源性呼吸困难　患者出现咳嗽、咳痰,呼吸急促、费力并伴有呼吸频率、节律及深浅度的异常。严重者出现口唇及四肢末梢发绀、鼻翼扇动、张口耸肩、端坐呼吸。常见有:

（1）吸气性呼吸困难:表现为吸气明显困难,严重者由于呼吸肌极度用力,胸腔负压增大,吸气时可出现胸骨上窝、锁骨上窝和肋间隙明显凹陷,称为"三凹征",常同时伴有干咳或高调吸气性哮鸣音,常见于上呼吸道的狭窄与不完全梗阻。

（2）呼气性呼吸困难:表现为呼气费力,呼气时间延长或缓慢,可伴哮鸣音,常见于下呼吸道的梗阻。

（3）混合性呼吸困难:表现为吸气与呼气均感费力,呼吸频率增快、变浅,常见于肺部严重病变及大量胸腔积液和气胸等。

2. 心源性呼吸困难　患者出现呼吸急促、心悸、头晕、咳嗽、咳粉红色泡沫痰,严重者呈端坐呼吸。患者出现明显发绀、颈静脉怒张、身体下垂部位水肿伴咳粉红色泡沫痰,两肺布满湿性啰音。常见有以下几种。

（1）劳力性呼吸困难:即呼吸困难在体力活动时发生或加重,休息后减轻或消失。

（2）夜间阵发性呼吸困难:常发生在夜间睡眠时,患者突然憋醒,被迫坐起,伴咳嗽咳泡沫痰,肺部湿性啰音或伴哮鸣音,数十分钟后缓解,为左心衰竭的早期表现。

（3）端坐呼吸:即平卧位时呼吸困难加重,半卧位或坐位减轻。

3. 中毒性呼吸困难　表现为酸中毒出现深而规则的大呼吸,或急性感染时的呼吸加快,或吗啡、巴比妥类药物中毒时的缓慢呼吸等。

4. 血源性呼吸困难　表现为重度贫血、高铁血红蛋白血症时的呼吸急促、心率加快等。

5. 神经、精神性呼吸困难　多表现为神经性疾病呼吸节律的改变,或癔症患者由于受精神或心理因素的影响出现的发作性浅速呼吸困难。

6. 伴随症状及体征

（1）呼吸困难伴高热和肺部干、湿性啰音:多见于急性肺炎。

（2）呼吸困难伴昏迷、惊厥:可见于脑血管疾病、药物中毒。

（3）呼吸困难伴咳粉红色泡沫痰、端坐呼吸:见于急性肺水肿、急性左心衰竭。

（4）吸气性呼吸困难伴三凹征:可见于急性喉炎、气道阻塞、气道异物。

（5）呼气性呼吸困难伴肺部哮鸣音、端坐呼吸:常见于支气管哮喘。

（6）混合性呼吸困难:常见于肺炎、胸膜炎、气胸、肋骨骨折。

（三）辅助检查

1. 实验室检查　血、尿常规检查,选择性进行血糖、血气分析、尿素氮、肌酐、尿酮体等检查,有助于诊断呼吸系统感染性疾病和血液系统、泌尿系统疾病。

2. 特殊检查　心源性呼吸困难患者可行胸部 X 射线、心电图、超声心动图、心血管造影等检查;肺源性呼吸困难患者在胸部 X 射线检查后,可选择性进行肺功能、肺血管造影、纤维支气管镜等检查;神经性呼吸困难患者,可选择性进行头颅 CT、MRI 检查等。

三、急救与护理

(一)急救处理

1. 体位　协助患者取合适的体位,减少活动,安静休息,可减轻呼吸困难。如急性左心衰竭、严重哮喘、肺气肿等患者取坐位或半坐位;胸腔积液的患者取患侧卧位;肋骨骨折患者取健侧卧位等。

2. 建立和保持呼吸道通畅　有效清除气道分泌物,增加肺泡通气量。可采取协助患者咳嗽、咳痰的各种方法,如翻身、拍背、指导患者做深呼吸和有效的咳痰动作;进行雾化吸入,湿润呼吸道及稀释痰液;给予祛痰药、吸痰;必要时建立人工气道,给予机械通气,辅助呼吸。

3. 给氧　呼吸困难是急症,应根据血气分析采取不同浓度和流量的吸氧:①缺氧伴有二氧化碳潴留者应低流量给氧,如肺源性心脏病患者为 $1\sim2L/min$。②缺氧不伴有二氧化碳潴留者可根据缺氧的程度给予中高流量吸氧,如急性肺水肿患者为高流量 $6\sim8L/min$,氧气可通过 $20\%\sim30\%$ 的乙醇湿化,使肺泡表面张力降低,有利于气体进入肺泡,但吸氧时间不易太长。

4. 原发病治疗　积极治疗原发病,如肋骨骨折固定、肺炎选用抗菌药物治疗、心力衰竭给予强心药物应用等。

5. 预防及控制并发症　常见的并发症有感染、水电解质紊乱和酸碱失衡、呼吸衰竭等,同时在疾病的救治过程中应警惕肾衰竭、DIC、消化道出血及多脏器功能衰竭等情况的出现。

(二)护理措施

1. 一般护理　保持环境的整洁、舒适、空气新鲜,维持适宜的温度和湿度,避免尘埃和烟雾刺激;采取半卧位和端坐位,床上可放置跨床小桌,患者疲劳时可伏桌休息;补充足够营养,促进体力恢复,给予高蛋白、高营养、高维生素、易消化、无刺激的清淡饮食等。

2. 病情观察　除注意患者的神志、呼吸、血压、脉搏、体温的变化外,重点观察呼吸困难及缺氧症状的改善情况,了解呼吸频率、节律、幅度的变化,有无二氧化碳潴留现象,对使用心电监护和呼吸机的患者应观察和记录各项参数值的变化并及时报告医师。

3. 对症护理　气道分泌物多者,应协助患者翻身拍背,有利于痰液排出,以增加肺泡通气量。必要时应机械负压吸痰,以保持呼吸道通畅。注意口腔卫生,张口呼吸者应每天口腔护理 $2\sim3$ 次。合理给氧是纠正缺氧、缓解呼吸困难的一种有效的治疗手段,根据病情采取不同的给氧方法、给氧浓度、注意输氧管道通畅,并且随时观察给氧疗效。

4. 用药护理　遵医嘱及时准确给药,并观察其疗效和不良反应。

5. 心理护理　注意安慰患者,多陪伴患者,进行必要的解释,以缓解其紧张不安情绪。当患者出现精神不振、焦虑、自感憋喘时,应设法分散患者注意力,指导患者做慢而深的呼吸,以缓解症状,使身心舒适。

四、健康教育

(一)自我监测

呼吸困难可以是急性疾病、急性外伤引起,也可以是慢性疾病所致。教育患者掌握呼吸困难发生的时间、诱因、发生特点、伴随症状等,以便及时就医。

（二）自我护理

一旦出现呼吸困难，先采取自救方法，如吸氧。有慢性病者应常备平喘、镇咳和强心药；对突发事件如气管异物，要学习初步自救、互救方法；对胸部外伤，学会初步填塞包扎的方法，及时就医等。

（三）自我保健

1. 指导慢性患者掌握常用药物的服用方法、剂量、注意事项和不良反应。

2. 对慢性心肺疾病的患者应注意避免劳累、受凉，生活规律，合理活动，合理安排饮食，改变不良生活习惯。

3. 学习家庭吸氧的方法及注意事项，慢性患者缓解期应进行呼吸功能锻炼。

4. 注意避免各种诱发呼吸困难发生的因素。如过敏性疾病患者不接触过敏原等。

（李云静）

第四节　大咯血患者的救护

咯血（hemoptysis）是指喉及喉以下呼吸道任何部位或肺组织的出血经口腔排出者，包括咯血、血痰或痰中带血，须与咽、口腔、鼻腔、消化道出血鉴别。24h咯血量在100mL以下为小量咯血；中等量咯血是指24h内咯血量在100～500mL；大咯血通常指一次咯血量超过200mL，或24h内咯血量超过500mL，或48h内超过600mL或持续咯血需要输血以维持血容量。引起咯血的疾病很多，主要是呼吸系统疾病和心血管系统疾病，最常见于肺结核，其次为支气管扩张、支气管肺癌。

一、病因与发病机制

（一）病因

1. 呼吸系统疾病

（1）支气管疾病：如支气管扩张、支气管结核、肺脓肿、支气管肺癌、支气管结核、慢性支气管炎等。

（2）肺部疾病：如肺结核、肺脓肿、肺炎、肺瘀血、肺吸虫病及其他肺疾病，其中肺结核为咯血的首要原因，引起肺结核患者咯血的主要病变，以浸润渗出、空洞和干酪较常见。

2. 循环系统疾病　较常见的是风湿性二尖瓣狭窄，其次为原发性肺动脉高压症、高血压性心脏病、急性肺水肿、肺动脉瘘等。

3. 全身性疾病

（1）急性传染病：流行性出血热、肺鼠疫等。

（2）血液病：白血病、血小板减少性紫癜、血友病、再生障碍性贫血、弥散性血管内凝血肝素及纤溶治疗等。

（3）其他：尿毒症、子宫内膜异位症、结节性多动脉炎等。

4. 外伤　胸部刺伤、挫伤、贯穿伤、肋骨骨折等。

（二）发病机制

咯血的发生机制一般分为以下几种。

1. 由于支气管的炎症、各种病变、外伤直接损伤支气管黏膜或毛细血管壁，导致毛细血管破裂出血或由于炎症等释放血管活性物质,使病灶处毛细血管通透性增高,血液渗出。

2.肺部病变侵犯、腐蚀支气管或肺小动脉、小静脉或外伤直接伤及肺部动静脉引起破裂出血,如肺脓肿、空洞性肺结核、胸部刺伤等。

3.肺血管本身的病变或先天性病变,如气管、支气管出现静脉曲张,支气管小动脉粥样硬化、破裂出血,先天性肺动静脉瘘,先天性毛细血管扩张症等引起出血。

4.循环系统疾病,由于肺瘀血造成肺泡壁或支气管内膜的毛细血管破裂而引起咯血,如支气管静脉曲张破裂。

5.某些全身性疾病,如血液系统疾病,各种病因所致凝血机制障碍、血液成分异常;某些急性传染病使全身的小动脉及毛细血管充血、扩张、脆性增加,而在肺部则表现为继发性咯血。

二、护理评估

(一)健康史

1.病史　详细询问病史,了解有无呼吸系统、循环系统、血液系统疾病史,发病年龄、职业、诱因、发病过程、发病前后症状、传染病接触史、预防接种史,以及是初次咯血还是间歇性或经常性咯血,咯血与月经周期的关系,详细询问以便分清是咯血或是呕血,咯血前有无先兆,如喉头发痒、口有腥味或痰中带血丝等情况,观察咯血的次数、咯血量、颜色、性状,以便估计出血量。

2.身体评估　首先了解一般状况,主要是生命体征及神志的变化,注意观察患者呼吸节律、次数、幅度,有无呼吸困难;有无面色、神志、心率、脉搏的变化;检查有无心跳加快、血压下降、呼吸浅快、皮肤潮红、苍白或发绀、出冷汗等,及时发现休克征象和早期窒息的表现。仔细观察咯血的颜色和性状,因不同病因其咯血颜色和性状不同:如颜色鲜红见于肺结核、支气管扩张症、出血性疾病等;铁锈色痰见于大叶性肺炎、肺吸虫病;砖红色胶冻样痰见于肺炎杆菌肺炎;浆液性粉红色泡沫样痰见于左心衰所致的肺水肿等。还要进行心肺检查,听诊肺部有无干湿性啰音、局限性哮鸣音、心尖部舒张期杂音等,以便明确心肺疾病。

3.心理状况　患者咯血时一般可出现焦虑、紧张、烦躁不安,若大量咯血则产生恐惧心理,并引发交感神经兴奋且出现相应的生理变化,甚至进一步加剧心理反应。

(二)临床表现

1.一般症状　由于患者出血的量及性质不同其表现不一。轻度咯血时,患者常无明显反应;大量咯血因血液在呼吸道滞留或失血,可产生各种并发症,常见有以下几种。

(1)窒息:为咯血直接致死的重要原因。具体表现为大咯血过程中咯血突然减少或中断,继之胸闷、气促、烦躁不安或紧张、恐惧、大汗淋漓,颜面青紫,甚至意识丧失。常见于急性大咯血、无力、咳嗽、应用镇静或镇咳药及精神极度紧张者。

(2)失血性休克:患者可表现血压下降、脉搏细速、口唇苍白或发绀、四肢湿凉、头晕、无力甚至心悸、反应冷淡、少尿等症状。

(3)肺不张:表现为咯血后出现胸闷、气促、呼吸困难、发绀、呼吸音减弱或消失。

2.伴随症状

(1)咯血伴发热、咳嗽、咳痰、胸痛:见于肺炎、肺脓肿等感染性疾病。

(2)咯血伴急性发热、胸痛:见于大叶性肺炎、肺梗死等。

（3）咯血伴胸痛、刺激性呛咳：见于支气管肺癌、支原体肺炎。

（4）咯血伴低热、盗汗、消瘦、乏力：见于肺结核等。

（5）咯血伴慢性咳嗽、大量脓痰、血色鲜红：见于支气管扩张。

（6）咯血伴皮肤、黏膜出血：考虑血液病、流行性出血热、结缔组织病。

（三）辅助检查

1.实验室检查

（1）血液检查：如血常规（血小板计数）、出凝血时间、凝血酶原时间、血细胞比容等检查可以判断出血量及出血原因、贫血程度等。

（2）痰液检查：如痰细菌学、结核菌检查、脱落细胞检查等，结果阳性可帮助诊断，结果阴性不可轻易否定诊断，常须连续多次检查。做痰液细菌培养和药物敏感试验可确定致病菌。

2.其他检查

（1）X射线和CT检查：一般肺部实质性病变均可诊断。

（2）纤维支气管镜检查：对原因未明的咯血患者，尤其怀疑肺癌时应做纤维支气管镜检查并活检，可确定出血部位、出血原因、清除积血、分泌物培养及采取活组织检查。

（3）支气管造影术：对反复咯血疑有支气管扩张、血管畸形者可做造影，为手术提供依据。

三、急救与护理

（一）急救处理

1.镇静、休息　对于大量咯血的患者，应绝对卧床休息。取患侧卧位或平卧位，头偏向一侧，避免血液流向健侧或堵塞气管造成窒息。同时安慰患者，保持安静，消除其紧张、恐惧心理，必要时给予镇静药。嘱患者不可屏气，以免造成气管内血块不易咳出而引起窒息。

2.对症处理

（1）止血措施：遵医嘱建立静脉通道应用止血药。常用药物有垂体后叶素10～20U，加至5%葡萄糖液500mL中静脉滴注，对小血管破裂止血效果好，但高血压、心力衰竭患者和孕妇禁用。还可以应用糖皮质激素、酚妥拉明等抗休克治疗。维生素K、氨甲苯酸、巴曲酶（立止血）、酚磺乙胺（止血敏）、鱼精蛋白、云南白药等有较好止血作用。还可采用胸部冷敷或沙袋压迫，有助于止血。若药物治疗无效，有条件者可行纤维支气管镜止血或支气管动脉栓塞止血，必要时手术治疗。

（2）畅通气道，维持呼吸：鼓励患者咳出滞留于呼吸道的血液、血凝块，迅速清除口腔、鼻腔的血液及分泌物，保持呼吸道通畅。若无自主呼吸，可施行人工呼吸，或经气管插管或气管切开行人工呼吸机辅助呼吸。对剧烈咳嗽或频繁咳嗽者，应给镇咳药如可卡因。对于肺功能不全或年老体弱者慎用吗啡，防止抑制呼吸，使血液和分泌物不易排出而引起窒息，同时给予高流量吸氧4～6L/min。体位引流可有效防止气道堵塞和窒息。

（3）补充血容量：根据病情决定是否需输血。如出现循环血容量不足，应适当输新鲜血，除补充血容量外还有止血作用。

（4）原发病治疗：积极寻找引起咯血的原发病，达到最终止血的目的。

3.并发症的防治　咯血常见的并发症有窒息、出血性休克、肺不张、结核病灶扩散和继发性肺部感染，应定时监测生命体征，同时记录患者神志、情绪、瞳孔变化，皮肤、黏膜颜色及温度有无改变，有无呼吸困难、胸闷、三凹征，出血量、尿量及尿比重有无变化。注意有无窒息、休克、呼吸衰竭、循环衰竭的症状及体征,并积极处理,防止窒息:①对牙关紧闭者,用压舌板和开口器打开口腔,用吸引器吸出口腔及呼吸道积血。②必要时行气道内插管、气管切开术或经支气管镜止血、清理积血与分泌物,畅通气道。③一旦自主呼吸停止,立即机械通气,给予呼吸兴奋药。

（二）护理措施

1. 一般护理

(1)安静休息:保持室内安静,避免不必要的交谈。少量咯血通过卧床休息能自止。大咯血时应绝对卧床休息,减少翻动,协助患者取患侧卧位,有利于健侧通气。

(2)饮食护理:大量咯血者暂禁食,少量咯血者宜进少量凉或温的流质饮食,多饮水,多食含纤维素食物,以保持大便通畅,避免排便时腹压增大而引起再次咯血。

2. 病情观察　随时观察咯血患者的病情变化,定时测量呼吸、脉搏、血压、准确记录咯血量,了解双肺呼吸音的变化。预防窒息的发生,注意保持呼吸道通畅,咯血时嘱患者勿屏气,以免诱发声门痉挛引起窒息。若大咯血时突然出现咯血减少或停止、胸闷烦躁、情绪紧张、面色灰暗,提示窒息先兆。病情进一步恶化,患者出现表情恐惧、张口瞪眼、意识丧失提示发生窒息,应紧急抢救。

3. 用药护理　主要护理措施是镇静、止血、保持呼吸道通畅。遵医嘱迅速采取有效止血措施。首先应用垂体后叶素;对烦躁不安者应用镇静剂,如安定或10%水合氯醛灌肠;禁用吗啡、哌替啶以免引起呼吸抑制;大咯血伴剧烈咳嗽时常用可待因口服或皮下注射,年老体弱、肾功能不全慎用。

4. 对症护理　保持呼吸道通畅,及时清除口腔血块,可用手指套上纱布将咽喉、鼻腔血块清除或用鼻导管将呼吸道分泌物和血液吸出。严重者立即做气管插管或气管切开,以吸尽积血,给予高流量吸氧或按医嘱应用呼吸中枢兴奋剂,促使自主呼吸恢复,必要时进行人工呼吸。

5. 心理护理　大咯血时,患者常伴有烦躁不安、焦虑、紧张使病情加重,护士应守护在床旁安慰患者,及时清除血迹,解释咯血的有关问题,指导患者轻轻将血咯出,嘱患者勿屏气,劝告患者身心放松,绝对安静休息,消除其紧张、恐惧心理,使患者有安全感,有利于咯血减轻。

四、健康教育

（一）自我监测

对可引发咯血的慢性疾病患者,要避免感冒、控制感染、防止剧烈咳嗽,以免诱发咯血。一旦发生咯血,若出现心悸、乏力、头晕、烦躁、胸闷及喉痒等伴随症状,应立即就诊,住院患者及时向医护人员叙述病情,以便及时处理。

（二）自我护理

咯血是急性症状,患者大多数有慢性病史或由突发性事故外伤引起。因此,患者要掌握一定的自救常识。

1. 发生咯血,特别是咯血量较大时,首先保持镇静,取平卧位,头偏向一侧,将气管内的积血轻轻地咳出,勿吞下,也不可坐起,以免引流不畅,导致血块阻塞气道而窒息。

2. 胸部外伤引发咯血,应设法进行包扎止血、骨折固定,必要时辅助呼吸。

（三）自我保健

1. 注意生活环境清洁、安静、空气新鲜,适宜的温湿度,避免感冒,防止剧烈咳嗽,以免诱发咯血。

2.合理饮食,根据病情,安排营养丰富、易消化的饮食,以利康复。

3.对于常用的镇咳药、止血药、抗菌药物等,要了解其用法、注意事项及不良反应。

4.学会家庭用氧的方法及用氧注意事项。

5.平时注意用适当方法排痰、清理气道,并根据自我实际情况进行体能锻炼。

(柏娜)

第五节　呕血患者的救护

呕血(hematemesis)是因上消化道(十二指肠屈氏韧带以上的消化器官)疾病或某些全身性疾病所致的急性上消化道出血,出血量较多时,胃内或反流入胃内的血液从口腔呕出。出血量少于500mL为少量呕血,出血量大于1500mL为大量呕血。一天出血量大于5mL者,粪便隐血可为阳性。一天出血量大于50mL,可出现黑便。呕血一般都伴有黑便,但黑便不一定都伴有呕血,呕血和黑便都是上消化道出血的特征性表现,且呕血须与咯血鉴别(表3-2)。

表3-2　呕血与咯血的鉴别

项目	呕血	咯血
原发病	原有各种消化道疾病、胃和十二指肠溃疡、肝硬化、食管胃底静脉曲张等	原有各种呼吸道疾病、支气管扩张、肺结核、肺癌等
前驱症状	上腹部不适、恶心、呕吐等	胸闷、喉痒、咳嗽等
血液性状	色暗红、有凝血块、可伴有食物残渣,无痰中带血	色鲜红、泡沫状、伴痰液,可持续数天痰中带血
酸碱度	酸性	碱性
柏油便	常见,呕血停止后可持续数天	少见

一、病因与发病机制

(一)病因

1.消化系统疾病

(1)食管、胃十二指肠疾病:常见食管—胃底静脉曲张破裂出血、食管异物、食管损伤、食管癌、反流性食管炎、食管贲门撕裂症、胃十二指肠溃疡、应激性胃溃疡、胃及十二指肠溃疡、胃癌、急慢性胃炎等。大量呕血常由肝硬化门脉高压引发的食管胃底静脉曲张破裂所致,常危及生命。

(2)肝胆、胰腺疾病:常见肝硬化门静脉高压、肝癌、肝脓肿或肝动脉瘤破裂出血、胆道结石、胆囊癌、急慢性胰腺炎合并脓肿或囊肿、胰腺癌破裂出血等。

2.血液系统疾病　白血病、血小板减少性紫癜、再生障碍性贫血、血友病、遗传性毛细血管扩张症、弥散性血管内凝血及其他凝血机制障碍性疾病等。

3.其他　流行性出血热、钩端螺旋体病、系统性红斑狼疮、结节性动脉炎、血管瘤、尿毒症等。

(二)发病机制

引起呕血的病因很多,其发病机制各不相同。

1. 上消化道黏膜由于受到各种致病因子的作用,局部出现炎症、损伤、糜烂、浅表性溃疡等导致出血。多见于消化性溃疡、急性胃黏膜病变出血等。

2. 由于血管病变如胃动脉硬化、胃窦血管扩张症等,致使动脉管壁坏死、破裂出血。

3. 各种原因引起的门静脉高压形成侧支循环,出现食管胃底静脉曲张充盈、管壁变薄易损伤,破裂出血。

4. 由于外伤或肿瘤、炎症等各种原因浸润胆管,可引起胆道出血。

5. 全身性疾病,如血液病所致血小板数量和质量发生异常改变;各种疾病导致凝血机制异常;各种中毒、毒性物质或体内代谢产物在血中蓄积等可引起上消化道出血。

6. 由于患者频繁、剧烈呕吐或其他原因使腹压骤然升高,导致食管与胃贲门连续处黏膜下层纵行撕裂,也可导致出血。

二、护理评估

（一）健康史

1. **病史**　询问患者既往身体健康状况,有无消化性溃疡、肝硬化等消化系统或其他系统疾病;了解出血前驱症状,是否用过非甾体类药物或糖皮质激素等刺激胃肠黏膜的药物,是否有剧烈呕吐、饮食失调、过度疲劳、酗酒等病史;询问呕血的性质、量、颜色等;询问患者的一般情况,是否有头晕、心悸、出汗、口渴、黑蒙等症状,是否伴有黑便。

2. **身体状况**　首先应确定是否呕血,仔细察看口腔和鼻咽部,以便排除鼻咽部出血和咯血;观察患者的生命特征,有无心率加快、脉搏快而弱、血压下降,有无乏力、头晕等症状,有无烦躁、表情淡漠及意识改变,皮肤黏膜的颜色、温度和湿度的变化,及时判断出血量的多少。针对病史做相应检查:如有肝病史患者应检查有无肝掌、黄疸、腹壁静脉曲张,查看有无腹水征和肠鸣音亢进,注意尿量有无变化;有血液病史者应注意有无出血点、瘀斑等;注意咯血与呕血的区别等。

3. **心理状况**　了解患者对出血的认识,有无紧张、恐惧、悲观心理。

（二）临床表现

1. **一般表现**　上消化道出血的临床表现以呕血和黑便为主要特征,常伴有周围循环衰竭症状。呕血的前驱症状为上腹部不适、恶心、呕吐、脉搏增快等,随后呕吐血性胃内容物。呕吐物颜色与出血量及在胃内停留时间长短有关:出血量少或在胃内停留时间长,因血红蛋白与胃酸作用形成酸化正铁血红蛋白,所以呕吐物呈棕褐色咖啡渣样;出血量大且在胃内停留时间短者呕血为鲜红色或混有凝血块,停留时间长则为暗红色。呕血是否伴有黑便:通常幽门以上部位出血以呕血为主并伴有黑便,幽门以下部位出血多以黑便为主。大量呕血时常出现头晕眼花、乏力、口渴、面色苍白、心动过速、血压下降甚至失血性休克。

2. **评估出血量**　粪便隐血试验阳性,提示消化道出血在 5mL 以上,出血在 50mL 以上则可出现黑便,胃内积血 250～300mL 便可引起呕血。一次出血不超过 400mL,一般无全身症状;超过 400mL 时,常出现头晕、乏力、口渴、心悸、皮肤黏膜苍白、脉搏增快、尿量减少、血压开始下降等全身症状。短时间内出血量超过 1000mL 时,上述症状加重,出现周围循环衰竭甚至失血性休克表现。

3. 判断出血是否停止   临床上出现下列现象提示继续出血：①反复呕血及黑便次数增多，粪质稀薄，肠鸣音亢进。②经充分补液、输血而周围循环衰竭不能改善，或暂时好转而又恶化。③红细胞计数、血红蛋白浓度和血细胞比容继续下降，网织红细胞计数持续增高。④在补液与尿量足够的情况下，血尿素氮持续或再次升高。有以下征象提示出血停止：a. 经数小时观察，无呕血与便血，且脉搏、血压平稳者。b. 患者一般情况稳定并逐渐好转者。

4. 伴随症状

（1）呕血伴肝脾肿大、消瘦、腹壁静脉曲张、腹水：可见于肝硬化。

（2）慢性规律性上腹痛伴呕血：可见于消化性溃疡。

（3）呕血伴黄疸、发热、右上腹绞痛：可见于肝胆疾病。

（4）呕血伴皮肤和黏膜出血、发热、肌肉酸痛：可见于血液病、脓毒症、流行性出血热。

（5）呕血伴消瘦、贫血、上腹部持续疼痛：多见于胃癌。

（三）辅助检查

1. 实验室检查   包括血常规、血细胞比容、出凝血时间、尿常规、肝肾功能、出凝血时间等，可帮助估计失血量、判断是否出血及协助病因诊断等。若白细胞、血小板、血红蛋白低于正常，出凝血时间延长，凝血酶原时间异常，肝功能异常，白蛋白/球蛋白比例倒置，有助于诊断急性肝病、肝硬化；若白细胞异常增高，血小板、红细胞均减少，血红蛋白下降，出凝血时间延长，应考虑白血病。

2. 内镜检查   可确定出血部位、病变性质，必要时可止血。

3. B 型超声、CT 检查   有助于明确诊断肝硬化、脾功能亢进、胰腺癌、胆囊结石等。

4. 选择性腹腔动脉造影   用于诊断静脉畸形、血管瘤，还可协助诊断出血部位。

5. X 射线检查   多在出血停止后 2 周进行。吞钡检查对诊断食管静脉曲张、消化性溃疡及胃癌有重要价值。

三、急救与护理

（一）急救处理

1. 畅通气道   对于大量呕血患者，首先稳定患者和家属情绪，让患者绝对卧床休息，一般取平卧位并将下肢稍抬高，以保证脑部供血，呕吐时头偏向一侧，防止血液进入气管引起窒息或吸入性肺炎，必要时用负压吸引器清除气道内的呕吐物、血液等，保持呼吸道通畅，并给予氧气吸入。

2. 积极补充血容量，抢救失血性休克   如大量呕血患者出现口渴、烦躁、面色苍白，心率大于 120 次/min，收缩压低于 90mmHg 时，立即建立两条静脉通道，一条通道输入止血药物（如氨甲苯酸、卡络磺钠），另一条通道用于维持有效的血容量（输血、补液、给予升压药等）。监测生命体征、尿量及中心静脉压，急查血型与配血，必要时输血。

3. 有效止血   口服或静脉给予止血药：常用去甲肾上腺素 4～8mg，加入生理盐水 150mL，分次口服或胃管注入；若确诊为溃疡病出血患者也可用西咪替丁、法莫替丁等 H_2 受体拮抗药；若确诊食管胃底静脉曲张破裂出血，可用垂体后叶素 75U，加入 5% 葡萄糖液 500mL 静脉滴注，但高血压、冠心病患者和孕妇忌用。有条件者插入三腔两囊管充气压迫止血,注意充气量和压力,以达到切实压迫止血的目的,并做好三腔两囊管护理,定时放气、充气,以防止长时间压迫局部组织,及时抽取胃内容物及引流物,出血停止后放气留置观察24h后方可拔出,拔出前口服润滑剂润滑食管。或行纤维镜下止血。必要时手术治疗。

4.原发病治疗　积极治疗原发病。

（二）护理措施

1.一般护理　出血量大的患者绝对卧床休息,去枕平卧位,温度适宜,注意保暖,做好口腔和皮肤护理。呕血时,头偏向一侧,以防误吸,保持环境安静,避免刺激;严重呕血者或伴恶心、呕吐者应禁食。少量呕血者,特别是消化性溃疡患者可进温热流质饮食,如牛奶、面汤,以中和胃酸。出血停止后按序给予流质、半流质及易消化的软食;若为食管、胃底静脉曲张破裂出血,应在出血停止后2～3d,给予低盐、低蛋白、少渣、高热量、高维生素饮食,少量多餐,避免过热饮食,以防止再次出血。

2.严密观察病情　①出血程度的观察:观察呕血和黑便的次数、量、颜色等,结合神志变化、血压、脉搏、皮肤颜色、末梢循环、尿量等的变化以判断是否出现周围循环衰竭。②止血治疗效果的观察:监测呕血、黑便的次数、量和性质,动态观察红细胞计数、血红蛋白浓度、血细胞比容和网织红细胞计数,注意氮质血症的发展情况,综合判断出血是否停止。

3.心理护理　关心安慰患者,消除紧张、恐惧心理,向患者说明安静休息有利于止血。经常巡视,大出血时陪伴患者,使其有安全感。抢救工作应迅速而不忙乱,减轻患者的紧张情绪。及时清除呕血或便血后的血迹、污物,以减少对患者的不良刺激。解释各项检查、治疗措施,听取并解答其疑问,以减轻他们的焦虑。

4.三腔两囊管的使用及护理　食管下端和胃底静脉曲张破裂者,可用三腔两囊管压迫止血。其使用方法与护理如下:①准备好用物,仔细检查三腔两囊管,确保管腔通畅,气囊不漏气。并向患者解释,嘱其配合。把润滑后的三腔两囊管从鼻腔慢慢插入,至插入60cm左右时抽取胃液,确认管端在胃内后,可向胃气囊充气200～300mL并封闭管口,徐徐牵引,使胃气囊压迫胃底静脉,继之向食道气囊充气100mL,压迫食管下端静脉(如单用胃气囊压迫已止血,则食管气囊不必充气)。②固定三腔两囊管及牵引装置,定时抽出胃内容物,观察出血量是否停止。③出血停止后,放出气囊内气体,继续观察24h,如无再出血时,可考虑拔管。拔管前可口服液体石蜡20～30mL,抽尽囊内空气,缓慢拔出。④留管期间注意观察,防止胃气囊挤压心脏、阻塞咽喉而发生意外。

四、健康教育

（一）自我监测

发生呕血的患者大多数患有慢性疾病,要使患者及家属学会判断出血的前驱症状,如患者出现恶心、头晕、心慌、烦躁及上腹部不适等,应立即卧床休息,保持安静,以便及时就诊,或住院患者立即向医护人员反映。

（二）自我护理

发生呕血时,取侧卧位或平卧位,头偏向一侧,防止呕吐物误吸入气管。呕血后及时漱口,清洁口腔。

（三）自我保健

1.指导患者生活规律,劳逸结合,情绪乐观,注意身心休息。

2.合理饮食,注意饮食卫生和饮食规律。出血停止后进清淡、无刺激、流质饮食,不可过冷、过热,防止诱发出血。对于食管胃底静脉曲张者,避免进粗糙食物,忌烟戒酒。

3.应注意避免一切诱发因素。

4.坚持合理用药。

(柏娜)

第六节　休克患者的救护

一、急救处理

不同病因引起的休克,具有共同的临床表现综合征,应针对不同病因和不同的发展阶段采取相应的处理措施。救护的原则为:尽早消除病因,迅速恢复有效循环血量,纠正微循环障碍,恢复组织灌注,改善心脏功能,恢复正常代谢和防止多器官功能损害。

(一)紧急处理

1.消除病因　积极防治引起休克的原发病。包括创伤处包扎、固定、制动和控制大出血等。有活动性出血的患者,除补充血容量外,应尽快止血。对于表浅伤口或四肢血管出血,可采用局部压迫止血或扎止血带止血,必要时可使用抗休克裤止血。若出现胸、腹部脏器破裂或大血管破裂,应在快速扩容的同时积极手术止血。控制感染是抢救感染性休克的主要环节,在致病菌不明时,应以控制革兰氏阴性杆菌为主,兼顾革兰氏阳性球菌和厌氧菌,从静脉给予抗生素。遇过敏性休克时必须立即停用过敏药物,立即注射肾上腺素、糖皮质激素、升压药物及脱敏药等。

2.保持呼吸道通畅　头部仰伸,清除口咽部异物,早期通过鼻导管或面罩给养,改善缺氧状态。严重呼吸困难者,可作气管插管或气管切开使用呼吸机辅助呼吸。

3.体位　取中凹卧位,将头和躯干抬高 20°～30°,下肢抬高 15°～20°,以增加回心血量和有利于呼吸。

4.补液　立即开放两条以上的静脉通道,补充血容量。

5.保暖　对于面色苍白、四肢湿冷者注意保暖。

6.镇痛　疼痛剧烈时,可肌内注射或静脉注射吗啡或哌替啶,但病因未明者禁用镇痛药。

(二)补充血容量

迅速补充有效循环血量是治疗休克最基本和首要的措施,也是纠正休克引起的组织低灌注和缺氧状态的关键。补液原则是及时、快速、足量,失血补血,失水补水,丢失多少补多少。需根据休克类型和患者情况,考虑输入液体的种类。一般认为大量补充晶体液,适量补充胶体液,高渗液体不超过 400mL。晶体液常用乳酸钠林格液或等渗生理盐水,胶体液常用 706 代血浆、中分子右旋糖酐,必要时输成分血或全血。高渗溶液包括高张盐液(7.5%氯化钠)或高张高渗液(7.5%氯化钠、12%右旋糖酐),按 3～4mL/kg 补充。晶体液与胶体液数量之比为 3:1。补液时,原则上先快后慢,在连续监测血压、CVP、PCWP、尿量等指标的基础上,判断补液的量、速度(表3—3)。

表3-3　中心静脉压(CVP)与补液的关系

CVP	血压	原因	处理原则
低	低	血容量相对不足	充分补液
低	正常	心收缩力良好,血容量不足	适当补液,改善心功能
高	低	心功能不全或血容量相对过多	强心剂,纠正酸中毒,扩张血管
高	正常	容量血管过度收缩,肺循环阻力增加	扩张血管
正常	低	心功能不全或血容量不足	补液试验后给药*

　*补液试验:在5~10min内快速输液100~200mL,如CVP不升高、血压升高,提示血容量不足,如CVP立即上升0.3~0.5kPa,提示心功能不全

(三)纠正酸碱平衡失调

除休克早期可因过度通气而发生呼吸性碱中毒外,休克时更常见的为乳酸酸中毒。纠正酸中毒的根本措施是恢复有效循环血量和改善组织灌注状态,目前对酸碱失衡的处理多主张"宁酸勿碱"。酸性环境能增加氧与血红蛋白的解离从而增加向氧气向组织释放,对复苏有利。若酸中毒pH值<7.20,应静脉滴注碳酸氢钠0.5~1.0mmol/kg,以后依血气分析结果调整药量。注意碱性药物应在明确代谢性酸中毒和保证通气良好的情况下使用,否则会导致CO_2潴留而加重酸中毒。

(四)血管活性药物的应用

在充分复苏的前提下应用血管活性药物,以维持脏器灌注。血管活性药物能辅助扩容治疗,可迅速升高血压,又能改善心脏、脑血管、肾等内脏器官的组织灌注。按其作用分为血管收缩剂、血管扩张剂和强心药。

1. 血管收缩剂　具有收缩血管作用,主要有多巴胺、去甲肾上腺素和间羟胺等,用于休克时微血管扩张阶段,增加周围循环阻力,改善微循环,能暂时升高血压,但会加重组织缺氧,所以应慎用。

使用血管收缩剂的注意事项有:①血管收缩药物较少单独应用。②治疗过敏性休克可用拟肾上腺药物治疗,如肾上腺素是治疗的主要药物。③在休克早期可一边扩容一边应用小剂量的血管收缩剂维持血压,以保证心、脑等重要脏器的血液供应。

2. 血管扩张剂　对微血管有明显的扩张作用,主要有α-受体阻滞剂(如酚妥拉明、酚苄明等)和抗胆碱能药物(如阿托品、山莨菪碱和东莨菪碱等)。应用于休克早期微血管痉挛性收缩阶段,可解除小动脉痉挛,关闭动-静脉短路,扩张微循环,提高组织器官的血液灌注量,使血压回升,但当血管容量扩大,血容量相对不足时可能导致血压下降。

使用血管扩张剂的注意事项有:①必须在补足有效血容量的基础上才能使用。②输注时必须由低浓度、慢速度开始,切忌输液开始就高浓度、大剂量、快速给药,而且切忌忽快忽慢。③在用药无效时,应仔细查找原因,不能盲目加大剂量。④必须注意纠正酸中毒和电解质紊乱。⑤必要时可以与血管收缩剂联合使用。

3. 强心药　对于心功能不全的患者,可给予强心药,主要有多巴胺、多巴酚丁胺和毛花苷C(西地兰),可增强心肌收缩力、减慢心率、增加心输出量。

休克时血管活性药物的选择应结合病情。一般血管扩张剂与扩容治疗应联合应用,在扩容尚未完成时,若有必要,也可适量使用血管收缩剂,但剂量不宜太大、时间不能太长,应抓紧时间扩容。为了兼顾重要脏器的灌注水平,还常将血管收缩剂与扩张剂联合应用。

（五）DIC的防治

DIC的预防和治疗中，应早期发现，及时处理，充分扩容改善微循环，防止微血栓的形成。早期应用足量抗凝药物，对于轻症的DIC可采用补充血容量、纠正酸中毒等措施或用丹参、双嘧达莫等较缓和的抗凝药物；对于重症的DIC，首选肝素一般0.1mg/kg，6h一次，使用肝素时必须监测活化部分凝血活酶时间（activated pactiai thrombopilastin time，APTT）。若APTT延长至正常值的1.5～2.5倍，提示肝素使用剂量合适；若APTT延长至正常值的2.5倍以上，一般情况恶化，出血量增加，则提示肝素用药过量。此时应停用肝素，并用硫酸鱼精蛋白中和体内过量的肝素。DIC晚期，由于纤维蛋白原溶解系统亢进，可使用抗纤溶药物，如氨甲苯酸、氨基己酸、阿司匹林、小分子右旋糖酐等。

（六）糖皮质激素的应用

糖皮质激素具有抗炎、抗毒素、抗过敏、抗休克和抑制免疫反应的作用，可用于感染性休克、过敏性休克和其他较严重的休克患者，主张早期、足量、短疗程使用糖皮质激素，可以降低患者的死亡率，如地塞米松1～3mg/kg，一般只应用1～2次，对于严重休克者可适当延长应用时间。

（七）纳洛酮的应用

吗啡类拮抗剂纳洛酮，可改善组织血液灌流和防止细胞功能失常，能升高血压。用量：0.8～1.2mg/d稀释后静脉滴注。

（八）呼吸功能的支持

保持呼吸道的通畅，维持有效的通气功能，必要时行气管插管或气管切开，或上呼吸机辅助呼吸。给氧，限制液体输入，强心，利尿，使用抗生素注意避免肺部感染。

（九）肾功能的支持

休克时由于创伤性出血、感染引起低血容量与低血压，导致少尿及急性肾衰竭，应尽早改善肾血流量，并越早越好。如出现少尿或无尿，进行纠酸、扩容后仍无好转时，提示肾功能有不同程度的损害，并须注意非少尿性肾衰竭的监测。若创伤后出现肾功能不全，须及时补充血容量。若扩容后，血压恢复正常但患者仍出现少尿，应使用利尿剂，须注意水、电解质失衡。

（十）各型休克的处理

1.低血容量性休克　及时补充血容量、积极处理原发病和制止继续失血、失液是治疗的关键。但补充血容量，并不需要全部补充血液，而应及时增加静脉回流，可首先静脉快速输入平衡盐溶液和胶体液。同时应积极治疗原发病。

2.过敏性休克　立即以0.1％肾上腺素0.5～1.0mL，皮下注射。根据情况，可在5～10min重复给药。必要时可用0.1％肾上腺素0.1～0.2mL，以生理盐水稀释到5～10mL静脉注射，迅速开放静脉进行扩容，注意补充胶体液。静脉滴注去甲肾上腺素可提高血压，应使收缩压保持在80mmHg以上。可给予肾上腺皮质激素，如地塞米松10～20mg，墨菲滴管内滴入，或氢化可的松、琥珀酸可的松500mg，静脉滴注。应用抗过敏药物，如苯海拉明50～100mg，异丙嗪12.5～25mg，氯苯那敏5～20mg，肌内注射。保持呼吸道通畅，必要时行气管插管机械通气，注意给患者吸氧。心脏骤停者，立即行心肺复苏。

3.感染性休克　原则是休克未纠正前，着重治疗休克，同时治疗感染；休克纠正后，着重治疗感染。控制感染的主要措施是应用抗菌药物和处理原发感染灶。对病原菌不明的患者，可根据临床判断最可能的致病菌种应用抗菌药，或选用广谱抗菌药。已知致病菌时，可选用敏感抗菌药。同时纠正酸碱失衡,可短期、大量使用肾上腺皮质激素。

4.心源性休克　治疗目的是重建冠状动脉血液,恢复梗死区心肌血氧供给,减轻受累心肌负荷。主要救治措施包括给氧、补充血容量、纠正酸中毒,合理应用血管活性药物、强心药和利尿剂,运用机械辅助循环(如主动脉内气囊反搏术等)及在此基础上施行冠状动脉血运重建术,包括早期溶栓、经皮腔内冠状动脉成形术(percutaneous transluminal coronary angioplasty,PTCA)和冠状动脉旁路移植术。

5.神经源性休克　治疗原则是根据不同的临床表现进行相应的处理。首先纠正休克,再仔细询问病史,查清病因进行治疗。发现患者突然倒地,判断为休克者应立即使用升压药。了解有无颅脑和脊髓外伤史,使精神紧张者保持安静,必要时给予安定、多塞平、巴比妥类镇静药。对功能性神经源性休克经常发作者,可给予神经营养药,如谷氨酸、γ-氨酪酸、能量合剂、维生素及胞磷胆碱和脑活素等,也可给予神经调节药谷维素。

二、护理措施

(一)转运与途中的护理

1.转运途中应心电监护和氧疗,每5～10min测血压、脉搏一次,并做好记录。

2.持续静脉输液,补充血容量和使用升压药物。

3.转运时,不要给患者任何饮料或食物,如患者口唇干燥,也只需用湿纱布润嘴唇;如患者张口呼吸,可将纱布盖在口腔上,并使用面罩给氧。

4.将患者转送至医院后,须与值班人员交接清楚,以便能掌握病情和继续治疗。

(二)一般护理

1.患者安置　将患者安置在抢救室或距离医护办公室较近的单间病房,病房保持安静,室温22～28℃,湿度在70%左右,保持良好通风,室内空气新鲜。设专人监护,体位取中凹卧位,避免过多的搬动,并做好护理记录。

2.建立两条以上的静脉通道　若周围血管萎陷或肥胖的患者静脉穿刺困难时,可行中心静脉置管,并同时监测CVP。深静脉可快速输液,浅静脉宜均匀、缓慢输注血管活性药物等需要控制滴速的药物。应根据病情灵活掌握输液速度,一般成人60～80滴/min。

3.保持呼吸道通畅与吸氧　休克患者无论有无呼吸困难均有不同程度的缺氧,所以,休克患者应给予氧气吸入。经鼻导管给氧时,氧浓度为40%～50%,氧流量为6～8L/min,以提高血氧浓度,并注意保持呼吸道通畅。因为呼吸道是否通畅直接影响氧疗的效果。当遇有呼吸道异物、颌面、颅底骨折、气道烧伤、喉头水肿、颈部血肿压迫气道及严重的胸部创伤使气道梗阻,应采取措施尽快开放气道,如使用舌钳将舌拉出口腔;清除口腔异物、呕吐物、分泌物;患者头偏向一侧;必要时建立可靠的人工气道,以保证呼吸通畅,氧气的供给。

4.保温　休克患者出现体温下降、怕冷时,注意予以保暖,可加盖棉被、毛毯,调节室温等措施进行保暖。但不能使用热水袋、电热毯等体表加温,以免因皮肤血管扩张增加局部组织耗氧量而加重组织缺氧和引起重要脏器的血流灌注量减少,或可能出现烫伤。对于感染性休克持续高热时,可采用物理或药物降温,以降低机体对氧的消耗。

(三)临床观察

休克关键是要早期发现,因此凡是严重损伤、大量出血、重度感染、过敏患者和有心脏病史者,应想到发生休克的可能,临床观察应重点监测以下内容:

1.意识状态　是脑组织血液灌注和全身循环情况的反映。休克早期,脑组织的血液灌注量并没有明显减少,缺氧还不十分严重,神经系统处于兴奋状态,患者表现为烦躁不安、焦虑或激动。当休克进一步加重时,神经系统反应性降低,患者表现为表情淡漠、反应迟钝、意识障碍甚至昏迷。

2.皮肤黏膜　是体表灌注情况的标志。应注意患者面颊部、口唇和甲床的颜色、温度和湿度。休克患者的皮肤和黏膜常呈苍白颜色,温度降低;重度休克时,皮肤出现发绀,四肢厥冷。还可进行皮肤毛细血管苍白试验,即在前额、耳缘或胸骨柄部的皮肤,用一手指轻压 2～3s,移去后观察皮肤由苍白逐渐恢复的时间,正常人于 5s 内苍白即消失而呈红润,休克时若转白反应不很明显,是皮层下小血管收缩的表现,如苍白恢复时间显著延长,是休克的表现。

3.脉搏　休克时脉搏变弱、变快,常超过 120 次/min,其变化多出现在血压下降之前,故常作为判断休克的体征之一。休克晚期心功能障碍时,脉搏可变为慢而细。除观察脉率外,脉搏是否有力也很重要,有时血压较低,但脉搏可触及,说明微循环灌注尚可或休克好转。脉搏不整齐,通常表示有心肌损害。

4.血压　是休克最重要、最基本的监测手段,包括无创和有创方法。但它并不是反映休克程度最敏感的指标,应兼顾其他指标综合、连续地分析判断。通常认为收缩压<90mmHg、脉压<20mmHg 是休克存在的表现;血压回升、脉压增大则是休克好转的征象。

5.尿量　是反映肾功能血液灌注的指标。尿少通常是早期休克和休克复苏不完全的表现。尿量少于 17mL/h 应警惕发生急性肾衰竭的可能。当尿量维持在 30mL/h 以上时,一般说明休克已纠正。

6.呼吸　休克早期,呼吸浅而快,多有代偿性过度通气。出现代偿性呼吸性酸中毒时,呼吸深而快。严重的代谢性酸中毒时,呼吸深而慢。休克晚期发生心功能衰竭时,可出现呼吸困难或潮式呼吸。

7.体温　皮肤温度一般反映外周循环血液灌注情况。有条件时可监测中心温度和外周温度差,正常情况下相差 0.5～1℃,如大于 2～3℃提示外周循环收缩,皮肤循环血流灌注不足。感染性休克早期可出现寒战、高热、皮肤潮红,到休克晚期皮肤表现湿冷、发绀。

临床观察中,特别注意休克早期的表现,如出汗、兴奋、心率加快、脉压缩小及尿少等;如果患者出现神志淡漠、反应迟钝、皮肤苍白、呼吸浅快、收缩压低于 90mmHg 及尿少时,标志着患者已进入休克抑制期。

(四)使用血管活性药物的护理

1.使用升压药物时,应从低浓度慢速度开始,可根据血压的高低来适当调节药物浓度,开始每 5～10min 测血压 1 次,血压平稳后每 15～30min 测 1 次。

2.严防药物外渗,以免发生皮下组织坏死,如出现注射部位红肿、疼痛,应立即更换注射部位,局部进行封闭。

3.长期输液的患者,应每 24h 更换一次输液管,并注意保护血管。

(五)预防意外伤害

对于烦躁或神志不清的患者,应加床旁护栏,以防坠床;必要时,四肢以约束带固定于床旁。

(六)并发症防治

1.预防肺水肿　严格控制输液量和输液速度,密切观察患者呼吸和脉搏改变。如患者出现呼吸困难、发绀、咳嗽、咳粉红色泡沫痰,甚至从口鼻腔涌出,肺部听诊有大量水泡音,心率快且心律不齐,应立即减慢输液速度,给予强心、利尿剂,纠正肺水肿。

2.预防褥疮、口腔并发症　对活动有困难的患者保持床单平整,定时翻身,按摩受压部位,促进局部血压循环,预防褥疮。每天做 2～3 次口腔护理,保证口腔清洁、卫生,增加患者的舒适感,预防口腔并发症。

3.预防呼吸道感染　病室定时开窗通风,保持空气新鲜。定期消毒空气,减少人员探视。吸痰时注意无菌操作,防止交叉感染。鼓励患者深呼吸,咳嗽排痰。痰液黏稠不易咳出时,可给予雾化吸入。对无力咳嗽者及时机械吸痰,保持呼吸道通畅,预防肺部并发症。

4.预防泌尿系感染　对留置导尿管患者,操作应严格遵守无菌原则,导尿管不要受压、扭曲,保持引流通畅。尿袋不可高于耻骨联合,尿液要及时倾倒,以防逆流感染。认真观察尿液的性质,如有尿液浑浊、沉淀、结晶、血尿,要及时通知医生,做膀胱冲洗,必要时用抗生素控制泌尿系感染。

（七）心理护理

休克原发病的强烈刺激,加上抢救措施紧急,仪器设备繁多,医务人员紧张的工作,常使患者感到自己病情危重而面临死亡,出现恐惧、焦虑、紧张等情绪。若其家属的心理承受能力和应变能力也不足,可严重影响与抢救工作的配合。因此应注意做好以下护理:①保持安静、整洁和舒适的病室环境,保证患者休息。②护士应进行有预见性的护理,主动配合抢救。③护士应保持镇静,做到忙而不乱、快而有序地工作,给患者以安全感,使患者情绪稳定,取得信任和主动合作。④及时做好安慰和解释工作,指导患者和其家属配合抢救,树立战胜疾病的信心。

三、健康教育

1.加强自我保护,避免损伤和其他意外伤害。过敏性休克者,以后避免接触过敏原,如花粉、药物等。

2.了解和掌握意外伤害后的初步处理和自救知识,如伤处加压包扎等。

3.指导患者合理饮食,记录出入量,防止水、电解质失衡。

4.鼓励患者自我照顾,增强自信心,使心态良好发展。

5.教育引导患者家属照顾患者,给予心理支持。

6.发生感染或高热时,应及时到医院就诊。

（柏娜）

第四章　神经系统急危重症救护

第一节　头皮损伤的护理

一、概述

头皮是颅脑最表浅的软组织,由皮肤、皮下组织、帽状腱膜、腱膜下层和骨膜组成,颞部还有颞肌筋膜、颞肌覆盖。头发及头皮屑隐藏污垢和细菌,发生开放伤后,容易引起感染。然而,头皮血液循环非常丰富,有较好的抗感染能力。一般认为,单纯的头皮损伤不易引起严重后果,但在临床诊断和处理中应注意鉴别有无颅骨及颅内的损伤。婴幼儿头皮损伤后出血较多,头皮血肿较大,易发生休克或失血性贫血,在临床工作中应该引起重视。

二、病因

1.外伤　当近于垂直的暴力作用在头皮上由于有颅骨的衬垫常致头皮挫伤或头皮血肿,严重时可引起挫裂伤。

2.新生儿产伤　新生儿头皮血肿是产科较常见的产伤之一,是由于胎儿娩出时颅骨和母体骨盆相摩擦或受挤压致颅骨骨膜损伤和骨膜下血管破裂,血液积聚在骨膜与颅骨之间而形成。

三、病理

1.头皮损伤　可分为头皮血肿、头皮裂伤、头皮撕脱伤、头皮擦伤、头皮挫伤、头皮缺损及头皮褥疮。

2.头皮血肿　根据血肿发生的部位深浅不同,分为皮下、帽状腱膜下和骨膜下血肿三种类型。

四、诊断要点

1.临床表现

(1)头皮血肿:临床表现见表4—1和图4—1。

表4—1　头皮血肿临床表现

类型	表现
皮下血肿	血肿范围比较局限,中心较软而有波动、周边因水肿浸润变硬而相对隆起、形成清楚的边界,血肿表面常有擦挫伤
帽状腱膜下血肿	血肿范围广泛,严重时遍及整个头颅穹隆部、血肿边界与帽状腱膜附着边缘一致 前界至眉弓、后界达上项线和两侧可至颧弓或耳上方。肿胀区扪之有明显的波动感
骨膜下血肿	血肿范围以颅缝为界,血肿位于骨膜与颅骨外板之间 婴幼儿骨膜下血肿如不及时处理,常形成坚硬的骨性外壳或骨化。因而这种头皮血肿可看成颅骨骨折的一种间接征象

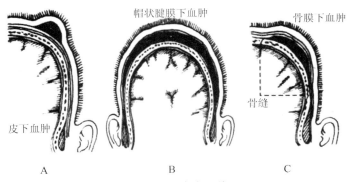

图 4-1　头皮血肿

A. 皮下血肿；B. 帽状腱膜下血肿；C. 骨膜下血肿

（2）头皮裂伤：为开放性的头皮伤。患者自觉局部剧痛、伴有不同程度的出血，出血量依裂伤大小及深浅有所不同。浅层裂伤，常因断裂血管不能随皮下组织收缩而自凝，故反较全层裂伤出血较多。

（3）头皮撕脱伤：是一种严重的头皮损伤，几乎都是因为留有长发辫的妇女不慎将头发卷入转动的机轮而致。由于表皮层、皮下组织层与帽状腱膜 3 层紧密连接在一起，故在强力的牵扯下，常将头皮自帽状腱膜下间隙全层撕脱，有时连同部分骨膜也会被撕脱，使颅骨裸露。头皮撕脱的范围与受到牵扯的发根面积有关，严重时可达整个帽状腱膜的覆盖区，前至上眼睑和鼻根，后至发际，两侧累及耳郭甚至面颊部。患者大量失血，可致休克，但较少合并颅骨骨折或脑损伤。

（4）头皮擦伤：是头皮的一种浅表性开放伤，是因为头皮遭受切线方向的外力摩擦所致。患者局部感到轻微疼痛，擦伤的创面有少许血清渗出和点状出血。

（5）头皮挫伤：是一种常见的闭合性头皮伤。常因头部受钝器击伤或头部碰撞外物所致。患者局部自觉疼痛，且有压痛，表面常有浅擦伤。挫伤头皮出现水肿，皮下瘀血，扪之坚实。严重挫伤，组织可因缺血而出现局部头皮坏死。

2. 辅助检查　①头颅 X 线片检查。②CT。

五、治疗

头皮损伤的治疗见表 4-2。

表 4-2　头皮损伤的治疗

类型	治疗	注意事项
头皮血肿	血肿较小者，1~2 周可自行吸收，无须特殊处理	早期冷敷，24~48h 后热敷
	血肿较大者，可在 48h 后穿刺抽吸加压包扎	骨膜下血肿严禁加压包扎
头皮裂伤	立即加压包扎，清创缝合（因头皮血管丰富）；必要时适用抗生素和破伤风抗毒素预防感染	注意判断有无颅骨损伤和脑损伤。如使用弹力绷带加压包扎应压力适中，避免因包扎过紧引起患者不适甚至皮肤破损
头皮撕脱伤	应在压迫止血、预防休克和彻底清创的前提下行头皮再植若不能再植，应彻底清创后，行颅骨外板多处钻孔，深达板障，待骨孔中长出肉芽后，再行二期植皮术	因易导致休克，应注意积极预防和处理。对已撕脱的头皮，应尽早以无菌纱布包裹，隔水置于有冰块的容器中，及时送送
头皮挫伤	早期局部严禁继续受压，如局部出现头皮坏死应早期清除坏死组织	头皮挫伤由于局部无创面，且有头发覆盖，早期易被忽略。应注意早期发现，早期护理干预

六、主要护理问题

1.疼痛　与头皮损伤有关。
2.知识缺乏　缺乏疾病相关知识。
3.潜在并发症　感染与头皮开放性损伤有关。
4.潜在并发症　出血性休克与头皮损伤后引起大出血有关。

七、护理目标

1.患者疼痛得到缓解。
2.患者能掌握相关疾病知识以及相关注意事项。
3.患者未发生感染、休克等相关并发症,或并发症发生后能得到及时治疗与处理。

八、护理措施

头皮损伤的护理见表4—3。

表4—3　头皮损伤的护理

项目	内容
心理护理	患者常因意外受伤、局部疼痛、出血较多而产生焦虑、恐惧心理
	应热情接待患者,给予及时妥善的治疗处理,以减轻患者恐惧
	耐心倾听患者的主观感受,解释其发生的原因,以消除患者的焦虑、紧张心理
饮食护理	予高蛋白、高热量、高维生素、易消化吸收的饮食
	限制烟酒、辛辣刺激性的食物
病情观察	观察患者有无面色苍白、皮肤湿冷,血压下降、脉搏细速等休克症状的发生,一旦发生,应立即通知医生,建立静脉通道、做好休克的相关护理
	评估患者疼痛程度,向患者解释疼痛发生的机制,伤后48h内冷敷可减轻疼痛,必要时可适当给予止痛药物
	观察伤口有无渗血、渗液及红肿热痛等感染征象
	观察患者意识、瞳孔,生命体征。如患者出现意识加深,一侧瞳孔散大等,提示有硬膜外血肿发生,应立即通知医生,及时行CT检查确诊
健康宣教	注意休息,避免过度劳累
	头部挫伤患者卧位时切忌挫伤处持续受压,以免进一步加重缺血及局部组织坏死
	限制烟酒及辛辣刺激性食物
	如原有症状加重,不明原因发热应及时就诊
	避免挠抓伤口,待伤口痊愈后方可洗头
	形象受损者,可暂时戴帽、戴假发修饰,必要时可行整容、美容术

九、并发症的处理及护理

并发症的处理及护理见表4—4。

表4—4　头皮损伤并发症的处理及护理

常见并发症	临床表现	处理
感染	患者有发热 伤口有渗血、渗液及红肿热痛	密切观察患者的感染征象,遵医嘱合理使用抗生素 枕上垫无菌巾,保持伤口敷料干燥、固定,如有渗出、污染及时更换 动态监测体温 鼓励患者进食营养丰富的食物,以增强机体的抵抗力 指导患者避免挠抓伤口
休克	患者血压下降、脉搏加快、肢端湿冷、面色苍白等	密切观察生命体征,建立静脉通道,遵医嘱补液及应用血管活性药物,必要时补充血容量 患者平卧,注意保暖,吸氧等

十、特别关注

1.病情观察。

2.预防感染。

3.注意观察是否存在复合伤。

（周斌）

第二节　颅骨骨折的护理

一、概述

颅骨(skull)是类似球形的骨壳,容纳和保护颅腔内容物。颅骨骨折(fracture of the skull)是指受暴力作用所致颅骨结构改变,在闭合性颅脑损伤中,颅骨骨折占30%～40%。

颅骨骨折的重要性不在于骨折本身,而在于颅腔内容物的并发损伤。骨折所造成的继发性损伤比骨折本身严重得多,由于骨折常同时并发脑、脑膜、颅内血管及脑神经的损伤,并可能导致脑脊液漏(cerebrospinal fluid leakage),因此必须予以及时处理。

二、病因

颅骨骨折的发生是多为暴力作用于头颅所产生的反作用力的结果,当颅骨变形的作用力超出其承受力时即产生骨折,此外还有儿童生长性颅骨骨折(growing skull fracture childhood,GSF),即婴幼儿时期颅骨线形骨折后,由于多种原因骨折不愈合,骨折区不断扩大,形成颅骨缺损所致,但较为少见。

三、病理

颅骨骨折可按以下方法分类:

按骨折与外界是否相通可分为闭合性骨折和开放性骨折。

按骨折型态可分为:①线形骨折。②凹陷性骨折(图4—2)。③粉碎性骨折。④儿童生长性骨折。

按骨折发生部位可分为颅盖骨折与颅底骨折。

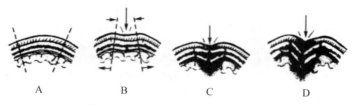

图4－2 颅骨凹陷性骨折发生机制

A.暴力作用于颅骨；B.暴力小，不持续作用，颅骨变形自动复原；C.颅骨的抗牵张强度小于抗压缩强度时，颅骨发生折裂；D.暴力强大并持续作用于颅骨时，即形成内外板同时折裂，呈圆锥形内陷

四、诊断要点

1.临床表现

（1）颅盖骨折

1）线性骨折几乎均为颅骨全层骨折，骨折线多为单一，也可为多发，表面常出现头皮挫伤和头皮血肿。形状呈线条状，也有的呈放射状，触诊有时可发现颅骨骨折线。

2）凹陷骨折绝大多数为颅骨全层凹陷骨折，个别情况下亦有内板单独向颅内凹陷入者。头部触诊可及局部凹陷，多伴有头皮损伤（图4－3）。

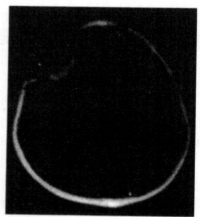

图4－3 CT骨窗显示凹陷骨折

3）粉碎性骨折者头颅X片显示受伤处颅骨有多条骨折线，可纵横交错状，并分裂为数块。多同时合并头皮裂伤及局部脑挫裂伤（图4－4）。

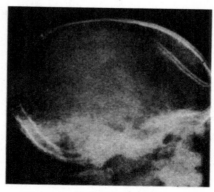

图4－4 X线平片显示额部凹陷

（2）颅底骨折

1）颅前窝（anterior cranial fossa）：骨折后，可见球结合膜下出血及迟发性眼睑皮下瘀血，呈紫蓝色，俗称"熊猫眼"。出血因受眶筋膜限制，较少扩散到眶缘以外，且常为双侧性，可与眼眶部直接软组织挫伤相鉴别。常伴有嗅神经损伤，少数可发生视神经在视神经管部损伤。累及筛窦或筛板时，可致脑脊液鼻漏，早期多呈血性。

2）颅中窝（middle cranial fossa）：外伤后有不同程度的外耳道出血，骨折可见耳后迟发性瘀斑，常伴听力障碍和面神经周围性瘫痪，以及脑脊液耳漏。脑脊液常与血液相混，呈淡红色，滴在吸水纸或纱布上，可见在血迹外有黄色浸渍圈。被脑脊液浸湿的纱布或手帕，不像被鼻涕或组织渗出液浸湿干后会变硬的现象，可作为鉴别脑脊液鼻漏的一种简单方法。

3）颅后窝（posterior cranial fossa）：常有枕部直接承受外力的外伤史，枕部头皮可有挫裂伤。骨折可见乳突和枕下部皮下瘀血，前者又称 Battle 征，有时可见咽喉壁黏膜下瘀血，偶见舌咽神经、迷走神经、副神经和舌下神经损伤以及延髓损伤的表现。

2.辅助检查　①头颅 X 线片检查。②CT。③MRI。④漏出液做葡萄糖定量检测。

五、治疗

颅骨骨折的治疗见表 4—5。

表 4—5　颅骨骨折的治疗

类型		治疗
颅盖骨折	线形骨折 凹陷骨折 粉碎性骨折	本身不需特殊治疗，应着重处理骨折可能引起的硬膜外血肿、脑脊液漏 凹陷程度轻、陷入深度＜1cm 又无临床症状者不需手术治疗 凹陷 1cm 以上或出现压迫症状者，行骨折片复位术 有颅内高压者应对症处理 行骨片摘除，必要时于 3～6 月后行颅骨成形术
颅底骨折	颅前窝骨折	本身无需特殊处理，以防止感染为主 若发生脑脊液漏，应按开放性损伤处理，不可堵塞，适当取头高位并予抗感染治疗 经处理后，鼻漏多可在 2 周内自行封闭愈合，对经久不愈长期漏液长达 4 周以上，或反复引发脑膜炎及大量溢液的患者，则应实施手术
	颅中窝骨折	处理同上 若伴海绵窦动静脉瘘，早期可采用 Mata 试验，即于颈部压迫患侧颈总动脉，每日 4～6 次，每次15～30min，对部分瘘孔较小者有一定效果。但对为时较久、症状有所加重或迟发的动静脉瘘，则应及早手术治疗
	颅后窝骨折	急性期主要是针对枕骨大孔区及高位颈椎的骨折或脱位 若有呼吸功能紊乱或颈脊髓受压时，应及早行气管切开，颅骨牵引，必要时作辅助呼吸或人工呼吸，甚至施行颅后窝及颈椎椎板减压术

六、主要护理问题

1.潜在并发症—癫痫　与颅骨骨折致脑损伤有关。

2.潜在并发症—颅内低压　与颅骨骨折致脑脊液漏出过多有关。

3.潜在并发症—颅内高压　与颅骨骨折致继发性颅内出血或脑水肿有关。

4.有受伤的危险　与脑损伤引起癫痫、意识障碍、视力障碍等有关。

5.潜在并发症—感染　与颅骨骨折致颅底开放性损伤有关。

6.知识缺乏　缺乏疾病相关知识。

7.焦虑/恐惧　与患者对骨折的恐惧、担心预后有关。

七、护理目标

1.患者未发生癫痫、颅内压过低/过高、出血、感染等相关并发症,或并发症发生后能得到及时治疗与处理。

2.患者的安全得到保障,未发生受伤。

3.患者能掌握相关疾病知识以及相关注意事项。

4.患者焦虑/恐惧程度减轻,配合治疗及护理。

八、护理措施

(一)非手术治疗护理措施

1.病情观察

(1)严密观察生命体征,及时发现病情变化。

(2)有癫痫发作的患者应注意观察发作前的先兆、持续时间及发作类型。

(3)注意观察有无颅内低压症状。

(4)早期发现继发性颅内出血和颅内高压,及时进行手术治疗。

(5)早期发现继发脑神经损害,及时处理。

2.保护患者安全

(1)对于癫痫和躁动不安的患者,给予专人护理。

(2)在癫痫发作时应注意保护患者。

(3)烦躁患者床旁加床挡,在取得家属同意后,适当约束防止患者受伤,注意观察约束肢体的肢端循环。

3.颅底骨折合并脑脊液漏患者的护理

(1)绝对卧床休息,脑脊液鼻漏者应半坐卧位,脑脊液耳漏者应患侧卧位,避免漏出的脑脊液回流入颅内引起逆行性颅内感染,且有利于脑脊液漏口愈合。

(2)按无菌伤口处理,头部垫无菌小巾或无菌棉垫,并随时更换。

(3)禁止鼻饲、鼻内滴液和鼻腔吸痰等操作,以免引起颅内感染。鼻漏未停止,不能从鼻腔插各种管道。颅底骨折患者禁止做腰穿,已有颅内感染者例外。

(4)保持耳、鼻的局部清洁,每日用过氧化氢或盐水棉球清洁局部。

(5)注意观察有无颅内感染。

1)密切观察体温变化,若体温在38℃以上持续不降,且有脑膜刺激征(头痛、呕吐、颈项强直),应及时通知医生处理。

2)注意观察漏出液的颜色、性状、量等。正常脑脊液应无色、无味、透明,否则视为异常。遇到此类情况应立即报告医师,同时以无菌试管直接接取滴出液送检;在患者床旁备无菌盘,盘内放置无菌干棉球,在鼻前庭或外耳道处放一干棉球,脑脊液浸透后及时更换,最后根据浸湿棉球数估算每日漏出液的量。

(6)遵医嘱予抗生素预防感染。

4.心理护理　做好心理护理,稳定患者情绪。有脑神经损伤导致视力、听力、嗅觉损害,以及面部周围性瘫痪者,护理人员要关心、体贴患者,加强生活护理和健康指导。

5.颅骨骨折的健康教育

(1)脑脊液漏者

1)说服患者禁止手掏、堵塞鼻腔和耳道。

2)要尽量减少用力咳嗽、打喷嚏等动作,防止发生颅内感染和积气。

(2)癫痫的预防和处理

1)颅脑外伤后发生癫痫极为常见,外伤后 2 年内,发生最多,以后逐减。

2)遵医嘱服用抗癫痫药物,切勿漏服。

3)发作时要注意患者安全,注意保护头部及四肢,保持呼吸通畅,观察发作时有无意识障碍及肢体抽搐情况以及持续时间,以便就诊时为医生提供疾病信息。

(3)合并脑神经损伤的指导

1)视神经损伤:卧床休息,勿下地单独活动。

2)生活上细心照顾,予眼罩保护角膜。

3)定期到医院检查视力、视野情况。

4)家属平时用玩具、水果等训练患者,促进视力视野改善。

5)嘱患者勿用手揉眼、按压眼球。

6)尽量不看书、不写字,使双眼得到充分休息。

7)面神经损伤:①颜面神经麻痹时,患侧眼睛无法闭合或闭合不全,日间应戴太阳镜或眼罩保护,夜间睡觉时可用干净湿纱布覆盖。②不能用手揉擦、接触眼睛;眼睛感觉干燥时,可用眼药水。③进食要避免误吸,进食后注意清除口腔内食物,做好口腔护理。

8)嗅神经损伤:①一般不会影响日常工作与学习,应积极进行原发疾病治疗和康复。②保持生活、工作环境的空气新鲜流通,远离有刺激性的化学气体。③保持口腔清洁,禁烟酒及一切辛辣、辛热食物。

9)听神经损伤:进行有目的有计划的听觉功能训练。

(4)语言交流训练

1)语言交流障碍患者,可采用渐进教学法。

2)根据失语不同类型及程度,给予正确指导。

(5)饮食指导

1)卧位患者进食时,头应偏向一侧,食物不宜过稀,也不宜过硬过稠。

2)指导患者吞咽动作和正确的咳嗽方法,以防误吸。

(6)心理指导:针对患者的性格特点帮助他们树立战胜疾病的信心,正确面对,积极配合康复训练,争早日康复。

(7)出院宣教

1)根据体力,适当活动。

2)根据康复医生的指导,循序渐进进行各种功能锻炼及康复,充分发挥患者主动性,锻炼日常生活能力。

3)术后 3 个月门诊随访。

(二)手术治疗护理措施

1.术前护理措施　颅骨骨折术前常规内容详见表4—6。

表 4-6　颅骨骨折术前常规

项目	内容
心理护理	解释手术的必要性、手术方式、注意事项 鼓励患者表达自身感受 教会患者自我放松的方法 针对个体情况进行针对性心理护理 鼓励患者家属和朋友给予患者关心和支持
饮食护理	急诊手术者立即禁食禁饮,积极准备手术
术前检查	协助完善相关术前检查:血常规、尿常规、肝肾功能检查、心肺功能、磁共振、CT 等
术前准备	合血或自体采血,以备术中用血 行抗生素皮试,以备术中、术后用药 剃头、备皮、剪指甲、更换清洁病员服 遵医嘱带入术中用药 测生命体征,如有异常或患者发生其他情况,及时与医生联系遵医嘱予术前用药 准备好病历、CT、MRI 片等以便带入手术室 与手术室人员进行患者、药物核对后,送入手术室

2.术后护理措施

(1)神经外科术后护理常规详见表 4-7。

表 4-7　神经外科术后护理常规

项目	常规护理内容
全麻术后护理常规	了解麻醉和手术方式、术中情况、切口和引流情况 持续吸氧 2～3L/min 持续心电监护 床挡保护防坠床,必要时行四肢约束 严密监测生命体征
伤口观察及护理	观察伤口有无渗血渗液,若有,应及时通知医生并更换敷料 观察头部体征,有无头痛、呕吐等
饮食护理	术后 6h 内禁食禁饮,6h 后普食。
各管道观察及护理	输液管保持通畅,留置针妥善固定,注意观察穿刺部位皮肤 尿管按照尿管护理常规进行,一般清醒患者术后第 1d 可拔除尿管,拔管后注意关注患者自行排尿情况 气管插管/切开按气管插管/切开护理常规进行
疼痛护理	评估患者疼痛情况,注意头痛的部位、性质,结合生命体征等综合判断 遵医嘱给予镇痛药物或非药物治疗 提供安静舒适的环境
基础护理	做好口腔护理、尿管护理、定时翻身、雾化、患者清洁等工作

(2)体位与活动详见表 4-8。

表 4-8　患者体位与活动

时间	体位与活动
全麻清醒前	去枕平卧位,头偏向一侧
全麻清醒后手术当日	低半卧位或斜坡卧位,床头抬高 15°～30°
术后第 1～3d	半卧位为主,适当增加床上运动
3d 后	半卧位为主,可在搀扶下适当屋内活动

注意:①活动能力应当根据患者个体化情况,循序渐进,对于年老或体弱的患者,应当相应推后活动进度。②意识、运动、感觉、排泄等障碍者,按相应康复训练措施进行。

九、并发症的处理及护理

并发症的处理及护理见表4-9。

表4-9　并发症的处理及护理

常见并发症	临床表现	处理
颅内感染	发热:体温高于38.5℃ 脑脊液病原学检查显示有病原菌感染	合并脑脊液漏者按脑脊液护理措施 根据药敏试验选用合适的抗生素
颅内低压	头部挤压性疼痛,可伴有头昏、恶心、呕吐、乏力、虚弱、厌食、脉搏细弱、血压偏低等,严重时有精神萎靡、脱水和电解质紊乱等表现 上述表现与体位有关,卧位或头低位时症状减轻或消失,坐位或立起时症状加重 临床表现与颅内高压相似,要注意鉴别	平卧或头低脚高位 鼓励患者多饮水,静脉补充平衡液或5%葡萄糖溶液3500~4000mL/d 脑脊液漏经久不愈者,应予手术修补

十、特别关注

1. 观察有无继发颅内出血和脑神经损伤。
2. 脑脊液漏的护理。
3. 预防感染。

（周斌）

第三节　原发性颅脑损伤的护理

一、概述

脑损伤是指脑膜、脑组织、脑血管及脑神经的损伤。根据受伤后脑组织是否与外界相通分为开放性和闭合性脑损伤。前者多为锐器或钝器所造成的非火器颅脑开放伤和枪弹或弹片造成的火器性颅脑损伤两大类;后者是指头部致伤时脑膜完整,无脑脊液漏。根据脑损伤病理改变的先后分为原发性和继发性脑损伤。原发性颅脑损伤是指暴力作用于头部后立即发生的脑损伤,主要有脑震荡、脑挫裂伤、原发性脑干损伤、弥漫性轴索损伤。

二、病因

常见于意外交通事故、工伤或火器操作等。

三、病理

原发性颅脑损伤始于致伤外力作用于头部所导致的颅骨、脑膜、脑血管和脑组织的机械形变,损伤类型则取决于机械形变发生的部位和严重程度。原发性脑损伤主要为神经组织和脑血管的损伤,表现为神经纤维的断裂和传出功能障碍,不同类型的神经细胞功能障碍甚至细胞的死亡。这些病理生理学变化是由原发性损伤所导致的,反过来又可以加重原发性脑损伤的病理改变。原发性脑损伤的程度和类型有赖于参与损伤的物理机制,包括外力的性质,作用力的类型,作用力的大小及作用时间。

四、诊断要点

1. 临床表现

(1)非火器性颅脑开放伤

1)患者意识变化差别较大,轻者可以始终清醒;重者可出现持续昏迷,患者常有去皮质强直及局热等表现;若继发颅内血肿,亦可引起脑疝征象。

2)开放性脑损伤多有失血,故常呈面色苍白,脉搏细弱,血压下降等表现,即使是伴有颅内血肿,其生命体征的变化也多不典型。

(2)火器性颅脑开放伤:组织或脑脊液可自创口溢出,容易发生或颅内的继发感染;伤口可出现活跃性的严重外出血,常伴有失血性休克。

(3)脑震荡:是脑损伤中最轻的一种,由于头部的旋转加速所致。

1)伤后立即出现短暂的意识障碍,持续数秒或数分钟,一般不超过 30min。

2)可出现皮肤苍白、出汗、血压下降、心动徐缓、呼吸微弱、肌张力减低、各生理反射迟钝或消失。

3)清醒后大多不能回忆受伤前及当时的情况,称为逆行性遗忘。

4)常有头痛、头昏、恶心、呕吐等症状。

5)神经系统检查无阳性体征,脑脊液中无红细胞,CT 检查亦无阳性发现。

(4)脑挫裂伤:脑挫裂伤的临床表现因致伤因素、损伤的严重程度和损伤部位不同而有差异。

1)意识障碍是脑挫裂伤最突出的临床表现之一,轻者伤后立即昏迷的时间可为数十分钟或数小时,重者可持续数日、数周或更长时间,有点甚至长期昏迷。若脑挫伤为局灶性脑损伤,则可以不出现伤后的意识障碍,但可因脑的局灶损害,表现出相应的神经系统病征。

2)挫裂伤若未伤及脑功能区,可无明显的神经系统功能障碍的表现;功能区受损时,可出现相应的瘫痪、失语,视野障碍等神经系统阳性体征,同时伴有不同程度脑水肿和外伤性蛛网膜下隙出血,意识不深的患者可因头痛而躁动不安,伤后可出现呕吐,尤以小儿呕吐频繁。

3)生命体征随损伤程度而发生变化,轻度脑挫裂伤,伤后可能只出现较短时的生命体征紊乱,重度脑挫裂伤,伤后可发生持续的生命体征紊乱,既可因意识障碍、气道不通畅出现周围性呼吸障碍,亦可因伤情危重,而出现中枢性呼吸衰竭。伤后初期由于组织创伤反应,可出现中等度发热,若累计间脑或脑干,可导致体温调节紊乱,出现中枢性高热。

(5)原发性脑干损伤

1)患者多出现意识障碍,昏迷程度深,持续时间长,恢复过程慢。

2)中脑损伤患者眼球固定,瞳孔大小、形态变化无常,但对光反射消失。

3)桥脑损伤时双侧瞳孔极度缩小,眼球同向凝视。

4)延髓损伤以呼吸、循环功能紊乱为特点。

5)脑干损伤患者早期即出现典型的去大脑强直或交叉性瘫痪,生命体征与自主神经功能紊乱,出现顽固性呃逆或消化道出血。

（6）弥漫性轴索损伤:病情危重,昏迷时间长、程度深,伤残率和死亡率高。GCS评分低的患者常发生瞳孔改变,可表现为双侧瞳孔不等,单侧或双侧散大,光反射消失,同向凝视或眼球分离。

2.辅助检查 ①CT。②MRI。③伤口检查。④头颅X线平片检查。⑤脑血管造影。

五、治疗

原发性颅脑损伤的治疗:

1.非火器性颅脑开放伤 手术清创,有致伤物嵌入者,不可贸然拔除,应在明确检查伤道走行后进行清创处理。

2.火器性颅脑开放伤 需行颅脑清创术。

3.脑震荡 一般无需特殊治疗,伤后密切观察。

4.脑挫裂伤

（1）以非手术治疗为主,减轻继发性损害,维持机体内外环境的生理平衡,促进脑组织的功能恢复,预防各种并发症的发生,严密观察有无继发性血肿的发生。

（2）近年来,颅内压监护仪的临床使用,为脑挫裂伤患者的手术时机提供了很好的参考。

5.原发性脑干损伤

（1）合并脑挫裂伤或颅内出血不严重时治疗与脑挫裂伤相同,合并脑挫裂伤继发脑水肿导致颅内压过高甚至出现脑疝者,可行开颅手术,切除破碎脑组织,行脑内外减压术。

（2）有研究证明,亚低温治疗持续达到3d时虽然不能降低重型颅脑损伤的病死率但可改善预后;持续3d以上或持续至颅内压恢复正常,可降低病死率,改善神经功能预后。

6.弥漫性轴索损伤

1）目前尚无明确的有效药物和措施,主要采取减轻脑水肿、降低颅内压、防止继发性损害等综合处理措施。

2）同样有研究证明尼莫地平联合高压氧治疗有助于改善弥漫性轴索损伤患者的预后。

六、主要护理问题

1.意识障碍 与脑损伤、颅内压增高有关。

2.清理呼吸道无效 与脑损伤后意识不清有关。

3.营养失调 低于机体需要量与脑损伤后高代谢、呕吐、高热等有关。

4.有失用综合征的危险 与脑损伤后意识和肢体功能障碍及长期卧床有关。

5.潜在并发症 颅内高压、脑疝及癫痫发作。

七、护理目标

1.患者意识逐渐恢复,生命体征平稳,意识障碍期间生理需求得到满足。

2.患者呼吸道保持通畅,呼吸平稳,无误吸发生。

3.患者营养状态能够维持良好。

4.患者未出现因不能活动引起的并发症。

5.患者颅内压增高、脑疝的早期迹象及癫痫发作能够被及时发现和处理。

八、护理措施

(一)非手术治疗护理措施

1.病情观察

(1)严密观察生命体征,意识、瞳孔及时发现病情变化。

(2)有癫痫发作的患者应注意观察发作前的先兆、持续时间及发作类型。

(3)注意观察有无上消化道出血等并发症的发生。

(4)早期发现继发性颅内出血和颅内高压,及时进行手术治疗。

(5)早期发现继发脑神经损害,及时处理。

2.保护患者安全

(1)对于癫痫和躁动不安的患者,给予专人护理。

(2)在癫痫发作时应注意保护患者。

(3)烦躁患者床旁加床挡,在取得家属的同意后,适当约束防止患者受伤。

3.解除呼吸道梗阻,防止误吸

(1)患者置于侧卧位,床旁备吸引器,随时吸出患者呕吐物、口鼻腔分泌物、血块等。

(2)立即给患者吸氧。

(3)必要时置口咽通气道或行气管插管。

(4)注意观察患者的血氧饱和度。

4.高热患者给予物理降温或亚低温治疗

5.心理护理　对清醒患者作适当的解释,让患者知道某些症状可随时间的延长而逐渐消失,以消除患者的思想顾虑;对于昏迷患者,应主动安慰家属,稳定家属的情绪。

6.健康宣教

(1)轻型患者应鼓励其尽早自理生活和恢复活动,注意劳逸结合,瘫痪患者制定具体计划,指导协助肢体功能锻炼。

(2)原发性颅脑损伤有的可留下不同程度的后遗症,某些症状可随时间的延长而逐渐消失。对有自觉症状的患者,应与患者及家属及时沟通,给予恰当的解释和宽慰;鼓励患者保持乐观情绪,主动参与社交活动。

(3)有癫痫发作者不能单独外出,指导按医嘱长期定时服用抗癫痫药物。

(4)如原有症状加重时应及时就诊。

(5)3～6月后门诊影像学复查。

(二)手术治疗护理措施

1.术前护理措施　原发性颅脑损伤术前护理措施详见表4-10。

表4-10　原发性颅脑损伤术前护理措施

项目	内容
心理护理	解释手术的必要性、手术方式、注意事项 鼓励患者表达自身感受 教会患者自我放松的方法 针对个体情况进行针对性心理护理 鼓励患者家属和朋友给予患者关心和支持
饮食护理	急行手术者应即刻禁饮禁食 择期手术者术前8h禁食禁饮 饱胃患者应行胃肠减压,防止麻醉后食物反流引起窒息
术前检查	协助完善相关术前检查:血常规、尿常规、肝肾功检查、心肺功能、磁共振、CT等
术前准备	合血或自体采血,以备术中用血 行抗生素皮试,以备术中、术后用药 剃头、备皮、剪指甲、更换清洁病员服 遵医嘱带入术中用药 测生命体征,如有异常或患者发生其他情况,及时与医生联系 遵医嘱予术前用药 准备好病历、CT、MRI片等以便带入手术室 与手术室人员进行患者、药物核对后,送入手术室

2.术后护理措施　神经外科术后护理常规详细内容见表4-11。

表4-11　神经外科术后护理常规

项目	内容
全麻术后护理常规	了解麻醉和手术方式、术中情况、切口和引流情况 持续吸氧2~3L/min 持续心电监护 床挡保护防坠床,必要时行四肢约束 严密监测生命体征
伤口观察及护理	观察伤口有无渗血渗液,若有,应及时通知医生并更换敷料 观察头部体征,有无头痛、呕吐等
饮食护理	术后6h内禁食禁饮,6h后普食
各管道观察及护理	输液管保持通畅,留置针妥善固定,注意观察穿刺部位皮肤 尿管按照尿管护理常规进行,一般清醒患者术后第2d可拔除尿管,拔管后注意关注患者自行排尿情况 气管插管/切开按气管插管/切开护理常规进行
疼痛护理	评估患者疼痛情况,注意头痛的部位、性质,结合生命体征等综合判断 遵医嘱给予镇痛药物或非药物治疗 提供安静舒适的环境

3.体位与活动　术后患者体位与活动见表4-12。

表4-12　患者体位与活动

时间	体位与活动
全麻清醒前	去枕平卧位,头偏向一侧
全麻清醒后手术当日	低半卧位或斜坡卧位,床头抬高15°～30°
术后第1～3d	半卧位为主,适当增加床上运动
3d后	半卧位为主,可在搀扶下适当屋内活动

注:①活动能力应当根据患者个体化情况,循序渐进,对于年老或体弱的患者,应当相应推后活动进度。②意识、运动、感觉、排泄等障碍者,按相应康复训练措施进行。

九、并发症的处理及护理

并发症的处理及护理见表4-13。

表4-13　并发症的处理及护理

常见并发症	临床表现	处理
上消化道出血	患者胃管内抽出咖啡色胃内容物 患者出现柏油样便、腹胀、肠鸣音亢进 重者可有呕血或大量便血、面色苍白,脉搏快速,血压下降等休克征象	严密观察生命体征 遵医嘱应用止血药和抑制胃酸分泌的药物 经胃管用冰盐水反复抽吸后注入云南白药等药物止血 必要时行胃肠减压,并作好大量失血的各项抢救准备工作
肺部感染	患者常有发热、痰多,血象增高,肺部出现干湿啰音,胸部X线有助于诊断	鼓励咳嗽排痰,协助患者定时翻身、叩背 不能有效清除呼吸道分泌物者,应给予负压抽吸,必要时可行气管插管或气管切开,有利于保持呼吸道通畅 痰液黏稠者可行雾化吸入 加强口腔护理,以免口咽部细菌误吸入下呼吸道造成感染
下肢深静脉血栓	下肢水肿、浅静脉怒张、患肢胀痛	严密观察肢体皮肤温度、色泽、弹性及肢端动脉搏动情况 抬高患肢,给患者穿弹力袜促进静脉血回流 一旦发生深静脉血栓,下肢应抬高制动,局部湿热敷,禁止按摩

十、特别关注

1.颅脑损伤的急救处理。

2.观察有无颅内高压的表现。

3.预防感染。

(周斌)

第四节　继发性颅脑损伤的护理

颅脑损伤约占全身损伤的15%～20%,仅次于四肢损伤,常与身体其他部位的损伤复合存在,其致残率及致死率均居首位。继发性颅脑损伤是指头部受伤一段时间后出现的脑受损病变,主要有脑水肿和颅内血肿等。

一、创伤性脑水肿

（一）概述

脑水肿(cerebral edema)发生在外伤之后称为创伤性脑水肿。脑水肿可使颅内压增高,颅内压增高又可转而加重脑水肿,发展到一定程度时,就可使脑组织发生功能和结构上的损害,如不能及时诊断和处理,将对脑形成严重危害。

（二）病因

各种颅脑损伤,直接或间接造成脑挫伤、裂伤,均能引起脑水肿。

（三）病理

外伤使头颅产生加速或减速运动,从而使脑组织受到压迫、牵张、滑动或负压吸引等多种压力引起脑水肿。根据脑水肿的发生机制不同,脑水肿可分为四种类型:细胞毒性脑水肿、血管源性脑水肿、间质性脑水肿和缺血性脑水肿。

（四）诊断要点

1.临床表现

（1）脑损害症状:如意识障碍、癫痫、瘫痪等。

（2）颅内压增高症状:如头痛、呕吐、视乳头水肿,躁动不安,意识加深。颅内压增高可能导致颞叶或小脑扁桃体形成脑疝,导致脑干萎缩,危及生命。

（3）其他症状:脑水肿影响到额叶、颞叶、丘脑前部等,可引起精神障碍症状、中枢性高热等。

2.辅助检查　颅内压监护;影像学:CT 表现为在病灶周围或白质区域不同范围的低密度区;MRI 结果较 CT 更优。

（五）治疗

1.非手术处理

（1）头位与体位:头部抬高 30°,身体自然倾斜,避免颈部扭曲,以利颅内静脉回流,从而减轻脑水肿,降低颅内压。

（2）保持气道通畅,及时清除呼吸道分泌物,维持正常呼吸功能。

（3）严密观察病情变化,有异常情况采取相应措施。

（4）对抗脑水肿

1）脱水治疗:脱水剂主要为 20％甘露醇,成人 250mL 每 6～8h 快速静脉滴注,紧急时可加量,病情危急时可加呋塞米 20～40mg 静脉注射,肾功能障碍时可改用 10％甘油果糖 250～500mL,2～3 次/d。

2）激素:给药宜早,剂量宜大,疗程宜短,停药宜缓。

3）过度换气:借助呼吸机做控制性过度换气,使血 $PaCO_2$ 降低、PaO_2 升高,促使脑血管适度收缩,脑血流量减少,从而降低颅内压。

4）对抗高热:主要应用物理降温,如冰帽、冰袋等。体温过高,物理降温无效时,需采用冬眠疗法,保持体温 32～35℃。

2.手术治疗　创伤性脑水肿达到手术指征者应及时手术,常用的手术方式为去骨瓣减压术。

二、颅内血肿

颅内血肿(intracranial hematoma)是颅脑损伤中最多见、最危险、却又是可逆的继发性病变。由于血肿直接压迫脑组织,常引起局部功能障碍的占位性病变和体征及颅内压增高的病理生理改变,若未及时处理,可导致脑疝危及生命,早期发现和及时处理可很大程度上改善预后。

根据血肿的来源和部位分为:硬膜外血肿、硬膜下血肿和脑内血肿。根据血肿引起颅内压增高及早期脑疝症状所需时间分为:①急性型,3d 内出现症状。②亚急性型,3d 至 3 周出现症状。③慢性型,3 周以上才出现症状。

(一)硬膜外血肿

1.概述　硬膜外血肿(epidural hematoma,EDH)是指出血积聚于颅骨与硬脑膜之间,好发于幕上半球凸面(图 4-5),占外伤性颅内血肿的 25%~30%,其中急性 85%,亚急性 12%,慢性 3%。

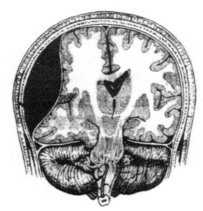

图 4-5　硬膜外血肿

2.病因　急性硬膜外血肿常见于青壮年颅骨线性骨折患者,慢性硬膜外血肿致伤因素与急性者相同,不同者在于患者伤后能够较长时间耐受血肿,并且临床症状表现十分缓慢。

3.病理　硬膜外血肿与颅骨损伤有密切关系,由于颅盖部的硬脑膜与颅骨附着较松,易于分离,而颅底部硬脑膜附着紧密,故硬膜外血肿多见于穹隆部线性骨折时,以额颞部和顶颞部最多。可因骨折或颅骨的短暂变形撕破部位于骨管沟内的硬脑膜中动脉或静脉窦而引起出血,或骨折的板障出血。血液积聚使硬脑膜与颅骨分离过程中也可撕破一些小血管,使血肿增大。

4.诊断要点

(1)临床表现:其症状取决于血肿的部位、扩展速度及年龄的差异。

1)意识障碍:有三种情况

①损伤较轻者,伤后无原发昏迷,待颅内血肿形成后,颅内压增高导致脑疝出现意识障碍。

②损伤略重者,呈现为典型的"中间清醒期",即伤后有短暂意识障碍,随后即完全清醒,不久之后由于血肿形成,颅内压增高导致脑疝出现意识障碍。

③损伤较重者,伤后持续昏迷,随着硬膜外血肿的形成,昏迷进行性加重。

2)颅内压增高及脑疝的表现:头痛、恶心呕吐剧烈,一般成人幕上血肿大于20mL或幕下血肿大于10mL,即可引起颅内压增高的症状。幕上血肿者大多先经历小脑幕切迹疝,然后合并枕骨大孔疝,故常发生在意识障碍和瞳孔改变之后出现严重的呼吸循环障碍。幕下血肿者可直接发生枕骨大孔疝,较早发生呼吸骤停。

3)神经系统体征

①瘫痪:患者伤后立即出现全瘫或偏瘫。

②一侧瞳孔散大:血肿侧瞳孔逐渐散大,对光反射减弱或消失,对侧肢体完全或不完全瘫痪。

③去大脑强直。

4)生命体征的变化:血压升高、体温升高、心率和呼吸减慢等代偿性反应,即Cushing反应。

(2)辅助检查:CT检查表现为颅骨内板与脑表面之间有双凸镜形或弓形密度增高影,常伴颅骨骨折和颅内积气。

5.治疗

(1)非手术治疗:对于神志清楚、病情平稳、血肿量<15mL的幕上急性硬膜外血肿可采取保守治疗。但必须动态观察患者神志、临床症状和动态CT扫描。一旦发现血肿增大,立即改为手术治疗。

(2)手术治疗

1)钻孔冲洗引流术。

2)骨窗或骨瓣开颅硬膜外血肿清除术。

(二)硬膜下血肿

1.概述　硬膜下血肿(subdural hematoma,SDH)是指出血积聚在硬膜下隙,是最常见的颅内血肿,发生率为5%~6%,占颅内血肿的50%~60%。其中,急性硬膜下血肿发生率最高,其次为慢性型,亚急性次之(图4-6)。

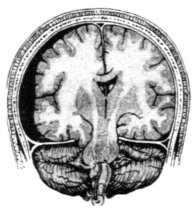

图4-6　硬膜下血肿

2.病因　急性和亚急性硬膜下血肿常见于脑挫裂伤皮质血管破裂引起出血,慢性硬膜下血肿者绝大多数有轻微头部外伤史。

3.病理　急性或亚急性硬膜下血肿多见于额颞部,常继发于对冲性脑挫裂伤。出血多来自挫裂的脑实质血管。症状类似硬膜外血肿,脑实质损伤较重,原发性昏迷时间长,中间清醒期不明显,颅内压增高与脑疝的其他征象多在 1～3d 内进行性加重。

慢性硬膜下血肿的致病机制主要为:血肿占位效应引起颅内高压,局部脑受压,脑循环受阻、脑萎缩及变性,癫痫发生率较高,约为 40%。

4.诊断要点

(1)临床表现:急性硬膜下血肿其临床表现与急性硬膜外血肿相似,不同者是进行性颅内压增高更加显著,患者伤后多处于持续昏迷状态,很快出现脑疝的表现。

亚急性硬膜下血肿神经体征逐渐加重,颅内压逐渐升高,意识逐渐恶化。

慢性硬膜下血肿表现为慢性颅内压升高,出现头痛、恶心、呕吐、视乳头水肿、视力减退等症状,意识淡漠,双瞳可有轻度不等大。

(2)辅助检查:CT 检查示颅骨内板与脑组织表面之间有高密度、等密度或混合密度的新月形或半月形影。

5.治疗

(1)急性或亚急性硬膜下血肿:由于病情发展急重,一经确诊,应尽早手术治疗。

(2)慢性硬膜下血肿:保守治疗,一旦出现颅内压升高症状,应立即手术治疗。

(3)手术治疗:①钻孔引流术。②骨窗或骨瓣开颅术。③颞肌下减压或去骨片减压术。

(三)脑内血肿

1.概述　脑内血肿(intracerebral hematoma,ICH)有两种类型:①浅部血肿,出血均来自脑挫裂伤灶,多伴有颅骨凹陷性骨折或严重的脑挫裂伤,好发于额叶和颞叶,常与硬脑膜下和硬膜外血肿并存。②深部血肿,多见于老年人,血肿位于白质深处,脑表面可无明显挫伤(图4—7)。

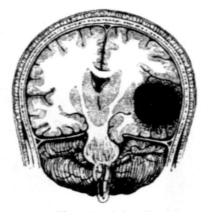

图 4—7　脑内血肿

2.病因　急性或亚急性脑内血肿常见于对冲性脑挫裂伤,其次为直接打击的冲击上或凹陷性骨折引起。迟发件外伤性脑内血肿多见于中、老年患者,发病高峰常在脑挫裂伤后 3d 内或清除其他脑内血肿突然减压后。

3.病理　血肿初期仅为一血凝块,4～5d 后血肿开始液化,变位棕褐色陈旧血液,至 2～3周后,血肿表面开始有包膜形成。

4.诊断要点

(1)临床表现

1)颅内压增高。

2)以进行性加重的意识障碍为主。

3)若血肿累及重要脑功能区,可出现偏瘫、失语、癫痫等局部症状。

(2)辅助检查:CT检查在挫裂伤灶附近或脑深部白质内见到圆形或不规则高密度血肿影,周围有低密度水肿区。

5.治疗 一般采用骨窗或骨瓣开颅术清除血肿。

三、继发性颅脑损伤的护理

(一)主要护理问题

1.潜在并发症 颅内高压、脑疝及癫痫发作。

2.意识障碍 与脑损伤、颅内压增高有关。

3.清理呼吸道无效 与脑损伤后意识不清有关。

4.营养失调 低于机体需要量与脑损伤后高代谢、呕吐、局热等有关。

5.有废用综合征的危险 与脑损伤后意识和肢体功能障碍及长期卧床有关。

(二)护理目标

1.患者颅内压增高、脑疝的早期迹象及癫痫发作能够被及时发现和处理。

2.患者意识逐渐恢复,生命体征平稳,意识障碍期间生理需求得到满足。

3.患者呼吸道保持通畅,呼吸平稳,无误吸发生。

4.患者营养状态能够维持良好。

5.患者未出现因不能活动引起的并发症。

(三)护理措施

1.严密病情观察

(1)严密观察意识、瞳孔、生命体征,如有异常及时通知医生当患者出现头痛剧烈、呕吐加剧、躁动不安等典型症状时,应立即通知医生并迅速输入20%甘露醇250mL,同时做好术前准备工作。

(2)脑内血肿位于后颅凹者,因后颅凹空隙较小,少量血肿即可引起猝死,应严密观察呼吸变化及是否出现颈强直症状。

(3)继发性颅脑损伤者不可轻易使用止痛剂、降压药、止吐药等,以免掩盖病情变化。

2.紧急情况处理

(1)急诊入院诊断明确有手术指征者,应立即做好急诊术前准备。

(2)急性颅脑损伤发生休克者,应立即开放静脉通路,输血或代血浆维持血液循环。

(3)躁动患者及癫痫发作患者应注意安全防护,遵医嘱予抗癫痫药物,防止因癫痫发作引起血肿增大。

3.其他特殊情况处理

(1)慢性硬膜下血肿行硬膜下钻孔引流术后去枕卧位或头低脚高,直到拔出引流管,有利于瘀血引出。

(2)保持呼吸道通畅,昏迷患者头偏向一侧,及时吸痰,必要时尽早行气管切开术。

(3)昏迷及瘫痪患者保持肢体功能位,加强口腔护理、皮肤护理、翻身等,预防肺部感染及压疮的发生。

(4)高热患者行药物及物理降温,必要时给亚低温治疗。

（5）眼睑闭合不全者注意保护眼睛，如涂眼药膏等，防止角膜溃疡。

4.康复 根据患者情况，制定语言、运动、智力等康复训练。

5.健康宣教 脑损伤遗留的语言、运动或智力障碍，在伤后1～2年内有部分恢复的可能，应提高患者自信心，同时制订康复计划，进行废损功能训练，如语言、记忆力等方面的训练，以改善生活自理能力以及社会适应能力。

（四）并发症的处理及护理

并发症的护理见表4－14。

表4－14 继发性颅脑损伤并发症护理

并发症	护理
颅内出血	严密观察患者生命体征、瞳孔意识的变化，一旦确定再次出血，应及时准备手术治疗
压疮	保持皮肤清洁干燥，定时翻身，按摩骶尾部、足跟等骨隆突部位
肺部感染	加强呼吸道管理，定期翻身拍背，保持呼吸道畅通，防止呕吐物误吸引起窒息和呼吸道感染
泌尿系统感染	导尿时，应严格执行无菌操作
	留置导尿管过程中，加强会阴部护理，并定时放尿以训练膀胱储尿功能
	尿管留置时间不宜超过3～5d，需长期导尿者，可考虑行耻骨上膀胱造瘘术，以减少泌尿系统感染
暴露性角膜炎	眼睑闭合不全者，给予眼药膏保护
	无需随时观察瞳孔时，可用纱布遮盖眼睛，必要时行眼睑缝合术
关节挛缩、肌萎缩	保持肢体位于功能位防止足下垂
	每日2～3次做四肢关节被动活动及肌肉按摩，防止肢体挛缩和畸形

四、特别关注

1.病情观察有无颅内压增高的表现。

2.术后引流管的护理。

3.躁动患者的安全保护。

（周斌）

第五节 缺血性脑卒中的护理

一、概述

脑梗死（cerebral infarction）是最常见的缺血性脑卒中（cerebral ischemic stroke）类型，占全部脑卒中的60%～80%，是指各种原因引起的脑部血液供应障碍，使局部脑组织发生不可逆性损伤，导致脑组织缺血、缺氧性坏死。脑梗死包括脑血栓形成和脑栓塞。脑血栓形成指脑动脉的主干或其皮层支因动脉粥样硬化及各类动脉炎等血管病变导致血管的管腔狭窄或闭塞，并进而发生血栓形成，造成脑局部供血区血流中断，发生脑组织缺血、缺氧，软化坏死，出现相应的神经系统症状和体征。脑栓塞是指各种栓子随血流进入颅内动脉系统使血管腔急性闭塞引起相应供血区脑组织缺血坏死及脑功能障碍。

二、病因

最常见的病因为动脉粥样硬化,高血压、高脂血症和糖尿病等可加速脑动脉粥样硬化的发展。其他病因有非特异性脑动脉炎、高同型半胱氨酸血症、动脉瘤、脑淀粉样血管病、Moy-amoya病等。血液学异常引起者较少见。

三、病理

脑组织对缺血、缺氧损害非常敏感,脑动脉闭塞致供血区缺血超过 5min 后即可出现脑梗死。急性脑梗死病灶是由中心坏死区及其周围的缺血半暗带组成。中心坏死区由于严重的完全性缺血致脑细胞死亡;而缺血半暗带内仍有侧支循环存在。

四、诊断要点

(一)临床表现

多见于 50～60 岁以上有动脉粥样硬化的老年人。根据受累部位的不同、侧支循环形成情况的差异等,会出现相应的神经系统的局灶性症状与体征。

1.颈内动脉系统(前循环)脑梗死　对侧肢体瘫痪、感觉障碍及双眼对侧同向偏盲,优势半球受累尚可出现不同程度的失语、失用和失认。非优势半球受损可有体象障碍。当眼动脉受累时,可出现单眼一过性黑矇。

2.椎—基底动脉系统(后循环)脑梗死　表现为眩晕、恶心、呕吐、眼球震颤、吞咽困难。优势半球受累可见失语、失读、失认、失写等症状;非主侧半球受累可出现体象障碍。

(二)辅助检查

1.血液化验　血常规、血糖、血沉、血脂、凝血功能检查等。

2.心电图。

3.影像学检查

(1)平扫 CT:平扫 CT 可准确识别绝大多数颅内出血,并帮助鉴别非血管性病变(如脑肿瘤),是疑似脑卒中患者首选的影像学检查方法(图 4—8)。

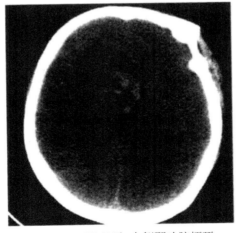

图 4—8　CT 显示:右侧颞叶脑梗死

(2)多模式 CT:灌注 CT 可区别可逆性与不可逆性缺血,因此可识别缺血半暗带。

（3）标准 MRI：标准 MRI（T_1 加权、T_2 加权及质子相）在识别急性小梗死灶及后颅窝梗死方面明显优于平扫 CT。可识别亚临床缺血灶，无电离辐射，不需碘造影剂。

（4）多模式 MRI：包括弥散加权成像（DWI）、灌注加权成像（PWI）、水抑制成像（FLAIR）和梯度回波（GRE）等。DWI 在症状出现数分钟内就可发现缺血灶并可早期确定大小、部位与时间，对早期发现小梗死灶较标准 MRI 更敏感。PWI 可显示脑血流动力学状态。弥散－灌注不匹配（PWI 显示低灌注区而无与之相应大小的弥散异常）提示可能存在缺血半暗带。梯度回波序列可发现 CT 不能显示的无症状性微出血，但对溶栓或抗栓治疗的意义尚不明确。

4．脑血管检查　MRA 和 CTA 可提供有关血管闭塞或狭窄的信息。以 DSA 为参考标准，MRA 发现椎动脉及颅外动脉狭窄的敏感性和特异性为 70%～100%。MRA 可显示颅内大血管近端闭塞或狭窄，但对远端或分支显示不清。DSA 的准确性最高，仍是当前血管病变检查的金标准，但主要缺点是有创性和有一定风险。

5．颅外血管检查　颈动脉双功超声对发现颅外颈部血管病变，特别是狭窄和斑块很有帮助；TCD 可检查颅内血流、微栓子及监测治疗效果，但其局限是受操作技术水平和骨窗影响较大。

五、治疗

治疗包括内科治疗、外科治疗和介入治疗。

（一）内科治疗

1．原则　超早期治疗、个体化治疗、防治并发症、整体化治疗。

2．治疗方法

（1）卒中单元（stroke unit）：是组织化管理住院脑卒中患者的医疗模式，把传统治疗脑卒中的各种独立方法，如药物治疗、肢体康复、语言训练、心理康复、健康教育等组合成一种综合的治疗系统，明显降低了脑卒中患者的病死率和残疾率。

（2）超早期溶栓治疗：溶栓应在 4.5h 内的治疗时间窗内进行才可能挽救缺血半暗带。

（3）抗血小板治疗：不符合溶栓适应证且无禁忌证的缺血性脑卒中患者应在发病后尽早给予口服阿司匹林 150～300mg/d。急性期后可改为预防剂量（50～150mg/d）；溶栓治疗者，阿司匹林等抗血小板药物应在溶栓 24h 后开始使用；对不能耐受阿司匹林者，可考虑选用氯吡格雷等抗血小板治疗。

（4）调控血压：准备溶栓者，血压应控制在收缩压＜180mmHg、舒张压＜100mmHg；血压持续升高收缩压≥200mmHg 或舒张压≥110mmHg，或伴有严重心功能不全、主动脉夹层、高血压脑病，可予缓慢降压治疗，并严密观察血压变化，必要时可静脉使用短效药物（如拉贝洛尔、尼卡地平等），最好应用微量输液泵，避免血压降得过低；有高血压病史且正在服用降压药者，如病情平稳，可于卒中 24h 后开始恢复使用降压药物。

（5）抗凝治疗：对大多数急性缺血性脑卒中患者，不推荐无选择地早期进行抗凝治疗；关于少数特殊患者的抗凝治疗，可在谨慎评估风险/效益比后慎重选择，治疗期间应监测凝血功能。

（6）调控血糖：血糖超过 11.1mmol/L 时给予胰岛素治疗。

（7）控制脑水肿：卧床，避免和处理引起颅内压增高的因素，如头颈部过度扭曲、激动、用力、发热、癫痫、呼吸道不通畅、咳嗽、便秘等;可使用甘露醇静脉滴注;必要时也可用甘油果糖或呋塞米等。

(8)降纤治疗:对不适合溶栓并经过严格筛选的脑梗死患者,特别是高纤维蛋白血症者可选用降纤治疗。

(9)神经保护:使用神经保护剂、亚低温治疗、高压氧治疗可能减少细胞损伤、加强溶栓效果,或者改善脑代谢。

(10)营养支持:卒中后由于呕吐、吞咽困难可引起脱水及营养不良,可导致神经功能恢复减慢。正常经口进食者无需额外补充营养;不能正常经口进食者可鼻饲,持续时间长者经本人或家属同意可行胃造口(PEG)管饲补充营养。

(二)外科治疗

对于发病48h内,60岁以下的恶性大脑中动脉梗死伴严重颅内压增高、内科治疗不满意且无禁忌证者,以及压迫脑干的大面积小脑梗死患者,可行去骨瓣减压术,挽救患者生命。

(三)介入治疗

介入治疗有动脉溶栓术、血管内支架成形术、经皮血管扩张成形术。

六、主要护理问题

1. 脑组织灌注异常 与脑水肿有关。

2. 躯体移动障碍 与偏瘫或平衡能力降低有关。

3. 语言沟通障碍 与意识障碍或大脑语言中枢功能受损、气管切开有关。

4. 有窒息的危险 与意识障碍或延髓麻痹有关。

5. 有皮肤完整性受损的危险 与意识障碍、偏瘫、感知改变、大小便失禁有关。

6. 生活自理缺陷 与偏瘫、认知障碍、体力不支有关。

7. 吞咽困难 与意识障碍或延髓麻痹有关。

8. 有受伤的危险 与偏瘫或躁动有关。

9. 排便模式的改变 与意识障碍、感知改变、大小便失禁有关。

10. 清理呼吸道低效/无效 与痰液黏稠、排痰无力有关。

11. 焦虑/抑郁 与偏瘫、失语或缺乏社会支持等有关。

12. 有废用综合征的危险 与意识障碍、偏瘫所致长期卧床有关。

13. 知识缺乏 缺乏疾病、药物及护理等相关知识。

14. 潜在并发症 泌尿系感染、肺部感染、深静脉血栓形成、肢体挛缩、颅内压增高等。

七、护理目标

1. 合理用药,改善脑组织灌注。

2. 患者掌握移动躯体的正确方法,在帮助下可进行活动。

3. 患者语言功能恢复或能采取各种沟通方式表达自己的需要。

4. 患者或家属能采取有效地防止误吸的方法,未发生窒息。

5. 患者卧床期间感到清洁舒适,生活需要得到满足。

6. 患者皮肤完好,未发生压疮。

7. 患者能进行自理活动,如梳头、洗脸、如厕、穿衣等。

8.患者恢复到原来的日常生活自理水平。

9.患者能够进食或能够依赖胃管/造瘘管提供所需营养。

10.患者排便恢复正常或未发生相关并发症。

11.患者痰液能够排除,呼吸道通畅。

12.患者有适当的社会交流,有应对焦虑的有效措施,情绪稳定。

13.患者或家属了解疾病、药物及护理等相关知识。

14.患者未发生并发症或早发现、早处理、及早控制病情进展和变化。

八、护理措施

1.一般护理

(1)病情观察

1)严密监测生命体征。

2)观察神志瞳孔变化情况。

3)观察患者肌力、肌张力恢复情况。

4)观察患者皮肤情况。

(2)更换衣物

1)指导患者穿衣时先穿患侧,后穿健侧;脱衣时先脱健侧,后脱患侧。

2)鼓励患者选择穿脱方便的较宽松柔软的棉质衣服,避免穿套头衫。

3)穿不用系带大小合适的鞋,最好穿防滑鞋。

(3)舒适卧位

1)根据患者瘫痪情况,选取适宜的良肢卧位(图4-9)。

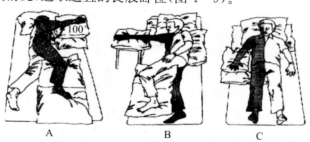

图4-9 偏瘫患者良肢位摆放

A患者的健侧卧位睡姿;B患者的偏瘫侧卧位睡姿;C患者的仰卧位睡姿

2)头部适当抬高,应避免头颈部过度歪曲、用力。

(4)呼吸道护理

1)低氧血症患者给予吸氧。

2)定时翻身拍背,促进痰液排出,可使用排痰机协助排痰。

3)痰液黏稠者,可以雾化吸入,帮助稀释痰液。

4)不能自行咳出痰液者,及时给予吸痰,保持呼吸道通畅。

5)气道功能严重受损者,及时给予气管插管/气管切开,必要时给予机械辅助通气。

(5)大便失禁护理

1)尽量掌握患者排便规律,适时给予便盆排便。

2)饮食调节,增加食物中膳食纤维的含量,有助于恢复肠道功能,形成排便的规律性,能改善大便失禁状况。

3)患者臀下垫清洁、柔软的尿布,保持尿布平整,如有粪便浸渍需立即更换,并且要随时更换污染的衣物和被单。

4)腹泻严重时可使用 1 次性气囊导管插入直肠 15～20cm,气囊充气,使导管固定,粪便引流出来,减轻粪便对皮肤的刺激;也有报道称可使用造口袋粘贴于肛周以保护肛周皮肤。

5)保持肛周皮肤的清洁干燥,每次大便结束后用温水清洗肛周皮肤,皮肤未破损时可以外擦紫草油或使用透明薄膜保护肛周皮肤;已经破损的皮肤在清洗干净后可以用溃疡贴保护或局部喷洒溃疡粉促进皮肤的愈合。

(6)小便失禁护理

1)女性患者可使用柔软、干净的尿布,有尿液后及时更换并且用温水清洗会阴,保持局部清洁干燥。

2)男性患者可使用假性尿袋,减少尿液对皮肤的浸渍。

3)必要时安置保留尿管。

(7)防止受伤

1)感觉减退或障碍的患者防止烫伤或冻伤,忌用热水袋。

2)行走不稳的患者,取用适宜的辅助用具,教会患者正确移动躯体的方法。

3)躁动的患者专人守护,床挡保护,防止受伤、坠床,必要时给予保护性约束。

(8)防止误吸

1)床旁备吸引装置。

2)昏迷患者取下义齿。

3)及时清除口腔中的分泌物及食物残渣。

4)进食时采取端坐位或半坐卧位、健侧卧位。

5)根据吞咽功能的评定选取适宜的食物及进食方法。

6)必要时安置保留胃管。

7)保持气道通畅。

(9)维持水电解质平衡

1)准确记录出入量,注意液体出入平衡。

2)监测电解质并纠正其紊乱,使其维持在正常水平。

3)通过血气分析纠正酸碱平衡的失调。

(10)有效沟通

1)在患者面前讲话时要尊重患者,语气自然,用词慎重。

2)用多种形式与患者沟通交流,如打手势、实物图片、书写或绘画等。

3)在康复及语言治疗师的帮助下,逐渐恢复语言功能。

(11)心理护理

1)建立优良的环境,使患者心情舒畅,取得患者的信任。

2)向患者及家属介绍疾病的相关知识,了解疾病病程及预后。

3)重视患者的主诉,鼓励其表达自身感受、耐心解答患者的疑问。

4)与患者建立各种形式的有效沟通方式。

5)鼓励患者参与康复及掌握自我护理,增强自信心。

6)指导家属对患者照顾,使患者感到来自家庭的支持关心。

7)根据患者的各类型心理特点,进行针对性心理护理。

8)重视对患者精神情绪变化的监控,及时干预。

2.下肢深静脉血栓的护理

(1)预防

①积极控制高血压、糖尿病、高血脂、血液高凝状态等危险因素。

②注意患肢早期的被动及主动功能训练。

③定时翻身拍背、防止瘫痪肢体受压过久,适当抬高患肢;避免在膝下垫硬枕、过度屈髋。

④避免在患肢穿刺,减少血管刺激性药物的输入。

⑤保持大便通畅,以免增加腹内压,影响下肢静脉回流。

⑥患肢可穿弹力袜、使用间歇性充气压力装置。

⑦观察患肢有无肿胀、疼痛、皮温改变等体征。

(2)护理

①一旦发生下肢静脉血栓,患肢抬高制动,高出心脏平面 20～30cm。

②患肢禁止挤压、按摩、热敷,严格制动,避免发生血栓脱落,形成肺栓塞。

③严密观察患肢皮温、色泽、水肿、弹性及肢端动脉搏动情况,每天在同一部位测量 2 次肢体周径并记录。

④严禁在患侧股静脉穿刺,注意保护患侧足背浅静脉及下肢浅静脉,禁忌输注溶栓、抗凝药以外的药物。

⑤抗凝及溶栓的护理:严格按医嘱用药,准确计算输入药量及时间控制;密切监测患者凝血功能的变化,观察有无其他部位的出血,防止发生脑出血。

3.介入手术护理

(1)术前护理

1)术前禁饮禁食 8h。

2)术区备皮(腹股沟及会阴部)。

3)术前 1～2d 要让患者练习在床上大小便,防止患者因为术后不习惯在床上解小便而导致充盈性尿失禁。

(2)术前护理

1)建立静脉通道时最好能选择左侧上肢,以免影响医生术中操作。

2)术前应记录患者肌力和足背动脉搏动情况,作为术后观察对照,便于及早判断是否有并发症发生。

(3)术后护理

1)术后观察:神志、瞳孔、生命体征、四肢活动度,以及穿刺点出血征象。

2)术后患者需平卧 24h。穿刺肢体伸直,禁止蜷曲。

3)如为动脉溶栓术,则动脉鞘需保留 4～6h 方可拔除。

4)穿刺部位护理:术中全身肝素化会导致穿刺点和全身出血风险的增加,防止穿刺部位出血的方法有沙袋压迫止血、压迫器压迫止血、血管内缝合。注意观察局部穿刺处有无渗血、瘀斑、血肿。注意观察穿刺肢体动脉搏动及色泽,询问患者有无下肢疼痛、麻木现象,若术侧足背动脉搏动较对侧明显减弱和(或)下肢疼痛明显,皮肤色泽发绀,提示有下肢栓塞可能。穿刺点加压包扎过度也可致动脉血运不良,应迅速松解加压包扎绷带。

　　5)加强凝血机制及血生化的检测。

九、特别关注

　　1.血压管理。

　　2.把握溶栓治疗的时间窗,溶栓治疗后出血的预防、观察和护理。

　　3.早期康复护理干预。

　　4.脑卒中患者家属照护能力的培养。

(周斌)

第六节　高血压脑出血的护理

一、概述

　　脑出血(intracerebral hemorrhage,ICH)是神经内外科最常见的难治性疾病之一,亚洲国家 ICH 占脑卒中患者的 $25\%\sim55\%$,而欧美国家 ICH 仅占脑卒中患者的 $10\%\sim15\%$。ICH 1 个月死亡率高达 $35\%\sim52\%$,6 个月末仍有 80% 左右的存活患者遗留残疾,是中国居民死亡和残疾的主要原因之一。

　　脑出血的危险因素以高血压、脑淀粉样血管变性(cerebral amyloid angiopathy,CAA)、脑动静脉畸形、脑动脉瘤、肿瘤卒中、凝血功能障碍等多见。目前国际上尚无公认的分类,欧洲将 ICH 分为原发性脑出血(primary intracerebral hemorrhage)、继发性脑出血(secondary intracerebral hemorrhage)和原因不明性脑出血;美国有学者将 ICH 命名为非动脉瘤性、非 AVM 性、非肿瘤性自发性脑出血。原发性脑出血与继发性脑出血的分类,目前得到较多认可。

　　原发性脑出血指无明确病因的脑出血,多数合并有高血压。在我国,虽未进行大样本流行病学调查,但就现有文献资料分析,原发性脑出血合并高血压者可高达 $70\%\sim80\%$,所以我国一直沿用"高血压脑出血"命名。

二、病因

　　ICH 发病原因复杂,受环境因素和遗传因素共同影响。目前认为高血压和脑淀粉样脑血管病是 ICH 的最重要危险因素。

　　1.环境因素　如精神压力、不良饮食习惯、高血压、高血糖、吸烟等。

　　2.遗传因素。

　　3.其他　如血小板活化因子、凝血因子等。

三、病理

　　长期高血压伴发脑小动脉病变,小动脉管壁发生玻璃样或纤维样变性和局灶性出血、缺血和坏死,使血管壁强度降低,局限性扩张,并可形成微小动脉瘤。在情绪激动、过度劳累等情况下引起血压急剧升高,导致病变血管破裂出血。血肿造成周围组织受压、缺血、脑梗死、坏死,伴脑水肿,见图4—10。

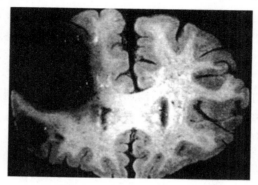

图4—10 脑出血标本切片

四、诊断要点

1.临床表现 突然的剧烈头痛、恶心、呕吐,偶有癫痫样发作,继之出现不同程度的意识障碍(小量出血可无),破入脑室的出血或侵入脑干的出血常在发病后立即昏迷,大脑半球内的出血,可因颅内压升高而出现进行性意识障碍,神经系统体征随出血部位而异。

(1)基底节出血:常累及内囊而出现三偏症状:对侧偏瘫、偏身感觉障碍和对侧同向性偏盲,这些体征进行性加重,短时间内达到高峰,病情进一步发展,可出现脑干受压征象。

(2)丘脑出血:常侵犯丘脑底部和中脑出现双侧瞳孔缩小或大小不等,光反应消失,因累及内囊而出现症状。

(3)桥脑出血:严重者可出现深昏迷,四肢瘫痪,针尖样瞳孔,中枢性高热,病情常迅速恶化,患者在几小时内死亡。

(4)小脑出血:枕部剧痛,频繁呕吐,眩晕,坐立困难等。

2.辅助检查

(1)头颅CT平扫:首选检查,可迅速明确脑内出血部位、范围和血肿量,以及血肿是否破入脑室等(图4—11)。可根据多田公式粗略计算血肿体积:血肿体积:T(mL)=π/6×L×S×Slice,式中L为血肿的长轴,S为短轴,Slice为所含血肿层面的厚度(cm)。

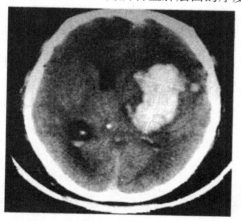

图4—11 CT示左侧基底节区出血

（2）MRI：可鉴别诊断脑血管畸形、肿瘤、颅内巨大动脉瘤等。

（3）脑血管检查：脑血管检查有助于了解 ICH 病因和排除继发性脑出血，指导制订治疗方案。常用检查包括 CTA、MRA、CTV、MRV（低场强磁共振脑静脉窦血管成像）、DSA 等。CTA、MRA、CTV、MRV 是快速、无创性评价颅内外动脉血管、静脉血管及静脉窦的常用方法，可用于筛查可能存在的脑血管畸形、动脉瘤、动静脉瘘等继发性脑出血，但阴性结果不能完全排除继发病变的存在。全脑血管造影（DSA）：能清晰显示脑血管各级分支，可以明确有无动脉瘤、AVM 及其他脑血管病变，并可清楚显示病变位置、大小、形态及分布，目前仍是血管病变检查的重要方法和金标准。

五、治疗

1.内科治疗　ICH 患者在发病的最初数天内病情往往不稳定，应常规持续生命体征监测（包括血压监测、心电监测、氧饱和度监测）和定时神经系统评估，密切观察病情及血肿变化，定时复查头部 CT，尤其是发病 3h 内行首次头部 CT 患者，应于发病后 8h，最迟 24h 内再次复查头部 CT。

ICH 治疗的首要原则是保持安静，稳定血压，防止继续出血；根据情况，适当降低颅内压，防治脑水肿，维持水电解质、血糖、体温平衡；同时加强呼吸道管理及护理，预防各种颅内及全身并发症。

2.外科治疗　外科治疗 ICH 在国际上尚无公认的结论，我国目前外科治疗的主要目标在于及时清除血肿、解除脑压迫、缓解严重颅内高压及脑疝、挽救患者生命，并尽可能降低由血肿压迫导致的继发性脑损伤和残废。

六、主要护理问题

1.清理呼吸道无效与意识障碍有关。

2.低效性呼吸型态与出血压迫呼吸中枢有关。

3.意识形态的改变与脑组织损害有关。

4.脑组织灌注不足与出血致脑组织肿胀有关。

5.潜在并发症脑疝、颅内再出血、消化道出血、感染、深静脉血栓等。

七、护理目标

1.呼吸道通畅，患者不发生组织缺氧或二氧化碳潴留。

2.呼吸型态得到改善。

3.患者不发生外伤和误吸，患者显示稳定的生命体征，意识逐渐好转。

4.脑水肿减轻。

5.术后未发生相关并发症，或并发症发生后能得到及时治疗与处理。

八、术前护理措施

（一）内科治疗的护理

1.控制血压　急性脑出血患者常伴有明显血压升高，且血压升高的幅度通常超过缺血性脑卒中患者，这增加了 ICH 患者残疾、死亡等风险。脑出血早期及血肿清除术后应立即使用药物迅速控制血压,但也要避免长期严重高血压患者血压下降过快、过低可能产生的脑血流量下降。如因 Cushing 反应或中枢性原因引起的异常血压升高,则要针对病因进行治疗,不宜单纯盲目降压。

2.降低颅内压,控制脑水肿　抬高床头约 30°,头位于中线上,以增加颈静脉回流,降低颅内压;对需要气管插管或其他类似操作的患者,需要静脉应用镇静剂。镇静剂应逐渐加量,尽可能减少疼痛或躁动引起颅内压升高。常用的镇静药物有:丙泊酚(二异丙酚)、依托咪酯、咪达唑仑等;镇痛药有:吗啡、阿芬太尼等;若患者具有颅内压增高的临床或影像学表现,和(或)实测 ICP>20mmHg,可应用脱水剂,如 20％甘露醇(1～3g/kg·d)、甘油果糖、高渗盐水、白蛋白、利尿剂等,应用上述药物均应监测肾功能、电解质,维持内环境稳定;必要时可行颅内压监护。

3.血糖管理　无论既往是否有糖尿病,入院时的高血糖均预示 ICH 患者的死亡和转归不良风险增高。然而,低血糖可导致脑缺血性损伤及脑水肿,故也需及时纠正。因此,应监测血糖,控制血糖在正常范围内。

4.呼吸道管理　若意识障碍程度重,排痰不良或肺部感染者可考虑气管插管或尽早气管切开,排痰防治肺部感染。怀疑肺部感染患者,应早期作痰培养及药敏实验,选用有效抗生素治疗。

5.神经保护剂　有临床报道显示神经保护剂是安全、可耐受的,对临床预后有改善作用。

6.体温控制　一般控制体温在正常范围,尚无确切的证据支持低温治疗。

7.预防应激性溃疡　脑出血早期可使用质子泵抑制剂预防应激性溃疡。

8.维持水和电解质平衡　定期检查血生化,监测及纠正电解质紊乱。

9.抗癫痫治疗　若出现临床痫性发作应进行抗癫痫药物治疗。

10.下肢深静脉血栓和肺栓塞的预防　ICH 患者发生深静脉血栓形成和肺栓塞的风险较高,应鼓励患者尽早活动、腿抬高;尽可能避免穿刺下肢静脉输液,特别是瘫痪侧肢体;可联合使用弹力袜和间歇性空气压缩装置预防下肢深静脉血栓及相关栓塞事件。

(二)外科治疗的护理

1.术前常规准备心理护理

(1)向患者或家属解释手术的必要性、手术方式、注意事项。

(2)鼓励清醒患者表达自身感受。

(3)针对个体情况进行针对性心理护理。

(4)鼓励患者家属和朋友给予患者关心和支持。

2.营养

(1)根据情况给予高维生素、低盐、低脂、易消化食物。

(2)不能进食者遵医嘱静脉补充热量及管喂营养。

3.胃肠道准备

(1)饮食:术前禁食禁饮 8h。急诊手术例外。

(2)尿管:急诊手术患者安置保留尿管。

4.病情观察及护理

(1)保持环境安静,减少不必要的搬动。

(2)保持呼吸道通畅,持续低流量吸氧。

(3)观察并记录患者血压情况,维持收缩压在 180mmHg 以下。

(4)严密观察患者意识、瞳孔、生命体征、尿量和肢体活动情况。

(5)昏迷患者注意观察皮肤状况并加强护理。

(6)避免各种不良刺激,如咳嗽、情绪激动、烦躁、过度兴奋、屏气用力、精神紧张等易引起再出血的诱因。

5.术前常规准备

(1)术前行抗生素皮试,遵医嘱带入术中用药。

(2)协助完善相关术前检查:心电图、B 超、出凝血试验等。

(3)更换清洁病员服。

(4)术前 2d 用洗发剂洗头吹干后用氯己定揉搓头皮 5min,手术当日入手术室后根据手术标记推剪去手术部头发。

(5)建立静脉通道。

(6)与手术室人员进行患者、药物核对后,送入手术室。

(7)麻醉后置尿管。

九、术后护理措施

1.神经外科术后护理常规

(1)全麻术后护理常规

1)了解麻醉和手术方式、术中情况、切口和引流情况。

2)持续低流量吸氧。

3)持续心电监护。

4)床挡保护防坠床。

5)严密监测生命体征。

(2)伤口观察及护理:观察伤口有无渗血渗液,若有,应及时通知医生并更换敷料。

(3)各管道观察及护理

1)输液管保持通畅,留置针妥善固定,注意观察穿刺部位皮肤。

2)尿管按照尿管护理常规进行,一般术后第 2d 可拔除尿管,拔管后注意观察患者自行排尿情况。

(3)疼痛护理

1)评估患者疼痛情况:伤口、颅内高压、颅内低压。

2)遵医嘱给予镇痛药物或降压药物。

3)提供安静舒适的环境。

(4)基础护理:做好口腔护理、尿管护理、定时翻身、雾化、患者清洁等工作。

2.血压管理　血压监测和护理是高血压脑出血患者护理的重点,具体监测和护理内容见表 4—15。

表 4-15　血压管理

项目	内容
严密监测血压	行心电监护,每 15～30min 测血压,必要时每 5min 测血压,并做好相应记录
血压控制标准	血压在 180/100mmHg 以内原则上不行药物降压处理
	行药物降压应注意避免血压下降过快、过低
	有高血压病史的患者,降压幅度应控制在基础血压的 15%～20%以内,以不超过 20%为宜
	颅内压(ICP)升高的患者,其血压控制标准应相应提高,至少保证脑灌注压(CPP＝MAP－ICP)在 60～80mmHg 之间
病情观察	无高血压病史的患者,血压升高要高度警惕急性颅内高压(Cushing 反应:血压升高、脉搏减慢宏大有力、呼吸深而慢)的可能

3. 神经外科引流管护理

(1)保持通畅:勿折叠、扭曲、压迫管道。

(2)妥善固定

1)颅内引流管与外接引流瓶或引流袋接头应连接牢固,外用纱布包裹,胶布分别将纱布两端与引流管固定,避免纱布滑落。

2)妥善固定躁动患者在征得家属同意后适当约束四肢。

3)告知患者及家属引流管的重要性,切勿自行拔出。

4)根据引流管的种类和安置目的调整放置高度。

5)引流管不慎脱出,应检查引流管头端是否完整拔出,并立即通知主管医生处理。

(3)观察并记录

1)严密观察引流液性状、颜色、量。

2)正常情况下手术后 1～2d 引流液为淡血性液,颜色逐渐变淡,若为引流出大量新鲜血液或术后血性液逐渐加深,常提示有出血,应通知医生积极处理。

3)引流量过少应考虑引流管阻塞的可能,采用自近端向远端轻轻挤压、旋转引流管方向、适当降低引流管高度等方法进行处理。

4)采用以上方法处理后引流管仍未通畅时应严密观察患者意识或瞳孔变化,警惕颅内再出血的发生。

5)观察患者伤口敷料情况。

(4)拔管:根据引流量的多少、引流液的颜色、颅内压、引流目的等决定拔管时间。

4. 饮食护理　清醒患者术后 6h 后可进流质饮食,如无不适可逐渐过渡到普食;昏迷患者则于第 2d 安置保留胃管,给予管喂流质饮食。

5. 体位与活动　患者清醒后抬高床头 30°,能改善颈静脉回流和降低 ICP,头部应处于中间位,避免转向两侧。患者术后活动应循序渐进,首先在床上坐,后在床边做,再在陪护搀扶下下地活动,避免突然改变体位引起脑部供血不足致头晕或昏倒。

6. 健康宣教(表 4-16)

表 4—16　高血压脑出血患者的出院宣教

项目	内容
饮食	低盐(低于 5g/d)、低脂、低胆固醇、低热量
药物指导	根据医嘱用药 准时服药 不能突然停药 如有副作用,及时看医生
功能锻炼	肢体瘫痪者,保持肢体在功能位,由被动锻炼到主动锻炼 失语者,教患者锻炼发音,由简单的字到词组,再到简单的句子
自我保健	减轻体重,坚持适当的运动 戒烟 保持稳定的情绪 保持良好的生话习惯:活动规律;睡眠充足;服药定时;劳逸结合等 定期监测血压,维持血压的稳定
心理护理	进行个体化心理护理

十、并发症的处理及护理

1. 术后颅内出血

(1)临床表现

1)患者意识加深。

2)双瞳不等大。

3)引流液颜色逐渐加深。

4)伤口敷料有新鲜血液渗出。

5)神经功能废损加重。

(2)处理

1)保守治疗:使用脱水药、止血药。

2)保守治疗无效者应及时行再次手术。

2. 颅内感染

(1)临床表现

1)术后 3d 体温持续性高热。

2)腰穿脑脊液白细胞升高。

3)脑膜刺激征阳性。

(2)处理

1)调整抗生素使用。

2)行物理降温。

3)持续腰穿引流脑脊液。

4)早期行药敏试验。

3. 肺部感染

(1)临床表现

1)体温持续性高热。

2)气道痰多。

3)肺部湿啰音。

（2）处理

1）应早期痰培养及药敏实验。

2）运用有效抗生素治疗。

3）加强全身营养支持。

4）加强翻身、拍背、有效排痰。

5）气管切开，吸痰。

4.应激性溃疡（消化道出血）

（1）临床表现：胃管内有血性液或咖啡色液体。

（2）处理

1）抗胃酸药物的使用，质子泵抑制剂：洛赛克，耐信等。

2）持续胃肠减压。

3）管喂止血药。

十一、特别关注

1.血压监测与护理。

2.引流管的护理。

3.呼吸系统感染的观察与护理。

4.中枢性高热的护理。

5.应激性溃疡的观察及护理。

（周斌）

第五章　心血管系统急危重症救护

第一节　心力衰竭的护理

心力衰竭是由于各种心脏结构或功能性疾病导致心室充盈和（或）射血能力受损而引起的一组临床综合征，简称心衰。临床上以体循环瘀血和（或）肺循环瘀血及组织血液灌注不足为主要特征，其主要临床表现为呼吸困难、疲乏、体液潴留，是一种渐进性疾病，常见于各种心脏疾病的终末阶段。

心力衰竭按发生的部位可分为左心、右心和全心衰竭；按发生的速度可分为急性和慢性两种，以慢性居多。

一、慢性心力衰竭

慢性心力衰竭也称慢性充血性心力衰竭，是大多数心血管疾病的最终归宿，也是最主要的死亡原因。在西方国家心力衰竭的基础心脏病构成以高血压、冠状动脉心脏病为主，我国过去以心瓣膜病为主，但近年来高血压、冠状动脉心脏病所占比例呈明显上升趋势。

（一）诱因与发病机制

1.诱因　心力衰竭往往由一些增加心脏负荷的因素所诱发。常见诱发因素有以下几点：

（1）感染：呼吸道感染最常见，其他感染如风湿活动、感染性心内膜炎、泌尿系感染和各种变态反应性炎症等也可诱发心力衰竭。感染可直接造成心肌损害，也可因其所致发热、代谢亢进和窦性心动过速等增加心脏负荷。

（2）心律失常：各种类型的快速性心律失常可导致心排血量下降，增加心肌耗氧量，诱发或加重心肌缺血，其中心房颤动是器质性心脏病最常见的心律失常之一，也是心力衰竭最重要的诱发因素。严重的缓慢性心律失常可直接降低心排血量，诱发心力衰竭。

（3）血容量增加：如饮食过度、摄入钠盐过多、输入液体过快、短期内输入液体过多等，均可诱发心力衰竭。

（4）过度体力活动或情绪激动：体力活动、情绪激动和气候变化等，可增加心脏负荷，诱发心力衰竭。

（5）贫血或出血：慢性贫血可致心排血量和心脏负荷增加，同时血红蛋白摄氧量减少，使心肌缺血缺氧甚至坏死，可导致贫血性心脏病。大量出血使血容量减少，回心血量和心排血量降低，并使心肌供血量减少和反射性心率加快，心肌耗氧量增加，导致心肌缺血缺氧，诱发心力衰竭。

（6）其他因素：①妊娠和分娩。②肺栓塞。③治疗方法不当，如洋地黄过量或不足，不恰当停用降血压药等。④原有心脏病变加重或并发其他疾病，如心肌缺血进展为心肌梗死、风湿性心瓣膜病风湿活动合并甲状腺功能亢进症等。

2.发病机制　慢性心力衰竭的发病机制十分复杂，当基础心脏病损及心功能时，机体首先发生多种代偿机制。这些代偿机制可使心功能在一定时间内维持在相对正常的水平，但也有其负性效应。各种不同机制相互作用衍生出更多反应，久之发生失代偿。

(1)代偿机制:当心肌收缩力减弱时,为了保证正常的心排血量,机体通过以下机制进行代偿。

1)Frank-Starling机制:即增加心脏的前负荷,使回心血量增多,心室舒张末期容积增加,从而增加心排血量及提高心脏做功量。心室舒张末期容积增加,意味着心室扩张,舒张末压力也增加,相应的心房压、静脉压也升高。当左心室舒张末压>18mmHg时,出现肺充血的症状和体征。

2)心肌肥厚:当心脏的后负荷增加时,常以心肌肥厚为主要的代偿机制,心肌收缩力增强,克服后负荷阻力,使心排血量在相当长时间内维持正常。心肌肥厚以心肌细胞增大为主,心肌细胞数增多不明显,细胞核和作为供给能源的物质线粒体也增大和增多,但程度和速度均落后于心肌细胞的增大,心肌从整体上显得能源不足,继续发展终至心肌细胞死亡。

3)神经体液的代偿机制

①交感神经兴奋性增强:心衰患者血中去甲肾上腺素水平升高,作用心肌肾上腺素能受体,增强心肌收缩力并提高心率,以增加心排血量。但心率增快,使心肌耗氧增加,此外,去甲肾上腺素对心肌有直接毒性作用,使心肌细胞凋亡,参与心脏重塑过程。②肾素-血管紧张素系统(RAAS)激活:心排血量减少,肾血流量随之降低,RAAS被激活。

(2)心力衰竭时各种体液因子的改变

1)心钠肽和脑钠肽:心力衰竭时心钠肽和脑钠肽分泌均增加,其增高的程度与心力衰竭的严重程度呈正相关。

2)精氨酸加压素:心力衰竭时,心房牵张受体的敏感性下降,使精氨酸加压素的释放不能受到相应的抑制,血浆精氨酸加压素水平升高。

(3)内皮素:是由血管内皮释放的肽类物质,具有很强的收缩血管的作用。内皮素还可导致细胞肥大增生,参与心脏重塑过程。

(4)心肌损害与心室重塑:原发性心肌损害和心脏负荷过重使心脏功能受损,可导致心室扩大或心室肥厚等各种代偿性变化。在心腔扩大、心肌肥厚的过程中,心肌细胞、胞外基质、胶原纤维网等均有相应的变化,即心室重塑的过程。目前大量的研究表明,心力衰竭发生的基本机制是心室重塑。

(二)临床表现

1.左心衰竭　主要表现为心排血量低和肺循环瘀血的综合征。

(1)症状

1)呼吸困难:劳力性呼吸困难是左心衰竭最早出现的症状,开始多发生在较重体力活动时,休息后可缓解,病情进展后,轻微体力活动时也可出现,有的患者还可出现夜间阵发性呼吸困难,此为左心衰竭的典型表现。严重时可出现端坐呼吸、心源性哮喘和急性肺水肿。患者采取的坐位越高说明左心衰竭的程度越重,可据此估计左心衰竭的严重程度。

2)咳嗽、咳痰、咯血:咳嗽是较早出现的症状,常发生在夜晚,患者坐起或站立时可减轻或消失,常咳白色泡沫痰,有时痰中带血丝,当肺瘀血明显加重或肺水肿时,可咳粉红色泡沫痰。

3)低心排血量症状:如有头晕、乏力、心悸、失眠或嗜睡、尿少、发绀等,其主要原因是心、脑、肾、骨骼肌等脏器组织血液灌注不足。

(2)体征:呼吸加快、血压升高、心率增快,可有交替脉,多数患者有左心室增大。心尖部可闻及舒张期奔马律,肺动脉瓣区第2心音亢进。两肺底可闻及细湿啰音。原有瓣膜病变可闻及杂音及原有心脏病的体征。

2.右心衰竭　主要表现为体循环瘀血的综合征。

(1)症状:患者可有食欲不振、恶心、呕吐、右上腹痛、腹胀、腹泻、尿少、夜尿等症状。原因是由于各脏器慢性持续性瘀血所致。

(2)体征

1)患者颈静脉充盈、怒张,肝颈静脉反流征阳性。

2)肝大:肝脏肿大伴有上腹部饱胀不适及明显压痛,还可出现黄疸和血清转氨酶水平升高,晚期可出现心源性肝硬化。

3)水肿:双下肢及腰骶部水肿,严重的全身水肿,伴有胸、腹腔积液。

4)其他:胸骨左缘第3～4肋间可闻及舒张期奔马律。右心室增大或全心增大时心浊音界向两侧扩大。三尖瓣区可闻及收缩期吹风样杂音。

3.全心衰竭　此时左右心衰的临床表现同时存在。由于右心衰时右心排血量减少,能减轻肺瘀血和肺水肿,故左心衰的症状和体征有所减轻。

心功能分级正确评价患者心功能,对于判断病情轻重和指导患者活动量具有重要意义。根据患者的临床症状和活动受限制的程度可将心功能分为4级[1928年纽约心脏病协会(NYHA)分级,美国心脏病协会(AHA)标准委员会1994年修订]。

Ⅰ级:体力活动不受限制。日常活动不引起心悸、乏力、呼吸困难等症状。

Ⅱ级:体力活动轻度受限。休息时无症状,日常活动即可引起以上症状,休息后很快缓解。

Ⅲ级:体力活动明显受限。休息时无症状,轻于日常活动即可引起以上症状,休息后较长时间症状才可缓解。

Ⅳ级:不能进行任何活动。休息时也有症状,稍活动后加重。

(三)辅助检查

1.心电图。

2.X线胸片及影像学检查。

3.超声心动图检查。

4.实验室检查　动脉血气分析、血常规、生化和心肌酶学。

5.放射性核素心室造影。

6.创伤性血流动力学检查等。

(四)救治原则与方法

1.治疗原则和目的　慢性心力衰竭的短期治疗如纠正血流动力学异常、缓解症状等,并不能降低患者死亡率和改善长期预后。因此,治疗心力衰竭必须从长计议,采取综合措施,包括治疗病因、调节心力衰竭代偿机制以及减少其负面效应如拮抗神经体液因子的过分激活等,既要改善症状,又要达到下列目的:①提高运动耐量,改善生活质量。②阻止或延缓心室重构,防止心肌损害进一步加重。③延长寿命,降低死亡率。

2.治疗方法

(1)病因治疗

1)治疗基本病因:大多数心力衰竭的病因都有针对性治疗方法,如控制高血压、改善冠状动脉心脏病心肌缺血、手术治疗心瓣膜病以及纠治先天畸形等。但病因治疗的最大障碍是发现和治疗太晚,很多患者常满足于短期治疗缓解症状而拖延时间,最终发展为严重的心力衰竭而失去良好的治疗时机。

2)消除诱因:最常见诱因为感染,特别是呼吸道感染,应积极选用适当的抗生素治疗;对于发热持续1周以上者应警惕感染性心内膜炎的可能。心律失常特别是心房颤动是诱发心力衰竭的常见原因,对于心室率很快的心房颤动,如不能及时复律则应尽快控制心室率,潜在的甲状腺功能亢进症、贫血等也可能是心力衰竭加重的原因,应注意诊断和纠正。

(2)一般治疗

1)休息和镇静:包括控制体力和心理活动,必要时可给予镇静剂以保障休息,但对严重心力衰竭患者应慎用镇静剂。休息可减轻心脏负荷,减慢心率,增加冠状动脉供血,有利于改善心功能。但长期卧床易形成下肢静脉血栓,甚至导致肺栓塞,同时也使消化吸收功能减弱,肌肉萎缩。

2)控制钠盐摄入:心力衰竭患者体内水钠潴留,血容量虽增加,因此减少钠盐的摄入,有利于减轻水肿等症状,并降低心脏负荷,改善心功能。应用强效排钠利尿剂时,应注意过分限盐会导致低钠血症。

(3)药物治疗

1)利尿剂的应用:利尿剂是治疗慢性心力衰竭的基本药物,对有液体潴留证据或原有液体潴留的所有心力衰竭患者,均应给予利尿剂。利尿剂可通过排钠排水减轻心脏容量负荷,改善心功能,对缓解瘀血症状和减轻水肿有十分显著的效果。常用利尿剂的作用和剂量见表5—1。

表5—1 常用利尿剂的作用和剂量

种类	作用于肾脏位置	每天剂量
排钾类		
氢氯噻嗪(双氢克尿噻)	远曲小管	25～100mg,口服
呋塞米(速尿)	Henle 襻上升支	20～100mg,口服/静脉注射
保钾类		
螺内酯(安体舒通)	集合管醛固酮拮抗剂	25～100mg,口服
氨苯蝶啶	集合管	100～300mg,口服
阿米洛利	集合管	5～10mg,口服

2)血管紧张素转换酶(ACE)抑制剂的应用:ACE抑制剂是治疗慢性心力衰竭的基本药物,可用于所有左心功能不全者。其主要作用机制是抑制RAS系统,包括循环RAS和心脏组织中的RAS,从而具有扩张血管、抑制交感神经活性以及改善和延缓心室重构等作用;同时,ACE抑制剂还可抑制缓激肽降解,使具有血管扩张作用的前列腺素生成增多,并有抗组织增生作用。ACE抑制剂也可明显改善其远期预后,降低死亡率。因此,及早(如在心功能代偿期)开始应用ACE抑制剂运行干预,是慢性心力衰竭药物治疗的重要进展。ACE抑制剂种类很多,临床常用ACE抑制剂有卡托普利、依那普利等。

3)增加心排出量的药物

①洋地黄制剂:通过抑制心肌细胞膜上的 $Na^+－K^+－ATP$ 酶,使细胞内 Na^+ 浓度升高,K^+ 浓度降低;同时 Na^+ 与 Ca^{2+} 进行交换,又使细胞内 Ca^+ 浓度升高,从而使心肌收缩力增强,增加心脏每搏血量,从而使心脏收缩末期残余血量减少,舒张末期压力下降,有利于缓解各器

官瘀血,尿量增加。一般治疗剂量下,洋地黄可抑制心脏传导系统,对房室交界区的抑制量最为明显,可减慢窦性心率、减慢心房扑动或颤动时的心室率;但大剂量时可提高心房、交界区及心脏的自律性,当血钾过低时,更易发生各种快速性心力衰竭。本制剂 0.25mg/d,适用于中度心力衰竭的维持治疗,但对 70 岁以上或肾功能不良患者宜减量。毛花苷 C(西地兰)为静脉注射用制剂,适用于急性心力衰竭或慢性心力衰竭加重时,特别适用于心力衰竭伴快速心房颤动者。注射后 10min 起效,1~2h 达高峰。每次用量 0.2~0.4mg,稀释后静脉注射。

②非洋地黄类正性肌力药物:多巴胺和多巴酚丁胺只能短期静脉应用;米力农对改善心力衰竭的症状效果肯定,但大型前瞻性研究和其他相关研究均证明,长期应用该类药物治疗重症慢性心力衰竭,其死亡率较不用者更高。

4)β 受体阻滞剂的应用:β 受体阻滞剂可对抗心力衰竭代偿机制中的"交感神经活性增强"这一重要环节,对心肌产生保护作用,可明显提高其运动耐量,降低死亡率。β 受体阻滞剂应该用于 NYHA 心功能 Ⅱ 级或 Ⅲ 级、LVEF<40%,但病情稳定的所有慢性收缩性心力衰竭患者,但应在 ACE 抑制剂和利尿剂的基础上应用;同时,因其具有负性肌力作用,用药时仍应十分慎重。一般宜待病情稳定后,从小量开始用起,然后根据治疗反应每隔 2~4 周增加一次剂量,直达最大耐受量,并适量长期维持。症状改善常在用药后 2~3 个月出现。长期应用时避免突然停药。临床常用制剂有:①选择性 β₁ 受体阻滞剂,无血管扩张作用,如美托洛尔初始剂量 12.5mg/d,比索洛尔初始剂量 1.25mg/d。②非选择性 β 受体阻滞剂,如卡维地洛属第 3 代 β 受体阻滞剂,可全面阻滞 α_1、β_1 和 β_2 受体,同时具有扩血管作用,初始剂量3.125mg,2 次/d。β 受体阻滞剂的禁忌证为支气管痉挛性疾病、心动过缓以及 2 度或 2 度以上房室传导阻滞(安装心脏起搏器者除外)。

5)血管扩张剂的应用:心力衰竭时,由于各种代偿机制的作用,使周围循环阻力增加,心脏的前负荷也增大。扩血管治疗,可以减轻心脏前、后负荷,改善心力衰竭症状。因此心力衰竭时,可考虑应用小静脉扩张剂如硝酸异山梨酯、阻断 α_1 受体的小动脉扩张剂如肼屈嗪以及均衡扩张小动脉和小静脉制剂如硝普钠等静脉滴注。

(五)护理评估

1.病史评估　详细询问患者起病情况,了解有无感染,过度劳累、情绪激动等诱因;有无活动后心悸、气促或休息状态下的呼吸困难,若有劳力性呼吸困难,还需了解患者产生呼吸困难的活动类型和轻重程度,如步行、爬楼、洗澡等,以帮助判断患者的心功能;询问患者有无咳嗽、咳痰,有无夜间性阵发呼吸困难。对于右心衰竭的患者,应注意了解患者是否有恶心、呕吐、食欲不佳、腹胀、体重(体质量)增加及身体低垂部位水肿等情况。了解患者既往的健康状况,评估有无引起心力衰竭的基础疾病,如冠状动脉心脏病、风湿性心脏病、心肌病等。

2.身体评估

(1)左心衰竭:评估患者有无活动后心悸、气促,有无夜间阵发性呼吸困难,有无咳嗽、咳痰、咯血等症状;了解患者有无心脏扩大及心脏杂音。应注意患者的心理反应,了解心理压力的原因。

(2)右心衰竭:了解患者有无上腹部不适和食欲不振等右心衰竭的早期表现;评估有无肝大、水肿、腹腔积液、颈静脉怒张等特征。

(3)全心衰竭:了解患者有无左心衰竭和右心衰竭的症状、体征;评估心力衰竭的基础疾病、扩张型心肌病及各种心脏病的晚期往往出现全心力衰竭表现。

3.日常生活型态　了解患者的饮食习惯,是否喜爱咸食、腊制品及发酵食品,是否吸烟、嗜酒、爱喝浓茶、咖啡等;了解患者的睡眠情况及排便情况,是否有便秘;评估患者的日常活动情况,是否为活动过度导致的心衰。

4.心理社会评估　长期的疾病折磨和心力衰竭的反复出现,使患者生活能力降低,生活上需要他人照顾,反复住院治疗造成的经济负担,常使患者陷于焦虑不安、内疚、恐惧、绝望之中;家属和亲人也可因长期照顾患者而身心疲惫。

(六)护理诊断

1.气体交换受损　与左心衰致肺循环瘀血有关。

2.体液过多　与右心衰致体循环瘀血、水钠潴留有关。

3.活动无耐力　与心脏排血量下降有关。

4.潜在并发症　洋地黄中毒。

(七)护理目标

1.患者呼吸困难、咳嗽等症状明显减轻,发绀消失,血气指标在正常范围。

2.胸腹腔积液、水肿减轻或消失。

3.患者能知道限制最大活动量的指征,按计划活动,主诉活动耐力增强。

4.患者能说出洋地黄中毒的表现,能及时发现和控制中毒。

(八)护理措施

1.一般护理

(1)休息与活动:休息是减轻心脏负荷的重要方法,包括体力的休息、精神的放松和充足的睡眠。应根据患者心功能分级及患者基本状况决定活动量。

Ⅰ级:不限制一般的体力活动,积极参加体育锻炼,但要避免剧烈运动和重体力劳动。

Ⅱ级:适当限制体力活动,增加午休,强调下午多休息,可不影响轻体力工作和家务劳动。

Ⅲ级:严格限制一般的体力活动,每天有充分的休息时间,但日常生活可以自理或在他人协助下自理。

Ⅳ级:绝对卧床休息,生活由他人照顾。可在床上做肢体被动运动,轻微的屈伸运动和翻身,逐步过渡到坐或下床活动。鼓励患者不要延长卧床时间,当病情好转后,应尽早做适量的活动,因为长期卧床易导致血栓形成、肺栓塞、便秘、虚弱、直立性低血压的发生。

(2)饮食:给予低盐、低脂、低热量、高蛋白、高维生素、清淡易消化的饮食,少食多餐。①限制食盐及含钠食物:Ⅰ度心力衰竭患者每日钠摄入量应限制在 2g(相当于氯化钠 5g)左右,Ⅱ度心力衰竭患者每日钠摄入量应限制在 1g(相当于氯化钠 2.5g)左右,Ⅲ度心力衰竭患者每日钠摄入量应限制在 0.4g(相当于氯化钠 1g)左右。但应注意在用强效利尿剂时,可放宽限制,以防发生电解质紊乱。②限制饮水量,高度水肿或伴有腹腔积液者,应限制饮水量,24h饮水量一般不超过 800mL,应尽量安排在白天间歇饮水,避免大量饮水,以免增加心脏负担。

(3)排便的护理:指导患者养成按时排便的习惯,预防便秘。排便时切忌过度用力,以免增加心脏负担,诱发严重心律失常。

2.对症护理及病情观察护理

(1)呼吸困难

1)休息与体位:让患者取半卧位或端坐卧位安静休息,鼓励患者多翻身、咳嗽,尽量做缓慢的深呼吸。

2)吸氧:根据缺氧程度及病情选择氧流量。

3)遵医嘱给予强心、利尿、扩血管药物,注意观察药物作用及不良反应,如血管扩张剂可致头痛及血压下降等;血管紧张素转换酶抑制剂的不良反应有直立性低血压、咳嗽等。

4)病情观察:应观察呼吸困难的程度、发绀情况、肺部啰音的变化,血气分析和血氧饱和度等,以判断药物疗效和病情进展。

(2)水肿

1)观察水肿的消长程度,每日测量体重,准确记录出入液量并适当控制液体摄入量。

2)限制钠盐摄入,每日食盐摄入量少于5g,服利尿剂者可适当放宽。限制含钠高的食品、饮料和调味品如发酵面食、腌制品、味精、糖果、番茄酱、啤酒、汽水等。

3)加强皮肤护理,协助患者经常更换体位,嘱患者穿质地柔软的衣服,经常按摩骨隆突处,预防压疮的发生。

4)遵医嘱正确使用利尿剂,密切观察其不良反应,主要为水、电解质紊乱。利尿剂的应用时间选择早晨或日间为宜,避免夜间排尿过频而影响患者的休息。

3.用药观察与护理

(1)利尿剂:电解质紊乱是利尿剂最易出现的不良反应,应随时注意观察。氢氯噻嗪类排钾利尿剂,作用于肾远曲小管,抑制 Na^+ 的重吸收,并可通过 Na^+-K^+ 交换机制降低 K^+ 的吸收易出现低钾血症,应监测血钾浓度,给予含钾丰富的食物,遵医嘱及时补钾;氨苯蝶啶直接作用于肾远曲小管远端,排钠保钾,利尿作用不强,常与排钾利尿剂合用,起保钾作用。出现高钾血症时,遵医嘱停用保钾利尿剂,嘱患者禁食含钾高的食物,严密观察心电监护变化,必要时予胰岛素等紧急降钾处理。

(2)ACE 抑制剂:ACE 抑制剂的不良反应有低血压、肾功能一过性恶化、高钾血症、干咳、血管神经性水肿以及少见的皮疹、味觉异常等。对无尿性肾衰竭、妊娠哺乳期妇女和对该类药物过敏者禁止应用,双侧肾动脉狭窄、血肌酐水平明显升高(>225μmol/L)、高钾血症(>5.5mmol/L)、低血压(收缩压<90mmHg)或不能耐受本药者也不宜应用本类药物。

(3)洋地黄类药物:加强心肌收缩力,减慢心率,从而改善心功能不全患者的血流动力学变化。其用药安全范围小,易发生中毒反应。

1)严格按医嘱给药,教会患者服地高辛时应自测脉搏,如脉搏<60 次/min 或节律不规则应暂停服药并告诉医师;毛花苷 C 或毒毛花苷 K 静脉给药时需稀释后缓慢静脉注射,并同时监测心率、心律及心电图变化。

2)密切观察洋地黄中毒表现,包括:①心律失常:洋地黄中毒最重要的反应是出现各种类型的心律失常,是由心肌兴奋性过强和传导系统传导阻滞所致,最常见者为室性期前收缩(多表现为二联律)、非阵发性交界区心动过速、房性期前收缩、心房颤动以及房室传导阻滞;快速房性心律失常伴房室传导阻滞是洋地黄中毒的特征性表现。洋地黄可引起心电图 ST-T 改变,但不能据此诊断为洋地黄中毒。②消化道症状:食欲减退、恶心、呕吐等(需与心力衰竭本身或其他药物所引起的胃肠道反应相鉴别)。③神经系统症状:头痛、头晕、抑郁、嗜睡、精神改变等。④视觉改变:视物模糊、黄视、绿视等。测定血药浓度有助于洋地黄中毒的诊断。

3)洋地黄中毒的处理:①发生中毒后应立即停用洋地黄药物及排钾利尿剂。②单发室性期前收缩、1 度房室传导阻滞等在停药后常自行消失。③对于快速性心律失常患者,若血钾浓度低则静脉补钾,如血钾不低可用利多卡因或苯妥英钠;有传导阻滞及缓慢性心律失常者,可用阿托品 0.5～1.0mg 皮下或静脉注射,需要时安置临时心脏起搏器。

(4)β 受体阻滞剂:必须从极小剂量开始逐渐加大剂量,每次剂量增加的时间梯度不宜少于 5～7d,同时严密监测血压、体重、脉搏及心率变化,防止出现传导阻滞和心衰加重。

(5)血管扩张剂

1)硝普钠:用药过程中,要严密监测血压,根据血压调节滴速,一般剂量 0.5～3μg/(kg·min),连续用药不超过 7d,嘱患者不要自行调节滴速,体位改变时动作宜缓慢,防止直立性低血压发生;注意避光,现配现用,液体配制后无论是否用完需 6～8h 更换;长期用药者,应监测血氰化物浓度,防止氰化物中毒,临床用药过程中发现老年人易出现精神方面的症状,应注意观察。

2)硝酸甘油:用药过程中可出现头胀、头痛、面色潮红、心率加快等不良反应,改变体位时易出现直立性低血压。用药时从小剂量开始,严格控制输液速度,做好宣传教育工作,以取得配合。

4.心理护理

(1)护士自身应具备良好的心理素质,沉着、冷静,用积极乐观的态度影响患者及家属,使患者增强战胜疾病的信心。

(2)建立良好的护患关系,关心体贴患者,简要解释使用监测设备的必要性及作用,得到患者的充分信任。

(3)对患者及家属进行适时的健康指导,强调严格遵医嘱服药、不随意增减或撤换药物的重要性,如出现中毒反应,应立即就诊。

二、急性心力衰竭

急性心力衰竭是指因急性心脏病变引起心排血量急剧降低而导致的组织器官灌注不足和急性瘀血综合征。临床上以急性左心衰竭较为常见,主要表现为肺水肿或心源性休克,是严重的急危重症,抢救是否及时合理与患者预后密切相关。急性右心衰竭即急性肺源性心脏病,主要由大面积肺梗死所致。

(一)诱因与发病机制

使心排血量急剧降低和肺静脉压突然升高的心脏结构或功能性突发异常,均可导致急性左心衰竭。

1.急性弥漫性心肌损害引起心肌收缩力急剧下降,如急性广泛心肌梗死、急性重症心肌炎等。

2.急性机械性阻塞引起心脏压力负荷突然加重,排血受阻,如严重的心瓣膜狭窄、心室流出道梗阻、心房内血栓或黏液瘤嵌顿、动脉主干或大分支栓塞等。

3.急性心脏容量负荷加重,如外伤、急性心肌梗死或感染性心内膜炎等引起的心瓣膜损害穿孔、腱索断裂致瓣膜急性反流、心室乳头肌功能不全、间隔穿孔,主动脉窦动脉瘤破裂入心腔,以及静脉输血或输液过多或过快等。

4.急性心室舒张受限,如急性大量心包积液或积血、快速异位心律等。

5.严重的心律失常使心脏暂停排血或排血量显著减少,如心室颤动和其他严重的室性心律失常、心室暂停、显著的心动过缓等。

上述原因导致心排血量急剧减少,左心室舒张末期压迅速升高,肺静脉回流不畅,肺静脉压快速升高,肺毛细血管压随之升高,使血管内液体渗入到肺间质和肺泡内,形成急性肺水肿。在肺水肿早期可因交感神经激活使血压升高,但随着病情的持续进展,血管反应性减弱,血压将逐步下降。

（二）临床表现

急性左侧心力衰竭主要表现为急性肺水肿。患者表现突发严重呼吸困难,呼吸频率常达30～40次/min,吸气时肋间隙和锁骨上窝内陷,同时频繁咳嗽,咳大量粉红色泡沫状痰。患者常取坐位,两腿下垂、极度烦躁不安、大汗淋漓、皮肤湿冷、面色灰白,极重者可因脑缺氧而致神志模糊。急性心肌梗死引起心力衰竭者常有剧烈胸痛。

急性肺水肿早期可因交感神经激活,血压可一度升高,随着病情进展,血压常下降,严重者可出现心源性休克。听诊时,两肺布满湿性啰音和哮鸣音,心尖部第一心音减弱,心率增快,同时有舒张早期奔马律、肺动脉瓣第二心音亢进。

（三）救治原则

急性左侧心力衰竭是危重急症,应积极而迅速地抢救。

1.吗啡 是治疗急性肺水肿极为有效的药物。吗啡可减弱中枢交感冲动,使外周静脉和小动脉扩张而减轻心脏负荷。其镇静作用又可减轻患者躁动所带来的额外心脏负担。5～10mg静脉缓慢推注,于3min内推完,必要时每间隔15min重复1次,共2～3次。应用时随时准备好吗啡拮抗药。肺水肿伴颅内出血、意识障碍及慢性肺部疾病者禁用吗啡,年老体弱者应酌情减量或改为皮下或肌内注射。

2.快速利尿 呋塞米20～40mg静脉注射,于2min内推完,4h后可重复1次,可减少血容量,扩张静脉,缓解肺水肿。应注意观察并准确记录尿量,必要时行导尿。

3.血管扩张药 硝酸甘油、硝普钠、酚妥拉明等。

4.洋地黄类药 一般选用毛花苷C或毒毛花苷K。应先利尿,后强心,避免左、右心室排血量不均衡而加重肺瘀血和肺水肿。

5.氨茶碱 可解除支气管痉挛,并有一定的正性肌力及扩血管利尿作用,可起辅助作用。

（四）护理评估

1.病史评估 评估急性发作的诱因,了解患者的既往健康状况;评估有无引起心力衰竭的基础疾病,如冠状动脉心脏病、风湿性心脏病、心肌病。

2.身体评估 评估有无急性肺水肿的体征;了解呼吸困难,端坐呼吸,频繁咳嗽,咳大量粉红色泡沫样痰是否为突发严重;有无面色青灰,口唇发绀,大汗淋漓,皮肤湿冷;患者有无心源性休克和意识障碍。

3.心理—社会状况评估 评估因急性发作后而窒息感,导致患者极度烦躁不安、恐惧,应注重患者的心理反应,了解心理压力的原因;患者亲属可因患者病情急性加重的恐惧、慌乱、不理解,也可因为长期照顾患者而身心疲惫,失落感增强。

4.辅助检查 急性发作时积极处理,稳定后可行心脏三位片,心电图、超声心动图可帮助了解心脏大小及供血情况;胸部X线检查可了解肺瘀血情况及有无肺部感染;无创性和有创性血流动力学测定,对心功能不全的诊断、预后、评价治疗措施具有重要意义。

（五）护理诊断

1.气体交换受损 与急性肺水肿有关。

2.恐惧 与突发病情加重而担心疾病预后有关。

3.清理呼吸道无效　与呼吸道分泌物增多、咳嗽无力有关。

4.潜在并发症　心源性休克。

（六）护理目标

1.患者呼吸困难、咳嗽等症状减轻。

2.患者焦虑/恐惧程度减轻,配合治疗及护理。

3.患者呼吸道通畅,呼吸道分泌物减少并能咳出。

4.患者得到及时治疗与处理,血流动力学稳定。

（七）护理措施

1.心理护理　急性心力衰竭时患者往往会产生濒死感,有些患者会因此失去信心,拒绝与医护人员合作。护理人员应态度和蔼,技术娴熟,从容镇定,积极给予患者安慰、鼓励,增强信任感。允许并倾听患者表达对死亡的恐惧,劝说家属保持冷静,以免给患者造成不良刺激,减轻焦虑与恐惧。对于过度紧张、焦虑的患者,遵医嘱可给予镇静药。

2.体位　取坐位或半卧位,双腿下垂,也可用止血带四肢轮扎,以减少静脉回流。还可根据需要提供倚靠物如枕头等,以节省患者体力。同时加床挡防止患者坠床。

3.给氧　遵医嘱给予高流量 6～8L/min 氧气吸入,湿化瓶内加入 25％～50％的乙醇,降低肺泡内泡沫表面张力,改善通气功能。必要时给予麻醉剂加压吸氧或双水平气道正压通气,但应注意观察患者的二氧化碳潴留情况。对已经出现严重低氧血症合并二氧化碳潴留时可考虑行有创通气进行治疗。

4.生命体征监测　对患者进行心电、呼吸、血压等监护,详细记录,测量脉率时注意脉律,同时测心率和心律,观察患者有无缺氧所致的意识障碍、思维紊乱,并做好用药护理。判断呼吸困难程度,观察咳嗽情况、痰的量及颜色。观察患者皮肤颜色,并注意患者意识的变化。定时翻身、叩背,协助排痰。

5.其他　各项检查、治疗前向患者说明目的、意义,让患者明白医护人员正积极采取措施,使患者建立病情会好转的信念。

（庞琳）

第二节　稳定型心绞痛的护理

稳定型心绞痛是在冠状动脉严重狭窄的基础上,由于心肌负荷的增加引起心肌急剧的、暂时的缺血与缺氧的临床综合征,但无心肌坏死。本病患者男性多于女性,劳累、饱食、受寒、情绪激动、急性循环衰竭等为常见诱因。

一、诱因与发病机制

最常见的病因为冠状动脉粥样硬化。其他病因最常见为重度主动脉瓣狭窄或关闭不全,肥厚型心肌病、先天性冠状动脉畸形等亦可是本病病因。

心肌能量的产生依赖大量的氧气供应。心肌对氧的依赖性最强,耗氧量为 9mL/(min·100g),高居人体其他器官之首。生理条件下,心肌细胞从冠状动脉血中摄取氧的能力也最强,可摄取血氧含量的 65％～75％,接近于最大摄取量,因此,当心肌需氧量增加时,心肌细胞很难再从血液中摄取更多的氧,而只能依靠增加冠状动脉血流储备来满足心肌需氧量的增加。正常情况下,冠状循环储备能力很强,如剧烈体力活动时,冠状动脉扩张可通过使其血流量增加到静息时的 6～7 倍,即使在缺氧状态下,也能使血流量增加 4～5 倍。然而在病理条件下(如冠状动脉狭窄),冠状循环储备能力下降,冠状动脉供血与心肌需血之间就会发生矛盾,即冠状动脉血流量不能满足心肌的代谢需要,此时就会引起心肌缺血缺氧,诱发心绞痛。

动脉粥样硬化斑块导致冠状动脉狭窄,冠状动脉扩张性减弱,血流量减少。当冠状动脉管腔狭窄<50%时,心肌血供基本不受影响,即血液供应尚能满足心肌平时的需要,则无心肌缺血症状,各种心脏负荷试验也无阳性表现。然而当至少一支主要冠状动脉管腔狭窄>70%～75%时,静息时尚可代偿,但当心脏负荷突然增加(如劳累、激动、左心衰竭等)时,则心肌氧耗量增加,而病变的冠状动脉不能充分扩张以供应足够的血液和氧气,即可引起心绞痛发作。此种心肌缺血为"需氧增加性心肌缺血",而且粥样硬化斑块稳定,冠状动脉对心肌的供血量相对比较恒定。这是大多数稳定型心绞痛的发病机制。

疼痛产生的原因:产生疼痛的直接原因可能是在缺血缺氧的情况下,心肌内积聚过多的代谢产物如乳酸、丙酮酸、磷酸等酸性物质或类激肽多肽类物质,刺激心脏内自主神经的传入纤维末梢,经胸第 1～5 交感神经节和相应的脊髓段,传至大脑,即可产生疼痛感觉。这种痛觉可反映在与自主神经进入水平相同脊髓段的脊神经所分布的区域—胸骨后和两臂的前内侧与小指,尤其是在左侧,而多不在心脏部位。有人认为,在缺血区内富有神经分布的冠状血管的异常牵拉或收缩,也可直接产生疼痛冲动。

二、临床表现

1. 病史 有冠心病的易患因素,如高血压、高胆固醇血症、胰岛素抵抗、糖尿病、吸烟、肥胖及早发冠心病家族史等。

2. 诱因 发作常由体力劳动或情绪激动所激发,饱食、寒冷、吸烟、心动过速、休克等亦可诱发。

3. 症状 心绞痛以发作性胸痛为主要临床表现。

(1)部位:主要在胸骨体上、中段可波及心前区,疼痛范围如手掌大小一片,界限不清,常放射至左肩、左上肢前内侧及左环指和小指,或至颈、咽或下颌部。

(2)性质:胸痛常呈压榨、压迫感或紧缩感,严重时伴濒死的恐惧感,迫使患者不自觉地停止原来的活动,直至症状缓解。

(3)持续时间:疼痛出现后常逐渐加重,一般持续 1～5min 渐消失,可数天或数周发作 1 次,亦可 1d 内多次发作。

(4)缓解方式:经休息后可减轻,舌下含服硝酸甘油可在 30s 至数分钟内缓解。

(5)体征:心绞痛发作时可见血压增高,心率加快,焦虑不安,皮肤冷或大汗,有时出现第 4 心音或第 3 心音奔马律。可有暂时性心尖部收缩期杂音,是乳头肌缺血以至功能失调引起二尖瓣关闭不全。

三、救治原则

1. 发作时的治疗

(1)终止心绞痛发作:立即停止活动,一般患者休息后症状可立即缓解或减轻。

(2)药物治疗:硝酸甘油舌下含化,1～2min 见效,作用持续 20～30min。硝酸异山梨酯舌下含化,2～5min 见效,作用维持 2～3h。

2.缓解期的治疗

(1)避免各种诱发因素,调整工作量,减轻精神负担,调节饮食,禁忌烟酒;保持适当的体力活动,但以没有出现疼痛症状为度;一般不需要卧床休息。

(2)药物治疗:使用作用持久的抗心绞痛药物,以防心绞痛发作。硝酸酯制剂:硝酸异山梨酯、5-单硝酸异山梨酯、长效硝酸甘油制剂。β受体阻滞药:目前常用的制剂是美托洛尔。钙通道阻滞药:维拉帕米、硝苯地平、地尔硫草。

(3)介入治疗:经皮冠状动脉腔内成形术(PCI)。

(4)体外反搏:临床试验证实增强型体外反搏能显著提高冠状动脉血流灌注压,增加心肌供血,促进冠状动脉侧支循环形成。

(5)外科手术治疗:在体外循环下施行主动脉-冠状动脉旁路移植手术(CABG)。

(6)运动锻炼疗法:进行适宜的运动锻炼有助于促进侧支循环,提高机体活动的耐受量而改善症状。

四、护理评估

1.病史 了解患者是否摄入过多热量、脂类,是否吸烟、情绪激动。是否有高血压、糖尿病、高脂血症及家族史等。

2.主要临床表现 以发作性胸痛为主要的临床表现。是护士对患者进行评估的重点,应详细了解患者病痛的部位、性质、诱发因素、持续时间及缓解方式。其疼痛发作有以下特征:

(1)部位:疼痛多在胸骨后或心前区,常放射至左肩,沿左臂内侧至无名指及小指。

(2)性质:疼痛常呈沉重的压榨、紧缩、烧灼炸裂、憋闷或窒息感。发作时,患者往往不自觉地停止原来的活动,直至症状缓解。

(3)诱因:体力活动或情绪激动是常见的诱发因素。饱食、冷空气亦可诱发疼痛。

(4)持续时间及缓解方式:发作持续 2～3min,一般不会超过 15min。去除诱因、休息或舌下含化硝酸甘油后,能在几分钟内缓解。

3.心理社会评估 由于心绞痛发作时患者有濒死感,尤其是病情反复、频繁发作者,易产生焦虑甚至恐惧的心理反应。

4.护理体检 多数患者常无阳性体征。心绞痛发作时可见心率加快、血压升高、面色苍白、出冷汗。心脏听诊可有第 3 或第 4 心音奔马律。

五、护理诊断

1.疼痛 其与心肌缺血、缺氧有关。

2.活动无耐力 其与心肌氧的供需失调有关。

3.知识缺乏 缺乏控制诱因因素及预防性药物应用知识。

4.潜在并发症 心肌梗死。

六、护理目标

1.缓解或消除患者的疼痛。

2.增强患者的活动耐力。

3. 提高患者的生活自理能力,逐步达到基本自理或部分自理。

4. 消除患者的焦虑和恐惧情绪。

5. 无便秘发生或发生便秘但得到及时正确的处理。

6. 患者未发生心力衰竭、心律失常等并发症,或虽然发生心力衰竭、心律失常等并发症但得到及时正确的治疗和处理。

7. 患者未发生心肌梗死或发生心肌梗死得到及时的治疗和处理。

七、护理措施

1. 疼痛

(1)休息与心理:心绞痛发作时立即停止原活动,卧床休息,协助患者采取舒适的体位,解开衣领。安慰患者,解除紧张情绪。若有条件及时描记心电图。

(2)缓解疼痛:必要时吸氧。给予硝酸甘油或硝酸异山梨醇舌下含服,3~5min 后不缓解可再含 1 次。对发作频繁或含服硝酸甘油效果较差者,遵医嘱静脉滴注硝酸甘油,监测血压及心律变化,注意调节滴速,嘱患者及家属切不可擅自调节滴速,以免造成低血压。药物的副作用为面部潮红、头部胀痛、头晕、心动过速、心悸等,是由于药物使血管扩张所致。第 1 次用药时,患者宜平卧片刻。青光眼、低血压时忌用。

(3)疼痛的观察:评估疼痛的部位、性质、程度、持续时间、用药效果,严密观察血压、心率、心律变化,有无面色改变、大汗、恶心、呕吐等。疼痛发作或加重时要及时告诉医生,及早发现是否合并心肌梗死。

(4)减少和避免诱因:疼痛缓解后,与患者一起分析心绞痛发作的诱因,总结预防复发的方法。要避免过度劳累、情绪激动、饱餐、寒冷等,要戒烟、酒,保持心境平和。坚持遵医嘱正确服用抗心绞痛药物,注意药物的副作用。

2. 活动无耐力

(1)评估活动受限的程度:找出诱发心绞痛发作的体力活动类型与活动量。

(2)制订活动原则:鼓励患者参加适当的体力劳动和体力锻炼,最大的活动量以不引起不适为原则。对于初发型、恶化型、卧位型、变异型、梗死后心绞痛及急性冠状动脉功能不全,疑为心肌梗死前奏的患者,应卧床休息,并严密观察。适当运动有助于侧支循环的建立,提高患者的活动耐力。避免重体力劳动、竞赛性运动和屏气用力动作,如推、拉、抬、举、用力排便等。避免精神过度紧张或工作时间过长的工作。若再活动后出现呼吸困难、胸痛、脉搏增快,应立即停止活动,含服硝酸甘油,吸氧。

八、护理评价

1. 患者自述心绞痛发作次数减少,并能说出诱发疼痛的因素和缓解疼痛的措施。

2. 患者能进行间歇性活动并掌握活动规律,活动量逐渐增加,并没有出现心律失常、血压升高、心绞痛发作等。

3. 患者能够了解引起疲劳的因素。

4. 患者能够合理安排生活,克制不良情绪。

5. 患者掌握了有关预防心绞痛发作的知识,了解药物的作用和不良反应。

(庞琳)

第三节　不稳定型心绞痛的护理

目前,临床上已经趋向于将除上述典型的稳定型劳力性心绞痛以外的缺血性胸痛统称为不稳定型心绞痛。

一、诱因与发病机制

与稳定型劳力性心绞痛的差别在于,当冠状动脉粥样硬化斑块不稳定时,易发生斑块破裂或出血、血小板聚集或血栓形成或冠状动脉痉挛致冠状动脉内张力增加,均可使心肌的血氧供应突然减少,心肌代谢产物清除障碍,引起心绞痛发作。此种心肌缺血为"供氧减少性心肌缺血",是引起大多数不稳定型心绞痛的原因。虽然这种心绞痛也可因劳力负荷增加而诱发,但劳力终止后胸痛并不能缓解。

二、临床表现

1.疼痛性质　为压榨紧缩、压迫窒息、沉重闷胀性疼痛。少数患者可为烧灼感、紧张感或呼吸短促伴有咽喉或气管上方紧榨感。疼痛或不适感开始时较轻,逐渐加剧,然后逐渐消失,很少为体位改变或深呼吸所影响。

2.疼痛部位　主要在胸骨体上段或中段之后,可波及心前区,界限不很清楚,常放射至左肩、左臂内侧达环指和小指,或至颈、咽或下颌部,少数患者表现为上腹部不适、胸闷、背痛、牙痛等。

3.疼痛时限　时限 1～5min,多数 3～5min,很少超过 15min,超过 30min 者应考虑急性心肌梗死的可能。

4.诱发因素　以体力劳累为主,其次为情绪激动。暴露于寒冷环境、进食冷饮、身体其他部位的疼痛,以及恐惧、紧张、发怒、烦恼等情绪变化都可诱发。体力活动再加情绪波动则更易诱发。

5.硝酸甘油效应　舌下含服硝酸甘油有效,可于 1～2min 缓解。

6.心电图表现　发作时心电图可见 ST 段压低,T 波平坦或倒置(变异型心绞痛者则相关导联 ST 段抬高),发作过后数分钟内逐渐恢复。

7.其他　继发于贫血、感染、甲状腺功能亢进、心律失常等原因诱发的心绞痛称之为继发性不稳定型心绞痛。

三、治疗要点

1.对症处理　绝对卧床休息,给予持续心电监护。有呼吸困难、发绀者应给予氧气吸入,维持血氧饱和度到 90% 以上。烦躁不安、剧烈疼痛者可给予吗啡皮下注射。

2.缓解疼痛　本型心绞痛单次含化或喷雾吸入硝酸酯类制剂往往不能缓解症状,一般建议每隔 5min 1 次,连续使用 3 次,后再用硝酸甘油或硝酸异山梨酯持续静脉滴注或微泵输注,直至症状缓解或出现血压下降。

3.抗血小板、抗凝治疗　阿司匹林、氯吡格雷及肝素是不稳定型心绞痛中的重要治疗措施,其目的在于防止血栓形成,阻止病情向心肌梗死方向发展。溶栓药物有促发心肌梗死的危险,不推荐应用。

4.手术治疗　在有条件的医院行经皮腔内冠状动脉介入术、冠状动脉内支架置入术、冠状动脉搭桥术和主动脉内气囊反搏术等。

5.积极控制诱发因素　积极控制高血压,早期的血脂干预;控制饮食,减轻体重,病情允许时,适当增加体力活动。

四、发作期急救措施

1.严密观察生命体征　患者收入冠心病监护病房,保持室内安静,绝对卧床休息,谢绝探视。持续心电监测,迅速建立静脉通路,遵医嘱准确、按时给药。

2.药物治疗　立即舌下含服硝酸酯类药物,如硝酸甘油等。

3.吸氧　持续或间断给予 2~4L/min 氧气吸入。

4.止痛　严重持续疼痛者,应给予镇痛药和镇静镇痛。

5.观察心电图变化　心绞痛发作时大多数患者可出现暂时性心肌缺血而引起 ST-T 段改变,变异型心绞痛发作时心电图可见有关导联 ST 段的抬高,与之相对应的导联 ST 段压低,这是因冠状动脉突然痉挛所致,患者迟早会发生心肌梗死。因此,护理中应严密观察,发现异常及时报告医生对症处理。

6.做好急诊介入治疗术前准备。

五、护理评估

1.病史　了解患者是否摄入过多热量、脂类,是否吸烟、情绪激动。是否有高血压、糖尿病、高脂血症及家族史等。

2.主要临床表现　临床表现以发作性胸痛为主,这也是护士对患者进行评估的重点,应详细了解患者疼痛的部位、性质、诱发因素、持续时间及缓解方式。其疼痛发作有以下特征:

(1)部位:疼痛多在胸骨后或心前区,常放射至左肩,沿左臂内侧至无名指及小指。

(2)性质:疼痛常呈沉重的压榨、紧缩、烧灼炸裂、憋闷或窒息感。发作时,患者往往不自觉地停止原来的活动,直至症状缓解。

(3)诱因:体力活动或情绪激动是常见的诱发因素。饱食、冷空气亦可诱发疼痛。

(4)持续时间及缓解方式:发作持续 2~3min,一般不会超过 15min。去除诱因、休息或舌下含化硝酸甘油后,能在几分钟内缓解。

3.心理社会评估　由于心绞痛发作时患者有濒死感,尤其是病情反复、频繁发作者,易产生焦虑甚至恐惧的心理反应。

4.护理体检　多数患者常无阳性体征。心绞痛发作时可见心率加快、血压升高、面色苍白、出冷汗。心脏听诊可有第 3 或第 4 心音奔马律。

5.辅助检查

(1)心电图

1)静息时心电图约半数为正常,也可出现陈旧性心肌梗死的改变或非特异性 ST 段和 T 波异常。

2)心绞痛发作时可出现暂时性心肌缺血引起的 ST 段压低($\geq$0.1mV),发作后恢复。有时出现 T 波倒置,在平时 T 波倒置的患者,发作时 T 波可直立。

3)运动心电图及 24h 动态心电图可明显提高缺血性心电图的检出率。

(2)超声心动图。

(3)放射性核素检查。

(4)冠状动脉造影等。

六、护理诊断

1.疼痛　其与心肌缺血、缺氧有关。

2.活动无耐力　其与心肌氧的供需失调有关。

3.知识缺乏　缺乏控制诱发因素及预防性药物应用知识。

4.潜在并发症　心肌梗死。

七、护理目标

1.缓解或消除患者的疼痛。

2.增强患者的活动耐力。

3.提高患者的生活自理能力,逐步达到基本自理或部分自理。

4.消除患者的焦虑和恐惧情绪。

5.无便秘发生或发生便秘但得到及时正确处理。

6.患者未发生心力衰竭、心律失常等并发症,或虽然发生心力衰竭、心律失常等并发症但得到及时正确的治疗和处理。

7.患者未发生心肌梗死或发生心肌梗死得到及时的治疗和处理。

八、护理措施

1.疼痛

(1)休息与心理:心绞痛发作时立即停止原活动,卧床休息,协助患者采取舒适的体位,解开衣领。安慰患者,解除紧张情绪。若有条件及时描记心电图。

(2)缓解疼痛:必要时吸氧。给予硝酸甘油或硝酸异山梨醇舌下含服,3～5min 后不缓解可再含 1 次。对发作频繁或含服硝酸甘油效果较差者,遵医嘱静脉滴注硝酸甘油,监测血压及心律变化,注意调节滴速,嘱患者及家属切不可擅自调节滴速,以免造成低血压。药物的副作用为面部潮红、头部胀痛、头晕、心动过速、心悸等,是由于药物使血管扩张所致。第 1 次用药时,患者宜平卧片刻。青光眼、低血压时忌用。

(3)疼痛的观察:评估疼痛的部位、性质、程度、持续时间、用药效果,严密观察血压、心率、心律变化,有无面色改变、大汗、恶心、呕吐等。疼痛发作或加重时要及时告诉医生,及早发现是否合并心肌梗死。

(4)减少和避免诱因:疼痛缓解后,与患者一起分析心绞痛发作的诱因,总结预防复发的方法。要避免过度劳累、情绪激动、饱餐、寒冷等,要戒烟、酒,保持心境平和。坚持遵医嘱正确服用抗心绞痛药物,注意药物的副作用。

2.活动无耐力

(1)评估活动受限的程度:找出诱发心绞痛发作的体力活动类型与活动量。

(2)制订活动原则:鼓励患者参加适当的体力劳动和体力锻炼,最大的活动量以不引起不适为原则。对于初发型、恶化型、卧位型、变异型、梗死后心绞痛及急性冠状动脉功能不全,疑为心肌梗死前奏的患者,应卧床休息,并严密观察。适当运动有助于侧支循环的建立,提高患者的活动耐力。避免重体力劳动、竞赛性运动和屏气用力动作,如推、拉、抬、举、用力排便等。避免精神过度紧张的工作或过长的工作时间。若在活动后出现呼吸困难、胸痛、脉搏增快,应立即停止活动,含服硝酸甘油,吸氧。

九、护理评价

1. 患者自述心绞痛发作次数减少,并能说出诱发疼痛的因素和缓解疼痛的措施。

2. 患者能进行间歇性活动并掌握活动规律,活动量逐渐增加,并没有出现心律失常、血压升高、心绞痛发作等。

3. 患者能够了解引起疲劳的因素。

4. 患者能够合理安排生活,克制不良情绪。

5. 患者掌握了有关预防心绞痛发作的知识,了解药物的作用和不良反应。

(庞琳)

第四节　心肌梗死的护理

心肌梗死是心肌缺血性坏死,为在冠状动脉病变的基础上,发生冠状动脉血供急剧减少或中断,使相应的心肌严重而持久地急性缺血导致心肌坏死,属于冠心病的严重类型。

一、诱因与发病机制

基本病因主要是冠状动脉粥样硬化造成 1 支或多支冠状动脉狭窄,导致心肌血供不足,且侧支循环未充分建立。在此基础上,一旦发生粥样斑块破裂等突发情况,就会造成冠状动脉阻塞,使心肌血供急剧减少或中断。若急性缺血严重而持久达 1h 以上,即可发生心肌坏死。大量研究证明,绝大多数心肌梗死的发生,是由不稳定粥样斑块的破溃、出血和管腔内血栓形成所致冠状动脉闭塞;少数是由于粥样斑块内或其下出血,或血管持续痉挛;偶为冠状动脉栓塞、炎症或先天性畸形,或主动脉夹层累及冠状动脉开口等造成。

促使粥样斑块破裂出血及血栓形成的诱因有:

1. 日间 6 时至 12 时交感神经活动增加,机体应激反应性增强,心肌收缩力增强,心率加快,血压升高,冠状动脉张力增加,易致冠状动脉痉挛。

2. 在饱餐特别是进食大量脂肪后,血脂增高,血黏稠度增高,易致血流缓慢,血小板聚集。

3. 重体力活动、情绪过分激动、血压急剧上升或用力大便时,致左心室负荷突然显著加重。

4. 休克、脱水、出血、外科手术或严重心律失常,导致心排血量和冠状动脉灌流量骤减。

5. 夜间睡眠时迷走神经张力增高,冠状动脉容易发生痉挛。

6. 介入治疗或外科手术操作时损伤冠状动脉。

心肌梗死可发生在频发心绞痛的患者,也可发生于原无症状者。心肌梗死后继发的严重心律失常、休克或心力衰竭,均可使冠状动脉灌流量进一步降低,心肌坏死范围扩大。

二、临床表现

1. **先兆表现** 部分患者在发病前数日有乏力、胸部不适，活动时心悸、气急、烦躁、心绞痛等前驱症状，其中以新发生心绞痛或原有心绞痛加重最为突出。心绞痛发作较以往频繁、疼痛较剧、持续较久、硝酸甘油疗效差、诱发因素不明显。同时心电图示 ST 段一时性明显抬高或压低，T 波倒置或增高即前述不稳定型心绞痛情况。

2. **症状和体征**

（1）疼痛：是最先出现的症状，多发生于清晨，疼痛的性质与心绞痛相同，但诱因多不明显，且常发生于安静时，程度较重，持续时间较长，可达数小时或更长，休息和含硝酸甘油片多不能缓解。患者常烦躁不安、出汗、恐惧，或有濒死感。少数患者无疼痛，一开始即表现为休克或急性心力衰竭。部分患者疼痛位于上腹部，被误认为胃穿孔、急性胰腺炎等急腹症；部分患者疼痛放射至下颌、颈部、背部上方，被误认为骨关节痛。

（2）全身症状：有发热、心动过速、白细胞计数增高和红细胞沉降率增快等，由坏死物质吸收所引起。一般在疼痛发生后 24～48h 出现，程度与梗死范围常呈正相关，体温一般在 38℃左右，很少超过 39℃，持续约 1 周。

（3）胃肠道症状：疼痛剧烈时常伴有频繁的恶心、呕吐和上腹胀痛，与迷走神经受坏死心肌刺激和心排血量降低、组织灌注不足等有关。肠胀气亦不少见。重症者可发生呃逆。

（4）心律失常：见于 75%～95% 的患者，多发生在起病 1～2d，而以 24h 内最多见，可伴乏力、头晕、晕厥等症状。各种心律失常中以室性心律失常最多，尤其是室性期前收缩。

（5）低血压和休克：疼痛期血压下降较常见，但未必是休克。如疼痛缓解而收缩压仍低于 10.7kPa（80mmHg），有烦躁不安、面色苍白、皮肤湿冷、脉细而快、大汗淋漓、尿量减少（<20mL/h），神志迟钝，甚至晕厥者，则为休克表现。休克多在起病后数小时至数日内发生。

（6）心力衰竭：主要是急性左心衰竭，可在起病最初几天内发生，可在疼痛、休克好转阶段出现，为梗死后心脏收缩力显著减弱或不协调所致，发生率为 32%～48%。出现呼吸困难、咳嗽、发绀、烦躁等症状，严重者可发生肺水肿，随后可发生颈静脉怒张、肝大、水肿等右心衰竭表现。右心室心肌梗死者可一开始即出现右心衰竭表现，伴血压下降。

三、治疗要点

及早发现，及早就医，并加强院前就地处理。治疗原则是尽早使心肌血液再灌注（到达医院后 30min 内开始溶栓或 90min 内开始介入治疗）以挽救濒死的心肌，防止梗死面积扩大或缩小心肌缺血范围，保护和维持心脏功能，及时处理严重心律失常、泵衰竭和各种并发症，防止猝死，使患者不但能渡过急性期，且康复后还能保持尽可能多的功能的心肌。

1. **休息** 急性期患者住冠心病监护病房，在未行再灌注治疗前，应绝对卧床休息，保持室内环境安静，减少不良刺激。

2. **心电监测** 持续的心电图监护，必要时进行血流动力学监测。密切观察心律、心率、血压和心功能的变化，判断病情的发展，确定抢救及治疗方案。

3. **给氧治疗** 即使无并发症的急性心肌梗死，部分患者起病初就有轻、中度缺氧，合并充血性心力衰竭的患者常伴有严重的低氧血症。缺氧严重时疼痛不易缓解，并且易并发心律失常。因此，急性心肌梗死患者 1 周内应常规吸氧。一般患者可用双鼻孔导管低流量持续或间歇给氧。并发严重心力衰竭或肺水肿的患者,必要时可做气管内插管机械通气。

4.有效镇痛

(1)首选吗啡 5～10mg 皮下注射或哌替啶 50～100g 肌内注射,必要时 1～2h 重复注射 1次。为避免恶心、呕吐和心动过缓,可同时给予阿托品。

(2)疼痛较轻者可肌内注射可待因或罂粟碱。也可用硝酸甘油 5～10mg,溶解于 500mL 葡萄糖溶液中静脉滴注,观察血压和心率以调节滴速。

5.心肌再灌注　起病 3～6h 最多 12h 内,使闭塞的冠状动脉再通,心肌得到再灌注,濒临坏死的缺血心肌,可能得以存活或使坏死范围缩小,减轻梗死后心肌重塑,降低死亡率,改善预后及提高生活质量。

(1)常用溶栓方法:包括静脉内溶栓、冠状动脉内溶栓。

(2)临床上常用的溶栓药物:①第 1 代溶栓药物,如链激酶(SK)、尿激酶(UK)。②第 2 代溶栓药物,如重组组织型纤溶酶原激活剂(rtPA)等。③第 3 代溶栓药物,如 rtPA 的变异体(rPA,nPA,TUK－tPA)。

(3)溶栓治疗的护理

1)物品准备:心电监护仪、除颤器、临时起搏器、输液泵、主动脉气囊反搏装置、急救药品等。

2)患者准备:做好解释工作;安置静脉套管针,完成溶栓前的各项检查及有关实验室检查;嘱患者嚼服阿司匹林;迅速建立静脉输液通道。

3)溶栓过程的监护:症状与体征,观察患者溶栓后胸痛有无减轻及减轻程度,皮肤、黏膜、咳痰、呕出物及尿有无出血倾向;血压的监测:溶栓开始后每 10min 测血压 1 次,血压稳定后可延长监测时间;心电监测:注意心率、心律变化,观察有无再灌注心律失常;观察药物反应及疼痛缓解的程度;凝血时间的监测及肝素的应用;酶学的检测;并发症的观察及护理。

(4)溶栓再通的标准

1)冠状动脉造影:冠状动脉造影是判断溶栓治疗后血管再通的金标准。静脉溶栓开始后90min,梗死相关动脉的血流灌注为 TIMI 2～3 级,判断为血管再通。分级标准:TIMI 0 级表示无灌注或闭塞远端无血流;TIMI 1 级表示造影剂部分通过闭塞部位,但远端不显影;TIMI 2 级表示造影剂完全充盈冠状动脉远端,但速度较完全正常的冠状动脉要慢;TIMI 3 级表示完全灌注,血流速度充盈远端血管快速而完全。

2)临床评价再通标准:开始溶栓后 2h 内心电图 ST 段抬高明显的导联迅速回降≥50%,胸痛自开始溶栓后 2h 内缓解或消失。自开始溶栓后 2h 内出现再灌注心律失常,如窦性心动过缓、窦房阻滞或停搏;血清 CKMB 峰值提前。

四、介入治疗

1.直接经皮腔内冠状动脉成形术　指急性心肌梗死不溶栓单纯行球囊扩张。

2.直接支架　不接受溶栓的患者在球囊扩张后常规置入支架或不经预扩张直接置入支架。

3.直接 PCI　对不溶栓的患者行 PCI,包括球囊扩张与支架。

五、护理评估

1.病史　评估患者有无冠心病的易患因素,如前所述。此次胸痛的特征,与以往心绞痛发作相比有无变化,特别是程度、部位、持续时间等,有无消化道症状、心律失常、休克、心力衰竭等。由于剧烈的疼痛可使患者产生濒死感,入院后的监护及限制活动等均可使患者产生恐惧和焦虑,因此要做好心理评估。

2.身体评估主　要检查患者生命体征、心律、心率、心音变化、有无奔马律、心脏杂音及肺部啰音等。

3.实验室及其他检查　连续监测心电图的动态变化,注意有无心律失常;定时抽血查心肌酶以了解心肌坏死的程度和进展,评估血清电解质、血糖、血脂等。

4.辅助检查

(1)心电图。

(2)血清心肌标志物检测。

(3)X线片。

(4)超声心动图。

(5)放射性核素心肌显像。

(6)磁共振成像。

(7)X线计算机断层扫描。

六、护理诊断

1.疼痛　与心肌缺血坏死有关。

2.活动无耐力　与心肌氧的供需失调有关。

3.有便秘的危险　与进食少、活动少、不习惯床上排便有关。

4.潜在并发症　心律失常、心力衰竭、心源性休克猝死。

5.生活自理缺陷　与治疗需要绝对卧床有关。

6.性生活形态改变　与心肌缺血导致活动耐力下降、缺乏知识有关。

7.恐惧　与剧烈疼痛产生的濒死感、处于监护室的陌生环境有关。

8.焦虑　与担心疾病预后以及疾病造成生活上的种种限制有关。

七、护理目标

1.缓解或消除患者的疼痛。

2.增强患者的活动耐力。

3.提高患者的生活自理能力,逐步达到基本自理或部分自理。

4.消除患者的焦虑和恐惧情绪。

5.无便秘发生或发生便秘但得到及时正确的处理。

6.患者未发生心力衰竭、心律失常等并发症,或虽然发生心力衰竭、心律失常等并发症但得到及时正确的治疗和处理。

7.患者未发生心肌梗死或发生心肌梗死得到及时的治疗和处理。

八、护理措施

1.一般护理

(1)休息与活动:急性期宜卧床休息,保持环境安静,减少探视,防止不良刺激,解除焦虑,以减轻心脏负担。一般主张急性期卧床休息 12～24h,对有并发症者,可视病情适当延长卧床休息时间。若无再发心肌缺血、心力衰竭或严重心律失常等并发症,24h 内应鼓励患者在床上行肢体活动,第 3d 可在病房内走动,第 4～5d 逐步增加活动,直至每天 3 次步行 100～150 米,以不感到疲劳为限,防止静脉血栓形成。

(2)饮食:第 1d 应给予清淡流质饮食,随后半流质饮食,2～3d 后软食,选择低盐、低脂、低胆固醇、高维生素、易消化饮食,少食多餐,不宜过饱。要给予必需的热量和营养。伴心功能不全者应适当限制钠盐。

(3)常规使用缓泻剂:预防便秘,防止大便用力引起心脏缺血、缺氧甚至猝死。

(4)注意劳逸结合:当病程进入康复期后可适当进行康复锻炼,锻炼过程中应注意观察有否胸痛、呼吸困难、脉搏增快,甚至心律、血压及心电图的改变,一旦出现应停止活动,并及时就诊。

2. 对症护理及病情观察护理

(1)在冠心病监护室进行心电图、血压、呼吸、神志、出入量、末梢循环的监测,及时发现心律失常、休克、心力衰竭等并发症的早期症状。备好各种急救药品和设备。

(2)疼痛可加重心肌缺血、缺氧,使梗死面积扩大,应及早采取有效的镇痛措施,给予吸氧,静脉滴注硝酸甘油,严重者可选用吗啡等。

(3)对于有适应证的患者,应配合医生积极做好各项准备工作,进行溶栓治疗以及行经皮腔内冠状动脉成形术,此举可以使闭塞的冠状动脉再通,心肌得到再灌注,是解除疼痛最根本的方法,近年来已在临床推广应用。

(4)积极治疗高血压、高脂血症、糖尿病等疾病。

(5)避免各种诱发因素,如紧张、劳累、情绪激动、便秘、感染等。

(6)并发症的观察及护理

1)观察心律失常的发生,急性期患者持续心电监护,观察患者有无晕厥等表现,评估有无电解质紊乱的征象。

2)防止发生左心衰竭,严密观察患者有无咳嗽、咳痰及呼吸困难表现;避免一切可能加重心脏负担的因素,如饱餐、用力排便等;注意控制液体入量及速度。

3)休克的观察,监测生命体征及意识状况,如患者血压下降、表情淡漠、心率增快、四肢湿冷应及时通知医生并按休克处理。

4)观察心电图动态变化,注意室壁瘤的发生。

5)观察肢体活动情况,注意有无下肢静脉血栓的形成和栓塞表现。

3. 用药观察与护理 按医嘱服药,随身常备硝酸甘油等扩张冠状动脉的药物,并定期复查、随访。尿激酶等溶栓药主要的不良反应是引起组织或器官出血,使用前应详细询问患者有无出血病史、近期有无出血倾向或潜在的出血危险。用药时应守护在患者身边,严格调节滴速,严密观察心电图情况,备除颤器于患者床旁,用药后注意观察溶栓效果及出血情况,及时配合医生处理。

4. 心理护理 在配合医生抢救患者的同时,做好患者及家属的解释安慰工作,关心体贴患者,重视其感受,并有针对性地进行疏导及帮助。保持环境安静,避免不良刺激加重患者心理负担,帮助患者树立战胜疾病的信心。

5. 出院指导

(1)运动:患者应根据自身情况逐渐增加活动量,出院后 3 个月内恢复日常生活,选择适合自己的运动项目,避免剧烈运动,防止疲劳。

（2）饮食：选择低盐、低脂、低胆固醇、高维生素饮食，避免过饱，戒烟限酒，保持理想体重。

（3）避免诱发因素：避免紧张、劳累、情绪激动、便秘、感染等。积极治疗高血压、高脂血症、糖尿病等疾病。

（4）用药指导：坚持按医嘱服药，注意药物副作用，定期复查。

九、护理评价

1. 患者疼痛减轻。

2. 患者能遵医嘱服药，说出治疗的重要性。

3. 患者的活动量增加、心率正常。

4. 生命体征维持在正常范围。

5. 患者看起来放松。

（庞琳）

第五节　心脏骤停的护理

心脏骤停是指心脏的射血功能突然终止，大动脉搏动与心音消失，重要器官（如脑部）严重缺血、缺氧，最终导致生命终止。心跳骤停最常见为快速型室性心律失常（心室颤动和室性心动过速）。

一、诱因与发病机制

1. 冠心病　75%有心肌梗死病史。主要与心肌梗死后左心室射血分数降低、频发与复杂性室性心律失常有关。

2. 心肌病　如肥厚梗阻型心肌病、致心律失常型右心室心肌病。

3. 离子通道病　如长 QT 综合征、Brugada 综合征。

二、临床表现

1. 先兆症状　部分患者发病前有心绞痛、胸闷和极度疲乏感等非特异性症状。也可无任何先兆症状，瞬即发生心脏骤停。

2. 意识丧失。

3. 颈动脉、股动脉等大动脉搏动消失、心音消失。

4. 呼吸断续，呈叹息样，随后呼吸停止。

5. 瞳孔散大，对光反射减弱以至消失。

6. 心电图表现　心室颤动或扑动约占 91%；心电—机械分离，有宽而畸形、低振幅的 QRS，频率 20~30 次/min，不产生心肌机械性收缩。心室静止，呈无电波的一条直线，或仅见心房波，心室颤动超过 4min 仍未复律，几乎均转为心室静止。

三、救治原则

1. 恢复有效血循环

（1）胸外心脏按压：将患者仰卧在地面或垫硬板上，术者将双掌重叠，双肘撑直，保持肩部、手肘、手掌与一直线，按压患者胸骨中、下 1/3 交界处，使胸骨下段下陷 4cm 左右为宜，频率 100 次/min。

(2)电除颤:心电监护若为心室纤颤,即行非同步电除颤。

(3)药物治疗:肾上腺素可作为首选药物,给予静脉注射。常规方法是静脉注射 1mg,每 3~5min 重复 1 次,可增加剂量到 5mg。严重低血压可予多巴胺、多巴酚丁胺、去甲肾上腺素等药物。

(4)如短时间内难以电除颤,或电除颤一次未能复律,可选用利多卡因 75~100mg,或普鲁卡因胺 100~200mg,或溴苄胺 250mg 静脉注射,药物除颤与电除颤交替使用,能提高复苏成功率。

(5)如心室静止用药无效,应尽快行胸外心脏起搏,或行经静脉心内临时起搏。

2.维持呼吸

(1)将患者头后仰,抬高下颏,清除口腔异物。

(2)人工呼吸:如简易球囊辅助呼吸、口对口人工呼吸等,口对口人工呼吸吹气时捏住患者鼻孔,如患者牙关紧闭,可行口对鼻人工呼吸,使患者胸部隆起为有效,吹气 12~16 次/min,人工呼吸要与胸外心脏按压以 2:30 频率交替进行。

(3)吸氧。

(4)若自主呼吸不能恢复,应尽快行气管插管使用机械通气。

3.纠正酸中毒　如果 10min 仍不能复苏,血气 PH<7.20,可用 5%碳酸氢钠 100mL 缓慢静脉注射,可重复应用。

4.亚低温治疗。

四、护理诊断

1.循环障碍　与心脏收缩障碍有关。

2.清理呼吸道无效　与微循环障碍、缺氧和呼吸型态改变有关。

3.潜在并发症　脑水肿、感染、胸骨骨折等。

五、护理目标

1.抢救患者生命。

2.减少并发症的发生。

六、护理措施

复苏后的护理措施如下:

1.基础护理

(1)保持床单位清洁、干燥、平整、无渣屑。

(2)加强晨晚间护理,每天进行温水擦浴,必要时可热敷受压部位,改善血液循环。

(3)根据病情,每 30min 至 2h 翻身 1 次,避免拖、拉、推患者,以免皮肤磨损。

2.气道管理

(1)保持气道通畅,及时拍背、排痰。

(2)如为气管吸痰,需严格无菌操作,预防感染。

(3)吸痰前后给予高浓度氧通气 2~3min。每次吸痰不应超过 15s。痰液过多的患者应给氧、吸痰交替进行,避免低氧血症。

(4)定时予气管插管气囊放气,一般 4～6h,放气 10～30min,避免气管黏膜受压过久坏死。

(5)呼吸机管道每周更换或消毒。

3.鼻饲护理

(1)给予高蛋白、低脂、高维生素、高热量流质。

(2)鼻饲要定量、定时,4～5 次/d,200～300mL/次。根据患者心功能情况,鼻饲温水 200～300mL/次,4～5 次/d。

(3)每次鼻饲前后应用温水冲洗胃管,鼻饲后胃管末端应反折用无菌纱布包裹。

(4)鼻饲液应现配现用,冰箱保存不得超过 24h。

(5)长期鼻饲的患者胃管每周更换 1 次,双侧鼻孔交替进行。

4.尿管护理

(1)安置保留尿管时应严格无菌操作。

(2)准确记录尿量、性状、颜色。

(3)消毒尿道口 2 次/d。

(4)引流袋每周更换 2 次,尿管每月更换 1 次。

(5)必要时可用生理盐水或者生理盐水 500mL＋庆大霉素 8 万 U 冲洗膀胱。

5.口腔护理

(1)口腔护理 2 次/d。

(2)发现口腔黏膜溃疡时可局部涂抹碘甘油。

(3)发现口唇干裂可涂抹石蜡油或唇膏。

6.眼部护理　由于昏迷患者多眼睑闭合不全,容易发生角膜炎、结膜炎等,应每天用盐水冲洗 1 次,遵医嘱使用滴眼液。必要时可使用油纱布遮盖眼部。

7.亚低温疗法的护理

(1)定时检查冰帽温度,保持有效的降温效果。

(2)用干毛巾保护双耳,避免冻伤耳部。

(3)密切观察患者使用后的反应,有无寒战,如发生可遵医嘱使用镇静剂和解痉剂或短效肌肉松弛剂。

8.心理护理

(1)昏迷患者对外界仍有感知能力,可以给患者听音乐,鼓励家属多与患者聊天,促进早日苏醒。

(2)患者清醒后,耐心解释给予相关各项健康教育。消除患者顾虑,促进康复。

(庞琳)

第六章 呼吸系统急危重症

第一节 重症肺炎

肺炎是指终末气道、肺泡和肺间质的炎症，可由病原微生物、理化因素、免疫损伤、过敏及药物所致。细菌性肺炎是最常见的肺炎，也是最常见的感染性疾病之一。

目前肺炎按患病环境分成社区获得性肺炎（community－acquired pneumonia，CAP）和医院获得性肺炎（hospital－acquired pneumonia，HAP），CAP 是指在医院外罹患的感染性肺实质炎症，包括具有明确潜伏期的病原体感染而在入院后平均潜伏期内发病的肺炎。HAP 亦称医院内肺炎（nosocomial pneumonia，NP），是指患者入院时不存在，也不处于潜伏期，而于入院 48h 后在医院（包括老年护理院、康复院等）内发生的肺炎。HAP 还包括呼吸机相关性肺炎（ventilator associated pneumonia，VAP）和卫生保健相关性肺炎（healthcare associated pneumonia，HCAP）。CAP 和 HAP 年发病率分别约为 12/1000 人口和 5～10/1000 住院患者，近年发病率有增加的趋势。肺炎病死率门诊肺炎患者＜1％～5％，住院患者平均为 12％，入住重症监护病房（ICU）者约 40％。发病率和病死率高的原因与社会人口老龄化、吸烟、伴有基础疾病和免疫功能低下有关，如慢性阻塞性肺病、心力衰竭、肿瘤、糖尿病、尿毒症、神经疾病、药瘾、嗜酒、艾滋病、久病体衰、大型手术、应用免疫抑制剂和器官移植等。此外，亦与病原体变迁、耐药菌增加、HAP 发病率增加、病原学诊断困难、不合理使用抗生素和部分人群贫困化加剧等有关。

重症肺炎至今仍无普遍认同的定义，需入住 ICU 者可认为是重症肺炎。目前一般认为，如果肺炎患者的病情严重到需要通气支持（急性呼吸衰竭、严重气体交换障碍伴高碳酸血症或持续低氧血症）、循环支持（血流动力学障碍、外周低灌注）及加强监护治疗（肺炎引起的脓毒症或基础疾病所致的其他器官功能障碍）时可称为重症肺炎。

一、病因和发病机制

正常的呼吸道免疫防御机制（支气管内黏液－纤毛运载系统、肺泡巨噬细胞等细胞防御的完整性等）使气管隆凸以下的呼吸道保持无菌。是否发生肺炎决定于两个因素：病原体和宿主因素。如果病原体数量多，毒力强和（或）宿主呼吸道局部和全身免疫防御系统损害，即可发生肺炎。病原体可通过下列途径引起社区获得性肺炎：①空气吸入。②血行播散。③邻近感染部位蔓延。④上呼吸道定植菌的误吸。医院获得性肺炎还可通过误吸胃肠道的定植菌（胃食管反流）和通过人工气道吸入环境中的致病菌引起。病原体直接抵达下呼吸道后，孳生繁殖，引起肺泡毛细血管充血、水肿，肺泡内纤维蛋白渗出及细胞浸润。

二、诊断

（一）临床表现特点

1.社区获得性肺炎

（1）新近出现的咳嗽、咳痰或原有呼吸道疾病症状加重，并出现脓性痰，伴或不伴胸痛。

（2）发热。

（3）肺实变体征和（或）闻及湿性啰音。

（4）白细胞＞$10×10^9$/L 或＜$4×10^9$/L，伴或不伴细胞核左移。

（5）胸部 X 线检查显示片状、斑片状浸润性阴影或间质性改变，伴或不伴胸腔积液。

以上 1～4 项中任何 1 项加第 5 项，除外非感染性疾病可做出诊断。CAP 常见病原体为肺炎链球菌、支原体、衣原体、流感嗜血杆菌和呼吸病毒（甲、乙型流感病毒，腺病毒、呼吸合胞病毒和副流感病毒）等。

2.医院获得性肺炎　住院患者 X 线检查出现新的或进展的肺部浸润影加上下列 3 个临床症候中的 2 个或以上可以诊断为肺炎。

（1）发热超过 38℃。

（2）血白细胞增多或减少。

（3）脓性气道分泌物。

HAP 的临床表现、实验室和影像学检查特异性低，应注意与肺不张、心力衰竭和肺水肿、基础疾病肺侵犯、药物性肺损伤、肺栓塞和急性呼吸窘迫综合征等相鉴别。无感染高危因素患者的常见病原体依次为肺炎链球菌、流感嗜血杆菌、金黄色葡萄球菌、大肠杆菌、肺炎克雷白杆菌等；有感染高危因素患者为金黄色葡萄球菌、铜绿假单胞菌、肠杆菌属、肺炎克雷白杆菌等。

（二）重症肺炎的诊断标准

不同国家制订的重症肺炎的诊断标准有所不同，各有优缺点，但一般均注重对客观生命体征、肺部病变范围、器官灌注和氧合状态的评估，临床医生可根据具体情况选用。以下列出目前常用的几项诊断标准。

1.中华医学会呼吸病学分会 2006 年颁布的重症肺炎诊断标准

（1）意识障碍。

（2）呼吸频率≥30 次/min。

（3）PaO_2＜8.0kPa（60mmHg）、氧合指数（PaO_2/FiO_2）＜39.90kPa（300mmHg），需行机械通气治疗。

（4）动脉收缩压＜12.0kPa（90mmHg）。

（5）并发脓毒性休克。

（6）X 线胸片显示双侧或多肺叶受累，或入院 48h 内病变扩大≥50%。

（7）少尿：尿量＜20mL/h，或＜80mL/4h，或急性肾衰竭需要透析治疗。

符合 1 项或以上者可诊断为重症肺炎。

2.美国感染病学会（IDSA）和美国胸科学会（ATS）2007 年新修订的诊断标准

具有 1 项主要标准或 3 项或以上次要标准可认为是重症肺炎，需要入住 ICU。

（1）主要标准：①需要有创通气治疗。②脓毒性休克需要血管收缩剂。

（2）次要标准：①呼吸频率≥30 次/min。②PaO_2/FiO_2≤250。③多叶肺浸润。④意识障碍/定向障碍。⑤尿毒症（BUN≥7.14mmol/L）。⑥白细胞减少（白细胞＜$4×10^9$/L）。⑦血小板减少（血小板＜10 万×10^9/L）。⑧低体温（＜36℃）。⑨低血压需要紧急的液体复苏。

说明：①其他指标也可认为是次要标准，包括低血糖（非糖尿病患者）、急性酒精中毒/酒精戒断、低钠血症、不能解释的代谢性酸中毒或乳酸升高、肝硬化或无脾。②需要无创通气也可等同于次要标准的①和②；③白细胞减少仅系感染引起。

3.英国胸科学会（BTS）2001年制订的CURB(confusion,urea,respiratory rate and blood pressure,CURB)标准

标准一：存在以下4项核心标准的2项或以上即可诊断为重症肺炎：①新出现的意识障碍。②尿素氮（BUN）>7mmol/L。③呼吸频率≥30次/min。④收缩压<12.0kPa（90mmHg）或舒张压≤8.0kPa（60mmHg）。

CURB标准比较简单、实用，应用起来较为方便。

标准二：

（1）存在以上4项核心标准中的1项且存在以下2项附加标准时须考虑有重症倾向。附加标准包括：①PaO_2<8.0kPa(60mmHg)/SaO_2<92%（任何FiO_2）。②胸片提示双侧或多叶肺炎。

（2）不存在核心标准但存在2项附加标准并同时存在以下2项基础情况时也须考虑有重症倾向。基础情况包括：①年龄≥50岁。②存在慢性基础疾病。

如存在标准二中（1）（2）两种有重症倾向的情况时需结合临床进行进一步评判。在（1）情况下需至少12h后进行一次再评估。

CURB-65即改良的CURB标准，标准在符合下列5项诊断标准中的3项或以上时即考虑为重症肺炎，需考虑收入ICU治疗：①新出现的意识障碍。②BUN>7mmol/L。③呼吸频率≥30次/min。④收缩压<12.0kPa（90mmHg）或舒张压≤8.0kPa（60mmHg）。⑤年龄≥65岁。

（三）严重度评价

评价肺炎病情的严重程度对于决定在门诊或入院治疗甚或ICU治疗至关重要。肺炎临床的严重性决定于三个主要因素：局部炎症程度，肺部炎症的播散和全身炎症反应。除此之外，患者如有下列其他危险因素会增加肺炎的严重度和死亡危险。

1.病史　年龄>65岁；存在基础疾病或相关因素，如慢性阻塞性肺疾病（COPD）、糖尿病、充血性心力衰竭、慢性肾功能不全、慢性肝病、一年内住过院、疑有误吸、神志异常、脾切除术后状态、长期嗜酒或营养不良。

2.体征　呼吸频率>30次/min；脉搏≥120次/min；血压<12.0/8.0kPa（90/60mmHg）；体温≥40℃或≤35℃；意识障碍；存在肺外感染病灶如败血症、脑膜炎。

3.实验室和影像学异常　白细胞>$20×10^9$/L或<$4×10^9$/L，或中性粒细胞计数<$1×10^9$/L；呼吸空气时PaO_2<8.0kPa(60mmHg)、PaO_2/FiO_2<39.9kPa(300mmHg)，或$PaCO_2$>6.7kPa(50mmHg)；血肌酐>106μmol/L或BUN>7.1mmol/L；血红蛋白<90g/L或血细胞比容<30%；血浆白蛋白<25g/L；败血症或弥漫性血管内凝血（DIC）的证据，如血培养阳性、代谢性酸中毒、凝血酶原时间和部分凝血活酶时间延长、血小板减少；X线胸片病变累及一个肺叶以上、出现空洞、病灶迅速扩散或出现胸腔积液。

为使临床医师更精确地做出入院或门诊治疗的决策，近几年用评分方法作为定量的方法在临床上得到了广泛的应用。PORT(肺炎患者预后研究小组，pneumonia outcomes research team)评分系统（表6-1）是目前常用的评价社区获得性肺炎(community acquired pneumonia,CAP)严重度以及判断是否必须住院的评价方法，其也可用于预测CAP患者的病死率。其预测死亡风险分级如下：1~2级：≤70分，病死率0.1%~0.6%；3级：71~90分，病死率0.9%；4级：91~130分，病死率9.3%；5级：>130分，病死率27.0%。PORT评分系统因可

以避免过度评价肺炎的严重度而被推荐使用,即其可保证一些没必要住院的患者在院外治疗。

表6-1 PORT评分系统

患者特征	分值	患者特征	分值	患者特征	分值
年龄		脑血管疾病	10	实验室和放射学检查	
男性	-10	肾脏疾病	10	pH<7.35	30
女性	+10	体格检查		BUN>11mmol/L(>30mg/dL)	20
住护理院		神志改变	20	Na+<130mmol/L	20
并存疾病		呼吸频率>30次/min	20	葡萄糖>14mmol/L(>250mg/dL)	10
肿瘤性疾病	30	收缩血压<12.0kPa(90mmHg)	20	血细胞比容<30%	10
肝脏疾病	20	体温<35℃或40℃	15	PaO₂<8.0kPa(60mmHg)	10
充血性心力衰竭	10	脉率>12次/min	10	胸腔积液	10

为避免评价CAP肺炎患者的严重度不足,可使用改良的BTS重症肺炎标准:呼吸频率≥30次/min,舒张压≤8.0kPa(60mmHg),BUN>6.8mmol/L,意识障碍。四个因素中存在两个可确定患者的死亡风险更高。此标准因简单易用,且能较准确地确定CAP的预后而被广泛应用。

临床肺部感染积分(clinical pulmonary infection score,CPIS)(表6-2)则主要用于医院获得性肺炎(hospital acquired pneumonia,HAP)包括呼吸机相关性肺炎(ventilator-associated pneumonia,VAP)的诊断和严重度判断,也可用于监测治疗效果。此积分从0~12分,积分6分时一般认为有肺炎。

表6-2 临床肺部感染积分评分表

参数	标准	分值
体温	≥36.5℃,≤38.4℃	0
	≥38.5~38.9℃	1
	≥39℃,或≤36℃	2
白细胞计数(×10⁹)	≥4.0,≤11.0	0
	<4.0,>11.0	1
	杆状核白细胞	2
气管分泌物	<14+吸引	0
	≥14+吸引	1
	脓性分泌物	2
氧合指数(PaO₂/FiO₂)	>240或急性呼吸窘迫综合征	0
	≤240	2
胸部X线	无渗出	0
	弥漫性渗出	1
	局部渗出	2
半定量气管吸出物培养(0,1+,2+,3+)	病原菌≤1+或无生长	0
	病原菌≥1+	1
	革兰染色发现与培养相同的病原菌	2

三、治疗

（一）临床监测

1. 体征监测　监测重症肺炎的体征是一项简单、易行和有效的方法,患者往往有呼吸频率和心率加快、发绀、肺部病变部位湿啰音等。目前多数指南都把呼吸频率加快($\geqslant 30$ 次/min)作为重症肺炎诊断的主要或次要标准。意识状态也是监测的重点,神志模糊、意识不清或昏迷提示重症肺炎可能性。

2. 氧合状态和代谢监测　PaO_2、PaO_2/FiO_2、pH、混合静脉血氧分压(PvO_2)、胃张力测定、血乳酸测定等都可对患者的氧合状态进行评估。单次的动脉血气分析一般仅反映患者瞬间的氧合情况;重症患者或有病情明显变化者应进行系列血气分析或持续动脉血气监测。

3. 胸部影像学监测　重症肺炎患者应进行系列 X 线胸片监测,主要目的是及时了解患者的肺部病变是进展还是好转,是否合并有胸腔积液、气胸,是否发展为肺脓肿、急性呼吸窘迫综合征(acute respiratory distress syndrome,ARDS)等。检查的频度应根据患者的病情而定,如要了解病变短期内是否增大,一般每 48h 进行一次检查评价;如患者临床情况突然恶化(呼吸窘迫、严重低氧血症等),在不能除外合并气胸或进展至 ARDS 时,应短期内复查;而当患者病情明显好转及稳定时,一般可 10～14d 后复查。

4. 血流动力学监测　重症肺炎患者常伴有脓毒症,可引起血流动力学的改变,故应密切监测患者的血压和尿量。这 2 项指标比较简单、易行,且非常可靠,应作为常规监测的指标。中心静脉压的监测可用于指导临床补液量和补液速度。部分重症肺炎患者可并发中毒性心肌炎或 ARDS,如临床上难于区分时应考虑行漂浮导管检查。

5. 器官功能监测　包括脑功能、心功能、肾功能、胃肠功能、血液系统功能等,进行相应的血液生化和功能检查。一旦发现异常,要积极处理,注意防止多器官功能障碍综合征(multiple organ dysfunction syndrome,MODS)的发生。

6. 血液监测　包括外周血白细胞计数、C-反应蛋白、降钙素原、血培养等。

（二）抗生素治疗

经验性联合应用抗生素治疗重症肺炎的理论依据是联合应用能够覆盖可能的微生物并预防耐药的发生。对于铜绿假单胞菌肺炎,联用 β 内酰胺类和氨基糖苷类具有潜在的协同作用,优于单药治疗;然而氨基糖苷类抗生素的抗菌谱窄,毒性大,特别是对于老年患者,其肾损害的发生率比较高。临床应用氨基糖苷类时要注意其为浓度依赖性抗生素,一般要用足够剂量、提高峰药浓度以提高疗效,同时也应避免与毒性相关的谷浓度的升高。在监测药物的峰浓度时,庆大霉素和妥布霉素$>7\mu g/mL$,或阿米卡星$>28\mu g/mL$ 的效果较好。氨基糖苷类的另一个不足是对支气管分泌物的渗透性较差,仅能达到血药浓度的 40%。此外,肺炎患者的支气管分泌物 pH 较低,在这种环境下许多抗生素活性都降低。因此,有时联合应用氨基糖苷类抗生素并不能增加疗效,反而增加了肾毒性。

目前对于重症肺炎,抗生素的单药治疗也已得到临床医生的重视。新的头孢菌素、碳青霉烯类、其他 β 内酰胺类和氟喹诺酮类抗生素由于抗菌效力强、广谱,并且耐细菌 β 内酰胺酶,故可用于单药治疗。即使对于重症 HAP,只要不是耐多药的病原体,如铜绿假单胞菌、不动杆菌和耐甲氧西林金黄色葡萄球菌(MRSA)等,仍可考虑抗生素的单药治疗。对重症 VAP 有效的抗生素一般包括亚胺培南、美罗培南、头孢吡肟和哌拉西林/他唑巴坦。对于重症肺炎患者来说，临床上的初始治疗常联用多种抗生素，在获得细菌培养结果后，如果没有高度耐药的病原体就可以考虑转为针对性的单药治疗。

临床上一般认为不适合单药治疗的情况包括：①可能感染革兰阳性、革兰阴性菌和非典型病原体的重症 CAP。②怀疑铜绿假单胞菌或肺炎克雷伯杆菌的菌血症。③可能是金黄色葡萄球菌和铜绿假单胞菌感染的 HAP。三代头孢菌素不应用于单药治疗，因其在治疗中易诱导肠杆菌属细菌产生 β 内酰胺酶而导致耐药发生。

对于重症 VAP 患者，如果为高度耐药病原体所致的感染则联合治疗是必要的。目前有三种联合用药方案：①β 内酰胺类联合氨基糖苷类：在抗铜绿假单胞菌上有协同作用，但也应注意前面提到的氨基糖苷类的毒性作用。②2 个 β 内酰胺类联合使用：因这种用法会诱导出对两种药同时耐药的细菌，故虽然有过成功治疗的报道，仍不推荐使用。③β 内酰胺类联合氟喹诺酮类：虽然没有抗菌协同作用，但也没有潜在的拮抗作用；氟喹诺酮类对呼吸道分泌物穿透性很好，对其疗效有潜在的正面影响。

对于铜绿假单胞菌所致的重症肺炎，联合治疗往往是必要的。抗假单胞菌的 β 内酰胺类抗生素包括青霉素类的哌拉西林、阿洛西林、氨苄西林、替卡西林、阿莫西林；第三代头孢菌素类的头孢他啶、头孢哌酮；第四代头孢菌素类的头孢吡肟；碳青霉烯类的亚胺培南、美罗培南；单酰胺类的氨曲南（可用于青霉素类过敏的患者）；β 内酰胺类/β 内酰胺酶抑制剂复合剂的替卡西林/克拉维酸钾、哌拉西林/他唑巴坦。其他的抗假单胞菌抗生素还有氟喹诺酮类和氨基糖苷类。

1. 重症 CAP 的抗生素治疗　重症 CAP 患者的初始治疗应针对肺炎链球菌（包括耐药肺炎链球菌）、流感嗜血杆菌、军团菌和其他非典型病原体，在某些有危险因素的患者还有可能为肠道革兰阴性菌属包括铜绿假单胞菌的感染。无铜绿假单胞菌感染危险因素的 CAP 患者可使用 β 内酰胺类联合大环内酯类或氟喹诺酮类（如左氧氟沙星、加替沙星、莫西沙星等）。因目前为止还没有确立单药治疗重症 CAP 的方法，所以很难确定其安全性、有效性（特别是并发脑膜炎的肺炎）或用药剂量。可用于重症 CAP 并经验性覆盖耐药肺炎链球菌的 β 内酰胺类抗生素有头孢曲松、头孢噻肟、亚胺培南、美罗培南、头孢吡肟、氨苄西林/舒巴坦或哌拉西林/他唑巴坦。目前高达 40% 的肺炎链球菌对青霉素或其他抗生素耐药，其机制不是 β 内酰胺酶介导而是青霉素结合蛋白的改变。虽然不少 β 内酰胺类和氟喹诺酮类抗生素对这些病原体有效，但对耐药肺炎链球菌肺炎并发脑膜炎的患者应使用万古霉素治疗。如果患者有假单胞菌感染的危险因素（如支气管扩张、长期使用抗生素、长期使用糖皮质激素）应联合使用抗假单胞菌抗生素并应覆盖非典型病原体，如环丙沙星加抗假单胞菌 β 内酰胺类，或抗假单胞菌 β 内酰胺类加氨基糖苷类加大环内酯类或氟喹诺酮类。

临床上选取任何治疗方案都应根据当地抗生素耐药的情况、流行病学和细菌培养及实验室结果进行调整。关于抗生素的治疗疗程目前也很少有资料可供参考，应考虑感染的严重程度，菌血症、多器官功能衰竭、持续性全身炎症反应和损伤等。一般来说，根据疾病的严重程度和宿主免疫抑制的状态，肺炎链球菌肺炎疗程为 7～10d，军团菌肺炎的疗程需要 14～21d。ICU 的大多数治疗都是通过静脉途径的，但近期的研究表明只要病情稳定、没有发热，即使在危重患者，3d 静脉给药后亦可转为口服治疗，即序贯或转换治疗。转换为口服治疗的药物可选择氟喹诺酮类,因其生物利用度高,口服治疗也可达到同静脉给药一样的血药浓度。

由于嗜肺军团菌在重症 CAP 的相对重要性,应特别注意其的治疗方案。虽然目前有很多体外有抗军团菌活性的药物,但在治疗效果上仍缺少前瞻性、随机对照研究的资料。回顾性的资料和长期临床经验支持使用红霉素 4g/d 治疗住院的军团菌肺炎患者。在多肺叶病变、器官功能衰竭或严重免疫抑制的患者,在治疗的前 3~5d 应加用利福平。其他大环内酯类(克拉霉素和阿奇霉素)也有效。除上述之外可供选择的药物有氟喹诺酮类(环丙沙星、左氧氟沙星、加替沙星、莫西沙星)或多西环素。氟喹诺酮类在治疗军团菌肺炎的动物模型中特别有效。

2. 重症 HAP 的抗生素治疗　HAP 应根据患者的情况和最可能的病原体而采取个体化治疗。对于早发的(住院 4d 内起病者)重症肺炎患者而没有特殊病原体感染危险因素者,应针对"常见病原体"治疗。这些病原体包括肺炎链球菌、流感嗜血杆菌、甲氧西林敏感的金黄色葡萄球菌和非耐药的革兰阴性细菌。抗生素可选择第二代、第三代、第四代头孢菌素、β 内酰胺类/β 内酰胺酶抑制剂复合剂、氟喹诺酮类或联用克林霉素和氨曲南。

对于任何时间起病、有特殊病原体感染危险因素的轻中症肺炎患者,有感染"常见病原体"和其他病原体危险者,应评估危险因素来指导治疗:如果有近期脸部手术或明确的误吸史,应注意厌氧菌,可在主要抗生素基础上加用克林霉素或单用 β 内酰胺类/β 内酰胺酶抑制剂复合剂;如果患者有昏迷或有头部创伤、肾衰竭或糖尿病史,应注意金黄色葡萄球菌感染,需针对性选择有效的抗生素;如果患者起病前使用过大剂量的糖皮质激素、或近期有抗生素使用史、或长期 ICU 住院史,即使患者的 HAP 并不严重,也应经验性治疗耐药病原体。治疗方法是联用两种抗假单胞菌抗生素,如果气管抽吸物革兰染色见阳性球菌还需加用万古霉素(或可使用利奈唑胺或奎奴普丁/达福普汀)。所有的患者,特别是气管插管的 ICU 患者,经验性用药必须持续到痰培养结果出来之后。如果无铜绿假单胞菌或其他耐药革兰阴性细菌感染,则可根据药敏情况使用单一药物治疗。非耐药病原体的重症 HAP 患者可用任何以下单一药物治疗:亚胺培南、美罗培南、哌拉西林/他唑巴坦或头孢吡肟。

ICU 中 HAP 的治疗也应根据当地抗生素敏感情况,以及当地经验和对某些抗生素的偏爱而调整。每个 ICU 都有它自己的微生物药敏情况,而且这种情况随时间而变化,因而有必要经常更新经验用药的策略。经验用药中另一个需要考虑的是"抗生素轮换"策略,它是指标准经验治疗过程中有意更改抗生素使细菌暴露于不同的抗生素从而减少抗生素耐药的选择性压力,达到减少耐药病原体感染发生率的目的。"抗生素轮换"策略目前仍在研究之中,还有不少问题未能明确,包括每个用药循环应该持续多久? 应用什么药物进行循环? 这种方法在内科和外科患者的有效性分别有多高? 循环药物是否应该针对革兰阳性细菌同时也针对革兰阴性细菌等。

在某些患者中,雾化吸入这种局部治疗可用以弥补全身用药的不足。氨基糖苷类雾化吸入可能有一定的益处,但只用于革兰阴性细菌肺炎全身治疗无效者。多黏菌素雾化吸入也可用于耐药铜绿假单胞菌的感染。

对于初始经验治疗失败的患者,应该考虑其他感染性或非感染性的诊断,包括肺曲霉感染。对持续发热并有持续或进展性肺部浸润的患者可经验性使用两性霉素 B。虽然传统上应使用开放肺活检来确定其最终诊断，但临床上是否活检仍应个体化。临床上还应注意其他的非感染性肺部浸润的可能性。

（三）支持治疗

支持治疗主要包括液体补充、血流动力学、通气和营养支持，起到稳定患者状态的作用，而更直接的治疗仍需要针对患者的基础病因。流行病学证据显示营养不良影响肺炎的发病和危重患者的预后。同样，临床资料也支持肠内营养可以预防肺炎的发生，特别是对于创伤的患者。对于严重脓毒症和多器官功能衰竭的分解代谢旺盛的重症肺炎患者，在起病 48h 后应开始经肠内途径进行营养支持，一般把导管插入到空肠进行喂养以避免误吸；如果使用胃内喂养，最好是维持患者半卧体位以减少误吸的风险。

（四）胸部理疗

拍背、体位引流和振动可以促进黏痰排出的效果尚未被证实。胸部理疗广泛应用的局限在于：①其有效性未被证实，特别是不能减少患者的住院时间。②费用高，需要专人使用。③有时引起 PaO_2 的下降。目前的经验是胸部理疗对于脓痰过多（＞30mL/d）或严重呼吸肌疲劳不能有效咳嗽的患者是最为有用的，例如对囊性纤维化、COPD 和支气管扩张的患者。

使用自动化病床的侧翻疗法，有时加以振动叩击，是一种有效地预防外科创伤及内科患者肺炎的方法，但其地位仍不确切。

（五）促进痰液排出

雾化和湿化可降低痰的黏度，因而可改善不能有效咳嗽患者的排痰，然而雾化产生的大多水蒸气都沉积在上呼吸道并引起咳嗽，一般并不影响痰的流体特性。目前很少有数据支持湿化能特异性地促进细菌清除或肺炎吸收的观点。乙酰半胱氨酸能破坏痰液的二硫键，有时也用于肺炎患者的治疗，但由于其刺激性因而在临床应用上受到一定限制。痰中的 DNA 增加了痰液黏度，重组的 DNA 酶能裂解 DNA，已证实在囊性纤维化患者中有助于改善症状和肺功能，但对肺炎患者其价值尚未被证实。支气管舒张药也能促进黏液排出和纤毛运动频率，对 COPD 合并肺炎的患者有效。

（马龙）

第二节　重症哮喘

支气管哮喘（简称哮喘）是常见的慢性呼吸道疾病之一，近年来其患病率在全球范围内有逐年增加的趋势，参照全球哮喘防治创议（GINA）和我国 2008 年版支气管哮喘防治指南，将定义重新修订为哮喘是由多种细胞包括气道的炎性细胞和结构细胞（如嗜酸性粒细胞、肥大细胞、T 淋巴细胞、中性粒细胞、平滑肌细胞、气道上皮细胞等）和细胞组分参与的气道慢性炎症性疾病。这种慢性炎症导致气道高反应性，通常出现广泛多变的可逆性气流受限，并引起反复发作性的喘息、气急、胸闷或咳嗽等症状，常在夜间和（或）清晨发作、加剧，多数患者可自行缓解或经治疗缓解。如果哮喘急性发作，虽经积极吸入糖皮质激素（≤1000μg/d）和应用长效 β_2 受体激动药或茶碱类药物治疗数小时，病情不缓解或继续恶化；或哮喘呈暴发性发作，哮喘发作后短时间内即进入危重状态，则称为重症哮喘。如病情不能得到有效控制，可迅速发展为呼吸衰竭而危及生命,故需住院治疗。

一、病因和发病机制

（一）病因

哮喘的病因还不十分清楚,目前认为同时受遗传因素和环境因素的双重影响。

（二）发病机制

哮喘的发病机制不完全清楚,可能是免疫—炎症反应、神经机制和气道高反应性及其之间的相互作用。重症哮喘目前已经基本明确的发病因素主要有以下几种。

1.诱发因素的持续存在　诱发因素的持续存在使机体持续地产生抗原—抗体反应,发生气道炎症、气道高反应性和支气管痉挛,在此基础上,支气管黏膜充血水肿、大量黏液分泌并形成黏液栓,阻塞气道。

2.呼吸道感染　细菌、病毒及支原体等的感染可引起支气管黏膜充血肿胀及分泌物增加,加重气道阻塞;某些微生物及其代谢产物还可以作为抗原引起免疫—炎症反应,使气道高反应性加重。

3.糖皮质激素使用不当　长期使用糖皮质激素常常伴有下丘脑—垂体—肾上腺皮质轴功能抑制,突然减量或停用,可造成体内糖皮质激素水平的突然降低,造成哮喘的恶化。

4.脱水、痰液黏稠、电解质紊乱　哮喘急性发作时,呼吸道丢失水分增加、多汗造成机体脱水,痰液黏稠不易咳出而阻塞大小气道,加重呼吸困难,同时由于低氧血症可使无氧酵解增加,酸性代谢产物增加,合并代谢性酸中毒,使病情进一步加重。

5.精神心理因素　许多学者提出心理社会因素通过对中枢神经、内分泌和免疫系统的作用而导致哮喘发作,是使支气管哮喘发病率和死亡率升高的一个重要因素。

二、病理生理

重症哮喘的支气管黏膜充血水肿、分泌物增多甚至形成黏液栓以及气道平滑肌的痉挛导致呼吸道阻力在吸气和呼气时均明显升高,小气道阻塞,肺泡过度充气,肺内残气量增加,加重吸气肌肉的负荷,降低肺的顺应性,内源性呼气末正压（PEEPi）增大,导致吸气功耗增大。小气道阻塞,肺泡过度充气,相应区域毛细血管的灌注减低,引起肺泡通气/血流（V/Q）比例的失调,患者常出现低氧血症,多数患者表现为过度通气,通常 $PaCO_2$ 降低,若 $PaCO_2$ 正常或升高,应警惕呼吸衰竭的可能性或是否已经发生了呼吸衰竭。重症哮喘患者,若气道阻塞不迅速解除,潮气量将进行性下降,最终将会发生呼吸衰竭。哮喘发作持续不缓解,也可能出现血液循环的紊乱。

三、临床表现

1.症状　重症哮喘患者常出现极度严重的呼气性呼吸困难、被迫采取坐位或端坐呼吸,干咳或咳大量白色泡沫痰,不能讲话、紧张、焦虑、恐惧、大汗淋漓。

2.体征　患者常出现呼吸浅快,呼吸频率>30/min,可有三凹征,呼气期两肺满布哮鸣音,也可哮鸣音不出现,即所谓的"寂静胸",心率增快（>120/min）,可有血压下降,部分患者出现奇脉、胸腹反常运动、意识障碍,甚至昏迷。

四、实验室检查和其他检查

1.痰液检查　哮喘患者痰涂片显微镜下可见到较多嗜酸性粒细胞、脱落的上皮细胞。

2.呼吸功能检查　哮喘发作时,呼气流速指标均显著下降,第1s用力呼气容积(FEV_1)、第1s用力呼气容积占用力肺活量比值($FEV_1/FVC\%$,即1s率)以及呼气峰值流速(PEF)均减少。肺容量指标可见用力肺活量减少、残气量增加、功能残气量和肺总量增加,残气占肺总量百分比增高。大多数成人哮喘患者呼气峰值流速<50%预计值则提示重症发作,呼气峰值流速<33%预计值提示危重或致命性发作,需做血气分析检查以监测病情。

3.血气分析　由于气道阻塞且通气分布不均,通气/血流比例失衡,大多数重症哮喘患者有低氧血症,$PaO_2<8.0kPa(60mmHg)$,少数患者$PaO_2<6.0kPa(45mmHg)$,过度通气可使$PaCO_2$降低,pH上升,表现为呼吸性碱中毒;若病情进一步发展,气道阻塞严重,可有缺氧及CO_2潴留,$PaCO_2$上升,血pH下降,出现呼吸性酸中毒;若缺氧明显,可合并代谢性酸中毒。$PaCO_2$正常往往是哮喘恶化的指标,高碳酸血症是哮喘危重的表现,需给予足够的重视。

4.胸部X线检查　早期哮喘发作时可见两肺透亮度增强,呈过度充气状态,并发呼吸道感染时可见肺纹理增加及炎性浸润阴影。重症哮喘要注意气胸、纵隔气肿及肺不张等并发症的存在。

5.心电图检查　重症哮喘患者心电图常表现为窦性心动过速、电轴右偏,偶见肺性P波。

五、诊断

1.哮喘的诊断标准

(1)反复发作喘息、气急、胸闷或咳嗽,多与接触变应原、冷空气、物理、化学性刺激以及病毒性上呼吸道感染、运动等有关。

(2)发作时双肺可闻及散在或弥漫性、以呼气相为主的哮鸣音,呼气相延长。

(3)上述症状和体征可经治疗缓解或自行缓解。

(4)除外其他疾病所引起的喘息、气急、胸闷和咳嗽。

(5)临床表现不典型者(如无明显喘息或体征),应至少具备以下1项试验阳性:①支气管激发试验或运动激发试验阳性。②支气管舒张试验阳性,第1s用呼气容积增加≥12%,且第1s用呼气容积增加绝对值≥200mL。③呼气峰值流速日内(或2周)变异率≥20%。

符合(1)~(4)条或(4)~(5)条者,可以诊断为哮喘。

2.哮喘的分期及分级　根据临床表现哮喘可分为急性发作期、慢性持续期和临床缓解期。急性发作是指喘息、气促、咳嗽、胸闷等症状突然发生,或原有症状急剧加重,常有呼吸困难,以呼气流量降低为其特征,常因接触变应原、刺激物或呼吸道感染诱发。哮喘急性发作时病情严重程度可分为轻度、中度、重度、危重四级(表6-3)。

表6-3 哮喘急性发作时病情严重程度的分级

临床特点	轻度	中度	重度	危重
气短	步行、上楼时	稍事活动	休息时	
体位	可平卧	喜坐位	端坐呼吸	
谈话方式	连续成句	常有中断	仅能说出字和词	不能说话
精神状态	可有焦虑或尚安静	时有焦虑或烦躁	常有焦虑、烦躁	嗜睡、意识模糊
出汗	无	有	大汗淋漓	
呼吸频率(/min)	轻度增加	增加	>30	
辅助呼吸肌活动及三凹征	常无	可有	常有	胸腹矛盾运动
哮鸣音	散在,呼气末期	响亮、弥漫	响亮、弥漫	减弱、甚至消失
脉率(/min)	<100	100~120	>120	脉率变慢或不规则
奇脉(深吸气时收缩压下降,mmHg)	无,<10	可有,10~25	常有,>25	无
使用β_2受体激动药后呼气峰值流速占预计值或个人最佳值%	>80%	60%~80%	<60%或<100L/min或作用时间<2h	
PaO_2(吸空气,mmHg)	正常	≥60	<60	<60
$PaCO_2$(mmHg)	<45	≤45	>45	>45
SaO_2(吸空气,%)	>95	91~95	≤90	≤90
pH				降低

注:(mmHg)×0.133=(kPa)

六、鉴别诊断

1. 左侧心力衰竭引起的喘息样呼吸困难

(1)患者多有高血压、冠状动脉粥样硬化性心脏病、风湿性心脏病和二尖瓣狭窄等病史和体征。

(2)阵发性咳嗽,咳大量粉红色泡沫痰,两肺可闻及广泛的湿啰音和哮鸣音,左心界扩大,心率增快,心尖部可闻及奔马律。

(3)胸部X线及心电图检查符合左心病变。

(4)鉴别困难时,可雾化吸入β_2受体激动药或静脉注射氨茶碱缓解症状后,进一步检查,忌用肾上腺素或吗啡,以免造成危险。

2. 慢性阻塞性肺疾病

(1)中老年人多见,起病缓慢、病程较长,多有长期吸烟或接触有害气体的病史。

(2)慢性咳嗽、咳痰,晨间咳嗽明显,气短或呼吸困难逐渐加重。有肺气肿体征,两肺可闻及湿啰音。

(3)慢性阻塞性肺疾病急性加重期和哮喘区分有时十分困难,用支气管扩张药和口服或吸入激素做治疗性试验可能有所帮助。慢性阻塞性肺疾病也可与哮喘合并同时存在。

3. 上气道阻塞

(1)呼吸道异物者有异物吸入史。

(2)中央型支气管肺癌、气管支气管结核、复发性多软骨炎等气道疾病,多有相应的临床病史。

（3）上气道阻塞一般出现吸气性呼吸困难。

（4）胸部 X 线摄片、CT、痰液细胞学或支气管镜检查有助于诊断。

（5）平喘药物治疗效果不佳。

此外，应和变态反应性肺浸润、自发性气胸等相鉴别。

七、急诊处理

哮喘急性发作的治疗取决于发作的严重程度以及对治疗的反应。对于具有哮喘相关死亡高危因素的患者，应给予高度重视。高危患者包括：①曾经有过气管插管和机械通气的濒于致死性哮喘的病史。②在过去 1 年中因为哮喘而住院或看急诊。③正在使用或最近刚刚停用口服糖皮质激素。④目前未使用吸入糖皮质激素。⑤过分依赖速效 β_2 受体激动药，特别是每月使用沙丁胺醇（或等效药物）超过 1 支的患者。⑥有心理疾病或社会心理问题，包括使用镇静药。⑦有对哮喘治疗不依从的历史。

（一）轻度和部分中度急性发作哮喘患者可在家庭中或社区中治疗

治疗措施主要为重复吸入速效 β_2 受体激动药，在第 1h 每次吸入沙丁胺醇 $100\sim200\mu g$ 或特布他林 $250\sim500\mu g$，必要时每 20min 重复 1 次，随后根据治疗反应，轻度调整为 $3\sim4h$ 再用 $2\sim4$ 喷，中度 $1\sim2h$ 用 $6\sim10$ 喷。如果对吸入性 β_2 受体激动药反应良好（呼吸困难显著缓解，呼气峰值流速占预计值＞80％或个人最佳值，且疗效维持 $3\sim4h$），通常不需要使用其他药物。如果治疗反应不完全，尤其是在控制性治疗的基础上发生的急性发作，应尽早口服糖皮质激素（泼尼松龙 $0.5\sim1mg/kg$ 或等效剂量的其他激素），必要时到医院就诊。

（二）部分中度和所有重度急性发作均应到急诊室或医院治疗

1. 联合雾化吸入 β_2 受体激动药和抗胆碱能药物　β_2 受体激动药通过对气道平滑肌和肥大细胞等细胞膜表面的 β_2 受体的作用，舒张气道平滑肌、减少肥大细胞脱颗粒和介质的释放等，缓解哮喘症状。重症哮喘时应重复使用速效 β_2 受体激动药，推荐初始治疗时连续雾化给药，随后根据需要间断给药（6/d）。雾化吸入抗胆碱药物，如溴化异丙托品（常用剂量为 $50\sim125\mu g$，$3\sim4/d$）、溴化氧托品等可阻断节后迷走神经传出支，通过降低迷走神经张力而舒张支气管，与 β_2 受体激动药联合使用具有协同、互补作用，能够取得更好的支气管舒张作用。

2. 静脉使用糖皮质激素　糖皮质激素是最有效的控制气道炎症的药物，重度哮喘发作时应尽早静脉使用糖皮质激素，特别是对吸入速效 β_2 受体激动药初始治疗反应不完全或疗效不能维持者。如静脉及时给予琥珀酸氢化可的松（$400\sim1000mg/d$）或甲泼尼龙（$80\sim160mg/d$），分次给药，待病情得到控制和缓解后，改为口服给药（如静脉使用激素 $2\sim3d$，继之以口服激素 $3\sim5d$），静脉给药和口服给药的序贯疗法有可能减少激素用量和不良反应。

3. 静脉使用茶碱类药物　茶碱具有舒张支气管平滑肌作用，并具有强心、利尿、扩张冠状动脉、兴奋呼吸中枢和呼吸肌等作用。临床上在治疗重症哮喘时静脉使用茶碱作为症状缓解药，静脉注射氨茶碱［首次剂量为 $4\sim6mg/kg$，注射速度不宜超过 $0.25mg/(kg\cdot min)$，静脉滴注维持剂量为 $0.6\sim0.8mg/(kg\cdot h)$］，茶碱可引起心律失常、血压下降、甚至死亡，其有效、安全的血药浓度范围应在 $6\sim15\mu g/mL$，在有条件的情况下应监测其血药浓度，及时调整浓度和滴速。发热、妊娠，抗结核治疗可以降低茶碱的血药浓度；而肝疾患、充血性心力衰竭以及合用西咪替丁（甲氰咪胍）、喹诺酮类、大环内酯类药物等可影响茶碱代谢而使其排泄减慢，增加茶碱的毒性作用，应引起重视，并酌情调整剂量。

4. 静脉使用 β_2 受体激动药　平喘作用较为迅速，但因全身不良反应的发生率较高，国内较少使用。

5.氧疗 使 $SaO_2 \geqslant 90\%$，吸氧浓度一般 30% 左右，必要时增加至 50%，如有严重的呼吸性酸中毒和肺性脑病，吸氧浓度应控制在 30% 以下。

6.气管插管机械通气 重度和危重哮喘急性发作经过氧疗、全身应用糖皮质激素、β_2 受体激动药等治疗，临床症状和肺功能无改善，甚至继续恶化，应及时给予机械通气治疗，其指征主要包括意识改变、呼吸肌疲劳、$PaCO_2 \geqslant 6.0kPa(45mmHg)$ 等。可先采用经鼻（面）罩无创机械通气，若无效应及早行气管插管机械通气。哮喘急性发作机械通气需要较高的吸气压，可使用适当水平的呼气末正压治疗。如果需要过高的气道峰压和平台压才能维持正常通气容积，可试用允许性高碳酸血症通气策略以减少呼吸机相关肺损伤，

（马龙）

第三节 急性呼吸窘迫综合征

一、诊疗流程

见图 6-1。

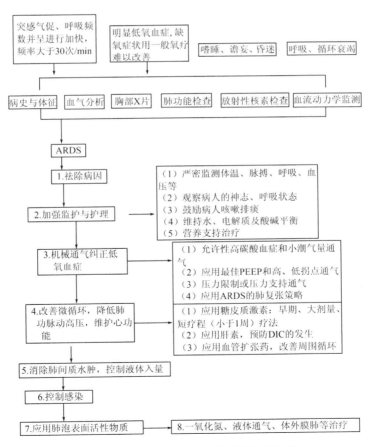

图 6-1 急性呼吸窘迫综合征的诊断流程

二、病因及发病机制

急性呼吸窘迫综合征（acute respiratory distress syndrome，ARDS），是患者原来心肺功能正常，由肺外或肺内造成的急性肺损伤（acute lung injury，ALI）引起的以急性呼吸窘迫和严重低氧血症为主要表现的一种急性呼吸衰竭，是至今发病率、病死率均极高的危重症，共同的病理变化有肺血管内皮和肺泡的损害、透明膜形成、顺应性降低、肺微血管阻塞和栓塞、肺间质水肿以及后继其他病变。ALI为一个急性发作的炎症综合征，ARDS是病程中最严重的阶段，所有ARDS的患者均有ALI，但ALI的患者就不一定是ARDS。1967年Ashbaugh等首先报道12例表现为呼吸窘迫、严重低氧血症为特征的"成人呼吸窘迫综合征（adult respiratory distress syndrome，ARDS）"，以后世界各地对ARDS进行了大量的实验和临床研究。1992年在西班牙巴塞罗那召开的ARDS欧美联席专题讨论会上，提出此病症可发生于各年龄组的人群，提出ARDS的"A"由成人（adult）改为急性（acute）。本病发病急骤，发展迅猛，病情进展后可危及患者生命，病死率高达50%以上，常死于多脏器功能衰竭（MOF），故必须及时处理。

本病的诱发因素很多，发病机制尚未充分了解。

（一）病因

1.严重感染　包括肺部及肺外的细菌、病毒、真菌等所致的感染，感染灶所产生的各种有害物质，如内毒素、5-羟色胺、溶酶体、凝血酶及激肽系统的激活产物直接破坏毛细血管壁或形成微血栓等，造成肺组织破坏。

2.严重创伤　①肺内损伤：如肺挫伤、呼吸道烧伤、侵蚀性烟尘有毒气体的吸入、胃内容物的误吸、溺水、肺冲击伤、放射性肺炎、氧中毒等。②肺外损伤：大面积烧伤或创伤，特别是并发休克或（和）感染者可诱发ARDS。③大手术后：如体外循环术后、大血管手术或其他大手术后可发生ARDS。

3.休克　休克时由于肺循环血量不足、酸中毒以及产生的血管活性物质，如组织胺、5-羟色胺、缓激肽、儿茶酚胺、细菌毒素等作用于血管壁，可增加其通透性，损伤肺泡Ⅱ型细胞，影响肺泡表面活性物质的形成，从而导致肺顺应性减退、肺泡萎缩和肺不张。

4.肺循环栓塞　输血中微小凝块、库血中变性血小板、蛋白质沉淀物等易沉积于肺毛细血管中，形成肺栓塞。骨折后易发生肺循环脂肪栓塞，以及DIC时均可造成肺血管微血栓形成及组织细胞的损伤。

5.输液过快过量　正常的细胞间质与血浆的水含量之比为4:1，大量快速补液在血浆被稀释后促使血管内液外渗，产生肺间质水肿。

6.氧中毒　氧在细胞内代谢产生一种超氧化物阴离子（superoxide anion，即氧自由基），氧自由基具有很强的毒性，与过氧化氢合成羟基（OH·即羟自由基），则毒性更甚，它们能破坏细胞膜、改变蛋白质和DNA的结构，从而损害细胞，特别是较长时间吸入高浓度氧更易发生。

7.吸入有毒气体　如吸入NO_2、NH_3、Cl_2、SO_2、光气醛类、烟雾等；氮氧化物、有机氟、镉等中毒均可导致ARDS。

8.误吸　误吸胃内容物、淡水、海水、糖水等，约1/3发生ARDS。

9.药物过量　巴比妥类、水杨酸、双氢克尿噻、秋水仙碱、利妥特灵、阿糖胞苷、海洛因、美沙酮、丙氧酚、硫酸镁、间羟舒喘宁、酚丙宁、链激酶、荧光素等应用过量。

10. 代谢紊乱 肝功能衰竭、尿毒症、糖尿病酮症酸中毒、急性胰腺炎。

11. 血液系统疾病 大量输血、体外循环、DIC 等。

12. 其他 子痫早期、隐球菌血症、颅内压增高、淋巴瘤、空气或羊水栓塞、肠梗阻。

(二)发病机制

ARDS 的共同基础是肺泡－毛细血管的急性损伤。其机制迄今未完全阐明,常与多种因素有关,且错综复杂,互为影响。其途径可为通过吸入有害气体或酸性胃内容物(pH<2.5)直接损害肺泡和毛细血管,使血管通透性增加;严重肺挫伤可使肺泡和肺脏小血管破裂,肺间质和肺内出血;因长骨骨折,脂肪栓塞于肺毛细血管,被肺脂肪蛋白酶转化为游离脂肪酸,可破坏血管内膜,灭活肺表面活性物质。

近年来的研究表明,机体发生创伤、感染、组织坏死和组织缺血灌注时,被激活的效应细胞如巨噬细胞(MΦ)、多核白细胞(PMN)、PCEC、PC－Ⅱ 和血小板等一经启动,便失去控制,对细胞因子和炎症介质呈失控性释放,引发全身炎症反应综合征(SIRS),继而并发多器官功能障碍(MOD),ARDS 即是多器官功能障碍在肺部的具体体现。ARDS 的发生和发展,与繁多的炎症介质的综合作用密切相关。

1. 前炎症反应细胞因子(PIC)与巨噬细胞(MΦ) 目前认为 PIC 包括 TNFα、IL－1、IL－2、血小板活化因子(PAF)、IFN－γ 和 PLA2 等,其中主要为 TNFα。TNFα 在感染性休克、多器官功能障碍综合征(MODS)发病机制中起重要的作用,内毒素是诱导 TNFα 产生的最强烈的激动剂。MΦ 为多功能细胞,主要来自骨髓内单核细胞,在机体的防御中起重要作用。多种炎症介质与 MΦ 作用,损伤肺泡毛细血管膜,使其通透性增加,发生渗透性肺水肿。

2. 二次打击学说与瀑布效应 1985 年 Deitch 提出严重创伤、烧伤、严重感染、大手术、脓毒败血症休克、肠道细菌移位、失血后再灌注、大量输血、输液等均可构成第 1 次打击,使机体免疫细胞处于被激活状态,如再出现第 2 次打击,即使程度并不严重,也可引起失控的过度炎症反应。首先 MΦ 的被激活,并大量释放 PIC,然后又激活 MΦ、PMN 等效应细胞,并释放大量炎症介质,再激活补体、凝血和纤溶系统,产生瀑布效应,形成恶性循环,引发 ARDS,此时机体处于高代谢状态、高动力循环状态及失控的过度炎症反应状态。氧自由基是重要的炎症介质之一,MΦ 中和 PMN 等细胞被激活后,可释放大量氧自由基,而氧自由基又可使 MΦ 中和 PMN 在炎症区聚集、激活,并释放溶酶体酶等,损伤血管内皮细胞,形成恶性循环。PAF 是一种与花生四烯酸(AA)代谢密切相关的脂质性介质,可激活 PMN 并释放氧自由基、AAM 和溶酶体酶等炎症介质,并呈逐级放大效应,出现瀑布样连锁反应,引发 MODS 和 ARDS。

3. 氧供(DO_2)与氧耗(VO_2) DO_2 表示代谢增强或灌注不足时血液循环的代偿能力,VO_2 表示组织摄取的氧量,是检测患者高代谢率最可靠的指标。生理条件下,氧动力学呈氧供非依赖性 VO_2,即血液通过组织时依靠增加氧的摄取以代偿之。但在病理条件下,如严重休克、感染、创伤等,由于血液的再分配,病区的血流量锐减,出现氧供依赖性 VO_2,由于失代偿而出现组织摄氧障碍发生缺氧。ARDS 患者的微循环和细胞线粒体功能损伤,DO_2 与 VO_2 必然发生障碍;ARDS 发生高代谢状态时,VO_2 随 DO_2 的升高而升高,DO_2 不能满足需要,导致组织灌注不足、氧运输和氧摄取障碍,此时即使 DO_2 正常或增加,仍然发生氧供依赖性 VO_2。

4. 肠黏膜屏障衰竭与细菌移位 胃肠黏膜的完整性是分隔机体内外环境,使免受细胞和毒素侵袭的天然免疫学屏障。创伤、休克、应激、缺血再灌注和禁食等均可导致胃肠黏膜损伤,引起炎症反应,形成持续性刺激,造成胃肠黏膜屏障衰竭与细菌移位。其结果内毒素吸收,激活效应细胞与释放大量的炎症介质,引发全身炎症反应综合征和 ARDS。

5. 肺表面活性物质减少 高浓度氧、光气、氮氧化物、细菌内毒素及游离脂肪酸等,可直接损伤肺泡Ⅱ型细胞,另肺微栓塞使合成肺表面活性物质(PS)的前体物质和能量供应不足,合成 PS 减少,大量血浆成分渗入肺泡腔,可使 PS 乳化,形成不溶性钙皂而失去活性,多种血浆蛋白可抑制 PS 功能,大量炎症细胞释放糖脂抑制 PS 功能,弹性蛋白酶与磷脂酶 A2 破坏 PS,故 PS 明显减少,且失去活性,致使肺泡陷闭、大量血浆渗入肺泡内,出现肺泡水肿和透明膜形成。

三、临床表现及特征

当肺刚受损的数小时内,患者仅有原发病表现而无呼吸系统症状,随后突感气促、呼吸频数并呈进行性加快,呼吸频率大于 30 次/min,危重者 60 次/min,缺氧症状明显,患者烦躁不安、心率增快、口唇指甲发绀。由于明显低氧血症,引起过度通气,导致呼吸性碱中毒。缺氧症状用一般氧疗难以改善,亦不能用其他原发心肺疾病解释。伴有肺部感染时,可出现畏寒发热、胸膜反应及少量胸腔积液。早期可无肺部体征,后期可闻及哮鸣音、水泡音或管状呼吸音。病情继续恶化、呼吸肌疲劳导致通气不足、二氧化碳潴留,产生混合性酸中毒,患者出现极度呼吸困难和严重发绀,伴有神经精神症状,如嗜睡、谵妄、昏迷等。最终发生循环障碍、肾功能不全、心脏停搏。

四、辅助检查

(一)血气分析

1. PaO_2 呈进行性下降,当吸入氧浓度达 60% 时, $PaO_2 < 8.0kPa(60mmHg)$。

2. PaO_2 增大,其正常参考值 $PaO_2 < 2kPa(15mmHg)$、年长者 $< 4kPa(30mmHg)$、吸入氧浓度为 30% 时 $< 9.3kPa(70mmHg)$、吸纯氧 $< 13.3kPa(100mmHg)$。

3. $PaO_2 / FiO_2 < 26.7kPa(200mmHg)$。

4. 发病早期 $PaCO_2$ 常减低,晚期 $PaCO_2$ 升高。

(二)胸部 X 线检查

肺部的 X 线征象较临床症状出现晚。已有明显的呼吸急促和发绀时,胸片仍常无异常发现,发病 12~24h 后,双肺可见斑片状阴影、边缘模糊。随着病情进展,融合为大片状实变影像,其中可见支气管充气征。疾病后期,X 线表现为双肺弥漫性阴影,呈白肺改变,或有小脓肿影,有时伴气胸或纵隔气肿。应用高分辨 CT 检查,可早期发现淡的肺野浓度增加、点状影、不规则血管影等。病情的严重程度与肺部 X 线所见不平行为其重要特征之一。

(三)肺功能检查

动态测定肺容量和肺活量、残气、功能残气,随病情加重均减少,肺顺应性降低。

(四)放射性核素检查

以放射性核素标记,计算血浆蛋白积聚指数,ARDS 患者明显增高(达 1.5×10^{-3}/min),对早期预报有意义。

（五）血流动力学监测

通过置入四腔漂浮导管，测定并计算出平均肺动脉压增高＞2.67kPa，肺动脉压与肺毛细血管楔嵌压差（PAP－PCWP）增加＞0.67kPa。

（六）支气管肺泡灌洗液检查

肺表面活性物质明显降低、花生四烯酸代谢产物如白三烯 B4、C4 及 PAF 等增高。

五、诊断及鉴别诊断

（一）诊断主要依据

1. 具有可引发 ARDS 的原发疾病　创伤、休克、肺内或肺外严重感染、窒息、误吸、栓塞、库血的大量输入、DIC、肺挫伤、急性重症胰腺炎等。

2. 在基础疾病过程中突然发生进行性呼吸窘迫，呼吸频率多于 35/min，鼻导管（或鼻塞）给氧不能缓解。

3. 不易纠正的低氧血症，动脉血气检测　对 ARDS 的诊断和病情判断有重要意义。PaO_2＜60mmHg（8.0kPa），早期 $PaCO_2$ 可正常，后期可升高，提示病情加重，鼻导管给氧不能使 PaO_2 纠正至 80mmHg（10.7kPa）以上，氧合指数 PaO_2/FiO_2＜200。

4. 肺部后前位 X 线胸片征象为两肺纹理增多，边缘模糊，呈毛玻璃状等肺间质或肺泡性病理性改变，并迅速扩展、融合，形成大片实变。

5. 肺动脉楔压（PAWP）＜18mmHg（2.4kPa），或临床提示以往无肺部疾患，并排除急性左心衰竭。

（二）鉴别诊断

晚近提出因肺内病变引起者为"原发性 ARDS"，而肺外病变引起者为"继发性 ARDS"。ARDS 主要的临床表现是呼吸困难、肺水肿及呼吸衰竭，故需与下述疾病鉴别。

1. 心源性肺水肿　该病发病较急、发绀较轻、不能平卧、咳粉红色泡沫样痰，严重时咳稀血水样痰，两肺广泛哮鸣音及湿啰音，呈混合性呼吸困难，而 ARDS 发病进程相对缓慢、发绀明显、缺氧严重，但较安静，可以平卧，呈急性进行性吸气型呼吸困难，咳血痰及稀血水样痰，可有管状呼吸音，湿啰音相对较少；心源性肺水肿经强心、利尿、扩血管、吸氧治疗后可明显迅速改善症状，而 ARDS 治疗即刻疗效不明显；心源性肺水肿 X 线表现为肺小叶间隔水肿增宽，形成小叶间隔线，即 KerleryB 线和 A 线，而 ARDS 患者胸部 X 线早期无改变，中晚期呈斑片状阴影并融合，晚期呈"白肺"改变，可见支气管充气征；ARDS 呈进行性低氧血症，难以纠正，而心源性肺水肿者低氧血症较轻，一般氧疗后即可纠正。心源性肺水肿患者 PAWP≥2.6kPa（20mmHg），与 ARDS 可资鉴别。

2. 其他非心源性肺水肿　大量快速输液或胸腔抽液速度过快均可引起肺水肿，但均有相应的病史及体征，血气分析一般无进行性低氧血症，一般氧疗症状可明显改善。

3. 气胸　主要的临床表现为呼吸困难，尤其是张力性气胸更为突出，但及时行胸部 X 线检查，即可作出诊断。若为严重的创伤所致气胸，要注意血气变化，警惕 ARDS 的发生。

4. 特发性肺纤维化　晚期特发性肺纤维化患者肺心功能衰竭时应与 ARDS 鉴别。特发性肺纤维化为原因未明的肺间质性疾病，起病隐袭，呼吸困难进行性加重、干咳、肺底可听见吸气期 Velcro 啰音，出现杵状指等临床表现。胸部 X 线检查有肺间质病变影，以限制性通气功能障碍为主的肺功能改变可供鉴别。

六、急救处理

(一)祛除病因

ARDS常继发于各种急性原发伤病，及时有效地祛除原发病、阻断致病环节是防治ARDS的根本性策略，尤其抗休克、抗感染、抗炎症反应等尤为重要。

(二)监护与护理

严密监测体温、脉搏、呼吸、血压等，特别随时观察患者的神志、呼吸状态，鼓励患者咳嗽排痰，维持水、电解质及酸碱平衡，重视患者的营养支持。

(三)纠正低氧血症

克服进行性肺泡萎缩是抢救成功的关键。随着对ARDS病理生理特征的认识，导致近年来ARDS通气的重大改变，提出了肺保护与肺复张通气策略。

1. ARDS的保护性通气策略　在保证基本组织氧合的同时，保护肺组织以尽量减轻肺损伤是ARDS患者的通气目标。

(1)"允许性高碳酸血症(PHC)"和小潮气量通气：PHC是采用小潮气量($4\sim7mL/kg$)，允许动脉血二氧化碳分压一定程度增高，最好控制在$70\sim80mmHg$以内。一般认为，如果二氧化碳潴留是逐渐产生的，$PH>7.20$时，可通过肾脏部分代偿，患者能较好耐受。当pH低于7.20时，为避免酸中毒引起的严重不良反应，主张适当补充碳酸氢钠。

PHC的治疗作用：ARDS患者实施PHC时，血流动力学改变主要表现为心排出量和氧输送量显著增加，体血管阻力显著降低，肺血管阻力降低或不变，肺动脉嵌顿压和中心静脉压增加或无明显改变。心排出量增加是PHC最显著的血流动力学特征，因为：①高碳酸血症引起外周血管扩张，使左室后负荷降低。②潮气量降低使胸内压降低，二氧化碳增加使儿茶酚胺释放增加，引起容量血管收缩，均使静脉回流增加，右心室前负荷增加。③潮气量降低使吸气末肺容积降低，可引起肺血管阻力降低，右心室后负荷降低和心排出量增加。PHC能降低ARDS患者的气道峰值压力、平均气道压、分钟通气量及吸气末平台压，避免肺泡过度膨胀，具有肺保护作用。气压伤的本质是容积伤，与肺泡跨壁压过高有关。

PHC的禁忌证：高碳酸血症的主要危害是脑水肿、抑制心肌收缩力、舒张血管、增加交感活性和诱发心律失常等。因此，颅内压增高、缺血性心脏病或严重的左心功能不全患者应慎用。

(2)应用最佳PEEP和高、低拐点，机械通气时的吸气正压使肺泡扩张，增加肺泡通气量和换气面积，呼气末正压通气(PEEP)可防止肺泡的萎陷，亦可使部分萎陷的肺泡复张，使整个呼吸全过程的气道内压力均为正压，减少动、静脉分流，改善缺氧。

需用多大剂量的PEEP？理论上讲，足够量的正压($30\sim35cmH_2O$)可使所有萎陷的肺泡复张，但正压对脆弱的肺组织结构(如ARDS等)可造成破坏，有研究表明当气道内平均压超过$20cmH_2O$时，循环中促炎介质可增加数10倍，且直接干扰循环，一般讲，患者肺能较好地耐受$15\sim20cmH_2O$的PEEP，再高则是危险的。

(3)压力限制或压力支持通气，动物实验表明，气道峰值压力过高会导致急性肺损伤，表现为肺透明膜形成、粒细胞浸润、肺泡—毛细血管屏障受损，通透性增加。使用压力限制通气易于人—机同步，提供的吸气流量为减速波形，有利于气体交换和增加氧合，更重要的是可精确调节肺膨胀所需的压力和吸气时间，控制气道峰值压力，保护ARDS患者的气道压不会超过设定的吸气压力,避免高位转折点的出现。最近一组随机前瞻性试验表明,压力限制通气组比容量控制通气组更能增进肺顺应性改善,降低病死率。

(4)肺保护性通气策略的局限性:肺保护性通气策略的提出反映了 ARDS 机械通气的重大变革。但它仍存在不可避免的局限性。Thorens 等在研究中发现,当 ARDS 患者的分钟通气量由(13.5±6.1)L/min 降至(8.2±4.1)L/min 时,动脉血氧饱和度低于 90%,低氧血症明显恶化,二氧化碳分压和肺内分流增加。可见,肺保护性通气策略不利于改善患者的氧合,其主要原因是采用小潮气量和较低压力通气时,塌陷的肺泡难以复张,导致动脉血和肺泡内二氧化碳分压升高和氧分压降低,影响了肺内气体交换,低氧血症加重。因此,要采用有效的方法促进塌陷肺泡复张,增加能参与通气的肺泡数量。

2. ARDS 的肺复张策略　肺复张策略是一种使塌陷肺泡最大限度复张并保持其开放,以增加肺容积,改善氧合和肺顺应性,它是肺保护性通气策略必要的补充。主要有以下几种。

(1)叹息(sigh):叹息即为正常生理情况下的深呼吸,有利于促进塌陷的肺泡复张。机械通气时,早期叹息设置为双倍的潮气量和吸气时间,对于 ARDS 患者,可间断地采用叹息,使气道平台压达到 45cmH$_2$O,使患者的动脉血氧分压显著增加,二氧化碳分压和肺内分流率显著降低,呼气末肺容积增加。因此,叹息可有效短暂促进塌陷肺泡复张,改善患者的低氧血症。

(2)间断应用高水平 PEEP:在容量控制通气时,间断应用高水平 PEEP 使气道平台压增加,也能促进肺泡复张。有学者在机械通气治疗 ARDS 患者时,每隔断 30s 应用高水平 PEEP 通气 2 次,可以增加患者的动脉血氧分压,降低肺内分流率。间断应用高水平 PEEP 虽然能使塌陷的肺泡复张,改善患者的氧合,但不能保持肺泡的稳定状态,作用也不持久。

(3)控制性肺膨胀(SI):SI 是一种促使不张的肺复张和增加肺容积的新方法,由叹息发展而来。即在呼气开始时,给予足够压力(30~45cmH$_2$O),让塌陷肺泡充分开放,并持续一定时间(20~30s),使病变程度不一的肺泡之间达到平衡,气道压力保持在 SI 的压力水平。SI 结束后,恢复到 SI 应用前的通气模式,通过 SI 复张的塌陷肺泡,在相当时间内能够继续维持复张状态,SI 导致的氧合改善也就能够维持较长时间。改善氧合是 SI 对 ARDS 患者最突出的治疗作用。研究表明,给予一次 SI,其疗效可保持 4h 以上。SI 能显著增加肺容积,改善肺顺应性,减少气压伤的发生。目前的动物实验及临床研究表明,在 SI 的屏气过程中,患者会出现一过性血压和心率下降或增高,中心静脉压和肺动脉嵌顿压增高,心排出量降低,动脉血氧饱和度轻度降低。因此,在实施 SI 时,应充分注意到 SI 可能导致患者血流动力学和低氧血症一过性恶化,对危重患者有可能造成不良影响。

(4)俯卧位通气:传统通气方式为仰卧位,此时肺静水压沿腹至背侧垂直轴逐渐增加,使基底部肺区带发生压迫性不张,另心脏的重力作用,腹腔内脏对膈肌的压迫也加重基底部肺区带的不张,1976 年发现俯卧位通气能改善 ALI 患者的氧合。此法最近用于临床,俯卧位通气是利用翻身床、翻身器或人工徒手操作,使患者在俯卧位进行机械通气。

俯卧位通气的禁忌证为:血流动力学不稳定,颅内压增高,急性出血,脊柱损伤,骨科手术,近期腹部手术,妊娠等不宜采用俯卧位通气。

综上所述,肺保护与肺复张通气策略联合应用,能改善 ARDS 患者的氧合,提高肺顺应性,对 ARDS 的治疗有重要意义。但需根据患者的具体情况,采用合适的方法,在改善氧合的同时尽量减少肺损伤。

（四）改善微循环，降低肺动脉高压，维护心功能

如出现血管痉挛、微血栓、DIC 等情况时，可选用如下药物。

1. 糖皮质激素　宜采用早期、大剂量、短疗程（小于 1 周）疗法，这类药有以下积极作用：

（1）抗炎，加速肺水肿的吸收。

（2）缓解支气管痉挛。

（3）减轻脂肪栓塞或吸入性肺炎的局部反应。

（4）休克时，防止白细胞附着于肺毛细血管床，防止释放溶蛋白酶，保护肺组织。

（5）增加肺表面活性物质的分泌，保持肺泡的稳定性。

（6）抑制后期的肺纤维化等。早期大量使用可减少毛细血管膜的损伤，疗程宜短，可用甲泼尼龙，起始量 800～1500mg，或地塞米松，起始量 60～100mg，分次静脉注射，连续应用 48～72h。

2. 肝素　用于治疗有高凝倾向、血流缓慢的病例，可减轻和防止肺微循环内微血栓的形成，以预防 DIC 的发生，对改善局部及全身循环有益，对有出血倾向的病例，包括创伤后ARDS 应慎重考虑。用药前后应监测血小板和凝血功能等。

3. 血管扩张药　如山莨菪碱、东莨菪碱等的应用可改善周围循环，提高氧的输送及弥散，有利于纠正或减轻组织缺氧，疗效较好。

（五）消除肺间质水肿，限制入水量，控制输液量

由于输液不当，液体可继续渗漏入肺间质、肺泡内，易使肺水肿加重，但需维持体液平衡，保证血容量足够，血压基本稳定，在 ARDS 早期补液应以晶体液为主，每日输液量以不超过1500mL 为宜。利尿剂的应用可提高动脉血氧分压，减轻肺间质水肿。在病情后期，对于伴有低蛋白血症的患者，利尿后血浆容量不足时可酌情输注血浆白蛋白或血浆，以提高血浆渗透压。

（六）控制感染

脓毒血症是 ARDS 的常见病因，且 ARDS 发生后又易并发肺、泌尿系等部位的感染，故抗菌治疗是必需的，严重感染时应选用广谱抗生素，根据病情选用强效抗生素。

（七）肺泡表面活性物质（PS）

外源性 PS 治疗新生儿呼吸窘迫综合征已取得较好疗效，用于成人 ARDS 疗效不一，有一定不良反应，鉴于 PS 价格昂贵，目前临床广泛应用有一定困难。超氧化物歧化酶（SOD）、前列腺 E2、γ—干扰素等临床应用尚在探索中。

（八）其他

注意患者血浆渗量变化，防治各种并发症及院内感染的发生等。晚近开展一氧化氮（NO）、液体通气（liquid ventilation）治疗，已取得较好疗效。对体外膜肺（ECMO）、血管腔内氧合器（IVOX）等方法正在进行探索改进。

（马龙）

第四节　急性肺栓塞

一、诊疗流程

见图6—2。

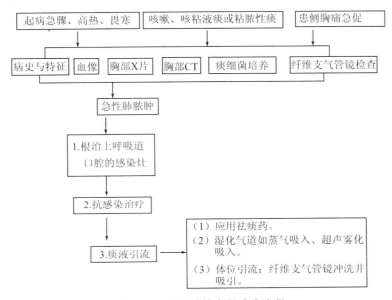

图6—2　急性肺栓塞的诊疗流程

二、病因及发病机制

肺栓塞(pulmonary embolism,PE)是以各种栓子堵塞肺动脉系统为其发病原因的一组疾病或临床综合征的总称,包括肺血栓栓塞症,脂肪栓塞综合征,空气栓塞等。而肺血栓栓塞症为肺栓塞的最常见类型,占肺栓塞的绝大多数,本文所称肺栓塞即指肺血栓栓塞症。在欧美国家肺栓塞的发病率很高,美国每年大约有65万的新发患者,国内关于肺栓塞发病率的流行病学资料尚不完备,但近年肺栓塞的发病有明显增多的趋势,有一种说法,肺栓塞的发病率是急性心肌梗死发病率的一半,说明肺栓塞并不是一种少见病,应该引起足够的重视。

绝大多数患者存在肺栓塞的易发因素,仅6%找不到诱因。

（一）血栓形成

肺栓塞常常是静脉系统的血栓堵塞肺动脉所引起的疾病,栓子通常来源于深静脉。据统计,有静脉血栓的患者,肺栓塞的发生率为52%～79.4%。在肺栓塞的血栓中,90%来自下腔静脉系统,而来自上腔静脉和右心者仅占10%。静脉血栓的好发部位是静脉瓣和静脉窦,特别是深静脉,如腓静脉、髂静脉、股静脉、盆腔静脉丛等。静脉血栓形成的原因可能与血流淤滞、血液高凝状态和静脉内皮损伤等因素有关。因此,创伤、手术、长期卧床、静脉曲张和静脉炎、肥胖、糖尿病、长期口服避孕药物或其他引起凝血机制亢进的因素,容易诱发静脉血栓的形成。静脉血栓脱落的原因不十分清楚,可能与静脉内压力急剧升高或静脉血流突然增多等有关。血栓性静脉炎在活动期,栓子比较松软,易于脱落。脱落的血栓迅速通过大静脉、右心到达肺动脉,而发生肺栓塞。

(二)心肺疾病

心肺疾病是肺动脉栓塞的主要危险因素。在肺栓塞患者中约有 40% 合并有心肺疾病,特别是心房纤颤、心力衰竭和亚急性细菌性心内膜炎者发病率较高。风湿性心脏病、动脉硬化性心脏病、肺源性心脏病也容易合并肺栓塞。栓子的来源以右心腔血栓最多见,少数也来源于静脉系统。

(三)肿瘤

恶性肿瘤患者易并发肺栓塞的原因可能与凝血机制异常有关。胰腺、肺、胃肠、泌尿系肿瘤均易合并肺栓塞。肺栓塞有时先于肿瘤的发现,成为肿瘤存在的信号。

(四)妊娠和分娩

孕妇肺栓塞的发生率比同龄未孕妇高 7 倍,尤以产后和剖宫产术后发生率最高。妊娠时腹腔内压增加和激素松弛血管平滑肌及盆腔静脉受压可引起静脉血流缓慢,改变血液流变学特性,加重静脉血栓形成。此外,妊娠期凝血因子和血小板增加,血浆素原－血浆素溶解系统活性降低。这些改变对血栓形成起到了促进作用。

(五)其他

大面积烧伤和软组织创伤也可并发肺栓塞,可能因受伤组织释放的某些物质损伤肺血管内皮,引起了多发性肺微血栓形成。没有明显的促发因素时,还应考虑到遗传性抗凝血素减少或纤维蛋白溶酶原激活抑制剂增加等因素。

三、临床表现及特征

肺栓塞的临床表现多种多样,主要取决于栓子的大小、堵塞的肺段数、发生的速度,以及患者基础的心肺功能储备状况。包括以下几种类型:①猝死型:在发病后 1h 内死亡,系有大块血栓堵塞肺动脉,出现所谓"断流"征,使血液循环难以维持所致。②急性肺心病型:突然发生呼吸困难,有濒死感,低血压、休克、发绀、肢端湿冷、右心衰竭。③肺梗死型:突然气短、胸痛、咯血及胸膜摩擦音或胸腔积液。④不能解释的呼吸困难:栓塞面积相对较小,死腔增加。⑤慢性栓塞性肺动脉高压:起病缓慢,发现较晚,主要表现为肺动脉高压,右心功能不全,病情呈持续性、进行性。

(一)症状

1. 呼吸困难 占 80%～90%,为肺栓塞最常见的症状,表现为活动后呼吸困难,在肺栓塞面积较小时,活动后呼吸困难可能是肺栓塞的唯一的症状。

2. 胸痛 占 65%～88%,为胸膜痛或心绞痛的表现。胸膜痛提示可能有肺梗死存在。而当有较大的栓子栓塞时,可出现剧烈的胸骨后疼痛,向肩及胸部放散,酷似心绞痛发作。

3. 咳嗽 约有 20%～37% 的患者出现干咳,或有少量白痰,有时伴有喘息。

4. 咯血 一般为小量的鲜红色血,数日后可变成暗红色,发生率为 25%～30%。

5. 晕厥 占 13% 左右,系由大面积肺栓塞引起的脑供血不足,也可能是慢性栓塞性肺动脉高压的唯一或最早出现的症状,常伴有低血压、右心衰竭和低氧血症。

6. 其他 约有半数患者出现惊恐,发生原因不明,可能与胸痛或低氧血症有关。巨大肺栓塞时可引起休克,常伴有烦躁、恶心、呕吐、出冷汗等。有典型肺梗死的胸膜性疼痛、呼吸困难和咯血三联征者不足 1/3。

（二）体征

没有特异性提示肺栓塞的阳性体征，因而经常将肺栓塞的阳性体征误认为是其他心肺疾病的体征。

1. 一般体征　约半数患者出现发热，为肺梗死或肺出血、血管炎引起，多为低热，可持续 1 周左右，如果合并肺部感染时也可以出现高热；70% 的患者出现呼吸急促；由于肺内分流可以出现发绀；40% 有心动过速；当有大块肺栓塞时可出现低血压。

2. 呼吸系统　当出现一侧肺叶或全肺栓塞时，可出现气管向患侧移位，叩诊浊音，肺部可听到哮鸣音和干湿啰音以及肺血管杂音，发生肺梗死时，部分患者可出现胸膜摩擦音，以及胸腔积液的相应体征。

3. 心脏血管系统　可以出现肺动脉高压及右心功能不全的相应体征，如肺动脉瓣区第 2 音亢进（$P_2 > A_2$）；肺动脉瓣区及三尖瓣区可闻及收缩期反流性杂音，也可听到右心性房性奔马律和室性奔马律。右心衰竭时可出现颈静脉充盈、搏动增强，第 2 心音变为正常或呈固定性分裂，肝脏增大、肝颈静脉回流征阳性和下肢水肿。

下肢深静脉血栓的检出对肺栓塞有重要的提示作用。双下肢检查常见单侧或双侧肿胀，多不对称，常伴有压痛、浅静脉曲张，病史长者可出现色素沉着。

（三）辅助检查

1. 实验室检查

（1）血常规：白细胞数增多，但很少超过 1.5×10^9/L。

（2）血沉增快。

（3）血清胆红素增高，以间接胆红素升高为主。

（4）血清酶学（包括乳酸脱氢酶、谷草转氨酶等）同步增高，但肌酸磷酸激酶（CPK）不高。

（5）D—二聚体（D—Dimer，DD）：为特异性的纤维蛋白降解产物。D—二聚体敏感性和特异性取决于所用的检测方法。用酶联免疫吸附法（ELISA）检测证明诊断肺栓塞的敏感性为 97%。通常以 $500 \mu g$/L 作为分界值，当 DD 低于此值时可以除外肺栓塞或深部静脉血栓（DVT）。但是，DD 的检测存在假阳性结果，在其他如感染和恶性肿瘤等病理状态下，DD 也可以升高。用 DD 诊断肺栓塞的特异性仅为 45%，因此，DD 只能用来作为除外肺栓塞的指标，而不能作为肺栓塞或 DVT 的确诊指标。

（6）血气检查：患者可出现低氧血症和低碳酸血症，肺泡动脉氧分压差 $[P_{(A-a)}O_2]$ 增加，但血气正常也不能排除肺栓塞。当 $PaO_2 < 50mmHg$ 时，提示肺栓塞面积较大。$P_{(A-a)}O_2$ 的计算公式为：$P_{(A-a)}O_2 = 150 - 1.5 \times PaCO_2 - PaO_2$，正常值为 $5 \sim 15mmHg$。

2. 特殊检查

（1）心电图：心电图的常见表现为动态出现 $S_1 Q_{\rm III} T_{\rm III}$ 征（即肢体导联 I 导出现 S 波，III 导出现 Q 波和 T 波倒置）及 $V_{1,2}$ T 波倒置、肺性 P 波及完全或不完全性右束支传导阻滞。

（2）胸部 X 线检查：常见 X 线征象为栓塞区域的肺纹理减少及局限性透过度增加。肺梗死时可见肺梗死阴影，多呈楔形，凸向肺门，底边朝向胸膜，也可呈带状、球状、半球状及肺不张影。另外可以出现肺动脉高压征，即右下肺动脉干增粗及残根现象。急性肺心病时可见右心增大征。

（3）放射性核素肺扫描：是安全、无创的肺栓塞的诊断方法。肺栓塞者肺灌注扫描的典型表现是呈肺段分布的灌注缺损。肺灌注扫描的敏感性高,一般内径大于 3mm 的肺血管堵塞时,肺扫描的结果可全部异常。然而,肺灌注扫描的特异性不高,许多疾病也可引起肺灌注缺损,导致假阳性的结果。另外,对于小血管的栓塞,肺灌注扫描也可出现假阴性的结果。因而,必须结合临床,才能对缺损的意义做出全面的判断,提高诊断的准确性。为提高肺栓塞的诊断率,可将肺通气扫描和灌注扫描结合分析,如果通气扫描正常而灌注扫描呈典型改变,可诊断肺栓塞;如肺扫描既无通气区,也无血流灌注,可见于肺梗死和其他任何肺脏本身的疾病,如需进一步明确肺梗死诊断时,可行肺动脉造影检查。

(4)心脏超声检查:对于肺栓塞,超声诊断的直接依据是检出肺动脉内栓子。位于主肺动脉或左右肺动脉内的血栓可被超声检出,对于存在左右肺动脉以远的血栓则无法显示。超声检查主要通过检出肺栓塞所造成的血流动力学改变提供诊断信息。急性肺栓塞通常有以下发现:①心腔内径及容量改变:右心增大尤以右心室增大显著,发生率在 67%～100%,左心室减小,RV/LV 的比值明显增大,该比值越高,提示肺血管床减少的面积越大。②室间隔运动异常:表现为与左心室后壁的同向运动,并随着呼吸的加深变化幅度增大。③三尖瓣环扩张伴少至中量的三尖瓣反流。④肺动脉高压,如患者既往无肺部疾病史,出现急性心肺功能异常时,检出上述异常应高度怀疑急性肺栓塞。

(5)CT 及 MRI 检查:螺旋 CT 可直接显示肺血管,属于非创伤性检查,比经食管和经胸部的超声心动图具有更高的敏感性和特异性,目前正日益普及。其诊断段或以上的肺动脉栓塞的敏感性为 75%～100%,特异性为 76%～100%。但尚不能可靠地诊断段以下的肺动脉栓塞。直接征象可见肺动脉半月形或环形充盈缺损或完全梗阻,间接征象包括主肺动脉扩张,或左右肺动脉扩张,血管断面细小缺支,肺梗死灶或胸膜改变等。有人认为,螺旋 CT 应完全替代肺通气灌注扫描并成为有肺栓塞症状患者的首选检查方法。当 CT 检查有禁忌证时,MRI 检查可以作为替代方法。

(6)肺动脉造影:选择性肺动脉造影可提供绝大部分肺血管性疾病的定性定位诊断和鉴别诊断的证据,是目前临床诊断肺栓塞的最佳确诊的方法。它不仅可明确诊断,还可显示病变部位、范围、程度和肺循环的某些功能状态。肺动脉造影常见的征象有:①肺动脉及其分支充盈缺损,诊断价值最高。②栓子堵塞造成的肺动脉截断现象。③肺动脉堵塞引起的肺野无血流灌注,不对称的血管纹理减少,肺透过度增强。④栓塞部位出现"剪枝征"。⑤栓子不完全堵塞时,可见肺动脉分支充盈和排空延迟。

肺动脉造影检查属有创性检查方法,有一定的危险性,且价格昂贵,适用于临床高度怀疑肺栓塞,而灌注扫描不能明确做出诊断以及需要鉴别肺栓塞还是肺血管其他病变者。对临床诊断清楚,拟采用内科保守治疗的患者,造影并非必要。

约 70% 以上的肺动脉栓塞的栓子来自下肢深静脉血栓,因此静脉血栓的发现虽不能直接诊断肺栓塞,但却能给予很大的提示。但 50% 的下肢深静脉血栓患者无临床症状和体征,需依靠检查明确。下肢静脉造影是诊断下肢深静脉血栓的最可靠方法,但需注意有引起栓子脱落的可能性,目前应用较少。多普勒超声血管检查、放射性核素静脉造影、肢体阻抗容积图等均是诊断深静脉血栓的常用方法,具有较高的敏感性和特异性。

四、诊断及鉴别诊断

肺栓塞的临床误诊、漏诊率相当高,国外尸检发现肺栓塞的漏诊率为 67%,国内外医院资料显示院外误诊率为79％。究其原因主要是对肺栓塞的诊断意识不强,认为肺栓塞是少见甚至是罕见病,很少将它作为诊断和鉴别诊断内容。减少误诊、漏诊的首要条件是提高对肺栓塞的认识,当临床发现以下情况时,应高度疑诊肺栓塞,需进一步做相应检查以确诊:①劳力性呼吸困难。②原有疾病发生突然变化,呼吸困难加重或外伤后呼吸困难、胸痛、咯血。③发作性晕厥。④不能解释的休克。⑤低热、血沉增快、黄疸、发绀等。⑥X线胸片肺野有圆形或楔形阴影。⑦肺扫描有血流灌注缺损。⑧有发生肺栓塞的基础疾病,如下肢无力、静脉曲张,不对称性下肢浮肿和血栓性静脉炎。

仅凭临床表现诊断肺栓塞是绝对不可靠的,但在进行辅助检查前对是否存在肺栓塞的临床可能性进行认真评价很有必要,而且有助于对怀疑肺栓塞的患者进行有针对性的辅助检查。Wells等根据临床表现将肺栓塞的可能性进行预测,对诊断有一定的指导意义,对存在可能性的患者应按程序进行诊断和鉴别诊断。

1.肺炎　肺栓塞时可出现发热、胸痛、咳嗽、白细胞增多,X线胸片有浸润阴影等易与肺炎相混淆。如果注意到较明显的呼吸困难、下肢静脉炎、X线胸片部分肺血管纹理减少以及血气异常等,再进一步做肺通气/灌注扫描,多能予以鉴别。

2.胸膜炎　约1/3肺栓塞患者可发生胸腔积液,易被误诊为结核性胸膜炎。但并发胸腔积液的肺栓塞患者缺乏结核中毒症状,胸水多为血性、量少、吸收较快,X线胸片同时发现吸收较快的肺浸润影。

3.冠状动脉供血不足　在年龄较大的急性肺栓塞患者,可出现胸闷、胸痛、气短的症状,并同时伴有心电图胸前导联 $V_{1,2}$ 甚至到 V_4 T波倒置时易诊断为冠状动脉供血不足。通常肺栓塞的心电图除 ST−T 改变外,心电轴右偏明显或出现 $S_1 Q_{\text{III}} T_{\text{III}}$ 及“肺性P波”,心电图改变常在 1～2 个月内好转或消失。

4.胸主动脉夹层动脉瘤　急性肺栓塞剧烈胸痛,上纵隔阴影增宽,胸腔积液伴休克者需与夹层动脉瘤相鉴别,后者多有高血压病史,疼痛部位广泛,与呼吸无关,发绀不明显,超声心动图检查有助于鉴别。

五、急救处理

治疗措施的选择取决于病情的严重性。包括一般治疗、抗凝、溶栓和外科治疗。

（一）一般治疗

对突然发病者,应予急救处理。

1.吸氧,纠正低氧血症。

2.剧烈胸痛时,可给麻醉性止痛药杜冷丁或吗啡。

3.血流动力学不稳定,低血压或休克时,宜监测中心静脉压(CVP),给以输液、多巴胺或间羟胺;纠正右心衰竭;控制心律失常。

4.用阿托品或山莨菪碱(654−2)预防和解除肺血管和冠状动脉反射性痉挛。

（二）抗凝治疗

当临床高度疑似或诊断为PE,无抗凝的绝对禁忌证时,应立即开始抗凝治疗,其可以引发血栓溶解,使肺灌注改善;减少静脉血栓,防止PE复发;使栓块快速消散,防止慢性血管闭塞发展,减少或防止肺动脉高压的发生。抗凝方法如下。

1.肝素　肝素持续静脉滴注,先给负荷量 100～200U/kg 静注,后连续静滴 1000U/h 左右,使部分凝血活酶时间(APTT)和凝血时间保持在正常对照1.5～2.5倍之间。根据监测的凝血指标,随时调整肝素剂量;如应用肝素并发出血时,可暂中断肝素数小时;若出血明显可用等量的鱼精蛋白对抗肝素的作用。待出血停止后再用小剂量肝素治疗,使APTT维持在治疗范围的下限。使用肝素也可采取间歇静脉注射或间歇皮下注射给药法。一般使用5～7d。

2.低分子肝素　0.4mL,2次/d,皮下注射。

3.常用口服抗凝剂　①新抗凝片,首剂2～4mg,维持量1～2mg/d。②华法林,首剂15～20mg,次日5～10mg,维持量2.5～5mg/d。由于口服抗凝药需1～2d后才发挥抗凝作用,故应与肝素重叠1～2d。需监测凝血酶原时间,使其延长到正常对照的1.5～2.5倍。

(三)溶栓治疗

溶栓治疗(TT),即使用溶栓制剂溶解静脉血栓和肺栓子,恢复阻塞的血液循环。

1.适应证

(1)确诊为急性PE,经肺通气/灌注扫描显示灌注缺损3个肺段以上。

(2)临床出现呼吸困难、胸痛、晕厥、休克等血流动力学不稳定者。

(3)年龄一般不超过70岁。

(4)发病后3周以内。

(5)近2周内无活动性出血及外伤史,近2个月内无脑中风及颅内手术。

2.溶栓制剂　目前临床使用的溶栓制剂有以下几种。

(1)尿激酶(UK):一般宜先给负荷量4400U/kg,10min内静脉输入,维持量为每小时4400U/kg静脉滴注,连用1～2d;或用UK50万U/d,静脉滴注5～7d。

(2)链激酶(SK):负荷量25万U,30min内静脉输入,后以10万U/h,静脉滴注,连用1～2d。

(3)重组组织型纤溶酶原激活剂(rt－PA):首次量50mg,多数病例可溶栓成功,少数需再增加剂量。

(4)新溶栓制剂:有乙酰化纤维蛋白溶酶原－链激酶激活剂复合物(APSAC)、重组链激酶(r－SK)重组葡激酶(r－SAK)等,已在临床应用。

(5)肺动脉内TT:对濒危状态病例,有条件时可通过Swan－Ganz导管,把溶栓药物直接滴入肺动脉,使阻塞的血管通畅。

3.并发症　主要是出血,其发生率为18%～27%,有创性监测时还要增高。在TT前后应监测血小板、凝血酶原时间、部分凝血活酶时间等,警惕出血的发生。

(马龙)

第五节　呼吸衰竭

呼吸衰竭系指多种病因所致的呼吸组织严重受损,呼吸功能严重障碍,导致缺氧和(或)二氧化碳潴留,从而使气体交换不能满足组织和细胞代谢需要的临床综合征。呼吸衰竭目前无统一概念,仍以血气检查结果为准。如在海平面大气压下,排除心血管等疾病后,静息状态呼吸室内空气时,动脉血氧分压(PaO_2)低于60mmHg(7.89kPa)或伴有二氧化碳分压(PaO_2)高于50mmHg(6.65kPa),即为呼吸衰竭。若在静息状态下动脉血气正常,而在某种程度的劳力后出现血气异常,有人称之为呼吸功能不全。在无血气分析条件下,若在静息状态下即感呼吸困难,出现重度发绀,亦可考虑呼吸衰竭,但可能漏掉无呼吸困难表现的慢性呼吸衰竭者或贫血不出现发绀者。呼吸衰竭可为暂时的可逆的,但也可能造成多脏器功能损害,严重危及患者生命,其病死率的高低与能否早期诊断合理治疗有密切关系。

一、临床表现及特征

呼吸衰竭的临床症状主要是缺氧和二氧化碳潴留所引起的多脏器功能紊乱表现。

（一）呼吸困难

往往是临床最早出现的症状,并随呼吸功能减退而加重。中枢性呼吸衰竭,呼吸困难主要表现在呼吸节律、频率和幅度方面的改变;呼吸器官病变引起的周围性呼吸衰竭,多伴有呼吸劳累、呼吸辅助肌多参与活动,表现为点头或提肩呼吸。某些中枢神经抑制药物中毒,并无呼吸困难表现,而出现呼吸匀缓、表情淡漠或昏睡。

（二）发绀

发绀是缺氧的典型症状。当血氧饱和度低于 85％,口腔黏膜、舌及指甲即见明显发绀,但合并严重贫血者可无发绀。

（三）神经精神症状

缺氧和二氧化碳潴留都会引起神经精神症状。急性严重缺氧,可立即出现精神错乱、狂躁、昏迷、抽搐等症状,严重二氧化碳潴留可出现所谓"肺性脑病",呈二氧化碳麻醉现象。首先出现失眠、烦躁、躁动、定向功能障碍等兴奋症状,继而出现神志淡漠、肌肉震颤、间歇抽搐、嗜睡、昏睡、昏迷等中枢抑制症状。二氧化碳潴留本身并不是决定精神症状的单一因素,与pH 值的降低也有密切关系,在严重二氧化碳潴留者,若动脉血二氧化碳分压在 100mmHg（13.3kpa）以上,如 pH 代偿,病员仍能保持日常生活活动;而急性二氧化碳潴留,pH 值低于7.3 就可能出现危重精神症状。此外,缺氧降低神经系统对二氧化碳潴留的耐受性和适应性。二氧化碳潴留时,神经检查可出现反射减弱或消失,锥体束征阳性等症状。

（四）血液循环系统症状

缺氧和二氧化碳潴留时,心率增快、心搏出量增加、血压上升、肺循环小血管收缩,产生肺动脉高压。心肌对缺氧十分敏感,早期轻度缺氧即可从心电图上显示出来,主要出现 T 波改变,急性严重心肌缺氧,可出现心律不齐、心室颤动以至心搏骤停。故严重缺氧者,心脏衰竭后心肌收缩力就会减弱,每分钟心搏量减少,血压下降,最后导致循环衰竭。

二氧化碳可直接作用于血管平滑肌,使血管扩张,故外周浅表静脉充盈、皮肤温暖、红润、潮湿多汗,血压增高、心搏量增加,故脉搏洪大有力。脑血管在二氧化碳潴留时亦扩张,缺氧又增加脑血流量,故患者常诉血管扩张、搏动性头痛、特别在熟睡醒觉后更为剧烈。

（五）消化和泌尿系统症状

肝细胞缺氧发生变性坏死,肝脏有瘀血,可导致血清谷丙转氨酶增加至 100～200U 或更高。因消化道黏膜充血水肿、糜烂、溃疡渗出而导致消化道出血,出现呕血或便血。肾功能损害表现为肌酐、非蛋白氮升高、蛋白尿、尿中出现红细胞或管型,甚至少尿无尿。上述情况多为可逆的,随着呼吸衰竭的缓解,肾功能一般可能恢复正常,消化道出血在缺氧和二氧化碳潴留纠正后即可缓解消失。

二、诊断和鉴别诊断

（一）诊断

1. 具有引起呼吸衰竭的病史和诱因，如慢性支气管、肺胸病史和肺血管病史，以及 COPD 感染后急性发作病史。

2. 缺氧和(或)二氧化碳潴留的临床表现。

3. 实验室检查　血气分析和阴离子间隙(AG)是确定诊断，判断病情轻重，酸碱紊乱类型和指导临床治疗的依据。

（二）鉴别诊断

呼吸衰竭主要应与呼吸功能不全进行鉴别，后者在静息状态下，$PaO_2 > 7.98kPa$(60mmHg)和(或)$PaCO_2 < 6.55kPa$(50mmHg)，运动后 $PaO_2 < 7.98kPa$(60mmHg)和(或)$PaCO_2 > 6.55kPa$(50mmHg)。

三、急救处理

（一）现场急救

急性意外伤害如溺水、电击、中毒等急性呼衰、呼吸骤停，应立即进行现场心肺复苏抢救。呼吸骤停后，如能保持肺循环，借肺泡—静脉血氧和二氧化碳存在的分压差，可使静脉血继续动脉化，这种现象称为弥散呼吸或称无呼吸运动氧合。一般认为弥散呼吸的通气量可为机体额外提供 1.5～2min 时间，这样进行间歇口对口呼吸、冲洗呼吸道和肺泡存气，就可以借弥散呼吸保持动脉血氧在较安全的水平，因此，畅通的呼吸道、有效的体外心脏按摩、间歇人工通气，以新鲜空气或高浓度氧冲洗肺泡气，是急性呼吸衰竭现场复苏抢救发挥弥散呼吸作用不可缺少的条件。

（二）病因治疗

呼吸衰竭常见的病因为严重感染。抗生素的应用以广谱、联合、大剂量、静脉内给药为宜，老年患者应尽量避免对胃肠道和肾脏有毒性作用的药物。因控制感染需时较长，所以救急、解危和延续生命的主要措施是改善通气，纠正缺氧，提高应激状况，以便更好发挥抗菌药物疗效，彻底祛除病因。

（三）改善通气

改善通气是治疗呼吸衰竭的首要措施。上呼吸道急性炎症，COPD 急性发作以及各种原因所致的昏迷患者，均可发生不同程度的气道阻塞，进而导致呼吸衰竭。应积极清除口咽部及呼吸道分泌物，予以解痉剂以缓解支气管痉挛，在此基础上亦可使用呼吸兴奋剂以改善通气。如无效可建立人工气道，行短期机械通气治疗，对不能维持自主呼吸者尤为必要。行机械通气治疗时，有条件单位应予血气监测，以防通气过度使二氧化碳排出过快而导致代谢性碱中毒，使组织更加缺氧，造成不可逆脑损害，甚至导致患者死亡。

（四）给氧治疗

氧疗是治疗呼吸衰竭的重要措施，可取得以下治疗效果：①提高 PaO_2，保证组织器官供氧，维持人体正常生理和代谢需要。②可消除肺小动脉痉挛，降低肺动脉压，从而减轻右心负荷。③减轻呼吸肌做功，减少氧消耗，有利于恢复呼吸肌疲劳。

给氧治疗应根据呼吸衰竭类型不同而异。Ⅰ型呼吸衰竭如重症肺炎、肺水肿和 ARDS

等,气道通畅,无二氧化碳潴留的病理因素存在,所以应予高浓度给氧(60%～80%或80%以上),将 PaO_2 迅速提高到 60mmHg 以上为宜。因无二氧化碳潴留弊端。故吸入高浓度氧不会导致呼吸抑制;Ⅱ型呼吸衰竭如 COPD、肺心病及急性发作期,特别是长期有二氧化碳潴留的患者,以气道阻塞为主,缺氧和二氧化碳潴留并存,靠低氧刺激兴奋呼吸中枢,以维持通气功能,如给以高浓度氧疗,缺氧得以纠正,呼吸兴奋因素消除,呼吸减慢,二氧化碳潴留加重,使呼吸中枢抑制加深,所以Ⅱ型呼吸衰竭给氧原则目前仍坚持持续低浓度(24%～28%)低流量(1～2L/min)吸氧,即控制性氧疗。如氧流量 5L/min 以下时,给氧浓度可按下列公式计算:给氧浓度%＝21+4×氧流量/min 以下时,Ⅱ型呼吸衰竭经鼻给氧应注意的几个问题:①保持鼻孔通畅,鼻塞吸氧者,注意检查鼻道有无狭窄或阻塞,以免影响氧的吸入。②因鼻阻塞口腔呼吸的患者应适当加大氧流量或经口腔吸氧。③经鼻塞或鼻导管吸氧,禁用镇静安眠药,以防抑制呼吸中枢,导致患者死亡。④不能因为患者吸氧时感到不适而间断给氧或停止供氧。⑤无血气监测的情况下,注意给氧疗效的临床观察,以皮肤发绀减轻,心率减慢,尿量增多,神经精神症状减轻或消失等最为重要。

如经综合治疗无效者,可考虑人工气道和机械通气治疗。

(五)气管插管与气管切开术

Ⅱ型呼吸衰竭患者,经有力控制感染,控制性氧疗和积极改善通气等治疗后,病情继续加重,PaO_2 继续下降,$PaCO_2$ 继续升高,咳嗽无力,痰液阻塞气道,出现球结膜充血水肿,呼吸微弱和节律改变,并出现神经精神症状时,应积极行气管插管或气管切开术,施行人工机械通气治疗。

(六)机械通气治疗

在呼吸衰竭治疗中,机械通气占有极其重要的位置,有不可替代的作用,使用得当可使患者转危为安,起死回生,使用不当可能加速患者死亡。机械通气的目的是通过呼吸支持以改善肺泡通气,纠正缺氧和二氧化碳潴留,使生命活动得以维持。

1.适应证　COPD 急性发作,出现Ⅱ型呼吸衰竭者,呼吸频率＞30～40 次/min 或＜6～7次/min,潮气量＜200～250mL 或最大吸气压力＜20～25cmH$_2$O,在适当控制性氧疗情况下,PaO_2＜35～45mmHg,失代偿性呼吸性酸中毒,pH＜7.20～7.25,$PaCO_2$ 进行性升高时。上述数据并非绝对,基层单位亦难以做到,应以临床表现为主,如出现呼吸微弱,张口呼吸或呼吸节律改变,并伴有意识障碍者,应不失时机地行机械通气治疗。

2.呼吸机的选用　轻症患者采用简易呼吸器配合面罩进行辅助加压通气治疗,可改善缺氧和二氧化碳潴留,获得良好效果。重症患者应建立人工气道行机械通气治疗,下列通气模式可用于慢性呼吸衰竭或呼吸衰竭急性加重期的治疗。

(1)持续气道内正压通气(CPAP):用于有自主呼吸的患者,在整个呼吸周期内人为的施以一定程度的气道内正压,以对抗内源性 PEEP,从而有利于防止气道萎陷,改善肺顺应性,减少呼吸功的消耗,有利于恢复呼吸肌的疲劳。

(2)间歇正压通气(IPPV):属辅助控制模式。该型呼吸机在有自主呼吸时机械通气随自主呼吸启动,一旦自主呼吸停止则机械通气自动由辅助通气转为控制型通气,其优点是既允许患者建立自己的呼吸频率,也能在呼吸发生抑制暂停时保证必要的通气量,对慢性呼吸衰竭患者是适用的。

(3)间歇指令通气(IMV)和同步间歇指令通气(SIMV):IMV 是在单位时间内既有强制

性机械通气又有自主呼吸,两者交替进行,共同构成每分钟通气量。机械送气时气道内为正压,自主呼吸时吸气相气道内为负压,SIMV 与 IMV 不同点只是机械通气的间歇指令与自主呼吸同步,无机械通气与自主呼吸对抗,消除了 IMV 的指令通气与自主呼吸对抗的不适感。该型呼吸机优点是减少患者自主呼吸与呼吸机对抗,可防止代谢性碱中毒,减低气道内压力,降低胸内压升高所致的气压伤。其缺点是患者仍需自主呼吸而呼吸肌不能完全休息,有一定的氧消耗,不能很好消除呼吸肌疲劳,该型呼吸机用于 COPD、呼吸衰竭患者已取得良好效果。

(4)双水平气道正压通气(BIPAP):可提供两个正压的辅助通气。有一个较高的吸气压作为压力支持通气(PSV);呼气时又能立即将呼气压自动调到较低水平将气体呼出,故具有呼气末正压的作用。它与定压、定容通气相比产生同样潮气量所产生的最大吸气压及平均气道压都明显降低,以利减少气压伤和对循环功能的影响。该型呼吸机应用密闭性较好的鼻和口鼻面罩通气,避免了气管插管或气管切开给患者带来的痛苦,适合于 COPD、肺心病急性发作期呼吸衰竭的治疗。

(5)压力支持通气(PSV):是一种新型辅助通气模式。在患者自主呼吸的前提下,每次吸气都接受一定程度的压力支持,即患者与呼吸机共同协作完成通气,可使肺顺应性下降的患者获得较大的潮气量,并能以较低的吸气功维持同样的潮气量。因此对肺或胸廓顺应性不良、气道黏膜水肿、分泌物增多、支气管痉挛所致的气道阻力增高以及呼吸肌疲劳的患者均有良好的效果,对 COPD 所致 Ⅱ 型呼吸衰竭应用 PSV 治疗可缩短通气时间,用于撤机过程亦可收到良好治疗效果。

(6)SIMV 加 PSV:两种模式组合可使 SIMV 中的自主呼吸变成 PSV,可有效避免呼吸肌疲劳的发生,主要用于呼吸衰竭的撤机过程。

(7)呼气末正压通气(PEEP):传统观念认为 PEEP 不能用于 COPD 患者,其根据是 PEEP 主要是改善肺换气功能,因 COPD 主要是通气障碍,吸氧即能增加 PaO_2;COPD 已处于过度充气状态,若加 PEEP 会进一步增加肺容积,从而增加气压伤。近几年的报道,多数学者对低水平 PEEP 治疗 COPD 持肯定意见。

3.注意事项　应用呼吸机应避免发生以下几个主要问题:①防止二氧化碳排出过快导致代谢性碱中毒。②防止送气压力过高导致的肺气压伤。③防止胸内压增高对循环功能的影响。

(七)纠正酸碱平衡失调

1.呼吸性酸中毒　主因气道阻塞,二氧化碳潴留使 pH 降低所致。因此治疗的主要措施应以缓解支气管痉挛,清除呼吸道分泌物,借以达到改善通气,促使二氧化碳排出的目的。病情严重者,如 pH<7.20～7.25 时,可应用碱性药物治疗。首选三羟甲基氨基甲烷(THAM),该药系有机氨缓冲剂,对细胞内外酸中毒均有良好治疗效果,其与二氧化碳结合后形成 HCO_3^-,从而使 $PaCO_2$ 下降,pH 上升。应用方法:5％葡萄糖液 250mL 加 3.64％THAM 溶液 200mL 静脉滴注,每日 1 或 2 次,不良反应有快速大量滴注时可引起低血糖、低血压、低血钙和呼吸抑制等,漏出血管外可引起组织坏死,应予以注意。

2.代谢性酸中毒　Ⅱ 型呼吸衰竭时,呼酸合并代酸很常见,代谢系因严重缺氧,葡萄糖无氧酵解,体内乳酸堆积所致,通气改善后缺氧纠正,乳酸所致代谢即可终止,一般无须碱性药物治疗。如病因一时难以祛除,pH<7.20 时可予碱性药物治疗。因呼酸、代酸多合并存在,

故一般情况下不主张选用碳酸氢钠治疗,仍以选用 THAM 为好。

3.代谢性碱中毒　常在使用强利尿剂,大剂量皮质激素,使 K^+ 和(或)Cl^- 大量丢失所致,机械通气使二氧化碳排出过速,从而导致 pH 明显升高也是常见原因之一。治疗应积极补充氯化钾、谷氨酸钾、精氨酸等药物,严重低氧者,如无明显 $PaCO_2$ 增高,亦可静脉补充氯化铵治疗。机械通气者,应有血气监测或小潮气量通气,使 $PaCO_2$ 缓慢下降,以防发生代谢性碱中毒。

(八)纠正电解质紊乱

Ⅱ型呼吸衰竭者常合并电解质紊乱。以低钾、低钠、低氯最为多见,高血钾者并不多见。多因摄入不足或应用强利尿剂及大剂量皮质激素排出过多有关。治疗仍以积极补充丢失电解质为主,常用药物见前。

低钠者补充方法应按下列公式计算:

(正常血清钠－实测血清钠)×(体重×20％)＝应补充血清钠总量

首次补充剂量以总量的 1/3 为妥,之后用量应根据复查血清钠结果进行调整。

(九)肺性脑病的治疗

肺性脑病系Ⅱ型呼吸衰竭严重并发症,多于 COPD 急性发作期出现,死亡率较高,预后不好,应予高度重视,治疗同Ⅱ型呼吸衰竭,应以改善通气,控制性氧疗和有效控制感染为主。

(十)水分补充和营养支持

1.水分补充　肺心病急性发作期,呼吸衰竭常与右心功能衰竭合并存在,因消化道瘀血水肿常出现厌食,摄入不足,加之利尿剂使用不当,使体液大量丢失,有效循环血量严重不足,临床表现虽口干舌燥而不欲饮水,常因右心衰竭而出现全身水肿,严重者可出现大量体腔积液,掩盖脱水实质,干扰液体补充,故应积极补充,每日应补充液体 2500～3000mL。

2.营养支持　因摄入过少或消耗过多,理论上应积极进行营养支持。补充原则:在补充糖盐的同时,应补充氨基酸、蛋白制剂和脂肪乳剂,以改善全身营养状况,促进呼吸肌力的恢复,有助于通气功能的改善。

(侯东男)

第七章 消化系统急危重症护理

第一节 胃食管反流病的护理

一、概述

胃食管反流病(gastroesophageal reflux disease,GERD)是指因胃、十二指肠内容物反流入食管而引起胃灼热、反流、胸痛等症状和(或)组织学改变。包括反流性食管炎(reflux esophagitis,RE)、非糜烂性反流病(non—erosive reflux disease,NERD)和 Barrett 食管。正常情况下可出现胃食管反流,常在进餐后出现短暂反流发作,不造成临床症状或病理损害,称之为生理性反流。若反流发生频繁或反流的时间延长,甚至夜间出现反流,则造成胃食管反流病,为病理性反流。胃食管反流病在欧美国家常见,发病率随年龄增加发病增多,40 岁以上多见,男女比例接近,但 Barrett 食管和 RE 男女比例分别为 10:1 和 2:1～3:1。

二、病因

胃食管反流病的病因是由多种因素造成的消化道动力障碍性疾病,其原因如下。

1.抗反流功能下降　包括:①食管下括约肌(LES)压力降低。②胃食管交界处结构改变。③一过性食管下括约肌松弛。

2.食管黏膜防御功能减弱　食管黏膜的防御作用包括上皮前因素、上皮因素及上皮后因素。

3.食管清除能力下降　食管清除能力包括推进性蠕动、食团的重力、唾液的中和。

4.食管感觉异常　部分患者存在感觉过敏,特别是 NERD 患者食管对球囊扩张痛阈和感知阈降低、酸敏感增加,抗酸治疗后食管对酸的敏感度降低。

5.胃排空延迟　胃排空延迟使一过性食管下括约肌松弛增加、胃内容物增加、胃分泌增加、胃食管压力梯度增加,从而增加胃食管反流的发生。

6.其他因素　如肥胖、妊娠、婴儿易发生胃食管反流,而糖尿病、腹水、高胃酸分泌状态也有胃食管反流。

三、发病机制及病理

(一)发病机制

胃食管反流病的主要发病机制是反流物对食管黏膜攻击作用与抗食管反流的防御屏障之间失去平衡。

1.抗反流机制削弱　抗反流机制削弱是 GERD 的发病基础。

2.反流物对食管黏膜的攻击作用　胃食管反流时,含胃酸、胃蛋白酶的胃内容物,常引起烧心、胸痛等症状,严重者可导致食管黏膜损伤。

（二）病理改变

胃食管反流病病理改变与疾病病程有关，主要包括：①乳头突起数量增多。②基底细胞增生超过黏膜全层的 15%。③炎性细胞浸润。④黏膜上皮血管化，血管在乳头状突起顶部形成血管湖或血管扩张。⑤鳞状上皮间隙增宽。⑥黏膜糜烂溃疡、肉芽组织形成、纤维化。⑦Barrett 食管指变异的柱状上皮替代食管鳞状上皮。

四、诊断要点

（一）临床表现

1. 反流症状　反酸、反食、嗳气等，餐后明显或加重。

2. 反流物刺激食管引起的症状　烧心、胸痛、吞咽困难等。胸骨后烧灼感多由胸骨下段或上腹部向上延伸，甚至达咽喉部，为 GERD 的特征性表现，常在餐后 1h 出现，弯腰、屈曲、平卧发生较多，妊娠、用力排便、咳嗽可诱发和加重症状。

3. 食管外的刺激症状　咳嗽、无季节性发作性夜间哮喘、中耳炎、睡醒后声音嘶哑等。

4. 并发症　食管狭窄、癌变、出血。

（二）辅助检查

1. 上消化道内镜检查　可对食管黏膜进行直视检查，是判断有无食管黏膜损伤及并发症的有效方法，并可评估疗效及预后，还可进行相关治疗。

2. 24h 食管 pH 监测　是确诊酸反流的重要手段，能反映昼夜酸反流的情况，尤其在没有 RE、症状不典型或有典型症状治疗无效时更具诊断价值；是定量检测胃食管反流最好的方法，已作为 GERD 诊断的金标准。

3. 食管吞钡检查　对 GERD 诊断的敏感性较低，可以发现中重度食管炎、狭窄、食管裂孔疝。

4. 食管滴酸试验　在滴酸过程中，出现胸骨后疼痛或烧灼感为试验阳性，通过使食管黏膜酸化诱发患者胸痛、胃灼热症状，以确定症状是否与酸敏感有关。

5. 食管测压　可测定 LES 压力、长度、松弛度、食管运动状态、食管体部压力及上食管括约肌功能等，是诊断食管动力异常的重要手段。GERD 患者常出现 LES 压力降低、食管体部动力障碍。

6. 食管内阻抗测定　通过食管内阻抗监测可以鉴别是气体（高阻抗）、液体（低阻抗）或混合反流，对于非酸反流、弱酸反流有独特的敏感性。

7. 24h 胆汁监测　对于抑酸治疗无效怀疑有胆汁反流的 GERD 患者，可通过特制的光纤探头连续动态监测食管胆红素浓度的变化。

8. 核素检查　口服核素标记液体 300mL 后平卧，行核素扫描，10min 后食管出现反射性活性，提示胃食管反流。

9. GERD 诊断问卷　让疑似 GRED 患者回顾过去 4 周的症状和发生频率，并将症状由轻到重分为 0～5 级，总分超过 12 分即可诊断为 GRED（表 7-1）。

表 7-1 GRED 诊断问卷评分表

	从未有过	1周<1d	1周 1d	1周 2~3d	1周 4~5d	几乎每天
胃灼热	0分	1分	2分	3分	4分	5分
反流	0分	1分	2分	3分	4分	5分
非心源性胸痛	0分	1分	2分	3分	4分	5分
反酸	0分	1分	2分	3分	4分	5分
	从未有过	非常轻微	轻微	中度	中重度	重度
胃灼热	0分	1分	2分	3分	4分	5分
反流	0分	1分	2分	3分	4分	5分
非心源性胸痛	0分	1分	2分	3分	4分	5分
反酸	0分	1分	2分	3分	4分	5分

五、治疗

治疗的目的是快速缓解症状、治愈 RE、预防复发和并发症、提高生活质量。本病主要以药物治疗为主,包括用质子泵抑制剂促进食管黏膜愈合、用胃肠动力药提高食管下括约肌压力。辅助治疗包括腹腔镜下胃食管反流术、电刺激、LES 注射和呼吸肌训练法等新型治疗方法也逐渐应用于临床。

（一）一般治疗

改善生活方式、改变生活习惯。

（二）药物治疗

1.抗酸治疗　强力抑酸剂 PPI 可以产生显著而持久的抑酸效果,缓解症状快,是治疗 RE 的首选药物,也是治疗 NERD 的主要药物。

2.胃黏膜保护剂　如硫糖铝(迪先)等,中和胃酸、吸附胃内胆汁酸及胃蛋白酶。

3.促胃肠动力药　如莫沙必利、多潘立酮等,促进胃肠动力及改善 LES 功能。此类药物单独使用疗效差,抑酸效果不佳时,考虑联合应用促动力剂,特别是对于伴有胃排空延迟的患者。

4.维持治疗　PPI 几乎可以愈合所有的 RE,但停药 6 个月后复发率达 80%,因此需进行维持治疗。

（三）内镜下治疗

内镜下抗反流手术虽然创伤小,安全性较好,但疗效不佳,并发症也需进一步评估。方法包括注射法、射频能量输入法和折叠法等。

（四）抗反流手术治疗

适应证:①内科治疗有效,但无法长期服用 PPT。②LES 压力降低、食管体部动力正常。③持续存在与反流有关的咽喉炎、哮喘、内科治疗无效者。

六、护理

（一）常用护理诊断/问题

1.疼痛　胸痛与胃酸反流刺激有关。

2.吞咽障碍　与反流引起食管狭窄有关。

3.知识缺乏　缺乏相关疾病的病因及防治知识。

4.焦虑　与病情反复有关。

（二）护理目标

1.患者腹痛及吞咽困难症状消失。

2.患者能自行进食。

3.改变患者不良生活习惯，保持健康的生活方式。

4.患者焦虑程度减轻，治疗依从性提高。

（三）护理措施

1.休息与活动　指导进餐后不宜立即平卧，最好直立或半卧位。睡前3h不进食。同时避免进餐后立即运动。改变不良睡姿，如睡觉时将两臂上举或将其枕于头下。睡觉时应将床头抬高15～20cm。

2.饮食护理　与患者一起制订饮食计划，指导患者合理、规律进食，少量多餐，餐后饮适量温水减少食物对食管的刺激。避免进食高脂、高糖、辛辣刺激食物。

3.用药护理　指导患者遵医嘱用药，不能随意增减药物。告诉患者药物的疗效及不良反应。

4.心理护理　做好患者及家属的心理护理，消除患者的紧张、焦虑的负性情绪。采用合理的方式分散患者的注意力，减少各种精神刺激，指导患者提高心理防御机制，使其积极主动的参与治疗和护理。

（四）健康指导

1.告诉患者引起胃食管反流病的诱因，帮助患者寻找并及时去除致病因素，控制病情的发展。

2.告诉患者戒烟、禁酒的重要性，吸烟虽然不是主要致病因素，但可加重患者的症状。

3.控制体重，降低腹压，避免便秘及使用紧束腰带及穿塑身衣等。

4.指导患者定期门诊随访。

（徐华）

第二节　急性胃炎的护理

一、概述

急性胃炎（acute gastritis）是指由各种病因引起的急性胃黏膜炎症，病理学上指胃黏膜有大量的中性粒细胞浸润。临床上为急性发病，主要表现为上腹部症状。急性胃炎主要包括：①急性糜烂出血性胃炎（acute erosive－hemorrhagic gastritis）：由各种病因引起、以胃黏膜多发性糜烂出血为特征的急性胃黏膜病变，可伴有一过性浅表溃疡形成，是上消化道出血的重要原因之一，约占上消化道出血的20％。②幽门螺杆菌（Helicobacter pylori，Hp）感染所引起的急性胃炎。③除幽门螺杆菌之外的各种细菌、病毒、真菌引起的急性感染性胃炎。临床上以急性糜烂出血性胃炎最为常见，因此本节将予以重点讨论。

二、病因及发病机制

多种原因均可以引起急性糜烂出血性胃炎,常见的有以下几种。

(一)药物

最常见的药物是非甾体类抗炎药(non－steroidal anti－inflammatory drugs,NSAIDs),如阿司匹林、吲哚美辛等,其机制是通过抑制环氧酶(cyclooxygenase,COX)的作用而抑制胃黏膜生理性前列腺素的产生,因前列腺素在维持黏膜屏障完整方面起着很重要的作用,从而降低了胃黏膜的保护作用。糖皮质激素如泼尼松、甲泼尼龙等可使盐酸及胃蛋白酶分泌增加,胃黏液分泌减少、胃黏膜上皮细胞更新速度减慢,长期大剂量使用可导致本病。某些抗肿瘤药(如氟尿嘧啶)对胃肠道的黏膜细胞会产生明显的细胞毒作用。另外,氯化钾口服液、某些抗生素等可刺激、损伤胃黏膜上皮细胞。

(二)急性应激

严重创伤、烧伤、感染、大手术、各种严重的脏器病变、脑血管意外、休克,甚至精神心理因素等均可引起胃黏膜糜烂出血。机体的生理代偿功能在严重应激情况下不足以维持胃黏膜微循环的正常运行,使胃黏膜缺血缺氧、细胞黏液和碳酸氢盐分泌减少、局部前列腺素合成不足、上皮细胞再生能力减弱等,导致黏膜屏障破坏、H^+ 反弥散,致使黏膜内 pH 降低,进一步损伤黏膜和血管,引起胃黏膜糜烂和出血。急性应激性胃炎在重症患者中的发病率为 5%,一般随着患者入住重症监护病房及肠外营养时间的延长而升高。

(三)物理因素

异物、内镜下活检及各种微创治疗、鼻胃管等物理因素可直接损伤胃黏膜,破坏黏膜屏障功能;放射治疗使用的射线可以直接损伤胃黏膜上皮细胞、损害黏膜下血管内皮细胞,损伤黏膜屏障功能。

(四)乙醇

乙醇具有亲脂性和溶脂性。高浓度乙醇可引起上皮细胞损伤、破坏黏膜屏障,导致胃黏膜水肿、出血、糜烂。

(五)其他

病毒感染如巨细胞病毒、血管损伤、强酸强碱等可直接损伤胃黏膜屏障、导致黏膜通透性增加,使 H^+ 及胃蛋白酶逆向弥散入黏膜,导致胃黏膜急性糜烂出血。

三、诊断要点

(一)临床表现

多数患者无明显症状,或症状被原发病掩盖。部分患者仅有上腹不适、腹胀、食欲减退、恶心或呕吐等。重症患者可有呕血、黑粪,大量出血可引起晕厥、休克,伴贫血。查体可有上腹部不同程度的压痛。

(二)辅助检查

1.粪便检查　粪便隐血试验可呈阳性。

2.胃镜检查　由于病变(特别是 NSAID 或乙醇引起者)可在短期内消失,因此胃镜检查一般应在出血后 24～48h 内进行,可以见到胃黏膜充血、水肿、糜烂、出血、浅表溃疡为特征的急性胃黏膜损害。急性应激引起的胃黏膜损害一般以胃体、胃底部为主,而 NSAID 或乙醇引起的胃黏膜损害则以胃窦部为主。

四、治疗

主要针对病因和原发疾病积极采取措施。

急性应激状态的患者在积极治疗原发病的同时,应使用具有黏膜保护作用或抑制胃酸分泌作用的药物,以防发生急性胃黏膜损害;由药物引起的患者须立即停药。可用 H_2 受体拮抗剂或质子泵抑制剂抑制胃酸分泌、硫糖铝和米索前列醇等保护胃黏膜。以恶心、呕吐或上腹痛为主要表现者可用甲氧氯普胺(灭吐灵/胃复安)、多潘立酮(吗丁啉)、山莨菪碱(654-2)等药物对症处理。

五、护理

(一)常用护理诊断/问题

1. 舒适的改变 与上腹痛有关。

2. 知识缺乏 缺乏关于本病的病因及防治知识。

3. 潜在并发症 上消化道大量出血、水电解质紊乱。

4. 焦虑 与病情反复及消化道出血有关。

(二)护理目标

1. 去除致病因素。

2. 患者疼痛缓解。

3. 未发生相关并发症,或并发症发生后能得到及时治疗与处理。

4. 患者焦虑情绪得到缓解或消失。

(三)护理措施

1. 休息与活动 患者应减少活动、适当休息。对急性应激所致或伴有消化道出血者应卧床休息,同时做好患者的心理疏导,减轻或解除其精神紧张,保证身、心两方面得以充分的休息。

2. 饮食护理 饮食应少量多餐,定时有规律,避免辛辣生硬刺激食物,忌饮酒及暴饮、暴食等。一般进食营养丰富的温凉半流质饮食。若有少量出血者可给牛奶、米汤等流质。急性大出血或呕吐频繁时应暂禁食。

3. 心理护理 耐心解答患者及家属提出的相关问题,以消除其紧张情绪。过度紧张、焦虑可使肠神经系统紊乱,而患者对疾病治疗的信心及情绪稳定则有利于减轻患者症状。必要时按医嘱使用镇静剂。

(四)健康宣教

1. 休息与活动 生活要有规律,避免过度劳累,应保持轻松愉快的心情。

2. 饮食指导 进食应有规律,避免过热、过冷、辛辣食物及咖啡、浓茶等刺激性饮料,注意饮食卫生;嗜酒者应戒酒以防止乙醇损伤胃黏膜。

3. 用药指导 合理使用对胃黏膜有刺激的药物,必要时应同时服用抑酸剂或黏膜保护剂。

4. 随访指导 若患者出现呕血、黑粪等消化道出血征象时,及时就诊。

(徐华)

第三节 消化性溃疡的护理

一、概述

消化性溃疡(peptic ulcer,PU)指胃肠道黏膜在某些情况下被胃酸/胃蛋白酶自身消化而造成的溃疡,可发生于食管、胃、十二指肠,亦可发生于胃－空肠吻合口附近或含有胃黏膜的 Meckel 憩室内。以胃溃疡(gastric ulcer,GU)和十二指肠溃疡(duodenal ulcer,DU)最常见。临床上 DU 较 GU 多见,两者之比为(1.5～5.6)∶1。DU 多见于青壮年,GU 多见于中老年,DU 发病的年龄一般比 GU 早 10～20 年。无论是 DU 还是 GU 均好发于男性。冬春和秋冬之交是本病的好发季节。

二、病因及发病机制

胃、十二指肠黏膜除了接触高浓度胃酸、胃蛋白酶外,还受到微生物、乙醇、胆盐、药物及其他有害物质侵袭。正常情况下的胃、十二指肠黏膜能够抵抗这些侵袭因素的损害,是因为胃、十二指肠黏膜具有自身防御－修复机制,包括黏液/碳酸氢盐屏障、黏膜屏障、丰富的黏膜血流量、上皮细胞更新、前列腺素和表皮生长因子等。消化性溃疡的发生是由于对胃、十二指肠黏膜有损伤的侵袭因素与黏膜自身防御－修复因素之间失去平衡的结果。当侵袭因素增强和(或)黏膜自身防御－修复因素减弱,就有可能发生溃疡。DU 和 GU 在发病机制上有不同之处,前者主要是侵袭因素增强,后者主要是黏膜自身防御－修复因素减弱。

(一)幽门螺杆菌(Hp)感染

临床研究表明 Hp 感染是消化性溃疡的主要病因。其主要证据:①消化性溃疡患者胃黏膜中 Hp 检出率高,DU 患者的 Hp 检出率为 90%～100%,GU 为 80%～90%,Hp 阴性的消化性溃疡患者大多能找到服用 NSAID 的病史或其他原因。②根除 Hp 明显降低溃疡复发率,常规抑酸治疗愈合的溃疡的年复发率高达 50%～70%,而根除 Hp 治疗可使其溃疡年复发率明显降低(5%以下)。③根除 Hp 还可促进愈合、降低消化性溃疡出血等并发症的发生率。

Hp 借助于螺旋状菌体及鞭毛在上皮细胞定植,Hp 的毒素、有毒性作用的酶,和 Hp 诱导的黏膜炎症反应均能造成胃、十二指肠黏膜损害,导致黏膜屏障破坏;Hp 直接或者间接(炎性细胞因子)作用于胃黏膜的 G 细胞、D 细胞(能分泌生长抑素),导致胃酸分泌增加。

(二)非甾体类抗炎药

NSAIDs 直接作用于胃、十二指肠黏膜,透过细胞弥散入黏膜上皮细胞内,细胞内高浓度 NSAIDs 产生细胞毒而损害胃黏膜屏障。此外,NSAIDs 还可抑制环氧酶,使胃肠道黏膜中经环氧酶途径产生的具有细胞保护作用的内源性前列腺素合成减少,削弱胃十二指肠黏膜的防御作用。

(三)胃酸和胃蛋白酶

胃酸、胃蛋白酶是胃液的主要成分,消化性溃疡的最终形成是由于胃酸/胃蛋白对黏膜的自身消化所致,而胃酸又在其中起主要作用。这是因为胃蛋白酶原需要盐酸激活才能转变为胃蛋白酶,胃蛋白酶能降解蛋白质分子,对黏膜有侵袭作用;而胃蛋白酶的活性取决于胃液pH,当胃液 pH<4 时,胃蛋白酶活性才能得到维持。因此胃酸在其中起决定性作用,是溃疡形成的直接原因。

（四）其他危险因素

1.应激和心理因素 长期精神紧张、焦虑、抑郁或情绪容易波动的人易患消化性溃疡,急性应激可引起应激性溃疡。心理和应激因素可能通过迷走神经机制影响胃和十二指肠运动、分泌和黏膜血流调节,使溃疡发作或加重。

2.吸烟 吸烟者消化性溃疡的发生率高于不吸烟者,吸烟可妨碍溃疡愈合、促进溃疡复发和增加出血、穿孔等并发症的发生率。其发生机制可能与长期吸烟促进壁细胞增生、增加胃酸分泌、降低幽门括约肌张力致十二指肠—胃反流、抑制胰腺分泌碳酸氢盐、降低胃十二指肠黏膜血流、影响前列腺素合成等因素有关。

3.胃和十二指肠运动异常 部分 DU 患者胃排空快于正常人,胃排空增快使十二指肠球部的酸负荷量增大、黏膜易遭损伤;部分 GU 患者存在胃运动障碍,表现为胃排空延缓、十二指肠—胃反流。上述原因可加重幽门螺杆菌感染或 NSAIDs 摄入对胃黏膜的损伤。

4.食物 咖啡、浓茶、酒、某些饮料能刺激胃酸分泌,长期大量饮用可损伤胃黏膜;高盐饮食增加 GU 发生概率,可能与高浓度盐损伤胃黏膜有关。

三、病理

DU 多发生于球部,前壁较后壁多见;GU 多在胃角和胃窦小弯。消化性溃疡大多为单发,也可多个,呈圆形或椭圆形。DU 的直径一般<15mm,GU 则稍大、直径一般<20mm。溃疡浅者累及黏膜肌层,深者则可贯穿肌层,甚至浆膜层;穿透浆膜层时引起穿孔,血管破溃时引起出血。溃疡的边缘常有增厚,基底光滑、清洁,表面覆盖有灰白或灰黄色纤维渗出物。

四、诊断要点

（一）临床表现

本病的临床表现不一,部分患者可无症状,或以出血、穿孔等并发症为首发症状。但多数患者有慢性过程、周期性发作和节律性上腹痛的特点。发作多在冬春和秋冬之交,常与情绪波动、不良精神刺激、饮食失调等有关。

1.症状

（1）慢性过程:病史可长达数年至数十年。

（2）周期性发作:疼痛的周期性是消化性溃疡的又一特征,以 DU 较为突出。上腹痛发作可在持续数天、数周或数月后,继以较长时间的缓解,继之又复发。溃疡一年四季均可发病,但以秋末春初较冷的季节更为常见。

（3）节律性上腹痛:为隐痛、钝痛、胀痛、灼痛甚至剧痛,或呈饥饿样不适感。疼痛部位多位于上腹中部、偏右或偏左。疼痛与进食有关,DU 呈饥饿痛,进餐或服用抗酸剂后才缓解,约半数于午夜出现疼痛,称"午夜痛"。GU 的疼痛多在餐后 1h 内出现,至下次餐前逐渐缓解,直至下次进餐后再出现上述节律,即进餐—疼痛—缓解。

(4)其他:可有反酸、嗳气、胃灼热、恶心、呕吐、食欲减退等消化不良的症状;也可有多汗、失眠、脉缓等自主神经功能失调的表现。

2.体征 消化性溃疡缺乏特异性体征。在溃疡活动期,多数患者可有上腹部固定而局限的轻压痛,DU 压痛点常偏右。缓解期则无明显体征。少数患者可因营养不良或慢性失血而有贫血。部分 GU 患者的体质较弱。

3.特殊类型的消化性溃疡 ①无症状性溃疡(silence ulcer):15%~35%消化性溃疡患者无任何症状。②老年人消化性溃疡:临床表现不典型,溃疡常较大,常无任何症状或症状不明显,疼痛多无规律,食欲减退、恶心、呕吐、消瘦、贫血等症状较突出。③胃、十二指肠复合溃疡:指胃与十二指肠同时存在溃疡。复合溃疡的检出率占全部 PU 的 5%。④幽门管溃疡(pyloric channel ulcer):较为少见。其主要表现为进餐后立即出现较为剧烈而无节律性的中上腹痛,对抗酸剂反应差,易出现幽门梗阻、穿孔、出血等并发症。⑤十二指肠球后溃疡:指发生在十二指肠球部以下的溃疡,约占 DU 的 3%。多具有 DU 的临床特点,其夜间痛和背部放射性疼痛较为多见,较易并发出血,药物治疗的反应差。

4.并发症 出血、穿孔、幽门梗阻是消化性溃疡主要的并发症。

(1)出血:消化性溃疡最常见的并发症,DU 并发出血的发生率高于 GU。10%~20%的消化性溃疡患者以出血为首发症状,30%~50%的上消化道大出血系消化性溃疡所致。出血的临床表现取决于出血量和速度。轻者表现为呕血、黑便,重者可出现周围循环衰竭、甚至低血容量性休克。

(2)穿孔:溃疡病灶向深部发展穿透浆膜层则并发穿孔。消化性溃疡穿孔在临床上可分为 3 种类型。

1)急性穿孔:主要出现急性腹膜炎的症状,突发的剧烈腹痛,多自中上腹或右上腹开始,呈持续性,可蔓延至全腹,腹肌强直,有明显压痛、反跳痛,肝浊音区缩小或消失,肠鸣音减弱或消失,部分患者出现休克。

2)慢性穿孔:症状不如急性穿孔剧烈,往往表现为腹痛规律发生改变,变得顽固、持久,疼痛多放射至背部。

3)亚急性穿孔:症状较急性穿孔轻且体征较局限。

(3)幽门梗阻:见于 2%~4%的消化性溃疡患者。其中 80%以上由 DU 引起的。临床上主要表现为上腹饱胀不适和呕吐。上腹饱胀以餐后为甚,呕吐后可减轻;呕吐物量大、为隔夜的宿食。患者因不能进食和反复呕吐可引起体弱、脱水和低钾低氯性碱中毒等。上腹部空腹振水音、胃蠕动波是幽门梗阻的特征性表现。空腹时抽出胃液量>200mL,即提示有胃滞留。

(二)辅助检查

1.胃镜和胃黏膜活组织检查 是确诊 PU 的首选检查方法。胃镜检查能直接观察溃疡的部位、病变大小及性质,并可在直视下取活组织作幽门螺杆菌检测和病理检查。内镜下消化性溃疡多呈圆形、椭圆形或线形,边缘光滑,底部有灰黄色、灰白色渗出物,溃疡周围黏膜可见充血、水肿,皱襞向溃疡集中(图 7—1)。

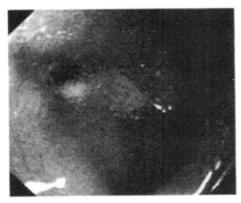

图 7—1 胃溃疡

2. Hp 检测 其结果可以作为选择根除 Hp 治疗方案的依据。Hp 检测包括：①侵入性方法，如快速尿素酶测定、胃黏膜直接涂片染色镜检、胃黏膜组织切片染色镜检、Hp 培养、基因检测方法。②非侵入性方法，如^{13}C 或^{14}C 尿素呼气试验、粪便 Hp 抗原检测、血清和分泌物 Hp 抗体检测等。其中^{13}C 或^{14}C 尿素呼气试验检测 Hp 感染的敏感性及特异性均较高而无需胃镜检查，常作为根除治疗后复查的首选方法。

3. X 线钡餐检查 适用于对胃镜检查有禁忌或者不愿接受胃镜检查者。溃疡的 X 线直接征象为龛影，对溃疡诊断有确诊价值。

五、治疗

治疗的目的在于消除病因、解除症状、促进溃疡愈合、防止复发和避免并发症。

（一）一般治疗

消除各种诱因，如减轻压力、停用不必要的损伤胃黏膜的药物，规律进食、避免刺激性食物，戒烟酒。

（二）药物治疗

1. 抑制胃酸分泌 抑制胃酸分泌的药物有 H_2 受体拮抗剂（H_2RA）和质子泵抑制剂（PPI）两大类。常用 H_2RA 药物如雷尼替丁每天 1 次、每次 300mg，法莫替丁每天 1 次、每次 40mg，两者的 1d 用量也可分为每天 2 次口服或睡前顿服，服药后基础胃酸分泌尤其是夜间胃酸分泌明显降低。常用 PPI 药物及剂量如奥美拉唑每天 1 次、每次 20mg，埃索美拉唑每天 1 次、每次 40mg，兰索拉唑每天 1 次、每次 30mg。一般疗程为 DU 治疗 4～6 周，GU 治疗 6～8 周。

2. 根除 Hp 对于 Hp 阳性的消化性溃疡患者，采用一种 PPI 加上克拉霉素（甲红霉素）、阿莫西林（阿莫仙）、甲硝唑（或替硝唑）和呋喃唑酮等抗生素中的两种，组成三联疗法（triple-therapy）。根除 Hp 的疗程一般为 7d。在根除 Hp 疗程结束后，继续给予该根除方案中所含抗溃疡药物常规剂量完成 1 个疗程，如 DU 患者总疗程为 4～6 周；GU 患者总疗程为 6～8 周，并应在根除 Hp 治疗结束至少 4 周后复查幽门螺杆菌。

3. 增强黏膜屏障功能 常用的药物有枸橼酸铋钾、果胶铋、铝碳酸镁、硫糖铝、氢氧化铝凝胶等。

（三）手术治疗

对于大量出血经内科紧急处理无效、急性穿孔、瘢痕性幽门梗阻、内科治疗无效的顽固性溃疡、胃溃疡疑有癌前变者应选择手术治疗。

六、护理

（一）常用护理诊断/问题

1.疼痛　腹痛与胃酸刺激溃疡面、引起化学性炎症反应有关。

2.营养失调　低于机体需要量与疼痛致摄入量减少、消化吸收障碍有关。

3.焦虑　与疾病反复发作、病程迁延有关。

4.知识缺乏　缺乏有关消化性溃疡病因、防治知识等。

5.潜在并发症　上消化道大量出血、穿孔、幽门梗阻。

（二）护理目标

1.疼痛缓解或消除。

2.饮食习惯改善，摄取合理营养，患者营养状况得到改善或维持。

3.患者焦虑程度减轻，积极配合治疗及护理。

4.患者了解疾病相关知识，积极配合去除致病因素。

5.患者无并发症的发生，或发生后能够及时正确地处理。

（三）护理措施

1.休息与活动　溃疡活动期且症状较重或者有并发症时，嘱其卧床休息。可使疼痛等症状缓解。病情较轻者则应鼓励其适当活动，以分散注意力。生活有规律，注意劳逸结合，避免过度劳累。

2.饮食护理　合理有效的饮食能促进溃疡愈合。

（1）食物选择：选择易消化、营养丰富的食物。若并发急性大出血伴恶心、呕吐者应禁食。少量出血无呕吐者，可进温凉、清淡流质饮食。症状较重的患者以面食为主，因其柔软易消化，且含碱可有效中和胃酸，或可进食米粥或软米饭。蛋白质类食物如脱脂牛奶，具有中和胃酸作用，宜安排在两餐之间饮用，但牛奶中的钙吸收有刺激胃酸分泌的作用，故不宜多饮，只可适量摄取。脂肪到达十二指肠时能刺激小肠分泌抑胃肽，抑制胃酸分泌，但同时又可引起胃排空减慢、胃窦扩张，致胃酸分泌增多，故脂肪摄取亦应适量。避免食用机械性或化学性刺激强的食物。机械性刺激强的食物指硬、生、冷及含粗纤维多的蔬菜和水果，如韭菜、洋葱、芹菜等；化学性刺激强的食物如浓肉汤、咖啡、浓茶、辣椒、酸醋等。食物的温度应适宜。

（2）进餐方式：指导患者规律进食，使胃酸分泌有规律，以维持正常消化活动的节律。在溃疡活动期，以少食多餐为佳（每天进餐 4～5 次），定时进餐，避免餐间零食、睡前进食。饮食不宜过饱，以免因胃窦部过度扩张而增加促胃液素的分泌。进餐时注意细嚼慢咽，咀嚼可增加唾液分泌，唾液具有稀释和中和胃酸的作用。

3.用药护理　根据医嘱给予相应药物治疗，并注意观察药效及不良反应。

（1）抗酸药：如氢氧化铝凝胶，应在饭后 1h 或睡前服用。服用片剂时应嚼服或碾碎后服，服用乳剂前应充分摇匀。酸性的食物及饮料不宜与抗酸药同服，抗酸药应避免与奶制品同时服用，因两者相互作用可形成络合物。

服用镁制剂则易引起腹泻。氢氧化铝凝胶能阻碍磷的吸收，引起磷缺乏症，临床表现为食欲减退、软弱无力等，甚至可引起骨质疏松。长期大量服用还可引起严重便秘、代谢性碱中毒与钠潴留，甚至造成肾脏损害。

（2）H$_2$ 受体拮抗剂：应在餐中或餐后即刻服用，也可在睡前服用。若需同时服用抗酸药，则两药间隔时间应在 1h 以上。若静脉给药应注意控制给药速度，给药过快可引起低血压和心律失常。

（3）质子泵抑制剂：奥美拉唑可引起头晕，尤其是用药初期，故应嘱患者用药期间避免开车或做其他必须高度集中注意力的工作。兰索拉唑的主要不良反应包括荨麻疹、皮疹、瘙痒、口苦、头痛、肝功能异常等，轻度不良反应不影响继续用药，较为严重时应及时停药。

4.心理护理　本病的发生和心理因素有很大关系，因此对患者的心理护理十分重要。向患者介绍本病的规律及治疗效果，增强信心。

5.疼痛的护理

（1）帮助患者认识和去除病因：向患者解释疼痛的原因、机制，指导其尽量减少或去除加重和诱发疼痛的因素：①对服用 NSAIDs 者，若病情允许应停药，若必须用药，可遵医嘱换用对胃黏膜损伤少的 NSAIDs。②避免进食刺激性饮食和暴饮暴食，以免加重对胃黏膜的损伤。③对嗜烟酒者，劝其戒除，突然戒断烟酒可引起焦虑、烦躁，会刺激胃酸分泌，故应与患者家属共同制订切实可行的戒烟酒计划，并督促其执行。④需手术治疗者，告知手术前后的注意事项，解答患者的各种疑问，使患者能积极配合。

（2）指导缓解疼痛：密切观察及详细了解患者疼痛的规律和特点，并根据其疼痛特点指导缓解疼痛的方法。如 DU 表现为空腹痛、午夜痛，指导患者在疼痛前或疼痛时进食碱性食物（如苏打饼干等）或服用制酸剂。也可采用局部热敷、针灸止痛等。

6.穿孔的护理　密切观察临床表现，及时发现外科手术指征。立即予以禁食、胃肠减压、建立静脉通路输液、备血等术前准备。及时手术治疗。

7.幽门梗阻的护理　轻者可进食流质饮食，重者需禁食，胃肠减压、补液，准确记录出入液量，监测电解质结果。经胃肠减压、纠正水电解质紊乱、抗溃疡治疗无缓解者应做好手术准备。

（四）健康宣教

1.休息与活动　保持乐观情绪。指导患者规律生活，避免过度紧张、劳累，选择适当的锻炼方式，提高机体抵抗力。向患者及家属讲解引起及加重溃疡病的相关因素。

2.饮食指导　指导患者建立合理的饮食习惯与结构，避免摄入刺激性食物，戒除烟酒。胃大部切除术后一年内胃的容量受限，饮食宜少量多餐、营养丰富、定时定量，少食盐腌及烟熏食品，避免过冷、过烫及过辣、油煎及油炸食品。

3.用药指导　教育患者按医嘱正确服药，学会观察药物疗效及不良反应，不随便停药、减量，防止溃疡复发。指导患者慎用或勿用致溃疡药物，如阿司匹林、咖啡因、泼尼松等。若出现呕血、黑便时，应立即就医。

4.随访指导　定期复诊（规则治疗 1 个月应复查）。若出现上腹疼痛节律发生变化或加剧等症状应及时就诊。

（徐华）

第四节　溃疡性结肠炎的护理

一、概述

溃疡性结肠炎（ulcerative colitis，UC）是一种病因尚未清楚的直肠和结肠的慢性非特异性炎症性疾病。本病与克罗恩病（Crohn's disease，CD）两者统称为炎症性肠病（inflammatory bowl disease，IBD）。该病病变主要位于大肠的黏膜及黏膜下层，少数重症者可累及肌层。主要临床表现为腹泻、黏液脓血便、腹痛。病程漫长，发作与缓解交替，病情轻重不等，常反复发作。

本病多发生于20~40岁，也可见于儿童和老年。男女发病率无明显差别。本病在我国较欧美少见，并且病情一般较轻，但是近年来患病率似有增高，重症病例亦常有报道。

二、病因及发病机制

该病病因和发病机制至今尚未完全明确，已知肠道黏膜免疫系统异常反应所导致的炎症反应在发病中起重要作用。目前认为这可能是由于环境因素、遗传因素、感染因素、免疫因素相互作用所致，环境因素作用于遗传易感者，在肠道菌群的参与下，启动肠道免疫系统，加上免疫调节异常，最终导致炎症过程，致组织损伤，出现临床表现。

三、病理

病变位于大肠，呈连续性、弥漫性发展和分布。多数在直肠和乙状结肠，可延伸到降结肠、横结肠，甚至累及全结肠。

活动期UC的特点：①黏膜呈连续性弥漫性炎症反应，肉眼可见黏膜弥漫性充血、水肿，表面为细颗粒状，脆性增加，触之易出血。②由于黏膜及黏膜下层有炎性细胞浸润，大量中性粒细胞在肠腺隐窝底部聚集，形成小的隐窝脓肿，当隐窝脓肿融合破溃时，黏膜出现广泛的浅小溃疡，且可逐渐融合成不规则的大片溃疡。③在慢性反复发作的炎症过程中，黏膜因不断破坏、修复，致使正常结构破坏，大量新生肉芽组织增生，可形成炎性假性息肉，并形成黏膜桥。但是病变很少侵入肌层，所以并发结肠穿孔、瘘管或腹腔脓肿较少见。少数暴发型和重症患者，可发生中毒性巨结肠，常常并发急性穿孔。缓解期UC特点：黏膜明显萎缩，颜色苍白，黏膜下层瘢痕化，使结肠变形缩短、黏膜皱壁减少，结肠袋消失，甚至肠腔狭窄。

四、诊断要点

（一）临床表现

多数起病缓慢，少数急性起病，偶见急性暴发起病。病程呈慢性经过，常表现为发作期与缓解期交替，少数症状持续并逐渐加重。临床表现与病变范围、病型、病期等有关。饮食失调、劳累、精神因素、感染可使疾病复发或加重。

1. 症状

（1）消化系统表现

1）腹泻：黏液脓血便是本病活动期的重要表现。大便次数及便血的程度与病情的轻重程度有关,轻者 2～4 次/d,便血轻或无;重者可达 10～30 次/d,脓血显见,甚至大量便血。粪质多呈糊状,含有血、脓和黏液,少数呈血水样便。少数患者仅有便秘,或出现便秘与腹泻交替,这是直肠排空功能障碍有关。

2)腹痛:腹痛呈轻度至中度,多局限于左下腹或下腹部,亦可累及全腹。有疼痛－便意－便后缓解规律,伴有里急后重。若并发中毒性巨结肠或炎症波及腹膜,可出现持续剧烈腹痛。

3)其他症状:可有腹胀、食欲减退、恶心和呕吐等。

(2)全身表现:常有低热或中度发热,甚至高热;可出现消瘦、衰弱、贫血、低蛋白血症、营养不良、水与电解质平衡紊乱等表现。

(3)肠外表现:结节性红斑、外周关节炎、坏疽性脓皮病、虹膜睫状体炎、口腔复发溃疡、原发性硬化性胆管炎、周围血管病变等。有时肠外表现出现早于肠道症状,常导致误诊。

2.体征 慢性病容,可出现消瘦贫血貌。轻症患者仅有左下腹轻压痛,偶可触及痉挛的降结肠和乙状结肠。重症患者常有明显腹部压痛和鼓肠。若出现反跳痛、腹肌紧张、肠鸣音减弱等,应注意中毒性巨结肠和肠穿孔等并发症的发生。

3.并发症 可并发中毒性巨结肠、直肠结肠癌变、大出血、急性肠穿孔、肠梗阻、肠息肉等。

4.临床分型 临床上根据本病的病程、程度、范围和病期进行综合分型。

(1)根据病程经过分型:初发型、慢性复发型、慢性持续型、急性暴发型。

(2)根据病情严重程度分型:轻度、中度、重度(表 7－2)。

表 7－2 疾病严重度分级(truelove and witts)

项目	轻度	重度
血便	<4 次/d	>6 次/d
脉搏	<90 次/min	>90 次/min
体温	<37.5℃	>37.8℃
血红蛋白	>11.5g/dl	<10.5g/dl
红细胞沉降率	<20mm/h	>30mm/h
C 反应蛋白	正常	>30mg/L

(3)根据病变范围分型:可分为直肠炎、直肠乙状结肠炎、左半结肠炎、广泛性或者全结肠炎。

(4)根据病期分型:分为活动期和缓解期。

(二)辅助检查

1.血液检查 C 反应蛋白增高及红细胞沉降率加快表明处于活动期。

2.粪便检查 肉眼常见黏液脓血便,镜检可见脓细胞及红细胞,急性期可查见巨噬细胞。

3.自身抗体检测。

4.结肠镜检查 结肠镜检查是诊断本病最重要的手段之一。内镜下可见病变黏膜弥漫性、连续性充血水肿,粗糙颗粒状,黏膜血管质脆、易出血。黏膜上可有浅溃疡,呈多发性,表面可附有脓性分泌物。慢性病变可见假性息肉形成,结肠袋往往变钝或消失。

5.X 线钡剂灌肠检查 该检查可见结肠黏膜紊乱和(或)颗粒样改变;多发浅溃疡所致血管边缘呈毛刺状或锯齿状阴影;肠管缩短,结肠袋消失,肠壁变硬,可呈铅管状。重症患者不宜做钡剂灌肠检查,以免加重病情或诱发中毒性巨结肠。

五、治疗

治疗方面主要为控制急性发作、促进黏膜愈合、维持缓解、减少复发以及防治并发症。

（一）一般治疗

休息、饮食和营养。

（二）药物治疗

氨基水杨酸制剂如柳氮磺吡啶（简称 SASP）、美沙拉嗪、奥沙拉嗪、巴柳氮等，糖皮质激素如泼尼松、琥珀氢化可的松、甲泼尼龙等，免疫抑制剂如硫唑嘌呤和他克莫斯胶囊等；生物制剂如类克。

（三）对症治疗

贫血者可输血治疗；低蛋白血症者应补充白蛋白；及时纠正患者的水、电解质平衡紊乱。重症患者应禁食，给予完全肠外营养治疗。

六、护理

（一）常用护理诊断/问题

1.腹泻　　与肠道炎症导致肠黏膜对水钠吸收障碍以及炎性刺激致肠蠕动增加有关。

2.舒适的改变　　与肠道黏膜的炎性浸润及溃疡导致的腹痛有关。

3.营养失调　　低于机体需要量与长期频繁腹泻及吸收不良有关。

4.焦虑　　与病程长、病情易反复有关。

5.知识缺乏　　与缺乏自我保健知识有关。

6.潜在并发症　　中毒性巨结肠、直肠结肠癌变、肠道大出血、肠梗阻等。

（二）护理目标

1.患者腹泻次数减少或恢复正常。

2.患者疼痛程度减轻或消失。

3.患者营养状况得到改善或维持。

4.患者焦虑、恐惧程度减轻，配合治疗及护理。

5.患者了解疾病的相关知识和自我保健知识。

6.无并发症的发生，或发生后能够得到及时的治疗及护理。

（三）护理措施

1.休息与活动指导

（1）在急性发作期或者病情严重时均需卧床休息，减轻精神和体力负担。

（2）轻症或缓解期患者，应鼓励其参加一般的轻松工作，适当休息。

（3）生活要有规律，避免过度劳累，注意劳逸结合。

2.饮食指导

（1）急性发作期，应进食流质或半流质饮食，给予不含蛋白质的要素饮食；病情严重者应禁食，用完全胃肠外营养，使肠道得到休息，以利于减轻炎症、控制症状。

（2）保持室内空气新鲜，提供良好的进餐环境，避免不良刺激以增加食欲。

（3）合理选择饮食，摄入高热量、优质蛋白、无机盐和维生素、柔软少纤维的食物，少食多餐。膳食应自流食、半流食逐步过渡到软食，普通饮食。

(4)避免食用生冷、刺激性强、易产生变态反应的食物。因服用牛奶导致腹泻加重者,应避免服用牛奶及乳制品。

(5)注意饮食卫生,避免肠道感染性疾病;不宜长期饮酒。

3.用药指导

(1)告知患者及家属坚持用药的重要性,说明药物的具体服用方法及有关不良反应。

(2)嘱患者坚持治疗,勿随意更换药物、减量或停药。服药期间要定期复查血常规。

(3)告知患者及家属勿擅自使用解痉剂,以免诱发结肠扩张。

(4)对于采用灌肠疗法的患者,应指导患者尽量抬高臀部,以延长药物在肠道内的停留时间。

(5)教会患者家属识别药物的不良反应。

1)服用SASP时,可出现恶心、呕吐、食欲减退、皮疹、粒细胞减少、再生障碍性贫血、自身免疫性溶血等;应餐后服药,多饮水;注意监测血常规。

2)服用糖皮质激素者,要注意激素不良反应,不可随意减量、停药,防止反跳现象发生;尤其是中、重度UC的患者在进行大量糖皮质激素冲击治疗时,告知患者用该药的重要性、药物的作用和不良反应以及用药时间(7~10d),让患者有充分心理准备,主动配合治疗,对于激素的不良反应,随着减药或停药会逐步减少或消失,不要过分担心。

3)应用硫唑嘌呤或巯嘌呤可出现骨髓抑制的表现,需注意监测白细胞计数。

4)出现异常情况如疲乏、头痛、发热、手脚发麻、排尿不畅等症状时要及时就诊,以免耽误病情。

4.心理指导

(1)了解患者的情绪、信念和个人对疾病的认知是建立良好医患关系的基础。

(2)鼓励患者对疾病治疗树立信心,做好自我保健,缓解焦虑,稳定情绪。正确认识此病,树立信心。

(3)保持心情平和、舒畅,自觉地配合治疗。

(4)情绪波动是本病起因或加重的诱因,注意心理状态变化,及时宣泄不良情绪,及时给予心理疏导和心理支持。

(5)在病情许可时,可参加适当的活动分散注意力,能自己控制情绪,调节心理状态避免精神过度紧张焦虑,避免因为压力过大致使高级神经功能紊乱,进而加重病情。

(6)良好的社会支持,尤其是家庭支持,能缓解患者心理因素产生的压力,有助于疾病的治疗和康复。

5.病情观察及护理

(1)观察大便的次数、颜色、性状及量。

(2)准确记录出入量。

(3)观察腹痛变化,如毒血症明显、高热伴腹胀、腹部压痛、肠鸣音减弱或消失,或出现腹膜刺激征提示有并发症。遵医嘱给药,采用舒适的体位,指导患者使用放松技巧。

(4)物理降温,可用冰袋冰敷、乙醇擦浴、温水擦浴等,必要时给予退热剂。

(5)保护肛门及周围皮肤的清洁和干燥;手纸应柔软,动作要轻柔;排便后可用温开水清洗肛门及周围皮肤,必要时可局部涂抹紫草油或鞣酸软膏以保护皮肤。

(6)选择个性化的灌肠时间,行保留灌肠治疗前,患者应排尽大、小便,取左侧卧位,抬高臀部 10cm 左右,使药液不易溢出,灌肠速度缓慢。

(四)健康指导

1. 帮助患者及家属正确认识疾病易复发的特点,强调预防复发的重要性,增强自我保健意识,提高其依从性。

2. 避免溃疡性结肠炎复发的常见诱因,如精神刺激、过度劳累、饮食失调、感染、擅自减药或停药。

3. 建立积极的应对方式,提供较好的家庭及社会支持。

4. 患者生活要有规律,劳逸结合,避免情绪激动,减少生活事件的刺激,加强营养,并告诉患者正确的饮食原则,合理饮食,必要时咨询营养治疗师,进行个体化营养指导。

5. 遵医嘱规范服药,定期复诊,定期检查,疾病恢复期要预防感染。如有腹泻次数增多、腹痛剧烈、腹部包块、呕血或便血等症状应立即就诊。

(徐华)

第五节　克罗恩病的护理

一、概述

克罗恩病(Crohn's disease,CD)是一种病因不明的慢性非特异性肉芽肿性疾病,好发于回肠末端和邻近结肠,也可累及整个消化道,呈节段性或跳跃分布,以腹痛、腹泻、瘘管及肠梗阻为主要症状,伴有发热、营养障碍等肠外表现,可发病于任何年龄,多在 15～30 岁,男女患病比例基本相近,病程多迁延,反复发作,预后不良。

二、病因及发病机制

同本章第四节"溃疡性结肠炎的护理"。

三、病理

1. CD 大体病理特点

(1)病变之间黏膜外观正常,呈节段性分布或跳跃性非对称性分布。

(2)可出现阿弗他溃疡或纵行溃疡。

(3)黏膜出现鹅卵石样外观,肠壁增厚,肠腔狭窄,肠壁僵硬及炎性息肉。

2. CD 组织病理特点

(1)呈全肠壁炎症,伴充血、水肿、淋巴管扩张、淋巴组织增生及结缔组织增生。

(2)典型改变裂隙性溃疡,可深达黏膜下层甚至肌肉层,隐窝结构大多正常,杯状细胞减少。

(3)非干酪性肉芽肿,由类上皮细胞和多核巨细胞构成,可发生于肠壁各层及局部淋巴细胞。

四、诊断要点

(一)临床表现

起病多缓慢、隐匿,病程长,活动期和缓解期长短不等、交替出现,反复发作中呈渐进性发展,有终生复发倾向。临床表现随病变部位、病期及并发症而各异。

1. 症状

(1)消化系统表现：①反复发作的右下腹或脐周腹痛。②腹泻。③部分患者伴有腹部肿块。④瘘管形成是 CD 的临床特征之一。⑤肛门直肠周围病变包括肛门直肠周围瘘管、脓肿形成和肛裂等,有时这些病变是首发或突出的临床表现。

(2)全身表现：主要有发热,营养障碍表现为消瘦、贫血、低蛋白血症和维生素缺乏等,青春期前患者常有生长发育迟滞。

(3)肠外表现：包括杵状指(趾)、关节炎、结节性红斑、坏疽性脓皮病、口腔黏膜溃疡、虹膜睫状体炎、葡萄膜炎、小胆管周围炎、硬化性胆管炎、慢性活动性肝炎等。

2. 并发症　肠梗阻、腹腔内脓肿、吸收不良综合征、肠穿孔、肠大出血、中毒性巨结肠、癌变、胆石症、尿路结石、脂肪肝等,其中肠梗阻最为常见,其次腹腔脓肿,偶可并发急性穿孔或大量便血。

(二)辅助检查

1. 血液检查　C 反应蛋白增高及红细胞沉降率加快表明处于活动期。

2. 粪便检查　肉眼常见黏液脓血便,镜检可见脓细胞及红细胞,急性期查见巨噬细胞。

3. 自身抗体检测。

4. 肠镜检查　可行结肠镜、胶囊内镜及推进式小肠镜检查,镜下可见：①病变呈节段性分布或跳跃性非对称性分布。②可见阿弗他溃疡或纵行溃疡。③黏膜出现鹅卵石样外观,肠壁增厚,肠腔狭窄,肠壁僵硬及炎性息肉。

5. 胃肠钡餐检查/钡剂灌肠检查　可见肠黏膜皱襞粗乱、纵行溃疡或裂沟、鹅卵石征、假息肉、多发性狭窄或肠壁僵硬、瘘管形成等征象。

6. CT 或磁共振肠道显像(CT/MR enterography,CTE/MRE)检查　较传统胃肠钡剂造影,该检查方法简单可靠、无创伤、禁忌证少、图像清晰,可见内外窦道形成、肠腔狭窄、肠壁增厚、强化,出现"木梳征"和肠周围脂肪液化等征象。它完整准确进行小肠病变评估,也是鉴别小肠和腹腔内其他脏器疾病的重要手段之一。

总之,对于慢性起病,反复发作性右下腹或脐周疼痛、腹泻、体重下降,尤其伴有肠梗阻、腹部疼痛、腹块、肠瘘、肛周病变、发热等表现者,临床上应考虑本病。世界卫生组织提出 CD 的诊断要点(表 7-3),对于初诊的不典型病例,应通过随访观察,明确诊断。

表 7-3　CD 诊断要点

	临床	影像	内镜	活检	切除标本
①非连续性或阶段性病变		+	+		+
②卵石样黏膜或纵行溃疡		+	+		+
③全壁性炎性反应改变	+(腹块)	+(狭窄)	+(窄)		+
④非干酪样肉芽肿				+	+
⑤裂沟、瘘管	+				+
⑥肛门部病变	+			+	+

具有上述①、②、③者为疑诊,再加上④、⑤、⑥三者之一可确诊;具备第④项者,只要再加上①、②、③三者之二亦可确诊。

（三）CD 和 UC 鉴别要点（表 7—4）

表 7—4　溃疡性结肠炎与克罗恩病鉴别要点

项目	溃疡性结肠炎	克罗恩病
症状	脓血便多见	有腹泻，但脓血便少见
病变分布	病变连续	病变呈阶段性或跳跃性
直肠受累	绝大多数受累	少见
末端回肠受累	罕见	多见
肠腔狭窄	少见，中心性	多见，偏心性
瘘管形成	罕见	多见
内镜表现	浅溃疡，黏膜充血、水肿颗粒状、脆性增加	纵行溃疡、伴周围黏膜正常或鹅卵石样改变
组织学特征	固有膜弥漫性炎症、隐窝结构明显异常杯状细胞减少	裂隙性溃疡、上皮样肉芽肿、黏膜下淋巴细胞聚集、局部炎症

五、治疗

治疗方面主要为控制病情活动、促进黏膜愈合、维持缓解和防治并发症。

（一）一般治疗

合理饮食调理和营养补充，饮食原则是高营养低渣饮食，适当给予叶酸、维生素 B_{12} 等多种维生素和微量元素。吸烟者必须戒烟。

（二）药物治疗

1. 氨基水杨酸制剂　用于结肠型、回结肠型克罗恩病患者，对控制轻、中型患者的活动期有一定疗效，但仅适用于病变局限于结肠者。

2. 糖皮质激素　用于中、重度患者以及对氨基水杨酸制剂无效的中度患者。

3. 免疫抑制剂　适用于激素治疗效果不佳或对激素依赖的慢性活动性患者。

4. 合理使用抗菌药物　一些抗菌药物如喹诺酮类、硝基咪唑类药应用，控制病情活动有一定的效果，而且对并发症也有治疗作用。如甲硝唑对治疗肛周瘘管疗效较好，喹诺酮类药物对瘘的治疗有效，以上药物长期使用不良反应多，故临床上一般与其他药物联合短期应用，以增加疗效。

5. 生物制品　如抗肿瘤坏死因子（抗 TNF—α 单克隆抗体）主要用于顽固性克罗恩病、瘘管形成及免疫抑制剂治疗无效者。遵医嘱用药，并观察用药效果及不良反应。

（三）对症治疗

贫血者可输血治疗；低蛋白血症者应补充白蛋白；及时纠正患者的水、电解质平衡紊乱。

（四）营养支持治疗

作为 CD 整体治疗的一部分，其作用无可替代。营养支持治疗不仅能改善患者的营养状况，提高生活质量，减少手术并发症，而且还可以诱导和维持 CD 缓解，促进黏膜愈合，改善自然病程。

肠内营养（EN）是活动期 CD 的基本治疗，尤其推荐儿童和青少年诱导活动期 CD 缓解的首选一线治疗；对于成年人，虽然 EN 的缓解效果不如激素，但对于激素治疗无效或禁忌者，EN 仍可作为替代治疗。儿童疗程为 6～12 周，成人疗程为 4～6 周。若 EN 有禁忌或不能达到目标治疗剂量的 60% 时使用肠外营养（PN）。

（五）手术治疗

经内科治疗不能缓解的完全性肠梗阻、瘘管、腹腔脓肿、急性穿孔或大量出血者，需进行外科手术治疗。

六、护理

（一）常用护理诊断/问题

1.腹痛　与肠道黏膜的炎性浸润有关。

2.腹泻　与肠道炎症刺激、肠道功能紊及肠吸收不良有关。

3.体温过高　与肠道炎症病变及组织破坏后毒素吸收有关。

4.营养失调　低于机体需要量与肠吸收不良有关。

5.活动无耐力　与腹痛、腹泻及营养不良有关。

6.潜在并发症　消化道出血、肠瘘。

（二）护理目标

1.患者腹泻次数减少或恢复正常。

2.患者疼痛程度减轻或消失。

3.患者营养状况得到改善或维持。

4.患者焦虑、恐惧程度减轻，配合治疗及护理。

5.患者了解疾病的相关知识和自我保健知识。

6.无潜在并发症的发生，或发生后能得到及时治疗及护理。

（三）护理措施

1.休息与活动指导

（1）在急性发作期或者病情严重时均需卧床休息，减轻精神和体力负担。

（2）轻症或缓解期患者，应鼓励其参加一般的轻松工作，适当休息。

（3）生活要有规律，避免过度劳累，注意劳逸结合。

（4）吸烟者必须戒烟。

2.营养支持治疗指导

（1）口服肠内营养液的指导：口服营养液包括营养制剂及自制营养液，应注意饮食卫生、营养液的调制方式及量，注意有效期的核对，不进食过期食物。观察口服营养液后有无胃肠道症状，如腹痛、腹胀、腹泻、恶心、呕吐等，口服营养液是否满足当日需要量，若不能满足时，可采用静脉高营养补充治疗。注意口服营养液的速度，速度及浓度不要同时增加。

（2）管喂肠内营养液的指导

1）检查管道管喂前检查管道长度，判断是否有脱落，用注射器回抽胃内容物，了解管道是否通畅及是否有胃潴留。

2）体位：卧床时抬高床头30°～40°，肠内营养毕后保持体位30～60min，防止因体位过低发生反流引起误吸。

3）EN方式：分次推注时应注意管喂温度以38～40℃为宜，量不超过200mL，间隔时间不小于2h，打开后的营养液需在8h内滴完，放置于冰箱内亦不能超过24h，同时应检查营养液生产日期及失效期；药片应研碎后再管喂，若注入新鲜果汁，应与奶类分开，以免产生凝块堵塞管道。管喂完毕后用温开水或生理盐水30mL冲洗管道，防堵管。

　　重力滴注肠内营养应注意速度由慢到快,初始速度 25～45mL/h,后可至 100～120mL/h;浓度由稀到稠,用量由少及多,初始 400～600mL/d,耐受好者 3～4d 可逐渐增加至需要量 1200～1400mL/d;连接输注管与营养液时要注意无菌操作,以免污染营养液,每 4h 用温水 40～60mL 冲洗管道,24h 更换营养液输注管。

　　4)注意观察鼻腔黏膜有无破损及口腔护理,保持口腔湿润,防止感染。

　　5)注意观察腹痛、腹泻、腹胀出现时间及程度。若肠内营养耐受性差,根据不同情况减慢或停止肠内营养,必要时改为肠外营养。

　　6)肠内营养并发症观察及处理:肠内营养的安全性很高,但也可出现一些并发症(表 7－5),其中以误吸、腹胀、腹泻最为常见。加强监测和护理是降低并发症的关键。

表 7－5　肠内营养的并发症及处理方法

并发症	表现	处理方法
胃肠道并发症	恶心、呕吐、腹胀、腹痛、腹泻、便秘、肠坏死	减慢喂养速度,少量多餐或持续喂养;注意饮食卫生;右侧卧位;胃肠蠕动剂规律排便习惯,充足液体摄入,含纤维饮食;进食和服药间隔或服药时短时停止连续喂养;了解进食行为;必要时心理学家会诊
代谢性并发症	高血糖症、高渗性高血糖非酮症昏迷、低血糖、电解质紊乱、高碳酸血症、药物吸收和代谢异常	给胰岛素后低糖饮食,并监测血糖;监测电解质的变化,严格记录出入量;在营养支持前先纠正电解质平衡,逐渐恢复循环容量,密切监测心脏衰竭的变现,而后开始营养支持,从低剂量开始,循序渐进,同时监测水、电解质及代谢反应
机械性并发症	导管移位或脱落、误吸及吸入性肺炎、堵塞、断裂	营养治疗前检查管道的长度,若有移位及时调整;若出现误吸即停止鼻饲,取右侧卧位,头部放低,吸出气道内吸入物,并抽出胃内容物,防止进一步反流;管道堵塞,用温开水交替进行"压力冲洗"和"负压抽吸",同时用手反复捏挤体外管道部分并调整患者体位,或用碳酸类饮料反复抽吸,有利于凝块松脱;必要时更换营养治疗管道

　　(3)营养指标的监测:定期监测血常规、血糖、肝肾功能、血脂和电解质指标,定期监测体重等。

　　3. 用药指导

　　(1)告知患者及家属坚持用药的重要性,说明药物的具体服用方法及有关不良反应。

　　(2)嘱患者坚持治疗,勿随意更换药物、减量或停药。

　　(3)教会患者家属识别药物的不良反应。

　　1)服用 S－ASP 时,可出现恶心、呕吐、食欲减退、皮疹、粒细胞减少、再生障碍性贫血、自身免疫性溶血等;应餐后服药,多饮水;注意监测血常规。

　　2)服用糖皮质激素者,要注意激素不良反应,不可随意减量、停药,防止反跳现象发生。

　　3)应用硫唑嘌呤或巯嘌呤可出现骨髓抑制的表现,需注意监测白细胞计数。

　　4)生物制剂:TNF－α 单克隆抗体(英夫利昔单抗)常见不良反应是变态反应,感染是该药的禁忌。

　　4. 心理指导

　　(1)鼓励患者对疾病治疗树立信心,做好自我保健,缓解焦虑,稳定情绪。

　　(2)情绪波动是本病起因或加重的诱因,在病情许可时,可参加适当的活动分散注意力,能自己控制情绪,调节心理状态避免精神过度紧张焦虑,避免因为压力过大致使高级神经功能紊乱,进而加重病情。

　　(3)良好的社会支持,尤其是家庭支持,能缓解患者心理因素产生的压力,有助于疾病的治疗和康复。

5.病情观察及护理

(1)据病情观察大、小便的次数、性状及伴随症状。

(2)观察是否有口渴、皮肤弹性减弱、消瘦、乏力、心悸、血压下降等。

(3)水电解质、酸碱平衡失调和营养障碍的表现。

(4)观察腹痛特点及生命体征的变化。如病情恶化、毒血症明显、高热伴腹胀、腹部压痛、肠鸣音减弱或消失，或出现腹膜刺激症，提示有并发症反应立即与医师联系协助抢救。

(5)定期监测营养状况。

6.肠瘘的预防和指导　患者术后易并发肠瘘，需加强观察，注意观察患者有无发热、腹痛、腹膜炎症状和体征；若发生外瘘，应保护瘘口周围皮肤，用生理盐水清洁并保持干燥，避免皮肤破损和继发感染。

(四)健康指导

1.合理休息与活动，注意劳逸结合，避免情绪激动，减少不良生活事件的刺激。

2.合理饮食，摄入足够的营养素，维持良好的营养状况。避免较硬和粗糙的食物，必要时咨询营养治疗师，进行个体化营养指导。

3.对于有造瘘的患者要教会其和家属自我护理的方法。

4.嘱患者坚持治疗，教会患者识别药物的不良反应，勿随意更换药物或停药。

（徐华）

第六节　功能性消化不良的护理

一、概述

功能性消化不良(functional dyspepsia,FD)是指过去 6 个月中至少 3 个月有餐后饱胀不适、早饱感、上腹痛、上腹烧灼感等其中一项或一项以上症状，而无器质性、代谢性、全身性疾病可解释的胃、十二指肠功能性疾病。根据罗马Ⅲ标准将 FD 分为两类：餐后不适综合征(postprandial distress syndrome,PDS)和上腹痛综合征(epigastraic pain syndrome,EPS)，两者可同时存在。流行病学调查显示，女性患病率高于男性，患病率随年龄增长而升高。

二、病因及发病机制

FD 的病因及发病机制尚未清楚，研究提示可能与多种因素的综合作用有关。目前认为，FD 的主要病理生理学基础包括上胃肠道动力障碍、内脏高敏感性、胃酸分泌、胃肠激素紊乱、幽门螺杆菌(Hp)感染等。

精神因素(尤其是焦虑或抑郁因素)和应激因素与 FD 的发病有密切关系，但其确切致病机制则有待研究。

三、诊断要点

(一)临床表现

1.上腹痛或不适　可呈持续性或阵发性，与进食无确切关系。

2.其他消化不良表现　早饱、腹胀、嗳气最为常见,亦可有反酸、厌食、恶心、呕吐等。

3.查体　上腹部振水声阳性,可伴有轻压痛,余无异常。

(二)辅助检查

1.三大常规和肝肾功均正常,血糖及甲状腺功能正常。

2.胃镜、B超、X线钡餐检查。

3.胃排空试验,近50%的患者出现胃排空延缓。

(三)FD诊断标准(罗马Ⅲ标准)

病程至少6个月,近3个月内满足以下诊断标准且至少具备下列1个症状:①餐后饱胀。②早饱感。③上腹痛。④上腹烧灼感,同时无器质性、代谢性、全身性疾病原因可查。

四、治疗

主要是对症治疗,个体化治疗和综合治疗相结合。

(一)一般处理

避免烟、酒及停止服用非甾体抗炎药,建立良好的生活习惯。注意心理治疗,对失眠,焦虑患者适当予以镇静药物。

(二)药物治疗

1.抑制胃酸分泌药　H_2受体拮抗剂或质子泵抑制剂,适用于以上腹痛、烧灼感为主要症状的患者,症状缓解后不需要维持治疗。

2.促胃肠动力药　常用多潘立酮或西沙必利或莫沙必利,以后两者疗效为佳。适用于以上腹胀、早饱、嗳气为主要症状患者。

3.助消化药　消化酶和微生态制剂可作为治疗消化不良的辅助用药,对改善与进食有关的腹胀、食欲减退等症状有效。

4.根除Hp治疗　根除Hp可使部分FD患者症状得到长期改善。

5.精神心理治疗　对治疗效果欠佳而伴随精神症状明显的患者可用镇静药或抗抑郁药,宜从小剂量开始,注意观察药物的不良反应。同时,行为治疗、认知治疗及心理干预也可能对此类患者有益。

(三)经验性治疗

与进食相关的消化不良可首选促动力药或合用抑酸药;与进食非相关的消化不良/酸相关性消化不良可选用抑酸药或合用促动力药。时间一般为2~4周。

五、护理

(一)常用护理诊断/问题

1.舒适的改变　与腹痛、腹胀、反酸有关。

2.营养失调　低于机体需要量与消化不良、营养吸收障碍有关。

3.焦虑　与病情反复、迁延不愈有关。

(二)护理目标

1.患者主诉不适感减轻或消失。

2.患者能描述营养不良的病因,能遵循饮食计划,保证营养物质的摄入。

3.患者焦虑程度减轻,自觉精神状态良好。

（三）护理措施

1.心理护理 功能性消化不良是一种身心疾病，多以精神因素为起因。应评估患者的身心状况，及时发现其存在的心理问题，做好心理疏导工作，耐心解释患者的疑问，尽量避免各种刺激及不良情绪；对患者进行支持性或解释性心理放松治疗，利用通俗易懂的语言，详细讲解疾病的性质，让患者认识到心理调节的重要性；改善患者的认知水平及应对能力，培养广泛的兴趣爱好，转移注意力，使其保持乐观的生活态度和自信平稳的情绪，协助患者树立战胜疾病的信心。

2.饮食护理 建立良好的生活习惯，戒烟忌酒。强调饮食规律性的重要性，定时定量，进食时勿做其他事情，睡前不要进食，利于胃肠道的吸收及排空。进食时保持心情愉快。饮食适量，不宜极渴时饮水，一次饮水量也不宜过多。不能因畏凉食而吃热烫食物。避免高脂油炸食物，忌坚硬食物及刺激性食物，注意饮食卫生。进食适量新鲜蔬菜水果，保持低盐饮食。少吃易产气的食物及寒、酸性食物。

3.生活指导 指导患者参加适当的锻炼，如打太极拳、散步或练习气功等，以促进胃肠蠕动及消化腺的分泌。鼓励患者参加社会文娱活动，培养在生活中的乐观态度，保持愉快的心情，遇事多和家人朋友商量，有烦恼时要寻求社会支持。

4.用药指导 指导患者尽量不服用引发消化不良的药物。对于焦虑、失眠的患者可适当给予镇静剂，从小剂量开始使用，严密观察使用镇静剂后的不良反应。

（徐华）

第七节 肠易激综合征的护理

一、概述

肠易激综合征（irritable bowel syndrome，IBS）是一组包括腹痛、腹胀、腹部不适、排便习惯及大便性状异常的综合征，长期持续存在或反复间隙发作，而又缺乏形态学和生化学异常改变的依据，其特征是肠道功能的易激性。该病患病率高，在欧美同家报道患病率为10%～20%，大部分亚洲国家患病率在5%～10%，我国报道占人群的1%～5.6%，但实际就诊人数很少。患者以中青年居多，男女比例约为1∶2。

二、病因及发病机制

本病病因尚不清楚，主要涉及以下几个方面。

（一）精神因素

心理应激对胃肠运动有明显影响。有关精神因素在IBS发病学上有两种观点，一则认为IBS是机体对各种应激的超常反应，二则认为精神因素并非直接病因，但可诱发症状和加重病情。

（二）胃肠道动力异常

结肠肌电活动和压力曲线监测提示阶段性和集团性运动增加，胃结肠反射亢进，小肠传递时间增快，形成结肠运动的高反应性。

（三）食物不耐受

某些食物如奶制品、海鲜、植物蛋白等，通常为IBS患者症状加重或促发的因素，常致腹痛、腹泻。另外,部分食物易产气或影响胃肠动力,而导致 IBS 症状。

（四）内脏感觉过敏

内脏刺激器测量不同亚型的 IBS 直肠感觉功能有显著差异。

（五）感染

研究显示部分 IBS 症状发生于肠道感染之后,其发病与肠道感染的严重性及应用抗生素的时间均有一定的相关性。

（六）其他

大约有 1/3 的患者对某种食物不耐受而诱发腹胀、腹泻、腹痛等症状。另外,某些肽类激素如缩胆囊素等可能与 IBS 的发生有关。

三、诊断要点

（一）临床表现

主要是慢性迁延或反复发作的腹痛与排便习惯和粪便性状的改变。

1.腹痛　几乎所有的 IBS 患者都有不同程度的腹痛,多在左下腹或下腹部,对各种刺激反应明显,多伴排便异常并与便后缓解。

2.腹泻　每日大便次数为 3～5 次,严重发作期可达数十次,多为黄色糊状便或稀水样便,时有少量黏液,无脓血。大便量少,约 1/4 的患者可因进食诱发,禁食 72h 后腹泻多消失。排便不干扰睡眠,部分患者腹泻与便秘交替出现。

3.便秘　早期多间断发作,后期持续性发作,甚至依赖泻药。患者排便困难,粪便干结、量少,可呈羊粪状或细杆状,表面可附着较多黏液。

4.其他消化道症状　多有腹胀,可有里急后重,部分患者同时有消化不良。

5.全身症状　大多患者可有失眠、焦虑、抑郁、头痛、头昏等精神症状。

6.分型　根据临床表现特点分为腹泻型、便秘型、腹泻便秘交替型三个临床类型。

（二）辅助检查

1.血象及血浆蛋白检查多属正常。

2.大便常规检查多为正常或仅有少量黏液。

3.结肠镜检查无确切炎症或其他器质性损害,操作中插镜时呈激惹现象,具有提示意义。

4.结肠腔内压力测定、肌电图检查可提示压力波及肌电波异常变化,检测直肠敏感性变化和结肠运动相关变化,是客观评估 IBS 患者的疗效的好方法。

5.消化道钡餐检查可见小肠转运快,钡剂灌肠发现深而不规则的结肠袋,提示运动收缩紊乱。

（三）诊断标准

根据询问病史及体格检查,根据罗马Ⅲ诊断标准做出初步诊断。罗马Ⅲ诊断标准:

1.反复发作的腹痛或腹部不适至少 6 个月,最近 3 个月内每个月至少有 3d 出现以下症状≥2 条　①排便后症状缓解。②发作时伴有排便频率的改变。③发作时伴有大便性状改变。

2.常见症状　排便频率异常、粪便性状异常、粪便排出过程异常、黏液便、胃肠胀气或腹部膨胀感等。

3.缺乏形态学改变和生化异常。

四、治疗

目前强调个体化原则及综合治疗。

(一)一般治疗

详细询问病史发现诱因,并设法去除。指导患者建立良好的生活习惯,饮食上避免诱发病因的食物,避免产气的食物如豆制品,高纤维食物可有助于改善便秘。

(二)心理及行为治疗

医务人员应严谨,认真对待患者,取得患者的信任及合作。根据患者的接受程度解释 IBS 的病因、性质、预后,以便消除顾虑,树立信心。对一般治疗和药物治疗无效时应予心理行为治疗,包括催眠疗法、认知行为疗法、动力心理疗法、放松疗法、生物反馈疗法等。

(三)饮食治疗

了解患者饮食习惯,避免敏感食物,减少产气食物,增加膳食纤维。

(四)药物治疗

1.胃肠解痉药　抗胆碱能药物常用阿托品、溴丙胺太林等,可缓解腹痛。钙通道阻滞剂常用匹维溴铵,其全身副作用少,可缓解腹痛、腹泻。还可选用薄荷油,可松弛胃肠平滑肌消除胃肠胀气。

2.导泻剂　通常避免使用导泻剂,因副作用较多。若便秘严重,饮食治疗效果不佳时可选用,包括大便容量扩张剂、渗透性泻剂、刺激性泻剂等。

3.止泻剂　症状较重者常用复方地芬诺酯、洛哌丁胺;较轻者常用吸附止泻药如蒙脱石、药用炭等。

4.胃肠促动力药　常用莫沙必利,为全消化道蠕动促进剂。

5.消除胃肠胀气剂　如二甲硅油、活性炭,具有消气去泡作用,可缓解患者腹胀。

6.抗焦虑、抗抑郁药　对精神症状明显,腹痛症状重,上述治疗无效,可从小剂量开始使用阿米替林、帕罗西汀等。

7.其他　肠道菌群调节药如双歧杆菌、乳酸杆菌,酪酸菌等制剂,可纠正肠道菌群失调,改善肠道内环境。

五、护理

(一)主要护理诊断/问题

1.舒适的改变　与腹痛有关。

2.排便异常　与腹泻、便秘有关。

3.焦虑　与病情反复发作、迁延不愈有关。

4.知识缺乏　缺乏与 IBS 疾病相关的知识。

(二)护理目标

1.患者焦虑、恐惧程度减轻,配合治疗及护理。

2.患者主诉不适感减轻或消失。

3.患者排便形态基本正常。

4.帮助患者了解本病的有关知识。

（三）护理措施

1.心理护理　护士应对患者的精神状态和消化道症状进行评估，了解患者的心理、社会、性情特点及饮食习惯。详细地进行疾病知识宣教，有针对性地采取心理干预措施，尽量避免各种刺激及不良情绪，采取有效的心理疏导和暗示。告诉患者正常的检查结果，可选取治疗效果好的病例给患者"现身说法"，调动患者的主观能动性，从而使干预治疗产生最佳的生理效应，帮助患者树立战胜疾病的信心，消除恐惧和焦虑的心理。

2.休息饮食　为患者安排舒适安静的环境，患者疼痛发生时卧床休息，呈侧卧位或平卧位，双下肢屈曲，可避免腹壁紧张。针对腹泻型为主的患者，饮食上应避免进生冷、辛辣刺激性食物；避免进食含大量不易吸收的碳水化合物的食物，包括脂肪、小麦及含麸质的面粉制品，其他如苹果、梨子、李子、玉米、马铃薯等；避免饮用碳酸饮料；控制海鲜、甜牛奶等有可能导致腹泻的食物的摄入；腹泻期间应短暂禁食，使肠道得到休息，但必须保证足够的水分和电解质。对于便秘型的患者，指导食用充足的纤维素，适当的粗粮。适当的运动并配合腹部按摩，有加强通便的作用。

3.病情观察　观察腹痛的性质、部位、持续时间以及排便的习惯、粪便的性状，并保持肛周皮肤的清洁和干燥。

4.用药护理　指导患者合理使用药物，并告知药物的不良反应。对于使用镇静剂的患者，指导其从小剂量开始使用，严密观察使用镇静剂后副作用的发生。如有不适，及时就诊。

（徐华）

第八节　功能性便秘的护理

一、概述

功能性便秘（functional constipation，FC）是一种排除肠道、全身器质因素的功能性疾病，是由于生活规律改变、情绪抑郁、饮食因素、排便习惯不良等因素所致的原发性、持续性便秘，是临床较为常见的慢性便秘类型，又称其为习惯性便秘或单纯性便秘。随着现代化社会生活节奏加快和饮食结构的改变，功能性便秘的患病率逐年增多，成为影响现代人生活质量的重要因素，同时也是某些心脑血管疾病如心绞痛、心肌梗死等的诱发因素。据流行病学统计，老年人的功能性便秘患病率约为20%，远高于其他年龄段的平均患病水平，其中长期卧床的老年患者患病率高达80%。随着人口老龄化进程加快，老年功能性便秘发病率有逐年升高的趋势。而在儿童便秘中，功能性便秘占90%以上。

二、病因及发病机制

功能性便秘的发病往往是多因素的综合效应。

1.排便功能异常　研究发现FC患者可有肠黏膜感觉减弱、排便动作不协调，从而发生排便出口梗阻，导致便秘。

2.FC　患者有全胃肠或结肠通过时间延缓，结肠动力低下而无法将大便及时推送至肛门，导致便秘。

3. 遗传因素　对于儿童功能性便秘,其他生理功能与正常儿童无差别,这些患儿"似乎"生来即有便秘倾向,其家族也有便秘史,也称之为素质性便秘。

4. 年龄因素　3 岁以下的婴幼儿由于神经肌肉系统发育不全,常不能控制排便,而发生儿童功能性便秘。老年人随着年龄增大导致口渴感觉功能下降,在体内缺水时也不易感到口渴,这使得老年人肠道中水分减少;同时老年人的肠蠕动减弱,粪便在肠道滞留时间长,导致便秘。

5. 饮食习惯　由于饮食结构不合理,饮食过于精细少渣、缺乏食物纤维。食物纤维不足,水分保留少,较少的容量难以有效地刺激肠道运动,肠内容物转运减慢,而结肠细菌消化使用纤维形成的挥发性脂肪酸和胆盐衍化的脱氧胆酸减少,刺激结肠的分泌、抑制水与电解质的吸收作用降低,导致便秘。

6. 生活习惯　缺乏足够日常活动量的人,可因腹部或盆部肌肉张力减弱而导致排便困难。不良的生活习惯,如睡眠不足,持续高度精神紧张状态等,亦可造成结肠的蠕动失常或痉挛性收缩,因而造成便秘。但便意经常被忽视,排便场合和排便姿势不适当,以及经常服用强泻剂或洗肠等,均可造成直肠反射敏感性减弱,以致虽有粪块进入,而不足以引起有效的神经冲动,故无排便反射产生,造成便秘。

7. 心理因素　精神抑郁或过分激动,使条件反射发生障碍,高级中枢对副交感神经抑制加强,使分布在肠壁的胸腰支交感神经作用加强,因而产生便秘。紧张、焦虑、恐惧、抑郁等不良心理,导致神经调节功能紊乱、交感神经兴奋,出现胃肠蠕动减弱,导致大便水分被再吸收而干结,增加排便困难。

三、诊断要点

(一)病史分析及辅助检查

详细的病史分析,明确发病原因,同时需排除肠道或全身器质性病变以及药物因素所致的便秘。全胃肠道钡餐检查和电子结肠镜检查对排除器质性病变,确立功能性便秘的诊断是必要的。结肠通过时间检测对诊断有帮助,同时还能对功能性便秘进行分型判断。

(二)诊断标准

采用罗马Ⅲ诊断标准,6 个月前开始出现症状,而 3 个月满足以下症状≥2 个:①至少25％的排便感到费力。②至少 25％的排便为干球状便或硬便。③至少 25％的排便有不尽感。④至少 25％的排便有肛门直肠梗阻感或阻塞感。⑤至少 25％的便需要手法帮助。⑥排便＜3 次/周。患者在不适用泻药的情况下很少出现稀便,也不符合 IBS 的诊断标准。

四、治疗

(一)一般治疗

保持合理饮食和良好的生活习惯,多进食纤维素含量高的食物,油脂类、坚果类食物有助于预防便秘。适当的活动和锻炼有利于胃肠功能改善。建立正常的排便习惯是大多数患者解决便秘的重要措施。

(二)药物治疗

1. 导泻剂　治疗功能性便秘的药物主要是导泻剂,包括刺激性泻剂、容积性泻剂和渗透性泻剂等,宜选用作用温和、不良反应较少的药物。其中渗透性泻剂是临床高效、安全的常用药物。目前老年患者中常用的口服通便药有福松(聚乙二醇4000)及杜秘克(乳果糖)。开塞露可起到软化粪便的作用,临床应用较为广泛。

2.肠微生态制剂　老年功能性便秘的首选药物。可补充有益菌,纠正便秘时的菌群失调,促进食物的消化、吸收和利用;有益菌定植以后可产生相当量的有机酸,刺激肠壁蠕动,促进肠道功能恢复,增加食欲。

(三)物理治疗

1.腹部按摩　运动不便时,腹部手法按摩可促进排便。用双手食指、中指、无名指重叠在腹壁,从右下腹开始向上、向左、再向下顺时针方向按摩,每日2~3次,每次10~20回,以促进肠蠕动。

2.粪结石取出　老年便秘者易发生粪便嵌顿无法自行排出,可使用手指插入肛门将粪便压碎后取出。必要时可采用清洁灌肠或洗肠。

3.结肠途径治疗系统　简称为结肠水疗仪,可一定程度上使大便松软,排便时间缩短。

(四)生物反馈治疗

借助声音和图像反馈刺激大脑,训练患者正确控制肛门括约肌舒缩,从而缓解便秘。

(五)手术治疗

经长期药物治疗无效的顽固性便秘,胃肠通过时间延长、盆地功能正常、小肠运动正常可采用全部(或部分)结肠切除术和回肠直肠吻合术。

五、护理

(一)常用护理诊断/问题

1.排便异常　便秘与肠道功能紊乱有关。

2.焦虑　与病情反复、影响生活质量有关。

3.知识缺乏　缺乏与疾病相关的知识。

(二)护理目标

1.患者排便形态基本正常,能描述预防便秘的措施和治疗便秘的方法。

2.患者焦虑程度减轻,配合治疗及护理。

3.协助患者了解本病的相关知识。

(三)护理措施

1.心理护理　帮助患者克服自卑心态;加强心理健康宣教,建立积极应对策略;缓解负性情绪,重建康复信心。

2.饮食护理

(1)摄入充足的水分:多饮水,每天清晨饮1杯温开水或盐开水可有效改善便秘。每日摄入充足的水分(2000~3000mL)。

(2)摄取足够的膳食纤维:指导便秘患者可增加干豆及粗粮类含膳食纤维多的食物的摄入。

(3)培养良好饮食习惯:指导患者养成定时进餐的习惯,饮食要冷热适当,减少高盐食物的摄入,避免过食辛辣、煎炸、甜食、零食、浓茶等饮food,勿暴饮暴食。合理搭配食物,增加食欲,适当增加花生油、芝麻油等摄入可以润滑肠道。苹果和柿子含有较多鞣酸可导致便秘,不宜多食。

3.建立规律的排便习惯　指导其养成定时排便的习惯,即无论有无便意,每天均应定时排便,排便时注意力集中。便秘者应避免过久无效排便,以免导致脱肛、痔疮等。

4.保持适当活动　适当的体育锻炼有利于缓解功能性便秘。

5.用药指导　详细介绍药物的正确用法和不良反应,纠正患者错误用药观念。指导或协助患者正确使用简易通便法,如使用开塞露、甘油栓等,并向患者解释用药的观察要点和注意事项。

6.患者指导　教会患者记录大便的次数,性状及颜色的方法和重要性。

7.并发症的观察和处理　功能性便秘可能对全身健康状况有影响,甚至导致其他疾病的发生。过度用力排便,可引起心脑血管意外,如心绞痛、心肌梗死,需要积极医疗干预抢救;较长时间蹲位排便后站起可引起直立性低血压而晕厥和跌倒,重在预防跌倒发生;合并前列腺增生患者可因粪便滞留压迫致排尿困难和尿潴留,需及时导尿;严重便秘者可使老年人已薄弱的腹壁发生各种类型腹壁疝或加重疝的病情,需手术治疗;长期严重便秘后肠腔内毒素过多吸收能够引起记忆力和思维能力下降,以及头痛、头晕、食欲减退、失眠等。

（徐华）

第九节　肝硬化的护理

一、概述

肝硬化(hepatic cirrhosis)是由一种或多种原因引起的、以肝组织弥漫性纤维化、假小叶和再生结节形成为组织学特征的进行性慢性肝病。早期无明显症状,后期因肝脏变形硬化、肝小叶结构和血液循环途径显著改变。流行病学调查显示,肝硬化在我国的年发病率为17/10万,主要累及20～50岁男性,城市男性50～60岁肝硬化患者的病死率高达112/10万。

二、病因

引起肝硬化的病因很多,在我国,目前引起肝硬化的病因以病毒性肝炎为主;在欧美国家,酒精性肝硬化占全部肝硬化的50%～90%。

(一)病毒性肝炎

在我国最常见,占60%～80%,乙型肝炎病毒(HBV)为最常见的病因,其次为丙型肝炎病毒(HCV)及丁型肝炎病毒(HDV)感染,经过慢性肝炎阶段发展为肝硬化;甲型肝炎病毒(HAV)和戊型肝炎病毒(HEV)感染所致肝炎一般不发展为肝硬化。

(二)慢性酒精性肝病

长期大量饮酒可导致肝脂肪变性,进而可发展为肝炎、肝纤维化、肝硬化。

(三)胆汁淤积

任何原因引起肝内外胆道梗阻,持续胆汁淤积,均可发展为胆汁性肝硬化。根据胆汁淤积的原因,可分为原发性和继发性胆汁性肝硬化。

(四)循环障碍

肝静脉和(或)下腔静脉阻塞、慢性心功能不全及缩窄性心包炎(心源性)可致肝脏长期瘀血、肝细胞变性及纤维化,最终导致肝硬化。

（五）药物或化学毒物

长期服用损伤肝脏的药物及接触某些化学毒物可引起中毒性肝炎，最终演变为肝硬化。

（六）免疫疾病

自身免疫性肝炎及累及肝脏的多种风湿免疫性疾病可进展为肝硬化。

（七）遗传和代谢性疾病

由于遗传或先天性酶缺陷，某些代谢产物沉积于肝脏，引起肝细胞坏死和结缔组织增生。主要有铜代谢紊乱、血色病、血友病等。

（八）营养障碍

长期食物中营养不足或不均衡、多种慢性疾病导致消化不良、肥胖或糖尿病等导致的脂肪肝等均可发展成为肝硬化。

（九）原因不明

部分患者无法用目前认识的病因解释肝硬化的发生，也称隐源性肝硬化。

三、发病机制及病理

1. 肝硬化发展的基本特征是肝细胞坏死、再生、肝纤维化和肝内血液循环紊乱。各种病因导致肝细胞变性或坏死，若病因持续存在，再生的肝细胞难以恢复正常的肝结构，形成无规则的结节状。

2. 炎症等致病因素激活肝星形细胞，胶原合成增加、降解减少，总胶原量增加，导致间隙增宽，肝窦内皮细胞下基底膜形成，干扰肝细胞功能，导致肝细胞的合成功能障碍。肝窦变狭窄、血流受阻、肝内阻力增加，影响门静脉血流动力学，造成肝细胞缺氧和养料供给障碍，加重肝细胞坏死。

3. 汇管区和肝包膜的纤维束向肝小叶中央静脉延伸扩展，这些纤维间隔包绕再生结节或将残留肝小叶重新分割，改建成为假小叶，形成肝硬化组织病理形态。肝纤维化发展的同时，伴有显著的、非正常的血管增殖，使肝内门静脉、肝静脉和肝动脉三个血管系之间失去正常关系，出现交通吻合支等，这是形成门静脉高压的病理基础，而且加重肝细胞的营养障碍，促进肝硬化病变的进一步发展。

四、诊断要点

（一）临床表现

肝硬化病程发展缓慢，临床上将肝硬化大致分为肝功能代偿期和失代偿期。

1. 代偿期　大部分患者无症状或症状较轻，可有腹部不适、乏力、食欲减退、消化不良和腹泻等症状，多呈间歇性，常于劳累、精神紧张或伴随其他疾病而出现，休息及助消化的药物可缓解。患者营养状况尚可，肝脏是否肿大取决于不同类型的肝硬化，脾脏因门脉高压常有轻中度肿大。肝功能实验室检查正常或轻度异常。

2. 失代偿期　症状较明显，主要有肝功能减退和门静脉高压的两类临床表现。

（1）肝功能减退

1）消化吸收不良：食欲减退、恶心、厌食、腹胀，餐后加重，进荤食后易泻，多与门静脉高压时胃肠道瘀血、水肿、消化吸收障碍和肠道菌群失调等有关。

2）全身症状：一般情况较差，消瘦、乏力，精神不振，营养不良，甚至因衰弱而卧床不起。

3)黄疸:皮肤、巩膜黄染,尿色深。黄疸持续加重提示肝细胞进行性或广泛坏死及肝衰竭。

4)出血和贫血:常有鼻腔、牙龈出血及皮肤黏膜瘀点、瘀斑和消化道出血等,与肝合成凝血因子减少、脾功能亢进和毛细血管脆性增加有关。贫血常在出血、肠道吸收障碍、营养不良和脾功能亢进等基础上发生。

5)内分泌失调:肝脏是多种激素转化、降解的重要器官,但激素并不是简单、被动地在肝内被代谢降解,其本身或代谢产物均参与肝脏疾病的发生、发展过程。①性激素代谢:肝脏对雌激素灭活减少,导致雌激素增多,主要表现有蜘蛛痣和肝掌的出现;升高的雌激素反馈抑制垂体促性腺激素释放,从而引起雄激素分泌减少。②肾上腺皮质功能:肝硬化时,胆固醇酯合成减少,肾上腺皮质激素合成不足,促皮质素释放因子受抑,导致肾上腺皮质功能减退,导致患者面部和其他暴露部位皮肤色素沉着、面色黑黄,晦暗无光,称肝病面容。③抗利尿激素:肝脏对抗利尿激素灭能作用减弱,导致抗利尿激素增加、促进腹水形成。④甲状腺激素异常。

6)不规则低热:肝脏对致热性激素等灭活降低,还可因继发性感染所致。

7)低蛋白血症:患者常有下肢水肿及腹水。

(2)门静脉高压

正常情况下,门静脉压力为 $5\sim10mmHg$,当门静脉压力持续>10mmHg 时称为门静脉高压。肝硬化时,门静脉血流增多且门静脉系统阻力升高,导致门静脉压力增高。

1)腹水:肝功能减退和门脉高压的共同结果,是肝硬化失代偿期最突出的临床表现。腹水出现时常有腹胀,大量腹水使腹部膨隆,似蛙腹,甚至促进脐疝等腹疝形成。大量腹水患者还可出现呼吸困难和心悸。腹水形成的机制包括门静脉高压、有效循环血容量不足、低蛋白血症、肝脏对醛固酮和抗利尿激素灭活能力减弱、肝淋巴量超过了淋巴循环引流的能力等因素。

2)门—腔侧支循环开放:持续门脉高压,机体代偿性脾功能亢进出现肝内、外分流。肝内分流是纤维隔中的门静脉与肝静脉之间形成的交通支,使门脉血流绕过肝小叶,通过交通支进入肝静脉;肝外分流位于平时闭合的门—腔静脉系统间的交通支,当其逐渐开放、扩张,形成侧支循环,部分门脉血流由此进入腔静脉,回流入心脏。常见的侧支循环有食管和胃底静脉曲张、腹壁静脉曲张、痔静脉扩张、腹膜后吻合支曲张和脾肾分流。

3)脾功能亢进(hypersplenia)及脾肿大(splenomegaly):脾肿大是肝硬化门脉高压较早出现的体征。脾静脉回流阻力增加及门脉压力逆转到脾,使脾脏被动瘀血性肿大,脾组织和脾内纤维组织增生。此外肠道抗原物质经门体侧支循环进入体循环,被脾脏摄取,抗原刺激脾脏单核巨噬细胞增生,形成脾功能亢进、脾肿大。脾功能亢进时,患者外周血象白细胞减少、增生性贫血和血小板降低,易并发感染及出血。

3.肝脏情况　早期肝脏增大,表面尚平滑,质中等硬;晚期肝脏缩小,表面可呈结节状,质地坚硬;一般无压痛,但在肝细胞进行性坏死或并发肝炎和肝周围炎时可有轻压痛与叩击痛。

(二)实验室和辅助检查

1.实验室检查

(1)血常规:代偿期大多处于正常值范围,失代偿期多有程度不等的贫血。脾功能亢进时白细胞及血小板常降低。

(2)尿液检查:尿常规一般在正常范围。

（3）大便常规：消化道出血时出现肉眼可见的黑便和血便，门脉高压性胃病引起的慢性出血，大便隐血试验阳性。

（4）肝功能实验：代偿期正常或轻度异常，失代偿期多有异常。重症患者血清结合胆红素、总胆红素增高，胆固醇酯低于正常。

（5）甲胎蛋白（AFP）：肝硬化活动时，AFP 可升高。

（6）血清免疫学检查：血清抗线粒体抗体、抗平滑肌抗体、抗核抗体阳性提示自身免疫性肝病。

（7）腹水检查：一般为漏出液。

2.影像学检查

（1）上消化道钡餐：可发现食管及胃底静脉曲张征象，但诊断的敏感性不如胃镜检查。

（2）超声检查：肝硬化的声像图根据病因、病变阶段和病理改变轻重不同而有差异。

（3）CT：对于肝硬化和原发性肝癌的鉴别十分有用。

（4）MRI：对鉴别肝硬化结节、肝瘤结节更优于 CT 检查，还可用于门静脉高压病因的鉴定以及肝移植前对门脉血管的评估。

（5）放射性核素显像。

3.特殊检查

（1）胃镜：可直接观察并确定食管及胃底有无静脉曲张，了解其曲张程度和范围，并可确定有无门脉高压性胃病。

（2）肝穿刺：取肝组织做病理检查，对早期肝硬化确定诊断和明确病因有重要价值。

（3）腹腔镜：可直接观察肝脾情况，对腹水原因诊断不明时，腹腔镜检查有重要价值。

（三）诊断要点

肝硬化的诊断主要依据包括病史、症状体征、肝功能试验及影像学检查。

五、治疗

现有的治疗方法尚不能逆转已发生的肝硬化，对于代偿期患者，治疗旨在延缓肝功能失代偿、预防肝细胞肝癌；对于失代偿期患者，则以改善肝功能、治疗并发症、延缓或减少对肝移植的需求为目的。

1.休息　代偿期患者可从事轻松工作，失代偿期患者应多卧床休息。

2.去除或减轻病因

（1）抗 HBV 治疗：复制活跃的 HBV 是肝硬化进展最重要的危险因素之一。常用的抗 HBV 药物有恩替卡韦、拉米夫定等口服核苷类似物，禁用干扰素。

（2）禁酒。

（3）针对不同病因进行治疗。

（4）慎用损伤肝脏的药物：避免不必要、疗效不明确的药物及保健品，减轻肝脏代谢负担。

3.饮食　肝硬化时若碳水化合物供给不足，机体将消耗蛋白质供能，加重肝脏代谢负担。肠内营养是机体获得能量的最好方式，对于肝功能的维护、防止肠源性感染十分重要。只要肠道尚可用，应鼓励肠内营养。

4.保护肝细胞　胆汁淤积时，微创方式解除胆道梗阻，可避免对肝功能的进一步损伤。保护肝细胞的药物有熊去氧胆酸、腺苷蛋氨酸、多烯磷脂酰胆碱、还原性谷胱甘肽及甘草酸二铵等。保护肝细胞的药物虽有一定的药理学基础,但普遍缺乏循证医学证据,过多使用可加重肝脏负担。

六、护理

(一)常见的护理诊断/问题

1.营养失调 低于机体需要量与肝功能减退、门静脉高压引起食欲减低、消化和吸收障碍有关。

2.体液过多 与肝功能减退、门静脉高压引起钠水潴留有关。

3.潜在并发症 上消化道出血、肝性脑病、自发性腹膜炎。

4.有皮肤完整性受损的危险 与营养不良、水肿、皮肤干燥、瘙痒、长期卧床有关。

5.有感染的危险 与机体抵抗力低下、门腔静脉侧支循环开放等因素有关。

(二)护理目标

1.患者能描述营养不良的病因,遵循饮食计划,保证各种营养物质的摄入。

2.能叙述腹水和水肿的主要原因,腹水和水肿有所减轻,身体舒适感增加。

3.患者掌握疾病相关预防知识,降低并发症的发生。

4.皮肤无破损或感染,无其他部位的感染。

5.患者未发生感染,一般状况较好。

(三)护理措施

1.饮食护理

(1)饮食治疗:高热量、高蛋白质、高维生素、易消化饮食,血氨升高时应限制或禁食蛋白质,待病情好转后逐渐增加摄入量。严禁饮酒,适当摄入脂肪,动物脂肪不宜过多摄入,并根据病情变化及时调整。避免进食粗糙、坚硬或辛辣的刺激食物,以防食管胃底静脉曲张破裂出血。有腹水者应低盐或无盐饮食,限制钠的摄入,饮水量应控制在每天1000mL左右。

(2)营养支持:必要时采取静脉补充营养,并做好营养状况监测。

2.病情观察 观察意识、生命体征、腹水及水肿的情况,准确记录出入量,测量腹围、体重等变化。注意有无并发症发生,出现异常情况及时通知医生,以便采取紧急处理。

3.心理护理 肝硬化为慢性过程,症状很难控制,预后不良,患者和家属容易产生悲观情绪。护士应该同情和关心患者,及时解答疑问,安慰、理解、开导患者,帮助患者及家属树立战胜疾病的信心。保持愉快的心情、规律的生活,不断改善生活质量,保持良好的心态积极配合治疗。

4.腹水的护理

(1)体位:应多卧床休息。可抬高下肢,以减轻水肿;大量腹水者卧床时可取半卧位,有利于呼吸运动,减轻呼吸困难和心悸;阴囊水肿患者可用拖带托起阴囊,缓解水肿。

(2)避免腹内压骤增:如剧烈咳嗽、打喷嚏、用力排便等。

(3)限制水钠摄入:遵医嘱使用利尿剂,严格限制水钠摄入,并注意维持水电解质及酸碱平衡。

(4)腹腔穿刺放腹水的护理:记录抽出腹水的量、性质、颜色并及时送检。术后认真听取患者主诉,严密观察生命体征及穿刺部位情况。

5.皮肤护理 每天可用温水擦浴,避免用力搓拭、使用刺激性的药皂或沐浴液、水温过高等;衣服宜柔软、宽松;床铺要平整、洁净,定时更换体位,以防局部组织长期受压、皮肤损伤,发生压疮或感染；皮肤瘙痒时勿搔抓，可涂抹止痒剂，以免皮肤破损和继发感染。

6. TIPS 治疗的护理

（1）穿刺点按压指导：颈静脉穿刺部位应用食指及中指指腹力量压迫止血 0.5～1h 即可；股动脉穿刺部位应用食指及中指指腹力量压迫止血 1～2h，后改由 1kg 盐袋压迫 6～8h，穿刺侧肢体制动 24h。

（2）观察病情变化：观察消化道出血情况、穿刺点出血情况、患者意识及腹水情况，准确记录出入量。

（3）预防感染：密切观察有无腹痛、腹胀、发热等感染征象，如有不适及时通知医生处理。

（4）饮食护理：术后前 3d 进食易消化的流质饮食，严格限制蛋白质的摄入量，限制在 20g/d 之内；在 3～5d 逐渐过渡到半流质饮食，1 周后软食，鼓励患者进食高糖、多种维生素的食物，每 3～5d 增加 10g 蛋白质，逐渐增加患者对蛋白质的耐受性，最后增加到每天每千克体重摄入蛋白质 0.8～1.0g，以维持基本的氮平衡。

（5）防止便秘：合理饮食，保持大便通畅。便秘时可遵医嘱适当使用促进排便的药物。

（四）健康指导

1. 疾病知识指导　掌握本病的有关知识和自我护理方法，并发症的预防及早发现、分析和消除不利因素。注意保暖和个人卫生。

2. 休息与活动指导　指导患者睡眠充足，生活起居有规律，避免过度疲劳，以休息为主，视情况适当增加活动量。

3. 皮肤护理指导　肝硬化患者常出现皮肤干燥、水肿、瘙痒，易发生皮肤破损和继发感染。指导患者勿使用具有刺激性的皂液和沐浴液；皮肤瘙痒者给予止痒处理，嘱其勿用手抓搔，以免皮肤破损。

4. 用药指导　遵医嘱用药，勿擅自加减药物。教会患者观察药物疗效和不良反应，及时识别病情变化及并发症的发生，及时就医、定期随访。

5. 照顾者指导　指导患者家属理解关心患者，给予精神支持和生活照顾。细心观察、及早识别病情变化，及时就医。

6. 并发症的护理　预防并发症的发生，一旦发生，按照相关并发症处理方法及时处理。

七、预后

Child－Pugh 分级与预后密切相关，1 年和 2 年的估计生存率分别为 Child－Pugh A 级 100％，85％；B 级 80％，60％；C 级 45％，35‰ 呕血、黄疸、腹水是预后不利因素。肝移植的开展已明显地改变了肝硬化患者的预后。移植后患者 1 年生存率为 90％、5 年为 80％，生活质量大大提高。

（徐华）

第十节　肝性脑病的护理

一、概述

肝性脑病（hepatic encephalopathy，HE）曾称肝性昏迷（hepatic coma），是由各种严重肝

病或各种门—体分流(porto—systemic venous shunting,PSE)引起的、以代谢紊乱为基础的中枢神经系统功能失调综合征。它常具有潜在的可逆性,轻者可有轻微智力减退,严重者以意识障碍、行为失常、昏迷为主要表现。

二、病因及发病机制

(一)发病机制

肝性脑病的发病机制至今尚未明确,发病机制学说很多,主要发病机制如下。

1. 神经毒素学说　氨是促发肝性脑病最主要的神经毒素,氨代谢紊乱引起氨中毒是肝性脑病的重要发病机制,高血氨是目前公认的关键因素之一。

(1)氨的形成和代谢:血氨的产生主要来自肠道、肾脏和骨骼肌,正常人胃肠道每天可产氨约 4g,以非离子氨(NH_3)在结肠吸收。当结肠 pH>6 时有毒性氨(游离的 NH_3)大量弥散入血;pH<6 时无毒 NH_4^+ 从血液中转移至肠腔随粪便排出。肾脏产氨主要由肾小管上皮的谷氨酰胺酶将肾脏血液中的谷氨酰胺分解为氨和谷氨酸,受肾小管液 pH 值影响。心肌、骨骼肌在运动时也产生少量氨。机体清除氨的主要途径:①合成尿素经肾脏排出。②骨骼肌、肝、脑和肾等组织均能摄入过多的氨。③可从肺部呼出少量。

(2)氨对中枢神经系统的毒性作用:①干扰大脑的能量代谢,使大脑细胞供能不足。②增加了大脑对具有抑制脑功能的物质的摄取区,如络氨酸、苯丙氨酸等。③大脑合成谷氨酰胺增加,可增加脑内渗透压,导致脑水肿的发生。④氨可直接干扰神经的电活动。

2. 神经递质的变化学说。

3. 氨基酸代谢不平衡学说。

4. 氨、硫醇和短链脂肪酸的协同毒性作用及锰沉积。

(二)诱发因素

1. 高蛋白质饮食　肝功能不全时,过多摄入动物蛋白质,会加重肝脏负担。同时肠道内的细菌将蛋白质分解,产生氨及芳香族氨基酸。

2. 上消化道大出血　消化道大出血致血容量不足,肝细胞缺氧,同时肠道分解积血产氨增加。

3. 手术或自然门体分流　肝脏摄氨减少,肠源性氨进入体循环增加。

4. 感染　如自发性腹膜炎等加重肝脏吞噬、免疫及解毒功能的负荷,耗氧量增加的同时代谢增高,产氨增加。

5. 药物　乙醇、镇静药、催眠药、麻醉药可直接与脑内 γ—氨基丁酸/苯二氮䓬(GABA/BZ)受体结合,抑制大脑和呼吸中枢,造成缺氧。

6. 电解质紊乱　低血钠导致脑水肿,低血钾导致代谢性碱中毒、大量利尿或放腹水引起碱中毒,使 NH_3 释放入血增加。

7. 氮质血症　各种原因所造成的血容量不足,如厌食、腹泻或控制液体用量、应用大量利尿剂或大量放腹水、肝肾综合征等导致的肾前性氮质血症,使血氨升高。

8. 便秘　便秘使氨及有毒物质在肠道存留时间延长,促使毒物充分吸收。

9. 低血糖。

10. 输血　库存 21d 的陈旧血,其氨含量可增加 5 倍以上。

三、诊断要点

（一）临床表现

肝性脑病的临床表现因原有的肝病性质不同、肝功能损害严重程度不同、诱因不同而有所差异。一般根据意识障碍程度、神经系统体征及脑电图改变，将临床表现分为四期（表7－6），各期可重叠发生。

表7－6　肝性脑病临床分期

分期	认知功能障碍及性格、行为异常的程度	神经系统体征	脑电图改变
Ⅰ期 （前驱期）	性格改变或行为异常，如欣快激动或沮丧少语；衣冠不整或随地便溺、应答尚准确但吐字不清且缓慢、能完成简单计算	可测到扑翼样震颤	多数正常
Ⅱ期 （昏迷前期）	睡眠障碍和精神错乱为主、反应迟钝、定向障碍、计算力及理解力均减退、言语不清、睡眠时间倒错	反射亢进、肌张力增高、踝阵挛阳性、巴氏征阳性、扑翼征明显阳性	特征性异常
Ⅲ期 （昏睡期）	昏睡和精神错乱为主、但能唤醒、醒时尚能应答，但常有意识不清或有幻觉	引出扑翼样震颤、踝阵挛阳性、腱反射亢进、四肢肌张力增高锥体征阳性	异常波形
Ⅳ期 （昏迷期）	意识完全丧失，不能被唤醒，浅昏迷时对疼痛刺异常激有反应、深昏迷时对各种刺激均无反应	浅昏迷时腱反射和肌张力亢进、踝阵挛阳性、扑翼无法引出；深昏迷时各种反射消失	明显异常

轻微肝性脑病（minimal hepatic encephalopathy）曾称为亚临床性肝性脑病（subclinical hepatic encephalopathy，SHE），是指患者没有上述临床表现，可参加正常社会活动，从事日常生活及工作，但对他们进行精细的智力检测和（或）电生理检测可发现异常。此类患者反应能力下降，不宜从事驾驶等高危工作。

（二）实验室和其他检查

1.血氨慢性肝性脑病　尤其是门体分流性脑病患者多见血氨升高，急性肝性脑病患者血氨可正常。

2.脑电图　典型表现为电波节律变慢。对Ⅰ期肝性脑病及轻微肝性脑病的诊断价值较小。

3.诱发电位　可用于轻微肝性脑病的诊断和研究。

4.心理智能测验　适用于诊断早期肝性脑病及筛选轻微肝性脑病，简便有效，但结果受年龄及教育程度影响。

5.影像学检查　颅脑 CT 及 MRI 可发现脑水肿。

四、治疗

早期识别、去除 HE 发作诱因、保护肝功能、治疗氨中毒及调节神经递质是 HE 治疗的关键。

（一）去除诱因

1.禁止饮酒，慎用各种对肝脏有损伤的药物。

2.治疗胸腹水时应注意联合应用保钾和排钾利尿剂，大量放腹水时应静脉输注足量白蛋白、补充电解质以维持有效血容量。

3.保持大便通畅,消化道出血后应清除肠道积血。

4.进食差的患者注意给予肠内营养支持,避免低血糖。

5.积极控制感染,选用对肝脏损害较小的抗生素。

6.门体分流术后,视患者肝功能情况限制蛋白质饮食。

(二)减少肠内毒物的生成和吸收,促进有毒物质的清除

1.清洁肠道可用 25% 硫酸镁 30～60mL 口服或鼻饲导泻;生理盐水或弱酸液清洁灌肠。

2.降低肠道 pH,抑制肠道细菌生长口服乳果糖或乳山梨醇,亦可用乳果糖或白醋小量保留灌肠。

3.减少氨的生成使用含双歧杆菌、乳酸杆菌的微生态益生菌制剂(如双歧三联活菌制剂)可通过调节肠道菌群结构,抑制产氨、产尿素酶细菌的生长。

4.口服抗生素。

(三)促进氨代谢

谷氨酸钾或谷氨酸钠、门冬氨酸－鸟氨酸、精氨酸降血氨,但均为经验用药,疗效仍有争议。

(四)调节神经递质

氟马西尼对Ⅲ、Ⅳ期患者具有促醒作用;支链氨基酸可减少假神经递质的形成。

(五)病因治疗

1.改善肝功能抗乙肝病毒治疗。

2.减少门－体分流　TIPS 术后引起的 HE 多呈自限性,对于反复发作 HE 可行介入手术减小分流道直径或断流。

3.人工肝有暂时性的、一定程度的疗效,可赢取时间为肝移植做准备,适用于急性肝衰竭患者。

4.肝移植、肝衰竭所致的严重和顽固性肝性脑病有肝移植指征。

(六)并发症治疗

重度肝性脑病的患者常并发脑水肿和多器官功能衰竭,注意纠正水电解质紊乱、保证血容量及能量供应、防止脑水肿等治疗。

五、护理

(一)常用护理诊断/问题

1.思维过程改变　与血氨增高、代谢产物引起中枢神经系统功能紊乱有关。

2.自理能力缺陷　与意识障碍有关。

3.有皮肤完整性　受损的危险与被动体位有关。

4.营养失调　低于机体需要量与代谢紊乱、进食少等有关。

5.有受伤的危险　与肝性脑病所致意识障碍有关。

6.潜在并发症　脑水肿。

(二)护理目标

1.患者感知恢复正常。

2.患者意识恢复正常,生活自理。

3.患者营养状况得到改善,能维持机体需要。

4. 患者未受伤、皮肤未受损。

5. 患者未发生相关并发症，或并发症发生后能得到及时治疗与处理。

（三）护理措施

1. 病情观察　包括肝性脑病的早期征象、意识障碍程度，原发肝病的表现有无加重及有无上消化道出血、感染等并发症，水、电解质和酸碱平衡的观察，及时发现出血、休克、脑水肿以及肝肾综合征，出血者注意观察血压和粪便颜色。

2. 饮食护理　重点不在于限制蛋白质的摄入，而在于维持正氮平衡。饮食应以碳水化合物为主，每日应保证热能供应和足量的维生素。昏迷者鼻饲 25% 葡萄糖液供给热量。胃不能排空时应停止鼻饲改用静脉滴注。在大量输注葡萄糖的过程中必须警惕发生低钾血症、心力衰竭和脑水肿。急性 HE 及 Ⅲ、Ⅳ 期 HE 开始数日要禁食蛋白，清醒后每 2～3d 增加 10g，逐渐增加蛋白至每日 1g/kg；Ⅰ、Ⅱ 期 HE 则开始数日予低蛋白饮食（20g/d），每 2～3d 增加 10g，如无 HE 发生，则继续增加至每日 1.2g/kg。蛋白种类以植物蛋白为主，其次是牛奶蛋白，脂肪尽量少用。

3. 重症患者护理　患者取仰卧位，保持呼吸道通畅、吸氧，必要时气管切开协助排痰给氧；加强口腔护理，防止吸入性肺炎；尿潴留患者给予留置导尿，定时放尿并详细记录尿量颜色及性状；定时翻身，保持床褥干燥、平整；昏迷患者必要时用冰帽降低颅内温度，减少脑细胞消耗，保护脑细胞功能，遵医嘱使用甘露醇等脱水剂以防止脑水肿；意识不清躁狂者，根据病情需要予以保护性约束，以保证患者安全及治疗安全。

4. 避免其他诱发因素　禁止患者饮酒，禁止应用安眠药，慎用镇静剂，避免快速利尿和大量放腹水；防止感染；保证大便通畅（禁用肥皂水灌肠）。

5. 心理护理　鼓励患者表达自身感受，教会患者自我放松的方法，鼓励患者家属和朋友给予患者关心和支持。

（四）预防

1. 对患者进行健康教育，介绍肝病及肝性脑病的相关知识及各种诱发因素，告知肝性脑病的早期征象以便早期识别。

2. 治疗方案应避免医源性诱因。

3. 指导适量蛋白饮食，禁止饮酒。

4. 遵医嘱用药，掌握药物主要副作用，告知慎用或避免应用的药物。

5. 注意休息，避免劳累。

6. 保持大便通畅，消化道出血时及时清除肠道内积血。肝病进行性发展时应有观察和治疗轻微肝性脑病的意识。

（徐华）

第十一节　上消化道出血的护理

一、概述

消化道出血（gastrointestinal bleeding）是指从食管至肛门之间消化道的出血，Treitz 韧带以上的消化道出血称为上消化道出血，Treitz 韧带以下的消化道出血称之为下消化道出血。上消化道出血常表现为急性大出血，是临床常见急症，是本节讨论的重点。

上消化道大量出血指在数小时内失血量超过 1000mL 或超过循环血容量的 20%，临床主要表现为呕血和（或）黑便、血便等，并伴有血容量减少而引起的急性周围循环衰竭，严重者可导致失血性休克而危及患者生命。本病为常见的临床危急重症，死亡率高达 5%～12%。及早识别出血征象、密切观察周围循环状况的变化、及时准确的抢救治疗和细致周到的临床护理是抢救患者生命的关键。

二、病因

上消化道出血的病因很多，其中常见的有消化性溃疡、食管胃底静脉曲张破裂、急性糜烂出血性胃炎、胃癌等，其中消化性溃疡引起的上消化道出血占 50%。消化道出血的病因详见表 7－7。

表 7－7　上消化道出血的病因

	类型	病因
非静脉曲张性出血	食管疾病	食管炎、食管癌、食管贲门粘膜撕裂、食管异物、强酸、强碱或其他化学试剂引起的损伤等
	胃、十二指肠疾病	消化性溃疡、急性糜烂出血性胃炎、胃癌、异物、吻合口溃疡、息肉等
	上消化道毗邻器官疾病	肝脏疾病：肝血管瘤、肝癌破裂、肝脓肿等
		胰腺疾病：胰腺癌、急性与慢性胰腺炎、胰腺脓肿等
		胆道疾病：胆石症、胆道蛔虫、胆囊或胆管炎、胆道损伤或肿瘤等
		纵隔病变：纵隔肿瘤、主动脉瘤等
		血管病：过敏性紫癜、动脉粥样硬化等
		血液病：血友病、白血病、血小板减少性紫癜、弥散性血管内凝血等
	全身性疾病	风湿免疫疾病：系统性红斑狼疮、结节性多动脉炎等
		急性感染：败血症、流行性出血热等
		脏器功能衰竭：肝肾衰竭、尿毒症等
静脉曲张性出血		各种肝硬化、门静脉阻塞综合征、布加综合征

三、诊断

（一）临床表现

上消化道大量出血的临床表现取决于出血病变的性质、部位、出血量与速度，并与患者年龄、心、肾、肝功能等全身状况有关。

1. 呕血与黑便　是上消化道出血的特征性表现。上消化道大量出血之后均有黑便，但不一定有呕血。呕血和黑便的颜色、性质都与出血量和速度有关。呕血为鲜红色或血块时提示出血量大且速度快，血液在胃腔内停留时间短，未经胃酸充分混合即呕出；如呕血为棕褐色咖啡渣样，则提示血液在胃内停留时间长，经胃酸作用形成酸化的血红蛋内所致。典型黑便呈柏油样，黏稠发亮，是因血红蛋白中铁与肠内硫化物作用形成硫化铁所致；当出血量大且速度快时，血液在肠内推进快，粪便可为暗红色甚至鲜红色，需与下消化道出血鉴别。

2. 失血性周围循环衰竭　上消化道大量出血时，由于循环血容量迅速减少，静脉回心血相应不足、心脏排血量降低，发生急性周围循环衰竭，其轻重程度因出血量大小、失血速度快慢而异。患者可出现头昏、乏力、心悸、晕厥、出汗、口渴等一系列周围循环衰竭的表现。严重者呈休克状态。老年人因器官储备功能低下，且常有冠心病、高血压、慢性阻塞性肺部疾病、脑动脉硬化等,即使出血量不大也可发生多器官功能衰竭,增加病死率。

3.发热　上消化道大量出血后,部分患者可在24h内出现发热,一般不超过38.5℃,持续3～5d降至正常。发热机制尚不清楚,可能与循环血容量减少、急性周围循环衰竭导致体温调节中枢的功能障碍有关。

4.氮质血症　可分为肠源性、肾前性和肾性氮质血症。

(1)上消化道大量出血后,由于大量血红蛋白分解产物在肠道中被吸收,引起血中尿素氮浓度可暂时增高,称为肠源性氮质血症。血中尿素氮多在一次出血后数小时开始上升,24～48h达到高峰,一般不超过14.2mmol/L,3～4d后可恢复正常。如患者血容量已基本纠正、血尿素氮持续增高超过3～4d不降,且出血前肾功能正常,则提示有活动性出血。

(2)上消化道大量出血导致周围循环衰竭,使肾血流量和肾小球滤过率减少,为氮质血症的肾前性因素。大量或长期失血所致肾小管坏死可引起肾性氮质血症。

(3)如无活动性出血的证据,血容量已基本补足而尿量仍少,血尿素氮不能降至正常,则应考虑是否因严重而持久的休克造成急性肾衰竭,或失血加重了原有肾病的肾损害而发生肾衰竭。

5.贫血和血象变化　上消化道大量出血后均有失血性贫血。出血早期血红蛋白浓度、红细胞计数与血细胞比容的变化可不明显。在出血3～4h后,因组织液渗入血管内使血液稀释才出现贫血,出血后24～72h血液稀释到最大程度。贫血程度取决于出血量、出血前有无贫血、出血后液体平衡状态等因素。出血24h内网织红细胞即见增高,至出血后4～7d可高达5％～15％,出血停止以后逐渐降至正常。如出血未止,网织红细胞则可持续升高。白细胞计数在出血后2～5h升高,可达$(10～20)×10^9$/L,出血停止后2～3d恢复正常。但肝硬化患者,若同时有脾功能亢进,则白细胞计数可不升高。

(二)诊断要点

1.确定消化道出血　根据上述临床表现诊断消化道出血,但应与消化道以外的出血进行鉴别。

(1)注意区别呕血与咯血。

(2)询问病史鉴别食物或药物引起的黑便。

(3)询问病史和局部检查鉴别口腔、鼻、咽喉部出血。

2.失血量及周围循环状态的评估(表7-8)

表7-8　出血量的评估

临床表现	出血量的估计
大便隐血试验阳性	每日出血量>5mL
黑便	每日出血量为50～100mL
呕血	胃内积血量达250～300mL
头晕、心悸、乏力	单次出血量为400～500mL
急性周围循环衰竭的表现	单次出血量≥1000mL

急性大出血严重程度的评估主要依据血容量减少导致的周围循环衰竭表现。

出血性休克的早期体征有脉搏细速、脉压变小,血压因机体代偿作用可表现为正常甚至一时偏高,此时应特别注意血压变化,并及时予以抢救,否则血压将急剧下降。休克状态时,表现为呼吸急促、口唇发绀、面色苍白、皮肤湿冷、呈灰白色或紫灰花斑,压后褪色经久不能恢复,体表静脉塌陷,患者烦躁不安、精神萎靡,严重者反应迟钝、意识模糊,收缩压下降至80mmHg 以下、脉压小于 30mmHg、心率增快超过 120 次/分。休克时尿量减少,若补足血容量后患者仍然少尿或无尿,应考虑并发急性肾衰竭。

3. 判断出血是否停止　患者血压、脉搏稳定在正常水平,大便转为黄色,提示出血停止。但由于肠道内积血需经数日(一般约 3d)才能排尽,故不能以黑便作为继续出血的指标。临床上出现下列情况,提示有活动性出血或再次出血。

(1)反复呕血、呕吐物由咖啡色转为鲜红色。

(2)黑便次数增多、粪质稀薄,色泽转为暗红色,伴有肠鸣音亢进。

(3)周围循环衰竭的临床表现经充分补液、输血而未见明显改善,或暂时好转后又恶化,血压波动、中心静脉压不稳定等。

(4)血红蛋白浓度、红细胞计数、血细胞比容不断下降,网织红细胞计数持续增高。

(5)在足量补液、尿量正常的情况下血尿素氮持续或再次增高。

(6)门静脉高压的患者原有脾大,在出血后常暂时缩小。如不见脾肿大恢复则提示出血未止。

4. 判断出血部位及病因

(1)胃镜检查:目前诊断上消化道出血病因的首选检查方法。胃镜检查可以直接观察出血病变的部位、病因及出血情况,同时对出血灶进行止血治疗。一般主张检查在出血后 24～48h 内进行(称急诊胃镜检查)。急诊胃镜检查可根据病变的特征判断是否出血或估计再出血的危险,同时进行内镜治疗。在行急诊胃镜检查前需补充血容量、纠正休克、改善贫血,并尽量在出血的间隙期进行。

(2)影像学检查

1)消化道钡餐检查:目前多被纤维胃镜检查所替代,主要适用于有胃镜检查禁忌证或不愿进行内镜检查者,或胃镜检查未能发现出血原因、疑病变在十二指肠降段以下的小肠段者。由于活动性出血时胃肠内有积血,且患者处于抢救阶段不能配合,检查应在出血停止、病情基本稳定数天后进行。

2)超声、CT 及 MRI:对了解肝、胆、胰疾病,诊断胆道出血有重要意义。

3)选择性血管造影:内镜未发现病灶,怀疑消化道动脉性出血时,可选血管造影剂血管介入治疗。

(3)手术探查:各种检查不能明确出血灶、持续大出血危及患者生命时,需行手术探查。

四、治疗

上消化道大量出血病情急、变化快,严重者危及生命,应积极采取措施进行抢救。

(一)监护治疗

患者宜卧位,保持呼吸道通畅,防止误吸,必要时吸氧。监测生命体征,活动性出血期间暂禁食。

(二)积极补充血容量

立即配血,同时尽快建立有效的静脉通道,输入平衡液或葡萄糖盐水、右旋糖酐或其他血浆代用品以补充血容量。尽快输入全血,以恢复和维持血容量及改善急性失血性周围循环衰竭,应注意输液过多、过快可引起肺水肿。肝硬化出血患者宜输新鲜血,避免诱发肝性脑病。

（三）止血

1.非曲张静脉上消化道大量出血的止血措施　该类出血系指除了食管胃底静脉曲张破裂出血之外的其他病因所致的上消化道大量出血,其中以消化性溃疡引起的出血最为常见。

（1）抑制胃酸分泌药:常用 H_2 受体拮抗剂或质子泵抑制剂,抑制胃酸分泌以提高胃内pH 值,有利于血小板聚集及血浆凝血功能所诱导的止血过程。常用药物有法莫替丁、埃索美拉唑、奥美拉唑等,急性出血期均为静脉给药。

（2）内镜治疗:包括电凝局部药物喷洒和局部药物注射、血管夹钳夹等。临床应用注射疗法较多,使用的药物有 1/10000 肾上腺素、硬化剂等。

（3）介入治疗:内镜治疗不成功时,可考虑经肠系膜动脉造影寻找出血的病灶,同时给予血管栓塞治疗。

（4）手术治疗:上消化道大量出血经内科积极治疗,如出血不止危及患者的生命,需行手术治疗。

2.食管胃底静脉曲张破裂出血的止血措施　本病往往出血量大、出血速度快、再出血率和死亡率高,治疗措施上亦有其特殊性。

（1）药物止血

1）血管加压素:常用药物为垂体后叶素及特利加压素,其作用机制是通过对内脏血管收缩作用,减少门静脉血流量,降低门静脉及其侧支循环的压力,从而控制食管胃底曲张静脉的出血。

2）生长抑素:用于治疗食管胃底静脉曲张破裂出血,其止血效果肯定。目前临床常用 14肽天然生长抑素、生长抑素的人工合成制剂奥曲肽。

（2）双囊三腔管压迫止血:宜在药物不能控制出血时暂时使用,或作为内镜、血管介入治疗前的桥梁手段以争取治疗的时机。

（3）内镜直视下止血:在用药物治疗和气囊压迫基本控制出血、病情基本稳定后,进行急诊内镜检查和止血治疗。常用方法有:

1）硬化剂注射止血术:局部静脉内外注射硬化剂,使曲张的食管静脉形成血栓,以消除曲张静脉并预防新的曲张静脉形成。硬化剂可选用无水乙醇、鱼肝油酸钠、乙氧硬化醇等。

2）食管曲张静脉套扎术:用橡皮圈结扎出血或曲张的静脉,致使血管闭合。适用于单纯食管静脉曲张不伴有胃底静脉曲张者。

3）组织黏合剂注射法:局部注射组织黏合剂,使出血的曲张静脉闭塞。

4）经颈静脉肝内门－体分流术(transjugular intrahepatic portosystemic shunt,TIPS):其对急性大出血的止血成功率＞95％。对于大出血和评估内镜治疗成功率低的患者应在 72h内行 TIPS。

5）手术治疗:食管胃底静脉曲张破裂大量出血经内科积极治疗无效时,应考虑外科手术。

五、护理

（一）常用护理诊断/问题

1.有效循环血容量不足　与上消化道出血有关。

2.活动无耐力　与失血性周围循环衰竭有关。

3.有受伤的危险　创伤、窒息、误吸与血液或分泌物反流入气管引起误吸、气囊阻塞气道致窒息、气囊压迫使食管胃底黏膜长时间受压等有关。

4.恐惧　与患者健康或生命受到威胁有关。

5.潜在并发症　失血性休克、肝性脑病。

（二）护理目标

1.患者组织灌注恢复正常,没有脱水征。

2.患者的活动耐力增加。

3.患者恐惧减轻,配合治疗及护理。

4.患者未发生相关并发症,或并发症发生后能得到及时治疗与处理。

（三）护理措施

1.监护　大出血时患者应绝对卧床休息,取平卧位并将下肢略抬高,以保证脑部供血。呕吐时头偏向一侧,防止窒息或误吸,保持呼吸道通畅,必要时可用负压吸引器清除气道内的分泌物、血液、呕吐物,同时给予吸氧;监测生命体征,如心率、血压、呼吸、尿量及意识变化;观察活动性出血情况;定期复查血生化指标。

2.饮食护理　大出血时需禁食,少量出血无呕吐者,可进温凉、清淡流质饮食。消化性溃疡患者出血停止后改为营养丰富、易消化、无刺激性的半流质饮食,之后逐步过渡到正常饮食。食管胃底静脉曲张破裂出血的患者在出血停止后 1~2d 可予以高热量、高维生素流质饮食,限制钠和蛋白质摄入,避免坚硬、粗糙、刺激性食物,且进食时应细嚼慢咽以防止损伤曲张静脉而再次出血。

3.用药护理　备齐急救用品、药物。立即建立静脉通道,配合医生迅速、准确地实施输血、输液,及各种止血、药物治疗等抢救措施,并观察治疗效果及不良反应。输液开始宜快,可加压输入,必要时监测中心静脉压作为调整输液量及速度的依据。避免因输液和输血过多、过快而引起急性肺水肿,对老年和心肺功能不全患者尤应注意。肝硬化患者禁用吗啡、巴比妥类药物。血管加压素可引起腹痛、心律失常、心肌缺血、血压升高甚至发生心肌梗死,故有冠心病、高血压、肺心病、心功能不全的患者及孕妇忌用。在输注时速度应缓慢、准确,并密切观察有无不良反应。

4.心理护理　观察患者有无紧张、恐惧或悲观、沮丧等心理反应,特别是慢性病或全身性疾病致反复出血的患者,有无对治疗失去信心、不合作。保持室内环境安静。抢救工作应迅速而不忙乱,以减轻患者的紧张情绪。大出血时陪伴患者,使其有安全感。呕血或解黑便后应及时清除血迹、污物,以减少对患者的不良刺激。解释各项检查、治疗措施的必要性,耐心听取并解答患者或家属的提问,以减轻他们的疑虑、紧张及恐惧心理。

5.安全的护理　轻症患者可在床上适当活动。有活动性出血时易发生直立性低血压,指导患者坐起、站立时动作缓慢。出现头晕、心慌、出冷汗时立即卧床休息并告知医护人员;必要时由护理人员陪同如厕或暂时改为在床上排便。用床栏加以保护,并加强巡视。

6.生活护理　协助患者生活护理。患者呕吐后予以及时清理,避免恶性刺激。注意肛周皮肤的清洁和保护。卧床者尤其是老年、消瘦及重症患者应注意预防压疮的发生。

7.双囊三腔管的应用及护理　鉴于近年来药物治疗及内镜治疗的进步,目前已不推荐气囊压迫止血作为首选止血措施。其应用限于药物不能控制的食管胃底静脉曲张破裂出血者暂时止血。熟练的操作技术、插管后的密切观察及护理是达到预期止血效果的关键。该管的两个气囊分别为胃囊、食管囊,三腔管内的三个腔分别通往两个气囊和胃腔,用气囊压迫食管胃底曲张静脉。

(1)双囊三腔管的安置及拔管

1)安置:插管前仔细检查,确保胃管、食管囊及胃囊管通畅,并分别做好标记,检查气囊均完好、无漏气,抽尽囊内气体,经患者鼻腔插管至胃腔内。插管深度约 65cm 时,检查证实胃管确在胃内,并抽出胃内积血及胃内容物。向胃囊注气 200～300mL,至囊内压为 40～60mmHg(5.3～6.7kPa)封闭管口向外牵引管道,使胃囊压迫胃底部曲张静脉。如仅用胃囊压迫已止血,则食管囊不必充气。如未能止血,继向食管囊注气 50～100mL 至囊内压 20～40mmHg(2.7～5.3kPa)并封闭管口,使气囊压迫食管下段的曲张静脉。管外端以绷带连接 0.5kg 的牵引物,牵引绷带与患者身体呈 45°角、牵引物距离地面约 30cm,经牵引架作持续牵引。定时使用空针抽吸胃管、观察出血是否停止,并记录抽吸液的性状、颜色及量;经胃管冲洗胃腔以清除积血,减少氨在肠道的吸收以免血氨增高而诱发肝性脑病。

2)拔管:出血停止后,放松牵引,放出囊内气体(自然放气,先放食管囊、再放胃囊),保留管道继续观察 24h,未再出血可遵医嘱拔管。对昏迷患者可继续留置管道,用于管喂流质饮食和药物。拔管前口服液体石蜡 20～30mL,以润滑黏膜及管、囊的外壁,约 20min 后抽尽囊内气体,以缓慢、轻巧的动作拔管。气囊压迫时间一般以 3～4d 为限(连续牵引压迫时间不宜超过 24h),继续出血者可适当延长。

(2)护理

1)留置双囊三腔管期间防止意外发生:定时测量气囊内压力,以防压力不足而不能达到止血效果,或压力过高引起局部组织坏死。食管气囊充气加压 12h、胃管囊充气加压 24h 后应放松牵引放气观察(避免食管胃底黏膜受压时间过长而发生糜烂、坏死),观察 15～30min,若出血未止,再继续牵引。如出血已止,则放气继续观察 12～24h,根据患者情况遵医嘱拔管。

当胃囊充气不足或意外破裂时,食管囊和胃囊可因牵引向上移动,阻塞于喉部而引起窒息。一旦发生应立即用备用剪刀剪断三腔汇合处上端,以快速放出囊内气体,拔出管道。对昏迷患者尤应注意观察有无突然发生的呼吸困难、窒息。对烦躁或意识不清的患者,必要时约束患者双手以防试图拔管而发生窒息等意外。床旁备纸巾、弯盘等,为患者及时清除鼻腔、口腔分泌物,并嘱患者勿下咽唾液等分泌物。

2)留置管道期间,定时做好口腔、鼻腔的清洁,用液体石蜡润滑口唇、鼻腔。床旁备置剪刀。加强心理护理,留置气囊管会导致患者不适感,有过插管经历的患者更易出现焦虑、恐惧,故应解释本治疗方法的必要性、目的及过程,多陪伴患者,加以安慰和鼓励,取得患者的配合,以达到预期止血效果。

8.并发症的预防及护理

(1)休息与活动:平时生活起居应有规律,避免过度劳累,避免长期精神紧张。避免剧烈咳嗽及用力排便。

(2)饮食指导:进食不宜过多、过快,不宜进食辛辣、粗糙的食物,进食带骨的食物时避免吞下刺和骨。

(3)教会患者及家属早期识别出血征象及采取紧急措施:出现头晕、心悸等不适,或呕血、黑便时,应立即卧床休息,减少活动、保持安静并及时就医。

(4)食管胃底静脉曲张破裂出血的预防

1)一级预防(已有食管胃底静脉曲张但未出血者):①对因治疗。②口服 PPI 或 H_2 受体拮抗剂。③非选择性β受体拮抗剂(普萘洛尔)合用5—单硝酸异山梨酯。④内镜结扎曲张静脉治疗(EVL)。

2)二级预防(对已经发生过食管胃底静脉曲张破裂出血史者预防再出血):①急性出血期间已行 TIPS,定期复查了解分流道是否通畅。②急性出血期间未行 TIPS,可选择行 TIPS、EVL、部分脾动脉栓塞术及口服 PPI 或 H$_2$ 受体拮抗剂、非选择性β受体拮抗剂(普萘洛尔)合用5—单硝酸异山梨酯。③慢性病者定期门诊随访,有呕血、黑便、上腹不适应随时就诊。

(徐华)

第十二节　下消化道出血的护理

一、概述

下消化道出血(lower gastrointestinal hemorrhage)是指 Treitz 韧带以下的消化道出血。其发生率比上消化道出血低,但病因相对较复杂、诊断及处理较困难,容易误诊和漏诊。近年来,检查手段的增多及治疗技术的提高,下消化道出血的病因诊断率也有了明显提高。急性大出血病死率约为 3%。

二、病因

引起下消化道出血的病因很多,但在临床工作中以肠道恶性肿瘤、息肉及炎症性病变引起的最为常见。

(一)肠道肿瘤和息肉

恶性肿瘤有直肠癌、类癌、结肠癌、肠道恶性淋巴瘤、肉瘤、小肠腺癌、肠道转移性癌等;良性肿瘤有脂肪瘤、血管瘤、平滑肌瘤、神经纤维瘤、囊性淋巴管瘤等;息肉多见于大肠,主要是腺瘤性息肉,还有幼年性息肉及 PJ 综合征(又称黑斑息肉综合征)。

(二)炎症性病变

引起出血的感染性肠炎有肠结核、菌痢、肠伤寒及其他细菌性肠炎等,寄生虫感染有血吸虫、阿米巴虫等所致的肠炎;非特异性肠炎有溃疡性结肠炎、克罗恩病等。此外还有抗生素相关性肠炎、放射性肠炎、急性坏死性小肠炎、缺血性肠炎等。

(三)血管病变

毛细血管扩张症、血管畸形、静脉曲张。

(四)肠壁结构病变

如憩室病变(其中小肠 Meckel 憩室出血并不少见)、肠道血管畸形、肠系膜血管血栓形成等。

(五)肛门病变

痔疮和肛裂。

(六)全身性疾病

感染性疾病、败血症、流行性出血热、伤寒、钩端螺旋体病、血液系统疾病、过敏性紫癜等。

三、诊疗要点

（一）临床表现

1. 下消化道出血　一般为血便或暗红色大便，不伴呕血。

2. 粪便颜色和性状　颜色鲜红，便后滴血或喷血常为痔或肛裂，附于粪表面多为肛门、直肠、乙状结肠病变。右侧结肠出血为暗红色或猪肝色，停留时间长可呈柏油样便。小肠出血与右侧结肠出血相似，但更易呈柏油样便。黏液脓血便多见于溃疡性结肠炎、菌痢，大肠癌特别是直肠、乙状结肠癌有时亦可出现黏液脓血便。

3. 伴随症状　伴有发热见于肠道炎症性病变，伴有不完全性肠梗阻常见于肠结核、克罗恩病、肠套叠、大肠癌。上述往往伴有不同程度腹痛，而不伴有明显腹痛的多见于息肉、无合并感染的憩室、未引起肠梗阻的肿瘤和血管病变。

4. 大出血　可有循环衰竭表现如心悸、头晕、出汗、虚脱、休克。

5. 原发病的临床症状及体征　原发病的种类繁多，较为常见的是各种特异性肠道感染如炎症性肠病、下消化道憩室、息肉、肿瘤、痔、肛裂等，出血性疾病、结核病、系统性红斑狼疮等各有特殊的临床表现和体征。

（二）辅助检查

1. 实验室检查　常规血、尿、粪便及生化检查。疑似结核者做结核菌素试验、疑似伤寒者做血培养及肥达试验，疑似全身疾病者做相应检查。

2. 肛周、直肠指检

3. 影像学检查　除某些急性感染性肠炎如痢疾、坏死性肠炎等之外，大多数下消化道出血的定位及病因需靠内镜和影像学检查确诊。

（1）结肠镜检查：是诊断大肠及回肠末端病变的首选检查方法。

（2）消化道钡餐检查：X线钡剂灌肠用于诊断大肠、回盲部及阑尾病变，对检查阴性的下消化道出血患者仍需行结肠镜检查。X线小肠钡剂造影是诊断小肠病变的主要方法，但敏感性较低。

（3）放射性核素扫描或选择性腹腔动脉造影：必须在活动性出血时进行，其主要用于内镜检查（特别是急诊内镜）和消化道钡餐检查不能确定出血来源的不明原因出血，因严重畸形大量出血或其他原因不能进行内镜检查者。

（4）胶囊内镜或双气囊小肠镜检查：可直接观察十二指肠及空肠和回肠的出血病变。

4. 手术探查　各种检查不能明确出血灶，且持续大出血危及患者生命，必须手术探查。但有些微小病变特别是血管病变手术探查亦不易发现，此时可借助术中内镜帮助寻找出血灶。

四、治疗

下消化道出血主要是病因治疗，大出血时应积极抢救。

（一）止血治疗

1. 凝血酶保留灌肠　有时对左半结肠出血有效。

2. 内镜下止血　急诊结肠镜检查中如能发现出血病灶，可试行内镜下止血。

3. 血管活性药物　应用血管加压素、生长抑素等静脉滴注可能有一定作用。

4. 动脉栓塞治疗　对动脉造影后经动脉输注血管加压素无效者，可作选择性插管，在出血灶注入栓塞剂。但本方法主要缺点是可能引起肠梗死，对仅拟进行肠段手术切除的病例，可以作为暂时止血用。

5. 紧急手术治疗　经内科保守治疗仍出血不止危及患者生命时,无论出血病变是否确诊,均应紧急手术治疗。

(二)病因治疗

针对不同病因选择药物治疗、内镜治疗、择期外科手术治疗。

五、护理

(一)常用护理诊断/问题

1. 排便异常　与下消化道出血有关。

2. 潜在并发症　休克。

3. 活动无耐力　与下消化道出血所致贫血有关。

4. 知识缺乏　缺乏预防下消化道出血的知识。

5. 焦虑　与担心疾病本身对自身健康威胁有关。

(二)护理目标

1. 便血的次数减少及出血减少或停止。

2. 生命体征稳定。

3. 恢复足够的血容量,血红蛋白、红细胞比容均在正常范围。

4. 能复述消化道出血的有关知识。

5. 患者紧张不安情绪减轻,主动配合。

(三)护理措施

1. 急性大出血患者应绝对卧床休息,对长时间卧床休息的患者,应经常变换体位,避免发生压疮。必要时吸氧。

2. 遵医嘱严格控制饮食,向患者解释控制饮食的目的及饮食对疾病的影响,得到患者的配合。出血活动期应严格禁食,少量出血时可给予易消化、少渣的流质或半流质饮食。

3. 备好急救物品及药物如氧气、静脉穿刺包、输血器材、止血药、血管活性药、镇静剂等,及时抽血查血常规、血型鉴定、合血配血。建立静脉通道,保证按时给予足量的液体及静脉用药的输入。

4. 病情观察

(1)准确记录 24h 出入量,严密监测生命体征。

(2)有引流管的患者,要观察引流物的量、颜色及性质并记录。

(3)观察便血量、颜色及性质并及时通知医生。

(4)出血严重程度的估计:根据休克指数判断失血量(表 7—9)。

表 7—9　根据休克指数判断失血量

心率(次/分)	收缩压(mmHg)	休克指数	失血量(%)
70	140	0.5	0
100	100	1	30
120	80	1.5	30～50
140	70	2	50～70

(5)如患者出血量减少,出血颜色由鲜红色转为暗红色,生命体征趋于平稳,则提示病情好转。

5.在卧床期间注意皮肤护理,便后即时温水清洁肛周,必要时使用皮肤保护膜以防止发生失禁性皮炎。

6.遵医嘱使用止血药,并严密观察用药效果及其不良反应。

7.做好各项检查前准备。

8.根据患者文化水平及对疾病的了解程度,采取合适的方法向其介绍有关预防下消化道出血的知识。

9.心理护理　多数患者看到解血便会产生紧张、恐惧心理,医护人员要关心患者,宣讲疾病相关知识,帮助其树立战胜疾病的信心。进行各种操作前做好解释工作,取得密切配合,使患者保持最佳心态参与疾病的治疗护理。

(徐华)

第十三节　急性胰腺炎的护理

一、概述

急性胰腺炎(acute pancreatitis,AP)是一种常见的急腹症,是多种病因致胰管内高压,腺泡细胞内酶原提前激活而引起胰腺组织自身消化、水肿、出血甚至坏死等炎性损伤。多数患者病程呈自限性,预后良好;少数患者病情严重,伴发多器官功能衰竭、局部和(或)全身并发症、严重感染,死亡率高。

二、病因及发病机制

确切病因尚不明确,目前认为主要与以下因素有关。

(一)胆道疾病

胆道结石、胆道炎症和胆道蛔虫病等胆道疾病是我国急性胰腺炎的主要促发因素,以胆石症最为常见,又称胆源性胰腺炎。

1.当胆石嵌顿、胆道分泌物、蛔虫堵塞引起Oddi括约肌水肿、痉挛,十二指肠壶腹部出口梗阻,胆道内压力高于胰管内压力,胆汁内流入胰管引起急性胰腺炎。

2.胆石在移行过程中损伤胆总管、壶腹部或胆道感染引起Oddi括约肌松弛,使十二指肠液反流入胰管引起急性胰腺炎。

3.当胆道有感染性炎症时,细菌及其毒素通过胆道与胰腺共同淋巴管累及胰腺引起急性胰腺炎。

(二)胰管梗阻

胰管结石、肿瘤、狭窄等使胰液排泄障碍,当胰液分泌旺盛时胰管内压增高,导致胰管及腺泡破裂,胰液流入胰腺间质引起急性胰腺炎。

(三)乙醇及过度饮食

酗酒和暴饮暴食使胰液分泌过度旺盛,可以引起十二指肠乳头水肿、Oddi括约肌痉挛;酗酒还可以引起剧烈呕吐,十二指肠内压骤增,十二指肠液反流入胰管引起急性胰腺炎。此外,乙醇在胰腺内氧化代谢时产生大量活性氧,也有助于激活炎症介质。

（四）手术及创伤

腹部创伤或胰胆、胃肠手术等可直接或间接损伤胰腺组织本身及胰腺供血引发胰腺炎。经内镜逆行胆胰管造影术（endoscopic retrograde cholangiopancreatograpHy，ERCP）可导致十二指肠乳头水肿、注射造影剂压力过高也可引发急性胰腺炎。

（五）药物

某些药物如红霉素、糖皮质激素、免疫抑制剂、磺胺等，可引起机体超敏反应造成胰腺损伤，导致胰液分泌或黏稠度增加从而发生急性胰腺炎。

（六）代谢障碍

高脂血症与急性胰腺炎有病因学关联，但确切机制尚不清楚。甲状旁腺素、维生素 D 过多等所致的高钙血症可致胰管钙化，促使胰酶提前活化而促发急性胰腺炎。

（七）其他

如感染、胰腺结构异常、全身炎症、各种自身免疫性的血管炎等都可诱发急性胰腺炎。另外有 5%～25% 病因不明的急性胰腺炎临床上称为特发性胰腺炎。

三、病理

正常胰腺能分泌多种酶，如胰淀粉酶、胰脂肪酶和胰蛋白酶等，这些酶通常以不活跃的酶原形式存在。在各种病因作用下，一方面胰腺避免自身消化的防御屏障作用被削弱；另一方面胰腺消化酶原被激活，活性胰酶渗入胰腺组织，使胰腺发生自身消化的连锁反应。

急性胰腺炎按病理分为急性水肿型和急性出血坏死型两类（表 7-10）。

表 7-10 急性胰腺炎病理分型

	急性水肿型	急性出血坏死型
胰腺改变	肿大变硬、水肿、分叶模糊	肉眼可见胰腺内有黑白色或黄色斑块的脂肪组织坏死病变，胰腺呈棕褐色并伴有新鲜出血，分叶结构消失
病变累及	部分或整个胰腺，以尾部多见，周围无坏死或少量脂肪坏死	胰腺及胰腺周围组织，脂肪坏死可累及肠系膜、大网膜后组织等
局部并发症	无	脓肿、假性囊肿或瘘管形成

四、诊断

（一）临床表现

临床上以急性水肿型胰腺炎多见，症状相对较轻，腹部体征较轻，也称为轻症胰腺炎（mild acute pancreatitis，MAP）；急性出血坏死型胰腺炎较少见，但病情严重，进展迅速，多伴有全身多器官功能衰竭及各种并发症，根据其伴有的器官功能衰竭能否在 48h 内自行恢复，可区分为中度重症胰腺炎（moderately severe acute pancreatitis，MSAP）和重症胰腺炎（severe acute pancreatitis，SAP）。

1. 症状

（1）腹痛：为本病的主要表现和首发症状，常在胆石症发作后不久，或暴饮暴食、高脂餐及饮酒后突然发生。疼痛剧烈而持久，呈胀痛、钻痛、绞痛或刀割样痛，有时阵发性加剧，位于中上腹，向腰背部呈带状放射，弯腰抱膝位疼痛可减轻，一般胃肠解痉药无效。水肿型患者腹痛 3～5d 可缓解。出血坏死型患者腹痛持续时间较长，当有腹膜炎时疼痛弥漫全腹。少数年老体弱者有时疼痛轻微或无腹痛。

（2）恶心、呕吐及腹胀：常于腹痛后不久发生，多为反射性，呕吐剧烈者可吐出胆汁或咖啡渣样液，呕吐后无舒适感。同时可伴有腹胀，出血坏死型常伴有明显腹胀或麻痹性肠梗阻。

（3）发热：水肿型胰腺炎可有中度发热，一般持续 3～5d；出血坏死型发热较高，且持续不退，特别在胰腺或腹腔内有继发感染时，呈弛张高热。

（4）水电解质和酸碱度平衡紊乱：患者可出现轻重不等的脱水，常伴有低钾、低镁血症，呕吐频繁者可出现代谢性碱中毒，病情严重者可伴有代谢性酸中毒，低钙血症引起手足抽搐为重症及预后不良的标志。部分患者有血糖升高，偶可发生糖尿病酮症酸中毒或高渗性昏迷。

（5）低血压及休克：常见于出血坏死型胰腺炎，可发生在病程的各个时期，主要为各种原因引起的有效循环容量不足。

2.体征（表7-11）

表7-11 急性胰腺炎体征

分型	体征
轻症急性胰腺炎（MAP）	上腹压痛，无反跳痛和肌紧张；可有腹胀和肠鸣音减弱；与主诉腹痛程度不一定相符
重症急性胰腺炎（SAP）	心率快、呼吸急促、血压下降、全腹压痛、腹肌紧张、明显腹胀、肠鸣音减弱或消失，腹腔可出现移动性浊音，可出现 Cullen 征或 Grey-Turner 征

3.并发症

（1）局部并发症：主要表现为胰腺脓肿或胰腺假性囊肿形成。

（2）全身并发症：重症急性胰腺炎病情进展迅速，常并发不同程度的多器官功能障碍。如急性呼吸窘迫综合征（ARDS）、急性肾衰竭、胰性脑病、高血糖等。

（二）辅助检查

1.淀粉酶　血清淀粉酶一般于起病后 2～12h 开始升高，48h 后达到高峰后开始下降，持续 3～5d，血清淀粉酶超过正常值 3 倍即可诊断本病。尿淀粉酶常于发病后 12～14h 开始升高，持续 1～2 周逐渐恢复正常。

2.血清脂肪酶　血清脂肪酶常于发病后 24～72h 内升高，持续 7～10d，其敏感性、特异性均略优于淀粉酶。

3.其他标志物　血清胰腺非酶分泌物可以在急性膜腺炎时增高，如膜腺相关蛋白（PAP）、胰腺特异蛋白（PSP）；有些血清非特异性标志物对胰腺炎诊断也有帮助，如 C 反应蛋白（C-reactive protein，CRP）。

4.血生化检查　白细胞、血糖及三酰甘油增高等。血清钙下降，与临床严重程度平行。

5.影像学检查　X 线腹部平片可发现肠麻痹；B 超及 CT 显像可见胰腺肿大、光点增多、轮廓与周围边界不清楚等。目前 CT 扫描是急性胰腺炎诊断和病情严重程度评估的最重要检查手段。还可以通过 MRI 胆胰管造影（magnetic resonance cholangiopancreatograpHy，MRCP）判断有无胆胰管梗阻。

（三）诊断标准

急性胰腺炎应尽可能在患者入院诉 48h 内明确诊断。

1.确定急性胰腺炎　一般应具备：①急性、持续性中上腹痛。②血淀粉酶＞正常值 3 倍或脂肪酶升高。③胰腺炎症的影像学改变。④排除其他急腹症。

部分患者可不具备第 2 条。

2.确定胰腺炎的分级(表7—12)

表7—12 急性胰腺炎分级诊断

	MAP	MSAP	SAP
器官功能衰竭	无	<48h 纠正	>48h
APACHEⅡ评分	<8	可>8	>8
CT 评分	<4	可>4	>4
局部并发症	无	可有	有

五、治疗

以减少及抑制胰腺分泌、控制炎症、维持水和电解质平衡及有效血容量、防止和治疗并发症为原则,以内科及内镜治疗为主。MAP 经积极治疗 3~5d 多可治愈,而 SAP 病死率高,预后差,须早期联合多种措施进行抢救治疗。

(一)监护

AP 病情变化快、进展迅速,发展为 SAP 后易致多器官功能衰竭,因此发病初期给予密切的病情监护。观察患者的症状、体征,追踪影像学及实验室指标变化(如血钙、血糖、血清白蛋白、CRP、动脉血气分析等),以了解病情进展程度。

(二)器官支持治疗

1.液体复苏 在心功能允许的情况下积极迅速进行补液,维持有效循环血量,使尿量维持在>0.5mL/(kg·h);同时注意补充白蛋白、血浆或血浆代制品,晶胶比例达到 2:1;适时补充碳酸氢钠,纠正酸中毒;给予必要的营养支持。

2.呼吸功能支持 吸氧可提高机体氧含量,纠正缺氧,出现 ARDS 早期给予正压机械通气;根据血压、尿量等情况判断有无负荷过重,必要时使用利尿剂。

3.镇痛 疼痛剧烈时可致患者出现心率加快、血压升高等生理反应,可给予哌替啶 50~100mg 肌内注射止痛。不宜使用吗啡及阿托品。

(三)减少或抑制胰液分泌

禁食可降低胰液分泌,减轻胰腺自身消化,有明显腹胀者可给予胃肠减压,但症状减轻后应尽早开始肠内营养。应用 H_2 受体拮抗剂或质子泵抑制剂抑制胃酸分泌,降低胃液对胰酶分泌的释放作用。胰酶活性抑制剂如加贝酯、乌司他丁等也可减轻胰酶消化作用。生长抑素及其类似物具有抑制胰液分泌的作用,可在发病早期使用。

(四)抗炎及抗感染

1.防治胰腺感染 促进肠道蠕动,口服抗生素帮助清除肠腔致病菌;尽早恢复肠内营养,利于肠壁细胞修复,减少细菌易位生长;预防性全身抗生素使用,首选亚胺培南或美罗培南。合并真菌感染时应用抗真菌药。

2.减轻炎症反应 充分静脉补液维持血液灌注可减少细胞炎性损伤;生长抑素及其类似物具有非特异性抗炎作用可减轻炎症反应;当全身出现严重炎症反应,尤其是合并急性肾衰竭时,应予血液净化治疗。

(五)内镜治疗

治疗性 ERCP(EST、取石、ENBD)因其微创性,可迅速缓解症状、缩短病程,改善预后。胆源性急性胰腺炎起病后应尽早进行 Oddi 括约肌切开、取石、胰/胆管引流的减压治疗。

（六）局部并发症治疗

对于胰周坏死组织继发感染和脓肿的应积极抗感染，脓液较多者可行腹腔引流或灌洗，无效者待感染局限后行手术清除。已经形成胰腺假性囊肿，应密切观察，<4cm囊肿多可自行吸收，囊肿较大或多发囊肿有压迫症状和临床表现者可进行引流。

（七）其他治疗

1.中医中药治疗　伴有肠麻痹时可用大黄、芒硝促进肠道动力，减轻肠壁水肿；六合丹外敷腹部可加速腹腔渗液吸收，有消肿镇痛效果。

2.外科治疗　腹腔大量渗液时可进行腹腔灌洗，清除渗出液、细菌、活性物质，减少毒素吸收；并发囊肿、脓肿、肠穿孔、肠麻痹坏死、肠梗阻内科治疗无效时需手术治疗。

六、护理

（一）常用护理诊断/问题

1.疼痛　腹痛与胰腺及周围组织炎症有关。

2.营养失调　低于机体需要量与呕吐、禁食及胃肠减压有关。

3.体温过高　与胰腺炎症、坏死、继发感染有关。

4.自理能力下降　与剧烈腹痛有关。

5.潜在并发症　低血容量性休克、急性呼吸窘迫综合征（ARDS）、急性肾衰竭、心力衰竭、败血症。

6.知识缺乏　缺乏有关本病的病因和预防知识。

（二）护理目标

1.患者主诉疼痛减轻或消失。

2.患者营养状况得到改善，维持正常机体需要。

3.体温降至正常水平。

4.患者恢复自理能力。

5.避免并发症的发生或发生并发症后得到及时、有效的处理。

6.患者掌握疾病相关知识。

（三）护理措施

1.一般护理

（1）休息和体位：胰腺炎患者应卧床休息，保证环境的安静，以降低代谢及胰腺分泌，增加脏器的血流量，促进组织修复和体力恢复，改善病情。协助患者选择舒适的卧位，鼓励其翻身；腹痛时可取屈膝侧卧位缓解疼痛，注意防止患者因剧痛在床上辗转不宁而坠床，必要时加床挡，保证安全。

（2）饮食护理：急性期应禁食，防止食物及酸性胃液进入十二指肠刺激胰腺分泌消化酶，加重胰腺炎；腹痛和呕吐症状控制后（淀粉酶正常）可逐步给予进食，饮食要循序渐进，开始时给予饮水，或对胰腺刺激较小的碳水化合物类饮食，无不适后可逐渐由流质饮食过渡到软食，少量多餐，在此过程中患者出现腹痛或症状加重应暂缓饮食进度或再次禁食。加强营养支持，禁食期间需静脉补液，同时注意补充白蛋白、电解质、维生素等。在病情允许下应尽早进行胃肠内营养，摄入优质蛋白，早期肠内营养可以推动胃肠蠕动、增加内脏血流量，并且可降低肠内细菌移位引发感染的可能，有利于胰腺的恢复。

（3）药物护理：遵医嘱给予止痛药。注意观察用药前后疼痛有无减轻，使用阿托品或山莨莨碱效果不佳时，可加用哌替啶（杜冷丁），必要时可重复给予解痉止痛药。禁用吗啡，以免诱导 Oddi 括约肌痉挛，加重病情。若疼痛持续存在并伴有发热，应考虑是否并发胰腺脓肿和假性囊肿的形成；如疼痛剧烈、腹肌紧张、压痛、反跳痛明显，提示并发腹膜炎，应报告医生及时处理。遵医嘱及时、准确输入抗生素。奥曲肽及生长抑素因其半衰期很短，静脉输注时应使用注射泵或输液泵精确控制速度，以保障治疗的连续性。安置胃管或肠营养管的患者管喂药物后应行温水冲管，有胃肠减压者喂药后需夹闭胃管 1~2h 避免药物被负压吸出。腹部外敷六合丹应注意避开肚脐及皮肤破溃处，连续敷药时间不宜超过 8h，敷药后如皮肤出现红疹、瘙痒应暂停用药并将局部清洗干净，必要时遵医嘱使用抗过敏药物。

（4）生活护理：病房内定期空气消毒、减少探视人数，协助患者做好个人卫生。发热时观察患者体温的变化，可采取冰袋、温水擦浴等物理降温方法，对于出汗较多的患者及时更换被服。在禁食禁饮期间，口渴者可含漱或湿润口唇。为了减轻因胃肠减压、安置鼻胆管引起的咽喉不适及口腔干燥，可用消毒石蜡油少量滴鼻、定时清洗口腔。口唇干燥者用石蜡油润唇。

2. 并发症的护理

（1）低血容量性休克

1）严密监测病情变化：观察皮肤黏膜的弹性及色泽有无变化，注意有无脉搏细速、血压下降、尿量减少等低血容量表现；观察呕吐物的性质及量，胃肠减压者需观察引流物，准确记录出入量；根据病情监测血生化指标。

2）建立静脉通道补液，维持有效循环血量：在心肺功能允许的情况下，在最初的 48h 静脉补液 200~250mL/h，使患者尿量 >0.5mL/(kg·h)。待病情改善后，补液速度可调整为 1.5mL/(kg·h)。补充白蛋内、血装等提高胶体渗透压，补充碳酸氢钠、电解质以纠正酸碱平衡失调。

3）如患者出现神情淡漠、面色苍白、血压下降、四肢湿冷等休克表现，应立即配合医生积极抢救：备好抢救物品，如简易呼吸器、气切包、静切包等；建立静脉通道及时补充液体、全血、血浆或血浆代制品扩容，必要时可行深静脉置管，监测中心静脉压以指导补液量及补液速度；遵医嘱使用升压、强心药物，注意患者血压、意识、肢端循环及尿量变化。

（2）急性呼吸窘迫综合征（ARDS）

1）保持呼吸道通畅：饮水/进食后不宜平卧，避免食物反流导致误吸，有咳嗽、咳痰的患者应协助翻身拍背，帮助清除呼吸道分泌物，不能自行咳痰者可行负压吸痰；舌根肥大、后坠的患者，可安置口/鼻咽通气管；用以上方法仍不能保持呼吸道通畅的，可行气管插管。

2）监测呼吸频率：观察患者有无烦躁、胸闷、气紧等呼吸困难表现；给予经鼻/面罩吸氧改善缺氧症状，监测动脉血气分析指标。

3）如患者呼吸困难不能缓解，出现躁动、发绀、大汗等情况，或动脉血气分析提示 $PaO_2 <$ 60mmHg、$PaCO_2 >$ 50mmHg，应给予正压机械通气，帮助患者恢复有效通气，改善机体缺氧状况。

（四）健康指导

1. 疾病相关知识指导　帮助患者及家属了解本病的主要诱因及疾病过程，积极配合治疗，避免病情反复；轻症急性胰腺炎预后良好，重症急性胰腺炎病情进展迅速、病死率高，因此预防病因尤其重要，有胆道疾病、十二指肠疾病者宜积极治疗；如出现腹痛、恶心等症状时应及时就诊，避免后期病情发展出现严重并发症。

2. 饮食指导　指导患者养成良饮食习惯，细戒烟、规律进食；注意饮食卫生，进食低脂无刺激性食物防止复发。

（徐华）

第八章　内分泌系统危重症

第一节　甲亢危象

甲状腺功能亢进症(简称甲亢)的患者由于某些诱因,以致原有症状急性加重,常达到有生命危急的程度,称甲状腺毒症危象(简称甲亢危象绝大部分患者表现为异常烦躁或昏迷、高热、大汗、极度心动过速和呕吐、腹泻等,如不及时抢救,可导致死亡。

一、诱因及发病机制

1. 内科所见的甲亢危象最多为感染所诱发,其次为情绪激动、精神创伤等应激情况所致。这两个因素,一方面可使甲状腺激素分泌骤然增多,另一方面由于身体处于应激状态,可引起儿茶酚胺释放增多,组织对甲状腺激素的反应增加,导致甲亢症状突然增重。危象多出现于感染或精神刺激的高峰阶段。另外,甲亢治疗过程中,症状未缓解,就突然停用抗甲状腺药物,也可使甲状腺激素释放增多,引起危象。

2. 外科所见的甲亢危象几乎都是甲状腺手术后或其他手术所诱发,其中多数是在术前甲亢没有得到很好控制的情况下,也有的是在进行其他手术前,忽视了甲亢的存在。手术的刺激,以及术中过分挤压甲状腺,而使大量甲状腺激素急剧地排入血液中去,使血清甲状腺激素格外升高,同时由于应激,组织对甲状腺激素的敏感性增加,所以容易使甲亢症状突然增重,而引起危象。手术因素诱发的危象多出现在术后第一、二天内。

3. 在进行放射性同位素碘(^{131}I)治疗过程中发生的甲亢危象,多系甲状腺显著肿大或病情较重,在治疗前未预用抗甲状腺药物者,用^{131}I治疗后,可发生放射性甲状腺炎,致甲状腺激素释放增多入血,而引起危象。危象多出现在治疗后1~2周中。

4. 妊娠期甲亢控制不好,而处于分娩时,由于身体处于应激状态,可引起儿茶酚胺释放增多,组织对甲状腺激素的反应增加,导致甲亢症状突然增重。而引起危象。

近年来,许多学者观察到,甲亢危象患者血清 T_3 及 T_4 并不比一般的甲亢(没有危象)者为高,所以不支持甲亢危象是由于过多 T_4 或 T_3 生成所引起的这一学说。甲亢患者体内组织中儿茶酚胺的受体数目增多,因而心脏及神经系统对血循环中的儿茶酚胺过度敏感。甲亢患者血清 T_4 及 T_3 与 TBG 结合的能力降低,游离 T_4(FT_4)及 T_3(FT_3)增多。故目前认为甲亢危象的发生是各种因素综合作用引起的。

二、临床表现及特征

甲亢危象的临床表现是原有的甲亢症状突然加重。特征性的是代谢率高度增高及过度肾上腺素能反应症状:高热同时有大汗。这一特征有别于退热时才出汗的感染性疾病的高热患者。甲亢危象的临床表现如下。

(一)高代谢率及高肾上腺素能反应症状

1. 高热,体温升高一般都在 40℃ 上下,常规退热措施难以收效。

2. 心悸,气短,心率显著加快,一般在 160 次/min 以上,脉压差显著增宽,常有心律紊乱

（房颤、心动过速）发生，抗心律失常的药物往往不奏效。有的可出现心力衰竭。

3.全身多汗、面色潮红、皮肤潮热。

（二）消化系统症状

消化系统症状常见于食欲减退，恶心，呕吐，腹泻，严重时可出现黄疸，多以直接胆红素增高为主。

（三）神经系统症状

极度乏力，烦躁不安，最后可导致脑细胞代谢障碍而陷入谵妄、甚至昏迷。

（四）不典型表现

不典型的甲亢患者发生甲亢危象，不具备以上症状和体征，如淡漠型甲亢发生甲亢危象的表现如下。

1.表情淡漠、迟钝、嗜睡，甚至呈木僵状态，体质虚弱、无力，消瘦甚或恶液质，体温一般仅中度升高，出汗不多，心率不太快，脉压差小。

2.一些患者仅以某一系统症状加重为突出表现

（1）以神经系统症状为主：烦躁不安、谵妄，甚至昏迷。

（2）以循环系统症状为主：心率极度增快、心力衰竭。

（3）以消化系统症状为主：食欲减退、恶心、呕吐、腹泻。死亡原因多为高热脱水，休克，严重的水、电解质紊乱以及心力衰竭等。

三、诊断及鉴别诊断

（一）诊断

1.有明确甲亢病史或典型甲亢表现的患者，在有诱因的情况下，突然出现下列症状和体征，就可诊为甲亢危象　①烦躁不安、谵妄或昏迷。②高热同时有大汗，一般退热措施难以收效。③心率极度增快，超过 160 次/min，常伴有房颤或心动过速，抗心律失常的药物常不奏效。④恶心，呕吐，腹泻。甲亢危象中的绝大多数患者靠病史、症状和体征即可作出诊断，只有极少数不典型的甲亢患者需要进一步作甲状腺功能检查才可肯定诊断。

2.实验室检查主要为 TT_4、TT_3、FT_4、FT_3、TSH 等甲状腺激素的测定。甲状腺摄[131]I率、甲状腺 B 超和甲状腺核素扫描在甲亢危象时不做为一线检查指标。检测血、尿、便常规、血生化、电解质、心电图等相关项目。

（二）鉴别诊断

因甲亢危象有明确的甲亢病史、明显的症状和体征，较少有其他疾病被误诊为甲亢危象的，但常被误诊为其他疾病。误诊的大部都是以某一系统表现为主的或淡漠型的甲亢患者中，既未问出甲亢病史，甲状腺肿大和眼征也不明显者。

1.以高热、大汗和白细胞计数增高为主要表现者，常被当成重症感染。这时应注意到高热为持续性，一般退热措施不显，高热同时有大汗，心率异常增快，脉压加大以及起病即有烦躁等与重症感染一般规律不同的征象，就会想到甲亢危象的可能。

2.以快速型心律失常、心力衰竭和烦躁为主要表现者，有的因患者年龄较大、脉压大和心肌缺血的心电图改变，而被当成冠心病合并心衰。这时应注意到第一心音增强，胆固醇偏低，扩冠药、强心甙和抗心律失常的药物疗效不佳等与冠心病一般规律不符的情况，多能考虑到甲亢危象。

3.以食欲减退,恶心,呕吐,腹泻为主要表现者,常被误为急性胃肠炎。危象的吐泻多不伴腹痛,溏便居多,便中无红、白细胞,吐泻的同时有高热,大汗,脉压增大,一般能与急性胃肠炎鉴别。

4.以昏睡、显著消瘦、黄疸为主要表现者,有时被误为肝脏病引起的昏迷。如果检查未发现常见的肝硬化的皮肤改变、门脉高压的表现,黄疸指数、谷丙转氨酶升高和白蛋白降低的程度和肝脏大小又不符合爆发性肝炎,甲胎球、转肽酶和肝脏触诊又不支持肝癌,这时应进一步查甲状腺激素,以免将甲亢危象漏诊。

目前也经常用积分法来诊断甲亢危象。如表8-1。

表8-1　甲亢危象的诊断标准

观察项目	分数	观察项目	分数
体温(℃)		心率(次/min)	
37.2	5		
37.8	10	99～109	5
38.3	15	110～119	10
38.9	20	120～129	15
39.4	25	130～139	20
≥40	30	≥140	25
中枢神经系统症状		充血性心衰	
无	0	无	0
轻(焦虑)	10	轻度(脚肿)	5
中度(谵妄、精神病、昏睡)	20	中度(双侧肺底湿润)	10
重度(癫痫、昏迷)	30	重度(肺水肿)	15
消化系统症状		心房纤颤	
无	0	无	0
中度(腹泻、恶心/呕吐、腹痛)	10	有	10
重度(不能解释的黄疸)	20	诱因	
		无	0
		有	10

注:分数≥45甲亢危象,分数25～44危象前期;分数<25无危象

四、甲亢危象预防

甲亢危象是可危及患者生命的急重病症,对甲亢患者应注意预防危象的发生。有效地、满意地控制甲亢是防止甲亢危象发生的最主要措施。

1.积极进行合理的抗甲亢治疗,向患者说明治疗的必要性和重要性,坚持定期服药,避免产生以为症状缓解,而自行停药或怕麻烦不坚持用药的现象,避免因突然停药后出现"反跳"现象而诱发甲亢危象。

2.指导患者了解有关药物治疗常见的不良反应及药物性甲减,以便及时发现及时得到处

理,并嘱患者定期门诊复查血象、肝功能、甲状腺激素水平,在医生指导下调整服药剂量,避免并发症发生,促进早日康复。

3. 在高代谢状态未能改善以前,患者可采用高蛋白、高热量饮食,除糖类外,可使用牛奶、豆浆、瘦肉、鸡蛋、鱼、肝等食物,在两餐基本饮食之间可加牛奶、豆浆、甜食品。禁食含碘食物,如海带。患者出汗多,丢失水分多,应保证足够的饮料,平时不宜喝浓茶、咖啡等刺激性饮料。

4. 预防并积极治疗感染。如已发生,应在积极抗感染治疗中,严格注意危象的征兆。

5. 指导患者了解加重甲亢的有关因素,尤其是精神愉快与身心疾病的关系,避免一切诱发甲亢危象的因素,如感染、劳累、精神创伤,以及未经准备或准备不充分而手术等。

6. 指导患者学会进行自我心理调节,增强应对能力,并注意合理休息,劳逸结合;同时也向患者家属提供有关甲亢的知识,让家属理解患者的现状,多关心、爱护和支持患者。

7. 行甲状腺次全切除术治疗者术前准备要充分,严格掌握手术时机。术后两天之内,应严密观察病情变化,可遵医嘱补充适量的糖皮质激素,并做好甲亢危象的急救准备。

8. 对于甲亢病情较重或甲状腺肿大明显患者在给予同位素治疗前,应先应用抗甲状腺药物,待病情较平稳后再给同位素治疗,治疗后的 1～2 周中需注意观察危象征兆,并勿挤压甲状腺,防止大量甲状腺激素,突然释放入血,从而引起甲亢危象。

五、急诊处理

一旦发生危象则需积极抢救。

(一)抑制甲状腺激素合成

此项措施应在甲亢危象确诊后立即并最先进行。首选丙基硫氧嘧啶(PTU),首次剂量 600mg 口服或经胃管注入。如无 PTU 时可用等量他巴唑(MM)60mg。继用 PTU 200mg 或 MM 20mg,1 次/6～8h 每日 3～4 次,口服,待症状减轻后改用一般治疗剂量(在北京协和医院用抗甲状腺药物,PTU 用量一般不超过 600mg/d 或 MM 60mg/d)。还可用 PTU 或 MM 与心得安和琥珀酸氢化可的松(50mg),三者合用,每 6h 一次,可加强抑制 T_4 转变为 T_3。

(二)抑制甲状腺激素释放

服 PTU 后 1～2h 再加用口服复方碘溶液(即卢戈氏液,含碘 5%),首剂 2～3mL(30～45 滴),以后每 6～8h 2mL(30 滴),至危象消失为止。不能口服者由直肠注入,紧急时以注射用复方碘溶液 4～12mL(溶于 1000mL 0.9% 的盐水中),24h 内,或用 12.5% 的碘化钠 0.5～1.0g 加入 5% 的葡萄糖生理盐水 500mL 中静滴 12～24h,以后视病情逐渐减量,一般使用 3～7d 停药。如患者对碘剂过敏,可改用碳酸锂 0.5～1.5g/d,分 3 次口服,连服数日。

(三)抑制组织中 T_4 转换为 T_3 和(或)抑制 T_3 与细胞受体结合

PTU、碘剂、β—受体阻滞剂和糖皮质激素均可抑制组织中 T_4 转换为 T_3。

1. 碘剂 如甲亢危象是由于甲状腺炎或应用过量甲状腺激素制剂所致,用碘剂迅速抑制 T_4 转换为 T_3 比抑制甲状腺激素合成更重要。而且,大剂量碘剂还可抑制 T_3 与细胞受体结合。

2. β受体阻滞剂 如无哮喘或心功能不全,应加用普萘洛尔 30～50mg,每 6～8h 口服一次,对控制心血管症状的效果显著,必要时可用 $1\sim2mg$ 经稀释后缓慢静脉注射,视需要可间歇给 $3\sim5$ 次。可在心电图监护下给药。

3. 氢化可的松　此药除抑制 T_4 转换为 T_3、阻滞甲状腺激素释放、降低周围组织对甲状腺激素的反应外,还可增强机体的应激能力。用 $200\sim400mg$ 氢化可的松加入 $5\%\sim10\%$ 葡萄糖盐水中静滴,以后 $100mg$ 每 $6\sim8h$ 一次。

(四)降低血甲状腺激素浓度

在上述常规治疗效果不满意时,可选用血液透析、腹膜透析或血浆置换等措施迅速降低血甲状腺激素浓度;一般说来,患者血清甲状腺激素水平不太高。极个别患者需用血液透析术或腹膜透析法以去除过高的血清甲状腺激素。

(五)抗交感神经药物

如有严重的心力衰竭及哮喘时不宜用心得安,可用利血平 $1\sim2.5mg$ 肌注,每 $6\sim8h$ 一次。

(六)支持治疗

1. 应监护心、肾、脑功能,迅速纠正水、电解质和酸碱平衡紊乱,静脉输液,补充足够的葡萄糖、热量和多种维生素等,维持水与电解质平衡。

2. 积极治疗诱发因素,必要时给予抗生素、抗过敏药物及加强手术后的护理等。去除诱因,防治基础疾患是预防危象发生的关键。尤其要注意积极防治感染和做好充分的术前准备。出现心力衰竭时,应给予吸氧,使用利尿剂及洋地黄制剂。

(七)对症治疗

1. 高热者给予物理降温　必要时,可用中枢性解热药,如对乙酰氨基酚(扑热息痛)等,但应注意避免应用乙酰水杨酸类解热剂(因可使 FT_3、FT_4 升高)。必要时可试用异丙嗪、哌替啶各 $50mg$ 静脉滴注。

2. 镇静剂　安定口服或肌注;亦可用冬眠药物。苯巴比妥钠是最好的镇静剂,它使 T_4 及 T_3 分解代谢增快,使其活性降低,最终使血清 T_4 及 T_3 水平降低。

3. 降温　乙醇擦浴或冰袋冷敷,必要时冰水灌肠,与冬眠药物合用。

(八)预防再发

待危象控制后,应根据具体病情,选择适当的甲亢治疗方案,并防止危象再次发生之可能。

(马龙)

第二节　黏液水肿危象

一、诊疗流程

见图 $8-1$。

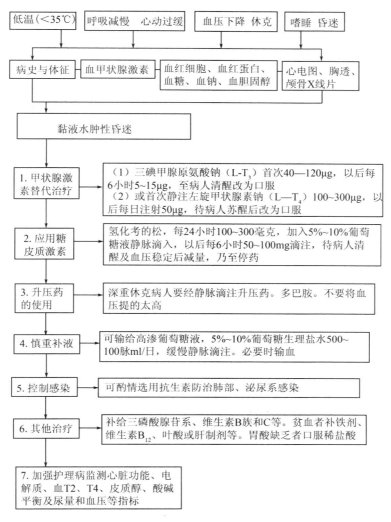

图8-1　黏液水肿危象的诊疗流程

二、诱因及发病机制

甲状腺机能减退(简称甲减)发生黏液水肿的患者,由于某种诱因,出现了昏迷或休克者,称黏液水肿性昏迷,亦可称为黏液水肿危象。引起甲减的病变可以在甲状腺本身(即原发性),也可以在脑垂体前叶(即继发性)。发生黏液水肿时,细胞的氧化磷酸化过程不能如常进行,从而体内供能显著减少,各代谢过程都很迟缓,不能应付应激时的需要。另外,黏液水肿时,肾上腺皮质处于相对功能不全的状态,加之受体对儿茶酚胺反应也迟钝,所以对突如其来的强刺激,身体不能立即作出有效的反应。

1.黏液水肿患者遇到强烈刺激,最常见的是感染,如肺炎、结核、肾盂肾炎等;遇到创伤、麻醉、手术等强烈刺激时,往往失去适应能力,出现危象。

2.患甲减的年老患者只是由于黏液水肿长期未得到治疗或中断治疗,大多在冬季寒冷时发展到昏迷或休克。

3. 黏液水肿患者使用巴比妥类及冬眠灵类等镇静药物,可通过抑制中枢神经活动,使已经减慢的代谢过程更加迟缓。心率和呼吸进一步减慢,供给脑细胞活动的血液氧气和能量更加减少,所以易发生昏迷。

4. 黏液水肿患者伴有严重躯体疾病,如有心力衰竭时,心排血量进一步下降,以致脑组织的供血减少,脑细胞代谢障碍导致昏迷。

三、临床表现及特征

黏液水肿的早期临床表现常不被注意,发生危象时,多有诱因,而作为诱因的临床征象却较易察知,所以往往把诱因当作主病,而忽略了黏液水肿性昏迷的存在,以致引起严重后果。

1. 发生黏液水肿性昏迷的患者绝大多数在 40 岁以上,60 岁上的约占 65%,男与女的比例约为 1:5。

2. 临床表现为嗜睡、低温($<35℃$)、呼吸减慢、心动过缓、血压下降、四肢肌肉松弛、反射减弱或消失,甚至昏迷、休克,可因心肾功能不全而危及生命。

3. 患者特征性的外貌和皮肤改变,面容愚笨虚肿,虽休克而皮肤干燥,合并感染而发热时,皮肤仍呈黄白色,并不红润,毛发脱落,尤其是眉毛与睫毛异常稀疏,唇厚,舌体胖大甚至达到口内容纳不下的程度。患者的腱反射常可引出,但松弛期延长。

4. 很大一部分患者发生危象时有明显的腹痛、腹胀,严重的可酷似机械性肠梗阻,但肠鸣音稀少。透视常不能发现肠管内有气液面,灌肠将长期便秘而积留的粪便排净,也不能缓解(在国外报道中个别患者作了盲肠造瘘术)。

四、诊断及鉴别诊断

(一)诊断

1. 注意有无地方性缺碘,有无服^{131}I史或甲状腺手术史,是否自幼发病,有无服过量抗甲状腺药史。如为婴儿注意母亲妊娠期有无服抗甲状腺药或碘化物史。注意有无下丘脑或垂体疾病史。

2. 体温低于 $35℃$,呼吸浅慢,心动过缓,血压降低,反射消失,意识模糊,昏迷。

3. 声音嘶哑,皮肤干燥、浮肿、发黄,唇厚舌大、腹满脐疝,皮肤温度低,毛发干枯、耳聋、心动过缓、心界扩大、心音低钝、心包积液,跟腱反射松弛时间延长。

4. 实验室检查

(1)血清 TT_4、TT_3、FT_4、FT_3 低于正常,血清促甲状腺激素(TSH)测定,原发性甲减 TSH 升高;继发性甲减 TSH 减少,甲状腺摄碘 131(^{131}I)率明显降低($3h<10\%$;$24h<15\%$)。

(2)血红细胞、血红蛋白常低于正常,血糖低于正常,约有 70% 的患者血钠降低,常为稀释性低钠。

(3)测定血胆固醇,病变始于甲状腺本身的可见胆固醇明显升高(大约占 68%),病变在垂体或下丘脑的胆固醇多属正常。

(4)颅骨 X 线片、薄分层摄影等检查;必要时作 MRI 扫描等以检查引起甲减的原因。胸透检查可见心包积液。

(5)心电图示有低电压,超声心动图检查可见心包积液。

(6)必要时脑电图检查,可出现三相波。

(7)必要时脑脊液检查,黏液水肿性昏迷患者的脑脊液除压力可稍高,蛋白量可稍有增加外,余皆正常。

(8)必要时可做下丘脑促甲状腺激素释放激素(TRH)兴奋试验:静注 TRH $400\sim600\mu g$,于注前、后 20、60 和 90min 测血清 TSH,原发性甲减 TSH 升高,对 TRH 的刺激反应增强,继发性甲减,TSH 减少,如病变在垂体,对 TRH 的刺激无反应,如病变在下丘脑,多呈延迟反应。

(9)甲状腺自身抗体检查:测血抗甲状腺微粒体抗体(TPOAb)和抗甲状腺球蛋白抗体(TgAB),以助诊断有否自身免疫性甲状腺炎疾病。

(二)鉴别诊断

昏迷或休克的患者,既往病史中有过能引起甲减的疾患(如甲状腺手术、甲状腺炎,碘[131]治疗等),或已诊为黏液水肿,病程中未用或中断了甲状腺激素治疗或出现了诱发疾患,再加上黏液水肿的特异外貌和其他征象,一般不难诊断。但据不完全统计,入院当时能作出诊断的不足 1/7,大都是因为病史询问不详,把注意力都集中到也可以引起昏迷和休克的诱发疾患上,而将黏液水肿的征象忽略。所以在诊断未明确前,需与引起昏迷和休克的疾患鉴别。

1.延误诊断较多的是感染诱发的黏液水肿性昏迷,常被误为感染性脑病或感染性休克。若能注意到虽有感染,体温反不升,无寒战,虽有休克,但皮肤干燥、脉搏缓慢,再进一步详询病史,并注意检查外貌和皮肤,应想到黏液水肿性昏迷的可能。如实验室检查发现血胆固醇明显升高和心电图示低电压,不需借助甲状腺功能检查也能确诊。

2.心力衰竭诱发的黏液水肿性昏迷常被误诊为单纯心衰引起的心源性休克或意识不清。二者不同的是单纯心衰发展到休克或昏迷时,心率和呼吸多明显增快,体温不降低,下肢浮肿较颜面显著,且为可凹性,肤色紫绀。而黏液水肿患者发生危象时,原来的心动过缓,呼吸减慢和低体温依然不变,患者面部虚肿也极明显,且为非可凹性,除唇、舌可见紫绀外,皮肤色泽仍呈苍白、蜡黄色,足以鉴别。

3.以腹胀腹痛为主要表现的黏液水肿性昏迷常被误为肠梗阻合并电解质紊乱而致休克或昏迷。但患者无呕吐、腹泻、大汗等失液途径,X 线透视肠腔中也无宽的气液面,膈肌虽升高,但心率、呼吸都不快,肠鸣音稀少,无腹膜炎征象等。观察外貌,皮肤和检查血胆固醇和电解质检查(黏液水肿性昏迷患者电解质可无改变或仅有低钠),常可得出诊断。

4.黏液水肿性昏迷患者有时很像慢性肾炎合并尿毒症性昏迷。但肾病性的慢性肾炎的水肿松软,为可凹性,眉毛不脱落,唇不厚,舌也不会胖大,心率呼吸都增快,血压不低,这几项表现恰与黏液水肿相反。必要时可查尿蛋白和沉渣以及血中尿素氮。如稍加注意,不难鉴别。

五、预防

预防黏液水肿患者发生危象的根本措施在于早期对黏液水肿作出诊断,并早期予以适当的治疗,当可避免。

1. 对病史或外貌、皮肤有甲减迹象的手术患者，尤其是中年以上的妇女，术前应详查甲状腺功能。如有减退，择期手术者，应准备完善再作，如为急症手术，应经静脉滴给三碘甲状腺原氨酸（T_3）和氢化可的松。

2. 对已确诊为黏液水肿者，应勿中断代替疗法，并要避免感染和勿用可诱发昏迷的药物。

六、急诊处理

黏液水肿的原始病变无论出于何处，发生危象时的紧急治疗措施没有原则上的不同；主要是补充甲状腺激素，使代谢恢复，兼顾肾上腺，呼吸、循环功能和水钠平衡。黏液水肿性昏迷诊断确立后，可一面积极治疗，一面进一步探讨黏液水肿是原发于甲状腺，还是继发于腺脑垂体疾患。

（一）甲状腺激素替代治疗

出现黏液水肿性昏迷时应即刻补充甲状腺激素。严重者静脉注射三碘甲腺原氨酸钠（L$-T_3$）首次 40～120μg，以后每 6h 5～15μg，至患者清醒改为口服。或首次静注左旋甲状腺素钠（L$-T_4$）100～300μg，以后每日注射 50μg，待患者苏醒后改为口服，如无注射剂，可以碘赛罗宁片剂（20～30μg/次，每 4～6h 一次）或 L$-T_4$ 片剂（量同前）、或干甲状腺片 30～60mg/次，每 4～6h 一次，经胃管给药，清醒后改为口服。有心脏病者起始量为一般用量的 1/5～1/4。

开始口服时可用 L$-T_4$，或 L$-T_3$ 以及二者的混合剂。对长期用药以 L$-T_4$ 较佳。维持量为 L$-T_4$ 100～200μg/d。或用干甲状腺片 10～20mg/d，以后每 2～3 周增加 10～20mg，直至奏效。如合并有肾上腺皮质功能减退，应先用小剂量氢化可的松再行甲状腺片替代治疗。

注意事项：①应用 L$-T_3$ 发挥作用快，适于急救，但有效半衰期短，药量较难掌握适当，开始常需多次给药。且大量应用，可导致心绞痛。心肌梗死或心律失常。而且在血中的浓度较难查知。大部患者在给药后 6～8h 即可出现好转征象。②L$-T_4$ 比起 T_3 来，其对心脏毒性小，不易引起心肌缺血或心律不齐，血中浓度易查到，可指导用药量，半衰期长，药量较易掌握，且不需要频繁给药。给药后 6～24h 意识障碍即可开始好转。

（二）应用糖皮质激素

黏液水肿性昏迷患者，尤其是病史较长的，接受 T_3 或 T_4 治疗后，代谢由极低水平突然升高，脑垂体前叶和肾上腺常不能相应地发生反应，加之有一部分患者是由于脑垂体前叶病变引起的甲减，所以在给 T_3 之前或同时，应给予糖皮质激素类药物。一般常选用氢化可的松，每 24h 100～300mg，加入 5%～10% 葡萄糖液静脉滴入，以后每 6h 50～100mg 滴注，待患者清醒及血压稳定后减量，乃至停药。

（三）升压药的使用

深重休克患者可经静脉滴注升压药。比较适用于黏液水肿性昏迷的升压药是多巴胺，它对心脏的影响较小，且可增加肾血流量，间羟胺本身升压作用弱，所以此药不很适用。不要将血压提得太高，一般保持在平时血压的低限值，达到患者尿量正常即可。

（四）慎重补液

可输给高渗葡萄糖液，5%～10%葡萄糖生理盐水 500～1000mL/d，缓慢静脉滴注，必要时输血。入水量不宜过多。切不可为了促进糖的利用而加用普通胰岛素，以免剂量掌握不当，引起低血糖昏迷。

（五）低钠的处理

对黏液水肿性昏迷患者，除有明显的失盐、脱水者外，不主张根据低血钠的水平，充分补给。

（六）控制感染

可酌情选用抗生素防治肺部、泌尿系感染。

（七）其他治疗

三磷酸腺苷系直接供能药，可以应用。同时应补给维生素 B 族和 C 等。贫血者补铁剂、维生素 B_{12}、叶酸或肝制剂等。胃酸缺乏者口服稀盐酸。

七、治愈标准

1. 症状体征消失，黏液水肿消退。

2. 体温、心率转正常。

3. 甲状腺功能明显好转，血脂正常。

八、预后

黏液水肿危象患者入院后立即作出诊断和进行代替疗法者，除非诱发疾患严重，一般都能恢复。入院前未经治疗的、入院后诊断延误的、有心力衰竭和深重休克的患者死亡率较高。死亡原因多为重度周围循环衰竭和心力衰竭。

（郭楠）

第三节　肾上腺危象

一、诊疗流程

肾上腺危象诊疗流程（图 8—2）。

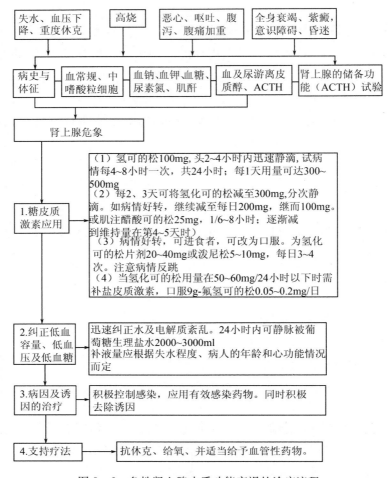

图8－2　急性肾上腺皮质功能衰竭的诊疗流程

二、诱因及发病机制

肾上腺危象又称急性肾上腺皮质功能衰竭。是一种急性肾上腺皮质机能低减的状态。自从 1911 年华氏（Waterhouse，R.）和 1918 年佛氏（Friderichsen，C.）报道了某些爆发性脑膜炎患者的猝死与急性肾上腺皮质功能不全有着密切的关系后，引起医学界注意。此症发生后急剧凶险，如在诊断和治疗上认识不清或稍失时机，常有贻误患者生命的危险。绝大部分患者呈现为全身功能衰竭的表现，如不及时抢救，可导致死亡。

1. 肾上腺为稳定机体内环境的重要器官，具有高度的适宜能力。只有当双侧肾上腺皮质破坏 90％以上后，肾上腺产生的皮质激素才不能满足机体的需要，才会出现肾上腺皮质功能不全的各种临床表现。如果肾上腺皮质是逐渐受损的，如结核侵蚀性损害或自身免疫所致"特发性"，最后导致的是慢性肾上腺皮质机能不全。在原有慢性功能不全基础上，遇有感染、创伤、手术、分娩、过度劳累、大量出汗、呕吐、腹泻、失水或突然中断肾上腺皮质激素治疗等应激情况时机体对糖皮质激素的需要量显著增加，就有可能发生肾上腺危象。

2. 有些病例的肾上腺病理损害是急骤发生的，如急性肾上腺出血、坏死或栓塞，如西汉氏（Sheehan）病等，可使肾上腺皮质急剧损害，糖皮质类固醇及盐皮质类固醇分泌均突然减少，出现急性肾上腺皮质功能衰竭的表现。

三、临床表现及特征

慢性肾上腺皮质功能减退症可分成原发性和继发性，所出现的肾上腺危象其临床表现及特征各有不同。这里主要指原发性肾上腺皮质功能减退症出现危象的临床表现。继发性肾上腺皮质功能减退症将在垂体危象中谈到。

（一）慢性肾上腺皮质功能减退症出现危象的临床表现

1.大多患者有发热，体温可达 40℃ 以上。

2.体位性低血压，甚至出现低血容量休克，心动过速、四肢厥冷、紫绀虚脱。

3.极度虚弱无力、萎靡淡漠和嗜睡。

4.也可烦躁不安和谵妄惊厥，甚至昏迷。

5.消化功能障碍，厌食、恶心呕吐和腹泻。

6.低血糖昏迷。

7.严重时，可出现重度脱水，低血钠，高血钾及酸中毒。

（二）急性肾上腺出血者引起的肾上腺危象的临床表现

1.华一佛氏综合征的特征为急性的致死性的败血症。出人意料地突然发烧，迅速出现不可逆的循环衰竭；皮肤出现丘疹样瘀血斑；病情危重，死亡率极高。极少出现肾上腺皮质功能减退症的其他征象。

2.应用抗凝剂治疗或创伤或手术后引起的肾上腺出血而致肾上腺危象的临床特征为类似急腹症的症状，如双肋、背部或腹部疼痛、腹胀、腹肌紧张、反跳痛，常伴有血压下降、面色苍白、昏迷、恶心、呕吐、严重腹泻、发绀。病情发展可出现不可逆的休克，出人意料地急剧变化而死亡。典型的低钠血和高血钾在 2～3d 后才出现。

急性肾上腺危象的临床表现可见表 8-2。

表 8-2　急性肾上腺危象的临床表现

低血压及休克
发热
脱水，血容量减少
恶心、呕吐、食欲减退
虚弱、淡漠、忧郁
低血糖

四、诊断及鉴别诊断

（一）诊断

1.有慢性肾上腺皮质功能减退症遭受强烈应激或感染、肾上腺手术、长期使用糖皮质激素后骤然停药或应激后诱发、急性严重感染等病史。并注意有无各种原因所致的急性肾上腺皮质出血情况。

2.起病时有前驱症状，如周身不适、头痛、腹痛、呕吐、腹泻等。随后出现全身衰竭、高热、厌食、恶心、呕吐、腹泻、腹痛加重、失水、血压下降、重度休克、紫癜、意识障碍、昏迷等症状。

3.实验室检查　血常规中嗜酸粒细胞计数增多，明显低血钠、高血钾、低血糖，血尿素氮、肌酐升高。测血皮质醇及尿游离皮质醇值明显低于正常。血浆促肾上腺皮质激素(ACTH)在原发性肾上腺皮质功能减退症中升高,必要时再进行肾上腺的储备功能(ACTH)试验。

(二)鉴别诊断

主要除外急性胃肠病、胃肠道传染病、急腹症、感染性休克等易误诊的病证。

1. 食欲减退、恶心及呕吐等急性胃肠病或胃肠道传染病均可使血容量减少及脱水加重,导致低血容量性休克。但对于原因不明的低血容量性休克应考虑到肾上腺皮质机能低减的可能性。

2. 腹痛酷似急腹症。但患者虚弱、淡漠、思想混乱,且多有发热。有慢性原发性肾上腺皮质机能低减症者,一般均有色素沉着。急性肾上腺皮质出血病例无色素沉着表现。但其他有助于诊断的指征可见低血钠,高血钾,低血糖及淋巴细胞和嗜酸细胞增多。此症危重,若延误治疗,将导致休克,昏迷甚至死亡。

3. 假如患者已处于休克状态,经过补充血容量和迅速纠正了电解质和酸碱的失衡,以及其他抗休克措施后仍无好转时,应排除其他引起休克的原因,考虑有否并发肾上腺皮质危象的可能。立即抽血检查上述各项项目,以明确诊断。

五、预防

肾上腺危象的出现常常比较突然,临床上具有重症感染,严重创伤,较大手术、胃肠道紊乱,应用抗凝剂治疗期间或骤然停用皮质激素等诱发情况。因此,危象发生时其症状常被其他疾病的症状掩盖而被忽视。即使危象发生后作出了诊断和治疗,有时仍难免患者的死亡。故采取措施进行预防,具有更重要的意义。

1. 对应激反应较强的患者应给予外源性皮质激素制剂的补充。尤其是在患者还未发生循环衰竭或预定进行大手术之前给予适当的补充,对防止休克和肾上腺危象的发生具有一定的价值。

用药方法:可静脉滴注氢化可的松 100mg,每 6h 一次,可以保证体内已有皮质素的贮备。危重患者或手术当日,可于 24h 内给予氢化可的松的总量达 300mg,根据病情需要以后可以逐渐减量或延长给药时间。

2. 积极控制感染,纠正水与电解质的失衡,改善全身营养状态(包括各种维生素和术前的适量输血)。

3. 假如患者患有慢性的慢性肾上腺皮质机能不全时,则应给予醋酸可的松片剂 25mg/d (分两次服用),必要时加以调整,作为维持剂量长期服用。如为原发性者,必要时还应补充少量盐皮质激素。

六、急诊处理

急性肾上腺危象诊断确定之后,应立即积极抢救。治疗措施包括立即使用足够量的糖皮质类固醇,积极控制感染,纠正水与电解质和酸碱失衡,同时采取对心血管系统的支持疗法、治疗诱发因素及并发症。

(一)糖皮质激素应用

1. 皮质醇(半琥珀酸或磷酸氢可的松)100mg,溶于 5% 葡萄糖溶液或生理盐水中静脉滴注,于头 2~4h 内迅速静滴,视病情每 4~8h 一次,共 24h;第 1d 用量可达 300~500mg。

2. 当病情稳定,第2、3d可将氢化可的松减至300mg,分次静滴。如病情好转,继续减至每日200mg,继而100mg。或肌注醋酸可的松25mg,1/6~8h;逐渐减到维持量(在第4~5d时)。若有严重的疾病同时存在,则氢化可的松50~100mg/6h静脉点滴,直至病情稳定后逐渐减量。

3. 如病情好转,呕吐停止,可进食者,可改为口服。为氢化可的松片剂20~40mg或泼尼松5~10mg,每日3~4次。注意病情反跳。当氢化可的松用量在50~60mg/24h以下时常常需要盐皮质激素,口服9a-氟氢可的松0.05~0.2mg/d。

4. 维持量治疗期,若有并发症或出现并发症时可从维持量增到200~400mg/d;使用皮质醇的注意点:

(1)病情严重者,尤其有并发症如败血症等,进行大剂量皮质醇的治疗要持续较久,使用皮质醇100mg,每6~8h一次,直至病情稳定。

(2)在原发性肾上腺皮质机能低减症,当每天剂量减到50~60mg时,应加用9a-氟氢可的松0.05~0.2mg,每天一次。

(3)在急性肾上腺危象的危急期,禁用醋酸可的松肌注,因为该药吸收很慢,需在肝中转为皮质醇才有生物效应,故不易达到有效的血浆浓度。

(二)补液

一般认为肾上腺危象时总脱水量很少超过总体液量的10%,估计液体量的补充约为正常体重的6%。开始24h内可静脉补葡萄糖生理盐水2000~3000mL。补液量应根据失水程度、患者的年龄和心功能情况而定。以纠正低血容量、低血压及低血糖。迅速纠正水及电解质紊乱。

(三)病因及诱因的治疗和支持疗法

应积极控制感染,应用有效抗感染药物。同时寻找诱发因素,并积极去除诱因。应给予全身性的支持疗法。抗休克,给氧,并适当给予血管活性药物。

七、治愈标准

1. 症状消失,血压正常。
2. 血电解质、血糖、血浆皮质醇、尿游离皮质醇含量正常。

(郭楠)

第四节 糖尿病酮症酸中毒

一、诊疗流程

糖尿病酮症酸中毒诊疗流程(图8-3)。

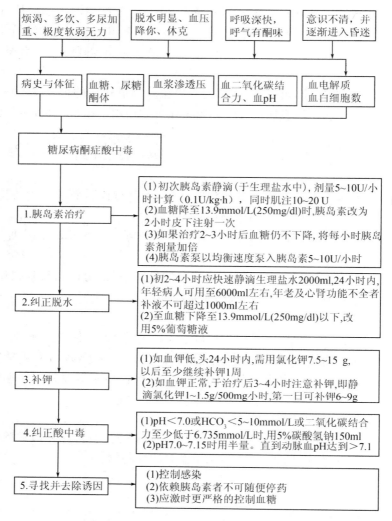

图8-3 糖尿病酮症酸中毒的诊疗流程

二、诱因及发病机制

酮症酸中毒是糖尿病的一种严重急性并发症,当血浆酮体浓度超过2.0mmol/L时的状态称为酮症。当酮酸集聚而使机体内发生代谢性酸中毒时,称为酮症酸中毒。严重者可发生酸中毒昏迷,危及生命。

(一)诱因

应激状态常常是发生酮症酸中毒的诱因,比较多见的有:

1.急性感染,如呼吸道感染、肺部感染、尿路感染、皮肤化脓性感染、胃肠道感染、胆管感染、急性胰腺炎等,在任何感染病症发生严重时。

2.严重创伤、外科手术、麻醉、外伤、其他严重疾病如心肌梗死、心衰等应激情况下。

3.胃肠功能紊乱,如呕吐、腹泻或进食过量时。

4.治疗过程中口服降糖药或胰岛素用量不足或停用。

5.严重精神刺激。

6.妊娠,尤其是分娩。

7.少数糖尿患者反复多次出现酮症酸中毒时,应考虑有精神因素、治疗不当或不配合治疗等因素。

发生酮症酸中毒的病例往往有几种诱因同时存在,但也有些病例诱因不明。

(二)发病机制

当糖尿病患者由于各种诱因,增加了胰岛素的负担,使糖尿病加重,由于体内胰岛素严重缺乏,可产生大量酮体(乙酰乙酸、β—羟丁酸及丙酮)。同时,应激激素(糖皮质激素、儿茶酚胺、胰高糖素及生长激素等)水平明显上升,加上末梢组织对葡萄糖及酮体的利用减少。这些原因使酮症酸中患者血糖明显增高,葡萄糖及酮体的生成增多而利用减少,使其在血中浓度异常增高。血糖水平可高达 27.8mmol/L(500mg/dL)以上,血浆酮体$\geq$8～15mmol/L。

由于高血糖、高酮体、酸中毒和电解质紊乱等变化,使机体代谢造成紊乱,引起一系列临床症状,严重时致昏迷,危及生命。

三、临床表现及特征

1.发病前一天至数天,患者糖尿病症状加重,已有烦渴、多饮、多尿加重、极度软弱无力。

2.脱水明显,水分的丢失可高达体重的10%。患者口干、舌干色红、皮肤干燥、缺乏弹性,重者眼球下陷、脉速而弱、四肢厥冷,血压降低,休克,严重时因肾血流量不足而出现少尿。

3.呼吸深而快,呼气有酮味,如烂苹果味,当血 pH 下降至 7 或以下时,可因脑干受到抑制,呼吸减慢。

4.可有饮食减少、恶心、呕吐、腹痛等;有时可出现腹部压痛,以至腹肌紧张而被误诊为外科急腹症。

5.当病情进一步加重时,则出现意识不清,并逐渐进入昏迷状态。

四、诊断及鉴别诊断

(一)诊断

在急诊室如果发现患者意识不清伴有脱水、呼气时有烂苹果气味,就要考虑糖尿病酮症酸中毒的诊断。

1.注意既往糖尿病病史,近期治疗情况,有无急性感染、腹泻、饮食失调、食糖过多,以往未发现糖尿病而误用糖过多、严重精神刺激、停用或大量减少胰岛素、降糖药等情况。

2.体检可注意脱水程度,有无呼吸深而快、呼气酮味及周围循环衰竭等体征。

3.实验室检查可见

(1)血糖明显增高,常在 16.7mmol/L(300mg/dL)～27.8mmol/L(500mg/dL)。

(2)血酮增高,常$\geq$8～15mmol/L(正常低于 2.0mmol/L)。

(3)血二氧化碳结合力可降到 10mmol/L(10mEq/L)以下。

(4)血 pH 下降至 7.35 以下。有作者据此将糖尿病酮症分为:轻度(pH>7.3)、中度

(pH7.1～7.3)和重度(pH<7.1)。

(5)血钾早期可正常或偏低,晚期血钾可升高;血钠、血氯降低。

(6)血浆渗透压升高。

(7)尿糖及酮体强阳性。

(8)白细胞数增高,可达 $15×10^9/L$ 以上,中性粒细胞升高,有时可达 $(20～30)×10^9/L$,甚至出现类白血病反应。

(9)尿常规可见蛋白质及管型,晚期可有氮质血症。

(10)大多数患者血清淀粉酶可增高。

有学者提出糖尿病酮症酸中毒的诊断可根据病情分为三个阶段:只有酮体阳性者,视为糖尿病酮症;如果出现酸中毒的表现,视为糖尿病酮症酸中毒;如果出现了意识障碍和昏迷等症状,可诊为糖尿病酮症酸中毒昏迷。

(二)鉴别诊断

1.注意鉴别和排除伴有意识障碍和昏迷的其他疾病。如果发现患者伴有明显脱水、呼气时有烂苹果气味,就要考虑糖尿病酮症酸中毒的诊断。

2.注意鉴别和排除伴有恶心、呕吐、腹痛,腹部压痛,以至腹肌紧张等外科急腹症的疾病。如果发现患者有明确糖尿病病史,以及以上典型症状及血糖、酮体明显增高,以及酸中毒和电解质紊乱等实验室变化,就要考虑糖尿病酮症酸中毒的诊断。

3.约有90%的糖尿病酮症酸中毒患者血清淀粉酶增高。血清淀粉酶升高与腹痛及呕吐症状不相称,因此不足以作为胰腺炎的诊断依据。若高度怀疑有胰腺炎,则可测定血浆脂酶,对诊断很有帮助。

五、预防

坚持严格控制血糖是糖尿病患者预防酮症酸中毒发生的最有效措施。预防包括下列措施:

1.预防感染。

2.依赖胰岛素者不可随便停药。

3.糖尿病患者遇到手术、分娩等应激时应更严格的控制血糖。

4.发生发热、恶心、呕吐等不适时,不能终止胰岛素治疗,而应积极控制病征。

5.对于 1 型糖尿病患者,往往因酮症酸中毒作为第一症状就诊,故应时刻警惕其发生的可能性。

六、急诊处理

若患者处于昏迷状态,要尽快明确诊断。一旦明确诊断,即进行紧急抢救措施。

(一)胰岛素治疗

注射普通胰岛素,可应用"小剂量胰岛素"治疗方案:①初次胰岛素静滴(于生理盐水中),剂量 5～10U/h 计算(0.1U/kg·h),同时肌注 10～20U。②待血糖降至 13.9mmol/L

(250mg/dL)时,胰岛素改为每2h皮下注射一次,剂量可按尿糖＋＋＋＋16U、＋＋＋12U、＋＋8U、＋4U。③如果用胰岛素及液体治疗2～3h后血糖仍不下降,则可能有胰岛素抵抗,应将每小时胰岛素剂量加倍。

北京协和医院内分泌科的胰岛素用法为:①肌内注射法:开始肌注20U,以后每小时肌注5U。②静脉滴注法:胰岛素用量为4～6U/h,溶于生理盐水中。经上述治疗如果有效,则血糖将以每小时3.3～6.7mmol/L(60～120mg/dL)的速度下降,在治疗过程中,需保持尿糖不少于＋～＋＋。在充分补充液体的情况下,若给胰岛素的头2个小时内血糖下降少于2mmol/L(36mg/dL)/h,原用肌注法者应改为静脉滴注,而原用静脉滴注法者应将胰岛素用量加倍。在治疗开始后的第4h必须明确是否有胰岛素抵抗及是否需要增加胰岛素用量。当血糖下降到13.9mmol/L(250mg/dL)时,静脉补液改为5～10％葡萄糖。胰岛素用量改为每2h 4～6U肌内注射。或每小时静脉滴注2～3U。上述的胰岛素治疗方法必须持续到动脉血pH值恢复正常,或血、尿酮体消失。

近年来使用胰岛素泵或微量输液泵,以均衡速度泵入胰岛素5～10U/h是目前最好的降血糖办法,已在许多医院普遍使用,也得到很好的效果。

有统计表明,小剂量治疗后,血糖降至13.9mmol/L的时间为3.8±1.15h,也有报道为6.7±0.8h。酮症纠正时间为5.45±3.64h。有效的治疗可使血糖以3.3～6.7mmol/L(60～120mg)/h的速度下降。有人认为在用静滴后,在治疗开始2～4h内血糖下降不及30％;或在6～8h内不及50％者,应将剂量加倍。肌注后,如2h后血糖无变化,应改为静滴法。

治疗中应避免胰岛素用量过大、操之过急而发生低血糖,或因血糖下降过速,导致脑水肿及低血钾。

(二)纠正失水

严重的酮症酸中毒,可能已丧失12升水分,800mmol的钠和钾、少量氯和镁。以每公斤体重计,丢失水分75～100mL,钠8mmol,氯5mmol,钾6mmol。因为脱水,可使有效容量下降,造成严重危害,甚至死亡。患者因灌注不足,补生理盐水:初2～4h应快速静滴生理盐水或复方氯化钠2000mL,24h内,年轻患者可用至6000mL左右,年老及心肾功能不全者补液不可超过4000mL左右。不宜过快过多。有学者指出在有心肌病或老年患者要用中心静脉压测定指导补液。一般情况下,在初起24h内补液量不应超过体重的10％。至血糖下降至13.9mmol/L(250mg/dL)以下,改用5％葡萄糖液,或5％葡萄糖盐水。当患者能进食时,鼓励进流食、半流食。

(三)补钾

有人认为在本症时丢钾可达39g,部分钾又进入细胞内,此则与胰岛素剂量成正比。头24h内,即使用小剂量胰岛素疗法,仍需用氯化钾7.5～15g,以后至少继续补钾1周,才能完全补足全身所缺的钾。如血钾低或正常,尿量充分,于治疗后3～4h注意补钾,即静滴氯化钾1～1.5g/(500mL•h),第一日可补钾6～9g。补钾时宜在心电图监护下进行,或2～3h测血钾,防止产生高血钾。如用碳酸氢钠时,钾进入细胞更快,主张以每100mL碳酸氢钠中加氯化钾1～1.5g,缓慢静滴。每小时补钾1g以上者,应用心电监护。

有文献上强调补钾量应参考血钾水平,具体方法如下:①血钾<3mmol/L,补钾量为26～39mmol/h(氯化钾 2～3g/h)。②血钾为 3～4mmol/L,补钾量为 20～26mmol/h(氯化钾 1.5～2g/h)。③血钾为 4～5mmol/L,补钾量为 5.5～13mmol/h(氯化钾 0.5～1g/h)。④血钾>5.5mmol/L 停止补钾,每 2～4h 测定血钾一次,并且连续监测心电图,若 T 波高耸,提示有高血钾;若 T 波低平并有 U 波,表示低血钾。

上述补钾量较大,必须在严密监测下进行。病情允许时应尽量口服钾盐,比较安全方便。

(四)纠正酸中毒

发生糖尿病酮症酸中毒时,使用碳酸氢钠要十分谨慎。血 pH>7.15 时不用碱剂,pH<7.0 或 HCO_3^-<5～10mmol/L 或二氧化碳结合力至少低于 6.735mmol/L 时,尤其是存在低血压、心律紊乱、循环衰竭或昏迷时,应考虑补碱。用 5% 碳酸氢钠 150mL,pH7.0～7.15 时用半量。必要时可重复输入碳酸氢钠,直到动脉血 pH 达到>7.1。不能应用乳酸钠;同时密切注意血钾浓度,如下降,则补充之。

(五)低磷

酮症酸中毒可致低磷。低磷可使组织缺氧外,还可使心肌收缩受到抑制。补磷可使酸中毒纠正较快,且减少昏迷与降低病死率。用法:磷酸缓冲液:磷酸二氢钾 0.4g,磷酸氢二钾 2.0g 加生理盐水 600mL 及蒸馏水 400mL 静脉滴注。如滴得快,可发生低血钙,不能常规应用,仅限于重症,伴有呼吸、循环衰竭者。

(六)寻找并去除诱因

因为患者经常死于诱因,而非酮症酸中毒。

七、治愈标准

1.症状消失,失水纠正,神志、血压正常。
2.血酮体水平正常,尿酮体阴性。
3.血二氧化碳结合力、血 pH 值正常。
4.血电解质正常。

八、预后

酮症酸中毒的病死率在国外专科医院 5%～15%。一般医院高达 20%～30%。老年人中则可达 50% 以上。如长时间地昏迷不醒,低血钾、少尿、无尿或长时间肠麻痹的患者的预后很差。早期诊断,合理治疗能使死亡率显著降低。

(郭楠)

第五节　糖尿病非酮症性高渗综合征

一、诊疗流程

高渗性非酮症糖尿病昏迷诊疗流程(图 8—4)。

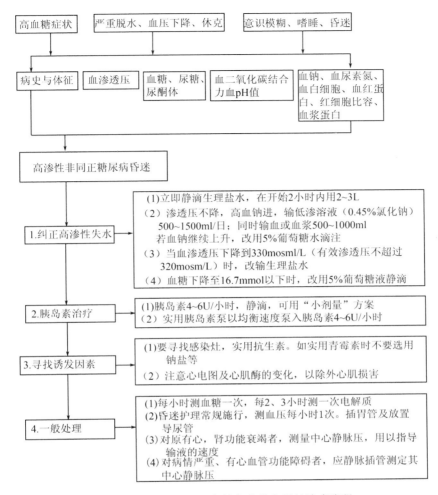

图 8—4 糖尿病非酮症性高渗综合征的诊疗流程

二、诱因及发病机制

高渗性非酮症糖尿病昏迷是一种糖尿病生命攸关的急性并发症。是 1957 年被 Sament 和 Sahwartz 首先报道。以严重高血糖与显著增高的血清渗透压，以及明显脱水及无明显酮症酸中毒为特征，发生率为酮症酸中毒的 1/6～1/10。最常见于未经诊断的老年 2 型糖尿病患者。病前无明显糖尿病及糖耐量减低史者高达 45%。近年有人提出，昏迷不是每例患者必有，因此亦可称糖尿病非酮症性高渗综合征。

（一）诱发因素

1.最常见的为感染，高达 1/3，感染中以肺部感染最多见。

2.脑血管意外；心肌梗死。

3.胃肠道出血、胰腺炎。

4.创伤、灼伤、烧伤及心脏手术、脑外伤、脑手术。

5.血液透析及（或）腹膜透析。

6.静脉高能营养或静注葡萄糖以及进食大量糖类史。

7.某些药物如苯妥英钠、二氮嗪、氯丙嗪、β受体阻滞剂、甘露醇、糖皮质激素及噻嗪类利尿剂也可以诱发此病。

(二)发病机制

此症发病年龄多为老年及中年,并多伴有肾功能不全或充血性心力衰竭。在体内胰岛素部分缺乏或相对缺乏的基础上,如若发生以上诱因时,可使肝糖原的输出过度增多以及周围组织利用葡萄糖减少。二者共同作用的结果使血糖急骤升高,常可超过 33.3mmol/L(600mg/dL)。高血糖引起高渗性利尿,造成尿糖增多及水的大量丢失。若患者不能摄取足够的水,则会出现严重脱水。随后,血容量减少,肾功能减退,血糖及血清渗透压显著增高,一般有效血浆渗透压≥320mOsm/L。当渗透压≥330mOsm/L 时,患者可出现昏迷。严重脱水使患者的血钠常可超过 150mmol/L。患者在高渗性非酮症糖尿病昏迷时,体内尚有少许胰岛素分泌,足以抑制脂肪分解和肝中酮体的生成(直接或间接作用),同时,高渗状态本身可抑制脂肪分解,亦可抑制生长激素、儿茶酚胺、糖皮质激素对脂肪分解的作用,减少酮体生成,故一般不发生明显酮症。

三、临床表现及特征

高渗性非酮症糖尿病昏迷起病缓慢,有报道 12d,一般 5～6d 确诊,比酮症酸中毒平均长 1d。

1.患者在就诊前数天或数周已有高血糖症状如多饮,多尿及乏力。但不少患者无口渴感,近日有饮水减少的表现。

2.脱水明显。由于渗透性利尿,水分的丢失平均可高达 9L(占体内总水量的 24%),失水严重时体重明显下降,皮肤、黏膜、唇舌干燥,血压下降等。

3.神经系统表现。意识模糊、神志朦胧、嗜睡,甚至昏迷,可占 60%。常可发现可逆的局限性神经系统体征,如局限性或全身性癫痫、肌阵挛、偏盲、轻瘫、幻觉、失语及出现病理反射。经常被误诊为脑血管意外而使用脱水剂或高渗葡萄糖溶液进行脱水治疗,则可加速患者死亡。

4.感染等诱因的表现。发热、低血压、休克等。呼吸道症状及胃肠道紊乱表现也较常见。

四、诊断及鉴别诊断

(一)诊断

1.中老年人多见,可有轻型糖尿病或无糖尿病史。

2.有感染、用药物、手术、创伤、烧伤、血透或腹透以及进食大量糖类或静注葡萄糖等诱因史。

3.发病缓慢,从数日至数周,有食欲减退、恶心、呕吐、烦渴、多饮、多尿、严重失水、血压下降、心率增快、休克。

4.神经精神症状明显,意识障碍、抽搐、昏迷、癫痫、偏瘫、失语、偏盲等。

5.后期呼吸变浅,可有潮式呼吸。除非发生酸中毒,一般不会出现 Kussmaul 氏呼吸。

6.实验室检查

(1)极度高血糖 33.3～111mmol/L(600～2000mg/dL),尿糖强阳性。

(2)尿酮体阴性或弱阳性,血酮体水平正常。

（3）血 pH 值和血浆二氧化碳结合力正常或轻度下降。

（4）血钠常增高＞145mmol/L(145mEq/L)。

（5）血清渗透压增高＞330mOsm/L（正常人为 280～295mOsm/L）。临床可按下列公式计算：血清渗透压(mOsm/L)＝2×[Na⁺、K⁺](mmol/L)＋血糖(mmol/L)＋血尿素氮(mmol/L)。

（6）血白细胞、血红蛋白、红细胞比容、血浆蛋白均可因脱水而增加。

（7）血尿素氮水平增高＞21.4mmol/L,氮质的潴留大于肌酐的升高（正常人尿素氮/肌酐比值为 10∶1～15∶1,本症可高达 30∶1 或以上）。

（二）鉴别诊断

1. 与糖尿病所致各种昏迷（酮症酸中毒昏迷、乳酸性酸中毒昏迷及低血糖昏迷）鉴别。

（1）糖尿病酮症酸中毒昏迷多见年轻人,起病较急,酸中毒的表现较明显,血糖、血钠、血尿素氮等指标不如高渗性非酮症糖尿病昏迷明显、预后较高渗性非酮症糖尿病昏迷好。

（2）乳酸性酸中毒昏迷有明确的使用双胍类药物不当史或血糖控制不佳或有急慢性并发症等,发病较快,具有代谢性酸中毒的临床表现,血乳酸浓度水平升高是其诊断的关键。

（3）糖尿病低血糖昏迷有明确的应用降糖药物史,如优降糖等磺脲类药物或胰岛素治疗,临床表现虽也可有神经系统表现显著,但血糖的降低与高渗性非酮症糖尿病昏迷明显不同,易鉴别。

2. 对一些不明原因的昏迷,以及无法解释的特别是局限的、可逆的神经系统体征均要想到糖尿病性高渗性非酮症性昏迷的可能性,如同时发现患者伴有明显脱水及极高血糖、高血钠及高血清渗透压,就可诊断高渗性非酮症糖尿病昏迷。

五、预防

主要是提高对本病的认识,以早期诊断、早期治疗。

1. 对老年人即使是无糖尿病及糖耐量减低病史者在大量应用葡萄糖、脱水剂或进甜食乃至使用生理盐水均应密切观察其血糖变化。

2. 对老年人伴有感染、手术、创伤、烧伤、血透或腹透等情况时,应提高本病发生的警惕,应密切观察血糖变化。

3. 对老年人应用苯妥英钠、二氮嗪、氯丙嗪、β 受体阻滞剂、甘露醇、糖皮质激素及噻嗪类利尿剂等药物时,也应考虑高本病的发生的可能性,应密切观察血糖变化。

六、急诊处理

对高渗性非酮症糖尿病昏迷的治疗与糖尿病酮症酸中毒相比,在补液、胰岛素治疗及电解质的补充等方面均有所不同。

（一）纠正高渗性失水

纠正脱水及渗透压是治疗本症的关键。补液量可按脱水程度而定,多主张在中心静脉压测定的情况下进行。

1. 立即静滴生理盐水,在开始 2h 内用 2～3L,以后亦可从胃管中注入相当量温开水。

2. 若血容量恢复,血压升至正常,而渗透压不降,特别是高血钠（≥155mmol/L）时,即使血压低也应输低渗溶液（0.45％或 0.6％氯化钠）500～1500mL/d;同时输血或血浆 500～

1000mL。若血钠继续上升,改用5%葡萄糖水滴注。

3.当血渗透压下降到330mOsm/L(有效渗透压不超过320mOsm/L)时,改输生理盐水。

4.待血糖下降至16.7mmol(300mg/dL)以下时,改用5%葡萄糖液静滴。

(二)补充电解质

与酮症酸中毒相比,钾的丢失较少,补钾量也较少。由于治疗前血钾常不升高,且用胰岛素治疗后,血钾迅速下降,所以应及时补钾。若患者就诊时无高血钾,而且尿量不少,治疗开始即可补钾。若有低血磷则应补磷,补磷方法与对酮症酸中毒患者的相似。患者清醒后,钾盐可部分或全部从口服补充。

(三)胰岛素治疗

患者对胰岛素的需要量比酮症酸中毒者少,用量应较酮症酸中毒昏迷为少(4~6U/h),一般用普通胰岛素,可用"小剂量"方案,静滴。亦可使用胰岛素泵或微量输液泵,以均衡速度泵入胰岛素4~6U/h,也得到很好的效果。但强调早期诊断和治疗。治疗中应避免胰岛素用量过大、操之过急而发生低血糖,或因血糖下降过速,导致脑水肿及低血钾。在24~48h内不应使血糖低于13.9mmol/L(250mg/dL)。

(四)寻找诱发因素

至关重要。要寻找感染灶,严重病例即使找不到感染灶也应使用抗生素。但有关细节亦不应忽视,如在使用青霉素时不要选用钠盐等。还应注意心电图及心肌酶的变化,以除外心肌损害。适当处理可降低糖尿病性高渗性非酮症性昏迷的病死率。

七、治愈标准

1.神经精神症状消失,血压正常。

2.血糖低于13.9mmol/L(250mg/dL)。

3.血浆渗透压正常(<310mOsm/L)。

4.血电解质、尿素氮、白细胞计数正常。

5.脱水征消失,尿量正常(>50mL/h)。

八、预后

因为此昏迷患者多为老年人,有糖尿病慢性并发症较多时、有严重感染特别是肺部感染发生时、有脑血管疾病或有癫痫者、肾功能不全或心肌梗死、充血性心力衰竭时预后均不良。病死率高,多在10%~70%,平均为40%。约为糖尿病酮症酸中毒的10倍左右。如能做到早期发现、积极治疗,可使病死率明显下降。有的国家其病死率已降到5%~10%。死因主要为感染、休克、消化道出血、脑血管意外、败血症、肾衰等。

(马龙)

临床危重症抢救与护理

（下）

徐　华等◎主编

吉林科学技术出版社

第九章　产科急危重症

第一节　前置胎盘

一、病因

发病原因尚不清楚,可能与下列因素有关。①多次刮宫、分娩损伤子宫内膜,引起炎性或萎缩性病变:剖宫产、子宫肌瘤剜出术后损伤子宫内膜及肌层,致使子宫蜕膜血管生长不多,当受精卵植入时,因血液供给不足,为摄取足够营养而胎盘面积过大,伸展至子宫下段。此外,子宫下段切口瘢痕也妨碍胎盘在孕晚期时向上迁移而诱发胎盘前置。李志凌等报道有剖宫产史的胎盘前置发生率是无剖宫产史的 5.95 倍。②双胎或多胎妊娠时胎盘面积大,可延伸至子宫下段达到宫颈内口。有报道双胎的前置胎盘发生率较单胎高一倍。此外胎盘形状异常如副胎盘,主胎盘附着于宫体而副胎盘可达子宫下段和子宫颈内口处而形成胎盘前置。③吸烟及吸食毒品可以影响子宫胎盘血液供应,胎盘为获得更多的氧供而扩大面积延伸至子宫下段和子宫颈内口处而形成胎盘前置。④羊膜病变:电镜观察发现羊膜上皮层在羊水过少时变薄,上皮细胞萎缩,微绒毛短粗,尖端肿胀,数目少,有鳞状上皮化生现象,细胞中粗面内质网及高尔基复合体也减少,上皮细胞和基膜之间桥粒和半桥粒减少。认为有些原因不明的羊水过少可能与羊膜本身病变有关。

二、分类

以胎盘边缘与宫颈内口的关系,将前置胎盘分为 3 种类型(图 9—1)。

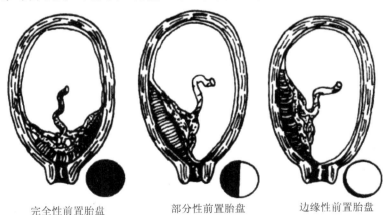

完全性前置胎盘　　　　部分性前置胎盘　　　　边缘性前置胎盘

图 9—1　前置胎盘类型

(一)完全性胎盘或称中央性前置胎盘

宫颈内口全部被胎盘组织所覆盖。

(二)部分性前置胎盘

宫颈内口的一部分被胎盘组织所覆盖。

（三）边缘性前置

胎盘边缘附着于子宫下段甚至达宫颈内口但不超过宫颈内口。

三、临床表现

（一）症状

前置胎盘的典型症状为妊娠晚期或临产时发生无诱因的无痛性阴道流血。从妊娠中期开始，子宫峡部逐层扩展成为子宫腔的下部，至妊娠晚期逐渐被拉长而形成子宫下段。子宫下段进一步伸展牵拉子宫颈内口，使子宫颈管逐渐变短，但位于子宫颈内口处的胎盘不能相应伸展，导致前置部分的胎盘其附着处发生错位而剥离，血窦破裂而出血。初次出血时出血量一般不多，剥离处血液凝固，出血可暂时停止。偶尔可见第一次出血可致致命性大出血的病例。阴道流血发生时间的早晚、反复发生的次数、出血量的多少，一般与前置胎盘的类型有关。前置胎盘出血发生的时间越早，程度就越严重。完全性前置胎盘初次出血的时间大约在28周，比其他类型出现的早，反复出血的次数多，出血量也较多；边缘性前置胎盘初次出血较晚，往往在妊娠37～40周或临产后，出血量少；部分性前置胎盘的初次出血时间和出血量介于两者之间。边缘性或部分性前置胎盘患者，若胎膜自然破裂而胎先露能迅速下降压迫胎盘，阴道流血可以停止。反复多次或大量阴道流血可致患者贫血，贫血程度与出血量成正比。出血严重者可发生休克，并导致胎儿宫内缺氧、窘迫甚至死亡。若 B 型超声诊断为完全性前置胎盘，孕 37 周后未发生阴道流血，应考虑前置胎盘合并胎盘植入的可能，它往往在胎儿娩出后导致产后出血。

（二）体征

孕妇一般情况随出血量而变化，全身情况与出血量成正比。大量急性出血时可有面色苍白，脉搏微细、加快，血压下降等休克现象。腹部检查，子宫大小与妊娠月份相符，子宫软且无压痛，胎位清楚。由于子宫下段有胎盘占据，影响胎先露入盆，故而胎先露大多高浮。约 15％并发胎位异常，多为臀先露，有时在耻骨联合上方可闻及胎盘杂音。除非孕妇严重休克，一般情况下胎心均正常。临产时检查，宫缩为阵发性，间歇期子宫可以完全松弛，无强直性宫缩。

四、诊断

（一）病史

孕妇既往有流产刮宫、产褥感染、剖宫产或子宫肌瘤剜除术史等，有上述临床症状和体征，可初步判断前置胎盘的类型。

（二）超声检查

B 型超声检查确定胎盘位置的准确率达 95％，B 型超声断层显像可清楚看到子宫壁、胎先露部、胎盘和宫颈的位置，并根据胎盘边缘与宫颈内口的关系进一步明确前置胎盘的类型。因 B 型超声是最简单、安全、可靠、无创伤及最有价值的胎盘定位方法，并可重复检查。

B 型超声诊断前置胎盘时需注意妊娠周数，妊娠中期胎盘占据宫腔一半的面积。因此，胎盘接近宫颈内口或覆盖内口的机会较多，至妊娠晚期胎盘占宫腔的面积减少到 1/3 或 1/4；同时子宫下段形成及伸展增加了宫颈内口与胎盘边缘之间的距离，故原似在子宫下段的胎盘可随子宫体上移而改变为正常位置胎盘。因此若妊娠中期 B 型超声检查发现胎盘位置低置者，不要过早作前置胎盘的诊断，应定期随访至妊娠 34 周以后再下结论。

（三）产后胎盘及胎膜检查

可见胎盘边缘或部分胎盘有黑紫色陈旧血凝块附着，表明为胎盘的前置部分，诊断可确立。自然破膜者，破口距胎盘边缘小于 7cm，为部分或边缘性前置胎盘。若行剖宫产术，术中能直接了解胎盘位置。

五、鉴别诊断

妊娠晚期出血主要应与胎盘早剥鉴别；其他原因发生的产前出血，如帆状胎盘前置血管破裂、胎盘边缘血窦破裂及宫颈病变如息肉、糜烂、宫颈癌等，结合病史通过阴道检查、B 型超声检查及分娩后胎盘检查可以确诊。

六、对母儿的影响

（一）对母体的影响

1.失血　妊娠晚期由于子宫下段逐渐伸展，附着于子宫下段或子宫内口的胎盘组织不能相应地伸展，两者发生错位而剥离，以至该处宫壁血窦破裂而出血。产后由于子宫下段肌层菲薄、收缩力差，附着于此处的胎盘剥离后血窦一时不易缩紧闭合，故出血量多且难以制止，有时需切除子宫才能挽救产妇的生命。

2.植入性胎盘　子宫下段的蜕膜较薄，胎盘绒毛穿透底蜕膜深入子宫下段肌层，而形成植入性胎盘。此种情况产前无出血，胎儿娩出后，胎盘不剥离，亦不引起出血。如果胎盘部分植入，可因胎盘剥离不全而发生难以控制的大出血。

3.产褥感染　由于前置胎盘的胎盘剥离面位置低，接近子宫颈外口，细菌易从阴道上行入侵。患者反复出血而贫血，机体抵抗力大大降低，而且阴道内血液又有助于细菌的滋生，故产褥期间易于发生感染。

4.羊水栓塞　前置胎盘是羊水栓塞的诱因之一。

（二）对胎儿的影响

前置胎盘的出血多发生于妊娠晚期，而且往往反复出血。完全性的前置胎盘和部分性的前置胎盘出血量、次数较多，甚至大量出血，期待疗法效果不佳，为保证孕妇安全必须紧急终止妊娠，故早产发生率高。孕晚期由于孕妇反复阴道出血或突然大出血，孕妇失血过多可致胎儿宫内缺氧甚至死亡。因此围生儿的病死率增高。由于胎盘附着处的子宫肌层薄弱，使胎盘功能受影响，导致胎儿生长发育受限，新生儿存活力降低。

七、处理

处理原则是抑制宫缩、制止出血、纠正贫血、预防感染、促胎儿成熟。处理方案应根据阴道流血量多少、有无休克、妊娠周数、产次、胎位、胎儿是否存活、是否临产等情况做出决定。

（一）期待疗法

期待疗法的目的是在保证孕妇安全的前提下延长胎龄，促使胎儿达到或更接近足月，从而提高围生儿的存活率。适用于妊娠 37 周以前或胎儿体重估计小于 2300g，阴道出血不多，患者一般情况好，胎儿存活者。

患者应住院观察，绝对卧床休息，强调左侧卧位，尽量不予干扰，以减少出血机会。定时间断吸氧，每日 3 次，每次 1h，提高胎儿血氧供应。等待胎儿生长，尽量维持妊娠达 36 周。在等待过程中,应严密注意出血情况,并配血备用,并可给予镇静药及补血药,必要时可给予宫缩抑制剂,如 β₂—肾上腺素受体激动剂(利托君、沙丁胺醇等)、硫酸镁等。

估计孕妇近日需终止妊娠者,若胎龄小于 34 周,应促胎肺成熟。地塞米松 5～10mg,每日 2 次,连用 2～3d,有利于减少产后新生儿呼吸窘迫综合征的发生。在期待治疗过程中,应进行辅助检查,以确定诊断。若诊断为部分性或完全性前置胎盘,必须继续住院。在住院观察期间,还应根据预产期及 B 型超声测量双顶径估计胎儿成熟情况。若在观察期间发生大量阴道流血或反复流血,则必须终止妊娠。

(二)终止妊娠

1.剖宫产术 剖宫产可以迅速结束分娩,于短时间内娩出胎儿,对母儿均较安全,是目前处理前置胎盘的主要手段。完全性前置胎盘必须以剖宫产结束分娩,部分性或初产妇边缘性前置胎盘,近年也倾向行剖宫产。适时果断行剖宫产术,能立即结束分娩,达到迅速止血的目的。减少对胎儿的创伤,减少围生儿发病率,并可在直视下处理产后出血,是处理前置胎盘最安全最有效的方法,也是处理前置胎盘严重出血的急救手段。

术前应积极纠正休克,输液、输血补充血容量,这些措施不但能抢救患者,而且也改善胎儿在宫内的缺氧状态。

剖宫产多选择子宫下段切口,原则上应避开胎盘,手术应根据胎盘附着位置确定。术前行 B 型超声检查确定胎盘附着位置。若胎盘附着于后壁,做下段横切口;胎盘附着于侧壁,可选择偏向对侧的子宫下段横切口;胎盘附着于前壁,则根据胎盘边缘所在,选择子宫体部纵切口、子宫下段纵切口娩出胎儿。若胎盘大而薄,覆盖整个子宫前壁,则可直接从下段切入,迅速撕开胎盘,取出胎儿。由于子宫下段的收缩力差,胎儿娩出后,胎盘未即娩出,须及时作徒手剥离,同时子宫肌壁内注射麦角新碱 0.2～0.4mg 增强子宫下段收缩,配以按摩子宫,可减少产后出血量。

2.阴道分娩 仅适用于边缘性前置胎盘、枕先露、流血不多、估计在短时间内可结束分娩者。决定阴道分娩后,行人工破膜,破膜后胎头下降压迫胎盘达到止血,并可促进子宫收缩,加速分娩。若破膜后先露下降不理想,仍有出血,或分娩进展不顺利,应立即改行剖宫产术。

(三)紧急情况转送时的处理

若患者阴道大量流血,而当地无条件处理,可静脉输液或输血,并在消毒下进行阴道填塞,以暂时压迫止血,并迅速护送转院治疗。不论剖宫产术后或阴道分娩后,均应注意纠正贫血及预防感染。

八、预防和健康教育

1.搞好计划生育,推广避孕。

2.防止多产,避免多次刮宫或宫内感染,以免发生子宫内膜损伤或子宫内膜炎。

3.加强产前检查及宣教,对妊娠期出血,无论出血量多少均需及时就医,以做到早期诊断,正确处理。

4.严格掌握剖宫产指征。

(李利娟)

第二节　胎盘早剥

妊娠 20 周后或分娩期,正常位置的胎盘在胎儿娩出前,部分或全部从子宫壁剥离,称胎盘早剥。胎盘早剥是妊娠晚期的一种严重并发症,往往起病急,进展快,如处理不及时可威胁母儿的生命。据统计国内发生率 0.46%～2.1%,国外发生率 1%～2%。

一、病因

胎盘早剥的原因尚不完全清楚,其发病与下列因素有关。

(一)孕妇血管病变

胎盘早剥常并发重度子痫前期、慢性肾炎和慢性高血压,尤其已有全身血管病变者居多。由于底蜕膜螺旋小动脉痉挛或硬化,引起远端毛细血管缺血坏死致破裂出血,血液流至底蜕膜层形成血肿,导致胎盘与子宫壁剥离。

(二)机械性因素

腹部受到撞击,行外倒转术纠正胎位操作不当,手法粗暴,亦可造成胎盘早剥。

(三)宫腔压力骤减

如羊水过多,破膜后羊水突然流出或双胎妊娠第 1 个胎儿娩出过快,宫腔压力突然下降,子宫体积缩小,胎盘与宫壁错位而剥离。

(四)子宫静脉压突然升高

妊娠晚期或临产后,孕妇长时间处于仰卧位时,可发生仰卧位低血压综合征。由于妊娠子宫压迫下腔静脉,使回心血量减少,血压下降,而子宫静脉瘀血,使静脉压升高,导致蜕膜静脉床充血或破裂,形成血肿,致使胎盘部分或全部自子宫壁剥离。

(五)其他因素

脐带因素如脐带过短或脐带绕颈,当胎头下降时,牵拉胎盘均可导致胎盘早剥。全身性疾病如血液病,叶酸或维生素缺乏,影响了凝血系统。

二、病理变化

胎盘早剥基本病理变化是底蜕膜出血,在子宫壁与胎盘母面之间形成血肿,使胎盘自附着处剥离(图 9—2)。胎盘早剥分为显性、隐性及混合性 3 种类型。如剥离面积小、血液很快凝固,临床多无症状,当胎盘娩出后进行检查时,发现胎盘剥离处有凝血块压迹。若胎盘剥离面积大,继续出血,形成胎盘后血肿,使胎盘剥离面积不断扩大,出血逐渐增多,当血液冲开胎盘边缘,沿胎膜与子宫壁之间经宫颈流出,称显性出血。如胎盘边缘仍附着于子宫壁上,血液未将胎盘边缘冲开,血液积聚在胎盘与子宫壁之间,形成胎盘后血肿,称隐性出血。当内出血过多时,血液冲开胎盘边缘经宫颈口流出,既有内出血又有外出血,称混合性出血。有时出血穿透羊膜进入羊水中成为血性羊水。

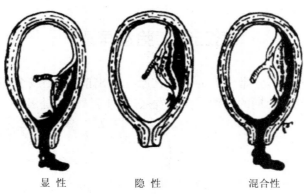

显性　　　　　　隐性　　　　　　混合性

图9—2　胎盘早剥的类型

胎盘早剥发生内出血时,血液积聚于胎盘与子宫壁之间,由于胎盘后血肿压力加大,使血液侵入到子宫肌层,引起肌纤维分离、断裂、变性,当血液侵入子宫肌层至浆膜层时,子宫表面呈紫色,以胎盘附着处明显,称子宫胎盘卒中。由于子宫肌纤维变性、断裂,导致产时及产后子宫收缩不良或完全丧失收缩功能,引起产后出血。有时血液渗入阔韧带及输卵管系膜,甚至可经输卵管流入腹腔。

严重的胎盘早剥可发生凝血功能障碍,主要是由于剥离处的胎盘绒毛和蜕膜中释放大量的组织凝血活酶,因宫内压力增高时,使凝血活酶进入母体内,激活凝血系统,导致弥散性血管内凝血(DIC)。由于毛细血管内微血栓形成,造成组织缺氧,致使重要脏器损伤。随着胎盘早剥持续时间的增加,DIC继续发展,使凝血因子大量消耗,最终导致严重的凝血功能障碍,造成难以控制的产后大出血,危及产妇生命。

三、临床表现及分类

病情的严重程度取决于胎盘剥离面积的大小和出血量的多少,分为3度。

Ⅰ度:多见于分娩期,以外出血为主,胎盘剥离面积少,患者常无腹痛或者腹痛轻微。腹部检查时子宫软,宫缩时有间歇期,子宫与妊娠周数相符,胎位清楚,胎心率多正常,出血多时胎心有改变,子宫轻压痛(剥离处)。产后检查胎盘母体面有凝血块压迹。

Ⅱ度:胎盘剥离面积为胎盘面积的1/3左右。主要症状为突发持续性剧烈腹痛伴腹胀、腰酸,疼痛轻重与胎盘后积血多少有关,积血越多疼痛越剧烈。无阴道出血或出血量不多,子宫收缩时,阴道出血量增多。腹部检查时子宫大于妊娠周数,子宫软,胎盘附着处压痛明显,宫缩时有间歇期,胎儿存活。

Ⅲ度:胎盘剥离面积超过1/2,严重时可伴有恶心、呕吐、面色苍白、出冷汗、血压下降、休克状态。患者也可伴有或不伴有阴道出血,阴道出血多少与贫血程度及全身情况不成正比。腹部检查:宫底常因内出血而高于妊娠月份,腹围增大或进行性增大,子宫呈持续收缩状态,坚硬如板,全腹有压痛(尤以胎盘剥离处最明显),因子宫呈持续性收缩,故胎位不清。如胎盘剥离面积较大,胎儿在宫内严重缺氧致胎心异常或消失。

四、辅助检查

(一)B型超声检查

B超检查可见胎盘与子宫壁之间出现液性暗区,界限不太清楚,如内出血机化则暗区内可见光点反射,当液性暗区延及胎膜与子宫壁之间时可见绒毛膜板向羊膜腔突出,提示胎盘后血肿形成。同时探查胎心搏动及胎动可以了解胎儿存活情况。超声检查阴性结果不能排除胎盘早剥。

（二）实验室检查

实验室检查主要了解贫血程度与凝血功能。应进行血常规、血小板、凝血功能及纤维蛋白原等 DIC 的化验检查,以便及早明确是否并发凝血功能障碍。对急症患者或无化验检查条件的情况下,可采取简便凝血功能检测方法即全血凝块观察及溶解试验。取血 2～5mL 放入试管内,倾斜静置,若 6min 不凝固或凝固不稳定,于 1h 内又溶化提示凝血异常;若血液在 6min 凝固,其体内的纤维蛋白原含量通常在 1.5g/L 以上;血液凝固时间超过 6min,体内纤维蛋白原含量通常在 1～1.5g/L;血液凝固时间超过 30min 仍不凝固,体内纤维蛋白原含量通常小于 1g/L。有条件情况下,可进行 DIC 筛选试验与纤溶试验检查,以便预防和尽早确诊 DIC。

五、诊断与鉴别诊断

根据病史、症状及体征,结合实验室结果可做出临床诊断。Ⅰ度胎盘早剥症状与体征不典型,诊断较为困难。主要与前置胎盘相鉴别。Ⅱ度、Ⅲ度胎盘早剥症状典型,诊断多无困难,主要与先兆子宫破裂鉴别。

六、并发症

1. DIC 与凝血机制障碍　胎盘早剥是妊娠期发生凝血功能障碍最常见的原因。主要表现为阴道出血不止,严重者出现多脏器出血,如皮肤黏膜出血、咯血及呕血等。一旦发生 DIC,病死率较高,应积极预防。

2. 产后出血　胎盘早剥发生子宫胎盘卒中时,影响子宫肌层收缩导致产后出血,经治疗多可好转。

3. 急性肾衰竭　主要原因是大出血导致肾灌注严重受损,导致肾皮质或肾小管缺血坏死,出现急性肾衰竭。

4. 羊水栓塞　胎盘早剥时,羊水可经剥离的胎盘面开放的子宫血管进入母体血液循环,羊水有形成分形成栓子,栓塞肺血管导致羊水栓塞。

七、治疗

胎盘早剥处理不及时,严重危及母儿生命,应及时诊断,积极治疗。

（一）纠正休克

对处于休克状态的危重患者,积极开放静脉通路,补充血容量,输新鲜血,若发生 DIC,应测量中心静脉压以指导补液量。最好输入新鲜血,既可补充血容量,又可补充凝血因子,使血细胞比容提高到 0.30 以上,尿量>30mL/h。

（二）及时终止妊娠

胎盘早剥危及母儿生命,其预后与处理的及时性密切相关。胎儿娩出前胎盘剥离可能继续加重,难以控制出血,时间越长,病情越重,因此一旦确诊重型胎盘早剥,必须及时终止妊娠。

1.阴道分娩　Ⅰ度胎盘早剥产妇一般情况较好,出血不多且以显性出血为主,胎儿在宫内情况良好,已进入临产宫口开大,估计短时间内能分娩者可经阴道分娩。人工破膜,使羊水缓慢流出,腹部包扎使宫腔压力及宫腔容积减少,先露压迫胎盘制止进一步剥离及出血。破膜也可刺激宫缩,加速分娩,并可使宫腔内压力降低后,减少凝血活酶进入血液循环,阻断DIC发生。可静脉滴注缩宫素加强宫缩。若产程无进展,或胎儿宫内窘迫,估计短时间不能结束分娩者立即改行剖宫产。严密观察产程进展,并注意血压、脉搏以及胎心的变化,有条件者应用胎儿电子监护仪进行监护,如胎心异常立即处理。

2.剖宫产　适用于:①Ⅱ度胎盘早剥,估计短时间不能结束分娩者。②Ⅰ度胎盘早剥,出现胎儿窘迫征象,需抢救胎儿者。③Ⅲ度胎盘早剥,胎儿已死,产妇病情继续恶化者。④破膜后产程无进展者。剖宫产取出胎儿与胎盘后,应立即给予宫缩药,加强宫缩,减少产后出血。若发生难以控制的大出血,可在输血同时行子宫次全切除术。

3.并发症处理

(1)凝血功能障碍:迅速终止妊娠,阻断促凝物质继续进入母体血液循环;及时输新鲜血,补充血容量,有条件可输血小板浓缩液,输纤维蛋白原。如无新鲜血时,可选用新鲜冷冻血浆作为应急措施。①抗凝治疗:首选肝素,适用于DIC高凝阶段及未去除病因之前。可阻断DIC的发展。DIC的晚期应用肝素可加重出血,故一般不主张应用肝素治疗。②抗纤溶药物:如氨基己酸4~6g,氨甲环酸(止血环酸)0.25~0.5g,氨甲苯酸(对羧基苄胺)0.1~0.2g溶于5%葡萄糖液500mL内静脉滴注。

(2)急性肾衰竭:胎盘早剥出血过多致休克以及发生DIC均影响肾脏血流量,严重时可使双肾皮质或肾小管缺血坏死,临床上出现少尿无尿,如每小时尿量少于30mL应补充血容量;如每小时小于17mL或无尿时应考虑肾衰竭,立即静注呋塞米40~80mg。以上治疗无效,应控制液体入量,积极采取透析疗法进行抢救。

(3)产后出血:分娩后及时应用宫缩剂(如缩宫素、马来酸麦角新碱、前列腺素),按摩子宫等加强子宫收缩,防止产后出血。剖宫产时发现子宫胎盘卒中,用热盐水纱布热敷及按摩子宫等各种治疗后无效,可行子宫动脉上行支结扎,也可用肠线8字缝合卒中部位的浆肌层。上述处理仍无效,出血不能控制者,应及时行子宫切除术。

八、预防

做好产前检查,防治妊娠期高血压疾病,加强高危妊娠管理,对合并高血压或慢性肾炎者,应积极治疗,加强监护。妊娠晚期,避免外伤,孕中、晚期应左侧卧位,以增加子宫胎盘血液灌注量。行外倒转术时,操作轻柔。避免宫腔内压力骤降,如羊水过多,破膜时应使羊水缓慢流出。双胎分娩时避免第1胎儿娩出过快。

(李利娟)

第三节　前置血管

脐带帆状附着(又称脐带胎膜附着)时,脐带管在羊膜和绒毛之间进入胎盘,当此种血管通过子宫下段或跨越子宫颈内口,处于胎先露之下时,称为血管前置。

脐带帆状附着较为罕见。多见于双胎妊娠,约9倍于单胎者,也常见于流产。

一、病因

由于子宫内膜创伤、感染等原因，常致胎盘附着位置异常，且多附着于子宫下段。为摄取营养，胎盘的叶状绒毛偏向一侧生长发育，而脐带附着部位不能随之移位。其附着部位因营养不良发生萎缩而变为平滑绒毛膜，最终形成脐带帆状附着。故也有人认为脐带帆状附着由前置胎盘演变而来的。

二、病理机制

脐带帆状附着时，附着于胎膜的血管被其周围的胶原纤维坚实地固定在平滑绒毛膜上，这种解剖特点是使前置血管容易发生破裂的主要原因。

由于脐带血管位于胎先露的下方，胎先露下降时，压迫前置的血管，可以阻断血流，致胎儿缺血缺氧，发生宫内窒息甚至死亡。阴道检查、胎膜破裂等可致前置血管断裂，突然发生阴道流血，胎儿可因失血而立即死亡。

帆状附着的脐带常含一条动脉，常合并胎儿畸形。

三、临床表现

在分娩前或分娩中，人工或自然破膜后，立即发生阴道流血，伴有急剧的胎儿窘迫，是血管前置的临床特征。有的孕妇在破膜时，血管受压，但并不同时发生阴道流血，而待子宫颈扩张到一定程度致血管断裂时，才出现阴道出血。阴道流血一般出现突然，量不很多，多在300mL以内，随着胎儿先露下降压迫血管或胎盘娩出，多可自然止血，孕妇失血症状多不显著。

四、诊断要点及方法

血管前置的诊断，除可能有子宫腔及内膜病史外，主要依据如下：

1.临床特征　主要是破膜后突发阴道流血，引起胎儿宫内窒息甚至死亡，亦有虽未破膜，但受胎头下压而胎心出现异常者。

2.临床检查　在耻骨联合上方或两侧可听到血管杂音，胎先露下降时出现胎儿窘迫表现。阴道检查时如可触到胎膜上有搏动速率与胎心一致、缺乏弹力和韧性的固定条索状物，有助于诊断。

3.B超检查　在近子宫颈内口部位置示在胎盘附近有与脐带搏动一致的索条状低回声区，位置固定，不随体位改变。

4.羊膜镜检查　发现胎膜上有固定血管，也有助诊断。但对可疑者，羊膜镜检查应慎用，以免撕裂血管，发生出血。

5.胎儿血的鉴定　胎儿血的鉴定是重要诊断手段，常用的方法有：

（1）抗碱试验：根据胎儿血红蛋白（HBF）的抗碱特性，Ogita提出快速而简单的鉴定方法：用待检的肝素化血1滴加0.1mol/L氢氧化钾5滴，振荡2min，加沉淀液（50％硫酸铵400mL加10mol/L盐酸1mL）10滴混合后，滴于滤纸上，形成20mm左右的环。成人血因血红蛋白变性呈黄褐色，而胎儿血保持粉红色不变。也可取阴道血1～2mL，离心后取上清鲜红色液，按5∶1加入0.25％氢氧化钠液，仍呈鲜红色不变为阳性，表明血液来自胎儿；变为棕褐色为阴性,说明来自母体。

以上方法简便易行,可迅速做出诊断。

(2)阴道血涂片及血型检查:胎儿血中见有核红细胞,血型与母血血型不一致时可资鉴别。

(3)血细胞比容检查:有人测定婴儿头皮血的血细胞比容,平均为51%,脐静脉的血细胞比容平均为49%。检查标本可以得到时,血细胞比容低值可协助临床诊断胎儿有失血发生。

五、鉴别诊断

(一)前置胎盘

前置胎盘典型的症状是在妊娠中、晚期无明显原因的无痛性阴道流血。腹部检查时胎先露高浮,B超检查可明确诊断。阴道血的检查为母血,可与血管前置的胎儿相区别。

若出血已达400mL以上而胎心尚好者,血管前置可能性不大。

(二)脐带隐性脱垂

盆腔检查及B超检查时可见索状物,有与胎心一致的搏动,但位置不固定,可随体位改变,上推胎儿先露部时有移动,触诊时有弹力,具韧性。

六、救治原则与方法

血管前置一般对母体危险不大,救治措施主要针对胎儿及新生儿,以减少围生儿死亡。

(一)防止前置血管受压或血管断裂

在孕37周前,宜卧床休息,抬高臀部,向胎盘对侧取仰卧位,避免腹部用力,避免性生活及粗暴阴道检查,慎行人工破膜。严密观察胎先露高低、胎动及胎心变化,若明确诊断为血管前置,胎心尚好,估计生后可存活者,宜立即行剖宫手术,若胎儿已死,可取自然分娩。

(二)胎儿娩出后的处理

胎儿娩出后,继续给予吸氧、输血、输液、纠正酸中毒等治疗。延续断脐,尽量将脐带挤向新生儿或抽脐血回输,是简便易行的补血方法。复苏后应继续进行监护。

(李利娟)

第四节　产力异常

产力包括子宫收缩力、腹肌和膈肌收缩力以及肛提肌收缩力,其中以子宫收缩力为主。子宫收缩力贯穿于分娩的全过程。

子宫收缩力异常的临床分类如下。

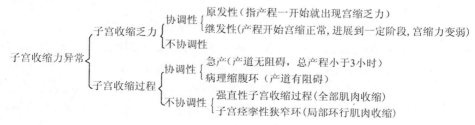

一、子宫收缩乏力

（一）病因

子宫收缩乏力常由多种因素综合引起。

1. 全身因素　全身因素是造成宫缩乏力的主要原因。产妇精神紧张、过度疲劳、进食量少、体力消耗大、体质虚弱、慢性疾病等均可影响子宫收缩。膀胱及直肠充盈可影响胎先露下降，导致宫缩乏力。

2. 头盆不称或胎位异常　临产后胎儿先露部下降受阻，胎先露不能紧贴子宫下段和宫颈，不能引起反射性子宫收缩，是造成继发性宫缩乏力最常见的原因。

3. 内分泌因素　临产后，产妇体内雌激素、缩宫素、前列腺素等分泌不足，孕激素下降缓慢，子宫平滑肌敏感性降低，导致宫缩乏力。

4. 子宫因素　子宫过度伸展（如双胎妊娠、羊水过多）、多产妇子宫肌纤维变性、子宫肌瘤、子宫肌纤维水肿（如重度贫血、妊娠期高血压病）、子宫发育不良或子宫畸形，均能引起宫缩乏力。

5. 药物因素　应用大剂量镇静剂或麻醉剂使宫缩抑制。

（二）临床表现及诊断

1. 协调性宫缩乏力（低张性宫缩乏力）　指子宫收缩力虽具有正常的节律性、对称性和极性，但仅收缩力弱、持续时间短、间歇时间长且不规律，致宫口扩张及先露下降缓慢，产程延长。多为继发性宫缩乏力。

2. 不协调性宫缩乏力（高张性子宫收缩乏力）　指子宫收缩力失去正常的节律性、对称性和极性，甚至极性倒置，宫缩时子宫下段较子宫底部收缩力强，宫缩间歇时平滑肌不能完全松弛，使宫口不能扩张、先露不能下降，导致产程延长或停滞。

3. 产程异常　临床上子宫收缩乏力可使产程进展出现各种异常：

（1）潜伏期超过 16h 者为潜伏期延长。

（2）活跃期超过 8h 者为活跃期延长。

（3）活跃期宫口不再扩张达 2h 以上者，为活跃期停滞。

（4）第二产程初产妇超过 2h，经产妇超过 1h 尚未分娩者，为第二产程延长。

（5）第二产程达 1h 胎先露下降无进展者，为第二产程停滞。

（6）总产程超过 24h 者为滞产。

（三）子宫收缩乏力对母儿的影响

1. 对产妇的影响　由于产程延长，产妇休息不好，进食少，精神疲惫及体力消耗，可出现疲乏无力、肠胀气、排尿困难等，影响子宫收缩，严重时可引起脱水、酸中毒、低钾血症。由于第二产程延长，膀胱被压迫于胎头和耻骨联合之间，可导致组织缺血、水肿、坏死，形成膀胱阴道瘘或尿道阴道瘘。胎膜早破及多次肛查或阴道检查可增加感染机会。产后宫缩乏力影响胎盘剥离、娩出和子宫壁的血窦关闭，容易引起产后出血。剖宫产发生率高，产褥期并发症也增多。

2. 对胎儿、新生儿的影响　协调性宫缩乏力容易造成胎头在盆腔内旋转异常，使产程延长，增加手术机会；不协调性子宫收缩乏力不能使子宫壁完全放松，对胎盘—胎儿循环影响大，胎儿在子宫内缺氧，容易发生胎儿窘迫、胎死宫内。新生儿窒息、产伤、感染机会增多。

（四）处理

应全面检查，了解有无头盆不称及胎位异常，估计能经阴道分娩者，做以下处理。

1.协调性宫缩乏力

（1）第一产程：①改善全身情况，消除紧张情绪，鼓励产妇进食、进水及排尿，保证充分休息，必要时给镇静剂。②加强宫缩，排空膀胱和灌肠，针刺合谷、三阴交等穴位，静脉推注地西泮软化宫颈，促进宫口扩张；人工破膜及静脉滴注缩宫素（协调性宫缩乏力，宫口开大 3cm，胎位正常，头盆相称），用法是将缩宫素 2.5U 加于 5% 葡萄糖溶液 500mL 中，从 8～10 滴/min 开始，根据宫缩强弱调整滴速，直至宫缩维持在 2～3 次/min，每次持续 40～50s，但不应超过 40 滴/min。专人监护，严密观察宫缩、胎心、血压。若经上述处理，产程无进展或出现胎儿窘迫，应及时行剖宫产术。

（2）第二产程：无头盆不称，可静脉滴注缩宫素，以加强宫缩，或行产钳术或胎头吸引术助产。胎头双顶径在坐骨棘水平上持续 2h 以上或伴胎儿窘迫者，应行剖宫产术。

（3）第三产程：预防产后出血和感染。

2.不协调性宫缩乏力　适量应用镇静剂，如哌替啶或地西泮。使产妇充分休息，恢复为协调性宫缩后，按协调性宫缩乏力的原则进行处理。

（五）预防

加强孕期保健，积极治疗营养不良及慢性疾病。及时发现胎位异常及头盆不称予以矫正，能矫正者，尽早决定分娩方式。加强产时监护，消除产妇思想顾虑和恐惧心理。关心产妇休息、饮食、大小便情况，避免过多使用镇静药物，及时发现难产因素。

二、子宫收缩过强

（一）协调性子宫收缩过强

协调性子宫收缩过程指子宫收缩的节律性、对称性和极性均正常，但收缩力过强、过频。若无胎位异常及头盆不称，分娩可在短时间内结束。总产程不足 3h，称急产。多见于经产妇。

1.临床表现　产程进展过快，来不及消毒而接产，致软产道损伤和感染；产后子宫肌纤维缩复不良，引起产后出血；胎儿可因宫缩过强、过频，胎盘循环血量减少，而发生胎儿窘迫、新生儿窒息甚至死亡；胎儿娩出过快，可致新生儿颅内出血及意外损伤等。

2.急产对母儿的影响

（1）对产妇的影响：①产道损伤：子宫收缩过强、过频，产程过快，可致初产妇宫颈、阴道以及会阴撕裂伤，若有梗阻则可发生子宫破裂，危及母体生命。②产后出血：子宫收缩过强，产程过快，使产后子宫肌纤维缩复不良，易发生胎盘滞留或产后出血。③产褥感染：急产来不及消毒造成。

（2）对胎儿及新生儿的影响：①胎儿宫内窘迫或死亡：宫缩过强过频影响子宫胎盘的血液循环，胎儿在子宫内缺氧，易发生胎儿窘迫，甚至胎死宫内。②新生儿窒息：胎儿宫内窘迫未及时处理或手术损伤导致。③产伤：胎儿娩出过快，在产道内受到的压力突然解除可致新生儿颅内出血。如果来不及消毒即分娩，新生儿易发生感染。若坠地可致骨折、外伤等。④新生儿感染：来不及消毒而接产或手术产引起。

3.预防及治疗　凡有急产史者，在预产期前 1～2 周不宜外出远行，以免发生意外，可提前住院待产。临产后不宜灌肠。提前做好接产、抢救新生儿、预防产后出血的准备。产后仔细检查软产道有无损伤,以便及时缝合。新生儿坠地者,应用维生素 K 预防颅内出血。如未消毒接产,母儿均应给抗生素预防感染,必要时新生儿注射破伤风抗毒素。

（二）不协调性子宫收缩过强

因频繁、粗暴的操作、滥用缩宫素等因素,引起子宫壁局部肌肉呈痉挛性不协调性收缩,形成狭窄环,称子宫痉挛性狭窄环,或子宫进一步呈强直性收缩,可引起病理性缩复环、血尿等子宫破裂的征象。

1. 临床表现　产妇持续性腹痛、拒按、烦躁不安,产程停滞,胎儿窘迫。阴道检查可触及局部收缩甚紧的狭窄环,环的上下肌肉不紧张。此环不随宫缩而上升,因而与病理性缩复环不同。

2. 处理　一经确诊,应立即停止操作或停用缩宫素,及时给宫缩抑制剂或镇静剂,松解狭窄环。不能缓解时,应立即行剖宫产术。

（李利娟）

第五节　产道异常

产道包括骨产道（骨盆腔）与软产道（子宫下段、宫颈、阴道、外阴）,是胎儿经阴道娩出的通道。产道异常可使胎儿娩出受阻,临床上以骨产道异常多见。

一、骨产道异常

骨盆径线过短或形态异常,致使骨盆腔小于胎先露部可通过的限度,阻碍胎先露部下降,称骨盆狭窄。狭窄骨盆可以为一个径线过短或多个径线同时过短,也可为一个平面狭窄或多个平面同时狭窄。当一个径线狭窄时要观察同一个平面其他径线的大小,再结合整个骨盆腔大小与形态进行综合分析,做出正确判断。

（一）分类

1. 骨盆入口平面狭窄　以扁平骨盆为代表,主要为入口平面前后径过短。狭窄分 3 级：Ⅰ级（临界性）,绝大多数可以自然分娩,骶耻外径 18cm,真结合径 10cm；Ⅱ级（相对性）,经试产来决定可否经阴道分娩,骶耻外径 16.5～17.5cm,真结合径 8.5～9.5cm；Ⅲ级（绝对性）,骶耻外径≤16.0cm,真结合径≤8.0cm,足月胎儿不能经过产道,必须行剖宫产终止妊娠。在临床中常遇到的是前两种,我国妇女常见以下两种类型：

（1）单纯扁平骨盆：骨盆入口前后径缩短而横径正常。骨盆入口呈横扁圆形,骶岬向前下突。

（2）佝偻病性扁平骨盆：骨盆入口呈肾形,前后径明显缩短,骨盆出口横径变宽,骶岬前突,骶骨下段变直向后翘,尾骨呈钩状突向骨盆出口平面。髂骨外展,髂棘间径≥髂嵴间径,耻骨弓角度增大（图 9—3）。

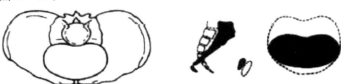

图 9—3　佝偻病性扁平骨盆

2. 中骨盆及骨盆出口平面狭窄　狭窄分 3 级：Ⅰ级（临界性）,坐骨棘间径 10cm,坐骨结节间径 7.5cm；Ⅱ 级（相对性），坐骨棘间径 8.5～9.5cm，坐骨结节间径 6.0～7.0cm；Ⅲ 级（绝对性），坐骨棘间径≤8.0cm，坐骨结节间径≤5.5cm。我国妇女常见以下两种类型：

（1）漏斗骨盆：骨盆入口各径线值均正常，两侧骨盆壁向内倾斜似漏斗得名。其特点是中骨盆及骨盆出口平面均明显狭窄，使坐骨棘间径、坐骨结节间径均缩短，耻骨弓角度小于 90°。坐骨结节间径与出口后矢状径之和小于 15cm。

（2）横径狭窄骨盆：骨盆各横径径线均缩短，各平面前后径稍长，坐骨切迹宽，测量骶耻外径值正常，但髂棘间径及髂嵴间径均缩短。中骨盆及骨盆出口平面狭窄，产程早期无头盆不称征象，当胎头下降至中骨盆或骨盆出口时，常不能顺利地转成枕前位，形成持续性枕横位或枕后位造成难产。

3.均小骨盆　骨盆外形属女型骨盆，但骨盆各平面均狭窄，每个平面径线较正常值小 2cm 或更多，称均小骨盆。多见于身材矮小、体形匀称的妇女。

4.畸形骨盆　骨盆失去正常形态称畸形骨盆。

（1）骨软化症骨盆：现已罕见。系因缺钙、磷、维生素 D 以及紫外线照射不足使成人期骨质矿化障碍，被类骨质组织所代替，骨质脱钙、疏松、软化。由于受躯干重力及两股骨向内上方挤压，使骶岬向前，耻骨联合前突，坐骨结节间径明显缩短，骨盆入口平面呈凹三角形（图 9—4）。严重者阴道不能容两指，一般不能经阴道分娩。

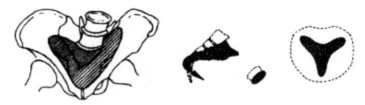

图 9—4　骨软化症骨盆

（2）偏斜型骨盆：系骨盆一侧斜径缩短，一侧髂骨翼与髋骨发育不良所致骶髂关节固定，以及下肢及髋关节疾病（图 9—5）。

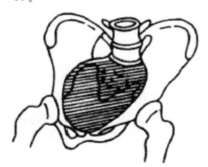

图 9—5　偏斜型骨盆

（二）临床表现

1.骨盆入口平面狭窄的临床表现

（1）胎头衔接受阻：一般情况下初产妇在妊娠末期，即预产期前 1～2 周或临产前胎头已衔接，即胎头双顶径进入骨盆入口平面，颅骨最低点达坐骨棘水平。若入口狭窄，即使已经临产胎头仍未入盆，经检查胎头跨耻征阳性。胎位异常如臀先露、面先露或肩先露的发生率是正常骨盆的 3 倍。

（2）若已临产,根据骨盆狭窄程度、产力强弱、胎儿大小及胎位情况不同,临床表现也不一样。①骨盆临界性狭窄:若胎位、胎儿大小及产力正常,胎头常以矢状缝在骨盆入口横径衔接,多取后不均倾势,即后顶骨先入盆,后顶骨逐渐进入骶凹处,再使前顶骨入盆,则于骨盆入口横径上成头盆均倾势。临床表现为潜伏期活跃早期延长,活跃后期产程进展顺利。若胎头迟迟不入盆,此时常出现胎膜早破,其发生率为正常骨盆的 4～6 倍。由于胎膜早破母儿可发生感染。胎头不能紧贴宫颈内口诱发宫缩,常出现继发性宫缩乏力。②骨盆绝对性狭窄:若产力、胎儿大小及胎位均正常,但胎头仍不能入盆,常发生梗阻性难产,这种情况可出现病理性缩复环,甚至子宫破裂。如胎先露部嵌入骨盆入口时间长,血液循环障碍,组织坏死,可形成泌尿生殖道瘘。在强大的宫缩压力下,胎头颅骨重叠,可出现颅骨骨折及颅内出血。

2.中骨盆平面狭窄的临床表现

（1）胎头能正常衔接:潜伏期及活跃早期进展顺利,当胎头下降达中骨盆时,由于内旋转受阻,胎头双顶径被阻于中骨盆狭窄部位之上,常出现持续性枕横位或枕后位,同时出现继发性宫缩乏力,活跃后期及第二产程延长甚至第二产程停滞。

（2）胎头受阻于中骨盆:有一定可塑性的胎头开始变形,颅骨重叠,胎头受压,异常分娩使软组织水肿,产瘤较大,严重时可发生脑组织损伤、颅内出血、胎儿窘迫,若中骨盆狭窄程度严重,宫缩又较强,可发生先兆子宫破裂及子宫破裂。强行阴道助产可导致严重软产道裂伤及新生儿产伤。

（3）骨盆出口平面狭窄的临床表现:骨盆出口平面狭窄与中骨盆平面狭窄常同时存在。若单纯骨盆出口平面狭窄者,第一产程进展顺利,胎头达盆底受阻,第二产程停滞,继发性宫缩乏力,胎头双顶径不能通过出口横径,强行阴道助产可导致软产道、骨盆底肌肉及会阴严重损伤,胎儿严重产伤,对母儿危害极大。

（三）诊断

在分娩过程中,骨盆是个不变因素,也是估计分娩难易的一个重要因素。狭窄骨盆影响胎位和胎先露部的下降及内旋转,也影响宫缩。在估计分娩难易时,骨盆是首先考虑的一个重要因素。应根据胎儿的大小及骨盆情况尽早做出有无头盆不称的诊断,以决定适当的分娩方式。

1.病史　询问有无佝偻病、脊髓灰质炎、脊柱和髋关节结核以及骨盆外伤等病史。对经产妇应详细询问既往分娩史如有无难产史或新生儿产伤史等。

2.一般检查　测量身高,孕妇身高小于 145cm 时应警惕均小骨盆。观察孕妇体型、步态,有无下肢残疾,有无脊柱及髋关节畸形,米氏菱形窝是否对称。

3.腹部检查　观察腹型,检查有无尖腹及悬垂腹,有无胎位异常等。骨盆入口异常因头盆不称、胎头不易入盆常导致胎位异常,如臀先露、肩先露。中骨盆狭窄则影响胎先露内旋转而导致持续性枕横位、枕后位等。部分初产妇在预产期前 2 周左右,经产妇于临产后胎头均应入盆。若已临产胎头仍未入盆,应警惕是否存在头盆不称。检查头盆是否相称具体方法:孕妇排空膀胱后,取仰卧,两腿伸直。检查者用手放在耻骨联合上方,将浮动的胎头向骨盆腔方向推压。若胎头低于耻骨联合,表示胎头可入盆(头盆相称),称胎头跨耻征阴性;若胎头与耻骨联合在同一平面,表示可疑头盆不称,称胎头跨耻征可疑阳性;若胎头高于耻骨联合,表示头盆明显不称,称胎头跨耻征阳性。对出现此类症状的孕妇,应让其取半卧位两腿屈曲,再次检查胎头跨耻征,若转为阴性,提示为骨盆倾斜度异常,而不是头盆不称。

4.骨盆测量

(1)骨盆外测量:骶耻外径<18cm 为扁平骨盆。坐骨结节间径<8cm,耻骨弓角度<90°为漏斗骨盆。各径线均小于正常值 2cm 或以上为均小骨盆。骨盆两侧斜径(以一侧髂前上棘至对侧髂后上棘间的距离)及同侧直径(从髂前上棘至同侧髂后上棘间的距离)相差大于 1cm 为偏斜骨盆。

(2)骨盆内测量:对角径<11.5cm,骶骨岬突出为入口平面狭窄,属扁平骨盆。应检查骶骨前面弧度。坐骨棘间径<10cm,坐骨切迹宽度小于 2 横指,为中骨盆平面狭窄。如坐骨结节间径<8cm,则应测量出口后矢状径及检查骶尾关节活动度,如坐骨结节间径与出口后矢状径之和小于 15cm,为骨盆出口平面狭窄。

(四)对母儿影响

1.对产妇的影响　骨盆狭窄影响胎头衔接及内旋转,容易发生胎位异常、胎膜早破、宫缩乏力,导致产程延长或停滞。胎先露压迫软组织过久导致组织水肿、坏死形成生殖道瘘。胎膜早破、肛查或阴道检查次数增多及手术助产增加产褥感染机会。剖宫产及产后出血者增多,严重梗阻性难产若不及时处理,可导致子宫破裂。

2.对胎儿及新生儿的影响　头盆不称易发生胎膜早破、脐带脱垂,脐带脱垂可导致胎儿窘迫甚至胎儿死亡。产程延长、胎儿窘迫使新生儿容易发生颅内出血、新生儿窒息等并发症。阴道助产机会增多,易发生新生儿产伤及感染。

(五)分娩时处理

处理原则:根据狭窄骨盆类别和程度、胎儿大小及胎心率、宫缩强弱、宫口扩张程度、胎先露下降情况、破膜与否,结合既往分娩史、年龄、产次及有无妊娠合并症及并发症决定分娩方式。

1.一般处理　在分娩过程中,应使产妇树立信心,消除紧张情绪和恐惧心理。保证能量及水分的摄入,必要时补液。注意产妇休息,监测宫缩、胎心,观察产程进展。

2.骨盆入口平面狭窄的处理

(1)明显头盆不称(绝对性骨盆狭窄):胎头跨耻征阳性者,足月胎儿不能经阴道分娩。应在临产后行剖宫产术结束分娩。

(2)轻度头盆不称(相对性骨盆狭窄):胎头跨耻征可疑阳性,足月活胎估计体重<3000g,胎心正常及产力良好,可在严密监护下试产。胎膜未破者可在宫口扩张 3cm 时行人工破膜,若破膜后宫缩较强,产程进展顺利,多数能经阴道分娩。试产过程中若出现宫缩乏力,可用缩宫素静脉滴注加强宫缩。试产 2~4h 胎头仍迟迟不能入盆,宫口扩张缓慢,或伴有胎儿窘迫征象,应及时行剖宫产术结束分娩。若胎膜已破,为了减少感染,应适当缩短试产时间。

(3)骨盆入口平面狭窄的试产:必须以宫口开大 3~4cm,胎膜已破为试产开始。胎膜未破者在宫口扩张 3cm 时可行人工破膜。宫缩较强,多数能经阴道分娩。试产过程中如果出现宫缩乏力,可用缩宫素静脉滴注加强宫缩。若试产 2~4h,胎头不能入盆,产程进展缓慢,或伴有胎儿窘迫征象,应及时行剖宫产术。如胎膜已破,应适当缩短试产时间。骨盆入口平面狭窄,主要为扁平骨盆的妇女,妊娠末期或临产后,胎头矢状缝只能衔接于骨盆入口横径上。胎头侧屈使其两顶骨先后依次入盆,呈不均倾势嵌入骨盆入口,称为头盆均倾不均。前不均倾为前顶骨先嵌入,矢状缝偏后。后不均倾为后顶骨先嵌入,矢状缝偏前(图 9—6)。当胎头双顶骨均通过骨盆入口平面时,即可顺利地经阴道分娩。

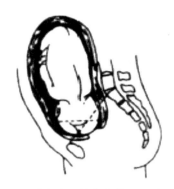

图 9-6　胎头嵌入骨盆姿势——后不均倾

3.中骨盆平面狭窄的处理　在分娩过程中,胎儿在中骨盆平面完成俯屈及内旋转动作。若中骨盆平面狭窄,则胎头俯屈及内旋转受阻,易发生持续性枕横位或持续性枕后位,产妇多表现为活跃期或第二产程延长及停滞、继发性宫缩乏力等。若宫口开全,胎头双顶径达坐骨棘平面或更低,可经阴道徒手旋转胎头为枕前位,待其自然分娩。宫口开全,胎心正常者可经阴道助产。胎头双顶径在坐骨棘水平以上,或出现胎儿窘迫征象,应行剖宫产术。

4.骨盆出口平面狭窄的处理　骨盆出口平面是产道的最低部位,应于临产前对胎儿大小、头盆关系做出充分估计,决定能否经阴道分娩,诊断为骨盆出口平面狭窄者,不能进行试产。若发现出口横径狭窄,耻骨弓角度变锐,耻骨弓下三角空隙不能利用,胎先露部后移,利用出口后三角空隙娩出。临床上常用出口横径与出口后矢状径之和来估计出口大小。出口横径与出口后矢状径之和大于 15cm 时,多数可经阴道分娩,有时需阴道助产,应做较大的会阴切开。若两者之和小于 15cm 时,不应经阴道试产,应行剖宫产术终止妊娠。

5.均小骨盆的处理　胎儿估计不大,胎位正常,头盆相称,宫缩好,可以试产,通常可通过胎头变形和极度俯屈,以胎头最小径线通过骨盆腔,可能经阴道分娩。若有明显头盆不称,应尽早行剖宫产术。

6.畸形骨盆的处理　根据畸形骨盆种类、狭窄程度、胎儿大小、产力等综合判断。如果畸形严重、明显头盆不称者,应及早行剖宫产术。

二、软产道异常

软产道包括子宫下段、宫颈、阴道及骨盆底软组织构成的弯曲管道。软产道异常所致的难产较少见,临床上容易被忽视。在妊娠前或妊娠早期应常规行双合诊检查,了解软产道情况。

（一）外阴异常

1.外阴白色病变　皮肤黏膜慢性营养不良,组织弹性差,分娩时易发生会阴撕裂伤,宜做会阴后一侧切开术。

2.外阴水肿　某些疾病如重度子痫前期、重度贫血、心脏病及慢性肾炎孕妇若有全身水肿,可同时伴有重度外阴水肿,分娩时可妨碍胎先露部下降,导致组织损伤、感染和愈合不良等情况。临产前可用 50％硫酸镁液湿热敷会阴;临产后仍有严重水肿者,在外阴严格消毒下进行多点针刺皮肤放液;分娩时行会阴后一侧切开;产后加强会阴局部护理,预防感染,可用50％硫酸镁液湿热敷,配合远红外线照射。

3. 会阴坚韧　尤其多见于 35 岁以上高龄初产妇。在第二产程可阻碍胎先露部下降,宜做会阴后一侧切开,以免胎头娩出时造成会阴严重裂伤。

4. 外阴瘢痕　瘢痕挛缩使外阴及阴道口狭小,且组织弹性差,影响胎先露部下降。如瘢痕的范围不大,可经阴道分娩,分娩时应做会阴后一侧切开。如瘢痕过大,应行剖宫产术。

（二）阴道异常

1. 阴道横隔　多位于阴道上段或中段,较坚韧,常影响胎先露部下降。因在横隔中央或稍偏一侧常有一小孔,常被误认为宫颈外口。在分娩时应仔细检查。

（1）阴道分娩:横隔被撑薄,可在直视下自小孔处将横隔作"X"形切开。横隔被切开后因胎先露部下降压迫,通常无明显出血,待分娩结束再切除剩余的隔,用可吸收线将残端做间断或连续锁边缝合。

（2）剖宫产:如横隔较高且组织坚厚,阻碍先露部下降,需行剖宫产术结束分娩。

2. 阴道纵隔

（1）伴有双子宫、双宫颈时,当一侧子宫内的胎儿下降,纵隔被推向对侧,阴道分娩多无阻碍。

（2）当发生于单宫颈时,有时胎先露部的前方可见纵隔,可自行断裂,阴道分娩无阻碍。纵隔厚应于纵隔中间剪断,用可吸收线将残端缝合。

3. 阴道狭窄　产伤、药物腐蚀、手术感染可导致阴道瘢痕形成。若阴道狭窄部位位置低、狭窄程度轻,可经阴道分娩。狭窄位置高、狭窄程度重时宜行剖宫产术。

4. 阴道尖锐湿疣　分娩时,为预防新生儿患喉乳头瘤,应行剖宫产术。病灶巨大时可能造成软产道狭窄,影响胎先露下降时,也宜行剖宫产术。

5. 阴道壁囊肿和肿瘤

（1）阴道壁囊肿较大时,会阻碍胎先露部下降,可行囊肿穿刺,抽出其内容物,待分娩后再选择时机进行处理。

（2）阴道内肿瘤大妨碍分娩,且肿瘤不能经阴道切除时,应行剖宫产术,阴道内肿瘤待产后再行处理。

（三）宫颈异常

1. 宫颈外口黏合　多在分娩受阻时发现。宫口为很小的孔,当宫颈管已消失而宫口却不扩张,一般用手指稍加压力分离,黏合的小孔可扩张,宫口即可在短时间内开全。但有时需行宫颈切开术,使宫口开大。

2. 宫颈瘢痕　因孕前曾行宫颈深部电灼术或微波术、宫颈锥形切除术、宫颈裂伤修补术等所致。虽可于妊娠后软化,但宫缩很强时宫口仍不扩张,应行剖宫产术。

3. 宫颈坚韧　宫颈组织缺乏弹性,或精神过度紧张使宫颈挛缩,宫颈不易扩张,多见于高龄初产妇,可于宫颈两侧各注射 0.5％利多卡因 5～10mL,也可静脉推注地西泮 10mg。如宫颈仍不扩张,应行剖宫产术。

4. 宫颈水肿　多见于扁平骨盆、持续性枕后位或滞产,宫口没有开全而过早使用腹压,致使宫颈前唇长时间被压于胎头与耻骨联合之间,血液回流受阻引起水肿,影响宫颈扩张。多见于胎位异常或滞产。

（1）轻度宫颈水肿:①可以抬高产妇臀部。②同宫颈坚韧处理。③宫口近开全时,可用手轻轻上托水肿的宫颈前唇,使宫颈越过胎头,能够经阴道分娩。

(2)严重宫颈水肿:经上述处理无明显效果,宫口扩张<3cm,伴有胎儿窘迫,应行剖宫产术。

5.宫颈癌 宫颈硬而脆,缺乏伸展性,临产后影响宫口扩张,若经阴道分娩,有发生大出血、裂伤、感染及肿瘤扩散等危险,不应经阴道分娩,应考虑行剖宫产术,术后手术或放疗。

6.子宫肌瘤 较小的肌瘤没有阻塞产道可经阴道分娩,肌瘤待分娩后再行处理。子宫下段及宫颈部位的较大肌瘤可占据盆腔或阻塞于骨盆入口,阻碍胎先露部下降,宜行剖宫产术。

（李利娟）

第六节　胎位异常

分娩时正常胎位(枕前位)约占90%,其余均为胎位异常,是造成难产的常见原因之一。常见胎位异常有持续性枕后位、枕横位、臀位、肩先露和面先露等,以枕后位和臀位多见。

一、持续性枕后位、枕横位

在分娩过程中,胎头枕骨持续位于母体骨盆后方或侧方达中骨盆后至分娩后期仍然不能转向前方,致使分娩发生困难者,称持续性枕后位或持续性枕横位。

（一）原因

1.骨盆异常 骨盆形态及大小异常是发生持续性枕后位、枕横位的重要原因。常见于漏斗骨盆。此类骨盆常伴有中骨盆及骨盆出口平面狭窄,使内旋转受阻,枕部不能向前旋转。

2.胎头俯屈不良 以枕后位入盆时,胎儿脊柱与母体脊柱接近,不利胎头俯屈。俯屈不良的胎头以较大的径线通过骨盆各平面,使胎头内旋转和下降均困难。

3.其他 子宫收缩乏力、头盆不称、前置胎盘、膀胱充盈、复合先露、子宫下段及宫颈肌瘤均可影响胎头俯屈及内旋转,形成持续性枕横位或枕后位。

（二）诊断

1.临床表现 临产后胎头衔接较晚及俯屈不良,先露不易紧贴宫颈和子宫下段,致宫缩乏力。宫口扩张缓慢,加上胎头需大幅度旋转,使产程延长。若枕后位,因枕骨持续位于骨盆后方压迫直肠,致使宫口尚未开全时产妇过早使用腹压,容易导致宫颈前唇水肿和产妇疲劳,影响产程进展。持续性枕后位、枕横位常致活跃期晚期及第二产程延长。若在阴道口虽已见到胎发,历经多次宫缩屏气却不见胎头继续下降时,应想到可能是持续性枕后位。

2.腹部检查 在宫底部触及胎臀,胎背偏向母体后方或侧方,在对侧明显触及胎儿肢体。胎心在脐下一侧偏外方听得最响亮,枕后位时胎心在胎儿肢体侧的胎胸部位也能听到。

3.肛门及阴道检查 当宫口扩张3～4cm时检查,一般能确诊。枕后位时,盆腔后部空虚,胎头矢状缝位于骨盆斜径上,大囟门在骨盆前方,小囟门在骨盆后方;枕横位时,胎头矢状缝位于骨盆横径上,大、小囟门分别在母体骨盆左右两侧。阴道检查能更清楚地查到胎方位。

4.B型超声检查 根据胎头颜面及枕部位置,能准确探清胎头位置以明确诊断。

（三）分娩机制

在强有力宫缩又无明显头盆不称的情况下,多数枕横位或枕后位可向前旋转90°～135°成为枕前位而自然分娩。若不能转成枕前位,有以下两种分娩机制(图9—7)。

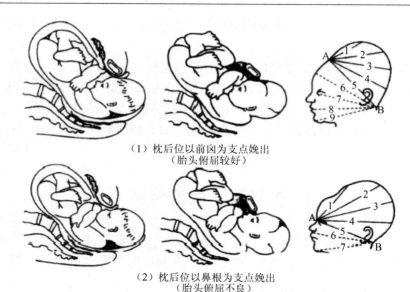

（1）枕后位以前囟为支点娩出
（胎头俯屈较好）

（2）枕后位以鼻根为支点娩出
（胎头俯屈不良）

图9-7 枕后位分娩机制

1.枕左（右）后位 胎头枕部向后旋转45°,使矢状缝与骨盆前后径一致,胎儿枕部朝向骶骨成正枕后位。分娩方式有两种。

（1）胎头俯屈较好,下降的前囟抵达耻骨弓时以前囟为支点,胎头俯屈使顶部、枕部自会阴前缘娩出,继之胎头仰伸,由耻骨联合下相继娩出额、鼻、口、颏。

（2）胎头俯屈不良,鼻根出现在耻骨联合下缘时,以鼻根为支点,胎头俯屈,使前囟、顶及枕部从会阴前缘娩出,然后仰伸,使鼻、口及颏依次从耻骨弓下娩出。

2.枕横位 枕横位在下降过程中无内旋转,或枕后位胎头仅向前旋转45°成为持续性枕横位,多需用手或胎头吸引器协助转为枕前位分娩。如枕骨不易向前转,也可向后转90°成正枕后位分娩。

（四）对母儿影响

1.对产妇影响 由于胎位异常导致继发性宫缩乏力,产程延长,常需手术助产;易发生软产道损伤,增加产后出血和感染机会。若胎头压迫软产道时间过长,易形成生殖道瘘。

2.对胎儿的影响 第二产程延长和手术助产机会增多,常出现胎儿窘迫和新生儿窒息,使围生儿死亡率增高。

（五）处理

明显头盆不称者,应及时行剖宫产术。无明显头盆不称者,在骨盆无异常、胎儿不大时,可以试产。试产时应严密观察产程进展,仔细监测胎心音。

1.第一产程 注意营养与休息,防止过度疲劳;让产妇朝向胎背的对侧方向侧卧,以利胎头枕部转向前方;指导产妇避免过早屏气用力,防止宫颈水肿。严密观察产程进展,仔细监测胎心。在试产的过程中若出现胎儿宫内窘迫或产程无进展,应行剖宫产术。

2.第二产程 初产妇宫口开全近2h,经产妇近1h,应行阴道检查。当胎头双顶径已达坐骨棘平面以下,可用手转胎头至枕前位,或自然分娩,或阴道助产(低位产钳术或胎头吸引术)。若有困难,也可向后转成正枕后位,再以产钳助产结束分娩。若以枕后位娩出时需作较大的会阴后一斜切开口,以免造成会阴裂伤。若胎头双顶径仍在坐骨棘平面以上,或第二产程延长伴胎儿窘迫,需行剖宫产手术。

3.第三产程　及时应用子宫收缩剂,防止产后出血。有软产道裂伤者,应及时修补,并给予抗生素预防感染;新生儿应重点监护。

二、臀先露

为常见的异常胎位,占妊娠足月分娩总数的 $3\%\sim4\%$。因胎头大于胎臀,后出的胎头无变形机会,往往娩出困难,加之脐带脱垂的机会较多,使围生儿死亡率高,是枕先露的 $3\sim8$ 倍。

（一）原因

原因不十分明确,可能的因素有以下几个方面。

1.胎儿在宫腔内活动范围过大　如羊水过多、早产儿、经产妇腹壁松弛等。

2.胎儿在宫腔内活动范围受限　如羊水过少、畸形子宫、胎儿畸形(如脑积水、无脑儿等)、双胎、初产妇腹壁过紧等。

3.胎头衔接受阻　如狭窄骨盆、前置胎盘、盆腔肿块、脐带过短等。

（二）临床分类

根据胎儿两下肢所取姿势分为如下 3 类。

1.单臀先露或腿直臀先露　胎儿双髋关节屈曲,双膝关节伸直,以臀部为先露。临床最多见。

2.完全臀先露或混合臀先露　胎儿双髋关节及双膝关节均屈曲,以臀部和双足为先露。临床较多见。

3.不完全臀先露　以一足或双足、一膝或双膝、或一足一膝为先露。膝先露是暂时的,产程开始后转为足先露。较少见。

（三）诊断

1.临床表现　孕妇常感肋下有圆而硬的胎头,临产后胎臀不能紧贴子宫下段及宫颈内口,常导致宫缩乏力和产程延长。

2.腹部检查　子宫外形呈纵椭圆形,宫底部触到圆而硬、按压时有浮球感的胎头;若未衔接,在耻骨联合上方触到不规则、软而宽的胎臀,胎心在脐左或右上方听得最清楚。

3.肛门检查和阴道检查　肛门检查先露部为软而不规则的胎臀、胎足或胎膝,即可确诊臀位。若胎臀位置高,肛查困难时应行阴道检查。当宫口扩张 2cm 以上胎膜已破时,阴道检查可触及胎臀、外生殖器及肛门,应与面先露区别:肛门与两坐骨结节在一条直线上,而口与两颧骨呈三角形。手指放入肛门有环状括约肌收缩感,取出指套可见有胎便,而放入口中可触及齿龈和弓状的下颌骨。触及胎足时应注意与胎手鉴别:足趾短而并排,拇指特别粗,趾端可连成一直线,足跟突出;手指较长,拇指与其余四指粗细相近,容易分开,各指端连成一弯线。

4.B 型超声检查　可明确诊断,还可确定臀先露的种类。

（四）分娩机制

依骶骨位置和骨盆的关系将臀先露分为骶左前、骶左横、骶左后、骶右前、骶右横、骶右后六种胎方位。以骶右前位为例,简述分娩机制(图 9—8)。

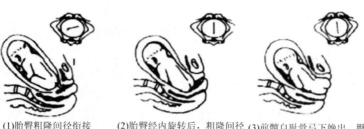

(1)胎臀娩出粗隆间径衔接 (2)胎臀经内旋转后，粗隆间径 (3)前髋自耻骨弓下娩出，臀部娩出
　　手骨盆入口右斜径上　　 与母体骨盆出口前后径一致 时粗隆间径与骨盆出口前后径一致

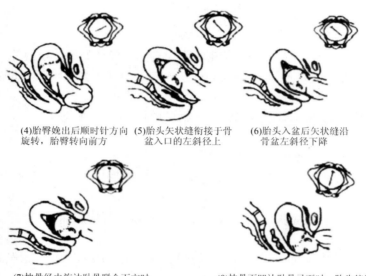

(4)胎臀娩出后顺时针方向 (5)胎头矢状缝衔接于骨 (6)胎头入盆后矢状缝沿
　　旋转，胎臀转向前方　 盆入口的左斜径上　 骨盆左斜径下降

(7)枕骨经内旋达耻骨联合下方时， (8)枕骨下凹达耻骨弓下时，胎头俯屈
　　矢状缝与骨盆出口前后经一致 娩出，此时胎头矢状缝仍与骨盆出
　　　　　　　　　　　　　　　　　口前后径一致

图9-8　骶右前位分娩机制

1.胎臀娩出　临产后胎臀以粗隆间径衔接于骨盆入口右斜径上，骶骨位于骨盆右前方。胎臀逐渐下降，前髋下降稍快故位置较低，遇盆底阻力后，前髋向母体右侧行45°内旋转，使前髋位于耻骨联合后方，此时粗隆间径与母体骨盆前后径一致。胎臀继续下降，胎体侧屈以适应产道弯曲度，后髋先从会阴前缘娩出，随即胎体稍伸直，使前髋从耻骨下娩出。继之双腿双足娩出，当胎臀及双下肢娩出后，胎体行外旋转，使胎背转向右前方或前方。

2.胎肩娩出　胎体行外旋转时，双肩径衔接于骨盆右斜径或横径上，继续下降达盆底时，前肩向右旋转45°至耻骨弓下，双肩径与骨盆出口前后径相一致，胎体侧屈，后肩及上肢从会阴前缘娩出，继之前肩及上肢从耻骨弓下娩出。

3.胎头娩出　当胎肩从会阴娩出时，胎头矢状缝衔接在骨盆入口左斜径或横径上，并沿此径线继续下降，同时胎头俯屈，当胎头枕骨达骨盆底时，胎头向母体左前方作内旋转，使枕骨朝向耻骨联合。胎头继续下降，当枕骨下凹抵达耻骨弓下时，以此为支点胎头继续俯屈，使颏、面及额部相继自会阴前缘娩出，随后枕部自耻骨弓下娩出。

（五）对母儿影响

1.对母体的影响　因胎臀不规则，不能紧贴子宫下段及宫颈，易发生胎膜早破、继发性宫缩乏力及产程延长，使产后出血及感染机会增加；有时因后出胎头困难或宫口未开全，行助产造成宫颈、子宫下段及会阴撕裂伤。

2.对胎儿的影响 臀先露易发生胎膜早破、脐带脱垂,胎膜早破使早产儿及低体重儿增多,脐带受压可致胎儿窘迫甚至死亡。后出胎头牵拉困难,易发生新生儿窒息、颅内出血、臂丛神经损伤等。

(六)处理

1.妊娠期 妊娠 28 周以前,胎位不固定,发现臀位不必急于纠正。若妊娠 30 周后仍为臀位者应给予纠正,方法如下。

(1)胸膝卧位:孕妇排空膀胱、松解裤带,做胸膝卧位(图 9—9),每日 2 次,每次 15min,一周后复查。

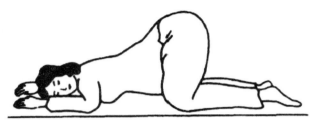

图 9—9 胸膝卧位

(2)激光照射或艾灸至阴穴每日 1 次,每次 15～20min,5～7 次为一疗程。

(3)外倒转术指利用手法经腹部外操作纠正胎方位的方法。适用于上述方法无效,腹壁松弛孕妇,一般在妊娠 32～34 周进行,因有发生胎盘早剥、脐带缠绕之危险,应慎用。术前半小时口服沙丁胺醇 4.8mg,术时最好在 B 型超声和胎儿电子监测下进行,注意术中或术后胎心、胎动情况。手法不应粗暴,孕妇出现腹痛或胎心异常应立即停止操作。

2.分娩期 临产初期应根据产妇年龄、胎次数、骨盆类型、胎儿大小、胎儿是否存活、臀先露类型及有无合并症等,对分娩方式做出正确判断。如狭窄骨盆、软产道异常、胎儿体重大于 3500g、胎儿窘迫、胎膜早破、脐带脱垂、妊娠合并症、高龄初产、有难产史、不完全臀先露等均应行剖宫产术结束分娩。若决定经阴道分娩者,则作如下处理。

(1)第一产程:侧卧位,不宜站立行走,少作肛查,禁止灌肠,防止胎膜早破。一旦破膜,立即听胎心并检查有无脐带脱垂,如出现脐带脱垂,宫口未开全,胎心尚好,立即行剖宫手术;若无脐带脱垂,继续观察胎心和产程进展。若在阴道口见到胎足,应消毒外阴后,每当宫缩时用无菌巾以手掌堵住阴道口,避免胎足脱出,并使胎臀下降,起到充分扩张软产道的作用,直到宫口开全(图 9—10)。在此过程中,应每隔 10～15min 听胎心一次,并注意宫口是否开全,已开全再堵容易发生胎儿宫内窘迫或子宫破裂。

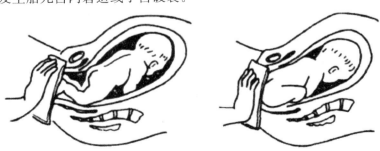

图 9—10 用手堵外阴促使胎臀下蹲

(2)第二产程:导尿排空膀胱后,初产妇作会阴侧切。有 3 种分娩方式。①自然分娩:接产人员不作任何牵拉,胎儿自然娩出,极少见,仅见于经产妇、胎儿小、宫缩强、产道正常者。②臀位助产术:胎臀自然娩出至脐部后,胎肩及胎头由接产者协助娩出,注意在脐部娩出后,一般应在 2～3min 内娩出胎头,最长不超过 8min,以免新生儿窒息或死亡。后出胎头有困难者可用单叶产钳助产。③臀牵引术:胎儿全部由接产者牵引娩出,对胎儿损伤大,不宜采用。

(3)第三产程:检查软产道有无损伤,若有裂伤应及时缝合,积极预防产后出血和感染。

三、肩先露

胎体横卧于骨盆入口之上,先露部为肩,称肩先露,亦称横产式。根据胎头在母体左(右)侧和胎儿肩胛骨朝向母体前(后)方,构成肩左前、肩左后、肩右前、肩右后 4 种胎位。约占足月分娩总数的 0.25%,是对母儿最不利的胎位。横位发生原因与臀先露相同。

(一)临床表现及诊断

1.临床表现　胎先露部胎肩不能紧贴子宫下段及宫颈内口,缺乏直接刺激,易发生宫缩乏力;胎肩对宫颈压力不均,易发生胎膜早破。破膜后,胎儿上肢和脐带容易脱出,造成胎儿窘迫或死亡。随着宫缩不断加强,胎肩及部分胸廓被挤入盆腔内,胎体折叠弯曲,胎颈被拉长,上肢脱出阴道口外,胎头和胎臀仍被阻于骨盆入口上方,形成忽略性(嵌顿性)肩先露。子宫收缩继续增强,子宫体部越来越厚,子宫下段被动扩张越来越薄,致使上下段之间形成环状凹陷,并随宫缩逐渐上升,甚至可以高达脐上,形成病理缩复环,是子宫破裂的先兆,若不及时处理,将发生子宫破裂。

2.腹部检查　子宫为横椭圆形,宫底高度低于妊娠周数,耻骨联合上方空虚,在母体腹部一侧可触及胎头,对侧触及胎臀。肩前位时,于母体腹前壁可触及宽而平坦的胎背;肩后位时,在母腹前壁触及不规则的小肢体。胎心音在脐周最清楚。

3.肛门或阴道检查　若胎膜未破,胎先露位于入口平面以上,先露高不可及,盆腔空虚。若胎膜已破、宫口已扩张,阴道检查可触及胎背、胎肩或小肢体,腋窝中端指向胎儿肩部和头部位置,用于判断胎头位于母体左或右侧。若胎手已脱出阴道口外,可用握手法鉴别胎儿左手或右手。

4.B 型超声检查　B 型超声能准确探清肩先露,并能确定具体胎位。

(二)治疗

1.妊娠期　纠正横产式的方法和臀先露相同,若失败,应提前住院,决定分娩方式。

2.分娩期

(1)剖宫产术:足月活胎出现先兆子宫破裂或子宫破裂征象,无论胎儿是否存活,均应行剖宫产术。

(2)阴道分娩:破膜不久羊水尚未流尽,宫口开大 5cm 以上,胎心好,无先兆子宫破裂,可在全麻下行内倒转术,待宫口开全再行臀牵引术。若胎儿已死,无先兆子宫破裂,待宫口开全再行毁胎术。产后常规检查软产道和宫腔,有损伤时缝合。预防产后出血和感染。有血尿者应留置导尿管 1 周以上,防止发生生殖道瘘。

(李利娟)

第七节 产后出血

胎儿娩出后 24h 内阴道流血量超过 500mL 者,称为产后出血(postpartum hemorrhage, PPH)。包括胎儿娩出至胎盘娩出前、胎盘娩出后至产后 2h 及产后 2h 至 24h 内三个时期。产后出血是产科常见的严重并发症,位居我国目前孕产妇死亡原因的首位,其发生率占分娩总数的 2%～3%,且 80% 以上发生在产后 2h 内。产后出血的预后随失血量、失血速度及产妇体质不同而异。若在短时间内大量失血可迅速发生失血性休克,严重者危及产妇生命,休克时间过长可引起脑垂体缺血性坏死,继发腺垂体功能减退,发生席汉综合征,因此应予以特别重视。

产后出血发生在产后 24h 以后的产褥期,称为晚期产后出血,亦称为产褥期出血。以产后 1～2 周发病最为常见。引起晚期产后出血的原因主要是胎盘胎膜残留,其次是胎盘附着部复旧不全,应予高度警惕,以免导致严重后果。

一、病因

引起产后出血的原因临床上依次有以下几方面。

(一)子宫收缩乏力

宫缩乏力约占产后出血原因总数的 70%～80%。在正常情况下,胎盘娩出后,子宫肌纤维的收缩和缩复,使胎盘剥离面内开放的血窦闭合形成血栓而止血。因此,凡一切影响子宫正常收缩和缩复功能的因素均可引起产后出血。常见的因素如下。

1. 全身性因素 产妇精神过度紧张,临产后过多使用镇静剂、麻醉剂;产程延长或难产产妇体力衰竭;妊娠合并急慢性全身性疾病,如重度贫血等。

2. 局部因素 子宫过度膨胀,影响子宫肌纤维的缩复功能(如多胎妊娠、巨大儿、羊水过多等);子宫肌纤维发育不良或退行性变(如子宫畸形、妊娠合并子宫肌瘤、多产、剖宫产术和肌瘤剔除术等),影响子宫肌纤维正常收缩;子宫肌水肿、渗血(如妊娠期高血压疾病、严重贫血、子宫胎盘卒中)以及前置胎盘附着于子宫下段,血窦不易关闭等,以上均可发生宫缩乏力引起产后出血。

(二)胎盘因素

胎儿娩出后超过 30min 胎盘尚未娩出者,称为胎盘滞留。根据胎盘剥离情况,胎盘因素所致产后出血的类型如下。

1. 胎盘剥离不全 见于宫缩乏力,或胎盘未剥离前过早牵拉脐带或揉挤子宫,使部分胎盘或副胎盘自宫壁剥离不全,影响子宫收缩使剥离面的血窦不易关闭,引起出血不止。

2. 胎盘剥离后滞留 因宫缩乏力,或膀胱充盈等因素的影响,使已全部剥离的胎盘未能及时排出,滞留在宫腔影响子宫收缩而出血。

3. 胎盘嵌顿 缩宫剂使用不当或粗暴按摩子宫等,引起宫颈内口的子宫平滑肌呈痉挛性收缩形成狭窄环,使已全部剥离的胎盘嵌顿在宫腔内引起出血。

4. 胎盘粘连 胎盘全部或部分粘连于宫壁,不能自行剥离者,称为胎盘粘连。当全部粘连时无出血,若部分粘连可因剥离部分的子宫内膜血窦开放以及胎盘滞留影响宫缩易引起出血。胎盘粘连的常见原因有子宫内膜炎和多次人工流产导致子宫内膜损伤。

5.胎盘植入　如子宫蜕膜层发育不良时,致胎盘绒毛深入到子宫肌层者,称为胎盘植入,临床上较少见。根据植入的面积分为完全性与部分性两类,前者胎盘未剥离不出血,后者往往发生致命的大量出血。

6.胎盘和胎膜残留　部分胎盘小叶、副胎盘或部分胎膜残留于宫腔内,影响子宫收缩而出血,常因过早牵拉脐带或用力揉捏子宫所致。

（三）软产道裂伤

宫缩过强、胎儿过大、产程过快、接产时保护会阴不当或阴道手术助产操作粗暴等,均可引起会阴、阴道、宫颈裂伤,严重者裂伤可达阴道穹隆、子宫下段,甚至盆壁,形成腹膜后血肿和阔韧带内血肿。如过早行会阴正中或侧切开术也可引起失血过多。

（四）凝血功能障碍

临床少见,但后果严重。任何原发和继发的凝血功能障碍均可引起产后出血。包括妊娠合并症（如血小板减少症、白血病、再生障碍性贫血、重症肝炎等）和妊娠并发症（如妊娠期高血压疾病的子痫前期、重型胎盘早剥、羊水栓塞、死胎滞留过久等）均可因凝血功能障碍导致难以控制的产后大量出血。

二、临床表现及诊断

产后出血的主要表现为阴道流血量过多,继发失血性休克和感染。病因诊断有利于及时有效地抢救。诊断中应注意有数种病因并存引起产后出血的可能。

（一）准确估计出血量

常用的方法如下。

1.目测法　实际出血量≈测量×2。

2.面积法　$10cm^2 ≈ 10mL$ 出血量。

3.称重法　（应用后重−应用前重）÷1.05＝出血的毫升数。

4.容积法　用有刻度的器皿测定弯盘或专用产后接血器中的血液,较简便、准确。

5.根据休克指数粗略估计失血量　休克指数＝脉搏/收缩压。休克指数＝0.5,为血容量正常;若休克指数＝1,则失血量约 10%～30%（500～1500mL）;休克指数＝1.5,失血量约30%～50%（1500～2500mL）;休克指数＝2.0,则失血量约 50%～70%（2500～3500mL）。

（二）诊断步骤

从以下两个时期进行分析判定引起出血的原因。

1.胎盘娩出前出血　胎儿娩出后立即持续性出血,血色鲜红,多考虑软产道裂伤;胎儿娩出后稍迟间歇性出血,血色暗红,多考虑胎盘因素引起。

2.胎盘娩出后出血　仔细检查胎盘、胎膜的完整性,有无副胎盘,子宫收缩情况,有无软产道损伤及凝血功能障碍等。

（三）病因诊断

作为抢救产后出血采取相应措施的主要依据。

1.子宫收缩乏力　多有产程延长、产妇衰竭、胎盘剥离延缓等。出血特点:阴道流血量多,为间歇性、暗红色,常伴血凝块。如短期内迅速大量出血,则产妇很快进入休克状态。检查子宫体松软似袋状,甚至子宫轮廓不清。有时阴道流血量不多,而子宫底升高,按压宫底部有大量血块涌出,考虑为隐性出血。

2.胎盘因素 胎盘娩出前有间歇性、暗红色阴道多量流血时,首先考虑胎盘因素所致。如胎盘部分粘连或部分植入、胎盘剥离不全或剥离后滞留,常表现为胎盘娩出延迟和(或)伴有子宫收缩乏力。若胎盘嵌顿时,在子宫下段可发现狭窄环。根据胎盘尚未娩出,或徒手剥离胎盘时胎盘与宫壁粘连面积大小、剥离的难易程度以及胎盘娩出后通过仔细检查其完整性,容易做出病因诊断。

3.软产道损伤 发生在胎儿娩出后,立即持续不断流血,血色鲜红能自凝。出血量与裂伤的程度、部位以及是否累及大血管有关。宫颈裂伤多发生在两侧,也可呈花瓣状,严重者延及子宫下段,出血凶猛;阴道裂伤多发生在侧壁、后壁和会阴部,多呈不规则裂伤;会阴裂伤按其程度分为3度(图9-11)。Ⅰ度系指会阴皮肤及阴道入口黏膜撕裂,未达肌层,一般出血不多。Ⅱ度系指裂伤已达会阴体肌层,累及阴道后壁黏膜,甚至阴道后壁两侧沟向上撕裂,裂口形状多不规则,使原有的解剖结构不易辨认,出血量较多。Ⅲ度系指肛门外括约肌已断裂,甚至阴道直肠隔及部分直肠前壁有裂伤,此种情况虽严重,但出血量不一定太多。

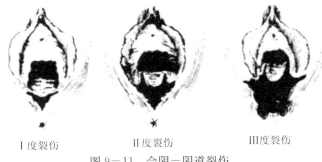

Ⅰ度裂伤　　　　　　Ⅱ度裂伤　　　　　　Ⅲ度裂伤

图9-11 会阴-阴道裂伤

4.凝血功能障碍 在孕前或孕期已患有出血倾向的原发病,在胎盘剥离或软产道有裂伤时,由于凝血功能障碍,表现为皮下、注射针孔、伤口、胃肠道黏膜等全身不同部位的出血,最多见子宫大量出血或少量持续不断出血,出血不凝。根据病史、出血特点及血小板计数、凝血酶原时间、纤维蛋白原等有关凝血功能的实验室检查可协助诊断。

三、预防

预防工作能明显降低产后出血的发生率,预防措施应贯穿于下列各环节中。

(一)产前预防

1.做好孕前及孕期保健工作 对患有凝血功能障碍疾病的患者,应积极治疗,严格避孕,已经妊娠的妇女,应在早孕期终止妊娠。

2.积极治疗各种妊娠合并症和并发症 对有可能发生产后出血倾向的孕妇,如羊水过多、妊娠期高血压疾病、妊娠合并糖尿病、血液病等,应提前住院。对胎盘早剥、死胎不下、宫缩乏力、产程延长等应及时处理,防止产后出血的发生。

(二)产时预防

1.密切观察第一产程 消除产妇紧张情绪,保证充分休息,加强营养,密切观察产程进展,防止产程延长和宫缩乏力。

2.重视第二产程的处理 指导产妇适时正确运用腹压,防止胎儿娩出过快;掌握会阴正中或斜侧切开术的适应证及手术时机,接生操作要规范,防止软产道损伤。对已有宫缩乏力者,恰当选用收缩子宫的药物,减少产后出血量。

3.正确处理第三产程　若胎盘未娩出前有较多量阴道流血,或胎儿娩出后30min未见胎盘自然剥离征象,应行宫腔探查及人工剥离胎盘术。剥离有困难者,切勿强行挖取。胎盘娩出后应仔细检查胎盘、胎膜是否完整,有无副胎盘,检查软产道有无撕裂或血肿,如有裂伤者及时按解剖层次缝合。产后按摩子宫以促进收缩。准确收集并测量产后出血量。

(三)产后预防

在胎盘娩出后继续观察产妇2h,注意产妇的面色、血压、脉搏、子宫收缩及阴道出血情况;鼓励产妇按时排尿;早期哺乳可反射性刺激子宫收缩,减少流血量;送返休养室前尽可能挤出子宫和阴道内积血。产后2h,向产妇交代注意事项,医护人员定时巡视病房,发现问题及早处理。

四、处理

针对出血原因迅速有效地止血,补充血容量,纠正失血性休克及预防感染。

(一)制止出血

1.子宫收缩乏力性出血

(1)按摩子宫:①腹壁按摩子宫底(图9—12),助产者一手置于宫底部,拇指在前壁,其余四指在后壁,另一手在耻骨联合上缘下压,将子宫向上推,均匀有节律地按摩宫底。②腹部—阴道双手按摩子宫(图9—13),一手握拳置于阴道前穹隆,顶住子宫前壁,另一手自腹壁按压子宫后壁使宫体前屈,双手相对紧压子宫并作按摩。按压时间以子宫恢复正常收缩,并能保持收缩状态为止。按摩时应注意无菌操作。

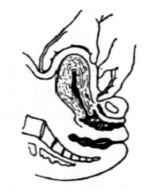

图9—12　腹壁按摩子宫底

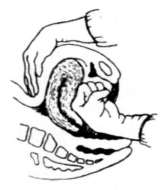

图9—13　腹部—阴道双手按摩子宫

(2)应用缩宫剂按摩子宫的同时,肌内或静脉(缓慢)注射缩宫素10U,然后将缩宫素10~

20U加入10％葡萄糖注射液500mL内静脉点滴,以维持子宫处于良好收缩状态。也可运用麦角新碱(心脏病、高血压患者慎用)使子宫体肌肉及子宫下段甚至宫颈强烈收缩,前置胎盘胎儿娩出后出血时应用效果较佳。

(3)宫腔填塞纱条:若经上述处理仍出血不止,当地无条件抢救,在转诊患者时应用无菌纱布条填塞子宫腔,有明显局部止血作用。

方法:在严密的消毒下,术者一手于腹壁固定宫底,另一手持卵圆钳,将无菌纱条由宫底逐渐向外不留空隙地填紧宫腔。术后24h取出,取出前应先肌注宫缩剂。宫腔填塞纱条后,密切观察生命体征及宫底高度和子宫大小,警惕因填塞不紧,宫腔内继续出血而阴道不流血的止血假象。

(4)结扎盆腔血管:用于子宫收缩乏力、前置胎盘及DIC等所致的严重产后出血而又迫切希望保留生育功能的产妇。①结扎子宫动脉上行支:消毒后用两把长鼠齿钳分别夹住宫颈前后唇,轻轻向下牵引,在宫颈阴道部两侧上端用2号肠线缝扎双侧壁,深入组织约0.5cm。若无效应迅速开腹,结扎子宫动脉上行支,即在宫颈内口平面距宫颈侧壁1cm处,触之无输尿管时进针,缝扎宫颈侧壁,进入宫颈组织约1cm,两侧同样处理,若见到子宫收缩则有效。②结扎髂内动脉:经上述处理无效,可分离出髂内动脉起始点,以7号丝线结扎。结扎后一般可见子宫收缩良好。此法可保留子宫,在剖宫产时易于实行。

(5)髂内动脉栓塞术:近年来应用髂内动脉栓塞术治疗难以控制的产后出血受到重视。该法经股动脉穿刺,将介入导管直接导入髂内动脉或子宫动脉,有选择性地栓塞子宫的供血动脉。选用中效可溶解的物质作栓塞剂,常用明胶海绵颗粒,在栓塞后2～3周可被吸收,血管复通。若患者处于休克状态应先积极抗休克,待一般情况改善后才行栓塞术,且应行双侧髂内动脉栓塞以确保疗效。

(6)子宫切除术:用于难以控制并危及产妇生命的产后出血。在积极输血补充血容量的同时施行子宫次全切除术,若合并中央性或部分性前置胎盘应施行子宫全切术。

2.胎盘因素引起的出血　根据不同原因,尽早采取相应措施去除胎盘因素达到止血。处理前应排空膀胱,术中严格无菌操作。

(1)胎盘剥离后滞留:如为膀胱过度充盈,在导尿排空膀胱后,一手按摩宫底,另一手轻轻牵拉脐带协助胎盘娩出。

(2)胎盘剥离不全或粘连:行人工徒手剥离胎盘术。术前要备血,操作宜轻柔,切忌强行剥离或用手抓挖宫腔,以免损伤子宫。剥离困难或找不到疏松面时,应疑为植入性胎盘,不可强行剥离。取出胎盘后应详细检查其完整性,如有不全,必须再次清理宫腔,但应注意尽量减少宫腔内操作次数。术后使用宫缩剂和抗生素,仍需严密观测。

(3)植入性胎盘:在徒手剥离胎盘时,发现胎盘与宫壁关系紧密,难以剥离,当牵拉脐带而子宫壁凹陷时,可能为胎盘植入,应立即停止剥离,考虑行子宫切除术,如出血不多,需保留子宫者,可保守治疗,目前采用甲氨蝶呤治疗,效果较佳。

(4)胎盘、胎膜残留:如果残留量少徒手取出困难,出血不多时,严密观察,应用抗生素及宫缩剂2～3d后,可用大号刮匙行清宫术。

(5)胎盘嵌顿:当胎盘剥离后嵌顿于狭窄环以上者,可在解痉或麻醉下,待环松解后用手取出胎盘。

3.软产道裂伤　做到及时、准确、有效缝合裂伤,尽可能恢复原有的解剖层次。

（1）子宫颈裂伤：疑为子宫颈裂伤时应在消毒下充分暴露宫颈，用两把卵圆钳并排钳夹宫颈前唇，并向阴道口方向牵拉，顺时针方向逐步移动卵圆钳1周，直视下观察宫颈情况。若裂伤浅且无明显出血，可不予缝合也不作子宫颈裂伤诊断，如裂伤深、出血多，用肠线缝合。第一针缝合应从裂口顶端上0.5cm处开始（图9—14），彻底结扎已断裂回缩的血管，最后一针应距子宫颈外口0.5cm处止，以减少日后子宫颈口狭窄的可能性。如裂伤已累及子宫下段，经阴道难以修补时，可开腹行裂伤修补术。

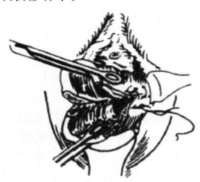

图9—14　宫颈裂伤缝合术

（2）阴道裂伤：缝合时第一针从裂口上0.5cm处开始，注意缝合至裂伤的底部（图9—15），避免遗留死腔，更要避免缝线穿过直肠壁，缝合结束后常规行肛诊检查，若有缝线穿过直肠壁，应拆除重新缝合。

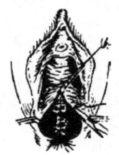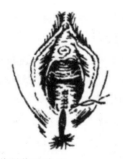

图9—15　会阴-阴道裂伤缝合术

（3）会阴裂伤：按解剖关系逐层缝合，最后以处女膜缘为标志缝合会阴皮肤。

4.凝血功能障碍引起的出血　如患有全身性出血性疾病，在妊娠早期应在内科医生的协助下，尽早行人工流产术。于妊娠中、晚期发现者应积极治疗争取去除病因，尽量减少产后出血的发生。对分娩期已有出血的产妇除积极止血外，还应注意针对病因治疗，如血小板减少、再生障碍性贫血等患者应输新鲜血或成分输血。如发生弥散性血管内凝血应与内科医生共同抢救。

5.剖宫产术中大出血　可采用按摩子宫、注射宫缩剂、子宫局部缝扎止血（子宫浆肌层缝合术、剖宫产切口撕裂缝合术）、纤维蛋白封闭剂（纤维蛋白胶）、宫腔填塞纱布、血管结扎、子宫切除等。

6.晚期产后出血

（1）胎盘胎膜残留大量出血时应立即刮宫，术中、术后使用子宫收缩剂、抗生素治疗。

（2）出血量不多时，可先采用子宫收缩剂和抗生素治疗后，再行清宫术。

（3）胎盘附着部位复旧不良,应用子宫收缩剂、抗菌药物,辅以中药治疗。

（4）剖宫产切口裂开,出血不多时先保守治疗,应用子宫收缩剂和抗生素后再行手术,出血量大时,应及时行介入治疗或子宫切除术。

（二）补充血容量纠正失血性休克

产妇取平卧位,保暖、吸氧,立即快速输血、输液,以新鲜血为好,或低分子右旋糖酐,注意及时纠正酸中毒。

（三）合理使用抗生素预防感染

产后宜用大剂量抗生素预防感染,同时注意体温,恶露的量、气味及性状,保持外阴清洁干燥,加强营养,积极纠正贫血。

（李利娟）

第八节　羊水栓塞

一、概述

羊水栓塞是指在分娩过程中羊水进入母体血液循环,导致过敏性休克、肺血管痉挛及栓塞、弥散性血管内凝血、肾衰竭或突发死亡等一系列严重症状的综合征。羊水栓塞是一种罕见、凶险的分娩并发症,病死率高,国内外报道为61%～86%。近年来研究认为,羊水栓塞的核心问题是过敏,是羊水进入母体循环后引起的一系列过敏反应,有人建议将羊水栓塞改名为妊娠过敏综合征。

过强宫缩、急产、羊膜腔压力高是羊水栓塞的主要原因;胎膜破裂、前置胎盘、胎盘早剥、子宫破裂、剖宫产术中生理、病理性血窦开放是其发生的诱因。

二、临床表现

羊水栓塞的发病特点是起病急骤、来势凶险,多发生于分娩过程中。

（一）发病时期

羊水栓塞通常发生在自然破膜或人工破膜过程中（70%）及剖宫产（19%）和产后48h内（11%）。宫缩过强、滥用缩宫素引产或催产为本病发生的主要诱因。

（二）前驱症状

多数病例在发病时常首先出现突发寒战、烦躁不安、咳嗽气急、发绀、呕吐等前驱症状,这些症状往往被误认为感冒、宫缩过强、产妇紧张,而不引起助产者注意。

（三）呼吸循环衰竭

羊水栓塞根据病情缓急可分为两种类型,即暴发型和缓慢型两类。前者呼吸循环系统症状明显,继前驱症状后即出现呼吸困难、发绀、心率增快且进行性加重、面色苍白、四肢厥冷、血压下降,也可出现昏迷和抽搐,肺部听诊可出现湿啰音。严重者发病急骤,仅惊叫一声或打一个哈欠,血压即消失,呼吸、心搏骤停。缓慢型呼吸循环系统症状较轻,甚至无明显症状,待至产后出现流血不止、血液不凝时始被发现。

（四）全身出血倾向

部分羊水栓塞患者经抢救度过了呼吸循环衰竭的休克期,继而出现DIC。呈现以子宫大出血为主的全身出血倾向,如黏膜、皮肤、针眼出血及血尿等,且血液不凝。值得注意的是部分羊水栓塞病例,缺少呼吸循环系统的症状,起病即以产后不易控制的大出血为主要表现,切不要误为单纯子宫收缩乏力性出血。

(五)多脏器损伤

本病全身脏器均受损害,除心脏外,肾脏是最常受损害的器官。当两个或两个以上重要器官同时或相继发生功能衰竭时,则称为多器官功能衰竭(MOF)。其病死率与衰竭器官数目相关,1个器官衰竭持续大于1d,其病死率为40%,2个器官衰竭时病死率上升为60%,3个或3个以上器官衰竭时则病死率高达98%。

三、诊断

(一)诊断依据

主要靠临床表现,在血中找到胎儿有形物质可支持诊断。在胎膜破裂、胎儿娩出或手术中产妇突然出现寒战、烦躁不安、气急、尖叫、呛咳、呼吸困难、大出血、凝血功能障碍及不明原因休克、出血量与休克不成比例,应首先考虑为羊水栓塞,并在积极抢救的同时做进一步检查,以明确诊断。

(二)辅助检查

1.凝血功能检查　首先进行与DIC有关的实验室检查。目前DIC诊断的指标如下。

(1)血小板计数不高于$5×10^9$/L或进行性下降。

(2)纤维蛋白原不高于1.5g/L或进行性下降。

(3)凝血酶原时间延长3s以上。

(4)3P试验阳性。

(5)纤维蛋白降解产物(FDP)不低于80μg/mL。

2.寻找有形物质　在颈静脉穿刺或股静脉切开时,在插管时取下腔静脉血或在剖宫产、切除子宫时宫旁静脉丛血10mL,找胎儿有形成分。

3.血气分析　PO_2下降,pH下降,BE下降。

4.胸部X线检查　大约90%的患者可以出现胸片异常,床边胸片可见双肺有弥散性浸润影,向肺门周围融合,伴右心扩大和轻度肺不张。

5.心功能检查　心电图、彩色多普勒超声检查提示:出现右心房、右心室扩大,心排出量减少及心肌劳损的表现。

6.死亡后诊断

(1)取右心室血做沉淀试验,血涂片寻找羊水有形成分。

(2)子宫切除标本病理检查,注意宫旁静脉血中有无羊水有形成分。

(3)尸检。

(三)特殊检查

1.Sialy Tn抗原检测　胎粪及羊水中含有Sialy Tn抗原,检测母亲外周血浆及肺组织中的Sialy Tn抗原早期诊断羊水栓塞。

2.血清粪卟啉锌检测　粪卟啉锌是羊水和胎便中的特异物质,在孕妇血浆中几乎不存在,当羊水栓塞时血中粪卟啉锌明显增高,可用分光光度计测定其浓度进行羊水栓塞早期诊断。

3.类胰蛋白酶测定　羊水栓塞的发生是机体对羊水中的胎儿成分产生过敏反应,以至肥大细胞脱颗粒释放组织胺、类胰蛋白酶和其他介质引起机体发生严重的病理生理改变所致。

四、治疗

早诊断,早治疗是成功救治的关键。当患者出现寒战、呛咳、呼吸困难、休克与出血量不成比例、多部位出血、血液不凝时应首先考虑羊水栓塞,应边组织抢救,边进行实验室检查,决不可等待有检验结果后再予急救。

(一)紧急处理

1.有效给氧　立即高浓度面罩给氧,流量 5～10L/min。如 5min 不改善,应及时行气管插管人工呼吸机正压给氧。保持血氧饱和度在 90% 以上。

2.尽快开放静脉通道,至少两条,便于用药及输液,同时抽取下腔静脉血 5mL 用于诊断。

3.心搏骤停者立即徒手心肺复苏。

(二)抗过敏

1.氢化可的松　首选药物,200mg＋10% 葡萄糖 10mL 静脉推注,随后 500mg＋10% 葡萄糖 500mL 静脉滴注。

2.地塞米松　20mg＋25% 葡萄糖 20mL 静脉推注,然后根据病情再继续滴注地塞米松 20mg。

(三)解除肺动脉高压

1.盐酸罂粟碱　首选药物。首次:30～90mg＋10% 葡萄糖 20mL 静脉滴注。与阿托品同时应用,扩张肺小动脉效果更好。总量不超过 300mg/d。

2.阿托品　1～2mg＋5%～10% 葡萄糖 10mL 中,每 15～30min 静脉注射一次,直至患者面部潮红或症状好转为止。心率大于 120 次/min 者慎用。

3.氨茶碱　250mg＋5%～10% 葡萄糖 20mL 中静脉缓慢推注,必要时可重复使用 1～2 次/24h。

4.酚妥拉明　5～10mg＋5%～10% 葡萄糖 250～500mL 静脉滴注,以 0.3mg/min 滴速为佳。

(四)抗休克

1.补充血容量　尽快输新鲜血和血浆,补充血容量。

2.升压药　多巴胺 20mg＋10% 葡萄糖 250mL 静脉滴注,开始滴速为 20 滴/min,根据血压调整滴速。

3.纠正心力衰竭　常用西地兰 0.2～0.4mg＋10% 葡萄糖 20mL 静脉注射,必要时 4～6h 重复。

4.纠正酸中毒　首次可给 5% 碳酸氢钠 150～250mL,以后根据动脉血血气分析及酸碱测定结果酌情给药。

(五)防治 DIC

1.肝素钠　用于羊水栓塞早期的高凝状态,在症状发作后 10min 内应用效果最好。首次肝素用量为 25～50mg＋0.9% 盐水 100mL 静脉滴注。同时静脉输注新鲜全血、纤维蛋白原(1 次 4～6g)、血小板悬液、洗涤红细胞和新鲜冰冻血浆,可用于治疗继发于 DIC 的出血倾向。

2.补充凝血因子　应及时补充,输新鲜血或血浆、纤维蛋白原等。

3. 抗纤溶药物　在有纤溶亢进时,给予抗纤溶药物。氨甲苯酸 0.1～0.3g＋5％葡萄糖 20mL 缓慢静脉推注。

（六）预防肾衰竭

当血容量补足后,血压回升而每小时尿量仍少于 17mL 时,应给予呋塞米（速尿）20～40mg 静脉注射或 20％甘露醇 250mL 静脉滴注治疗。

（七）预防感染

选用对肾脏毒性小的广谱抗生素。

（八）产科处理

1. 宫口未开全者行剖宫产终止妊娠。

2. 宫口开全,无头盆不称者阴道助娩结束分娩。

3. 术时及产后密切注意子宫出血情况,对难以控制的大出血且血液不凝者,可行子宫切除术,术后放置腹腔引流管。

（李利娟）

第九节　子宫破裂

子宫破裂是指妊娠期子宫破裂即子宫体或下段于妊娠时期或分娩期发生的子宫裂伤。子宫破裂发生率不同的地区有很大的差异,城乡妇幼保健网的建立和健全的程度不同,其发挥的作用也有明显差异,子宫破裂在城市医院已很少见到,而农村偏远地区时有发生。子宫破裂按发生时间可分为产前和产时,按程度可分为完全性和不完全性破裂,还可根据破裂的原因分为自发性和创伤性子宫破裂。

一、病因

主要因为子宫曾经做过手术或有过损伤和高龄多产妇。

（一）子宫自然破裂

1. 阻塞性难产　阻塞性难产为子宫自然破裂常见的和最主要的原因。胎先露下降受阻,如骨盆狭窄、胎位异常、胎儿畸形、软产道畸形,以及盆腔肿瘤阻塞产道等均可造成胎先露下降受阻。临产后宫上段强烈收缩,向下压迫胎儿,子宫下段被迫过度伸展过度而变薄,造成子宫破裂。

2. 损伤性子宫破裂　不适当地实行各种阴道助产手术,如宫口未开全作产钳助娩或臀牵引术手法粗暴,忽略性横位,不按分娩机制,强行做内倒转术;或作破坏性手术如毁胎术,胎盘植入人工剥离胎盘等由于操作用力不当,损伤子宫。暴力压腹压助产即人工加压子宫底部促使胎儿娩出,也可使子宫破裂。

3. 催产素应用不当　产程延长,未查明原因即滥用催产素,或宫颈未成熟应用催产素强行引产,有时胎儿从阴道前或后穹隆排出,造成子宫破裂。

4. 子宫发育异常　如残角子宫、双角子宫、子宫发育不良在妊娠后期或分娩期发生破裂。

（二）瘢痕子宫破裂

1. 剖宫产术或其他原因子宫切开术　如子宫畸形整形术、子宫穿孔或肌瘤剔除进宫腔修补术。妊娠晚期子宫膨大,分娩过程中瘢痕自发破裂。

2.子宫破裂　以剖宫产瘢痕破裂最为常见,与前次剖宫产的术式有关,子宫切口分为下段横切口或纵切口,一般术式选为下段横切口,妊娠晚期子宫下段拉长、变薄,易切开及缝合,易愈合,若子宫下段未充分伸展而施行手术,术中不能选子宫下段横切口而行子宫纵切口,子宫肌层相对厚,缝合对合不齐,使切口愈合不良,易发生子宫破裂及产后晚期出血。与前次剖宫产缝合技术有关,无论子宫下段横切口或纵切口,如果切口缝线太密、太紧,影响血运,边缘对合不齐或将内膜嵌入肌层、感染等因素使切口愈合不良,再次妊娠分娩易发生子宫破裂。

(三)本次妊娠的影响

1.胎盘的位置　因滋养叶细胞有侵袭子宫肌层的作用,若胎盘位置于瘢痕处,可造成瘢痕的脆弱。

2.妊娠间隔的时间　瘢痕子宫破裂与妊娠间隔有一定的关系,有资料表明,瘢痕子宫破裂最短为1年,最长为10年,一般2年之内子宫破裂为多。

3.妊娠晚期子宫膨大　如双胎、羊水过多、巨大儿等,一般孕周达38周胎头入骨盆,子宫下段撑薄,易发生子宫瘢痕破裂。

4.产力的影响　临产后子宫收缩牵拉瘢痕,易发生瘢痕的破裂。

二、临床表现

根据子宫破裂的发展过程,可分为先兆子宫破裂与子宫破裂两种。先兆破裂为时短暂,若无严密观察产程往往被忽略,发展为破裂。尤其为前次剖宫产史,常见于瘢痕破裂,有时在手术时才发现子宫肌层裂开。

(一)先兆破裂

1.多见与产程延长与先露下降受阻,产妇突然烦躁不安,疼痛难忍,呼吸急促,脉搏细速。

2.子宫肌层过度收缩与缩复而变厚,子宫下段逐渐变长变薄。腹部检查时子宫上下段明显出现病理缩复环即此环每次宫缩时逐渐上升,阵缩时子宫呈葫芦形,子宫下段有明显压疼。

3.胎动活跃,胎心变慢或增快。提示胎儿宫内窘迫。

4.产妇往往不能自解小便,膀胱因过度压迫而发生组织损伤,导致血尿。

(二)破裂

子宫破裂发生一刹那,产妇感到剧烈的疼痛。宫缩停止,腹痛稍感轻些,此后产妇出现的全身情况与破裂的性质(完全或不完全)、出血的多少有关。完全破裂,内出血多,患者血压下降,很快出现休克,胎动停止,胎心消失。出血和羊水的刺激有腹膜刺激症状,如压疼反跳痛及肌紧张等,不完全破裂症状可不典型,但在破裂处有固定的压痛。典型的子宫破裂诊断不困难,但若破裂发生在子宫后壁或不完全破裂则诊断较困难。

三、诊断

1.依靠病史、体征。

2.腹部检查　腹部检查全腹压痛和反跳痛,腹肌紧张,可叩及移动性浊音,腹壁下胎体可清楚扪及,子宫缩小,位于胎儿一侧,胎动停止,胎心消失。

3.阴道检查　子宫破裂后,阴道检查可发现胎先露的上移,宫颈口缩小,可有阴道流血,有时可触到破裂口;但若胎儿未出宫腔,胎先露不会移位,检查动作要轻柔,有时会加重病情。

4.B超诊断　可见胎儿游离在腹腔内,胎儿的一边可见收缩的子宫,腹腔的积液。

5.腹腔或后穹隆穿刺　可明确腹腔内有无出血。

四、鉴别诊断

（一）胎盘早剥与子宫破裂

均有发病急,剧烈腹部疼痛,腹腔内出血,休克等症状,但前者患有妊高征,B超提示胎盘后血肿,子宫形状不变,亦不缩小。

（二）难产并发感染

个别难产病例,经多次阴道检查后感染,出现腹痛症状和腹膜炎刺激征,类似子宫破裂征象,阴道检查宫颈口不会回缩,胎儿先露不会上升,子宫亦不会缩小。

五、治疗

（一）先兆子宫破裂

早期诊断,及时恰当处理,包括输液、抑制宫缩的药物及抗生素的应用。一旦诊断子宫先兆破裂,希望能挽救胎儿,同时为了避免发展成子宫破裂,应尽快剖宫产术结束分娩。

（二）子宫破裂

一方面输液、输血、氧气吸入等抢救休克,同时准备剖腹手术,子宫破裂时间在12h以内,破口边缘整齐,无明显感染,需保留生育功能者,可考虑修补缝合破口。破口大或撕裂不整齐,且又感染可能,考虑行次全子宫切除术。破裂口不仅在下段,且沿下段至宫颈口考虑行子宫全切术。如产妇已有活婴,同时行双侧输卵管结扎术。

（三）开腹探查子宫破裂外的部位

仔细检查阔韧带内、膀胱、输尿管、宫颈和阴道,如发现有损伤,及时行修补术。

六、预防与预后

做好孕期检查,正确处理产程,绝大多数子宫破裂可以避免。孕产期发生子宫破裂的预后与早期诊断、抢救是否及时、破裂的性质有关。减少孕产妇及围生儿的死亡率。

1.建立健全的妇幼保健制度,加强围生期保健检查,凡有剖宫产史、子宫手术史、难产史、产前检查发现骨盆狭窄、胎位异常者,应预产期前2周入院待产。充分做好分娩前的准备,必要时择期剖宫产。

2.密切观察产程,及时发现异常,出现病理缩复环或其他先兆子宫破裂征象时应及时行剖宫产。

3.严格掌握催产素和其他宫缩剂的使用适应证　胎位不正,头盆不称,骨盆狭窄禁用催产素。双胎,胎儿偏大,剖宫产史,多胎经产妇慎用或不用催产素。无禁忌证的产妇,应用催产素应稀释后静脉滴注,由专人负责观察产程。禁止在胎儿娩出之前肌注催产素。

4.严格掌握各种阴道手术的指征　遵守手术操作规程困难的阴道检查:如产钳,内倒转术后,剖宫产史及子宫手术史,产后应常规探查宫颈和宫腔有无损伤。

5.严格掌握剖宫产指征　近年来,随着剖宫产率的不断上升,瘢痕子宫破裂的比例随之上升。因此,第一次剖宫产时,必须严格掌握剖宫产的指征。术式尽可能采取子宫下段横切口。

（李利娟）

第十节　脐带异常

一、脐带长度异常

脐带正常长度在 30～70cm 之间,平均长度为 55cm。

(一)脐带过短

胳带的安全长度须超过从胎盘附着处达母体外阴的距离。若胎盘附着于宫底,脐带长度至少 32cm 方能正常分娩,故认为脐带短于 30cm 称为脐带过短。分娩前常无临床征象,临产后可因胎先露部下降受阻,脐带被牵拉过紧致使胎儿血液循环受阻、缺氧而出现:①胎心率异常。②胎盘早剥,或引起产程延长,以第二产程延长多见。

(二)脐带过长

脐带长度超过 80cm 称脐带过长。过长的脐带易造成绕颈、绕体、打结、脱垂或脐带受压。

二、脐带先露与脐带脱垂

脐带先露又称隐性脐带脱垂,指胎膜未破时脐带位于胎先露部前方或一侧。当胎膜破裂,脐带进一步脱出胎先露部的下方,经宫颈进入阴道内,甚至显露于外阴部,称脐带脱垂。其发生率为 0.4%～10%。

(一)病因

易发生在胎先露部不能衔接时:①胎头入盆困难如骨盆狭窄、头盆不称等。②胎位异常如臀先露、肩先露、枕后位等。③脐带过长。④羊水过多。

(二)对母儿的影响

对胎儿影响:①胎先露部尚未衔接、胎膜未破时,脐带先露可在宫缩时因胎先露部下降,脐带一过性受压导致胎心率异常。②胎先露部已衔接、胎膜已破者,脐带受压于胎先露部与骨盆之间,引起胎儿缺氧,甚至胎心完全消失,以头先露最严重,肩先露最轻。③若脐带血液循环阻断超过 7～8min,则胎死宫内。

对产妇影响:增加剖宫产手术率。

(三)诊断

有脐带脱垂危险因素存在时,应警惕脐带脱垂的发生。若胎膜未破,于胎动、宫缩后胎心率突然变慢,改变体位、上推胎先露部及抬高臀部后迅速恢复者,应考虑有脐带先露的可能,临产后应行胎心监护。监护手段包括胎儿监护仪、超声多普勒或听诊器监测胎心率以及行胎儿生物物理监测。B 型超声检查判定脐带位置,脐血流图及彩色多普勒等均有助于诊断。胎膜已破者一旦胎心率出现异常,应行阴道检查,了解有无脐带脱垂和脐带血管有无搏动。在胎先露部旁或胎先露部下方以及阴道内触及脐带者,或脐带脱出于外阴者,即可确诊。检查时应动作轻柔迅速,以免延误处理时间及加重脐血管受压。

(四)预防

妊娠晚期及临产后 B 型超声检查有助于尽早诊断脐带先露。对临产后胎先露部未入盆者,尽量不作或少作肛查或阴道检查。必须行人工破膜者,应采取高位破膜,以避免脐带随羊水流出时脱出。

（五）处理

1.脐带脱垂　一旦发现脐带脱垂、胎心尚好、胎儿存活者,应争取尽快娩出胎儿。

（1）宫口开全,胎头已入盆,应立即行产钳术或胎头吸引术;臀先露应行臀牵引术;一肩先露时,可行内转胎位术及臀牵引术协助分娩。后两者对经产妇较易实施。有困难者或初产妇,应行剖宫产术。

（2）若宫颈未开全,应立即行剖宫产术。在准备期间,产妇应取头低臀高位,必要时用手将胎先露部推至骨盆入口以上,以减轻脐带受压。术者的手保持在阴道内,使胎先露部不能再下降,避免脐带受压,脐带则应消毒后还纳阴道内。

（3）若宫口未开全又无立即剖宫产条件者,可采用脐带还纳术,但施术困难,成功率不高,已少用。

2.脐带先露　经产妇、胎膜未破、宫缩良好者,取头低臀高位,密切观察胎心率,等待胎头衔接,宫口逐渐扩张,胎心仍保持良好者,可经阴道分娩。初产妇,或为不完全臀先露或肩先露者,应行剖宫产术。

三、脐带缠绕

脐带围绕胎儿颈部、四肢或躯干者称为脐带缠绕。约90%为脐带绕颈,以绕颈一周者居多,占分娩总数的20%左右。发生原因和脐带过长、胎儿小、羊水过多及胎动过频等有关。脐带绕颈对胎儿影响与脐带缠绕松紧、缠绕周数及脐带长短有关。脐带缠绕临床特点如下。

1.胎先露部下降受阻　脐带缠绕使脐带相对变短,影响胎先露部入盆,可使产程延长或停滞。

2.胎儿宫内窘迫　当缠绕周数多、过紧或因宫缩,脐带受到牵拉,使胎儿血液循环受阻,导致胎儿宫内缺氧。

3.胎心监护　出现频繁的变异减速。

4.彩色超声多普勒检查　在胎儿颈部发现脐带血流信号。

5.B型超声检查　脐带缠绕处的皮肤有明显的压迹,脐带缠绕1周者为U型压迹,内含一小圆形衰减包块,并可见其中小短光条;脐带缠绕2周者,皮肤压迹为W形;脐带缠绕3周或3周以上,皮肤压迹为锯齿状,其上为一条衰减带状回声。当出现上述情况,应高度警惕脐带缠绕,特别是胎心监护出现异常,经吸氧、改变体位不能缓解时,应及时终止妊娠。临产前B型超声诊断脐带缠绕,应在分娩过程中加强监护,一旦出现胎儿宫内窘迫,及时处理。

四、脐带打结

脐带打结有假结及真结两种。脐带假结是指因脐血管较脐带长,血管卷曲似结,或因脐静脉较脐动脉长形成迂曲似结。一般无大危害,很少因血管破裂而出血。脐带真结多在妊娠3～4个月间发生,开始为脐带缠绕胎体,后因胎儿穿过脐带套环而成真结。脐带真结较少见,发生率为1.1%,其围生期死亡率为6.1%。若真结未拉紧则无症状,拉紧后胎儿血液循环受阻可致胎死宫内。多数在分娩后方确诊。

五、脐带扭转

脐带扭转少见。胎儿活动可使正常的脐带呈螺旋状,即脐带顺其纵轴扭转,生理性扭转可达 6～11 周。脐带过分扭转在近胎儿脐轮部变细呈索状坏死,引起血管闭塞或伴血栓存在,胎儿可因血运中断而死亡。

六、脐带附着异常

脐带附着异常包括:脐带帆状附着及球拍状胎盘。前者是指脐带附着于胎膜上,脐带血管通过羊膜与绒毛膜间进入胎盘,后者系指脐带附着于胎盘边缘。脐带帆状附着时,若胎膜上血管跨过宫颈内口位于胎先露部前方时,称为前置血管;当胎膜破裂时,血管破裂出血;出血量达 200～300mL 时可导致胎儿死亡。若前置血管受胎先露部压迫,可导致脐血液循环受阻致胎儿宫内窘迫或死亡。临床表现为胎膜破裂时发生无痛性阴道流血,伴胎心率异常或消失,胎儿死亡。取血片查脐血见特有的有核红细胞或幼红细胞及胎儿血红蛋白可确诊。产前B 型超声检查应注意脐带附着和胎盘的关系。

(李利娟)

第十一节　妊娠期黄疸

一、妊娠合并病毒性肝炎

(一)病因和分类

1.甲型病毒性肝炎　甲型病毒性肝炎主要经粪—口传播,病毒存在于受感染的人或动物的肝细胞浆、血清、胆汁和粪便中。在甲型肝炎流行地区,绝大多数成人血清中都有甲肝病毒,因此,婴儿在出生后 6 个月内,由于血清中含有来自母体的抗—甲型肝炎病毒而不易感染甲型肝炎。

2.乙型病毒性肝炎　孕妇乙型病毒性肝炎是由乙型肝炎病毒引起,孕妇乙型肝炎表面抗原(HBsAg)携带率为 5%～10%。妊娠合并乙型肝炎发病率为 0.025%～1.6%,乙型肝炎表面抗原携带者胎儿宫内感染率为 5%～15%。

乙型肝炎的传播途径主要有血液传播、唾液传播和母婴垂直传播等。人群中 40%～50% 的慢性乙型肝炎表面抗原携带者是由母婴垂直传播造成的。母婴垂直传播的主要方式有:宫内感染、产时传播和产后传播。

3.丙型病毒性肝炎　丙型肝炎病毒经血液和血液制品传播是我国丙型病毒性肝炎的主要传播途径。

4.丁型病毒性肝炎　丁型肝炎病毒主要经血液和血液制品、注射和性传播,也存在母婴垂直传播。乙型肝炎病毒标记物阴性、丁型肝炎病毒阳性母亲的新生儿也可能有丁型肝炎病毒感染。

5.戊型病毒性肝炎　戊型病毒性肝炎主要通过粪—口途径传播,输血可能也是一种潜在的传播途径,目前尚未见母婴垂直传播的报道。

6.其他类型的肝炎　有 10%～20% 的肝炎患者病原不清,主要有己型病毒性肝炎、庚型病毒性肝炎、单纯疱疹病毒性肝炎和巨细胞病毒性肝炎等。

(二)妊娠对病毒性肝炎的影响

妊娠期新陈代谢率高,营养物质消耗多;胎儿代谢和解毒作用要依靠母体肝脏来完成;另外孕期内分泌变化所产生的大量性激素,如雌激素需在肝内代谢和灭活;分娩中的疲劳、出血、手术和麻醉等,上述因素均加重了肝脏负担,故妊娠期易患病毒性肝炎,或促使已有的肝病恶化。孕妇患肝炎时病情较非孕时为重,且妊娠越晚,越易发生重症肝炎。欧美国家报道,妊娠对病毒性肝炎无特殊影响,但发展中国家资料显示,妊娠时患肝炎预后差,特别是妊娠晚期患急性肝炎,重症肝炎及病死的机会远比非妊娠期肝炎患者为多。如孕晚期患戊型病毒性肝炎,孕妇病死率可达 $10\%\sim20\%$。

(三)病毒性肝炎对妊娠的影响

1. 对母体的影响　妊娠早期合并病毒性肝炎,可使妊娠反应加重。发生于妊娠晚期,则妊娠期高血压疾病的发生率增高,可能与患肝病时醛固酮灭活能力下降有关。分娩时因肝功能受损,凝血因子合成功能减退,产后出血率增高。若为重症肝炎,常并发弥散性血管内凝血,出现全身出血倾向,可危及生命。妊娠合并病毒性肝炎孕产妇病死率各地报道不同,上海地区为 $1.7\%\sim8.1\%$;武汉地区为 18.3%。

2. 对胎儿的影响　妊娠早期患病毒性肝炎,胎儿畸形率约增高 2 倍。肝炎孕妇发生流产、早产、死胎、死产和新生儿死亡率均明显增高。有资料报道,肝功能异常的孕产妇,其围生儿死亡率高达 46‰。近年研究表明,病毒性肝炎与唐氏综合征的发病密切相关。妊娠期患病毒性肝炎,胎儿可通过垂直传播而感染,尤以乙型肝炎母婴传播率最高。婴儿 T 细胞功能尚未完全发育,对乙型肝炎表面抗原有免疫耐受,容易成为慢性携带者。围生期感染的婴儿,有相当一部分将转为慢性病毒携带状态,以后可能发展为肝硬化或原发性肝癌。

3. 母婴传播

(1)甲型病毒性肝炎(甲型肝炎):甲型肝炎病毒不能通过胎盘传给胎儿,故孕妇患病不必人工流产或引产。但妊娠晚期患甲型肝炎,分娩过程中接触母体血液或受粪便污染可使新生儿感染。

(2)乙型病毒性肝炎(乙型肝炎):母婴传播是乙型肝炎病毒传播的主要途径之一。母婴传播引起的乙型肝炎病毒感染在我国约占婴幼儿感染的1/3。母婴传播途径如下。

1)子宫内经胎盘传播:乙型肝炎病毒宫内感染率为 $9.1\%\sim36.7\%$,可能为胎盘屏障受损或通透性增加导致母血渗漏所致。

2)产时传播:是乙型肝炎病毒传播的主要途径,占 50% 左右。胎儿通过产道时吞咽含乙型肝炎表面抗原的母血、羊水、阴道分泌物,或分娩过程中有胎盘绒毛破裂,母血渗入胎儿血液循环。只要 10^{-8} mL 母血进入胎儿体内即可造成胎儿感染。

3)产后传播:主要与接触母亲唾液、汗液和乳汁有关。据报道,当母血乙型肝炎表面抗原、乙型肝炎 e 抗原(HBeAg)、抗-HBc 均阳性时,母乳乙型肝炎病毒脱氧核糖核酸(HBV-DNA)出现率为 100%。

(3)丙型病毒性肝炎(丙型肝炎):目前研究表明,丙型肝炎病毒存在母婴垂直传播。妊娠晚期患丙型肝炎时约 2/3 发生母婴传播,其中 1/3 以后发展为慢性肝炎。另外,孕妇为静脉注射毒品成瘾者和 HIV 感染者是导致乙型肝炎病毒(HCV)围生期传播的危险因素。

(4)其他类型肝炎:丁型肝炎病毒存在母婴传播,其传播机制可能是经宫内感染,也有可能类似某些 RNA 病毒经生殖细胞传播。目前尚未见戊型肝炎病毒母婴传播的报道。庚型病毒性肝炎可经母婴传播和性传播,其途径可能是分娩过程或产后哺乳。

（四）临床表现

甲型肝炎临床表现均为急性,好发于秋冬季,潜伏期为 2～6 周。前期症状可有发热、厌油、食欲下降、恶心呕吐、乏力、腹胀和肝区疼痛等,一般于 3 周内好转。此后出现黄疸、皮肤瘙痒、肝脏肿大,持续 2～6 周或更长。多数患者症状轻且无黄疸。甲型肝炎可演变为重型肝炎,但发生率远较乙型肝炎低。

乙型肝炎分为急性乙型肝炎、慢性乙型肝炎、重症肝炎和乙型肝炎表面抗原(HBsAg)病毒携带者。

急性乙型肝炎与甲型肝炎相似,有黄疸型、无黄疸型及胆汁淤积型,两者从症状和体征方面较难鉴别。乙型肝炎潜伏期较长,为 1～6 个月。起病常比较隐匿,前驱症状多不明显,多数患者无发热,很少有高热。在前驱期部分患者有皮疹、荨麻疹、血管炎、关节痛、肾小球肾炎等。无黄疸型肝炎比黄疸型多见,可达 60%～80%。血清丙氨酸氨基转移酶和天冬氨酸氨基转移酶上升较慢,恢复也较慢。胆汁淤积型以梗阻性黄疸为主要表现,有乏力、皮肤瘙痒、肝肿大、大便呈灰白色,但消化道症状较轻。肝功能检查示直接胆红素、碱性磷酸酶(AKP)、胆固醇增高,血清转氨酶接近于正常。黄疸可持续数月至 1 年以上,大多数患者能恢复,仅少数发展为胆汁型肝硬化。

我国的慢性乙型肝炎是在新生儿或婴幼儿期感染,在成年期出现症状或肝功能异常而被发现。临床上有乏力、食欲不振、腹胀、肝区痛等症状。也可无症状,仅偶然发现肝功能异常。肝脏可有轻度肿大。乙型慢性活动型肝炎患者可有面色灰黑、皮肤痤疮、肝肿大质地偏坚、脾肿大、皮肤黏膜出血倾向、蜘蛛痣、肝掌等。

乙型肝炎 1%～5% 并发重型肝炎,黄疸迅速加深,出现肝昏迷症状,凝血机制障碍,危及生命。妊娠期更易发生重症肝炎,尤其妊娠晚期多见。

其他类型肝炎的临床表现与乙型肝炎类似,症状或轻或重。丙型肝炎的潜伏期为 2～26 周,输血引起者为 2～16 周。丁型肝炎的潜伏期为 4～20 周,多与乙型肝炎同时感染或重叠感染。戊型肝炎与甲型肝炎症状相似,暴发流行时,易感染孕妇,妊娠后期发展为重症肝炎,导致肝功能衰竭,病死率可达 30%。有学者报道散发性的戊型肝炎合并妊娠,起病急,症状轻,临床预后较好,不必因此终止妊娠。

（五）诊断

妊娠期病毒性肝炎的诊断比非孕期困难,应详细询问病史,结合临床症状、体征及实验室检查进行综合判断。

1. 病史　有与肝炎患者密切接触史;接受输血、血液制品、凝血因子等治疗史;有吸毒史。

2. 症状和体征　出现不能用妊娠反应解释的消化症状,如食欲减退、恶心、呕吐、腹胀、肝区痛及乏力等。部分患者有畏寒、发热、黄疸及皮肤瘙痒。妊娠早、中期可触及肝脏肿大,肝区有触痛或叩击痛。妊娠晚期由于子宫底升高,肝触诊较困难。

3. 实验室检查

（1）周围血象:急性期白细胞常稍低或正常,淋巴细胞相对增多,偶可有异常淋巴细胞,但一般不超过 10%,慢性肝炎白细胞常减少。急性重症肝炎则白细胞总数及中性粒细胞百分比均可显著增加。合并弥散性血管内凝血时,血小板急骤减少,血涂片中可发现形态异常的红细胞。

（2）肝功能检查

1）血清酶活力测定:血清丙氨酸氨基转移酶(ALT)、谷草转氨酶(GOT)是临床上常用的检测指标。肝细胞有损害时,丙氨酸氨基转移酶增高,其值可高于正常的十倍至数十倍为急性肝炎早期诊断的敏感指标之一。丙氨酸氨基转移酶一般于3~4周降至正常,若丙氨酸氨基转移酶持续数月不降,可能发展为慢性肝炎。急性重症肝炎丙氨酸氨基转移酶轻度增高,但血清胆红素明显上升,为酶胆分离现象,提示有大量肝细胞坏死。当肝细胞损害时天冬氨酸氨基转移酶易增高,急性肝炎增高显著,慢性肝炎及肝硬化中等增高。急性黄疸出现后很快下降,持续时间不超过3周,乙型肝炎则持续较长。天冬氨酸氨基转移酶/丙氨酸氨基转移酶比值对判断肝细胞损伤有较重要意义。天冬氨酸氨基转移酶/丙氨酸氨基转移酶小于1,提示肝细胞有严重坏死。

2)血清胆红素测定:重症肝炎、淤胆型肝炎均明显增高大于$170\mu mol/L$,以直接胆红素为主,黄疸消退时胆红素降低。急性肝炎时尿胆红素先于黄疸出现阳性,在黄疸消失前转阴。尿胆原在黄疸前期增加,黄疸出现后因肝内胆红素排出受阻,尿胆原则减少。

4. 血清病原学检测

(1)甲型肝炎:潜伏期为2~7周,放射免疫分析法(RIA)或酶免疫分析(EIA)检测血清中抗甲型肝炎病毒抗体较为常用。急性期患者血清中抗HAV-IgM在发病第1周即可阳性,1~2个月抗体滴度和阳性率下降,于3~6个月后消失,对早期诊断十分重要,特异性高。抗HAV-IgG在急性后期和恢复期早期出现,持续数年甚至终生,属保护性抗体,有助于了解既往感染情况及人群免疫水平。免疫电镜检测粪便中甲型肝炎病毒颗粒,或用cDNA-RNA分子杂交技术和聚合酶链反应(PCR)技术检测血清或粪便中HAV-RNA,较为复杂。

(2)乙型肝炎:潜伏期为1.5~5个月,人体感染乙型肝炎病毒后血液中可出现一系列有关的血清学标志物。

1)乙型肝炎表面抗原阳性是乙型肝炎病毒感染的特异性标志,其滴度随病情恢复而下降,见于乙型肝炎患者或病毒携带者。血清中抗-HBs抗体阳性,提示曾有过乙型肝炎病毒感染,表示机体有免疫力。乙型肝炎预防接种后,检测抗-HBs抗体是评价疫苗效果的标志之一。

2)乙型肝炎e抗原是核心抗原的成分,其阳性和滴度反映乙型肝炎病毒的复制及传染性的强弱。急性乙型肝炎时乙型肝炎e抗原短暂阳性,如持续阳性提示转为慢性。在慢性乙型肝炎病毒感染时乙型肝炎e抗原阳性常表示肝细胞内有乙型肝炎病毒活动性复制。当乙型肝炎e抗原转阴伴有抗-HBe出现时,常表示乙型肝炎病毒复制停止。抗-HBe抗体见于急性肝炎恢复期,意味着血清中病毒颗粒减少或消失,传染性减低。

3)乙型肝炎核心抗原为乙肝病毒的核性抗原,相应抗体为抗-HBc抗体。乙型肝炎核心抗原阳性表示乙型肝炎病毒在体内复制;抗HBc-IgG出现于急性乙型肝炎的急性期,恢复后可持续数年或更长,慢性乙型肝炎病毒感染者抗-HBc抗体持续阳性;急性乙肝患者血清中可检测到高滴度的抗HBc-IgM,特别对乙型肝炎表面抗原已转阴的患者,抗HBc-IgM阳性可确诊为急性乙肝。

4)应用DNA分子杂交和聚合酶链式反应技术检测到HBV-DNA和DNA多聚酶,表示病毒在体内复制。

(3)丙型肝炎:潜伏期为2~26周。血清中出现丙型肝炎病毒抗体可诊断为丙型肝炎病毒感染。聚合酶链式反应技术检测HCV-RNA,阳性是病毒血症的直接证据。

(4)丁型肝炎:潜伏期为4~20周。血清中抗-HDV或抗HDV-IgM阳性,或HDVAg

阳性,一般出现在肝炎潜伏期后期和急性期早期;亦可测 HDV－RNA,均为丁型肝炎病毒感染的标志。

(5)戊型肝炎:潜伏期为 2～8 周。潜伏期末期和急性期初期的患者粪便、急性期和恢复期血清处理后,可用免疫电镜检测到 27～34mn 病毒样颗粒。急性期血清内可检测出高滴度的 HEV－IgM,恢复期血清内可检测出低水平的 HEV－IgG。

5.其他检测方法　B 型超声诊断对判断肝硬化、胆管异常、肝内外占位性病变有参考价值。肝活检对确定弥漫性肝病变及区别慢性肝炎临床类型有重要意义。

(六)鉴别诊断

1.妊娠剧吐所致肝损害　妊娠早期因反复呕吐和长期饥饿,导致水、电解质及酸碱平衡紊乱,甚至肝肾功能受损,出现黄疸;血清胆红素、丙氨酸氨基转移酶轻度升高,尿酮体阳性,低钾低钠性碱中毒。纠正酸碱失衡与水、电解质紊乱后,病情迅速好转,或终止妊娠后,肝功能完全恢复;肝炎病毒血清标志物检查无异常。

2.妊娠期高血压疾病所致肝损害　在高血压、蛋白尿和肾功能损害的基础上合并肝损害。丙氨酸氨基转移酶和胆红素轻度和中度升高,但胃肠道症状不明显,结束妊娠后迅速恢复。溶血、肝酶升高及血小板减少综合征是妊娠期高血压疾病肝损害的一种严重并发症,主要表现为溶血、肝酶升高和血小板降低。患者可出现乏力、右上腹疼痛不适,近期出现黄疸、视力模糊,有时并发子痫抽搐、牙龈出血、呕吐、消化道出血等。有血管内溶血的特征,外周血涂片见破碎红细胞。总胆红素升高,以间接胆红素为主。血细胞比容小于 0.30。

3.妊娠期急性脂肪肝(AFLP)　AFLP 为妊娠晚期特有疾病,表现为急性肝细胞脂肪变性。多见于妊娠 30 周以后,以初产妇居多。临床表现似重症肝炎,早期仅有恶心、乏力、不适等一般症状,1～2 周后出现少尿、弥散性血管内凝血、肝肾衰竭、肝性脑病、昏迷和休克。实验室检查有白细胞明显升高,血小板减少,凝血酶原时间延长,严重低血糖等。血清胆红素增高,但尿胆红素阴性。丙氨酸氨基转移酶升高但一般小于 500U/L,而重症肝炎在 1000U/L 左右。B 型超声检查、MRI 对诊断极有帮助,但确诊需行肝穿刺组织学检查。

4.妊娠期肝内胆汁淤积综合征　妊娠期肝内胆汁淤积综合征又称妊娠期特发性黄疸、妊娠瘙痒症等,是发生于妊娠中、晚期以瘙痒和黄疸为特征的疾病。其临床特点为先有皮肤瘙痒,进行加重,黄疸一般为轻度。分娩后 1～3d 黄疸消退,症状缓解。患者一般情况好,无病毒性肝炎的前驱症状。实验室检查转氨酶正常或轻度升高,血胆红素轻度增加。肝组织活检无明显的实质性肝损害。

5.药物性肝炎　孕妇因服用某些药物,如氯丙嗪、苯巴比妥类镇静药、氟烷等麻醉药、红霉素、异烟肼、利福平等,可发生肝损害。药物性肝损害均有服药史,而无病毒性肝炎史;服药后迅速出现黄疸及丙氨酸氨基转移酶升高,可伴有皮疹、皮肤瘙痒、嗜酸粒细胞增多;停药后多可恢复。

(七)治疗

1.妊娠期轻型肝炎　注意休息,加强营养,高维生素、高蛋白、高糖、低脂肪饮食;有胆汁淤积或肝昏迷者应限制脂肪和蛋白质;积极进行保肝治疗;避免应用可能损害肝脏的药物。按重症肝炎处理。

2.妊娠期重症肝炎

(1)保护肝脏:高血糖素(胰高血糖素)－胰岛素联合治疗,能改善氨基酸和氨的异常代谢,肝血流量增加 24%,有防止肝细胞坏死和促进肝细胞新生的作用。常用的剂量为每日高血糖素(胰高血糖素)1～2mg,正规胰岛素 6～12U 加入 10%葡萄糖 500mL 中静脉滴注,2～3 周为 1 个疗程。人血清蛋白有促进肝细胞再生的作用,每周 2～3 次,每次 5g,溶于 10%葡萄液内静脉滴注。新鲜血浆有促进肝细胞再生的作用,还可补充多种凝血因子及某些免疫因子。每次 200～400mL 静脉滴注,每周 2～4 次。门冬氨酸钾镁注射液可促进肝细胞再生,降低高胆红素血症,使黄疸消退,每日 400mL 溶于 10%葡萄糖溶液中缓慢静脉滴注。

(2)肝昏迷防治

1)减少氨的生成与吸收:禁止或减少食物中蛋白质含量,并予以大量维生素。保持大便通畅,减少氨及毒素的吸收。口服新霉素或甲硝唑,以抑制肠道细菌的生长,减少游离氨及其毒素的形成。酸化肠道以减少氨的吸收,可口服乳果糖 10mg,每日 3 次,或用米醋 30mL 加入生理盐水 60～100mL 保留灌肠。

2)抗肝昏迷药物:醋谷胺 600mg 溶于 5%葡萄糖液中静脉滴注,每日 1 次,或精氨酸 15～20g 静脉滴注,以降低血氨、改善脑功能。六合氨基酸注射液 250mL,加等量 10%葡萄糖液稀释后静脉滴注,每日 1～2 次,能调整血清氨基酸比值,使肝昏迷患者清醒。每日给予辅酶 A 50U、三磷腺苷 20mg 等保肝治疗。

(3)弥散性血管内凝血:弥散性血管内凝血是妊娠期重症肝炎的主要死因。妊娠期应进行凝血功能检查,若有异常应补充凝血因子,如输新鲜血、凝血酶原复合物、纤维蛋白原、抗凝血酶原和维生素 K_1 等。已有弥散性血管内凝血者可酌情应用肝素治疗,并根据病情和凝血功能调节剂量。产前 4h 至产后 12h 内不宜应用肝素,以免发生产后出血。

(4)肾衰竭防治:晚期重症肝炎易并发急性肾衰竭,亦称"肝肾综合征"。主要表现为少尿、无尿、低血钠、腹水及尿毒症酸中毒,出现少尿后大约在 7d 内死亡。严格限制液体入量,一般每日入液量为 500mL 加前日尿量。呋塞米 60～80mg 静脉注射,必要时 2～4h 重复一次,2～3 次无效后停用。多巴胺 20～80mg 或山莨菪碱(654-2)40～60mg 静脉滴注,扩张肾血管,改善肾血流。防止高血钾;避免应用损害肾脏的药物。

3. 产科处理

(1)妊娠期:妊娠早期合并急性肝炎,如症状轻,经保肝治疗后可继续妊娠;慢性活动性肝炎患者妊娠可使肝脏负担加重,应积极治疗,病情好转后行人工流产。中、晚期妊娠合并肝炎则不主张终止妊娠,因终止妊娠时创伤,出血等可加重肝脏负担,使病情恶化。可加强孕期监护,行胎动计数、无应激试验等检查。积极防止妊娠期高血压疾病,不使其达到延期或过期妊娠。

(2)分娩期及产褥期:重点是防止出血和感染。可于妊娠近预产期前一周左右,每日肌内注射维生素 K_1 20～40mg,临产后再加用 20mg 静脉注射。产前应配好新鲜血液,做好抢救休克及新生儿窒息的准备,如可经阴道分娩,应尽量缩短第二产程,必要时可行产钳或胎头吸引助产。产后要防止胎盘剥离面严重出血,及时使用宫缩药,必要时给予补液和输血。产时应留脐血做肝功及抗原的测定。有产科指征需行剖宫产者,要做好输血准备。选用大剂量静脉滴注对肝脏影响小的广谱抗生素如氨苄西林(氨苄青霉素)、三代头孢类抗生素防止感染,以免病情恶化。产褥期应密切监测肝功变化,给予相应的治疗。

(3)新生儿的处理:新生儿出生后应隔离 4 周,产妇为甲型肝炎传染期的新生儿,可于出生时及出生后 1 周内各接受 1 次丙种球蛋白注射;急性期禁止哺乳。乙型肝炎表面抗原和

（或）乙型肝炎 e 抗原阳性产妇所生的新生儿应给予乙肝免疫预防：新生儿出生后 24h 内立即肌内注射高效抗乙型肝炎免疫球蛋白（HBIG），0.5mL/kg，生后 1 个月、3 个月再各注射 0.16mL/kg；新生儿出生后立即注射乙肝疫苗 30μg，生后 1 个月和 6 个月再各注射乙肝疫苗 10μg。若脐血检查新生儿已感染乙肝，除急性乙肝患者因哺乳劳累可加重病情外，其余均可母乳喂养；若新生儿未感染乙肝，且已进行了联合免疫，除 e 抗原阳性者外，均可母乳喂养，否则不宜母乳喂养。

（八）预防和健康教育

1. 加强宣教和围生期保健　急性期患者应隔离治疗。应特别重视防止医源性传播及医院内感染。肝炎流行区孕妇应加强营养，增强抵抗力，预防肝炎的发生。患肝炎妇女应避孕半年以上，最好 2 年后怀孕。产前常规检查肝功及肝炎病毒血清标记物。

2. 免疫预防　有甲肝密切接触史的孕妇，接触后 7d 内可肌内注射丙种球蛋白 2～3mL；其新生儿出生时及出生后 1 周各注射 1 次丙种球蛋白，以预防感染；甲肝急性期禁止哺乳。乙肝病毒阳性的孕妇，产前 3 个月每月肌内注射乙型肝炎免疫球蛋白，直至分娩，有较好的宫内阻断作用；新生儿应进行免疫预防。丙肝易感人群可用丙种球蛋白进行被动免疫；抗丙型肝炎病毒抗体阳性者所生婴儿，1 岁前注射免疫球蛋白，对婴儿有保护作用。

二、妊娠期急性脂肪肝

妊娠急性脂肪肝（AFLP）为一种少见的、原因未明的急性肝脏脂肪变性，为妊娠期特发，多出现于妊娠晚期，常伴有肾脏等多脏器损害。

（一）病因及发病机制

本病原因尚不了解，目前一致认为是肝内脂肪代谢障碍引起的多脏器损害，除肝脏外，肾、胰腺、心脏等均有微血管脂肪变性。其病理特征是肝细胞、微血管脂肪空泡形成。因此本病的发生与急性营养障碍所致的促脂物质缺乏或妊娠期出现的毒素导致脂肪转化的酶系统功能受到损害有关。Riely（1987）提出线粒体或脂肪酸中间代谢出现获得性异常，可能是该病的发病原因。

（二）临床表现

本病绝大多数发生于初产妇，多于妊娠晚期、足月前数周（孕 34～40 周）发病，亦可见于经产妇。其表现如下所述。

1. 早期症状　起病急骤，乏力，食欲减退，无原因恶心，反复呕吐，上腹痛或头痛。个别可有多尿、烦渴，甚至类似尿崩症症状。

2. 黄疸　上述典型早期症状持续一周左右出现黄疸，进行性加深，常伴有高血压、水肿、蛋白尿，部分病例并有发热。

3. 上消化道出血　胃、十二指肠、食管急性溃疡形成而出现上消化道出血，吐咖啡样物或呕血。

4. 肝性脑病征候　病情继续恶化，多有出血倾向，出现意识障碍、表情淡漠、嗜睡或昏睡、昏迷等肝性脑病证候；常由于低血糖、肾衰竭（少尿、无尿、氮质血症）、酸中毒及 DIC、严重出血而死亡。

5. 产科情况　由于孕妇有严重酸中毒、肝功衰竭，常在确诊时已胎死宫内，并延迟分娩。昏迷及高血氨又使病情加剧。分娩后病情往往更危重。如未能早期发现和及时治疗，常于症状出现后数日至数周死亡,或于分娩后数日死亡。国内报道 AFLP 的母儿死亡率分别为36%及69%。

（三）诊断

1. 病史及临床表现　本病的临床表现对诊断有极大的帮助:妊娠晚期(孕 30～38 周)突发无原因的恶心、呕吐,有时伴上腹痛或头痛,继而出现黄疸,常无瘙痒,即应考虑有 AFLP 的可能。有显著出血倾向,出现皮肤瘀点、瘀斑、消化道出血、齿龈出血等症状时已属病程晚期,不难诊断。如能对一些轻型病例做出早期诊断,在肝外并发症发生以前终止妊娠可以大大改善预后。

2. 实验室检查

(1)血常规检查:白细胞计数均明显增高,常在 20×10^9 /L 以上,白细胞分类以中性粒细胞为主,合并感染则更明显,并出现幼红细胞,血小板下降,小于 100×10^9 /L。

(2)血生化检查

1)血清胆红素浓度增高[但很少超过 $200 \mu mol/L(11.7mg/dL)$],以直接胆红素为主,但尿胆红素阴性,是本病较重要的诊断依据。

2)血清转氨酶轻或中度升高,一般在 300U 以下,血氨升高。

3)血糖降低,持续性重度低血糖,常降至正常值的 1/3～1/2,这是本病的一个显著特征。

4)血清碱性磷酸酶升高,可高达正常孕妇的 10 倍,较早即出现血尿酸升高,提示肾小管功能异常。

5)晚期则血尿素氮及肌酐明显升高,提示肾衰竭。

6)凝血因子指标异常:凝血酶原时间及部分凝血活酶时间延长,血小板减少,抗凝血酶Ⅲ下降,纤维蛋白原显著减少,纤维蛋白裂解产物增多,其他凝血因子Ⅴ、Ⅶ、Ⅷ均减低。

7)3P 试验可阳性。

3. 超声及 CT 扫描

(1)A 型超声检查:呈典型脂肪肝波型,密集微波及出波衰减。

(2)B 超显示:肝肿大,下角变钝,肝实质回声细密、均匀、加强,重度患者其肝实质远场回声衰减,形成脂肪肝所特有的前强后弱的回声特点。

(3)CT 检查:敏感度不如超声。可显示不同程度的肝密度减低;严重者肝 CT 值为负值,肝实质密度低于肝内血管密度。

总之,由于对本病认识的提高,早期轻型病例日渐增多。如何及早预测能否出现严重脂肪肝极为重要,超声及 CT 对及早检出脂肪肝很有意义,必要时可进行肝穿刺活检。AFLP 的确诊需病理组织学检查,但由于 AFLP 与先兆子痫、HELLP 综合征有共同的病理改变,确诊还需结合临床。

（四）鉴别诊断

1. 急性重型肝炎　本病临床表现与妊娠期急性重型肝炎极为相似,极易与之混淆,因此首先应与其相鉴别。须及早抽血检查血常规、尿常规、生化及检测乙型肝炎病毒标志物。如白细胞计数正常,乙肝标志阳性,血清转氨酶显著升高(达到 1000U/L),尿三胆阳性,血尿酸正常,肾衰竭出现较晚,结合 B 超扫描所得即可排除本病,明确诊断暴发性病毒性肝炎。但有时根据临床表现难以鉴别,确诊需依赖肝穿刺、组织活检,穿刺时间在病程第 8～13d,并不影响病理诊断的准确性。乙肝患者的肝活检可发现肝细胞广泛坏死。有报道在急性脂肪肝病程的 53d,肝细胞内仍可见到脂肪浸润。

2.妊娠肝内胆汁淤积症　妊娠肝内胆汁淤积症是妊娠期黄疸的最常见原因。皮肤瘙痒往往是本病的首发症状及主要症状,一般健康情况良好,无明显呕吐及其他疾病症状。血清胆红素在 85.5μmol/L(5mg/mL)以下,血清转氨酶轻度升高,很少超过 200U。分娩后瘙痒及黄疸消退,肝功能迅速恢复正常。

(五)治疗

1.尽早明确诊断　AFLP 的早期诊断必须以临床表现和异常的实验室检查指标为依据。近年来,以临床表现和实验室检查为依据对本病进行早诊断、早治疗获得满意疗效。尽管确诊需病理组织学检查,但有报道指出目前尚未见有生前病理确诊者。

2.综合治疗　目前尚无特效药物,一般按急性肝衰竭处理。

(1)一般治疗:卧床休息、专人护理,给予低脂肪、低蛋白、高碳水化合物饮食,保证足够的热量。

(2)营养支持:治疗首先给予积极的支持疗法,维持血容量,补充高渗葡萄糖液,纠正低血糖、水电解质紊乱,尤其注意防止低钾。早期短期应用肾上腺皮质激素保护肝细胞,对肝细胞功能有良好影响,能促进肝细胞蛋白质合成。氢化可的松 200～300mg/d 静脉滴注。为促进肝细胞再生,在综合治疗的基础上可早期应用促肝细胞生长素 40mg 肌注,2 次/d;或将 80～120mg 加入 10％葡萄糖液中静滴,1 次/d。

(3)补充凝血因子:采用大量含凝血因子的新鲜冷冻血浆,纠正凝血因子(纤维蛋白原、凝血因子Ⅷ、Ⅹ、Ⅲ)消耗,尤其抗凝血酶Ⅲ含量多,对解除血小板聚集、减少凝血因子消耗有特效。

(4)纠正低蛋白血症:给予人体清蛋白静脉滴注,25g/d;或用生理盐水或 5％葡萄糖液稀释至 5％溶液滴注,纠正低蛋白血症,有助于减轻黄疸,降低脑水肿发生率。

(5)应用保肝药物

1)维生素 C 3g、维生素 K₁ 40mg 加入 5％葡萄糖液静滴,1 次/d,可改善肝脏功能及促进凝血酶原、纤维蛋白原和某些凝血因子的合成。

2)给予 ATP、辅酶 A 和细胞色素 C,以促进肝细胞代谢。

3)葡醛内酯(肝泰乐)能使肝脂肪储量减少,肝糖增加,并能与体内有害物质结合,变成无毒的葡萄糖醛酸结合物,有护肝、解毒作用;肌注或静注 0.1～0.2g,1～2 次/d。

(6)换血或血浆置换疗法:国外目前多采用这一疗法并取得较好疗效。即应用血容量 3 倍的新鲜血予以置换,并配以血液透析。血浆置换及应用其他非特异性因子,如炎症介质、淋巴活化素等,以减少血小板聚集,增补体内缺乏的血浆因子及清除血液内的激惹因子。

(7)注意防止和治疗肝昏迷:常用来降血氨的药物,可选用以下几种。

1)乙酰谷氨酰胺 0.6g 加入葡萄糖液内静滴,1 次/d。

2)可选用谷氨酸钠(5.75g/20mL)或盐酸精氨酸(5g/20mL),4～6 支,稀释到 5％葡萄糖液 500～1000mL 内静滴,滴入应缓慢,一般每次滴 4h 以上,能缓解肝昏迷。

3)酪氨酸有降低血氨及促进大脑新陈代谢作用,1～4g 溶于 5％～10％葡萄糖液 250～500mL 静滴,2～3h 滴完,亦可对昏迷起到苏醒作用。

4)可口服乳果糖(10mg,3 次/d),或用白醋 30mL 加生理盐水 60～100mL 保留灌肠,以酸化肠道,维持肠道内 pH 值为 5,可减少氨的吸收。

(8)纠正并发症

1)纠正休克,改善微循环障碍。

2)伴有显著 DIC 出血倾向时,可快速输注新鲜血液、血小板及凝血酶原复合物、纤维蛋白原及抗纤溶药物,一般不用肝素。

3)应用大剂量对肝脏影响较小的广谱抗生素(氨苄青霉素 6～8g/d 等),防止并发感染。

4)晚期常出现肾衰竭,发生无尿、少尿(肝肾综合征)或有大量腹水时,在剖宫产术后腹腔内留置橡皮引流管,以达到腹膜透析或缓解腹胀的作用。

5)最后应用血液透析,有可能逆转病情。

3. 及时终止妊娠   一旦临床诊断 AFLP,不管胎儿是否成熟、能否存活,均应及早终止妊娠。终止妊娠的方法对本病预后并无多大影响。如宫颈条件好,且病情还不甚危重,未并发凝血功能障碍时,可考虑经阴道分娩。如通过产道分娩的条件不够成熟,或病情较重,病势较猛,无论宫颈条件如何,均应在连续硬膜外麻醉或局麻下行剖宫产终止妊娠,以减轻肝脏负担,控制病情进一步发展。如能在凝血机制发生异常以前得出诊断,进行紧急剖宫产,母婴存活率可显著提高。至于剖宫产术中子宫去留问题尚存在争议,应慎重对待,如有凝血机能异常,并在术中出现血不凝,应行子宫切除为宜。围手术期间须积极进行支持疗法。为预防术中出血、渗血过多,在术前,可在应用止血药物的基础上,补充一定量的凝血因子,如输新鲜血液、凝血酶原复合物、纤维蛋白原等。

产后仍需进行支持疗法,要注意防治产后出血,应用广谱抗生素预防感染,不宜哺乳。肝脏损害一般在产后 4 周康复。若出血量多,经常规注射宫缩剂和按压子宫,仍不能控制时,可考虑髂内动脉结扎或行子宫次全切除。

三、妊娠合并肝硬化

肝硬化是影响全身的慢性疾病。本病因肝功能异常,雌激素灭活作用减弱,引起血中雌激素水平增高,促性腺激素分泌减少而影响排卵功能。故肝硬化者常有月经不调或不孕,合并妊娠少见。

(一)临床表现

代偿期肝硬化临床症状:体征不明显,部分患者可伴脾大,常有肝脏肿大。失代偿期表现为:食欲减退、腹泻、腹胀等消化道症状及体重减轻、倦怠、乏力、水肿;有黄疸者表示肝细胞有明显损害,严重时出现腹水、脾肿大、食管静脉曲张或曲张静脉破裂、呕血等门静脉高压征象,最后可发生肝性脑病。

(二)妊娠对肝硬化的影响

妊娠中、晚期随血容量增加及增大的子宫压迫,使门脉系统充盈,压力升高易致食管静脉曲张,原有肝硬化门脉高压者易发生食管静脉破裂出血,其发生率为 19.6%～33.3%。Lee 认为,肝硬化孕妇阴道分娩时门静脉压力增高可增加出血危险性。一旦发生食管静脉曲张破裂,孕产妇死亡率高达 18%。

(三)肝硬化对妊娠的影响

1. 对围生儿的影响   肝硬化合并妊娠易致早产、胎儿窘迫、死产及低体重儿。国外资料显示,流产率达 7%～8%,早产率 15%,围生儿死亡率高达 10%～18.18%。

2. 对孕妇的影响   易致出血与贫血、妊娠期高血压病、产后出血、产后感染、肝功能衰竭。

(四)治疗

1.妊娠期　主要应预防和治疗并发症。有门脉高压食管静脉曲张者可尽早施行门静脉减压分流术并在早孕时行人工流产。在脾切除的同时进行脾—肾静脉吻合分流术,对降低门静脉高压更为有利。近年来采用胃镜下食管静脉曲张套扎术预防食管静脉曲张破裂出血,更受到患者的欢迎。

2.分娩期

(1)阴道分娩:代偿期肝硬化,且无其他产科合并症和并发症可行阴道试产,但需密切观察产程,第二产程及时助产,第三产程预防性使用子宫收缩剂以减少产后出血。如有产程异常可放松剖宫产指征。

(2)剖宫产:肝硬化失代偿期,伴有食管静脉曲张者为避免阴道分娩时门静脉压力增高致静脉破裂出血应行剖宫产术。

3.食管静脉破裂出血　近年来胃镜下直接注射硬化剂和胃镜下食管静脉套扎术已成为静脉曲张出血的主要治疗方法。还可选用三腔管压迫并同时应用止血药物。保守治疗失败者亦可施行急诊门静脉减压分流术。

(李利娟)

第十二节　产科休克

一、休克的一般概念

休克是由于急性循环功能障碍,使全身组织和脏器的血流灌注不足,引起组织缺血、缺氧、代谢紊乱和各种重要脏器功能发生严重障碍的综合征。休克可以出现在各种疾病过程中,如不及时予以适当的处理,全身组织器官会发生不可逆的损害而引起死亡。

以下3种可以引起循环功能障碍的主要因素,它们可以单独或合并存在而引发休克。

(一)血管内有效循环容量的丧失

血管内循环容量的丧失,可引起低血容量性休克。在出血性休克中,由于出血而引起血容量丧失;在感染性休克和过敏性休克中,则由于血管内皮细胞损伤,使血浆物质溢入组织间隙而导致容量丧失。

(二)血管运动张力丧失

血管运动张力丧失,可引起血管扩张性休克。在感染性休克和过敏性休克中,由于广泛的炎性反应;在神经源性休克中,则由于交感神经控制的缺失,均可引起血管运动张力不足,从而导致血管扩张和外周血管张力降低。

(三)心排血量不足

在心源性休克,这种心排血量不足可由心脏内源性缺陷,如心肌病、心瓣膜或心脏传导系统的病变所引起。而在阻塞性休克,则可由广泛性肺栓塞等疾患使心脏充盈受到机械性阻塞,而导致心排血量不足。

组织的血液灌注不足会引起细胞缺氧和代谢性酸中毒,其结果可造成机体多器官功能衰竭,尤其以肺、肾和凝血系统最为重要,可以合并急性呼吸窘迫综合征、急性结节性坏死和弥散性血管内凝血。如处理不及时,可以导致死亡。

二、产科休克的特点

产科休克是指与妊娠和分娩直接有关的休克,是产科临床中一项最突出的紧急情况。与发生在非妊娠妇女中的休克相比较,产科休克在病因和处理上的某些独特性是值得注意的。

1. 产科休克的病因特点　由于妇女在受孕期和分娩期的特殊生理改变,产科休克在发病上也有一些特点可循。认识这些特点有助于对产科休克发生的警惕和判断。

(1)孕妇本身在产前和产后均具有发生广泛性出血的危险性,而实际上出血性休克为孕产妇死亡中最主要的致死原因。

(2)孕妇具有患各种泌尿生殖道感染的高危险性,例如化脓性肾盂肾炎、感染性流产、长时间破膜后的绒毛膜羊膜炎、产后和手术后发生盆腔感染等。如不及时处理,可以蔓延扩展为全身性感染,如感染性休克。据统计约有 20％的产妇死亡的原因归结于感染性休克。

(3)在采用区域性麻醉进行分娩减痛时,偶有麻醉药用量过量的情况发生,而引起血压下降,甚至于全脊髓阻断,从而导致神经源性休克。

(4)孕妇有可能因注入对其过敏的抗生素或不相容的血液制品,而引起过敏性休克。

(5)妊娠使孕妇的血液处于高凝状态,从而引起深静脉发生血栓形成,有导致肺栓塞的危险性。肺栓塞约占孕产妇死亡原因的 20％。

(6)羊水栓塞和产褥期心肌病虽非常见,但可以引起产科休克,使孕、产妇突然死亡。

2. 产科休克的处理要点

(1)由于妊娠而增大的子宫可使主动脉、下腔静脉受压,进一步加重休克发生时血流动力学的紊乱情况,因而建议孕妇应保持侧卧 $15°\sim30°$ 的体位。

(2)不像脑和心脏,子宫—胎盘中的血流不能作自动调节。发生休克时,子宫—胎盘血液灌流很快受到影响,使胎儿产生窘迫颇为常见。虽然做紧急分娩可以降低胎儿死亡率,但也可能进一步增加情况尚未稳定的孕妇的危险性,因此决定其分娩的时间和分娩的方式便十分重要。

(3)胎儿血红蛋白对氧的亲和力高于成人之血红蛋白,如果母体的氧分压不低于 8kPa (60mmHg),胎儿的氧分压大多数仍能维持在正常水平。因此在孕妇发生休克时,着重注意如何保持其氧分压大于 8kPa。

(4)第三产程期间的子宫发生等张性收缩时,约有 500mL 血液由子宫回流入全身循环,而引起心脏后负荷增加,如孕妇原来已患有二尖瓣狭窄等心脏疾患,便可能引发心力衰竭。对这些患者可能需要予以利尿等预防性措施。

(5)妊娠期血容量的增加通常会超过白蛋白成分的增加,可引起低白蛋白血症。在妊娠并发先兆子痫时,不仅是血管内皮细胞通透性增加,由于尿中白蛋白的丧失,也可以使低白蛋白血症加重。在选择产科休克的液体补充时,应考虑到这些特殊情况。

三、产科休克的病理生理

休克过程的发生与发展以循环系统的急剧改变为主要表现。休克发病机制的关键是全身各组织微循环血流灌注量的严重不足,而动脉血压的改变并不一定与微循环血流灌注量相一致,因此不能简单地将血压作为观察休克严重程度的唯一指标。

(一)出血性休克

由于血管内有效循环容量的丧失,心排血量减少。但在休克初期心脏的收缩、血管运动和血管内皮的通透性尚能维持正常。根据血液的丧失量,可将休克分为 3 个阶段。

1. 代偿期　在出血的初期,如血量丧失少于全血量的 20%,通过交感－肾上腺髓质系统的强烈兴奋而增加心跳和血管阻力,可使心排血量得到代偿。由于这种血管阻力的增加是有相对的器官选择性的,使全身血液获得重新分配,有助于保证心脏和脑等重要器官的血液供应。另外,肾素－血管紧张素－醛固酮系统活动增加,使外周动脉收缩,其与垂体抗利尿激素均使肾对钠离子和水的重吸收增加,防止体内液体丢失。

2. 可逆的失代偿期　如果出血达到全血量的 20%～40%,休克未能得到及时处理而持续,会使心排血量失代偿。组织缺血缺氧趋于严重,引起血压下降和少尿,乳酸等酸性代谢产物在血中大量积聚,可导致酸中毒。

3. 不可逆期　当失血量超过全身血量的 40% 时,回心血量进一步下降,使心脏的血液灌注也受到影响,乳酸性酸中毒变得更加严重。全身性炎性反应可增加扩血管物质的产生。这些改变可使生命重要器官发生不可逆的损害。

(二)感染性休克

感染性休克系指感染引起的血管灌流呈急性锐减的综合征。引起产科感染性休克的最常见的原因为肾盂肾炎、绒毛膜羊膜炎、产褥感染和感染性流产。常见的致病菌为产生内毒素的革兰氏阴性杆菌、厌氧链球菌以及产生外毒素的溶血性链球菌和金黄色葡萄球菌等。感染性休克的发生、发展与预后均与致病菌的毒性和机体的免疫力有关。

引起感染性休克的因素是细菌及其产生的毒素,尤其是革兰氏阴性细菌及其内毒素。内毒素及细菌代谢产物可激活补体系统、缓激肽系统和内源性血凝系统,引起毛细血管扩张、血管内皮细胞损伤和通透性增加,以及全身性凝血机制障碍。感染性休克可根据其进程分为 3 个期。

1. 原发性(可逆性)早期(温暖期)　由于广泛性毛细血管扩张和血管内皮通透性增加,血流动力为高排低阻型。通过代偿性心跳加速使心排血量增加,但同时会发生心脏收缩力减弱和心肌抑制,患者心率加快而四肢温暖。

2. 原发性后期(寒冷期)　心肌功能紊乱趋显著,外周阻力高,组织出现血流灌注不足。患者血压降低,心动加速,四肢湿冷。发绀和少尿的发生提示心、肺和肾功能受损。

3. 继发性(不可逆期)　产生多器官功能障碍,伴同急性呼吸窘迫综合征,弥散性血管内凝血,低血糖和尿闭。当伴有急性呼吸窘迫综合征时,病死率可达 25%。

(三)过敏性休克

过敏性休克是由特异性过敏原引起的以急性循环衰竭为主的全身性速发性过敏反应。产科过敏性休克最常见的过敏原是药物,其次为不相容的血液制品。引起过敏反应的机制主要为两种,即 IgE 中介的过敏反应和补体中介的过敏反应。在 IgE 中介的过敏反应常见的过敏原为药物,例如抗生素。当抗原物质进入机体后,引起依附于循环中嗜碱粒细胞和组织肥大细胞膜上的 IgE 释放。这些细胞继而释放大量组胺和慢反应物质,引起支气管收缩和毛细血管通透性增加。另外,组胺也可引起血管扩张。在短时间内发生一系列强烈的反应,患者出现血管水肿、喉黏膜水肿、血压降低、心动加速、呼吸增快和呼吸困难等,也可伴有荨麻疹、鼻炎或眼结膜炎。在补体中介的过敏反应中,常见的过敏原为各种血液制品。补体激活可以产生 Ⅱ 型过敏反应(例如 ABO 血液不相容)或 Ⅲ 型反应。补体的片段包括 C3a、C4a 和 C5a,为强力的过敏性毒素,引起肥大细胞脱颗粒,产生和释放其他一些中介物质,例如细胞激肽以及凝血系统的活化,结果导致全身性血管扩张、血管通透性增加、支气管痉挛和凝血机制障碍。

(四)神经源性休克

神经源性休克可由全脊髓阻断所引起。交感血管运动张力丧失和机体保护性血流动力学反射,是神经源性休克的基本病理机制。发生神经源性休克时,全身血管阻力降低,而静脉容量增加,使回心血量和心排血量减少,导致血压下降。但由于迷走神经张力不受拮抗,显示心动过缓,肢体温暖而干燥。当休克情况加重时,由于皮肤热量丧失可使体温下降。引起产科神经源性休克的最常见原因是手术和减痛麻醉,尤其是高位硬膜外麻醉。

(五)心源性休克

心源性休克是由于心脏泵衰竭或心功能不足所致,心排血量降低是其基本的病理生理。心源性休克本身并不是产科领域的问题,仅在患有冠心病、原发性高血压(又称高血压病)、糖尿病、充血性心力衰竭,或继发于高血压等内科疾病的少数产科患者中才会发生。大部分产科心源性休克患者有心血管病史;有些患者虽无明显的心血管病史,但不能完全排除存在隐性心血管疾病,例如心肌病等,由此而引起突发性休克。

(六)阻塞性休克

发生在产科的阻塞性休克最常见的为肺栓塞或羊水栓塞所致。当血栓从下肢静脉、盆腔静脉等处脱落,堵塞肺动脉主要通路,使肺循环血量骤减而引起休克。羊水栓塞可导致血管内皮细胞损伤,暴露内皮下胶原,启动内源性凝血系统,触发弥散性血管内凝血,大量微血栓形成,消耗大量的凝血因子,血液呈消耗性低凝状态,继而发生纤溶亢进,出现广泛的出血,可导致休克。

四、产科休克的诊断与鉴别

对大多数产科休克,根据病史和临床检查做出休克诊断和休克原因的判别并不太困难。及早发现休克和明确休克的类别,可使患者获得及时和针对性的抢救治疗,而改善其预后。

(一)低血容量性休克

出血性休克,尤其是由急性出血所致的休克,属低血容量性休克的一种,是最常见的产科休克。大量失血的原因主要有产后出血、异位妊娠破裂、不全流产、前置胎盘、胎盘早剥和子宫破裂等。要留意对出血量的正确评估,因为低估的情况时有发生。另外,可能容易被忽略的出血源是继发性阔韧带血肿的内出血、子宫或肝脏破裂。低血容量性休克的患者通常表现为血压降低、心动过速和四肢厥冷。与其他类型的休克相比较,其呼吸和肺功能尚能维持,皮肤发绀并非其早期征象。

(二)感染性休克

感染性休克与低血容量性休克的区别是患者的四肢往往温暖而干燥,患者有高热、寒战和全身衰竭。常见的感染源来自生殖道,但有时其感染源是隐匿的。全腹和股骨沟区疼痛和肌紧提示感染的部位。凡诊断为感染性休克的患者,都需采血和局部病灶分泌物做细菌培养,但60%的感染性休克的血培养结果可能呈阴性。超声和X线检查可以检出妊娠残留物或脓肿。应将感染性休克与出血性休克加以区别,尤其在流产者,在感染的同时伴有不同程度的出血,容易混淆,但只要认真检查和分析是可以区分的。如有困难,可通过补充血容量试验加以鉴别。如为出血性休克者,经补液后中心静脉压迅速上升,休克症状明显改善;而在感染性休克者,则经补液后症状改善不及出血性休克者明显。

（三）过敏性休克

过敏性休克多数是医源性的,发生在用药或输液之后。过敏反应的一些特征,例如荨麻疹、结膜炎、血管水肿等出现在注药或输注血液制品后,提示过敏性休克。罕见的情况下,输入了受感染的血液制品所引起的感染性休克类似于过敏性休克。如果疑为血型不符而引致休克,应做库姆斯试验以求确证。

（四）神经源性休克

神经源性休克通常为医源性的,发生休克之前施过区域性麻醉。如果血压降低发生在施行麻醉之后不久,并伴有心动过缓,往往提示为神经源性休克。神经源性休克的表现具有一定的特点:①发生常极为迅速,且有很快的逆转倾向。②在一般情况下,不会出现严重的组织灌流不足,血管损害较轻微。③临床以脑供血不足为主要表现,患者在出现焦虑、面色苍白之后,突然发生晕厥,血压下降。神经源性休克应与过敏性休克加以区别,因两者均发病快,但后者多有过敏的前驱症状,且常伴有各种皮疹以及水肿等,可资区别。

（五）心源性休克

心源性休克的患者往往表现为面色苍白,肢体发凉,皮肤潮湿,心跳加快,脉搏细弱,中心静脉压正常或升高。当重要脏器如脑、肾和肺等血液灌流不足时,可表现为意识迟钝、少尿、发绀和动脉氧分压下降等。至于心血管疾病的表现,随不同类型的心血管疾病而异。如心肌梗死者可伴有胸骨后压榨感,甚至心绞痛等。心源性休克应与肺栓塞或羊水栓塞引起的阻塞性休克加以区别。

（六）阻塞性休克

这类休克的发生往往十分突然,并无明显的前驱症状,孕产妇如早期出现呼吸功能紊乱,应该怀疑其休克由肺栓塞或羊水栓塞并发之。做螺旋式计算机断层摄影可帮助诊断肺栓塞。羊水栓塞引起的休克,其诊断主要依靠临床表现及排除其他可能引起休克的原因。根据在母血中检获胎儿的鳞状细胞而诊断羊水栓塞,既不敏感也不可靠。

五、产科休克的处理

（一）产科休克治疗的一般原则

无论在动物实验,还是临床实践,尚缺乏判断休克可逆与否的可靠方法,因此一旦发现孕妇或产妇发生休克,首要的是立即予以急救,然后再针对不同类型的休克做特别处理,并对孕妇选定分娩时间和分娩方法。在休克未能完全解脱之前,需要对孕妇做严密的监护。

休克急救措施:在抢救休克的过程中,需要产科医生、麻醉科医生和助产士三者的密切配合。重要的是使患者即时得到充足的氧供和有效的血液供应。

1.维持呼吸道通畅 在过敏性休克中,由于支气管可能发生痉挛,喉黏膜出现水肿,会引起呼吸道阻塞,需要做气管切开或气管内插管。当患者神志不清或呼吸肌麻痹时,也可能需要进行气管内插管或机械性通气装置。

2.氧气输入 用鼻管或面罩输氧可以增加吸入的氧分压。虽然在低血容量性休克的早期,孕妇的肺功能尚能维持,但增加氧气摄入,有利于母血氧分压的提高,从而可减轻休克时发生的组织缺氧,减少厌氧代谢副产物的积聚,以及增加胎儿组织的氧输入。呼吸功能障碍可发生在感染性休克和心源性休克的早期,此时更加需要氧气治疗,包括机械性通气的辅助。

3.改善血循环　迅速补充失去的循环血容量而纠正灌注压。至少应作两处静脉粗针留置,以便紧急轮流使用。可根据需要选择各种晶体液、胶体液或血制品进行补液。

常用晶体液是平衡液,如生理盐水和乳酸钠林格溶液等。晶体液补充血容量的优点是可以较快进入组织,有利于休克细胞的电解质平衡和细胞代谢紊乱的恢复。乳酸盐可在肝脏中代谢为碳酸氢盐而纠正酸中毒。晶体液的缺点是不能在血管床长时间保留而维持作用时间短。常用的胶体液有右旋糖酐、血浆、白蛋白及血浆代用品等,它们可以使微循环内的胶体渗透压增加和血容量得到扩充。由于肢体液在血管中的保留时间长,作用较为持久。中分子右旋糖酐扩容效果较好,在血管内可留存约24h,但不宜用于感染性休克。低分子右旋糖酐不仅可以做血容量的补充,并可降低血液的黏稠度、避免红细胞和血小板的积聚而改善循环。但要注意大量输入低分子右旋糖酐会使血浆内纤维蛋白含量下降而引发出血倾向。有报道将低渗盐水用于出血性休克的抢救,理论上输入低渗盐水的好处是用液量小而扩容量作用大,但其临床有效性和安全性尚待进一步证实。血浆和血浆代用品均可通过增加胶体渗透压而起补充和维持血容量的作用。新鲜冻干血浆内含有较多凝血因子,对伴有凝血机制障碍者尤为适用。血液是用于补充血容量的最理想液体,既可扩充血容量,又可提高机体运氧能力,但并非任何情况下都需要输血,例如当血细胞比容较高时,应输血浆或血浆代用品,全血输入有时可引起输血反应。另外,在输血时应注意防止由输血引起的酸中毒、高血钾或枸橼酸盐中毒。白蛋白和其他血制品如冷沉淀物等,虽然效用专一,但价格较高,并需注意其引发过敏反应和传播感染的潜在危险性。

(二)不同类型产科休克的特别处理

不同类型的产科休克由不同的病因引起,从而决定了各种类型产科休克的各自特点和处理上的异同。

1.出血性产科休克　对于出血性休克应迅速确定出血来源和阻止继续出血,并纠正由出血引起的凝血机制障碍,对于由前置胎盘或胎盘早剥引起的产前出血,应先稳定母体情况,然后再选择适当的措施娩出胎儿。由产时宫颈撕裂或产后外阴血肿形成等引起的下生殖道出血,通常采用单纯缝合和修补可以控制出血。对于由子宫失张力、子宫破裂或胎盘滞留等引起的出血,止血可能不易,可选择各种止血药物和手术方法以控制出血,但应注意在最险恶的情况发生之前,果断及时做子宫切除,以挽救产妇的生命。

2.感染性产科休克　成功抢救感染性产科休克的关键是根除感染,可以根据具体情况选用药物或手术方法去除感染源。感染性休克使血管扩张和心肌抑制,故通常需用血管活性药,支持血管运动张力和增加心脏收缩,以改善微循环,预防并发症的发生。感染灶内细菌的生长、繁殖及其产生的毒素是感染性休克的根源,在消除感染灶之前,宜先以抗生素控制感染,使之局限化。使用抗生素的原则:①休克发生时应停用、更换或追加休克前已用过的抗生素。②病原菌不明确者应选用广谱抗生素。③病原菌明确者应根据药敏试验选用2~3种抗菌药物。④长期大量使用抗生素者需注意预防真菌感染。⑤伴肾功能不良者应慎用具有肾毒性的抗生素。

对革兰氏阳性细菌感染,宜选用青霉素族抗生素;对青霉素过敏或革兰氏阳性菌、厌氧菌感染,则可选用庆大霉素、头孢菌素、甲硝唑、红霉素。疗效不明显者可选用其他高效抗菌药物,如头孢哌酮(先锋必)、氧氟沙星(氟嗪酸)等。

感染灶的血液供应较差,抗菌药物难以抵达病灶发挥效用,因此及时清除感染灶是抢救产科休克的重要一环。应在休克获基本控制后,及时清理、引流感染灶。一般不难发现位于盆腔、宫腔、腹腔的产科感染灶,手术时机和范围需视病况而定。宫腔内感染应于大剂量使用抗生素及病情稳定之后,钳出宫腔内容物,而不必彻底清宫,也不可挤压子宫,以免感染扩散蔓延。待基本情况好转之后再做第二次清宫术。对于盆腔、腹腔内脓肿或宫腔积脓者,或经初步抗感染及清理宫内感染后无明显改善者,则应及时做子宫切除术或脓肿切开引流术。通常不提倡做负压引流,这是因为休克患者容易发生弥散性血管内凝血,负压引流可能会使腹腔内出血更趋恶化。如孕妇有绒毛膜羊膜炎发生,应及时结束分娩。

虽然感染性产科休克中,一般并无直接的血液的丢失,但由于微循环淤滞,毛细血管通透性增加,大量液体反向渗入到组织间隙,会引起血容量下降、血黏稠度增加,并会有红细胞凝聚。致病菌的内毒素可吸附血小板引起血小板凝聚和启动凝血过程,故很容易导致弥散性血管内凝血的发生。因此进行液体补充,借以降低血细胞比容及血液黏稠度。如果单用液体补充效果不明显,动脉压仍低于 8kPa(60mmHg),则需用血管活性药。首选的血管活性剂是多巴胺,一般可用 2~5μg/(kg·min)静脉输入,既可扩张内脏小血管,又可兴奋心脏,故可提高组织灌流量。如果多巴胺不能奏效,则可选异丙肾上腺素和地高辛。皮质激素可抑制细菌内毒素所引起的全身组织中毒,保护细胞膜和细胞内亚细胞结构,防止细胞的非特异性损伤,还可保护血管内皮,阻滞凝血过程启动。改善血循环,并可增强血管平滑肌细胞对肾上腺素类药物敏感性。应用异丙肾上腺素前,先用氢化可的松静脉推注,可增强异丙肾上腺素的扩血管作用,但到目前为止,尚未有充分证据证明这类皮质激素制剂的应用可以提高感染性休克的生存率。

3.过敏性产科休克　处理过敏性产科休克主要是逆转血管扩张和支气管痉挛,寻找、证实和去除致敏源。一旦诊断为过敏性休克,首选 0.1‰肾上腺素溶液 0.3~0.4mL 做肌内注射,视需要间隔 5~10min 做重复注射;如上述注射无效,则可改用在心脏监护下,继以 0.1‰肾上腺素 0.1~0.2mL,稀释于 10mL 生理盐水中做缓慢静脉注射。肾上腺素兼具激动 α 和 β 两种受体的作用。兴奋 α 受体可引起血管收缩而改变血循环,兴奋 β 受体引致支气管松弛。

抗组胺药物例如苯海拉明,通过与组胺竞争靶细胞受体可抑制 IgE 释放而对抗过敏反应,可应用 60~80mg 缓慢静脉注射或肌内注射。

甲基黄嘌呤制剂例如氨茶碱,为强效的支气管松弛剂,但同时具有血管扩张作用,可能加重低血压状态,故仅在用肾上腺素或抗组胺药减轻支气管痉挛的效果不显著,而患者的血压经抢救已获稳定后,才考虑应用氨茶碱,使用时可用 250mg 溶于 10~20mL 生理盐水中静脉注射,5min 内注毕。

4.神经源性休克　由脊髓阻断引起的神经源性产科休克的基本处理是应用血管加压剂期以逆转血管运动张力的丧失。如呼吸肌也产生麻痹,则需用机械通气装置,以便保持呼吸道通畅和氧气吸入。血管加压药的治疗宜选用麻黄碱,因为其不会引起子宫、胎盘血管的收缩而导致该器官缺血。如果麻黄碱效果不显著,则需改用其他更强的血管加压药。

5.心源性产科休克　心源性产科休克常继其他类型的休克而发生。因而应注意维持血压,以保证重要脏器(包括心脏本身)的血流灌注。可应用多巴胺、间羟胺与多巴酚丁胺等;需纠治心律失常,补充血容量和应用血管扩张剂,必要时应用合适的强心苷。

6.阻塞性产科休克　发生由肺栓塞引起的阻塞性休克患者,应立即取左侧头低卧位,以避免肺小动脉栓塞进一步加重。有条件者应置入高压氧舱,既能纠正缺氧,又可增加周围环境和肺内压力，减轻栓塞程度。若无高压氧舱设施，可予正压供氧。患者有烦躁不安现象出现时，可给予吗啡止痛使患者镇静，减轻肺动脉高压，解除支气管反射性痉挛，预防右心进一步衰竭。对于由羊水栓塞引起的产科休克，处理关键是解除肺动脉高压和改善循环。一旦有出血倾向，便应立即使用肝素做抗凝治疗。

（三）分娩时间和方式的选择

发生休克时，由于子宫—胎盘血流减少而导致胎儿产生窘迫是颇为常见的。虽然立即分娩可避免胎儿死亡，但也可能进一步加重母体的休克状态。在这种情况下，首先应考虑母体的利益。母体情况如得到稳定，也有助于胎儿状况的改善。经抢救休克，母体状况获得稳定之后，如果胎儿仍然存活，尤其是对产前出血和宫内感染的孕妇，剖宫产为常选的分娩方式。对某些可逆的状况，例如麻醉诱导的低血压和过敏性休克，在母儿双方情况均获稳定后，可以考虑允许阴道分娩。如果胎儿已死宫内，而延长妊娠期所带给母体的危害性低于立即做剖宫产时，则宜选用阴道分娩。

（四）产科休克患者的特别监护

产科休克患者经抢救复苏后，应该留于重点监护病房做严密观察。定时进行血压、脉搏、中心静脉压测定。在进行补液期间要作尿量记录。必要时测定肺毛细血管楔压。应使用心脏监护仪持续监测心律，宜用血氧计持续监测肺功能。定时做动脉血氧分析，血浆和尿中的尿素、肌酐和电解质测定。

（李利娟）

第十章 骨科护理

第一节 肱骨干骨折的护理

肱骨干骨折(fracture of the humeral shaft)是发生在肱骨外科颈下 1～2cm 至肱骨髁上 2cm 段内的骨折。

多见于青壮年及老年人,在肱骨干中下 1/3 段后外侧有桡神经沟,桡神经紧贴沟内绕行,此处骨折易发生桡神经损伤。

一、病因

1.直接暴力　骨折发生在暴力直接的部位。如打击伤、撞伤及火器伤等。肱骨干上、中、下段均可发生骨折,多为横形骨折、粉碎性骨折或开放性骨折,有时可发生多段骨折。

2.间接暴力　由于跌倒时手部着地或肘部着地,地面反击暴力向上传导,加之身体倾倒产生的剪式应力,导致肱骨干发生斜形骨折或螺旋形骨折,常见于肱骨中下 1/3 处骨折。

3.旋转暴力　如投掷手榴弹、标枪或翻手腕扭转前臂时,多可引起肱骨中下 1/3 交界处骨折,所引起的骨折多为典型的螺旋形骨折。

二、临床表现

1.患肢疼痛、明显肿胀、短缩或成角畸形、皮下瘀斑及功能障碍。

2.患肢可出现异常活动,肱骨干可出现假关节活动、局部压痛、纵向叩击痛、骨擦音或骨擦感。

3.合并桡神经损伤时,可出现垂腕现象,拇指不能伸,各手指掌指关节不能背伸,前臂旋后障碍,手背桡侧皮肤感觉减退或消失。

三、实验室及其他检查

X 线片可确定骨折类型,程度和移位方向。

四、治疗要点

根据骨折的位置和移位情况,采取非手术治疗及手术治疗。

1.手法复位、外固定　肱骨干有较多肌肉包绕,骨折轻度成角或短缩畸形,不影响外观及功能,因此大多数肱骨干横行骨折或短斜形骨折可采用此法。

(1)麻醉:局部麻醉或臂丛神经阻滞麻醉。

(2)体位:在骨科牵引床上仰卧位。

(3)牵引:助手握住前臂,在屈肘 90°位,按骨折移位的相反方向,纵轴牵引,经过持续牵引,矫正成角及侧方移位。

(4)复位:在充分持续牵引、肌肉放松的情况下,术者双手握住骨折端,按骨折移位的相反方向,矫正成角及侧方移位。拍 X 线片,确认骨折的对位对线情况。

(5)外固定:石膏或小夹板固定长斜形或螺旋形骨折,手法复位后不稳定,可用上肢悬垂石膏固定。嵌插骨折通常采用吊带固定。

2.切开复位、内固定　通过手术切开直视下解剖对位后,进行加压钢板固定,螺丝钉加外展架固定,交锁髓内钉内固定。手术治疗的适应证有以下几点:

(1)多次手法复位失败,无法达到或维持功能复位。

(2)骨折有分离移位或骨间夹有软组织。

(3)开放性骨折。

(4)多段骨折或者粉碎性骨折。

(5)合并肱动脉、桡神经损伤需行探查术。

(6)陈旧性骨折不愈合或影响功能的畸形愈合。

对于有桡神经损伤的患者,术中探查神经,若完全断裂,可一期修复;若为挫伤,神经连续性存在,则切开神经外膜,减轻神经继发性病理改变。

3.康复治疗　无论是手法复位外固定,还是切开复位内固定,术后均应早期进行康复治疗。防止关节僵硬、肌肉萎缩。

五、常见护理诊断/问题

1.焦虑与恐惧　与担心骨折预后和患肢功能有关。

2.知识缺乏　缺乏骨折的相关知识。

3.疼痛　与骨折、软组织损伤、血管损伤、患肢肿胀有关。

4.潜在并发症　有伤口感染、血管、神经损伤的可能。

六、护理措施

1.心理护理　向患者解释治疗方法、骨折愈合过程、治疗所需的时间以及预后达到的最好效果,及时消除患者心理障碍,在健康教育中,将治疗中病情恢复情况及时反馈给患者,以增加战胜疾病的信心,使其主动配合治疗护理。

2.饮食护理　给予高蛋白、高维生素、含钙丰富的饮食,如鱼、虾、动物内脏、豆类、奶、新鲜蔬菜、水果等。

3.严密观察患肢情况

(1)抬高患肢:尤其是夹板或石膏固定者,根据病情采取舒适体位,卧床时患肢抬高20～30cm,下床时用前臂吊带托起悬吊于胸前,以利于静脉回流、减轻肿胀及疼痛。

(2)严密观察血液循环和神经情况:注意观察患肢远端皮温、皮色及手指感觉、运动变化,如患肢远端感觉麻木,活动障碍,皮肤苍白,皮温低,桡动脉搏动触不清,应提示为桡神经、桡动脉受压或损伤,应及时报告医生进行处理。

(3)保持外固定物适宜的松紧度:如患者主诉剧烈疼痛或麻木,患肢肿胀明显,皮肤青紫,皮温低于健侧,应检查外固定物是否过紧,并根据患肢肿胀情况及时给予调整。

4.观察生命体征　根据麻醉方式准备好床单位及相应的抢救物品,术后给予心电监护,观察病情变化、生命体征,注意体温变化。

5.缓解疼痛　根据疼痛的原因,对因对症处理。

(1)由于外固定过紧引起的肿胀、疼痛:根据肿胀情况,抬高患肢,给予局部冰敷以减轻肿胀,协助医生调整外固定松紧。

(2)长时间卧床者,适当变换体位,以缓解疲劳。保持床单位清洁干燥,用温水擦洗患者身体,局部按摩,移动患者或检查时动作要轻柔,以免加重疼痛。

(3)由伤口、手术切口、肌肉痉挛引起的疼痛,可遵医嘱给予镇痛药物,注意观察用药后效果,还可鼓励患者听音乐、看电视分散注意力,给予热疗和按摩。

(4)若因伤口感染引起的疼痛,应给予清创并应用抗生素进行治疗。

6.伤口的观察及护理

(1)密切观察患者生命体征,特别是体温,若体温明显升高,骨折处疼痛呈进行性加重或搏动性疼痛,多有感染发生可能,应及时报告医生。

(2)观察伤口渗血情况:保持伤口周围皮肤及敷料清洁干燥,患肢下垫一次性小垫,如伤口敷料有渗出时,要及时更换,给予定时换药,防止感染。

(3)遵医嘱准确应用抗生素:及时、合理安排抗生素的应用时间,注意观察药物的治疗效果和不良反应。

7.功能锻炼　早期功能锻炼可以预防并发症,促进伤肢的功能恢复。

(1)与患者及家属一起制订适宜的锻炼和康复计划,并采取主动与被动相结合,循序渐进的原则。

(2)复位固定后开始练习指、掌、腕关节活动,如握拳、手捏小橡胶球、手掌背伸、左右侧屈等,以促进血液循环,减轻肿胀及疼痛。

(3)指导患者做上臂肌肉的主动舒缩练习,以加强骨折端在纵轴上的挤压力,禁止做上臂旋转活动,以免加重损伤。

(4)2~3周后练习肩、肘关节活动,防止肩关节僵硬或萎缩。方法:健手握住患侧腕部,使患肢向前伸展,再肘后伸上臂,肩关节环转及双臂上举活动。

(5)解除外固定后,加大肩关节、肘关节的活动强度和范围,如作肩关节外展、内收、抬举活动及肘关节屈伸活动等,可以配合理疗、按摩,促进患肢功能恢复。

七、健康指导

1.向患者讲解骨折的相关知识和注意事项,如骨折的原因、表现及就医前的处理方法,治疗的愈合过程,需休养及负重的时间,骨折4周内,严禁做上臂旋转活动等,取得患者的合作。

2.对血管、神经损伤术后行外固定者,告知患者不可随意松解、拆卸外固定,保持外固定的稳定,遵医嘱按时口服营养神经药物,促进患肢恢复。

3.指导患者注意安全,防止再度损伤。

4.指导患者按计划进行功能锻炼,防止肩、肘关节僵硬或强直影响功能。

5.定期复查,告知患者及家属复查的指征及时间。

6.教会患者及家属夹板、石膏或外固定架的应用和护理方法。

(董雪媚)

第二节　肱骨髁上骨折的护理

肱骨髁上骨折(supracondylar fracture of the humerus)指发生在肱骨干与肱骨髁的交界

处的骨折。以小儿最为多见,好发年龄为 5～12 岁,占儿童肘部骨折的 30％～40％。

一、病因及发病机制

肱骨干轴线与肱骨髁轴线之间有 30°～50°的前倾角,这是容易发生肱骨髁上骨折的解剖因素。在肱骨髁内、前方有肱动脉、正中神经经过。在神经血管束的浅面有坚韧的肱二头肌腱膜,后方为肱骨,当骨折时,神经血管易受到损害,在骨髁的内侧有尺神经,外侧有桡神经,都可因肱骨髁上骨折的侧方移位而受到损伤,若处理不当,早期易发生缺血性挛缩,晚期可出现肘内翻或外翻畸形。

二、分型

根据暴力来源及方向可分为伸直型和屈曲型。

1. 伸直型　多由间接暴力引起,当跌倒时,肘关节处于半屈曲位或者伸直位,手掌先着地,因地面反作用力经前臂将肱骨下端推向后上方,同时身体自上而下的剪式应力,将肱骨干推向前方,形成伸直型肱骨髁上骨折。骨折线斜向后上方,远端向后上移位,近端向前下移位。移位严重时,可造成正中神经、桡神经和肱动脉挫伤和压迫,可引起前臂缺血性肌挛缩。

2. 屈曲型　较少见,多为间接暴力引起,当跌倒时,肘关节处于屈曲位,肘后方着地,暴力由后下方向前上方撞击尺骨鹰嘴,髁上骨折后远端向前移位,骨折线由后下斜向前上方(图 10—1)。

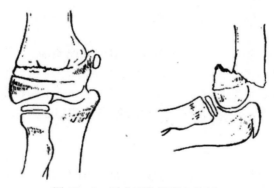

图 10—1　屈曲型肱骨髁上骨折

三、临床表现

1. 肘部肿胀、疼痛、活动障碍,肱骨髁上端有异常活动、骨擦音,可出现皮下瘀斑或张力性水泡。

2. 伸直型肘部向后突出并处于半屈位,肘前方可扪及骨折断端,肘后三角关系正常。屈曲型肘后凸起,后方可触到骨折端,由于肘后方软组织较少,骨折端锐利,可刺破皮肤形成开放性骨折。

3. 肱动脉挫伤或压迫引起血管痉挛,或桡动脉搏动消失,手部剧烈疼痛,皮肤苍白,发凉、麻木。合并神经损伤时,出现手的感觉、运动功能障碍,以正中神经、桡神经损伤多见,可引起拇指对掌功能障碍及桡侧三指半感觉减退或消失,晚期出现"爪形手"或内翻畸形。

四、影像学检查

肘关节正、侧位 X 线摄片能确定骨折的类型、程度、骨折移位情况,为选择治疗方法提供依据。

五、治疗要点

1. 手法复位　受伤时间短,局部肿胀轻,没有血液循环障碍者,可进行手法复位外固定。复位后用后侧石膏托在屈肘位固定 4～5 周。若伤后时间较长,局部组织损伤严重,骨折部出现严重肿胀,无血管神经损伤者,应卧床休息,抬高患肢,或用尺骨鹰嘴悬吊牵引,牵引重量 1～2kg;同时加强手指活动,待肿胀消退后进行手法复位。

2. 手术治疗　①手法复位失败者。②有血管神经损伤或有小的开放伤口但污染不重者。③肱骨髁上骨折已有 2 周肘翻畸形不能用手法复位或尺骨鹰嘴牵引复位者,应行手术治疗。

特别注意:若患肢出现高张力性肿胀、手指主动活动障碍、被动活动剧烈疼痛、桡动脉搏动扪不清、手指皮温降低、感觉异常等,即应确定骨筋膜室高压存在,应紧急手术减压,辅以脱水剂,扩张血管,预防前臂缺血性肌痉挛的发生。

3. 康复治疗　无论是手法复位外固定,还是手术治疗,术后都应该严密观察肢体血循环及手的感觉、运动功能,早期进行手指及腕关节屈伸活动。

六、常见护理诊断/问题

1. 恐惧　与环境陌生、疼痛、担心愈后效果有关。
2. 不依从行为　与患儿年龄小、缺乏对健康的正确认识有关。
3. 躯体活动障碍　与骨折及固定有关。
4. 潜在并发症　有骨筋膜室综合征、缺血性肌挛缩、畸形愈合的危险。

七、护理措施

1. 心理护理　护士要多与其沟通,认真倾听患者的主诉、安慰患者,及时解决患者的需要。

2. 饮食　给予高蛋白、高维生素,含钙丰富的饮食,如肉类、豆类、奶类等,饮食宜多样化,以满足患儿生长发育和骨折愈合的营养需要。

3. 体位　患肢下垫枕,使其抬高于心脏水平,以利血液及淋巴液回流,减轻肿胀及疼痛。行尺骨鹰嘴持续牵引治疗时,取平卧位,保持正确的牵引位置。

4. 病情观察

(1) 观察血液循环:密切观察患肢远端的情况,对不能准确叙述症状的患儿,要加强查房,注意观察患肢远端皮肤的颜色、温度、感觉,桡动脉搏动,注意有无血管痉挛,肌肉缺血的症状。

(2) 警惕骨筋膜室综合征:若患肢出现剧痛、桡动脉搏动减弱或消失、末梢血液循环差、手部皮肤苍白或发绀、肌肉感觉减退或消失、皮温低、患肢进行性肿胀,或出现张力性水泡,应立即松开所有包扎的石膏绷带和敷料,并立即报告医生,采取减压措施,以挽救患肢。

(3) 观察神经损伤:注意观察有无神经损伤症状,正中神经损伤表现为拇指对掌功能丧失,拇、示、中指末节屈曲功能丧失,呈"猿形手";尺神经损伤表现为患肢小指、环指间关节不能伸直,呈典型的"爪形手";桡神经损伤可出现"垂腕",伸指及拇指外展功能丧失。

(4)观察切口敷料渗出情况:保持切口周围皮肤及敷料清洁干燥,如切口敷料有渗出时,要及时给予换药,密切观察渗出物的颜色、性质及量,出现异常时及时报告医生,并做好记录。

5.维持有效固定 定期检查固定位置有无变化、松紧是否合适,局部有无受压,必要时给予调整。

6.功能锻炼 向患者及家属讲解功能锻炼的重要性,反复示范锻炼的动作要领,取得患者及家属的理解、重视和合作,达到主动配合。

(1)骨折手法复位外固定后,患肢用三角巾或前臂吊带托起,悬挂胸前,做肩关节的前后摆动练习,并逐渐增加肩部的屈伸、内收、外展及耸肩练习,同时进行握拳、伸指、腕关节的屈、伸、左右侧屈练习,4~6周外固定解除后,开始肘关节屈伸活动,练习强度以患者不感觉疲劳为宜。

(2)手术切开复位内固定稳定的患者,术后2周即可开始肘关节活动,以免肘关节僵硬,影响肘关节功能的恢复。

(3)伸直型骨折患者注意增加屈曲活动练习,屈曲型骨折患者则增加伸展活动的练习,功能锻炼以主动为主,避免粗暴的被动屈伸肘关节,以免造成肘部的再损伤或形成血肿机化及发生骨化性肌炎。

八、健康指导

1.手法复位外固定者,向患者及家属讲解整复的方法、注意事项、配合要点等;对需要手术者,应讲解手术的必要性。为患者进行术前处置时,操作动作要轻、准、熟练,使患者以良好的心理状态积极配合治疗。

2.体位 卧床时,患肢下垫一软枕使之高于心脏水平;下床活动时,患肢用前臂吊带悬吊于胸前。

3.无论是闭合复位石膏固定,还是切开复位内固定,都应按功能锻炼计划坚持长期的功能锻炼,教会家属及患儿锻炼方法及注意事项,并监督患儿锻炼,最大限度地恢复患肢功能。

4.加强患儿的看管,玩耍中注意安全,防止坠床或跌倒后再骨折。

5.带石膏固定出院的患儿,应保持石膏清洁,如有污染时可用毛巾蘸肥皂液或洗涤灵擦拭。若出现过松、移位、折断等情况,应及时就医,更换石膏。

6.告知家属严密观察患肢血液循环情况,如患肢肿胀加重,皮肤青紫,手指发凉,患儿主诉疼痛加重或麻木,活动障碍等,应及时就医处理。

7.定期复查 告知患者在骨折后1个月、3个月、6个月复查X线片,了解骨折的愈合情况。

(董雪媚)

第三节 股骨颈骨折的护理

股骨颈骨折(fracture of the femoral neck)指股骨颈与基底部之间的骨折。股骨颈骨折占全部骨折总数的3.58%,常发生于老年人,女性发生率高于男性。在临床治疗中,常会出现骨折不愈合和股骨头坏死。

一、病因与发病机制

骨折的发生与骨质疏松导致骨强度下降有关。老年人由于骨质疏松导致股骨颈脆弱,且髋周肌群退变、反应迟钝,不能有效地抵消髋部有害应力,加之髋部受到应力较大,为体重的2～6倍,即使轻微外伤也可发生骨折,如平地滑倒,由床上跌下时,下肢突然发生扭转,即可发生骨折。青壮年股骨颈骨折少见,常需较大暴力,如车祸或高处跌落致伤,才可引起。若因过度劳动、过久负重或行走,逐渐发生骨折者,称之为疲劳性骨折。

二、分类

骨折分类可以反映骨折移位程度、稳定性,推测暴力大小,也可估计预后,并指导临床治疗方法。

1.按骨折线部位分类

(1)股骨头下骨折:骨折线位于股骨头与股骨颈的交界处,由于骨折后股骨头血液循环中断,骨折愈合困难,易发生股骨头坏死。

(2)经股骨颈骨折:骨折线位于股骨颈中部。此类骨折不稳定,易导致移位和血管损伤,引起股骨头缺血性坏死或骨折不愈合。

(3)股骨颈基底骨折:骨折线位于股骨颈与大小转子之间连线处,由于有旋股内外侧动脉吻合成的提供血液循环,骨折两端对血供干扰较小,骨折容易愈合。

2.按X线表现分类

(1)外展骨折:远端骨折线与两髂嵴连线夹角(Pauwels角)小于30°,由于骨折面接触多,不容易再移位,属于稳定性骨折。此种骨折端的剪切力小,加上髋周围肌肉张力和收缩力,促使骨折端靠拢,并施以一定的压力,骨折易愈合。

(2)内收骨折:远端骨折线与两髂嵴连线夹角(Pauwels角)大于50°,此型为不稳定性骨折,多有移位,且Pauwels夹角越大越不稳定。此种骨折的骨折线之间剪切力大,关节囊血运破坏,愈合率低,股骨头坏死率高(图10-2)。

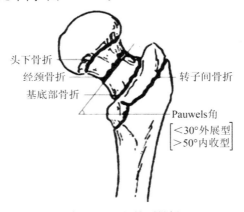

图10-2 股骨颈骨折

3.按移位程度分类 常采用Garden分型。

(1)不完全骨折:骨的完整性仅部分中断,股骨颈出现裂纹。

(2)完全骨折无移位:股骨颈虽完全断裂,但对位良好。

(3)完全骨折部分移位:股骨颈完全断裂并伴部分移位,多为股骨头向内旋转移位。

(4)完全骨折完全移位:股骨颈完全移位,两侧的骨折端完全分离。

三、临床表现

1.疼痛 髋部除有自发疼痛外,移动患肢时疼痛加重,在患肢足跟部或大粗隆部叩击时,髋部也感觉疼痛,在腹股沟韧带中点下方有压痛。

2.畸形 患侧大转子明显突出,患侧短缩、外旋畸形。

3.功能障碍 多数骨折后不能坐起或站立,髋关节和下肢活动受限。但也有少数无移位的线性骨折或嵌插骨折,在伤后仍可站立或勉强行走,临床上对这部分患者要特别注意,不要因遗漏诊断使稳定骨折变成移位的不稳定骨折。

4.肿胀 股骨颈骨折多为囊内骨折,出血不多,又有关节外丰厚肌群的包围,因此外观上不易看见肿胀和瘀斑。

四、实验室及其他检查

1.X线检查 是首选检查方法。髋关节正、侧位可明确骨折的部位、类型、移位情况,也是选择治疗方法的重要依据。

2.CT或MRI检查 有些轻微的线性骨折或无明显移位的骨折伤后立即拍X线片,若看不见骨折线,需行CT或MRI检查。

五、治疗要点

治疗方法的选择取决于骨折的类型、移位程度、患者身体状况、年龄及骨的质量等。

1.非手术治疗

(1)适应证:①无明显移位的骨折,外展型或嵌入型等稳定性骨折。②全身状况较差的高龄患者,或合并有重要器官如心、肺、肝、肾等功能障碍者。

(2)治疗方法:主要采用牵引复位。①下肢30°外展中立位做皮肤牵引,卧硬板床6~8周,不可侧卧,可穿防旋鞋,同时进行股四头肌等长收缩训练,踝关节及足趾的屈伸活动。②3个月后,骨折已基本愈合,可逐渐扶双拐下地,患肢不负重行走。③6个月后,骨已牢固愈合,可逐渐弃拐行走。

2.手术治疗

(1)适应证:①内收型骨折和有移位的骨折,由于手法复位、牵引复位难以使其变得稳定,宜采取手术治疗。②65岁以上老年人的股骨头下型骨折,由于股骨头坏死发生率很高,且患者的全身情况差,不宜长期卧床。③青少年的股骨颈骨折应手术治疗,尽量达到解剖复位。④股骨颈陈旧性骨折不愈合、畸形愈合影响功能、股骨头坏死或合并髋关节骨关节炎者。

(2)手术方法有闭合复位内固定、切开复位内固定和人工关节置换术。

六、常见护理诊断/问题

1.焦虑 与担心预后有关。

2.肢体活动障碍 与骨折疼痛和牵引有关。

3.知识缺乏　缺乏骨折的相关知识。

4.潜在并发症　下肢深静脉血栓、肺部感染、皮肤压疮、泌尿系统感染、废用综合征和股骨头坏死等。

七、护理措施

1.心理护理　多与患者沟通,给予心理开导,介绍治疗方法、预后效果及配合要领,消除心理障碍,同时做好患者家属工作,使其积极地配合治疗。

2.饮食　给予高蛋白、高钙、高铁、高维生素、果胶成分丰富的食物,促进骨折愈合,且由于老年人胃肠功能下降,加上长久的卧床,要增加粗纤维的食物,防治便秘。

3.体位　指导患者保持正确的体位,以满足治疗的需要。

(1)卧床期间,患肢维持外展中立位,两腿之间及膝下垫软枕,可穿矫形鞋防止患肢外旋、内收。翻身时,应由护士或家属协助,避免患肢外旋、内收或屈曲髋关节,以免重复受伤机制而加重骨折移位。

(2)正确搬运:将各种检查集中进行,尽量避免搬运或移动,如必须搬时,将髋关节和患肢整个托起,防治关节脱位或移位再损伤。

4.病情观察　患者多为老年人,常合并有其他疾病,如心脏病、高血压、糖尿病等,且反应迟钝,思维及语言表达能力差,因此,应加强护理,密切观察病情变化。

(1)术前护理:①做好心理护理,减轻患者心理负担。②完善术前处置,备皮,皮试,各项化验,术前一日晚及术晨测生命体征并做好记录,发现异常情况,及时报告医生。③术晨留置尿管,术前 30min 给予静脉滴注抗生素。

(2)术后护理:①按麻醉方式铺床,遵医嘱给予心电监护及吸氧。②注意观察患者的意识状态及病情变化,严密观察患者生命体征,血氧饱和度以及尿量的变化,做好记录。③密切观察患肢远端的血运情况和皮温、皮色、感觉、活动情况,足背动脉搏动及患肢肿胀情况。

5.疼痛的护理　疼痛程度与骨折损伤程度、手术切口及患者对疼痛的敏感程度有关。缓解疼痛的方法有心理支持、社会支持、暗示疗法、药物疗法和行为疗法等。

6.保持有效牵引　皮牵引和骨牵引是股骨颈骨折常用的复位固定方法,同时有利于缓解肌肉痉挛,减轻肿胀,促进血肿吸收。

7.引流管的护理　术后常规放置引流管,对切口内渗血、渗液给予充分的引流,防止关节内感染,促进组织的修复,防止粘连。

(1)妥善固定:防止引流管受压、打折、脱出。在移动患者或进行操作时防止引流管被牵拉或脱出。

(2)保持通畅:经常挤压引流管,防止血块堵塞。

(3)严格无菌操作:引流袋或负压器每天更换一次,注意无菌操作。

(4)严密观察引流液的颜色、性质、量并做好记录。引流液应为血性,颜色应逐渐变淡,量逐渐减少。如引流液过少或无,敷料有较多血性渗出时,应疑为引流管脱出;如引流量过大,或伴有敷料的大量渗出时,应疑有切口出血,应报告医生及时处理。

8.并发症的观察与护理

(1)伤口感染:①术前 30min 及术后 48h,遵医嘱应用抗生素,预防切口感染。②保持床单位清洁,做好皮肤护理,防止大小便污染伤口。③每两日换药一次,严格无菌操作,伤口敷料有渗出时及时更换。④严密监测生命体征,特别是体温变化、伤口有无红肿及感染迹象。⑤加强营养供给,增强体质,提高抗感染能力及组织修复能力。

(2)深静脉血栓:①鼓励患者多饮水,进食低脂富含纤维素的食物。②禁止吸烟,并远离吸烟人群,以免烟中尼古丁刺激引起血管收缩。③术后遵医嘱应用抗凝祛聚药物,如低分子肝素钙、低分子右旋糖酐和肠溶阿司匹林等。④给予按摩患肢、穿弹力袜或应用感应性抗栓压力泵治疗,促进静脉血液回流。⑤鼓励患者进行功能锻炼。

(3)压疮:①加强基础护理,保持床单位清洁干燥,及时更换潮湿或污染的床单位。②保持皮肤清洁,每日用温水擦洗全身,并局部按摩,必要时骨突处可用减压贴或护肤膜。③每2～3h翻身一次,在患肢制动的条件下,健侧下肢及双肘屈曲,脚掌及肘部着床,协助患者将上身及臀部抬离床面。④严格床头交接班,并做好记录。

(4)泌尿系统感染:①术后保持导尿管通畅,密切观察尿液的颜色、性状和量。②做好尿道口消毒,每日消毒尿道口两次。③嘱患者多饮水,每日2000～3000mL,尿量应保持在1500mL以上,达到生理性冲洗的作用,促进毒素的排出,预防泌尿系统感染。

(5)肺部感染:①鼓励患者深呼吸、用力咳嗽,定时拍背,以利于痰液排出,若痰液黏稠给予雾化吸入,以利于稀释痰液。②鼓励患者主动活动上肢、抬起上身和臀部或坐起。③注意保暖,避免因受凉诱发肺部感染。

9.功能锻炼　早期功能锻炼可以增加肢体的活动范围,预防并发症,对患肢的功能恢复起着积极的作用,是治疗骨折的重要环节。

(1)早期:术后至2周,目的是促进血液循环,消肿。复位固定后,即可开始进行股四头肌、臀大肌的等长收缩训练,以保持肌张力。指导患者做髌骨被动活动和踝关节的屈伸及足趾关节的屈伸活动,一般每个动作以10次为一组,每次2～3组,一天做3～4次。行人工关节置换术的患者,术后可用持续被动运动器辅助练习。活动程度以患者能够耐受、不引起关节疼痛为原则。

(2)中期:术后3～4周,此时局部疼痛消失,肿胀基本消退,骨折断端初步稳定,骨痂开始生长,可做一些主动和被动的关节伸屈活动及更有力的肌肉收缩锻炼,先由单一关节开始,而后到几个关节协同锻炼。人工关节置换术后的患者在术后2～3周可下床用助行器或拐杖进行行走练习。

(3)后期:术后4周以后,此期的功能锻炼主要是加强患肢肌肉的力量,加强关节活动范围,以逐渐适应下床站立、行走的需要。①床上练习:患者双手拉住拉手,健侧肢体先上床,护士托住患肢足跟和腘窝处,协助患者将患肢放于床上。非手术患者8周后可逐渐在床上坐起,坐起时双腿不能交叉盘腿。②下床行走:手术治疗患者,3个月后可拄双拐下床行走,逐渐改成拄单拐行走,6个月后可弃拐行走。骨折完全愈合后患肢方可负重。

八、健康指导

1.鼓励患者保持乐观心态,积极配合治疗护理。

2.多吃高蛋白、高钙、高纤维素的食物,如肉类、蛋类、动物内脏、水果蔬菜等,促进骨折愈合。

3.告知患者不可以做屈腿、双脚交叉、盘腿等动作,不久站、久行,不坐矮椅子,不过度下蹲,负重时间应根据X线拍片显示骨折愈合情况而定。

4.制订科学的锻炼计划,指导患者及家属锻炼方法、时间。告知患者下床功能锻炼时,要有家人在旁边保护,以免摔伤。

5.安全指导避免在不平整或湿滑的路上行走,保证卫生间照明良好,设坐便并安有扶手,穿软底防滑鞋。

6.定期复查骨折后 1 个月、3 个月、6 个月、12 个月复查 X 线片,行人工关节置换术的患者 1 年以后,每年复查一次 X 线片,了解骨折的愈合情况。

(董雪媚)

第四节 股骨干骨折的护理

股骨干骨折(fracture of the shaft of the femur)是发生在股骨小转子以下,股骨髁以上部位的骨折。是临床上常见的骨折之一,约占全身骨折的 1/6。多见于青壮年。

股骨是人体最粗,最长、承受应力最大的管状骨,并且是下肢主要的负重骨之一。为三组肌肉所包围,其中伸肌群最大,由股神经支配;屈肌群次之,由坐骨神经支配;内收肌群最小,由闭孔神经支配。因大腿肌肉丰富,骨折后多有移位和重叠。此外,股骨干血运丰富,一旦骨折,营养血管及周围肌肉肌支常被撕破出血,造成失血性休克。

一、病因

股骨干骨折多由强大的直接或间接暴力引起。直接暴力如车祸碰撞、碾轧、挤压、重物砸压和火器伤等,多引起横断、短斜或粉碎性骨折,骨折断端移位明显,软组织损伤也较严重;间接暴力如由高空跌坠、机器绞伤、扭转和杠杆外力等,多引起长斜形和螺旋形骨折。儿童可为不全或青枝骨折。

二、分类

根据股骨干骨折的部位,分为以下三类。

1.股骨上 1/3 骨折,骨折近端因受髂腰肌、臀中肌、臀小肌和髋关节外旋肌的牵拉而屈曲、外展及外旋移位;远折端受内收肌群的牵拉向后上、向内移位,导致向外成角和短缩畸形。

2.股骨中 1/3 骨折,由于内收肌群的牵拉,使骨折向外成角。骨折端移位,但无一定规律性。

3.股骨下 1/3 骨折,骨折端受腓肠肌的牵拉而向后移位,近折端内收向前移位,远折端可压迫或损伤腘动脉、腘静脉、胫神经和腓总神经。

三、临床表现

伤后肢体剧痛、活动障碍、局部肿胀明显,有异常活动,肢体短缩、畸形,有的局部可出现大血肿,皮肤剥脱和出血,出血量较多可出现休克前期症状,远端肢体常外旋。股骨下 1/3 骨折时,由于远折端向后成角突起移位,可损伤腘动脉、腘静脉、胫神经和腓总神经。

四、实验室及其他检查

X 线检查是确诊的主要依据,髋关节及膝关节的正、侧位片可以显示骨折的准确部位、类型和移位情况。

五、治疗要点

1.非手术治疗

(1)皮牵引:儿童股骨干骨折多采用手法复位,夹板外固定、皮牵引。3岁以下患儿采用垂直悬吊皮肤牵引,3～4周后,根据X线片显示骨愈合情况,去除牵引。牵引过程中,定时测量肢体长度,并进行床旁X线拍片,了解牵引力是否足够。

(2)骨牵引:适用于成人的股骨干骨折,一般需牵引8～10周,注意双下肢股骨等长,无成角畸形,在X线片证实有牢固的骨愈合后,才能去除牵引。

(3)支具固定:一般先行骨牵引2～3周后,改用股骨管型支具固定。

2.手术治疗

(1)手术适应证:非手术治疗失败;多处骨折;合并神经血管损伤;老年人骨折,不宜长期卧床者;陈旧性骨折不愈合或有功能障碍的畸形愈合者;无污染或污染很轻的开放性骨折,行手术治疗。

(2)手术方法:①切开复位,加压钢板螺钉内固定。②切开复位,带锁髓内钉固定。

六、常见护理诊断/问题

1.躯体活动障碍　与骨折、牵引有关。

2.潜在并发症　失血性休克、肢体功能障碍。

3.知识缺乏　缺乏骨折与康复的相关知识。

七、护理措施

1.心理护理　多与患者沟通,稳定患者恐惧不安的情绪,倾听患者主诉,耐心解释病情及治疗方式,帮助患者树立战胜疾病的信心,并取得患者的配合。

2.饮食　指导患者多食高蛋白、高钙、高维生素食物,如动物内脏,水果蔬菜,以促进骨折的愈合。

3.疼痛的护理　参见股骨颈骨折疼痛护理措施,密切观察疼痛部位、性质、程度等情况,发现异常及时报告医生。

4.保持有效的牵引　小儿悬吊牵引时,两腿的牵引重量要适宜且相等,以臀部抬离床面为宜。在牵引治疗期间,应随时对小儿进行教育与管理,以维持牵引体位,必要时可适当加以约束。为了防止骨折向外成角,可使患儿面向健侧躺卧。经常测量下肢长度及骨折的轴线,防治重叠、成角、移位。同时防止牵引装置滑脱至膝下,压迫神经或血管。

5.病情观察

(1)监测生命体征:密切观察患者意识状态、体温、脉搏、呼吸、血压、皮肤的温度及湿度、尿量等情况,如发现脉搏增快、皮肤湿冷、血压下降等低血容量性休克的反应,及时报告医生。

(2)抗休克护理:①迅速建立静脉通路,根据医嘱补充血容量,必要时输血治疗,维持有效组织灌流量。②给予吸氧,心电监护,严密观察呼吸、血压、尿量等情况,并做好记录。③尽量减少搬动,取平卧位,妥善固定伤肢,止血,包扎伤口,保暖。④准确记录出入量。

(3)患肢的观察:密切观察患肢远端感觉、运动、皮肤的温度、色泽、足背动脉搏动及毛细血管充盈情况,及时发现有无血管、神经受损的症状。

6.功能锻炼

(1)骨折后 1～2 周,患肢疼痛,骨折容易再发生移位,功能锻炼的目的是促进血液循环、消肿,防止肌肉萎缩和关节僵直。在复位固定后,可在牵引下做股四头肌的等长收缩活动,以伸膝为主,同时被动活动髌骨,还可做踝关节及足趾的活动。

(2)骨折 2 周后,疼痛减轻,肿胀消退,骨折日趋稳定,开始练习抬臀、收腹,使上身、大腿、小腿成一条直线,加大髋膝活动范围。

(3)行走锻炼:4 周后开始扶床架练习站立,待去除牵引或外固定后,逐渐扶助行器或拐杖行走,初练者要有护士帮助,防止跌倒,根据骨折愈合情况逐渐弃拐负重。

八、健康指导

1.指导其保持积极向上的心态,以增加患者的信心,积极配合治疗护理。

2.按计划进行功能锻炼,向患者及家属讲解功能锻炼的必要性、方法、注意事项等。

3.告知患者复诊的指征、定期复查及内固定物取出的时间。

(董雪媚)

第五节　胫腓骨干骨折的护理

胫腓骨干骨折(fracture of the shaft of the tibia and fibula)是胫骨平台以下至踝以上部分发生的骨折。儿童和青壮年多见,以胫腓骨双骨折最多,胫骨干骨折次之,腓骨干骨折最少。

胫骨干横切面呈三棱形,在中下 1/3 交界处,变成四边形,在三棱形和四边形交界处是骨折的好发部位。胫骨也是人体小腿的主要负重骨,胫骨的中下 1/3 处较细弱,骨折易穿破皮肤形成开放性骨折;胫骨下 1/3 段几乎无肌肉附着,由胫骨远端获得的血液循环很少,骨折后易发生骨折愈合迟缓甚至不愈合;胫骨上 1/3 骨折,可致胫后动脉损伤,引起下肢严重血循环障碍,甚至缺血坏死。

腓骨不产生单独运动,但可承受 1/6 的负重,在腓骨颈有腓总神经通过,腓骨颈骨折移位时可伤及腓总神经。小腿的肌筋膜与胫骨、腓骨和胫腓骨间膜一起构成四个筋膜室,骨折后易形成骨筋膜室综合征。

一、病因与分类

1.直接暴力　胫腓骨干骨折以重物打击、踢伤、撞击伤或车轮碾轧伤等多见,暴力多来自小腿的前外侧。骨折线在同一平面,多呈横断形、短斜形或粉碎形,常合并软组织损伤,易造成开放性骨折。

2.间接暴力　如高处坠下或滑倒,由于身体发生旋转,骨折线多呈斜形或螺旋形,胫腓骨均骨折时,腓骨的骨折线往往高于胫骨的骨折线,由于不在同一平面,腓骨骨折容易漏诊,有时在胫骨下 1/3 的骨折,经力的传导,可导致腓骨颈骨折。此种骨折软组织损伤小,出血较少,骨折尖端穿破皮肤易形成开放性骨折。儿童胫腓骨骨折常为青枝骨折。

二、临床表现

1.患肢疼痛、肿胀、活动障碍,不敢站立和行走。

2.局部压痛明显,可有异常活动和骨擦音。

3.骨折移位者,可有旋转畸形、肢体缩短或成角。

4.软组织挫伤严重时,导致胫前区和腓肠肌区张力增高,可合并骨筋膜室综合征。

5.足背动脉及胫后动脉损伤时,患肢远端出现血液循环障碍。

6.腓总神经损伤,可出现足下垂及腓总神经分布区的皮肤感觉丧失。

7.小儿多为青枝骨折,表现为患肢不敢负重和局部压痛。

三、实验室及其他检查

X线检查应包括膝关节、踝关节,可确定骨折的部位、类型和移位程度。

四、治疗要点

治疗的主要目的是矫正成角、旋转畸形,对线和持重功能,胫骨的复位与腓骨的复位同样重要,但一般首先满足于胫骨的复位。恢复胫骨上下关节面的平行关系,恢复下肢长度。

1.非手术治疗

(1)手法复位外固定:无移位的胫腓骨干骨折,闭合手法复位后用管型石膏固定、小夹板固定或支具固定。固定期间应注意夹板和石膏的松紧度,并定时进行X线检查。

(2)牵引:不稳定性斜形、螺旋形骨折,轻度粉碎性骨折,因骨折断端很不稳定,复位后不易维持良好对位,可采用跟骨结节持续牵引,5~6周后除去牵引,改用小腿功能支架固定或行石膏固定。牵引中注意观察肢体长度,避免过度牵引影响骨折愈合。

2.手术治疗　手术的优势在于可允许早期活动,获得骨折的愈合和良好的对线,消除负重疼痛和增加膝踝关节的活动范围。

(1)手术适应证:①严重粉碎性骨折或多段骨折,伴有不同程度的软组织外伤。②手法复位失败者。③污染不重,受伤时间较短的开放性骨折。

(2)手术方法:①切开复位,钢板螺钉固定。②髓内针固定。③外固定架固定:多用于软组织污染较重且不稳定的骨折。

五、常见护理诊断/问题

1.恐惧与焦虑　与骨折、疼痛及担忧预后有关。

2.知识缺乏　缺乏骨折及功能锻炼的相关知识。

3.潜在并发症　腓总神经损伤、小腿骨筋膜室综合征、关节僵硬、骨折延迟愈合或不愈合。

4.有感染的危险　与开放性骨折,皮肤软组织损伤及内固定物有关。

六、护理措施

1.心理护理　多与患者交流沟通,稳定患者情绪,使其以良好的心态接受治疗和护理。

2.饮食指导　患者进食高热量、高蛋白、富含维生素的食物,多食新鲜的水果蔬菜、多饮水,促进骨折的愈合。

3.病情观察

(1)严密观察患者意识及生命体征变化,监测患者的体温、呼吸、心率、血压、尿量等,发现患者表情淡漠、面色苍白、皮肤湿冷、口唇发绀、血压下降等休克指征时,应立即报告医生。

(2)密切观察患肢远端血液循环情况,若发现足背动脉或胫后动脉搏动触不清、肢端发凉、感觉减退或消失、皮肤苍白或发绀、垂足畸形、踝不能背伸、不能伸趾,应警惕是否合并腘动脉、腓总神经损伤,若肿胀严重、皮肤发绀,伴有张力性水泡,即出现了小腿骨筋膜室综合征,立即报告医生,进行妥善处理。

4.腘动脉、腓总神经损伤的护理

(1)绝对卧床休息,患肢抬高并制动,石膏托或支具固定。

(2)注意观察患肢远端皮肤温度、色泽、动脉搏动情况及伤口渗血等。

(3)禁止吸烟,保持室内空气新鲜,室温控制在23～25℃。

(4)遵医嘱用药,如罂粟碱、低分子肝素钙等,扩血管、改善微循环,促进侧支循环的建立。

(5)多食富含粗纤维,含钙丰富的食物,如蔬菜、水果、虾皮、肉、蛋、奶等,饮食忌生冷、辛辣,防止便秘。

5.骨筋膜室综合征的护理

(1)快速应用脱水剂,并密切观察患者生命体征及尿量的变化。

(2)松解患肢所有外固定物,减轻受压,将患肢放平,不可抬高。

(3)行切开减压术后的患者,术后患肢抬高,观察动脉搏动、远端血运、感觉、运动及皮温情况。

(4)应注意床单位的保护,污染应及时更换,加强皮肤护理。

6.行石膏夹板固定的患者的护理　应根据患肢肿胀情况,调整松紧度。应注意保持针眼周围皮肤清洁,定期检查固定钢针的螺丝以便及时调整使之固定牢固。

7.预防感染

(1)观察患者的体温变化及伤口有无红、肿、热、痛及脓性分泌物,并及时更换敷料。

(2)开放性骨折患者就医时应注意保护伤口,彻底清创。有引流者,保持有效的引流。

(3)遵医嘱正确应用抗生素。

8.功能锻炼　伤后尽早开始功能锻炼,目的是保持肌肉的张力、促进静脉回流,以减轻局部肿胀,防止肌萎缩和关节僵硬。

七、健康指导

1.注意安全　指导患者劳逸结合,忌急躁,防止摔倒再骨折。

2.正确服药　出院后需口服神经营养药的患者,应告知患者服药的方法、时间、药物治疗效果及不良反应。

3.功能锻炼　根据骨折愈合情况为患者制订功能锻炼计划。

4.定期复查　在骨折后1个月、3个月、6个月、12个月复查X线片,了解骨折的愈合情况。

(董雪媚)

第六节 骨盆骨折的护理

由于骨盆解剖结构的特殊性,发生骨盆骨折(fracture of the pelvic)时常合并周围的静脉丛、大血管损伤以及盆腔内脏器损伤。若救治不及时,可危及生命而死亡。

一、病因与分类

骨盆骨折多数因直接暴力挤压骨盆导致。常见的原因有交通事故、高处坠落及砸伤等。

1. 按骨折位置和数量分类

(1)骨盆边缘撕脱性骨折:常见的有髂前上棘撕脱骨折、髂前下棘撕脱骨折和坐骨结节撕脱骨折。另有一种髂翼骨折,多因侧方挤压力的直接暴力所致,骨折块一般较大,移位不明显,有时为粉碎性,不影响骨盆环。发生于肌肉猛烈收缩而造成骨盆边缘肌肉附着点撕脱性骨折。

(2)骶尾骨骨折:分为骶骨骨折和尾骨骨折。

(3)骨盆环单处骨折:常见的有髂骨骨折、闭孔环处骨折、轻度耻骨联合分离和轻度骶髂关节分离。此类骨折不会引起骨盆环变形。

(4)骨盆环双处骨折伴骨盆变形:常见为两侧耻骨上、下支骨折;耻骨上、下肢骨折合并耻骨联合分离、合并骶髂关节脱位或合并髂骨骨折;髂骨骨折合并骶髂关节脱位;耻骨联合分离合并骶髂关节脱位等。产生这类骨折的暴力较大,并发症也较多。

2. 根据骨盆环的稳定性分类

(1)稳定性骨折:骨盆环的稳定性未遭破坏,如耻骨支骨折、坐骨支骨折、髂前上棘撕脱骨折。

(2)不稳定性骨折:骨盆的稳定性遭破坏,骨盆环破裂并发生移位,常伴有尿道、直肠、阴道等软组织损伤,如骶髂关节脱位、骶髂关节韧带损伤、骶孔直线骨折、髂骨翼直线骨折等。

二、临床表现

1. 症状 患者髋部肿胀、疼痛广泛,在会阴部可见皮下瘀斑,有明显压痛,坐位或下肢活动时疼痛加重。有大出血或严重的内脏损伤者可有面色苍白、出冷汗、脉搏细速、烦躁不安等低血压和休克早期表现。

2. 体征

(1)骨盆分离试验与挤压试验阳性:检查方法如下,医生双手交叉撑开两髂嵴,此时两骶髂关节的关节面更紧贴,而骨折的骨盆前环产生分离,出现疼痛即为骨盆分离试验阳性。医生用双手挤压患者的两髂嵴,伤处出现疼痛为骨盆挤压试验阳性。在做上两项检查时偶尔会感到骨擦音。

(2)肢体长度不对称:用皮尺测量胸骨剑突与两髂前上棘之间的距离,骨盆骨折向上移位的一侧长度较短。也可测量脐孔与两侧内踝尖端的距离。主要是测量骨折有无移位。

(3)会阴部瘀斑:是耻骨和坐骨骨折的特有体征。

三、实验室及其他检查

X 线片可显示骨折类型及骨折块移位情况,但 CT 检查更为清晰。只要情况许可,骨盆骨折患者应做 CT 检查。

四、治疗要点

先处理休克和各种危及生命的并发症,再处理骨折。

1. 非手术治疗

(1)抢救休克:骨盆骨折本身、骨松质出血、损伤静脉丛均可导致休克,应迅速建立静脉通路,给予输血输液,补充血容量,改善循环。

(2)并发症的处理:对于各种危及生命的并发伤,如腹膜后血肿、腹腔内脏损伤、膀胱和尿道损伤等,应重点观察与护理。

(3)卧床休息:骨盆环单处骨折者用多头带作骨盆环形固定,可减轻疼痛。

骨盆边缘性骨折、骶尾骨骨折和骨盆环单处骨折时无移位,卧床休息为主,卧床 3～4 周或至症状缓解即可。

(4)牵引:不稳定性骨折可用骨盆兜带悬吊固定。由于治疗时间较长,一般都主张手术治疗。

2. 手术治疗 无论是腹腔脏器出血还是空腔脏器破裂,均应在抗休克的基础上及早进行手术探查;对骨盆环双处骨折伴骨盆变形者,多主张手术复位及内固定,再加上外固定支架。

五、常见护理诊断/问题

1. 组织灌注量不足 与骨盆损伤、出血有关。

2. 躯体活动障碍 与骨盆骨折、牵引有关。

3. 有皮肤受损的危险 与局部持续受压、制动、营养不良等有关。

4. 潜在并发症 腹膜后血肿、内脏损伤、膀胱损伤、尿道损伤、直肠损伤或神经损伤等。

六、护理措施

1. 急救处理 骨盆骨折常合并腹腔脏器损伤,发生出血性休克,需给予正确处理,包括复苏救治休克,处理内脏出血,稳定骨盆骨折。

2. 体位和活动 卧床休息期间,指导患者采取平卧、侧卧交替进行,尽量减少大幅度搬运患者,防止骨折块移位、内固定断裂脱落等。骨折愈合后可患侧卧位。长期卧床者应练习深呼吸,进行肢体肌肉等长舒缩。行牵引者 12 周以后可以负重,允许下床后,可使用助行器或拐杖,以减轻骨盆负重。

3. 骨盆兜带悬吊牵引的护理 要经常检查牵引装置是否良好,悬吊重量以将臀部抬离床面 5cm 为宜,不要随意移动,保持兜带平整,排便时避免污染兜带(图 10－3)。

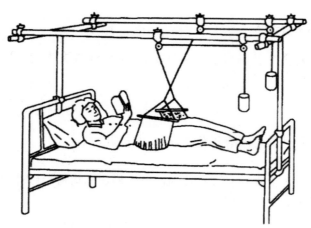

图 10-3　骨盆兜带牵引

4.并发症的观察和护理

（1）腹膜后血肿：骨盆各骨主要为松质骨，邻近又有许多动脉和静脉丛，血液循环丰富，如为腹膜后主要大动脉、静脉断裂，患者可迅速死亡。应立即建立静脉输液通路，纠正血容量不足，并严密观察生命体征和意识变化。若经抗休克治疗无效，应积极配合医师做好手术准备。

（2）腹腔内脏损伤：观察有无腹痛、腹胀和腹膜刺激征等表现，及时发现和处理内脏损伤。肝、肾、脾等实质脏器损伤可有腹痛和失血性休克；胃肠道的空腔脏器损伤可表现为急性弥漫性腹膜炎。

（3）膀胱或后尿道损伤：注意观察有无血尿、无尿或急性腹膜炎等表现，及时发现并处理。尿道损伤时需行修补术，留置导尿管 2 周，并每日用 0.2% 碘伏或生理盐水棉球擦洗尿道口，避免逆行感染，必要时行膀胱冲洗。保持尿管固定良好、通畅，注意无菌操作，并准确记录引流液颜色、性状及量。

（4）神经损伤：主要是坐骨神经和腰骶神经丛损伤。注意观察患者是否有括约肌功能障碍、下肢某些部位感觉减退或消失、肌萎缩无力或瘫痪等表现，发现异常及时报告医师。

其他：直肠损伤、压疮、泌尿系统感染、肺部感染等。

七、健康指导

1.合理营养，平衡膳食，适当补充钙剂。

2.保持积极向上的良好心态，多进行户外活动，增强体质。

3.指导患者及家属功能练习的方法

（1）早期在床上做上肢伸展运动和下肢的舒缩运动，如踝关节屈伸、膝关节的屈伸及直腿抬高等。

（2）1～2 周后可练习半卧位或坐位，未影响骨盆环完整的骨折，卧床 4～6 周后可下床活动，影响骨盆环完整的骨折，卧床 6～8 周后可扶拐或助行器行走，逐渐增加活动量，12 周后可弃拐行走。

4.定期复查　以了解内固定物有无移位及骨折愈合等情况。

（董雪媚）

第七节 脊柱骨折的护理

脊柱骨折(fracture of the spine)是脊椎骨的完整性及连续性中断,其中以胸腰段脊柱骨折居多,占全身骨折的5‰~6‰,多由外伤尤其是暴力引起,脊髓损伤是其最严重的并发症。

脊柱是人体中轴支柱,其主要功能是保护脊髓、缓冲振荡、维持体形、保持身体的运动与平衡。脊柱骨折可以并发脊髓或马尾神经损伤,特别是颈椎骨折—脱位合并有脊髓损伤者,严重者致残甚至致命。

一、病因与发病机制

暴力是引起脊柱骨折主要原因,间接暴力多见。此外,椎体肿瘤、感染、骨质疏松、邻近组织感染也可导致脊柱骨折。

二、分类

胸腰椎骨折可以有6种类型的损伤。

1.单纯性楔形压缩性骨折 多由高空坠落,足、臀部着地,身体猛烈屈曲造成脊柱前柱损伤,椎体成楔形,该型骨折不损伤中轴,脊柱仍保持稳定。

2.稳定性爆破型骨折 多因高空坠落时脊柱保持垂直,胸腰段脊柱的椎体受力最大,因挤压而破碎。由于后柱不受影响,脊柱稳定,但破碎的椎体与椎间盘可突出于椎管前方,损伤脊髓而产生神经症状,是脊柱前柱和中柱损伤的结果。

3.不稳定性爆破型骨折 因脊柱不稳定,会出现创伤后脊柱后突和进行性神经症状,是前、中、后3柱同时损伤的结果。

4.Chance骨折 这种骨折临床上较少见,也是不稳定性骨折,为椎体水平状撕裂性损伤。

5.屈曲—牵拉型损伤 由于黄韧带、棘间韧带和棘上韧带都有撕裂,是潜在性不稳定型骨折。前柱部分因压缩力量而损伤,中、后柱则因牵拉的张力而损伤。中柱部分损伤形成后纵韧带断裂;后柱部分损伤表现为脊椎关节囊破裂、关节突脱位、半脱位或骨折。

6.脊柱骨折—脱位 又称为移动性损伤,此损伤极为严重,常伴脊髓损伤,预后差。在强大暴力作用下,椎管的对线、对位完全被破坏,脊椎在损伤平面横向移位,脱位程度重于骨折。当关节突完全脱位时,下关节突移至下一节脊椎骨的上关节突前方,互相阻挡,称关节交锁。

三、临床表现

1.症状

(1)局部疼痛:颈椎骨折可有头颈部疼痛,活动受限。胸腰椎损伤后,因腰部肌肉痉挛、局部疼痛,患者不能翻身起立,或站立时腰背部无力、疼痛加重。

(2)腹痛、腹胀:腹膜后血肿对自主神经的刺激,常出现腹痛、腹胀、肠蠕动减慢等症状。

2.体征

(1)局部压痛和肿胀:局部有明显压痛、叩击痛、肿胀。

(2)活动受限和脊柱畸形:颈、胸、腰段骨折患者常表现为活动受限,后凸畸形。严重者合并脊髓损伤,出现感觉、运动丧失,甚至截瘫。

四、实验室及其他检查

1. X线片检查　是首选的检查方法,能明确骨折的部位、类型和移位情况。

2. CT检查　凡有中柱损伤或有神经症状者需做CT检查,可以显示出锥体的骨折情况,椎管内有无出血和碎骨片。但不能显示脊髓受损情况。

3. MRI检查　观察和确定脊髓损伤的程度和范围。

五、治疗要点

1. 急救搬运·脊柱损伤患者伴有颅脑、胸、腹腔脏器损伤或并发休克时首先处理紧急问题,抢救生命。采用轴线翻身法给予翻身,预防压疮,改善患者的舒适度。

2. 卧硬板床　胸腰椎单纯压缩骨折时,如椎体压缩不到1/5或年老体弱,应仰卧于硬板床上,骨折部位垫厚枕,使脊柱过伸。

3. 复位固定　为防止迟发性并发症,颈椎半脱位者给予石膏颈围固定3个月。稳定型的颈椎骨折,轻者可采用枕颌带卧位牵引复位,牵引重量3kg;明显压缩移位者持续颅骨牵引复位,牵引重量3～5kg。复位后可以改用头颈胸石膏固定约3个月,石膏干硬后可以起床活动。胸腰椎单纯压缩骨折时,椎体压缩高度超过1/5的青少年和中年患者可用两桌法或双踝悬吊法过仰复位,复位后及包扎伸位石膏背心。石膏干硬后,鼓励患者起床活动,固定约3个月。此期间每日作腰背肌锻炼,并逐渐增加锻炼时间。

对不稳定性骨折、骨折块挤入椎管内、有神经症状等损伤严重的患者,给予切开复位内固定。

4. 腰背肌锻炼　目的是利用背伸肌的肌力和背伸姿势使脊柱过伸,借助椎体前方的前纵韧带和椎间盘纤维环的张力,使压缩的椎体自行复位,恢复原状。胸腰椎单处压缩骨折患者卧床3d后开始腰背部肌肉锻炼,严重的胸腰椎骨折和骨折脱位,也可进行腰背肌功能锻炼(图10-4)。

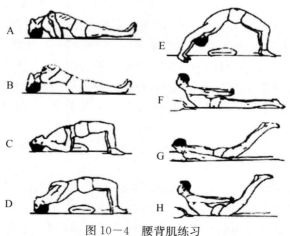

图10-4　腰背肌练习

六、常见护理诊断/问题

1. 有皮肤完整性受损的危险　与活动受限和长期卧床有关。

2.躯体移动障碍　与骨折及牵引有关。

3.有失用综合征的危险　与脊柱骨折长期卧床有关。

4.疼痛　与创伤、体位不当及心理因素有关。

七、护理措施

1.心理护理　为患者创造安静、舒适的环境,争取患者家属、朋友的理解和支持,对患者的合作和进步给予肯定和鼓励,耐心倾听患者的主诉,利用护理手段给患者身心方面良好的照顾,建立良好的护患关系,消除患者的恐惧焦虑的心理。

2.翻身　卧床期间应每 2～3h 翻身一次,能促进患者舒适、有效预防压疮。

(1)轴线翻身方法:胸腰段骨折者双臂交叉放于胸前,两名护士分别托扶患者的肩背部和腰腿部翻至侧卧位;颈段骨折者需 1 人托扶头部,使其与肩部同时翻动,注意翻身角度小于60°。避免拖拽患者,以减轻局部皮肤剪切力。

(2)患者自行翻身时应先挺直腰背部再翻身,有利于绷紧的躯干肌肉形成天然内固定夹板。侧卧位时,患者背部从肩到臀用枕头抵住以防止胸腰部脊柱扭转,上腿屈髋屈膝、下腿伸直,两腿间垫枕防止髋内收。

(3)颈椎骨折者不可随意低头、抬头和扭转颈部,遵医嘱决定是否垫枕及枕头放置的位置。

3.增加营养　给予高蛋白、高热量、易消化饮食,保证足够的营养摄入,提高机体抵抗力。

4.疼痛的护理　为患者创造一个安静、凉爽、舒适的休养环境,适当按摩放松肌肉,转移其注意力,维持良好的姿势与体位,妥善保护好受伤部位,避免不良刺激,必要时应用镇痛药物。

5.脊髓损伤的观察和护理　患者肢体感觉、运动、反射和括约肌功能是否随病情发展而变化,发现脊髓损伤征象,及时报告医师并协助处理。尽量减少搬动患者,搬运时保持患者的脊柱中立位,避免造成或加重脊髓损伤。

6.功能锻炼　指导和鼓励患者进行早期活动和功能锻炼,能避免失用综合征的发生。单处压缩骨折患者卧床 3d 后开始腰背部肌肉锻炼,2 个月后骨折基本愈合,第 3 个月可以下地少量活动,仍以卧床休息为主。3 个月后逐渐增加下地活动时间。除了腰背肌锻炼,应定时进行全身各个关节的全范围被动或主动活动,每日数次,以促进血液循环,防止关节僵硬和肌肉萎缩。鼓励患者适当进行日常活动能力的训练,满足其生活需要。

八、健康指导

1.指导患者工作生活中注意保持正确的姿势,坚持进行功能练习,预防肌肉萎缩和关节僵硬。

2.指导患者加强饮食营养,增加机体抵抗力。

3.告知患者颈托、围腰、护具和轮椅使用的方法、时间及注意事项等。

4.指导家属参与治疗、护理、康复,促进患者早日回归社会。

(董雪媚)

第十一章　小儿急危重症护理

第一节　新生儿缺氧缺血性脑病的护理

新生儿缺氧缺血性脑病(hypoxic－ischemic encephalopathy,HIE)是因围生期窒息而导致脑的缺氧缺血性损害,包括特征性的神经病理及病理生理改变,是新生儿窒息后的严重并发症,幸存者可产生永久性神经功能缺陷如智力障碍、癫痫、脑瘫等。足月儿多见。

一、病因

围产期窒息是本症的主要病因。凡是造成母体和胎儿间血液循环和气体交换障碍使血氧浓度降低者均可造成窒息。此外,出生后因严重心肺疾病导致的低氧血症也可引起 HIE 的发生。

二、发病机制

(一)脑血流改变

当窒息缺氧为不完全性时,体内出现器官间血液的重新分布以保障机体重要脏器的功能,如心脏、脑、肾上腺等;如缺氧继续存在,这种代偿机制失败,脑血流灌注下降,遂出现第 2 次血流重新分布,即供应大脑半球的血流减少,以保证基底核、丘脑、脑干和小脑的血灌注量(脑内血液分流),此时脑动脉终末供血区将最先受累,故足月儿易发生矢状旁区损害,早产儿易发生脑室周围白质软化。

(二)脑血流自动调节功能不完善

缺氧及酸中毒还可导致脑血管自主调节功能障碍,形成压力被动性脑血流,当血压升高过大时,可造成脑室周围毛细血管破裂出血,低血压时脑血流量减少,又可引起缺血性损伤。

(三)脑组织代谢改变

缺氧时无氧糖酵解使糖耗量增加、乳酸堆积,导致低血糖和代谢性酸中毒;ATP 产生减少,细胞膜钠泵、钙泵功能不足,使钠钙离子进入细胞内,钠离子造成细胞原性脑水肿,而钙离子则不但导致细胞不可逆的损害,还可激活某些受其调节的酶,引起胞浆膜磷脂成分分解,从而进一步破坏脑细胞膜的完整性及通透性。此外,目前认为氧自由基、兴奋性氨基酸,如谷氨酸、天冬氨酸在脑脊液中浓度增高、一氧化氮和炎性因子等也与 HIE 的发生有关。

(四)神经病理学改变

可见到皮质梗死,丘脑、基底节和间脑等部位深部灰质核坏死,脑干坏死,脑室周围或脑室内出血和白质病变等。

三、临床表现

主要表现为意识障碍,肌张力和原始反射的改变,临床上分轻、中、重三度。

1.轻度　出生 24h 内症状最明显,常呈现兴奋抑制交替,肌张力正常或稍增加,拥抱反射增强,吸吮反射正常,有自发或刺激引起的肌阵挛,瞳孔正常或扩大,脑电图正常,不合并中枢性呼吸衰竭。3d 后症状减轻或消失,很少留有神经系统后遗症。

2. 中度　24～72h 症状最明显,意识淡漠,嗜睡,出现惊厥、肌阵挛、下颌抖动,肌张力减退、瞳孔缩小、对光反射迟钝,拥抱反射和吸吮反射减弱,出现中枢性呼吸衰竭,脑电图呈低电压、惊厥活动,1～2 周后可逐渐恢复,但可能存在后遗症。

3. 重度　初生至 72h 症状最明显,昏迷,肌张力低下或间歇性肌张力增高,拥抱反射和吸吮反射消失,瞳孔不对称或扩大,脑电图呈爆发抑制、等电压波形,中枢性呼吸衰竭明显,死亡率高,幸存者多留有神经系统后遗症。

四、辅助检查

1. 血清肌酸激酶及同工酶升高。
2. B 超　对脑水肿、脑室及其周围出血有较好诊断价值。
3. 头颅 CT　有助于了解脑水肿,颅内出血部位和性质。对预后判断有一定意义。
4. 脑电图　轻度可无异常,对中、重度判断损伤程度和预后有帮助。

五、治疗原则

预防重于治疗,治疗的目的在于尽可能改善已经受损害神经元的代谢功能,维持体内环境的稳定;同时应予以控制惊厥、减轻脑水肿、改善脑血流和脑细胞代谢等特殊治疗。

(一)支持方法

1. 供氧保持　$PaO_2 > 6.65～9.31kpa(50～70mmHg)$、$PaCO_2 < 5.32kpa(40mmHg)$,但要防止 PaO_2 过高和 $PaCO_2$ 过低。

2. 纠正酸中毒　应改善通气以纠正呼吸性酸中毒,在此基础上方可使用碳酸氢钠纠正代谢性酸中毒。

3. 纠正低血糖　静脉输注葡萄糖,使血糖 $> 3.36mmol/L(60mg/dl)$,但应注意防止高血糖。

4. 纠正低血压　可选用多巴胺和多巴酚丁胺,应从小剂量开始逐渐增加用量。

5. 补液　每日液量控制在 60～80mL/kg。

(二)控制惊厥

首选苯巴比妥钠,负荷量为 20mg/kg。安定的作用时间短,疗效快,在上药疗效不显时可加用,静脉滴注,两药合用时应注意抑制呼吸的可能性。

(三)治疗脑水肿

出现颅内高压症状可先用呋塞米 1mg/kg,静脉推注,也可用甘露醇,首剂 0.5～0.75g/kg 静脉推注,以后可用 0.25～0.5g/kg,每 4～6h/1 次。

(四)后期治疗及早期干预

待患儿病情稳定后,应根据患儿的具体情况,及早进行智能和体能的康复训练,可以减少后遗症的发生。

六、护理

(一)常见护理诊断/问题

1. 低效性呼吸型态　与患儿缺血血氧引起呼吸中枢受损有关。

2.潜在并发症　颅内高压、中枢性呼吸衰竭。

3.有废用综合征的危险　与缺血缺氧引起的后遗症有关。

4.恐惧(家长)　与病情危重及预后不良有关。

(二)护理措施

1.给氧　及时清理呼吸道分泌物,保持呼吸道通畅,根据患儿情况选择不同的给氧方式,保证氧分压在 50～70mmHg。

2.监护　严密监护患儿呼吸、血压、心率、血氧饱和度等,观察患儿神智、瞳孔、肌张力、神经反射等变化,同时要观察用药反应。

(王洁)

第二节　新生儿呼吸窘迫综合征的护理

新生儿呼吸窘迫综合征(neonatal respiratory distress syndrome,NRDS)又称新生儿肺透明膜病(hyaline membrane disease of the newborn HMD),是由于缺乏肺表面活性物质所致由于缺乏肺表面活性物质所致,临床上以出生后不久即出现进行性呼吸困难、青紫、呼气性呻吟、吸气性三凹征和呼吸衰竭为特征。病理以出现嗜伊红透明膜和肺不张为其特征。主要见于早产儿。

一、病因与发病机制

本病主要是由于缺乏肺表面活性物质(pulmonary surfactant,PS)引起。PS 由肺泡Ⅱ型细胞产生,在胎龄 18～20 周开始产生,增加缓慢,35～36 周后迅速增加达成熟水平。因此,NRDS 主要发生于早产儿,并且胎龄越小发病率越高,另外,PS 的合成还受体液 pH、体温和肺部血流量的影响,因此在围生期窒息、低体温、肺部严重感染等情况下,PS 的生成受到影响,使本病发病率增高。

同时糖尿病母亲的婴儿(infant of diabetic mother,IDM)发生 NRDS 的概率是正常情况下的 5～6 倍,主要原因是母亲体内的高浓度胰岛素可以拮抗肾上腺皮质激素对 PS 合成的促进作用。

PS 具有降低肺泡表面张力,防止呼气末肺泡萎陷,稳定肺泡内压力的作用。它的缺乏可使肺泡壁表面张力增高、肺泡逐渐萎陷、不张、导致通气不良,出现缺氧、发绀。缺氧和酸中毒可引起肺血管痉挛,肺动脉高压,右心压力增高,使动脉导管和卵圆孔持续开放,出现右向左分流,缺氧加重。同时因肺灌注不足,肺组织进一步缺氧,肺泡壁毛细血管的通透性增加,血浆及纤维蛋白渗出,形成一种透明膜加重换气障碍,形成恶性循环。

二、临床表现

生后 6h 内出现呼吸窘迫并呈现进行性加重是本病的特点。多发生在生后 4～6h 内,如超过 12h 一般不考虑本病。如生后窒息,在复苏后即可出现呼吸困难。主要表现为呼吸急促达 60 次/分以上,伴呼气性呻吟,吸气性三凹征,鼻翼扇动、发绀、肌张力低下,呼吸暂停甚至出现呼吸衰竭。肺部听诊呼吸音减弱,可闻及细湿啰音。胸骨左缘第二肋间可听到收缩期或连续性杂音,严重者可出现心力衰竭。病情严重者多在 3d 内死亡,病程超过 3d,又无严重并发症,则病情逐渐缓解。

三、辅助检查

1. 泡沫试验　取新生儿胃液 1mL 加 95％酒精 1mL 混合后震荡 15s,静置 15min 后,沿管壁有多层泡沫可除外 HMD 无泡沫可考虑本病。主要是因为 PS 利用泡沫的形成与稳定,而酒精则起抑制作用。

2. 肺成熟度测定　出生前抽取羊水或患儿气管吸引物测定 PS 成分中主要成分卵磷脂与鞘磷脂的比值,如＞2 提示"肺成熟",1.5～2 可疑,＜1.5 提示"肺未成熟"。因为卵磷脂是起表面活性作用的重要物质。

3. 血气分析　$PaCO_2$ 增高,PaO_2 降低,pH 减低,剩余碱减少。

4. X 线检查　有特异表现,早期两肺野普遍透光度降低,内有散在的细小颗粒和网状阴影呈毛玻璃样,可见支气管充气征,重者可整个肺野不充气呈"白肺"。是目前诊断 RDS 的最佳方法。

四、治疗原则

机械通气和应用 PS 是治疗的重要手段。目的是保证患儿通气功能正常,等待自身 PS 的产生增加。主要治疗方法为氧疗和辅助通气,PS 替代治疗和支持疗法。

五、护理

(一)常见的护理论断/问题

1. 不能维持自主呼吸　与缺乏 PS 导致进行性肺不张有关。

2. 气体交换受损　与肺泡缺乏 PS 导致肺透明膜形成有关。

3. 营养失调　低于机体需要量与摄入量不足有关。

(二)护理措施

1. 维持有效呼吸,保持呼吸道通畅。

(1)密切观察病情变化,监测体温、呼吸、心率、氧分压,及时评估患儿病情。

(2)维持中性环境温度:使皮肤温度保持 36～37℃,减少耗氧量,相对湿度 55％～60％。

(3)及时清除口、鼻、咽部分泌物,必要时雾化吸入后吸氧,保持呼吸道通畅。

(4)氧疗及辅助呼吸:根据病情及血气分析结果,选择适当的吸氧方法,使 PaO_2 维持在 6.7～10.6kPa(50～80mmHg)和经皮血氧饱和度为 90％～95％为宜。注意预防氧中毒所致的视网膜病和支气管发育不良。轻者可选择头罩、鼻导管或口罩加湿加温给氧。重者应采用持续正压呼吸(CPAP)给氧,危重无好转者应及时气管插管和使用人工呼吸机,用间歇正压通气(IPPV)和呼吸末正压呼吸(PEEP)。

(5)气管内滴入表面活性物质:先做气管插管,滴入前彻底吸净气道内分泌物,将 PS 用 4～5mL 生理盐水或蒸馏水配制成混悬液,患儿分别取平卧、左侧、右侧卧位,从气管均匀滴入,每一体位滴完后用复苏气囊加压呼吸以利于药液更好地弥散。用药 4～6h 内禁止气道内吸引。

2. 遵医嘱给碳酸氢钠纠正代谢性酸中毒。

3. 保证营养供给　注意合理喂养,危重者静脉补充营养液,好转后用消化道喂养。

4.预防感染 注意无菌操作,预防感染,遵医嘱给予抗生素防治肺部感染。

5.健康教育 做好家属接待与解答工作让家属了解治疗过程,取得最佳配合,同时做好育儿知识宣传工作。

(王洁)

第三节 急性中毒的护理

一、急性中毒总论

急性中毒(acute poisoning)是儿科常见急症之一,致病毒物种类繁多,具有毒性的物质通过不同途径进入人体,引起组织和器官功能性和器质性损害,出现中毒症状和体征,病情多急重,甚至危及生命,须尽快作出诊断,进行急救处理。

(一)病因与中毒途径

1.病因

(1)误食有毒动植物,如河豚、木薯、毒蕈等。

(2)药物或毒物保管不严,小儿误服而致中毒,或所用药物剂量过大而致中毒。

(3)哺乳母亲服用某些药物,可随乳汁分泌而使婴儿中毒。

(4)食入过量含亚硝酸盐的食物而引起中毒,如肠源性青紫。

(5)误服、皮肤接触或通过吸入农药而致中毒。

(6)自杀或他杀,故意用药物引起中毒。

2.中毒途径 可通过误食、误吸、皮肤接触而致中毒。

(二)临床表现

起病前有接触毒物的病史。临床首发症状多为呕吐、腹痛、腹泻、精神或神志改变和惊厥等。突然发生这些症状而又无明确原因解释时,应考虑中毒的可能。

1.体检 要注意:

(1)神志情况:是否清醒,对外界反应如何;

(2)皮肤黏膜:面色有无发绀、黄疸、潮红等,口腔有无腐蚀现象,有无药渍,口唇有无青紫等;

(3)呼吸情况:是否规则,有无特殊气味,肺部有无阳性体征等;

(4)瞳孔变化:包括大小、对光反应、两侧是否等大等圆;

(5)脉搏、心率、血压是否正常;

(6)神经系统:有无抽搐、震颤、麻痹和病理反射等;

(7)下列体征对诊断何种原因中毒有重要意义:①面部和全身皮肤潮红:见于阿托品、曼陀罗、酒精、烟草酸、血管扩张药中毒。②口唇樱桃红色:见于一氧化碳、氰化物中毒。③发绀而不伴呼吸困难:见于亚硝酸盐、苯胺、磺胺类、卫生球、非那西丁、氨基比林、安乃近等中毒。④皮肤干热:见于阿托品、曼陀罗、肉毒毒素中毒。⑤流涎、大汗淋漓:见于有机磷、毒蕈、毛果芸香碱、水杨酸盐、氨基比林、安乃近、保泰松中毒。⑥呼气和呕吐物有特殊气味:如有大蒜味见于有机磷、无机磷、砷、硒中毒;臭鸡蛋味见于硫化氢中毒;苦杏仁味见于氰化物中毒;挥发性气味见于汽油、酒精、松节油、酸类中毒。⑦呼吸抑制:见于安眠药、吗啡、一氧化碳、蛇毒中毒。⑧心律失常：见于洋地黄、夹竹桃、蟾蜍、锑剂、毒蕈、利血平、附子、乌头中毒。⑨瞳孔变化：瞳孔扩大见于颠茄类（阿托品、曼陀罗）、酒精、麻黄素中毒。瞳孔缩小见于鸦片类、毒扁豆碱、巴比妥类、水合氯醛、毛果芸香碱中毒。⑩肌肉震颤和抽动：见于有机磷、氯、汞、锰、烟草碱、异烟肼、异丙嗪、巴比妥类中毒，肌肉麻痹：见于肉毒毒素、河豚、蛇毒、汞、铅、钡中毒。

2. 化验检查

（1）采集标本作特异性检查：尿或呕吐物在黑暗处有荧光和血胆碱酯酶活性降低有助于有机磷中毒诊断。怀疑阿托品和曼陀罗中毒时，将患儿尿液滴入猫眼，如见到瞳孔扩大，基本上可以诊断。

（2）毒物鉴定：常采取的标本有呕吐物、胃内容物、血、尿、便等。

（三）治疗要点

要求及早诊断和及时治疗，诊断不明者先做急救处理，同时寻找致病毒物，一旦毒物明确，立即应用特效解毒剂。

1. 消除毒物和减少毒物吸收

（1）皮肤接触中毒：应立即脱去已被污染的衣物。皮肤或口鼻腔有毒物存在时，用清水冲洗。酸类中毒者，用小苏打或肥皂水等弱碱类溶液冲洗。碱类中毒用 3%～5% 醋酸溶液或食醋等弱酸类溶液冲洗。应反复冲洗至干净为止。

（2）吸入性中毒：应立即将患者撤离现场，吸入新鲜空气或氧气，保持呼吸道通畅。

（3）食入性中毒：应采用催吐、洗胃、导泻、洗肠等措施。

1）催吐：一般在毒物吞入 4～6h 以内可以催吐。适用于神志清楚的较大儿童，能合作者可口服 1:5 高锰酸钾溶液或温盐水，每次 100～200mL，然后用压舌板刺激小儿咽后壁，促使呕吐，婴幼儿可直接用手指刺激咽后壁催吐，反复多次，直至呕吐物不含毒物残渣为止。亦可用药物催吐，如口服吐根糖浆，可根据年龄大小每次 10～30mL 催吐。神志不清和腐蚀剂中毒者禁用催吐。

2）洗胃：适用于毒物吞入后 4～6h 以内。毒物不明时，可先用温开水洗胃。毒物明确者采用中和方法，吞入强酸毒物时可服弱碱类，如镁乳、氢氧化铝凝胶等；吞入强碱毒物时可服弱酸类，如食醋、果汁等。牛奶、豆浆和蛋清等也能对强酸和强碱中毒起中和作用，且能保护胃黏膜。吞入腐蚀性毒物时禁止洗胃。

3）导泻：中毒在 6h 以上时，毒物多已进入肠道，应服泻药，使毒物尽快排出。每次口服 50% 硫酸镁溶液 0.4～0.5mL/kg，或口服 10% 甘露醇溶液 50～100mL，可迅速引起渗透性腹泻。避免应用油类泻剂，因油类可增加某些脂溶性毒物（酚类、磷、碘）的吸收。

4）全肠灌洗：中毒已较久，毒物已存留在肠道内，此时应作高位清洁灌肠，用大量液体（小儿约用 1500～3000mL 温盐水或肥皂水），连续灌洗，直至洗出液变清为止，并记录出入量。

2. 促进毒物排泄

（1）利尿：可口服大量糖水、温盐水或静脉点滴 10% 葡萄糖注射液，必要时加用利尿剂以促进毒物排泄，注意保护肝、肾功能。

（2）碱化或酸化尿液：碱化尿液后可使弱酸如水杨酸和苯巴比妥清除率增加，降低尿 pH 使弱碱类排出，但临床上较少使用。碱化尿液常采用碳酸氢钠 1～2mmol/kg，静点 1～2h 查尿 pH，点滴速度以维持尿 pH7.5～8 为标准。用维生素 C1～2g 加于 500mL 溶液中静脉滴入也可获得酸性尿。

3.净化血液

(1)透析疗法:严重药物中毒有时需要透析治疗,可选择腹膜透析或血液透析(人工肾),能代替部分肾的功能,将血液中的有毒物质和身体代谢废物排出。

(2)血液灌流:将患儿血液经过体外循环,用吸附剂吸收毒物后再输回体内。

(3)换血疗法:当中毒不久,血液中毒物浓度极高时,可用换血疗法。但需血量极大,临床较少采用。

(4)血浆置换:能清除患者血浆蛋白结合的毒物。

4.高压氧的应用 在高压氧情况下,血中氧溶解度增高,氧分压增高,氧更容易进入组织细胞中,纠正组织缺氧。可用于一氧化碳、硫化氢、氰化物、氨等中毒。

5.特异性解毒剂 毒物明确时应迅速采用特效解毒剂治疗。如:亚硝酸盐中毒时应用亚甲蓝治疗,使高铁血红蛋白还原为正常血红蛋白;有机磷中毒时应用碘解磷定或氯解磷定治疗。毒物不明时,洗胃后可从胃管注入配置的解毒剂(含活性炭 2 份、氧化镁 1 份、鞣酸 1份),每次 1 茶匙,有吸附、沉淀和中和生物碱、甙类、重金属或酸类毒物的作用。

6.对症治疗

(1)镇静、止痛;

(2)抗休克,治疗循环衰竭;

(3)抢救呼吸衰竭;

(4)纠正脱水、酸中毒;

(5)防止继发感染。

(四)护理

1.常见护理诊断

(1)有生命体征改变的危险与毒物中毒有关。

(2)恐惧与病情危重,家长和(或)患儿对预后的担忧有关。

(3)知识缺乏家长缺乏预防中毒的有关知识。

2.护理措施

(1)观察病情:了解中毒途径、中毒时间,毒物的种类、性质、数量。观察呕吐、腹痛、腹泻、神志改变、惊厥等症状,皮肤表现,呼出气体、排泄物气味,生命体征的动态变化,以及抢救治疗的疗效等。

(2)急救处理:积极配合医生作好抢救工作。

(3)心理护理:及时向家长通报病情,增强其心理承受能力。

(4)健康教育:解释本病发病原因,宣传保护儿童、避免中毒的方法和措施。

二、有机磷中毒

有机磷中毒(organophosphorus poisoning),常见的是有机磷农药引起的。有机磷农药是常用的杀虫剂,对人体有一定的毒性,若由某种途径进入体内,极易发生中毒。儿童对有机磷毒性较成人敏感,急性中毒时病情迅速恶化,常危及生命。若抢救及时可转危为安。

(一)病因与中毒机制

有机磷农药有敌敌畏、敌百虫、1605(对硫磷)、1059(内吸磷)、4049、3911(甲拌磷)、乐果等,可由于误食、皮肤黏膜沾污和呼吸道吸入而引起中毒。其中毒机制主要是抑制胆碱酯酶活性,致使乙酰胆碱大量蓄积于体内,导致中枢神经系统和胆碱能神经过度兴奋,最后转为抑制和衰竭,从而出现一系列中毒症状。

（二）临床表现

有误服或接触有机磷农药史,如吃过喷洒过农药的瓜果和蔬菜,吃过被农药毒死的禽、畜肉等,或用敌敌畏滴在头发上灭虱,或母亲接触农药后未洗手即喂奶等。空腹误服时可在数分钟即出现症状,一般多在数十分钟后发病。误食量小、胃中有较多食物也可在几小时后发病。早期症状有头痛、头晕、恶心、呕吐、流涎、多汗、乏力、瞳孔轻度缩小,视物不清。较重者还表现面色苍白、大汗、肌肉颤动、轻度意识障碍、瞳孔中度缩小、气管分泌物增多、发热等。重度中毒时昏迷、惊厥、呼吸困难、发绀、肺水肿、四肢瘫痪、瞳孔为针尖样,最后因呼吸循环衰竭而死亡。呕吐物或呼气有特殊蒜臭味,敌敌畏、敌百虫等中毒时有特殊臭味。

化验检查:取呕吐物作有机磷检测。取血作胆碱酯酶活性测定,可见活性下降。

（三）治疗要点

1.尽快清除毒物

（1）口服中毒者应立即催吐、洗胃、导泻或洗肠。催吐、洗胃适用于毒物食入4~6h内,应用清水或生理盐水,不能用高锰酸钾溶液（可使毒物转变为毒性更大的对氧磷）或碳酸氢钠溶液（可使毒物转变为毒性增大10倍的敌敌畏）。要反复清洗,直至洗出液无有机磷药臭味为止。然后灌入硫酸镁导泻,不能用油剂导泻。如毒物已食入6h以上者,毒物已进入肠道,可服泻药使毒物尽快排出。中毒较久,毒物滞留肠内,需做洗肠,可用温生理盐水洗肠。

（2）皮肤接触者清洗干净,污染的衣物要除去。

（3）静脉输液增加尿量,必要时给予利尿剂,促进毒物排泄。

2.特效解毒药

（1）阿托品:是胆碱能神经抑制剂,能解除平滑肌痉挛,抑制支气管分泌,保持呼吸道通畅,防止发生肺水肿。剂量每次0.03~0.1mg/kg,静脉注射每15~30min/1次。危重病例首次治疗剂量可增大至0.2mg/kg,间隔时间可缩短至5~10min/1次。用药至出现面色潮红、瞳孔扩大、皮肤干燥后可逐渐延长间隔时间,减少每次用量,直至停药,一般用药3~7d。

（2）碘解磷定或氯解磷定:可恢复胆碱酯酶分解乙酰胆碱的能力,促使昏迷患儿苏醒,若与阿托品联用,可取得协同效果。剂量为每次15~30mg/kg,每2~3h静脉注射1次,开始时用全量,重复时用半量。无好转时可过半小时后重复。病情好转后可减量,改为静脉点滴,直至症状消失。

3.对症处理　保证呼吸道通畅,注意水和电解质平衡,循环衰竭、呼吸衰竭、脑水肿的预防和治疗。吸氧,保护肝、肾功能,防治感染。应用肾上腺皮质激素治疗和必要时适量输血。禁用吗啡或其他呼吸抑制剂。

（四）护理

1.常见护理诊断/问题

（1）潜在并发症:呼吸循环衰竭。

（2）恐惧:与病情危急有关。

（3）知识缺乏:患儿及家长缺乏对有机磷毒性的了解和预防有机磷中毒的知识。

2.护理措施

（1）严密观察病情:及时了解患儿病史,接触毒物方式、剂量、中毒时间,观察患儿的神志、呼吸和循环的情况,有无惊厥。

(2)立即开放静脉,吸氧,做好气管插管、气管切开和人工呼吸机的准备,必要时施行手术和机械通气。

(3)保呼吸道通畅,勤吸痰。

(4)健康教育:预防有机磷中毒的知识的宣教。①加强有机磷农药的管理,防止儿童接触和误服。②被有机磷农药污染的衣服和被褥必须用清水或肥皂水彻底漂洗干净后方可使用。③哺乳期妇女不得参加与有机磷接触的工作。若有接触,哺乳前必须彻底更换工作服,注意手和乳房用清水或肥皂水清洗。④禁止食用被有机磷毒死的鱼和家禽。

(王洁)

第四节　小儿惊厥的护理

惊厥(convulsion)是小儿时期常见的急症,是多种原因所致的暂时性脑功能障碍,是脑神经元异常放电的结果。临床以全身性或身体某一局部肌肉运动性抽搐为主要症状,是由骨骼肌不自主地强烈收缩而引起的。惊厥可以发生在许多疾病中,以 6 岁以下的儿童发病率最高,一年四季均可见到。

一、病因与发病机制

(一)病因

1.感染性疾病　感染性疾病引起的惊厥多伴有发热,起病多急骤,伴有明显的原发病症状。

(1)颅内感染:如流行性脑脊髓膜炎、化脓性脑膜炎、乙型脑炎以及病毒性脑膜炎、结核性脑膜炎、脑脓肿等疾病在病程中均可发生惊厥。

(2)颅外感染

1)热性惊厥(febrile convulsions,febrile seizures):在高热时在年幼儿常有可能引起惊厥,急性上呼吸道感染时尤为常见。发病机制可能与小儿大脑发育不够完善,弱的刺激也可在大脑引起强烈的兴奋与扩散,导致神经细胞异常放电而发生惊厥。

2)中毒性脑病:全身重症感染引起惊厥,如败血症、中毒性肺炎、中毒性痢疾时,由于感染中毒、过敏、缺氧而致脑部微循环发生障碍,使脑细胞缺氧、脑组织水肿,引起惊厥。

3)其他:如新生儿期严重感染(如:风疹综合征、弓形体病、巨细胞包涵体病)、新生儿破伤风等。

2.非感染性疾病　非感染性疾病引起的惊厥,多数情况不伴发热,故又称无热惊厥。此类惊厥常反复发作,无年龄限制,大多伴有智力落后,意识和运动功能障碍,肢体强直或痉挛等。

1)颅内疾病:常见的有新生儿颅内出血、新生儿窒息、脑血管疾病、脑发育异常,癫痫等。

2)颅外疾病:水和电解质紊乱,如低钙血症、低钠血症、低血糖等;维生素 B_1 或维生素 B_6 缺乏,心肺功能衰竭引起的脑缺血脑缺氧,如阿一斯综合征、溺水;药物及食物中毒;高血压脑病、尿毒症等。

(二)发病机制

惊厥的发病机制一般认为是由于各种刺激因子作用于中枢神经系统或脑的某一部位,致使神经元群发生过度反复异常放电,超过生理界限所致。限局性病变出现局部抽搐,扩散至大脑全部则出现全身性抽搐。惊厥还与血清 Ca^{2+} 水平下降使神经肌肉兴奋性增高,血清 Na^+ 水平降低,致脑水肿有关。当 Na^+ 超过一定浓度时,神经肌肉的兴奋性增高,亦易致惊厥。当维生素 B_6 缺乏时,影响 γ 氨基丁酸合成,神经兴奋性增强而发生惊厥。婴幼儿大脑皮质神经细胞分化不全,树突发育不全,轴索髓鞘发育不完善,当高热使神经系统处于高度兴奋状态时,脑细胞对外界刺激的敏感性增高,神经冲动容易泛化致高热惊厥;同时,高热时神经元代谢率增高、氧耗和葡萄糖分解增加,导致神经元功能紊乱,而致惊厥发生。

二、临床表现

惊厥发作时全身或局部肌群突发阵挛、松弛交替或强直性抽搐,局部发作以面部和拇指抽动为多见,常同时伴意识障碍。双眼常有凝视、斜视或上翻,瞳孔扩大。咽部肌肉抽搐可致口吐白沫、喉头痰鸣、窒息。呼吸肌抽搐可有屏气、发绀。可伴有大小便失禁。严重者舌咬伤,肌肉关节损害,跌倒摔伤等。每次发作可持续数秒、数分或更长时间,但大多在 5～10min 之内。发作后常有无力、嗜睡等。惊厥后可有暂时性麻痹,称为 Todd 麻痹。如惊厥时间超过 30min 或两次发作间歇期意识不能完全恢复称为惊厥持续状态,为惊厥的危重型。

热性惊厥是小儿惊厥最常见的原因,多由上呼吸道感染引起,约 1/3 有阳性家族史。根据发作特点和预后分为两型:

1. 简单型　其特点是:①多在 6 个月至 3 岁之间发病,有显著遗传倾向,发作前后小儿情况良好。②发作前均有发热,常为 38.5～40℃,多在发热初体温上升时发作。③以全身性发作为主,一般不超过 10min。④每次发热过程一般仅有 1 次惊厥。⑤发作前后,神经系统无异常。

2. 复杂型　发作形式可呈部分性,持续 15min 以上,一次发热可发作 2 次或更多次,发作前可有神经系统异常。多数热性惊厥患儿随年龄增长而停止发作,仅约 2%～7% 转变为癫痫,其危险因素是:①原有神经发育异常。②有癫痫家族史。③首次发作有复杂型热性惊厥的表现。有以上危险因素中的两条者转为癫痫的概率大。

有明显的原发疾病,如上呼吸道感染、支气管肺炎、中毒性痢疾、流行性腮腺炎、流行性乙型脑炎、佝偻病、先天性代谢病或水电解质紊乱、颅内出血、脑肿瘤、脑发育畸形等,可有原发病的表现。中枢神经系统感染者,神经系统检查可出现脑膜刺激征和病理反射。

三、辅助检查

根据患儿的临床表现,考虑不同的病因。可结合血液生化、脑电图、脑脊液、头颅 CT 等检查,可以明确诊断原发病。

四、治疗原则

治疗原则是迅速控制惊厥发作,防治脑水肿,寻找和治疗病因,预防惊厥复发。

1. 一般治疗　发作时,解开患儿衣领,将头歪向一侧,防止呕吐物或唾液吸入,痰多时吸痰,保持气道通畅。呼吸暂停时行人工呼吸吸氧以缓解缺氧。体温升高者给予降温,频繁抽搐者放置牙垫以防舌咬伤。建立静脉通道,维持循环功能。取血查血生化、血常规和血气分析,纠正代谢紊乱。

2.控制发作　控制惊厥发作可选用下列药物：

(1)地西泮(安定)：为首选药物。剂量每次 0.2～0.5mg/kg，最大婴儿不超过 3mg，幼儿不超过 5mg，年长儿不超过 10mg，以 1mg/min 速度静脉注入。一般 3～5min 起效，但维持时间短暂，必要时 30min 后重复给药一次。

(2)劳拉西泮：0.05mg/kg 静注，总量不超过 4mg。或国产氯硝西泮 0.01～0.06mg/kg 静注速度＜0.1mg/s。

(3)苯妥英钠：地西泮无效时选用。首次给予负荷量 15～20mg/kg 静脉注射，每分钟速度不超过 1mg/kg，12h 后给予维持量每日 5mg/kg，24h 给维持量 1 次。

(4)苯巴比妥：上述药物无效时可选用苯巴比妥静脉注射或肌注，首剂 10mg/kg，缓慢静脉注射，必要时 20～30min 后再给 10mg/kg，如惊厥得以控制，于初次给药后 12～24h 给予维持量，每日 5mg/kg，分 2～3 次口服。

(5)10％水合氯醛：每次 0.5mL/kg，最大不超过 10mL，口服、鼻饲或加等量生理盐水灌肠。

以上方法无效时还可采用副醛和硫喷妥钠等，但副作用较多，现在一般不使用。

(6)对原因不明的新生儿惊厥：可先静脉注射 25％葡萄糖 10～15mL，如为低血糖，则可终止发作；无效时给予 10％葡萄糖酸钙 2mL/kg，稀释后缓慢静脉注射，可终止低血钙引起的惊厥；仍无效时静脉注射维生素 B_6 50～100mg，如发作即刻停止，则为维生素 B_6 缺乏或依赖症。

3.预防和控制脑水肿发作　严重或反复惊厥者，常有脑水肿和颅内压增高，甚至脑疝，应限制液体入量及时给予甘露醇脱水处理。

4.病因治疗　在控制惊厥的同时，应尽快查明病因并进行治疗。高热者可用物理或药物降温，严重或反复惊厥者常有脑水肿存在，可给予静脉注射甘露醇。

5.预防复发　惊厥持续状态控制后，均应继续每日口服苯巴比妥 4～6mg/kg，以防惊厥复发。原有癫痫的患者，应按癫痫治疗。原无癫痫，惊厥发作是由于急性脑疾患引起者，可根据情况服用苯巴比妥数周至 2 年。由代谢紊乱引起者，主要是纠正代谢紊乱。对于有复发危险因素的热性惊厥患儿，于发热初起时，可用药物预防复发。

五、护理

(一)常见护理诊断/问题

1.急性意识障碍　与惊厥发作有关。

2.有窒息的危险　与惊厥时意识不清，可发生误吸有关。

3.有受伤的危险　与惊厥发生时意识障碍，可能跌伤或咬伤有关。

4.体温过高　与感染和(或)惊厥持续状态有关。

(二)护理措施

1.病情观察

(1)观察惊厥类型：①全身发作：有两种表现，一种是阵挛性抽搐，表现为躯干四肢对称性抽动，双眼球上斜固定，另一种表现为全身肌张力增高，四肢伸直、头后仰、足跖曲甚至角弓反张。多伴有呼吸暂停、发绀、意识丧失。②局限性抽搐:表现为一侧眼轮匝肌、面肌或口轮匝肌抽动,或一侧肢体,或指、趾抽动,也伴有呼吸不规则或暂停,这是呼吸肌抽搐所致。此种抽搐多见于新生儿和小婴儿。持续时间多较长,易有反复发作。

(2)观察生命体征:要随时观察体温、脉搏、呼吸、血压。

(3)观察伴随症状:观察神志情况,尤其要注意惊厥缓解后神志恢复情况。也要观察有无呕吐、皮疹、口腔的特殊气味等。

2.做好抢救工作　护士应做好抢救器械和药物的准备,配合医生紧张而有序地进行抢救。病室内应保持安静,光线不可过强,夏季应凉爽。

3.惊厥发作时护理　护士可立即给患儿针刺或指掐人中、合谷、百会、涌泉等穴,并遵医嘱给镇静剂。

4.饮食　宜清淡,高热时宜流质或半流质素食,热退后宜给予易消化食物。

5.保持呼吸道通畅　发作时立即松解患儿衣服,取侧卧位。清除口腔鼻咽部分泌物,以保持呼吸道通畅,防止吸入窒息。在上、下齿列之间放置牙垫,防止咬伤舌头,但在牙关紧闭时,不必强力撬开,以免损伤牙齿。

6.吸氧　必要时给氧气吸入。要准备好开口器和气管插管用具。

7.药物治疗的护理　止惊药物多有抑制呼吸作用,故用药期间须监测生命体征。苯妥英钠静脉注射时需监测心电图,注意心律和血压。副醛、硫喷妥钠麻醉期间需监测生命体征,由于易致呼吸抑制,需做好气管插管准备。如使用副醛,不宜用塑料注射器(一次性注射器),因可发生反应,产生有毒物质。

8.对症处理　伴高热者作物理降温或药物降温。

9.注意患儿安全　要有专人守护,病床要加护栏,防止发生跌伤等意外事故。

(王洁)

第五节　急性颅内压增高征的护理

急性颅内压增高征(acute intracranial hypertension),简称颅内高压征,是指由于各种病因引起颅内容物(脑实质和液体)体积和重量增多所致颅内压力急剧增高而出现严重临床表现的一种综合征,重者可导致神经系统后遗症,甚至危及生命。

一、病因与发病机制

正常情况下,颅内脑实质、脑脊液和脑血流量保持相对恒定,使颅内压维持在正常范围。当其中任何一种的容积在一定范围内增加时,其余内容物容积则相应减少,以维持颅内压相对稳定。当其容积增加超过代偿范围时,则导致颅内压增高。

颅内高压的原因包括:

1.脑水肿　①感染、中毒、缺氧和外伤等多种因素可使血管通透性增加或脑细胞内能量代谢障碍、钠泵失常而导致细胞内、外液量增多。②各种原因引起的细胞外液渗透压降低,也可致水分向脑细胞内转移,这些可造成脑水肿、脑组织体积增大和颅内压升高。③呼吸衰竭、窒息、一氧化碳中毒、溺水、休克和癫痫持续状态等可导致严重脑缺氧,引起脑水肿。

2.脑脊液循环障碍　脑脊液循环障碍致脑积水、脑脊液量增加、严重高血压、$PaCO_2$ 升高致脑血管扩张而使脑血流量增加,这些均使颅内压增高。

3.颅内占位病变　如脑肿瘤如神经胶质瘤、颅咽管瘤等;脑血管疾病和脑血管畸形引起脑栓塞和脑血栓等;外伤引起的硬膜下或硬膜外血肿等,可使颅内容物体积增加,致颅内高压。

4.其他　多原因所致的脑病如中毒性脑病、高血压脑病,脑积水、颅缝早闭等都可致颅内高压。

颅内高压影响脑血液供给和脑代谢,加重脑水肿,而使颅内压进一步升高,形成恶性循环,最终导致脑功能衰竭。严重颅内高压时,可压迫部分脑组织嵌入孔隙而形成脑疝。常见的有小脑幕切迹疝和枕骨大孔疝。

二、临床表现

1.症状和体征　与颅内压增高的速度和程度、年龄、有无占位病变和部位均有密切关系。主要表现如下:

(1)头痛:为剧烈头痛,晨起尤甚,当咳嗽、喷嚏、改变头位时加重。婴幼儿由于前囟未闭,头痛不如儿童明显,常表现为烦躁不安。新生儿则常表现为睁眼不眠和脑性尖叫。

(2)呕吐:常为喷射性,多不伴恶心。后颅窝肿瘤时呕吐更严重。

(3)双侧视神经乳头水肿:是颅内高压的重要标志之一,但在婴儿期因前囟和颅缝未闭代偿,视乳头水肿少见。

(4)意识障碍:当中脑和网状结构受累时出现淡漠、嗜睡、昏睡和昏迷等意识障碍。

(5)惊厥和四肢张力增高:大脑皮质受刺激时出现惊厥发作。脑干网状结构、大脑皮质受压时可有肌张力增高。

(6)生命体征变化:延髓受累时表现为血压增高、脉搏减慢、呼吸节律不整或暂停而致中枢性呼吸衰竭。下丘脑体温调节中枢受累时可致高热。

(7)眼部体征:除视神经乳头水肿外,眼底检查还可发现小动脉痉挛和静脉扩张。部分病例可见复视。眼球突出、球结膜充血水肿、眼睑下垂、落日眼和视野缺损。瞳孔改变有重要意义,可忽大忽小、形状不规则或两侧大小不等。

(8)头部体征:可见前囟隆起和张力高、颅缝分离、头围增大、头皮浅表静脉怒张、破壶音阳性等。

(9)脑疝表现:颅内高压严重伴呼吸节律异常和瞳孔大小不等时,应立即考虑脑疝的可能。常见脑疝有两种:

1)小脑幕切迹疝:见于小脑幕上病变所致颅内高压,病变侧颞叶海马回疝入小脑幕切迹,而致中脑受压(图11-1)。除原有颅内高压症状外,尚有:①两侧瞳孔大小不等,表现为患侧瞳孔先缩小或忽大忽小,继而扩大。对光反射减弱或消失,病侧眼睑下垂,眼外斜、凝视或固定。②意识障碍加深,常为深昏迷。③单侧或双侧肢体瘫痪。④延髓受压时出现中枢性呼吸衰竭的症状。

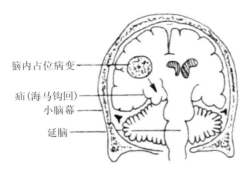

图 11—1 小脑切迹疝

2)枕骨大孔疝:多见于后颅窝病变,为小脑扁桃体疝入枕骨大孔压迫延髓生命中枢(图11—2)。表现为:①颈项强直和头后仰。②四肢强直性抽搐。③两侧瞳孔呈对称性缩小,继而扩大,对光反应消失,瞳孔和眼球固定。④昏迷程度加深。⑤呼吸节律不整,甚至呼吸停止。⑥心率先快后慢,直至心跳停止。

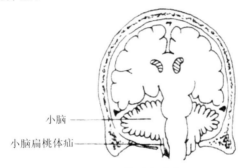

图 11—2 枕骨大孔疝

三、辅助检查

可选择性地进行脑超声波检查、CT 和磁共振、颅骨透照、头颅 X 线检查、硬膜下穿刺、放射性同位素脑扫描等检查。

颅内压测定是确诊颅内高压的重要手段,可行腰穿测压,但腰穿要慎重,必须做腰穿时,术前可先静脉注射甘露醇,术中控制脑脊液滴速和量,禁做奎氏试验以免发生脑疝。正常颅内压:新生儿 30~80mmH$_2$O(0.29~0.78kPa),儿童 70~200mmH$_2$O(0.69~1.96kPa)。小儿侧卧位在安静状态下测脑脊液压力≥200mmH$_2$O 即为颅内高压,严重颅内压增高时常可引起脑疝。

四、治疗原则

1.降低颅内压

(1)脱水疗法:常选用渗透性利尿剂甘露醇和强力利尿剂呋塞米。①20%甘露醇:一般剂量为每次 0.5~1g/kg,4~8h/1 次,发生脑疝时可加大至每次 2g/kg,2~4h/1 次,静脉注射或快速静脉点滴。用药后 10min 开始起效,30~90min 达最大效果,可维持 3~8h。心肾功能障碍和颅内出血者慎用。②呋塞米:剂量为每次 1~2mg/kg,静脉注射或快速静脉滴注,必要时 8~12h 给药 1 次。静注后 2~5min 开始利尿,维持 2~3h。

（2）侧脑室引流：是降低颅内压的有效措施，可采用控制性引流。速度为 2～3 滴/分，根据病情需要可持续 1～2d 甚至 1 周。

（3）控制性过度通气：用人工呼吸机增加通气量，降低 $PaCO_2$，可使脑血管收缩，脑血流量下降而减低颅内压，是对进展迅速的颅内高压的有效抢救措施。

（4）肾上腺皮质激素：常用地塞米松，每次 0.2～0.5mg/kg，每 6h/1 次，用药后 6～8h 起效，4～5d 达最大效果，可维持 6～9d。

（5）低温亚冬眠疗法：体温每下降 1℃，颅内压可下降 5.5%。用氯丙嗪，每次 1～2mg/kg，并辅以物理降温，在大血管走行部位如在头部、腋下、腹股沟等处放置冰袋，使体温降到 35℃ 左右。

2.液体疗法　液体入量既要防止脑水肿加重，又要避免电解质紊乱。最好保持患儿在轻度脱水状态。注意纠正水电解质紊乱。

3.防治呼吸衰竭　常出现中枢性呼吸衰竭，应积极抢救。

4.病因治疗　降低颅内压的同时要积极寻找原发病，并针对原发病进行有效的治疗。

五、护理

（一）常见护理诊断/问题

1.疼痛　头痛与颅内压增高有关。

2.有意识障碍的危险　与颅内压增高有关。

3.有窒息的危险　与意识障碍及呕吐有关。

4.有皮肤黏膜完整性受损的危险　与意识障碍，局部组织受压有关。

5.潜在并发症　脑疝。

（二）护理措施

1.安静卧床、头部抬高 30°，有利于颅内血液回流。有脑疝前驱症状时应平卧或头略低位。保持绝对安静，避免剧烈咳嗽，不要突然快速扳动患儿头颈。

2.对昏迷患儿要用油纱布覆盖眼球和定时上眼药以防止暴露性角膜炎，定时翻身、按摩骨突起部位、注意皮肤清洁、重压部位可放置气垫预防褥疮。注意耳、鼻、口腔的护理，防止中耳炎、口腔炎、吸入性肺炎等并发症。

3.密切观察病情　观察神志、体温、呼吸、瞳孔改变、神经系统体征变化，以便及时发现病情变化。应监测血气、电解质等，以避免体温过高、缺氧、二氧化碳潴留、酸中毒等使脑水肿加重的因素。

4.降颅压治疗的护理

（1）脱水疗法：应用呋塞米应注意有无水电解质紊乱。使用甘露醇要注意气温低时先要加温使结晶溶解；注射时应在 15～30min 内快速静脉滴入或推注，速度太慢影响疗效；注射时一定要避免药液漏出血管外，以免引起组织坏死。

（2）激素：注意副作用。

（3）侧脑室引流：注意严密监测引流速度。

（4）控制性过度通气：治疗过程中维持 $PaCO_2$ 在 25～30mmHg（3.33～4.0kPa）、PaO_2 在 90～150mmHg（12～20kPa）为宜。应每 4h 测血气 1 次，并依此调整呼吸机参数。

（5）低温亚冬眠疗法：注意在物理降温前，先给予冬眠药，以免冷敷时出现寒战，反而引起体温上升。

（王洁）

第六节　急性呼吸衰竭的护理

急性呼吸衰竭（acute respiratory failure，ARF）是小儿时期的常见急症之一。由于各种原因使呼吸中枢和（或）呼吸器官发生病变而引起呼吸功能［通气和（或）换气］严重障碍，出现缺氧（低氧血症）、二氧化碳潴留（高碳酸血症）和呼吸性酸中毒。血气分析 $PaO_2 \leqslant 50mmHg$（6.67kPa），和（或）$PaCO_2 \geqslant 50mmHg$（6.67kPa）者称为呼吸衰竭。

一、病因与发病机制

（一）病因

引起急性呼吸衰竭的原因很多，根据原发病变的部位可分为如下两类：

1. 肺衰竭（lung failure）　又称周围性呼吸衰竭，由于肺实质病变所致，首先出现低氧血症，$PaCO_2$ 正常，继而由于气道阻塞或中枢衰竭而出现高碳酸血症。常见的疾病有：

（1）上呼吸道感染：如急性喉炎、喉头水肿。

（2）下呼吸道感染：如呼吸窘迫综合征、细支气管炎、肺炎、哮喘、肺气肿、肺不张等。

（3）其他：声带麻痹、喉部异物梗阻、支气管异物、肺囊性纤维病等。

2. 泵衰竭（pump failure）　即中枢性呼吸衰竭，是由于呼吸中枢病变、呼吸肌疲劳或麻痹、胸廓或胸壁病变引起。表现为 $PaCO_2$ 升高，继而出现低氧血症。常见的疾病有：

（1）中枢神经系统感染或损伤：如脑炎、脑膜炎、脊髓灰质炎（延髓型）、中毒性脑病、颅脑损伤和脑血管疾病等。

（2）脑水肿：如颅内占位性病变。

（3）中毒：如吗啡或巴比妥药物中毒、重度酸中毒、一氧化碳中毒等。

（4）其他：如吉兰·巴雷综合征、脊髓灰质炎伴呼吸肌麻痹、重症肌无力、脓胸和气胸、胸部创伤等。

（二）发病机制

呼吸衰竭的基本病理生理变化为低氧血症和高碳酸血症，并由此引起机体代谢紊乱和重要脏器功能障碍。

1. 低氧血症和高碳酸血症

（1）通气障碍：造成通气障碍的机制：①中枢病变致呼吸动力减弱。②死腔通气量增加。③胸廓和肺扩张受限。④气道阻力增加。由于通气障碍使肺泡有效通气量减少，二氧化碳排出受阻，肺泡气氧分压降低，故特征为低氧血症和高碳酸血症，此时低氧血症较易被吸氧纠正。

（2）换气障碍：病理变化：①通气/血流比率失调。②弥散障碍。③肺内动静脉分流；由于二氧化碳的弥散能力明显高于氧的弥散能力，二氧化碳的排出不受阻，故其特征为低氧血症，二氧化碳分压正常或稍低，且低氧血症多不易被吸氧纠正。

2. 低氧血症和高碳酸血症对机体的影响

（1）低氧血症：严重缺氧时：①糖无氧酵解而乳酸堆积，引起代谢性酸中毒；能量供给锐减

— 347 —

而钠泵失灵,使 Na^+ 和 H^+ 进入细胞内而 K^+ 移向细胞外,加重电解质和酸碱平衡紊乱。②早期心率增快、心输出量增加,血压升高。严重时心肌收缩力减弱,心律不齐,心搏出量减少,肺动脉压增高,可致右心衰竭。③由于 Na^+ 和水向细胞内转移,可出现脑水肿、颅内高压和脑功能障碍。④肾动脉收缩,肾缺血而发生肾功能障碍,甚至肾衰竭。⑤肝细胞功能障碍,严重者肝小叶中心坏死,还可造成胃肠道黏膜损害、消化道出血。

(2)高碳酸血症:对机体影响:①直接抑制大脑皮质,当 $PaCO_2 > 80mmHg(10.64kPa)$ 时可致二氧化碳麻醉。$PaCO_2$ 升高还可使脑血管扩张和脑血流量增加而致颅内高压。②$PaCO_2$ 轻度升高可兴奋呼吸中枢而使呼吸增快,但当 $PaCO_2 > 80mmHg(10.64kPa)$ 时反而抑制呼吸。③$PaCO_2$ 轻度增高可使心率、心排出量和血压升高;但在 $PaCO_2$ 严重升高时则心率、心排出量和血压均下降并可出现心律不齐。

二、临床表现

除原发病的表现外,主要是低氧血症和二氧化碳潴留引起的脏器功能紊乱。

(一)呼吸系统症状

1. 中枢性呼吸衰竭 主要表现为呼吸节律和频率的改变,呼吸快慢、深浅不均,出现各种异常呼吸,如潮式呼吸、比奥呼吸、双吸气和下颌式呼吸,最后呼吸停止。

2. 周围性呼吸衰竭 主要表现为呼吸困难、发绀,但呼吸节律整齐,严重时呼吸由浅快变为缓慢,可出现点头样呼吸,最后呼吸停止。

(二)低氧血症和高碳酸血症的表现

低氧血症:可表现为:①发绀:表现为口周、口唇和甲床等处明显,此时 $PaO_2 < 45 \sim 50mmHg(6.0 \sim 6.7kPa)$、氧饱和度$(SaO_2)$低于 80%。②神经系统:早期烦躁不安、易激惹,严重时神志模糊、嗜睡、昏迷,可有惊厥发作,颅内压增高甚至出现脑疝。③循环系统:先心率增快、血压增高,严重时心音低钝、心率减慢和心律失常,并可导致右心衰竭。④肾功能障碍:早期尿中可有蛋白、管型、红细胞等,严重时可出现少尿、无尿、血尿素氮和肌酐增高,甚至肾衰竭。⑤消化系统:可有恶心、纳差等胃肠道表现,也可出现消化道出血和转氨酶增高等肝功能损害表现。

高碳酸血症:随着 $PaCO_2$ 升高,可有头痛、烦躁、多汗、呼吸和心率增快,进而出现嗜睡、昏迷、颅内压增高、心率减慢、血压降低,因毛细血管扩张可有皮肤潮红、四肢湿、唇红、眼结膜充血和水肿。

三、辅助检查

根据动脉血血气分析作出诊断,$PaO_2 < 60mmHg(8.0kPa)$、$PaCO_2 > 45mmHg(6.0kPa)$,$SaO_2 < 0.91$ 为呼吸功能不全;$PaO_2 \leqslant 50mmHg(6.67kPa)$,$PaCO_2 \geqslant 50mmHg(6.67kPa)$,$SaO_2 \leqslant 0.85$ 为呼吸衰竭。

按血气分析结果,急性呼吸衰竭可分为下列两型:

Ⅰ型:即低氧血症呼吸衰竭,$PaO_2 \leqslant 50mmHg(6.67kPa)$,$PaCO_2$ 正常。常见于呼吸衰竭早期或轻症。

Ⅱ型:即高碳血症型呼吸衰竭,$PaO_2 \leqslant 50mmHg(6.67kPa)$,$PaCO_2 \geqslant 50mmHg(6.67kPa)$。常见于呼吸衰竭的晚期和重症。

四、治疗原则

治疗原则是改善呼吸道功能,提高 PaO_2 和降低 $PaCO_2$,及时进行辅助呼吸,维持重要脏器功能,纠正电解质和酸碱平衡紊乱,以及治疗原发病和诱发因素。

1.改善呼吸功能

(1)加强气道管理:包括:①气道湿化。②支气管扩张剂和地塞米松等的使用。③协助排痰。

(2)给氧。

(3)呼吸兴奋剂应用:适用于呼吸道通畅而呼吸不规则或浅表者。

(4)机械通气:详见护理措施。

2.维持脑、心、肾功能。

3.纠正水电解质和酸碱平衡紊乱,供给足够热量和液量。

4.病因治疗　对其原发病和诱因进行有效的治疗。

五、护理

(一)常见护理诊断/问题

1.气体交换受损　与呼吸中枢或呼吸器官病变有关。

2.清理呼吸道无效　与呼吸道分泌物增多和黏稠积聚有关。

3.有感染的危险　与机体免疫力下降和(或)长期使用呼吸机有关。

4.有皮肤完整性受损的危险　与长期卧床有关。

5.营养失调　低于机体需要量与摄入不足有关。

6.恐惧　与病情危重有关。

(二)护理措施

1.保持呼吸道通畅

(1)协助排痰:鼓励清醒患儿用力咳痰,帮助患儿每 2h 翻身 1 次,轻拍胸背部以促进排痰,边拍背边鼓励患儿咳嗽,使痰易于排出。

(2)湿化呼吸道和吸痰:可用 40℃左右加温湿化器,亦可用超声雾化器,湿化呼吸道,每次 15～20min,缓解支气管痉挛和气道黏膜水肿,有利于痰液排出。气管插管或气管切开者可用生理盐水每次 3～5mL 气道滴入。无力咳嗽、昏迷、气管插管或气管切开的患儿,定时给予吸痰,用导管吸除鼻咽和口腔的分泌物,气管切开或气管插管者应每小时吸痰 1 次。吸痰前充分吸氧,吸痰时注意无菌操作,取仰卧位,动作需轻柔,负压不宜过大,吸痰时间不宜过长,以防继发感染和损伤气道黏膜。

(3)解除支气管痉挛和水肿:可在雾化液中加入支气管扩张剂(如舒喘灵)消炎药和地塞米松等。

2.保证呼吸和大脑功能

(1)合理给氧:给氧的目的是提高血氧分压和氧饱和度,解除严重缺氧对机体的威胁。应低流量持续吸氧,以维持 PaO_2 在 65～85mmHg(8.67～11.33kPa)为宜。吸入氧浓度,中度缺氧为 30%～40%,严重缺氧为 50%～60%,如吸入 60%氧仍不能改善缺氧时可用纯氧,但应注意吸入纯氧时间不宜超过 6h,以免氧中毒。

（2）吸氧的方法：可选用鼻导管、面罩和头罩等。鼻导管吸氧时氧浓度与氧流量的关系大致为：吸入氧浓度（％）＝氧流量（L/分钟）×4＋21。开放式面罩吸氧时婴幼儿氧流量为2～4L/分钟、新生儿为1～2L/分钟，氧浓度可达45％～60％。头罩吸氧流量7L/分钟时氧浓度可达50％～60％。

3. 应用呼吸机时的护理要点

（1）机械通气的指征：①经综合治疗后病情加重。②急性呼吸道衰竭，$PaCO_2 > 60mmHg$（8.0kPa），pH<7.3，经治疗无效。③吸入纯氧时 $PaO_2 < 50mmHg$（65kPa）。④呼吸骤停或即将停止。⑤新生儿呼吸暂停>20s，经内科治疗仍反复发作。但在肺大泡、张力性气胸以及支气管异物取出之前禁用或慎用。

（2）气管插管和气管切开：①气管插管：有经鼻和经口两种途径，首选经鼻插管，插管时间可持续1周或更长，而经口插管时，时间不宜超过48h。所用气管插管内径可按下列公式估计：导管内径（mm）＝年龄/4＋4。早产儿和足月新生儿所用内径分别为2.5～3mm和3～3.5mm。导管插入深度（经鼻插管）＝0.21×身长（cm）。②气管切开：如呼吸道有大量黏稠分泌物经气管插管后清除不满意者，以及估计需用呼吸机超过7d者应行气管切开。

（3）呼吸机选择：根据患儿需要可选择下列呼吸机：①定压型：此型适用于无明显气道阻力增加或顺应性下降的呼吸道疾病患儿。②定容型：适用于无自主呼吸、肺顺应性降低和气道阻力增加的患儿。③定时型：装有电子控制器的定压型呼吸器，多有时间转换装置，此型最适用于小婴儿。

（4）通气方式的选择：①间歇正压通气（intermittent positive pressure ventilation，IPPV）：吸气时呼吸机给以正压，呼气时借助胸部弹性回缩将气体排出，能提高有效通气量，促进 CO_2 排出，提高平均气道压，改善氧合，使血氧分压提高。适用于复苏、呼吸肌麻痹等伴有 CO_2 潴留的呼吸衰竭。②呼气末正压（positive end expiratory pressure，PEEP）：使呼气末保持一定正压，防止肺泡萎陷，提高功能残气量和改善肺顺应性。适用于新生儿透明膜病等，常和IPPV等联合使用。③持续气道正压（continuous positive airway pressure，CPAP）：使整个呼吸周期保持正压，能增加呼气时的肺容量，防止肺泡萎陷，提高功能残气量，改善肺顺应性。适用于有自主呼吸的患儿，而且无需插管，可采用面罩、鼻塞和鼻咽导管。④间歇指令通气（intermittent mandatory ventilation，IMV）：用于停用呼吸机之前的过渡阶段。

（5）呼吸肌参数的调整：①呼吸频率新生儿35～40次/分、婴幼儿25～35次/分、年长儿15～25次/分。②吸与呼之时间比在限制性通气障碍时为1:1～1:1.5，气道阻力增高时为1:2～1:3。③定容呼吸机潮气量为10～15mL/kg，每分通气量＝潮气量×呼吸频率。④定压型呼吸机吸气峰压肺部无病变是10～20cmH_2O，中、重度肺病变时可达到25～30cmH_2O或更高。⑤呼气末正压一般肺病变为3～5cmH_2O，以后根据血气分析结果和患儿的反应进行调节。

（6）停用呼吸机指征：①原发病已基本治愈或控制。②呼吸系统功能已稳定，能够维持气道通畅和保证有效通气。③循环和中枢神经功能稳定。④吸入氧气浓度<40％时，$PaO_2 > 50$～60mmHg（6.65～8kPa）。⑤在IMV等辅助通气条件下，能以较低的通气条件维持血气正常。

（7）使用呼吸机时护理注意事项：①应有专人监护：使用过程中经常检查呼吸机各项参数是否与要求符合，注意胸部起伏，患儿面色和周围循环状况，注意防止脱管、堵管和可能发生气胸等情况;若患儿有自主呼吸,应观察是否与呼吸机同步,否则应设法调整。②防止继发感染:每日更换加温湿化器滤纸,雾化液要新鲜配置以防污染。同时认真做好口腔和鼻腔的护理。③撤离呼吸机的准备:对长期使用呼吸机的患儿,虽进入恢复期,但由于辅助呼吸较自主呼吸省力而有依赖心理,应耐心做好解释工作,从而根据病情逐步撤离呼吸机,即先于白天间歇撤离,若自主呼吸良好,逐渐安全撤离,同时帮助患儿进行呼吸肌锻炼。④做好呼吸机的消毒和保管:呼吸机管道、呼吸活瓣、雾化罐和各种零件用新洁尔灭溶液浸泡消毒后清水冲洗洁净,晾干后用环氧乙烷消毒。对于特殊细菌感染者,如铜绿假单胞杆菌等,管道应专用。长期使用呼吸机者,管道应每周消毒1次,治疗停止后应及财消毒备用。⑤呼吸机应有专人负责管理,建立使用登记本,并应注意防高温、防寒、防尘和防震。

4.注意营养的补充　危重患儿可通过鼻饲管法供给营养,选择具有高热量、高蛋白、易消化、少刺激和富含维生素的饮食,以防产生负氮平衡。

5.药物治疗的护理　按医嘱用洋地黄类药、血管活性药等维持心血管功能。积极处理肾衰竭,维持肾功能。控制脑水肿,降低颅内高压。纠正水电解质和酸碱平衡紊乱,供给足够热量和液量。对其原发病和诱因进行有效的治疗。

呼吸道通畅而呼吸不规则或浅表者,必要时按医嘱使用呼吸兴奋剂如尼克刹米、洛贝林等。注意下列情况不宜使用:①呼吸道梗阻或分泌物潴留者。②严重广泛肺部病变或神经肌肉疾病者。③心跳骤停时中枢神经系统严重缺氧状态下。④哮喘者由于长期呼吸困难致呼吸肌疲劳时。⑤低氧血症型呼吸衰竭。

(王洁)

第七节　心跳呼吸骤停的护理

心跳呼吸骤停(cardiopulmonary arrest,CPA)为儿科最严重的危重急症,表现为呼吸、心跳停止,意识丧失或抽搐,脉搏消失,血压测不出。心电图示心动极缓—停搏型或心室纤颤,后者较少。此时患儿面临死亡,需及时抢救,进行心肺复苏(cardiopulmonary resuscitation,CPR)。目前因对存活者生活质量的认识和技术的提高,更强调复苏中脑功能的恢复,故有人认为应称为心肺脑复苏(cardiopulmonary cerebral resuscitation,CPCR)。

一、病因与发病机制

(一)病因

1.呼吸道梗阻、窒息　包括上呼吸道和下呼吸道的梗阻,各种原因所致的新生儿窒息、被窝闷室、异物或乳汁呛入气管和痰液堵塞,喉炎、过敏、喉痉挛;重症肺炎、新生儿肺透明膜病、新生儿胎粪吸入综合征等,引起呼吸道梗阻、窒息。

2.感染　败血症、感染性休克、颅内感染等。

3.心脏病　病毒性心肌炎、心肌病、先天性心脏病、严重心律失常、完全性房室传导阻滞和急性心包压塞等。

4.药物中毒和过敏　洋地黄、奎尼丁、锑剂等过量中毒、血清反应、青霉素过敏等。

5.水、电解质和酸碱平衡紊乱　血钾过高或过低、严重酸中毒、低钙喉痉挛,严重脱水和酸中毒等。

6.意外事件　电击、溺水、严重创伤大出血,药物、食物及有害气体中毒等。

7.医源性因素　心导管检查、心血管造影术、先天性心脏病手术过程中由于机械性刺激、迷走神经过度兴奋引起心脏骤停,麻醉意外等。

(二)病理生理

心搏一旦停止,血流带氧的作用随即终止,呼吸停止即产生缺氧和二氧化碳潴留,可导致一系列病理生理的改变。复苏重建血液灌注,又会发生缺血后再灌注损伤。

1.缺氧和二氧化碳潴留　CPA使机体严重缺氧,无氧代谢致代谢性酸中毒,同时二氧化碳潴留和呼吸性酸中毒。能量供给锐减和细胞内钾离子释放,抑制心肌收缩力和传导,促发心室纤颤而停搏。心肌缺血3～10min,ATP减少50%以上,心肌即失去复苏的可能。脑对缺氧更敏感,供氧停止10～20s内就会出现惊厥、意识丧失,脑血管扩张,通透性增强,出现脑水肿。常温下心跳呼吸停止4～6min大脑即存在不可逆损害。无氧代谢产生大量酸性产物,使pH下降,影响各种酶的活性,加重细胞功能紊乱,最终死亡。

2.缺血后再灌注损伤及氧自由基损伤　心脏复跳早期脑血流量增多,使脑水肿和颅内压进一步加重,压迫脑血管床,降低脑灌注压。再灌注后细胞内钙离子超载和氧自由基增多,进一步损害脑细胞,导致细胞水肿、死亡。

二、临床表现

(一)临床症状体征

1.意识突然丧失,可有一过性抽搐。

2.大动脉(颈动脉、股动脉)搏动消失,血压测不出。

3.心音消失或心动严重过缓。

4.呼吸停止或严重呼吸困难(表浅、缓慢、倒气)。

以上四条为诊断主要条件,此外瞳孔散大、发绀为参考依据。

(二)辅助检查

1.心电图表现

(1)呈等电位表现。

(2)严重心律失常:无脉性室性心动过速、心室纤颤。

(3)电机械分离:心脏机械活动消失,但仍有电活动。

2.心电检查也只作参考依据。

三、治疗原则

心肺复苏(Cardiopulmonary Resuscitation,CPR)的步骤

(一)基础生命支持(basic life support,BLS)

美国心脏协会(AHA)经过与29个国家的356名复苏专家通过讨论会、在线或网上研讨会对大量的复苏研究与文献进行了分析探讨分析,达成致意见形成《2010年心肺复苏与心血管急救指南》,已为世界各国大型医疗机构广泛应用,此指南与《2005年心肺复苏与心血管急救指南》比较,有了一些变化。

心肺复苏CPR程序改为C—A—B,而非A—B—C(除新生儿外,新生儿多为窒息引起,故仍为A—B—C)。

施救者发现患儿倒下后,可立即用 5～10s 时间确定患儿有无反应和呼吸,可轻拍患儿双肩,并大声说话"你怎么了?",对婴儿可拍其足底。如没有自主呼吸,或呼吸不正常,须大声呼救,并启动紧急反应系统,获得自动体外除颤仪(automatic external defibrillator,AED),准备开始 CPR。

1. C(circulation)维持循环　确定呼吸停止的无意识患者时,立即开始胸外按压。将患儿平卧于硬板上,抢救者以手掌根部压心前区胸骨处。胸外按压时按压部位新生儿和婴儿心脏位置较高,应在胸骨 1/2 处按压(双侧乳头连线与胸骨交界处);儿童则在胸骨下 1/2 处按压,但不要压在剑突上,每次按压后允许胸廓回复(图 11-3)。①双手环抱按压法:对新生儿和较小婴儿可用双手环抱患儿胸部,两手掌和每边四个手指托住两侧背部,双大拇指与其余 4 指同时相对按压(图 11-4)。②用两指按压法:适用于婴儿,即用一手托住患儿背部,另一手示指和中指进行按压胸骨中、下 1/3(图 11-5)。③单掌按压法:对年幼儿可用一手固定患儿头部,另一手掌部置于胸骨下段,掌根的长轴与胸骨长轴一致进行按压(图 11-6)。④对 8 岁以上的儿童按压方法同成人,施救者可用双手重叠按压胸骨下段(图 11-7)。快速按压(每分钟≥100 次的速率,保证胸廓充分回弹和胸外按压间歇最短化。按压通气比:单人操作 30:2;双人操作 15:2。深度达到胸廓前后径 1/3(婴儿约 4cm,儿童约 5cm)。

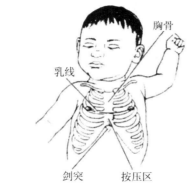

图 11-3　胸外按压的位置

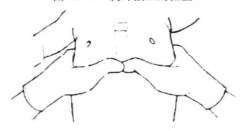

图 11-4　拇指胸外按压图

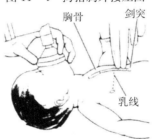

图 11-5　双指胸外按压

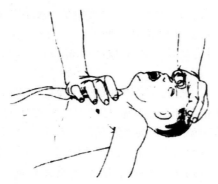

图 11-6　对于 1~8 岁的儿童进行心脏按压

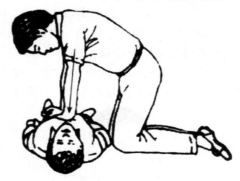

图 11-7　双掌按压法

2. A(airway)保持气道通畅　在进行人工呼吸前,患者仰卧位肩背部稍垫高使头颈伸展,伸直气管,用托下颌法或仰头抬颏法避免舌根后坠,迅速清除口、咽腔和气管内分泌物或异物后立即做人工呼吸。

3. B(breathing)人工呼吸　气道畅通后立即做人工呼吸,可根据情况采用下列两法:①口对口人工呼吸:术者一手将下颌向前上方托起,另一手捏住其鼻孔,深呼吸后对准患儿口内吹气,停止吹气后,立即开放鼻孔使肺部气体排出。如为幼儿,可用嘴完全覆盖患儿口鼻吹气。吹气时用力不宜过猛,以防肺泡破裂。②使用人工呼吸器械:可采用复苏器接口罩,使用口罩时口罩需和患儿面部呈密闭状态。亦可气管插管后接复苏器或呼吸机。实施单人急救时按压/通气比例为 30：2。以提供更长时间不间断胸外按压。双人抢救按压/通气比例为 15：2,人工呼吸,无论是口对口,口对面罩,球囊一面罩,或球囊对高级气道,均应持续吹气 1s 以上,保证有足够量的气体进入并使胸廓有明显抬高。

4. 快速除颤　在复苏过程出现心室纤颤、无脉性室性心动过速时可行直流电电击除颤,电除颤是用较高电压的弱电流短时间非同步电击心脏,使大多数心肌纤维同时发生除极,心脏于瞬间停搏,并迅即恢复窦性心律。应按年龄、体重选择适当大小的电极。用前需涂导电膏,将两个电极分别置于右锁骨下和左乳头外腋前线处,放电前所有人员远离患儿和其病床。首次用 2J/kg,无效时依次增加至 4J/kg 和 5J/kg。除颤前应保证供氧,纠正酸中毒。3 次无效,应配合药物治疗。施救者不应在电击后立即检查心跳或脉搏,而是应该重新进行心肺复苏,先行心脏按压,而心跳检查应在 5 组按压(约 2min)心肺复苏后进行。

(二)高级心血管生命支持(advanced cardiovascular life support,ACLS)

包括高质量不间断的 CPR 和尽早对室颤和无脉性室速实施除颤。而建立血管通路、用药和高级气道设施安置等措施应在不干扰胸外按压或延搁除颤的前提下开展。

1. 全面监护　在到达医院后可使用心电监护、连接呼吸机,连续实时地观察患儿的心电图、血压、血气及呼吸机参数,根据病情调整各种治疗。

2. 药物治疗

(1)给药途径

①静脉滴入(Ⅳ):为首选给药途径,任何静脉均可用,以中心静脉最佳。

②气管内滴入:若已行气管插管或气管切开的,一些药物如肾上腺素、阿托品、利多卡因、纳洛酮可经气管滴入。

③骨髓腔注入:静脉穿刺3次失败或时间90s为心肺复苏时建立骨髓输液通路的指征,穿刺点可选在胫骨粗隆下1～1.5cm处,垂直进针,所输液体种类同静脉,晶体液、胶体液、血液及复苏药物均可通过此途径输入。

④心内注射:应尽量避免使用,仅在以上方法均失败时使用。

(2)常用药物

①肾上腺素:有正性肌力和正性频率作用,可兴奋窦房结和房室结,加速房室传导,增加心肌收缩力,还可使细小室颤变为粗大室颤,提高电除颤成功率。可静脉注射或气管内滴注。心搏停止时常用1:10000肾上腺素每次0.01～0.05mL/kg,每隔5min可重复1次。心脏复跳后心动过缓、血压低、心脏收缩无力,可用每分钟0.1～1μg/kg的速度维持静脉点滴一段时间。

②腺苷:用于室上性心动过速每次0.1～0.2mg/kg,静脉注射,可重复使用。

③利多卡因:用于室颤和室性心动过速用法为1mg/kg静脉注射,无效时5～10min重复1次,至心动过速停止或总量已达5mg/kg为止,并根据病情以每分钟20～50μg/kg持续静脉滴注。

④胺碘酮:可用于房性、结性、室性心律失常的转律和转律后窦性心律的维持。尤其合并器质性心脏病的患者。每次5mg/kgIV/IO(骨髓腔注射),可重复至总量15mg/kg。

⑤阿托品:不再主张无脉性电活动和心脏停搏时使用阿托品。主要是在有机磷中毒时使用。

⑥纳洛酮:为鸦片受体拮抗剂,用于酒精中毒、麻醉剂、镇痛剂中毒的解救剂量:<5岁或≤20kg:0.1mg/kg,IV/IO/ET;≥5岁或>20kg:0.2mg/kg,IV/IO/ET(气管内给药)。

⑦碳酸氢钠:心跳停止超过10min者,在建立有效通气后可给碳酸氢钠纠正酸中毒,首次剂量1mmol/kg稀释成等渗液静脉点滴,以后每10min可再重复半量,有条件的根据血气和血生化结果酌情应用。

⑧多巴胺和多巴酚丁胺:多巴胺用于复苏后低血压,剂量10～20μg/(kg·min)静脉滴入,多巴酚丁胺用于心肌收缩无力,剂量2μg/(kg·min)开始,最大可到20μg/(kg·min);两者可同时使用。

(三)复苏后的治疗

经过心脏按压、人工呼吸及药物治疗心搏恢复,并能维持者,可视为一期复苏成功。心脏复苏成功的标志为:①扪及大动脉搏动,测得血压>60mmHg(8kPa)。②听到心音,心律失常转为窦性心律。③散大的瞳孔回收缩,这是组织灌流量和氧供给量足够的最早指征。④口唇、甲床颜色转红。⑤肌张力恢复或有不自主运动。但心脏复跳只是心肺复苏成功的第一步,此后还可能出现心、脑、肺、肾等重要器官因严重缺氧和代谢紊乱所带来的严重后果。心跳恢复后仍需严密监护患儿,维持各种高级生命支持,维持有效循环,维持水电解质平衡、维持肾功能,加强呼吸道管理,预防感染,给氧维持呼吸功能,病情严重者应行气管插管或气管切开,必要时接呼吸机,争取尽早恢复自主呼吸。积极寻找病因和治疗原发病。进行脑复苏,对心脏复跳而神智未恢复之前的患儿,可考虑头部低温和全身低体温(32~34℃),这可减少脑耗氧量,减轻因脑缺氧造成的脑损伤,有利于脑功能恢复。有脑水肿情况存在时,应使用脱水药和皮质激素,降低颅内压,减轻脑水肿,在病情稳定后,有条件者可进行高压氧治疗。

(四)停止心肺复苏的指征

经过 30min 的基础生命支持和高级心血管生命支持的救治后,心电监护显示心电图仍为等电线,可考虑停止复苏。意识和自主呼吸未恢复不能作为停止复苏的指征。只要心脏对各种刺激有反应(包括药物),心脏按压至少要维持 1h。在复苏期间不作脑死亡的判断,必须待心血管功能恢复后再做判断。

四、护理

(一)常见护理诊断/问题

1.心输出量减少　与呼吸、循环衰竭有关。

2.不能维持自主呼吸　与呼吸、循环衰竭有关。

3.潜在并发症　心律失常。

4.有感染的危险　与免疫功能下降或长期机械呼吸有关。

5.有受伤的危险　与心肺复苏的实施有关。

6.恐惧(家属)　与死亡的威胁有关。

(二)护理措施

配合医生有条不紊地进行抢救,共同按上述步骤完成复苏。心肺复苏成功后要做好复苏后的护理。

1.心跳呼吸恢复后,重要脏器因受缺氧性损伤,患儿面临着脑缺氧、心律失常、低血压、电解质紊乱和继发感染等问题。护理工作中应密切观察病情变化,积极配合医生做好复苏后处理和寻找病因及治疗原发病。

2.密切监测生命体征,安排专人护理和使用监护仪,做好重病记录。

3.加强呼吸道管理,定时湿化气道,及时吸痰,保持气道通畅。如使用呼吸机,应有专人护理。

4.维持水电解质和酸碱平衡,准确记录出入量,保证热量供给。

5.做好口腔、鼻、眼及皮肤护理,定时转换体位防止继发褥疮、皮肤、黏膜、角膜损伤和感染。

6.维持要求的体温,高热时给予物理或药物降温。

7.备好一切急救用品,以应急需。

8.做好患儿家长工作,及时交代病情,给予心理支持,以便配合抢救工作。

(王洁)

第八节　气道异物的护理

小儿气管支气管异物为小儿常见急危疾病之一,多见于5岁以下儿童,严重性取决于异物的性质和造成气道阻塞的程度,轻者可致肺部损害,重者可窒息死亡。异物因误吸滑入气管和支气管,产生以咳嗽和呼吸困难为主要表现的临床急症。如果处理不及时或不当,轻者可致肺部损害,可造成呼吸道梗阻、窒息,重者可窒息死亡。

一、病因

异物分内源性和外源性。内源性异物乃因呼吸道炎症发生的假膜、干痂、血块、脓液、呕吐物等。外源性异物系经口吸入的各种物体。

异物常见于儿童,因为:①小儿的咀嚼功能及喉反射功能不健全,较硬食物未经嚼碎而咽下,容易误吸。②喜欢将小玩具或食物含在口中,在突然惊吓、哭闹时,易将口含物吸入。常见异物种类有花生、黄豆、果核、笔帽、纽扣、硬币等,也有幼儿在吮食果冻类食品时误吸。

二、临床表现

1. 异物进入气管和支气管,即发生剧烈呛咳、喘憋、面色青紫和不同程度的呼吸困难,片刻后缓解或加重。

2. 咳嗽　阵发性、痉挛性咳嗽是气管、支气管异物的一个典型症状。有时呈"空空"音,但发音正常,偶有咳嗽时咳出异物而症状缓解或消失者。

3. 呼吸困难气管异物患儿多有不同程度的呼吸困难,重者可出现"三凹征"、面色发绀等呼吸时胸廓运动可不对称。气管内异物因上下活动,听诊可闻异物"拍击音",似金属声。若病程时间长,可有肺部感染体征及血象增高。

4. 并发症　常见有肺不张、肺气肿、支气管肺炎。疾病症状表现为,吸入异物后突然发生剧烈呛咳、憋气、呼吸困难、气喘、声嘶。咳嗽剧烈可引起流泪、呕吐。经过阵发性咳嗽后(约10～30min),异物如贴于气管壁或卡在支气管分支中不动,则症状暂时缓解。但经活动、体位变动后异物又活动,则重新引起剧烈咳嗽和呼吸困难。在总气管的异物向上撞击声门时,产生冲撞声门的拍击声,在咳嗽和吸气期末可听到;较大异物完全堵塞总气管时则发生窒息。如异物落入支气管,早期症状同总气管异物;落入支气管后活动范围小,因而咳嗽症状也轻。因植物性异物刺激性较大,常引起感染、出现发热、痰多,如果完全堵塞支气管,则症状更明显。

三、辅助检查

1. X线或超声检查　不透射线的异物可立即显现。透射线的异物可根据临床表现做出诊断,如原因不明的肺不张、肺气肿、支气管肺炎及纵隔偏移等。胸透较胸片也有其优点,可动态观察纵隔改变情况。总气管或主支气管异物,吸气时可见纵隔变宽。一侧支气管异物,可见纵隔随呼吸摆动。胸部正、侧位断层有时可发现较小异物,必要时可做CT或超声检查,以帮助诊断。

2. 其他检查　如果异物存留时间较长,难以明确诊断者,除需要和肺科医生讨论外,做气管镜检查对明确诊断是必要的。根据病因、临床表现及 X 线检查或气管镜检查可确诊。

四、治疗原则

(一)急救处理

在家庭或院外遇到小儿发生气管异物,首先清除鼻内和口腔内呕吐物或食物残渣。可采用的紧急自救措施如下:

1.拍背法　婴儿体重轻的,可把小儿倒过来,头向下,重力拍打背部 3～5 下让异物从气管到咽部;如是体重较大的幼儿,可让其趴在救护者膝盖上,头朝下,托其胸,拍其背部 4～5 下,使幼儿咳出异物(见图 11－8)。

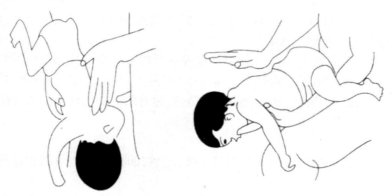

图 11－8　拍背法

2.催吐法　用手指伸进口腔,刺激舌根催吐,适用于较靠近喉部的气管异物。

3.迫挤胃部法　救护者抱住患儿腰部,用双手食指、中指、无名指顶压其上腹部,用力向后上方挤压,压后放松,重复而有节奏进行,以形成冲击气流,把异物冲出。此法为美国海默来克医师所发明,故称"海默来克手法"(见图 11－9)。

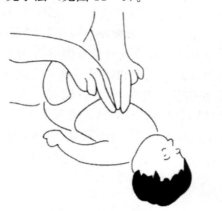

图 11－9　海默来克手法

对年龄大一点的患儿,救护者站在患者身侧后,双臂转绕患者腰腹部,一手握拳,用拇指侧顶在心口与肚脐连线的中点,另一手重叠在握拳的手上,向上向内猛烈挤压上腹部,挤压要快而有力,压后放松,反复操作,以驱除异物为止,但应注意不要按压中线两侧(图 11－10)。

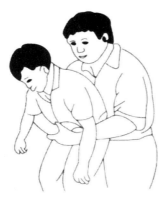

图 11-10　环抱挤压上腹部法

4.及时送往医院　如上述方法未奏效,应分秒必争尽快送医院耳鼻喉科,在喉镜或气管镜下取出异物,切不可拖延。如小儿呼吸停止应立即口对口人工呼吸。

(二)内镜下取出异物

内镜下取出异物是唯一有效的治疗方法。之后还要控制感染,保持呼吸道通畅。

1.取出异物　请耳鼻喉科用直接喉镜或胸外科用支气管镜取出异物。个别用支气管镜钳取有困者需开胸取出。

2.药物治疗　存在感染或其他并发症时,应迅速作出相应的治疗。

五、护理

(一)常见护理诊断/问题

1.气体交换受损　因气道阻塞所致。

2.潜在的合并症　窒息、呼吸道感染、心肺功能衰竭。

3.焦虑或恐惧　与患儿及家长对预后担忧有关。

(二)护理措施

1.减少患儿哭闹,以免因异物变位,发生急性喉梗阻,出现窒息危及生命。

2.做好手术宣教,使家长了解气管异物的治疗方法,减轻家长焦虑情绪。

3.术前护理

(1)准备氧气、气管切开包、负压吸引器、急救药品等。

(2)密切观察患儿病情,是否有呼吸困难加重,三凹征明显,口唇发绀、大汗等情况应及时通知医生。

(3)应告知患儿和家长注意事项和要求,支气管镜检查术采用全麻检查,术前需禁食 6~8h,吃奶的婴儿为 4h。

4.术中护理

(1)体位:患者取仰卧垂头位。气管镜经口腔进入,进入气管后应将头降低到手术台平面,不得转动。

(2)术中监测生命体征:全过程应用心电监护仪监测心率、血压及血氧饱和度。

5.术后护理

(1)术后禁食 4h,以免麻醉后呛咳反应减弱使食物误入气管。

(2)密切观察患儿的变化,了解手术经过,包括时间、异物取出情况等,观察呼吸频率、深度和节率的变化及口唇颜色,观察是否有发热、气胸、喉痉挛等并发症的发生。注意有无咯血。

(3)术后应嘱患儿少讲话,卧床休息。不可用力咳嗽咳痰。

6.气管切开术后　患儿按气管切开术后常规护理。

7.健康教育

(1)对患儿的家长做好宣教:介绍气管、支气管异物的相关知识,预防为主,指导正确的喂养。

(2)尽量不接触花生、豆类、瓜子等食物,儿童进食时应保持安静,禁止逗笑。不给儿童细小玩具,如发现儿童口中含有细小物品时,应耐心劝其自动吐出,绝不能强行取出。

(3)婴幼儿哺乳用奶瓶喂奶时要注意橡皮奶头孔眼不要过大,防止吸奶过急、过快,喂奶次数不要过多或喂奶量过大,喂奶前不要让宝宝过于哭闹,不要吸吮带眼的假奶头,喂奶时要使奶瓶中的奶水充满奶头。做到这些可以防止宝宝胃内吸入过多的空气而致呕吐。

(4)喂奶后不要过早地翻动宝宝,最好把宝宝竖起来,轻轻拍打背部,使他打出几个"饱嗝"后,再放回床上,这样宝宝就不容易发生呕吐了。容易呕吐的孩子最好喂奶后,将他的床头抬高一些,头侧位睡,防止呕吐时发生窒息或引起吸入性肺炎及气管异物。

(5)疑似气管支气管异物应及时到医院就诊。

(王洁)

第十二章　手术室护理

第一节　术前访视

一、术前访视的意义

术前一日，手术室护士对次日配合的手术，通过查阅患者资料、与患者沟通、交流，了解术者对手术的需求，而有针对性地进行术前准备。充分的术前访视可以缩短患者和手术室护士的距离，提升医师、患者对护理工作的满意度，提高手术配合质量。

二、术前访视的内容

（一）查阅病历

1.了解患者的基本情况。

2.了解病情。

3.了解患者的各项检查　胸片、血常规、心电图等。

4.了解手术方式。

5.了解术前签字。

（二）了解主刀医师的特殊需求

1.体位。

2.器械。

3.耗材。

4.手术方式。

（三）访视患者

1.自我介绍（着装仪表、语调、距离）　增加患者对护理人员信任。

2.交代注意事项（化妆、首饰、贵重物品、假牙）　按要求做好准备——有针对性。

3.观察患者的整体情况　体质、皮肤、血管——评估。

4.沟通（适度、目的）　特殊需求（温度、过敏史）、假牙及体内是否有金属物——因人而异。

5.心理护理　能减轻患者对手术的焦虑情绪，使患者在身心俱佳的状态下接受手术。

6.讲解并发放手术访视单。

手术访视单

病员同志：

您好！

在您即将进入外科手术室之际，我们手术室全体成员向您及家属表示亲切的问候！我们将努力为您提供一个安全、舒适的手术环境。

为了保证您的手术顺利进行，现将手术前后与您健康相关的一些注意事项告诉您。通过我们的共同努力，盼望您（或您的孩子）早日康复！

手术前

1. 术晨，请您做好个人卫生。

· 洗脸、刷牙、梳头

· 除去唇膏、指甲油（便于术中观察您的病情）

· 取下您的假牙、假发、发卡、隐形眼镜、耳环、戒指、手表等金属物品

· 注射术前针前，排尽大、小便（留置尿管患者除外）

2. 为了保证手术室的清洁环境，最低限度地减少感染，请您

· 手术当日更换清洁病员服并将上衣倒穿，病员不再穿内衣或内裤

· 戴上手术帽，将您的头发全部纳入帽内

· 由于手术间内温度 22～24℃，请不要将自己的衣裤带入手术室

· 不要将贵重物品及现金带入手术室

3. 在病床上，安静休息，等待接您的人员到来。

4. 家属请在"家属等待区"等待，不要在手术室门口滞留。如有需要，我们将随时与您联系。

手术中

1. 进入手术室，麻醉医师和护士会时刻守护在您身边并有序地为您进行常规手术准备。

· 输液

· 摆放麻醉体位，摆放手术体位

· 为防止您坠床，进行适当的肢体约束，请配合

2. 麻醉医师会有序进行麻醉前准备。

· 胸部粘贴电极片进行心电监护

· 上臂缠绕袖带测血压

3. 因手术床较窄，您在床上时不要随意翻身。

4. 手术间内各种仪器设备如监护仪可能会发出声响，请不要紧张。

5. 手术间内，如有头晕、心慌、恶心等不适，请告诉我们。

手术后

1. 您带入手术室的物品将随您一同送回病房。

· 病历、CT 片、胸片等

· 病员服

2. 术后，如果您的手术部位安置了引流管，应小心翻身，避免滑脱。

3. 术后回病房请注意休息。

（徐华）

第二节　手术护理

手术患者进入手术室期间,手术室护士应热情接待患者,按手术安排表仔细核实患者,确保患者的手术部位准确无误。在手术间的空调环境中,应注意手术患者的保温护理,防止患者在手术过程受凉感冒,影响术后康复。在手术中的输液、输血是手术室常用的治疗手段,掌握有关输液、输血的理论知识和操作技能,是配合手术的保证。围手术期患者的途中转运、手术台上的安全保护等均是手术室护士应重视的方面。

一、患者的接送

手术当日手术室负责接送的人员,应将手术患者由病区接到手术室接受手术。为防止接错手术患者以及防止患者的照片、药物、物品遗失,在手术患者按程序离开或返回病房、进入手术室等候区、进入手术间、手术前等不同时间、地点有交接工作时,交接双方共同核对患者姓名、病区、性别、手术部位、手术名称、病历和住院号及患者所带物品等。

二、患者的核对

(一)患者识别方法

对手术患者的核对是落实正确识别患者、保证患者安全的重要措施。患者核对流程见图12-1。

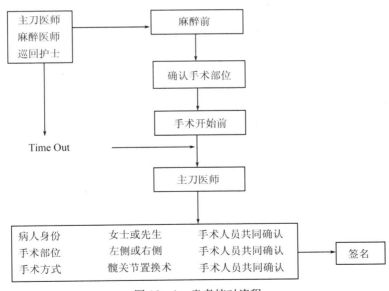

图 12-1　患者核对流程

(二)腕带

患者腕带标记病区、姓名、性别、年龄、床号、住院号。

三、患者的保温护理

患者在手术过程中易发生低体温,这一现象容易被医务人员所忽视,有研究显示大约

50%的手术患者中心体温低于36.6℃,33.3%患者中心体温<35℃,而人体体温调节系统通常将中心体温调节恒定在37℃。全麻手术超过3h,一般手术超过2h,容易出现术中低体温。术中低体温对患者造成的危害是十分严重的,针对造成术中低体温的原因进行有效预防是围手术期护理的一个重要内容。

(一)手术患者术中低体温的危害

1.增加伤口感染率　轻度的体温降低也可直接损害机体免疫功能,尤其是抑制中性粒细胞的氧化杀伤作用,并减少多核白细胞向感染部位的移动。此外,低温可减少皮肤血流和氧供,并抑制组织对氧的摄取。研究发现,围手术期低温还与蛋白质消耗和骨胶质合成减少有相关性。以上因素的共同作用导致围手术期低温患者伤口感染率增加。有报道表明,择期结肠切除手术中出现低温的患者伤口感染率可以增加两倍,并且住院时间延长约20%。

2.影响凝血功能　体温降低可使循环血流速度减慢,血中血小板数减少,降低血小板功能,降低凝血因子的活性,血细胞聚集度升高,并且具有激活血纤维蛋白溶解系统作用。出血时间与皮肤温度成反比,严重低温可导致弥散性血管内凝血发生。

3.影响机体代谢　体温每升高1℃,机体代谢率增加一倍,每下降1℃,代谢率下降一半。适度体温降低可以降低细胞氧耗,提高机体对缺氧的耐受能力,因而对机体有保护作用。心脏手术时将中心体温降到28℃,以保护心肌和中枢神经系统,在主动脉弓手术时常需将中心温度降至20℃以下,目的是为保护大脑。另一方面,低温又导致静脉淤滞和局部组织氧供减少,进一步引起深静脉血栓形成;低温使药物在肝脏的代谢速度减慢,吗啡的作用可延长20倍。

4.增加心血管并发症　低温下肺血管对缺氧的反应性降低,通气/血流比(V/Q)比例失调而导致缺氧加重。研究发现术中低温的患者术后心肌缺血的发生率是术中体温正常者的3倍。同时,研究表明,低温可引起低钾,而且一定范围内体温的降低与血清钾的降低成正比。低钾是导致室速、室颤等心律失常的重要原因,严重时还可能引起心衰。低温还可降低心肌对儿茶酚胺的反应性。其次,低温引起的寒战也显著增加了围手术期氧耗和二氧化碳的生成,寒冷引起心脏传导阻滞的加剧和心肌收缩力的降低会因吸入麻醉剂而加重。麻醉恢复期间,寒战患者为产生更多的热量会增加氧耗,身体的反应为心输出量增加、心动过速、高血压和心肌局部缺血。当中心温度低于37℃时,室速和心脏异常的发生率将增加2倍。

5.延缓术后恢复　体温降低使多种药物的代谢速度减慢,使麻醉苏醒延迟;寒战、不适感增加40%;肾上腺功能显著增强;使中枢神经系统变迟钝,影响机体识别和运动功能;增加组织吸收,减少机体的代谢及麻醉药物的排泄,从而延长了麻醉药物的作用时间。包括肌松剂异丙酚,如体温下降2℃,可使维库溴铵的作用时间增加1倍多。而药物代谢的减慢显著延长了麻醉恢复时间和术后恢复室的停留时间。

6.低体温可延长住院时间　低温会通过各种因素,导致患者在ICU和病房的住院时间延长。上述几种因素导致的后续治疗受影响,直接造成术后恢复时间延长。其原因是低温使中枢神经系统变迟钝,影响了机体识别和运动功能;增加了组织吸收、减少了机体的代谢及排泄麻醉药物,从而延长了麻醉药物的作用时间。其他研究表明,低温患者死亡率高于体温正常患者,尤其是严重创伤患者。近来的研究表明,体温下降2~3℃可明显增加创伤患者死亡的可能性。中心温度降至32℃的患者死亡的危险性很高。

(二)术中低体温发生的原因

导致患者术中低体温的原因包括以下方面:

1. 手术室低温环境　手术室环境的温度通常控制在 22～24℃。有研究显示保持适当的室内温度有助于维持患者体温。但由于外科医师要求较低的室温以求舒适，而造成室温过低，使患者体温下降。

2. 麻醉剂的应用　麻醉剂有扩张血管、抑制体温调节的作用，从而导致体温下降。围手术期使用的所有麻醉剂均影响体温调节。另外，麻醉时采用机械通气吸入干冷气体等，也会引起体温下降。

3. 皮肤保暖作用的散失　皮肤具有调节体温的功能，完整的皮肤具有天然的屏障作用。皮肤是体内热量散失的主要部位，手术过程中皮肤消毒时，裸露皮肤面积较大、碘酒酒精涂擦患者皮肤上的挥发作用、使用低温或未加温液体冲洗体腔或手术切口、大手术体腔（如胸腹腔）长时间开放暴露等因素，引起外周血管收缩反应、热量丢失，体核温度可下降至 33～35℃。这是手术导致体内热量散失的重要原因。

4. 输液和输血　手术过程中患者由静脉输入大量与手术间等温的液体和血液，则对患者机体中体液造成"冷稀释"作用，从而导致患者体温下降。

（三）预防术中低体温的综合保温措施

体温是人体主要生命体征之一，正常体温的维持对于维持人体各项功能至关重要。在围手术期为预防低体温的发生常采用主动保温措施，应用的方法包括：

1. 监测体温　在手术过程中注意监测体温，维持体温在 36℃ 以上。

2. 随时注意调节室温　维持室温在 22～24℃，不能过低。

3. 保暖　可采用暖水袋、电热毯、压力气体加温盖被，或盖被覆盖、穿脚套等措施对患者保暖，确保患者围手术期温暖、舒适。其中压力气体加温盖被是目前较新的一种方法，它具有使用方便、安全、有效等特点，可对体温下降的危害起到预防作用。

4. 输注液加温　使用恒温加热器、温箱或血液制品加温器等加温设备，对输入体内的液体和血液制品加温至 37℃，可以预防低体温的发生，并防止体温下降。液体加温输入的方法可以使用压力气体加温器、保湿加温过滤器等。已存在休克和低温的手术患者可采用加温器加压快速输注 37℃ 的液体以尽快恢复有效循环血容量，避免因低血容量休克而死亡。研究表明液体或血液制品加温至 36～37℃ 是安全、舒适的，且对药液成分无影响。但注意部分药物如青霉素、维生素、代血浆等不能加温。

5. 冲洗液加温　在进行术中体腔冲洗时，应注意使用温箱将冲洗液加温至 37℃ 左右，可避免体内过多热量散失，防止术中体温下降。

四、术中输血输液

手术中的输液、输血是保持充足的血容量，保持水、电解质在体内相对稳定（包括水在细胞内外的容量、各种电解质的浓度、总渗透压及酸碱度）。输血和输液是临床常用的治疗手段，是护士的一项基础的护理操作技术。

（一）输液

1. 静脉输液原理　静脉输液是利用液体静压原理与大气压的作用使液体下滴。同时当液体瓶具有一定高度，针尖部的压强大于静脉压时，液体即输入人体的静脉内。因此，无菌药液自输液瓶经输液管通过针尖输入到静脉内应具备的条件是：

（1）液体瓶必须有一定的高度（具有一定的水柱压）。

（2）液体上方必须与大气压相通（除液体软包装袋外），使液体受大气压的作用，当大气压大于静脉压时，液体向压力低的方向流动。

（3）输液管道通畅，不得折叠、扭曲、受压，针头不得堵塞，保证针头在静脉内。

2.常用液体的种类及作用

（1）晶体溶液：晶体溶液分子小，在血管内存留时间短，对维持细胞内外水分的相对平衡起着重要的作用，有纠正体内电解质失调的显著效果。手术室常用的晶体液体有：①生理盐水（0.9%氯化钠）、复方氯化钠。②5%～10%葡萄糖溶液：提供水分和热量。③5%碳酸氢钠和11.2%乳酸钠：可以调节酸碱平衡。④20%甘露醇：有脱水利尿的作用。

（2）胶体溶液：胶体溶液分子量大，在血管中存留时间长，对维持血浆胶体渗透压，增加血容量及提高血压有显著效果。手术室常用的胶体有：①低分子右旋糖酐：平均分子量2万～3万，可改善微循环和组织灌注量，同时还能覆盖红细胞、血小板及血管内膜，增加静脉回心血量和心输出量，降低血液黏滞度。②中分子右旋糖酐：平均分子量7万～8万，输入体内后能提高血浆胶体渗透压和扩充血容量。③佳乐施（含4%琥珀酰明胶的代血浆）：输入人体能增加血浆容量，使静脉回流量、心输出量、动脉血压和外周灌注增加，其产生的渗透性利尿作用有助于维持休克患者的肾功能。④白蛋白：为正常人血清，可补充蛋白质。

3.输液点滴速度与输液时间计算方法

（1）已知每分钟滴数，计算输完总液量所需用的时间：

输液时间（分）＝液体总量（mL）×15/每分钟滴数

（2）已知总量与计划需用的时间，计算每分钟调节的滴数：

每分钟滴数（滴）＝液体总量（mL）×15/输液时间（分）

4.输液过程中的观察

（1）应严格无菌技术操作，严格"三查七对"制度，避免给患者造成不应有的伤害。

（2）输液过程中，注意观察液体滴注是否通畅，各连接部位是否有渗漏现象，输液管道是否有扭曲、折叠、受压。

（3）检查进针部位有无渗漏，有无皮下肿胀。

（4）输液过程中，注意观察患者全身反应，有无发热、寒战的症状出现。

5.常见的输液反应及防治

（1）发热反应：表现为发冷、寒战、发热，轻者发热于停止输液数小时内体温可恢复正常。严重者初起寒战，继之高热，并伴有头痛、恶心、呕吐等症状。

防治措施：①溶液和输液器必须做好去热源的处理。②严重反应者应立即停止输液，对输液管路和溶液进行检测。③对发热者给予物理降温，观察生命体征，必要时按医嘱给予抗过敏药物或激素治疗。④反应轻者可更换溶液和输液管路后，减慢输液速度继续输液。

（2）急性肺水肿：由于输液速度过快，短时间内输入过多液体，使循环血容量急剧增加，心脏负担过重造成，表现为胸闷、气促、咳嗽、咳粉红色泡沫痰，严重时稀释的痰液可由口、鼻涌出，听诊肺部出现大量湿性啰音。

防治措施：①输液的速度不宜过快，尤其是老年、儿童和心脏病患者。②出现症状，立即停止输液，协助麻醉医师进行紧急处理，按医嘱给予强心利尿的药物。③给患者高浓度吸氧，最好使用经过50%左右的酒精湿化后的氧气。④在病情允许的情况下进行端坐，必要时，进行四肢轮扎，减少静脉回心血量。

（3）静脉炎：在输注浓度较高、刺激性较强的药液或静脉内放置刺激性大的塑料管时间太长时，而引起的化学性或机械性的局部炎症；也可因在输液过程中，无菌操作不严格而引起局部静脉的感染。表现为沿静脉走向出现条索状红线，局部组织发红、肿胀、灼热、疼痛，有时伴以畏寒、发热等全身症状。

防治措施：①严格执行无菌技术操作，对血管有刺激性的药物如肾上腺素、氢化可的松等稀释后使用，并防止药物渗出血管外。②停止在此部位的静脉输液并将患肢抬高制动。③局部热敷：用 50％硫酸镁溶液进行湿热敷，每日两次，每次 20min。④超短波理疗：每日一次，每次 15～20min。

（4）空气栓塞：由于输液管道中气体进入静脉而导致严重症状，患者有突发性胸闷、胸骨后疼痛、眩晕、血压低，随即呼吸困难、严重发绀，患者述有濒死感。

防治措施：①输液前护士首先检查输液管路的密闭性，穿刺前将空气排尽。②如需加压输液，必须严密观察，防止空气输入。③出现空气栓塞症状后，立即将患者置于左侧卧位，该体位有利于气体浮向右心室尖部，避免阻塞肺动脉入口，气体可随心脏舒缩使空气形成泡沫，分次小量进入肺动脉。

（二）输血

输血是将全血或某些成分血通过静脉或动脉输入体内的方法。输血是手术室常用的操作技术。

1. 常用血液制品的种类及特点

（1）全血：①新鲜血：其保存血液中原有成分，可补充各种凝血因子及血小板。②库存血：虽含有血液的各种成分，但随着保存时间的延长，血液中某些成分损失也增多，因此血液酸性增高、钾离子浓度上升。

（2）血浆：血浆是血液中的液体部分，主要为血浆蛋白。保存时间长，可发挥与全血相似的作用。

（3）成分血：根据血液内各成分的比重不同，将其加以分离提纯。成分血的优点是一血多用，节约血源，且副作用少。成分血分为两类：①有形成分：包括红细胞类（压积红细胞、冰冻红细胞、洗涤红细胞、少白细胞红细胞）；白细胞类（干扰素、白细胞浓缩液、转移因子）；血小板类（冷冻血小板、血小板浓缩液、富血小板血浆）。②血浆成分：包括新鲜液体血浆、冷冻血浆、干燥血浆、白蛋白制剂等。

2. 输血的注意事项

（1）根据输血医嘱，凭提血单取血：护士应与血库人员共同严格认真核对患者的住院号、姓名、性别、病室、床号、血型、血液种类、血袋号、交叉配血试验结果、血量、采血日期以及保存的外观等。

（2）仔细检查血液的质量：正常库存血分为两层：上层为血浆呈淡黄色，半透明；下层为红细胞呈均匀暗红色，两者界限清楚，无血凝块。若发现血浆变红或浑浊，有泡沫或两者分界不清等，说明血液可能有变质不能输入。

（3）检查血袋外包装：血袋外包装出现封口不严、破裂、标签模糊不清或脱落，也不可应用。如有可疑，及时联系血库专职人员。

（4）血制品的保管：血制品从血库进入手术室必须放入指定的低温运输箱内由专人运输。保存时应根据不同血制品的保存要求进行相应保存。

(5)实行两人核对原则：血制品送到手术间后，实行两人共同核对的原则，严格按照查对项目、质量要求、包装要求认真进行核对。

(6)取回的血应尽快输用，不得自行贮血。输前将血袋内的成分轻轻混匀，避免剧烈震荡。不得向血液制品中添加任何药品。在正常情况下，除了0.9%氯化钠溶液，不得向血液制品和输血系统中添加任何其他溶液或药物，如需稀释只能用静脉注射生理盐水。

(7)输血过程中应先慢后快，再根据病情和年龄调整输注速度，并严密观察受血者有无输血不良反应，如出现异常情况应及时处理：①减慢或停止输血，用静脉注射生理盐水维持静脉通路。②立即通知值班医师和输血科(血库)值班人员，及时检查、治疗和抢救，并查找原因，做好记录。

(8)输血过程中应该对患者动态监测体温、脉搏和血压，至少要保证在每次输血开始前15min、开始后15min及输血完毕几个时间段进行监测和记录。输血过程中产生不良反应时应及时报告处理及与血库联系，同时做好记录。

(9)疑为溶血性或细菌污染性输血反应，应立即停止输血，用静脉注射生理盐水维护静脉通路，及时报告上级医师，在积极治疗抢救的同时，做以下核对检查：①核对用血申请单、血袋标签、交叉配血试验记录。②核对受血者及供血者ABO血型、Rh血型。用保存于冰箱中的受血者与供血者血样、新采集的受血者血样、血袋中血样，重测ABO血型、Rh血型、不规则抗体筛选及交叉配血试验。③立即抽取受血者血液加肝素抗凝剂，分离血浆，观察血浆颜色，测定血浆游离血红蛋白含量。④立即抽取受血者血液，检测血清胆红素含量、血浆游离血红蛋白含量、血浆结合珠蛋白测定、直接抗人球蛋白试验，并检测相关抗体效价，如发现特殊抗体，应行进一步鉴定。⑤如怀疑细菌污染性输血反应，抽取血袋中血液做细菌学检验。⑥尽早检测血常规、尿常规及尿血红蛋白。⑦必要时，溶血反应发生后5~7h测血清胆红素含量。

(10)患者如连续输入多袋血，应在两袋血之间给予间隔，即输完一袋血后，采用0.9%氯化钠输入，待管道内的余血冲尽后，再开始输下一袋血。

(11)有输血反应或输血事故的情况发生时，应该对该情况的过程进行全面的记录，记录包括：发作的日期和时间、临床表现、采取的处理措施、效果等，并上报相关部门备案。

3.常见的输血反应及防治

(1)发热反应：血液、储血器、输血器或输血操作过程被致热原污染，或多次输血后，在受血者血液中产生了白细胞凝集素和血小板凝集素，当再次输血时，对输入的白细胞和血小板发生作用，产生凝集。并在单核-巨噬细胞系统被破坏(主要在脾脏)时，即可引起发热反应。患者在输血过程中或输血后1~2h，表现发冷、发热、寒战，体温突然升高38~41℃，并伴有头痛、恶心、呕吐等症状。

防治措施：严格按无菌技术进行输血操作，使用一次性输血器。出现症状，立即停止输血，将输血器及剩余的血液一同送往化验室进行检验，对症处理：有畏寒、寒战者给予保暖处理，高热者给予降温处理。按医嘱给予抗过敏药物：异丙嗪、肾上腺皮质激素等。

(2)过敏反应：大多数患者的过敏反应发生在输血后期或即将结束时。表现轻重不一，轻者出现皮肤瘙痒、荨麻疹、轻度血管性水肿(表现为眼睑、口唇水肿)；重者喉头水肿，出现呼吸困难，两肺可闻及哮鸣音，甚至发生过敏性休克。

防治措施：预防措施为采血时勿选用有过敏史的献血者，献血者在采血前4h不宜吃高蛋白和高脂肪的食物。宜食少量清淡食物或糖水。出现过敏反应，轻者减慢输血速度，密切观察。根据医嘱给予抗过敏药物如异丙嗪、肾上腺皮质激素等。重者立即停止输血,并给予对症治疗:呼吸困难者,给予氧气吸入;喉头水肿严重时,配合气管插管或气管切开;过敏性休克者,给予抗休克治疗。

(3)溶血反应:一般发生在输血 $10\sim15mL$ 后,患者可主诉头胀痛、四肢麻木、腰背部剧烈疼痛和胸闷。继续发展出现黄疸和血红蛋白尿,同时伴有寒战、高热、呼吸急促和血压下降等症状。后期出现少尿、无尿等急性肾功能衰竭症状可导致迅速死亡。此外,溶血反应还可伴有出血倾向。

防治措施:认真做好血型鉴定和交叉配血试验,严格执行查对制度和血液保存规则。出现症状,立即停止输血,并保留余血,做进一步原因分析。保持静脉输液通畅,以备抢救时静脉给药。按医嘱给予碳酸氢钠、碱化尿液,防止或减少血红蛋白结晶阻塞肾小管。密切观察生命体征和尿量并记录。对少尿、无尿者,按急性肾功能衰竭护理。

五、患者的保护

进入手术室的患者不是以单纯的疾病代称"甲状腺"或"冠状动脉搭桥",他们是需要做手术的人。离开那些术后将照顾他们的亲人,来到手术室他们将单独面对一次令人迷惘和可怕的经历。因此,患者来到手术室需要得到手术室护士的真切关心和照顾。其保护措施包括:

(一)患者的途中转运措施

1.各种车、推床应有安全带或护栏。患者由病区到手术室时,每个患者的转运途中需要始终有人一直照顾他,固定好患者安全带和围栏,防止患者摔伤。

2.到病房接送患者时严格遵守患者的查对制度。

3.在接送患者过程中,确保患者温暖、舒适、不被伤害。

4.必要时,危重手术患者应有麻醉及手术医师陪同接送,防止患者在途中出现病情变化。

5.患者转运过程中,避免不必要的颠簸碰撞,应将患者安全送入手术室。

6.患者身上携有输液管、引流管的,应保持管子在正常位置,避免发生液体反流或管子脱落。

(二)患者在手术间的保护措施

在进入手术室时,患者在感情上的需要可能和身体情况一样各有不同。手术室的护理工作要做到让患者在回忆他们的手术经历时感到满意。

1.患者从上手术推床到躺至手术床的过程中,应注意随时遮挡患者,保证患者的隐私权不受侵犯。

2.患者在手术床上应注意使用约束带约束,防止患者从手术床上坠落。

3.患者进入手术间,必须有人看护。患者不能单独留在手术间。

4.患者在手术室期间,注意给患者保暖,避免体温过低或过高。

5.手术结束,气管插管拔管阶段,护士应守候在患者身边,防止患者烦躁,导致坠床或输液管道的滑脱。

6.手术结束后,由麻醉医师、手术医师和手术室护士等协助将患者从手术床移至推床,移动过程应注意防止各类引流管的脱落。

7.手术结束后由手术医师、麻醉医师协助送患者至麻醉复苏室。

六、物品的清点

随着新、高、尖手术的不断开展，手术器械、手术敷料也在不断更新，以及手术室与供应室的一体化管理，促使了手术室对清点核对制度的规范化。清点核对制度是手术室工作中非常重要的制度之一，严格清点核对制度能完全避免异物遗留体腔。坚持在术前、术中、术后"三人四次"清点核对制度，以保证患者的安全，避免器械在回收、清洗、灭菌过程中的丢失。

（一）清点原则

1. 严格执行"三人四次"清点制度。"三人"指手术医师第二助手、器械护士、巡回护士；"四次"指手术开始前、关闭体腔前、关闭体腔后、术毕（缝完皮肤后）。

2. 在一些腔隙部位如膈肌、子宫、心包、后腹膜等的关闭前、后，刷手护士与巡回护士应共同清点物品。

3. 术中临时添加的器械、敷料，器械护士与巡回护士必须在器械台上及时清点数目至少两次，并检查其完整性，及时准确记录无误后方可使用。

4. "三不准"制度的执行。刷手护士在每例手术进行期间原则上不准交接换人；巡回护士对手术患者病情、物品交接不清者，不许交接班；抢救或手术紧急时刻不准交接班。

5. 清点物品时坚持"点唱"原则。器械护士大声数数，巡回护士小声跟随复述。

6. 准确及时记录所有手术台上物品，器械、巡回护士两人核对无误后并在手术器械敷料清点单上签全名。

（二）清点内容

1. 器械　包括普通器械、内镜器械等所有手术台上的器械。手术开始前严格核对器械是否齐全完整，功能是否良好，螺丝是否松动、完整等；手术中，凡使用带有如螺丝、螺帽、弹簧、支撑杆等小配件的器械时，使用之前和使用之后都应仔细检查其数目及其完整性。内镜器械术前必须检查镜面，有无破损或模糊不清，对操作钳、钩、配件、盖帽、胶皮等进行清点检查，确保其完整性，并由巡回护士记录。

2. 敷料　主要包括纱布垫、大纱布、小纱布、小纱条、棉片、棉球等。清点时必须分类清点，检查其完整性并防止重叠及夹带。小纱条、棉片等物品严禁重叠在一起清点，必须将其摊开，检查正、反两面是否一致；手术中严禁裁剪纱布、纱垫等敷料制作成其他的敷料使用。

3. 其他　包括手术刀片、电刀笔、线轴、缝针等，手术中刷手护士随时监控所有物品如对缝针数目进行清点，随时了解缝针去向。

（三）清点时机

手术前，器械护士提前 20～30min 洗手上台，整理台上所有器械、敷料，执行清点查对制度。

1. 第一次清点　手术开始前整理器械时，由器械护士与巡回护士对台上所有用物进行面对面的一对一点唱，巡回护士边记录边复述，有错时要及时指出并再次点唱。原则上所有用物，尤其对纱布垫、纱布、棉片、缝针、棉球、电刀笔、吸引头、刀片等小件物品必须点唱两遍。点唱、记录双方确认名称、数目无误后方可使用台上用物，如有疑问时应及时当面纠正核实，杜绝错误记录的发生。

2. 第二次清点　在关闭体腔前，器械护士与巡回护士对手术使用的所有器械敷料至少清点两遍，并在清点单上写明清点数目，清点无误后手术医师方可关闭体腔，刷手护士对器械数目及去向应做到心中有数。

3.第三次清点　第一层体腔关闭结束时,器械护士、巡回护士及医师第二助手,对术前及术中添加的器械进行至少两遍的清点,并在清点单上写明清点数目。

4.第四次清点　手术结束缝完皮肤时,器械护士与巡回护士清点手术使用的所有器械、敷料数目,并在清点单上写明清点数目。需要清洗的器械集中放置在清洗箱内,巡回护士填写器械交接卡,器械护士核查后,密闭送入供应室或清洗间,进入清洗、打包、灭菌流程。

(四)清点注意事项

1.当有器械、纱布垫、纱布、缝针、棉片等掉下手术台时器械护士应及时提醒巡回护士拾起,放于固定地方,任何人未经巡回护士许可,不得拿出手术间。

2.深部脓肿或多发脓肿行切开引流时,创口内所填入的纱布数目,应详细记录在手术护理记录单"其他"栏内,手术结束后请主刀医师签名确认,作为提示外科医师在手术后取出时与所记录的数目核对,防止异物遗留体腔。

3.术中如送冰冻、病理标本检查时,严禁用纱布等手术台上的用物包裹标本,特殊情况必须记录用物名称及数目并签名确认。

4.有尾线的纱布,手术前、后检查其牢固性和完好性,防止手术过程中的断裂、脱落。

5.手术台上污染的器械,器械护士与巡回护士清点无误后,在手术台上用无菌垃圾袋密闭保存,防止在清点过程中加重污染。

6.器械在使用过程中,发现有性能上或外观上的缺陷无法正常使用必须更换时,刷手护士在器械上用丝线作标记,以便术毕更换。

7.手术切口涉及两个或两个以上部位或腔隙,关闭每个部位或腔隙时均需注意清点。

8.建立"手术器械、敷料清点单"使用制度。目前,国内大部分医院都采用了"手术器械、敷料清点记录单"来客观、动态记录手术过程中使用的器械、敷料,并且需要刷手护士和巡回护士签名确认。

(五)清点意外

1.术中断针的处理　断针处理的最终目标是必须找到断针并确认其完整性。

(1)根据当时具体情况马上对合核查断针的完整性,初步确定断针的位置,缝针无论断于手术台上或手术台下,器械护士应立即告知手术医师并请巡回护士应用寻针器共同寻找。

(2)若断针在手术台上找到,器械护士将缝针对合与巡回护士共同核对检查确认其完整性后,用无菌袋装好,妥善放于器械车上,以备术后清点核查。

(3)若断针在手术台下找到,巡回护士将缝针对合与器械护士共同核对检查确认其完整性后,袋装好,用消毒钳夹住放于消毒弯盘内,以备术后清点。

(4)倘若在手术台上或台下都未找到,行X线摄片寻找。

2.术中用物清点不清的处理

(1)手术中器械护士一旦发现缝针、纱布等有误时即刻清点,并告知手术医师、巡回护士协助共同寻找。

(2)仔细寻找手术野、手术台面、器械车、手术台四周及地面、敷料等。

(3)如寻找未见,立即报告护士长,并根据物品性质联系放射科摄片。

(4)最终目标是寻找到缺少的用物,确保不遗留于患者体腔及手术间防止造成接台手术清点不清。

七、护理记录

随着经济和科技的快速发展、高等教育的普及、人权意识的加强及法制建设的日益完善，人们的法律意识不断强化，对医疗服务的要求也不断提高，医疗决策参与及追究医疗责任的诉讼增加。各种法律法规的完善需要人们去执行，《医疗事故处理条例》中明确规定：护理记录是病历的组成部分，护士对患者的护理过程应做到客观记录，患者有权复印病历以及医院应为患者提供病历复印或复制服务。因此，规范护理记录，是执行各项规章制度的重要体现和保护护患双方安全的保证，是《医疗事故处理条例》中"举证倒置"预防护理纠纷自我保护的法律武器。

（徐华）

第三节　特殊患者术中护理要点

外科手术和麻醉都有创伤性，某些特殊病情或伴有其他疾病的患者，因对手术耐受性不良，易增加手术难度、造成手术失败及术后发生危险性，如高血压患者于手术后发生心力衰竭、心肌梗死、脑出血、脑血管意外和肾功能不全等机会较大，因此围手术期护理极具挑战性。对该类患者术前除了应做一般的术前准备外，还应进行特殊的围手术期护理，特别要做好术中护理。

一、心功能不全患者术中护理要点

心功能不全（cardiac dysfunction），又称心力衰竭（heart failure）。对于此类手术患者，手术室护士应根据其病因和临床表现加强护理，保障患者安全。

（一）一般处置

调节适宜的手术室室温、保持安静，减轻患者紧张恐惧心理，必要时使用镇静剂，使患者顺利过渡到麻醉阶段。

（二）心电和血流动力学监测

连续心电监测，观察心率快慢、有无心律失常及传导异常。施行有创血压、中心静脉压（CVP）连续监测，必要时用 Swan－Ganz 导管持续监测肺动脉压力的变化。

（三）维持水、电解质平衡

需要时及时检查电解质，根据术中的出血量、尿量、BP、CVP、Hb 等综合因素补足血容量。

（四）手术配合

用物准备齐全，刷手护士默契配合，保证手术顺利进行。

（五）麻醉恢复期护理

恢复期时，疼痛刺激、吸痰、拔气管导管、屏气、低氧或高碳酸血症均可引起心搏骤停，处理不及时将产生严重后果。故此期应加强监护，备好各种抢救药品和物品，监护人员不得随意离开。

二、高血压患者术中护理要点

高血压系指循环系统内血压高于正常而言,通常指体循环动脉血压增高,是一种常见的临床综合征。按照世界卫生组织(WHO)建议使用的血压标准是:凡正常成人收缩压应小于或等于 140mmHg(18.6kPa),舒张压小于或等于 90mmHg(12kPa)。如果成人收缩压大于 140mmHg(18.6kPa),舒张压大于 90mmHg(12kPa)为高血压。高血压是世界最常见的心血管疾病,也是最常见的流行病之一。常引起心、脑、肾等脏器的并发症,严重危害着人类的健康。高血压患者围手术期发生危险的概率远高于正常人,故应积极准备,加强围手术期的护理。

(一)一般处置

手术室室温应调节适宜、保持安静,防止寒冷和噪音对患者血压的影响。减轻患者紧张恐惧心理,必要时使用镇静剂,使患者顺利过渡到麻醉阶段。

(二)术中监测

术中要进行血压、心电图、血氧饱和度、血气、体温的监测,注意出血量、尿量及水电解质平衡。对重度高血压患者做复杂大手术还应进行中心静脉压监测。由于麻醉、麻醉药物的影响及手术刺激等各种因素可使患者的血压有较大幅度的波动,且患者对血压自身调节能力下降,当血压过高或过低时,可引起各种严重的并发症。故巡回护士在术中应配合麻醉医师严密观察血压的变化,及时发现异常,及早处理。

(三)手术配合

用物准备齐全,刷手护士默契配合,保证手术顺利进行。术中冲洗液应适当加温,不能过冷。禁止使用使血压升高的止血药物如肾上腺素、阿托品等。

(四)麻醉恢复期护理

术后患者在恢复期,由于疼痛刺激、吸痰、拔气管导管、屏气、低氧或高碳酸血症等原因均可引起强烈的心血管反应,导致血压急剧升高,处理不及时可产生严重危害。故此期应加强监测,备好各种抢救药品和物品,监护人员不得随意离开。在不影响呼吸的情况下镇痛,若血压过高可给予药物,待血压降至安全范围再吸痰、拔管。

三、呼吸功能障碍患者术中护理要点

呼吸功能障碍是指由于各种原因引起肺的通气功能和换气功能障碍,以致不能有效地进行气体交换,临床上引起缺氧伴或不伴二氧化碳潴留,从而引起一系列生理功能和代谢紊乱的临床综合征。呼吸功能障碍的主要表现是轻微活动后出现呼吸困难,哮喘和肺气肿是两个最常见的慢性阻塞性肺功能不全疾病。伴呼吸功能障碍的手术患者,对手术、麻醉和护理都提出了更高的要求。

1.一般处置　手术室室温调节适宜、保持安静,减轻患者紧张恐惧心理,必要时使用镇静剂,使患者顺利过渡到麻醉阶段。麻醉前用药要适量,以免呼吸抑制。

2.术中监测　术中要进行血压、心电图、血氧饱和度、血气、体温的监测,注意出血量、尿量及水电解质平衡。由于麻醉及手术刺激等各种因素可影响患者的肺功能和血氧饱和度,故巡回护士在术中应配合麻醉医师严密观察血氧的变化,及时发现异常并处理。

3.手术配合　用物准备齐全,刷手护士默契配合,保证手术顺利进行。

4.麻醉恢复期护理　恢复期时,疼痛刺激、吸痰、拔气管导管均可引起低氧或高碳酸血症,处理不及时可产生严重危害。故必要时继续呼吸机辅助呼吸,待血氧饱和度稳定于安全范围再吸痰、拔管。

(徐华)

第四节　麻醉护理配合

一、全身麻醉

全身麻醉是指麻醉药经呼吸道吸入或静脉或肌内注射进入人体,产生中枢神经系统的抑制,临床表现为神志消失,全身痛觉丧失、遗忘,反射抑制和一定程度的肌肉松弛。

全身麻醉过程分为麻醉诱导、气管内插管、术中麻醉维持及苏醒。

(一)协助麻醉诱导

1.麻醉诱导前准备全身麻醉药品,麻醉机和生理监护仪及麻醉用具(气管导管、咽喉镜、舌钳、吸痰用具),急救设备和药品,有效的负压吸引,充足的氧气及可靠的静脉输液、输血通路,配制所需的药物应有明显标记(药物名称、剂量、抽药时间)。

2.查对患者术前准备情况,解除约束呼吸的所有用物,如患者衣、裤。护士应站在患者的身边,给予精神上的支持,帮助减轻恐惧。

3.监测患者生命体征,如血压、呼吸、脉搏、体温、心电图等。

4.协助诱导,根据麻醉医师的医嘱,严格"三查七对"后,静脉给药,注意掌握给药速度,根据病情及不同年龄的患者,调整推注速度。同时观察患者的血压、心率及呼吸情况。

(二)协助插管

协助护士通常站在患者的左侧,使患者头稍后仰,必要时将患者枕头去掉,协助显露声门。气管插管后将气管插管的导芯拔出,将牙垫放入口腔,连接麻醉机上的给氧螺纹管,听双侧呼吸音,调整气管导管的位置,气囊内注入适量气体,用胶布将气管导管与牙垫牢固固定。若插管困难,协助面罩给氧及人工呼吸,血氧饱和度正常后重插,痰多的患者及时抽吸。

(三)协助穿刺

根据病情及条件,配合麻醉医师做桡动脉和中心静脉穿刺。

(四)摆放手术体位

协助摆放患者的手术体位,防止体位并发症的发生,如肢体受压、皮肤压伤等。

(五)术中麻醉维持

1.观察生命体征,保持呼吸道通畅。

2.维持输液、输血通畅,保证静脉用药,随时准备手术或麻醉意外的急救。

3.低温麻醉时,防止因温度变化而致冻伤。

(六)苏醒

苏醒过程中,患者可能躁动,应防止坠床,拔管后若舌后坠,托起下颌,上呼吸道置入口咽或鼻咽通气道。

二、椎管内阻滞麻醉

（一）物品准备

无菌硬膜外包或腰麻包。麻醉药物：布比卡因、利多卡因、丁卡因等。血管收缩药：肾上腺素、麻黄素。急救药物及器械：阿托品、多巴胺、肾上腺素等，气管插管用物、氧气、吸引器。

（二）穿刺时的配合

1.穿刺前建立有效的静脉输液通路。

2.协助摆放椎管内阻滞麻醉体位，穿刺时通常采用侧卧位或坐位。侧卧位时双腿屈曲，大腿向腹部靠拢，两手抱膝、头部向胸部弯曲，腰背部弯成弓形，背部垂直于手术台。坐位时患者的臀部与手术台边缘对齐，脚下垫高凳，双手放于膝部，腰部尽量弯曲，一名护士或其他人员站在患者前面或一侧，扶助患者。

3.协助配制麻醉药物。

4.穿刺时嘱患者勿咳嗽或移动体位。

5.穿刺毕，妥善固定硬膜外导管，改变体位时，防止导管扭曲或滑脱。

（三）观察及配合

1.根据手术部位，调整麻醉平面，如摇床或变换体位。

2.及时观察失血情况，保持输液输血通畅，调整输液速度。

3.若出现全脊髓麻醉或麻醉药物中毒时，立即协助抢救，如吸氧、气管内插管、麻醉机辅助呼吸及注射各种急救药物。

三、局部麻醉药的毒性反应及过敏反应

（一）毒性反应

局部麻醉药吸收入血液后，当浓度超过一定阈值，就发生药物毒性反应，严重者可致死亡。

1.引起局部麻醉药毒性反应的常见原因：

（1）一次性用量超过限量。

（2）药物误注入血管内。

（3）患者体质衰弱。

（4）注射部位血管丰富，未酌情减量，或未加入适量肾上腺素。

2.局部麻醉药中毒反应　轻度中毒反应时，患者常有嗜睡、眩晕、多言、寒战、惊恐不安和定向障碍等，如停止药物吸收，症状在短时间内能自行消失，但继续发展，可出现神志丧失、肌肉震颤、抽搐或惊厥、呼吸困难、循环衰竭。

3.局部麻醉药毒性反应的预防

（1）一次用量勿超过限量。

（2）注射药物前应回抽有无血液。

（3）根据病情或用药部位调整药量。

（4）若无禁忌，药液内加入少量肾上腺素。神经阻滞，高血压、心脏病等患者忌用肾上腺素。

4.局部麻醉药物毒性反应的治疗

（1）立即停药，吸氧。

（2）轻度反应患者可用地西泮 0.1mg/kg 肌内注射或静脉注射。

（3）已发生抽搐或惊厥，静脉注射硫喷妥钠 1～2mg/kg，气管插管。

（4）血压低，可用麻黄碱或间羟胺等升压药，心率缓慢可用阿托品静脉注射。

（5）若出现呼吸心跳停止，立即行心肺复苏。

（二）过敏反应

罕见，但两类局部麻醉药中，以脂类药物发生机会多，使用少量局部麻醉药后，出现荨麻疹、咽喉水肿、支气管痉挛、低血压及血管神经性水肿等，可危及患者生命，严重病例立即静脉注射肾上腺素 0.2～0.5mg。

四、麻醉期间常用监测指标

1. 脉搏　通过脉搏频率、强弱、节律，了解循环状况。

2. 心率　心音强弱反映循环状态。

3. 无创脉搏血氧饱和度（SpO_2）　正常值成人 95%～97%，新生儿 90%～94%。

4. 血压　有创血压和无创血压。

5. 心电图　诊断心律失常、传导阻滞、心肌缺血、心肌梗死、心肌肥大、电解质紊乱及监测起搏器的功能等。

6 中心静脉压（CVP）　反映右心功能，是衡量右心对排出回心血量能力的指标，正常值为 4～12cmH_2O。

7. Swans 肺动脉漂浮导管　测肺动脉压、肺毛细血管嵌压、心排血量（CO）、右房压，记录心腔内心电图，做心内临时起搏，采取混合静脉血标本。

8. 尿量　反映循环血量及肾功能状况。

9. 体温　鼻咽温、肛温。

10. 血气分析　了解酸碱及电解质情况。

正常值　pH 7.35～7.45；$PaCO_2$ 35～45mmHg；PaO_2 95～100mmHg。

SB 和 AB 22～27mmol/L；BB 45～55mmol/L；BE±3mmol/L AG12±4。

11. 呼吸频率、节律、深度、气道压力、呼末 CO_2 分压。

五、麻醉意外及并发症的护理

（一）全身麻醉的并发症及护理

1. 反流与误吸

（1）原因：全身麻醉诱导时，因患者的意识丧失，咽喉反射消失，一旦反流即可发生误吸；胃排空时间延长；全身麻醉后未完全清醒时，吞咽反射未恢复易致误吸。

（2）处理：麻醉前应严格禁食、禁饮；肠梗阻、胃肠功能未恢复时应插胃管持续减压；饱胃手术患者需全身麻醉时，可采用清醒插管；非消化道手术，患者完全清醒后才能进食、进饮。

2. 呼吸道梗阻

（1）原因

①上呼吸道梗阻常为机械性梗阻，如舌后坠，分泌物或异物阻塞，喉头水肿。处理时将头后仰，托起下颌，置入口咽或鼻咽通气道，并吸除咽喉部分泌物或异物；喉头水肿轻者静脉注射皮质激素或雾化吸入肾上腺素，重者紧急气管切开。

②下呼吸道梗阻常因气管导管扭曲、气管导管前端紧贴气管壁、分泌物堵塞而发生。

(2)处理:选择合适的气管导管,经常检查气管导管的位置。摆体位或更换体位时应注意防止管道扭曲,及时清除呼吸道的分泌物。维持适当麻醉深度和良好的氧合,必要时静脉注射氨茶碱或氢化可的松。

3.低氧血症常见原因及处理　①麻醉机故障,氧气供应不足;气管导管插入一侧支气管或脱出气管外。如呼吸道发生梗阻,应及时调整呼吸机和气管导管的位置,清理呼吸道。②肺不张时纤维支气管管镜吸痰,严重者以 PEEP 治疗。③肺水肿应采用强心、利尿、扩血管、吸氧、机械通气治疗。

4.低血压　指麻醉期间收缩压下降超过基础值的 30% 或绝对值低于 80mmHg 者应及时处理。麻醉过深导致血压下降,应减浅麻醉,补充血容量;术中失血过多致低血压,应测尿量、Hb、HCT、CVP 或 PAWP 以指导输液输血;过敏反应、肾上腺功能低下及复温时,采用补充血容量、恢复血管张力及病因治疗;术中牵拉反射导致血压下降,同时伴有心动过缓,及时解除刺激,必要时给予阿托品。

5.高血压　指麻醉期间舒张压高于 100mmHg 或收缩压高于基础值的 30%。

(1)常见原因:①合并有原发性高血压、甲亢、颅内压增高、嗜铬细胞瘤等。②与手术探查压迫腹主动脉、气管插管等操作有关。③二氧化碳蓄积。④潘库溴胺、氯胺酮等麻醉药所致。

(2)处理原则:有高血压病史者,诱导前静脉滴注芬太尼;根据手术刺激程度调整麻醉深度;顽固性高血压采用控制性降压。

6.心律失常　窦性心动过速伴高血压时,应适当加深麻醉;低血容量、贫血、缺氧时,心率加快,应对因治疗;手术牵拉内脏(如胆囊)反射,可因迷走神经反射致心动过缓,严重者可致心搏骤停,则应立即停止操作,静脉注射阿托品。必要时行心脏复苏。

7.高热、抽搐和惊厥　常见于小儿麻醉,常采用物理降温,特别注意头部降温。

(二)椎管内麻醉意外及并发症的处理

1.腰麻术中并发症及处理

(1)血压下降:腰麻中血压下降的发生率和严重程度与麻醉平面有密切关系,神经被阻滞后麻醉区域血管扩张,回心血量减少。处理可先快速静脉输液 200～300mL 扩充血容量无效时,静脉注射麻黄碱 15mg 或肌内注射 30mg,心动过缓可静脉注射阿托品 0.3～0.5mg。

(2)呼吸抑制:常见原因为腰麻平面过高,当全脊髓被阻滞时,患者呼吸停止。处理时应用鼻导管给氧或面罩给氧辅助呼吸,呼吸停止则立即气管内插管机械通气。

(3)恶心呕吐:常见原因为麻醉平面过高,发生低血压,呼吸抑制致脑缺氧而兴奋呕吐中枢。迷走神经亢进,胃肠蠕动增强。牵拉腹腔内脏。患者对哌替啶的催吐作用敏感。处理时应升压、吸氧,麻醉前给药用阿托品,暂停手术牵拉,严重者可静脉注射氟哌利多 2.5mg 镇吐。

2.硬膜外麻醉术中的并发症及处理

(1)全脊椎麻醉:常见原因为硬膜外穿刺时针尖刺破硬脊膜未被发现,而将硬膜外导管误入蛛网膜下腔,超过腰麻药物剂量数倍的局部麻醉药注入蛛网膜下腔,而产生广泛的神经阻滞。预防处理措施是穿刺时必须仔细认真,严格遵守操作规程,给药先给试验剂量,一旦发生全脊髓麻醉立即行人工呼吸及气管内插管,升高血压,必要时行人工心肺复苏。

(2)血压下降:机制及处理基本同腰麻。

(3)呼吸抑制:硬膜外麻醉主要影响呼吸的储备功能,当感觉阻滞平面在胸以下时,呼吸功能基本不受影响,达到 T^2 时,通气储备功能明显下降,可以通过控制局部麻醉药物浓度而减少运动神经的阻滞程度。

(4)恶心呕吐:机制与处理同腰麻。

(徐华)

第五节　体位变化对机体的影响

一、体位改变对心血管系统的影响

机体对于体位改变的生理反应主要是对重力改变的反应。由于重力的作用可引起组织器官之间和组织器官内的血流及血液分布的改变。体位改变后,机体通过一系列复杂调节机制包括局部调节机制及静脉和动脉系统神经反射维持血流动力学稳定,以保证中枢神经系统适宜的灌注血流。手术中,麻醉药物可减弱并影响两者的调节效果。身体直立时,由于流体静力学作用,下肢血管透壁压力增加,由于肌肉张力和肌肉收缩,血管周围组织压力增加,加之静脉瓣的作用,该压力上升有限。但即使如此仍有血液淤滞在下肢,中心静脉压明显降低,心排出量降低 20%。如果改为平卧位,心输出量、心脏每搏量增加,此时如果心肌收缩力和动脉张力正常则血压上升。大静脉、心脏的容量感受器和主动脉弓、颈动脉窦压力感受器,通过神经反射增强副交感神经作用同时减弱交感神经作用,使心率减慢,心脏每搏量降低,心肌收缩力减弱,血压维持相对稳定。麻醉状态下,由于骨骼肌张力降低或完全麻痹、心肌收缩力的抑制,血管平滑肌的舒张以及对各种生理反射功能的抑制,不仅可加重因体位改变引起的循环变化,而且还会严重的影响机体的代偿调节功能。

二、体位改变对呼吸系统的影响

体位对呼吸系统的影响主要来自两方面:重力和机械性障碍。重力作用引起器官组织的移位和体液再分布,导致胸腔及肺容量的变化。机械性障碍是指对人体施加的外来压力对器官功能的影响。身体直立时,由于重力作用,肺底部血液分布增多,肺尖部肺泡的顺应性低于肺底部,此外腹腔脏器牵拉膈肌下移,肺功能余气量增加。仰卧位时,腹式呼吸相对减弱,胸式呼吸增强。膈肌向头侧移位,近背侧的膈肌移位更明显,使下肺的通气量增加。正常人俯卧位时,气体更容易分布到上侧肺泡,而血液分布正好相反,影响气体交换。

三、体位改变对神经系统的影响

(一)中枢神经系统

体位改变对脑血流的影响主要取决于平均动脉压(MAP)和脑血管阻力的变化。一般情况下,可通过调节脑血管阻力使脑血流维持在稳定水平,称为脑血管自动调节机制。正常人具有自身调节能力,在体位改变时只要 MAP 能维持在 60mmHg 以上,脑血流可维持正常水平。麻醉期间平卧位时,只要维持 MAP 能高于 60mmHg,脑血流仍可维持正常。但低血压的情况下,当头部处于较高位置时,对脑血流的影响则更加明显。研究结果表明,除仰卧位以外,其他任何体位都会使颅内压升高,尤其是头低 30°并向左或右转、仰卧头屈曲时,颅内压会显著增高。因此,颅内压高者,在安置体位时应特别注意。

（二）外周神经系统

手术中外周神经损伤的五个主要原因是牵拉、压迫、缺血、机体代谢功能紊乱以及外科手术损伤。研究表明，压力和压迫时间需达到一定阈值才有可能导致神经损伤并伴有临床症状。此外，代谢性疾病如糖尿病，营养性疾病如恶性贫血、酒精性神经炎、动脉硬化、药物、重金属接触史等都是发生手术期间神经病变的常见原因。因此合并此类疾病的手术患者应格外注意体位的保护。

（徐华）

第六节　手术体位的安置

不同的手术常需要不同的手术体位，同一手术体位又适用于多种手术。既要达到手术野易于暴露和方便手术操作，以提高手术的成功率为目的，又要全面考虑患者的生理代偿功能，体位对生理功能的影响不能超越患者的代偿能力。常见的手术体位包括仰卧位、俯卧位、侧卧位、膀胱截石位、坐位等。

手术体位的安置原则：

1.参加人员　体位的安置由手术医师、麻醉医师、巡回护士共同完成，国外有的医院由专职体位技师来完成。

2.保证患者安全舒适　骨隆突处衬软垫，以防压伤；在摩擦较大的部位衬以海绵垫、减压贴或防压疮垫，以减小剪切力。

3.充分暴露手术野　保持手术体位固定，防止术中移位影响手术，便于手术医师操作，从而减少损伤和缩短手术时间。

4.不影响患者呼吸　俯卧位时应在胸腹部下放置枕垫，枕垫间须留一定空间，使呼吸运动不受限，确保呼吸通畅。

5.不影响患者血液循环　患者处于侧卧或俯卧时，可导致回心血量下降；因此，安置手术体位时应保持静脉血液回流良好，避免外周血液回流受阻，肢体固定时要加衬垫，不可过紧。

6.不压迫患者外周神经　上肢外展不得超过90°，以免损伤臂丛神经；截石位时保护下肢腓总神经，防止受压；俯卧位时小腿垫高，使足尖自然下垂。

7.不过度牵拉患者肌肉骨骼保持患者功能位，如麻醉后患者肌肉缺乏反射性保护，长时间颈伸仰卧位或颈部过度后仰可能会导致颈部疼痛；不可过分牵引四肢，以防脱位或骨折。

8.为防止发生体位并发症在安置体位时，告知麻醉医师做好相应准备；移位时应动作轻缓，用力协调一致，防止体位性低血压或血压骤然升高以及颈椎脱位等严重意外的发生。

（徐华）

第七节　手术室安全管理

一、手术患者护理安全管理制度

1.严格遵守无菌规则，防止交叉感染，物品定期消毒。

2.严防异物存留手术创口内。术前和关闭体腔前后巡回护士与器械护士共同清点核对纱布、敷料、缝针、器械,并做记录。

3.严防输错血。输血前应由麻醉师、巡回护士(局麻时由巡回护士和术者)二人以上核对患者的姓名、床号、住院号、血型报告、交叉配血实验结果、血袋号等,确认无误后方可输入。

4.麻醉药物、剧毒药品应由专人保管,使用药品前应严格核对。

5.严防患者在手术期间撞伤、跌伤、烫伤、烧伤,患者未离开手术室应由专人护理,确保手术患者安全。

6.严防接错患者、开错手术部位,手术患者应由手术医师、麻醉医师及巡回护士共同核对无误方可手术。

7.严格遵守标本管理制度,防止差错和遗失手术标本。

8.手术室用具器材设备应经常检查、爱护使用,确保安全。

9.外人不得进入手术室,加强安全保卫工作。

10.严格执行给药查对制度,做到"三查七对一注意"。

二、手术患者交接制度

手术室实行连台连班制,应尽量减少手术患者交接环节,疑难、复杂、重大、新开展手术及抢救等手术,原则上不交接。如遇特殊情况必须交接,应确保手术患者安全,不影响手术进程,并做到:

1.交接患者诊断、麻醉方式、手术名称。

2.交接手术进行情况。

3.交接输液、输血种类及输注量,穿刺部位有无外渗、是否通畅。

4.交接用药情况。

5.交接体位固定是否牢靠、舒适,皮肤有否接触金属物及受压情况。

6.交接清点纱布、器械、缝针等数目。

7.交接病区带来物品。

8.交接精密仪器使用情况。

9.做好手术患者护理记录并签名。

三、手术安全核查制度

1.手术安全核查是由具有执业资质的手术医师、麻醉医师和手术室护士三方,分别在麻醉实施前、手术开始前和患者离开手术室前,对患者身份和手术部位等内容进行核查的工作。本制度所指的手术医师是指术者,特殊情况下可由第一助手代替。

2.本制度适用于各级各类手术,其他有创操作应参照执行。

3.手术患者均应佩戴有患者身份识别信息的标识以便核查。

4.凡有上下、左右等手术部位区别的手术,手术医生应于术前在病房做好患者手术部位的体表标示及手术部位标识图的标示。

5.手术安全核查由手术医生或麻醉师主持并填写手术安全核查表。如无麻醉师参加的手术,则由术者主持并填写表格。

6.实施手术安全核查的内容及流程

（1）麻醉实施前，由手术医师、麻醉医师、手术室护士按手术安全核查表中内容依次核对。

（2）手术开始前，由手术医师、麻醉医师和手术室护士按上述方式，共同核查患者身份（姓名、性别、年龄等）、手术方式、手术部位与标示，并确认风险预警等内容。手术物品准备情况的核查由手术室护士执行并向手术医师和麻醉医师报告。

（3）患者离开手术室前，由手术医师、麻醉医师和手术室护士按上述方式，共同核查相关内容。

（4）三方核查人确认后分别签名。

7. 手术安全检查必须按照上述步骤依次进行，每一步检查无误后方可进行下一步操作，不得提前填写表格。

8. 术中用药的核查，由手术医师或麻醉医师根据情况需要下达医嘱并做好相应记录，由手术室护士负责核查。

9. 手术科室、麻醉科与手术室负责人是本科室实施手术安全核查制度与持续改进管理工作的主要负责人。

10. 医院医务处、护理部等医疗质量管理部门应根据各自职责，认真履行对手术安全核查制度实施情况的监督与管理，提出持续改进的措施并加以落实。

11. 手术安全核查表应归入病案中保管。

12. 手术科室病房与手术室之间要建立交接制度，并严格按照查对制度的要求进行逐项交接。

四、手术安全用药制度

1. 掌握手术室常用药物的名称，了解药理作用、使用方法、途径、配伍禁忌、常用剂量、不良反应及注意事项。

2. 根据医嘱用药，用药前必须严格执行"三查七对"。正确核对患者：查看病历、腕带，让患者口述床号、姓名。正确核对药物：查看药名、剂量、有效期。查看药物包装及完好情况。

3. 依据医嘱执行单使用抗生素，必须查看医嘱，需做皮试者，结果阴性方可使用。

4. 手术台上用药必须与洗手护士或手术医生核对无误后使用，台上使用两种以上药物时，应做好标记，严防用错。

5. 因抢救用药执行口头医嘱时，巡回护士应复述一遍，医生认可后，方能使用。用过的安瓿、药瓶等放在固定位置，手术结束查对用量记录后方可丢弃。

6. 护士初次使用的药物必须阅读药物使用说明书，或虽为常用药物，但是使用的剂量、途径、方法不熟悉，必须与手术医生或药房核实药物的作用、常用剂量、不良反应和使用注意事项，并确认使用方法。

7. 静脉用药与其他途径用药分开放置，做好醒目标志。

8. 药物使用后，在手术护理记录单的备注栏中及时据实记录使用药物的名称、剂量、使用途径和使用的时间。

9. 对易出现过敏反应的药物及过敏体质的患者，用药后应密切观察患者反应。

五、手术清点制度

1. 清点范围

（1）凡开腹开胸及有洗手护士配合的手术，清点项目为器械、纱布、纱垫、棉球、缝针及一些特殊用物等。

（2）特殊手术的清点：如断指（趾）再植等小血管吻合术应增点血管针、血管夹；阴道手术应增点宫纱；颅脑及脊柱等手术增点棉片；体外循环增点粗细阻断管、排气针头、灌注针头、血管夹等。

2. 手术开始前的清点

（1）洗手护士整理器械后，按次序清点器械、缝针、纱布、纱垫、棉球等。

（2）清点时器械护士与巡回护士共同清点，清点一项登记一项。两人必须看清实物，特别注意螺钉螺帽是否完整、有无松动，保证各种进入体腔物品的完整性。

（3）全部清点完后与洗手护士核对登记。

3. 术中管理

（1）手术开始前，要把手术间的纱布、纱垫等清点登记类的物品清理干净，拿出手术间。

（2）手术台上已清点的纱布、纱垫一律不得剪开或剪去蓝色尾带使用。棉球不得撕开使用。

（3）术中送快速病理确需用纱布包裹时，洗手护士交巡回护士登记后再送检。

（4）手术开始不需要清点数字的手术，术中因各种原因扩大手术范围时，要及时整理清点物品，并按规定清点、核对、登记。

（5）凡术中增加清点范围内的物品，必须由巡回护士增加，并由巡回护士、洗手护士共同清点、核对。

（6）术中放在切口内的纱布、纱垫，护士要提示医生共同记住数字。

（7）洗手护士、巡回护士在手术的始终，均要注意观察手术间的情况，注意清点物品的流动，以保证数字清点的准确性，注意监督医生不向地下丢纱布、纱垫等，掉落的器械、纱布等巡回护士要及时收起，并告知洗手护士，术中用纱布数量多时（一般 30 块以上），巡回护士要及时整理，按 10 块一束整好。

（8）缝针用后及时别在针板上，断针要保存完整。掉在台下的缝针，巡回护士要妥善保存。

（9）术中巡回护士交班要与洗手护士核实增加登记的数字，术中洗手护士交班要清点所有登记的数字。

4. 关闭切口前的清点登记

（1）清点时巡回护士、洗手护士共同清点，清点一项，巡回护士登记一项。

（2）先清点台上，次序为器械、缝针，最后清点纱布、纱垫、棉球。清点台下物品时，洗手护士也必须与巡回护士共同清点，清点完毕与洗手护士核对登记数字，无误后告知医生方可关闭切口。

（3）清点数字与登记数字不相符时，不得关闭切口，确实找不到时，要向护士长报告决定处理方案。

5. 关闭切口后的清点登记

（1）切口关闭后再次清点数字，并与登记相符后签名。

（2）清点数字不符时，应及时查找，无其他原因，要提出重新打开切口检查，并立即向上级汇报。

（3）连续接台手术时清点数字的物品全部拿出手术间后，再开始下一例手术。

6. 一例手术两次清点数字的手术要求

（1）食管手术：关膈肌时清点缝针、纱布、纱垫，关胸时全部清点。

（2）双切口手术：一侧手术完后常规清点，做另一侧时重新清点，但前一侧用的纱布、纱垫要包起来放好，待手术全部结束后处理。

(3)直肠癌根治术:肛门部用的器械单独清点登记;而纱布、纱垫、缝针与开腹组手术一起清点。

(4)取髂骨手术:取髂骨后清点纱布、纱垫、缝针,主手术关闭时全部清点。

7.大手术、危重手术和新开展手术时,不得中途换人进餐或从事其他工作。

8.确需换人时,交接人员应当面交清器械、纱布、缝针、棉球、敷料等物品。

六、手术标本管理制度

1.手术取下的标本,未经医生允许,任何人不得私自处理标本。洗手护士负责手术台上标本管理,注意防止干燥或丢失,手术结束后将标本交给手术医生。

2.手术医生将标本放入病理袋,病理袋需注明患者姓名、病区、床号、标本名称、住院或门诊号、日期。

3.手术医生认真填写病理申请单,将病理标本及病理单放入标本间,标本袋内倒入10%中性甲醛,固定液的量不少于组织体积的3～5倍,并密闭标本袋封口,避免固定液外溢。在病理标本登记本上逐项登记并签名,洗手护士核对无误后在登记本上签名,由巡回护士督查。

4.微小标本留置在专用标本瓶中并注明相关信息后放于标本袋中。

5.术中需做快速病理切片者,手术医生于术前填好病理申请单和快速病理单,术中由巡回护士将标本放入病理袋并在病理标本登记本上逐项登记并签名,病理袋上需注明患者姓名、病区、床号、标本名称、住院或门诊号、日期。巡回护士将病理标本及快速病理单交给卫生员,按规定在登记本上签名后,立即送至病理科。病理科接受标本者签名,快速病理报告通过电话及信息系统发出。

6.病理科每天2次到手术室收集病理标本,逐一核对后在标本登记本上签名。

7.病理科发现不合格标本(申请单字迹潦草不清、申请单缺项、信息不全、申请单内容与送检标本不符、标本过小、固定不符合要求等)必须及时向手术室通报,手术室负责查找原因并联系相关科室人员,及时改正并送检。

8.因医学研究需要采集病理标本者,必须经过相关部门批准,按照规定执行。任何人不得随意留取手术标本。

七、手术患者体位安全管理制度

1.术前了解患者的手术名称、手术时间、体位,体重指数、年龄、营养状况、皮肤完整性等。根据患者情况准备合适的体位用物。

2.有皮肤破损的患者,摆放体位时注意保护,防止破损进一步扩大。

3.摆放体位时应严格按照各种体位摆放的操作常规执行,保持肢体的功能位,选择合适的体位垫,保持床单平整、干燥,避免皮肤与床单之间产生剪切力,确保体位的安全放置。对全麻患者,在不影响术野的同时尽量保持肢体功能位。对局麻患者,在不影响术野的同时和患者沟通以最大程度保证患者的舒适感。

4.术中密切观察体位变化,防止因术中体位的改变,造成皮肤、神经、肌肉的损伤。特殊状况下可与手术医生沟通,调整手术体位或抬高受压部位以缓解强迫手术体位对手术患者的损伤。

5.评估术中体位可能造成的难免压伤,应申报护理部,采取强化措施配合术中体位放置,并加强术中体位观察和护理,手术结束后严密观察体位受压部位的皮肤、神经、肢体供血情况,在护理记录单上详细记录,并和病房护士做好交班。

八、手术室医用气体安全管理制度

手术室医用气体种类包括氧气、二氧化碳、氮气、氩气。为保证医用气体安全使用,特制订如下管理制度:

1.采取"四定"管理 定专人管理,定点存放,定储存基数,定时检查。

2.医用气体更换使用时,把好三个环节 供气班与卫生员交接时;卫生员与巡回护士交接时;气体使用前。做到四个核对:气体的名称与钢瓶的颜色是否与气体种类相符;气体压力和容量是否达标;钢瓶是否有变形、附件是否完整;钢瓶布套完整性以及名称标识与气体种类是否一致。做好交接记录。

3.使用者需掌握各种气体的性质、用途及使用压力范围。氧气的压力调节视病情而调节;氮气压力范围为 0.5～0.8MPa;二氧化碳压力范围为 15～20mmHg。当钢瓶剩余气体量低于 0.05MPa 时应及时更换,更换前注意挂"空"的标识,避免影响下次的使用。使用后应排空余气。

4.熟悉不同气体瓶身颜色 氮气为黑色,氧气为淡蓝色,二氧化碳为银灰色。

5.手术室医用气体更换使用管理流程 需更换气体时,由巡回护士电话通知卫生员送入备用气体;巡回护士与洗手护士共同核对气体名称、压力;检查钢瓶完好性;协助卫生员更换并妥善固定;卫生员取走空瓶并电话通知供气班所需气体的种类;供气班送入所需气体;卫生员与供气班核对交接;供气班取走空气体瓶;卫生员登记气体更换日期;套相应颜色的气瓶布套;挂气体名称标识牌;挂"满"的标识牌;妥善固定,放置定点位置备用。

九、手术室医护相互监督执行核心制度的规定

凡与患者手术安全有关的一切医疗护理行为,均需保证严格按照医疗护理规范和流程执行,在手术过程中,参加手术的医护人员必须相互配合,密切合作,医护相互监督,确保患者安全和手术顺利进行。

1.手术安全核查 手术室护士发现患者身份有疑问、手术部位标识和手术申请不一致等现象,必须及时和手术医生取得联系,由手术医生到手术室妥善处置患者。无医生主持安全核查工作,切皮前未按流程或规范进行三方共同核查,手术室护士有权拒绝配合手术。

2.安全用药 术前使用抗生素,出现下列情况护士可以拒绝执行(无医嘱执行单、患者有过敏史但无药物过敏试验结果)。护士必须即时据实记录实际使用抗生素的具体时间、剂量、方法。

3.手术清点制度执行 手术器械物品未清点不得先行开台手术。手术医生有责任配合、协助护士共同清点和管理手术用各种物品器械,并共同遵守手术清点规范要求。术中发现手术清点用物数目不符或缺失,必须医护共同寻找,手术医生探查切口和体腔,护士台上台下巡查,如巡查未果,可显影的应有影像资料留存。手术医生和护士共同在事情经过上签字。

4.手术标本管理 手术医生和护士共同对手术标本的安全送检负责。出现无病理申请单、申请单填写错误、标本处理质量存在缺陷等问题时,护士联系手术医生,由手术医生到手术室现场改正。未经手术医生许可,不得私自处理标本。

5.手术体位安全管理 医生护士共同保证手术患者体位安全,手术体位安置好后,医生护士共同检查,确认体位安置安全方可开始手术。医生手术过程中不得依压患者身体,电刀使用应符合规范,护士发现有上述问题应及时指出并提醒,器械护士加强电外科手术器械的规范管理。

(徐华)

第八节　肝胆外科手术配合护理

一、肝叶切除手术配合护理

(一)应用解剖

根据肝门管道系统的分布并结合肝的外形来划分肝叶和肝段。各肝段均可以单独被手术切除而不影响余下肝段功能的完整。

肝脏有 3 个肝门:肝蒂出入的第一肝门;主要有肝静脉离肝汇至下腔静脉的第二肝门,数目不等的肝短静脉汇至肝后段下腔静脉的第三肝门。

肝蒂:为出入肝门的肝管、肝固有动脉、门静脉、淋巴管和神经等的总称。

第二肝门:简单说来,就是肝静脉离开肝脏汇至下腔静脉的区域。

第三肝门:除了左、中、右 3 支主要肝静脉外,尚有直接汇入下腔静脉的分散的小静脉,一般总称肝短静脉或肝背静脉系统。

(二)适应证

肝癌局限于肝段,无门静脉癌栓及转移,一般情况尚可。肝包虫病、肝脓肿、肝血管瘤、肝肉瘤、肝脏良性肿瘤等。

(三)用物准备

1.器械　大包,肝脾包,大碗、框架拉钩 2 副、钛夹钳。

2.敷料　剖腹包,剖腹被,手术衣。

3.一次性物品　一次性电刀头、延长电极(中长)、吸引器皮条及头、3/0、4/0、5/0 普理灵缝线、4/0VCP771D 薇乔线、皮肤缝合器,止血纱布,1/0 号 PDSⅡ,各种缝线,刀片、手套等。

4.仪器、设备　高频电刀、氩气刀,超声吸引器等。

(四)麻醉与体位

全麻仰卧位。术中根据手术要求旋转手术床的角度。

(五)手术步骤及配合

手术步骤	手术配合
1.开放静脉	静脉常规开放于左上肢
2.消毒铺巾	递消毒钳、消毒棉球消毒,常规铺巾
3.手术切口常规为右侧肋缘下切口	递手术刀,有齿镊,2 块干纱布
4.电刀切开肌层	换手术刀及有齿镊,更换湿纱布
5.进腹,探查腹腔	递生理盐水湿润手套,探查腹腔,同时递腹腔挂钩
6.充分暴露手术野	于患者的右侧上框架拉钩(必要时左侧上框架挂钩)
7.游离手术区周围组织	递分离钳、手术剪、2/0 丝线结扎
8.阻断肝门	递阻断带、阻断管、阻断钳,并由巡回护士记录阻断时间
9.切除病变肝叶	递血管钳,分离钳夹、钛夹夹闭微小血管及微小胆管,必要时 4/0VCP771D 薇乔线或 5/0 普理灵缝扎,手术剪剪断,切下标本放入弯盘内
10.肝脏创面止血	止血纱布、生物蛋白胶配合电凝止血
11.腹腔止血,放置引流管,关腹	递引流管,清点用物
12.逐层关腹,缝合切口	再次清点,1/0 号 PDSⅡ关腹,皮肤缝合器缝合皮肤

(六)注意事项

肝门阻断时注意记录阻断时间,时间不超过 15~20min,撤除肝门阻断时,要注意清点肝阻断特殊用物。

二、同种异体供肝切取手术配合护理

(一)用物准备

1. 外出取肝盆。

2. 灌注管　自制 18F 或 20F 双腔气囊导尿管,18F 或 20F 腔静脉插管,3 升袋。

3. 外出用物一套。

4. 药物准备　4℃ uw 灌注液,肾灌注液,利多卡因,肝素。

(二)手术步骤及配合

手术步骤	手术配合
1. 在腹部扩大"+"字切口,进入腹腔	递手术刀全层切开
2. 将横结肠翻向头侧,小肠向下拨开,显露腹主动脉前壁,行腹主动脉插管灌注	助手牵开肠管暴露术野,递无齿镊、长弯钳分离,中弯钳带线绳法扎远端,近端插入 18F 或 20F 双腔气囊导尿管,线绳固定气囊内注气 20~30mL,第一步灌注 4℃ 肾灌注液 100mL,第二步灌注 uw液,灌注高度 100cm
3. 门静脉插管灌注	配合同腹主动脉插管,灌注管为 18 下腔静脉插管,0 号丝线结扎固定
4. 在膈肌水平剪开胸腔,阻断胸主动脉	递组织剪剪开,长弯钳阻断
5. 取血标本	递 20mL 注射器
6. 处理胆囊	递组织剪剪开胆囊,50mL 灌注液反复冲洗
7. 待肝颜色变为黄白色,依次离断食管及腹主动脉,于双肾静脉水平剪断肝下下腔静脉	递组织剪剪断
8. 于肠条膜上静脉与脾静脉交界处切断门静脉	组织剪剪断
9. 近十二指肠切断肝十二指肠韧带及肝周围韧带,确认肝动脉无畸形后剥离肝总动脉至腹腔干根部	组织剪剪断
10. 游离胆总管,靠近远端结扎后切断	组织剪剪断,长弯钳分离,0 号丝线结扎
11. 移出肝脏	肝灌注盆内盛碎冰,无菌保护袋内装 uw 液密封后再套 2~3 层无菌保护袋,放置冰桶内备用

三、供肝修整手术配合护理

(一)要求

室温<20℃,取出供肝,置于盛满 4℃ 平衡液的修肝盆内,盆内放有冰块,保持低温。

(二)物品准备

4/0 丝线,输血器 1 副,冰盆保护套,无菌冰,5/0 普理灵、修肝盆。

（三）手术步骤及配合

手术步骤	手术配合
1.取出供肝,置于修肝盆内	无菌冰块置于修肝盆内,倒入无菌冰水,于修肝盆上套上无菌冰盆保护套。巡回护士打开塑料袋外两层,外翻袋口,由手术者取出内层盛供肝的塑料袋,将供肝及 uw 液一并倒入准备好的修肝盆内
2.找出肝动脉、门静脉、下腔静脉和肝总管	递蚊钳分离,4/0 丝线结扎,爱迪森氏镊协助
3.结扎门静脉侧支,肝下下腔静脉腰支等残端	递蚊钳分离,4/0 丝线结扎,爱迪森氏镊协助
4.沿左、右肝冠状韧带附着的膈肌边缘剪去其余肌肉,保留其腱部	递弯血管钳提夹,组织剪修剪,必要时 6×14 圆针,4/0 丝线缝扎
5.修整吻合端血管壁	递爱迪森氏镊、组织剪修整,必要时 5/0 普理灵缝合
6.检查肝上下腔及肝下下腔有无漏血	递桑氏钳阻断,冲洗球打气,拉直下腔静脉
7.灌注肝脏巡回护士接过手术者	递输血器,先排气后持续灌注 4℃血浆 20mL
8.修整完毕,置于低温 uw 液中,等待植入	检查冰盆内冰块,保持低温

四、同种异体肝移植手术配合护理

（一）适应证

1. 良性肝病　肝炎后肝硬化,急性肝衰竭,酒精性肝硬化,胆汁淤积性疾病,先天性代谢性疾病,肝脏良性肿瘤等。

2. 恶性肝病　原发性肝癌、肝门部胆管癌、肝母细胞瘤、肝转移癌。

（二）用物准备

1. 器械　肝移植器械包,肝动脉吻合包,静脉切开包,框架拉勾,胆囊切除包（必要时）。

2. 敷料　剖腹包,剖腹被,手术衣。

3. 仪器　高频电刀,变温毯,氩气刀,自体血液回收机（肿瘤患者除外）。

4. 一次性用物　常规进腹手术准备物品外,另备中长电刀头,4/0 丝线,3/0 丝线带针,3/0、4/0、5/0、7/0 普理灵数根,6/0 PDSⅡ,冲洗球,8F 硅胶导尿管、20mL 注射器、止血纱布、明胶海绵、生物蛋白胶、扁形引流管,乳胶引流管等。

5. 药品　病房带药,遵医嘱执行,另备肝素冲洗液（肝素 200mg 加入 500mL 林格液中）。

（三）麻醉与体位

全麻。平卧位,足跟置软垫。

（四）手术步骤及配合

手术步骤	手术配合
1.取上腹部双侧肋缘下切口,正中向剑突延伸,右侧至腋中线,左侧至腹直肌外缘,切开皮肤至腹膜,进入腹腔	递 2 块干纱布置于切口两侧,23 号刀切皮,电刀逐层打开,电凝止血
2.探查腹腔	递盐水湿润术者双手,腹腔拉钩暴露,协助固定两侧框架拉钩
3.切断肝十二指肠韧带	递中弯钳分离,钳夹,组织剪剪断,2/0 丝线结扎
4.分离第一肝门,游离切断胆总管	递精细直角钳,扁桃钳分离,钳夹,组织剪剪断,1/0 号丝线结扎

（续表）

手术步骤	手术配合
5.游离门静脉后壁	递精细直角钳,扁桃钳分离,蓝色血管牵引带牵引标识
6.游离肝动脉	递精细直角钳,扁桃钳分离
7.切断肝胃和十二指肠间韧带和粘连	递组织剪锐性分离,长弯钳钳夹,组织剪剪断,3/0丝线结扎
8.剪开后腹膜,显露肝下腔静脉	递长镊,长剪刀剪开,S拉钩牵开暴露
9.剪开镰状韧带至左、右冠状韧带处	递长镊,中长电刀头切开
10.游离左肝外叶,切断左三角韧带	递长弯钳钳夹,组织剪剪断,2/0丝线结扎
11.游离左冠状韧带至第二肝门	递长镊,长弯钳分离,钳夹,剪断,3/0丝线结扎
12.游离右半肝,切断右冠状韧带至第二肝门上、下腔静脉起缘,显露肝上、下腔静脉,仔细分离出肝右、肝中、肝左静脉	递长血管钳,长直角钳分离,钳夹,剪断,3/0丝线结扎
13.自下而上分离第三肝门,结扎切断肝短静脉分支	递长直角钳,长弯钳钳夹,剪断,3/0丝线结扎
14.结扎、切断肝固有动脉	递精细直角钳,扁桃钳钳夹,血管剪剪断,0号丝线结扎
15.结扎、切断门静脉	门静脉阻断钳阻断
16.近膈处钳夹阻断肝上下腔静脉,于肾静脉平面上方阻断肝下下腔静脉	递克氏无创阻断钳阻断肝上下腔静脉,髂血管阻断钳阻断肝下下腔静脉
17.移出病肝	组织剪剪开,将病肝放入大碗内
18.创面彻底止血,仔细检查有无活动性出血	3/0丝线结扎或3/0带针丝线缝合止血,氩气刀膈面止血
19.肝静脉成形	递血管剪将肝静脉之间的分隔剪开,4/0普理灵缝线作肝静脉成形,使受体肝静脉与供肝的肝上下腔静脉口径匹配
20.供肝置入右膈下原位	冰纱垫敷于肝脏表面
21.肝静脉流出道重建,行肝静脉与肝上下腔静脉端侧吻合	肝素冲洗液冲洗吻合口,3/0普理灵连续外翻吻合
22.门静脉重建,行门静脉端端吻合	递肝素冲洗液冲洗吻合口,停止门静脉灌注,递血管剪修整门静脉残端,4/0普理灵连续外翻吻合
23.阻断供肝肝下下腔静脉	递桑氏钳阻断
24.开放门静脉,松开阻断钳,并自供肝肝下下腔静脉放出150～300mL血	递0号丝线结扎肝下下腔静脉
25.开放受体肝上下腔静脉、肝下下腔静脉,恢复肝静脉回流,检查吻合口,并予修补	松开肝上、下下腔阻断钳,备3/0普理灵或4/0普理灵修补吻合口
26.肝总动脉端端吻合	递血管夹夹近端血管,肝素冲洗液冲洗吻合口,微血管器械,7/0普理灵端端吻合肝动脉
27.胆道重建,胆总管端端吻合	微血管器械,6/0 PDSⅡ连续吻合胆管
28.创面止血,双膈下置扁形引流管,肝下置乳胶引流管,观察供肝血运	递长镊,电刀止血,生物蛋白胶喷洒吻合口,止血纱布覆盖,备引流管
29.关腹	清点手术用物,9×24圆针,1/0号 PDSⅡ关闭腹腔,皮肤缝合器缝合皮肤。

五、活体肝移植供肝切取手术配合护理

（一）用物准备

1. 器械 肝移植包，钛夹钳，框架拉钩，修肝盆，胆道扩张器（必要时）。

2. 敷料 剖腹包，剖腹被，手术衣。

3. 一次性物品 常规进腹用物外，另备 3/0、4/0、5/0 普理灵数根，4/0VCP771D 薇乔线，皮肤缝合器，无菌保护套，2mL 注射器，8F 导尿管，钛夹，硬膜外导管，台秤，引流管，止血纱布。

4. 仪器 电凝器（威利 Fx 系列），CusA 超声刀，血液回收机，氩气刀（必要时），X 光机，B 超。

5. 药物准备 病房带药，遵医嘱执行，备肝素冲洗液（肝素 20mg 加入 50mL 林格液中）、泛影葡胺，生物蛋白胶。

（二）麻醉与体位

全麻；平卧位。

（三）手术步骤及配合

手术步骤	手术配合
1. 常规消毒铺单。右侧肋缘下斜切口向上延至剑突，切开皮肤至腹膜，进入腹腔	递干纱布 2 块置于切口两侧，23 号刀切皮，电刀逐层打开，电凝止血，协助固定两侧框架拉钩
2. 探查腹腔，检查肝脏质地，有无包块及脂肪肝等	递盐水湿润术者双手，必要时可取肝活检
3. 术中 B 超检查肝血管结构	B 超探头套上无菌保护套，肝脏表面滴生理盐水
4. 解剖第一肝门，切除胆囊，胆囊管插管，行胆道造影	递精细直角钳、扁桃钳分离，2/0 丝线结扎胆囊动脉，经胆囊管插硬膜外导管行胆道造影
5. 解剖左肝管、肝动脉左支、门静脉左支	递精细直角钳、扁桃钳分离，并用 8F 导尿管作牵引标识，切断并结扎左肝管及肝动脉左支
6. 游离左肝周围韧带，及第三肝门解剖，直至肝左静脉，完全游离肝左静脉	递长直角钳、扁桃钳分离，解剖下腔静脉与左肝之间的韧带和肝短静脉，4/0 丝线或钛夹闭合分支
7. 肝实质的离断，左半肝切取	用电刀在肝脏表面沿切除线作标记，3/0 普理灵悬吊牵引肝脏边缘，CusA 超声刀边切割边吸引，分支用钛夹夹闭，较粗分支用 4/0VCP771D 薇乔缝扎
8. 门静脉左支灌注	递肝灌注头插入门静脉左支，0 号丝线结扎
9. 切取供肝，充分灌注并称重	近端 4/0 普理灵或 5/0 普理灵缝扎门静脉残端；台秤套无菌保护套，称取供肝的重量
10. 创面彻底止血，检查各管道残端及有无活动性出血	氩气刀肝脏切缘止血，5/0 普理灵缝扎残端，生物蛋白胶喷洒切缘
11. 放置引流管，逐层关腹	清点用物，9×24 圆针 0 号丝线间断关腹或 1/0 号 PDSⅡ连续关腹，皮肤缝合器缝合皮肤

六、活体肝移植（受体）手术配合护理常规

（一）适应证

1. 良性肝病 肝炎后肝硬化、急性肝衰竭、酒精性肝硬化、胆汁淤积性疾病、先天性代谢性疾病，肝脏良性肿瘤等。

2. 恶性肝病 原发性肝癌、肝门部胆管癌、肝母细胞瘤、肝转移癌。

（二）用物准备

同异体肝移植术，另备 8/0、7/0 普理灵，显微镜，显微镜保护套。

（三）麻醉与体位

全麻；平卧位，足跟置软垫。

（四）手术步骤及配合

手术步骤	手术配合
1.常规消毒铺单。取上腹部双侧肋缘下切口，正中向剑突延伸，右侧至腋中线，左侧至腹直肌外缘（梅塞德斯切口），切开皮肤至腹膜，进入腹腔	递干纱布 2 块置于切口两侧，23 号刀切皮，电刀逐层打开，电凝止血
2.探查腹腔	递盐水湿润术者双手，腹腔拉钩暴露，协助固定两侧框架拉钩
3.切断肝十二指肠韧带	双侧框架拉钩暴露，递弯钳分离，钳夹，组织剪剪断，2/0 丝线结扎
4.分离第一肝门，游离切断胆总管	递精细直角钳、扁桃钳分离，钳夹，组织剪剪断，0 号丝线结扎
5.游离门静脉后壁	递精细直角钳、扁桃钳分离，蓝色血管牵引带牵引标识
6.游离肝动脉	递精细直角钳、扁桃钳分离
7.切断肝、胃和十二指肠间韧带和粘连	递组织剪锐性分离，弯钳钳夹，组织剪剪断，2/0 丝线结扎
8.剪开后腹膜，显露肝下下腔静脉	递无齿组织镊，组织剪剪开，S 拉钩牵开暴露
9.剪开镰状韧带至左、右冠状韧带处	递无齿组织镊，延长电极（中）切开
10.游离左肝外叶，切断左三角韧带	递弯钳钳夹，组织剪剪断，2/0 丝线结扎
11.游离左冠状韧带至第二肝门	递无齿组织镊、弯钳分离，钳夹，剪断，3/0 丝线结扎
12.游离右半肝，切断右冠状韧带至第二肝门上、下腔静脉起缘。显露肝上、下腔静脉，仔细分离出肝右、肝中、肝左静脉	递血管钳，直角钳分离，钳夹，剪断，3/0 丝线结扎
13.自下而上分离第三肝门、结扎切断肝短静脉分支	递直角钳，弯钳钳夹，剪断，3/0 丝线结扎
14.结扎、切断肝固有动脉	递精细直角钳、扁桃钳钳夹，血管剪剪断，0 号丝线结扎
15.切断门静脉	门静脉阻断钳阻断，血管剪剪断
16.近膈处钳夹阻断肝上下腔静脉，于肾静脉平面上方阻断肝下下腔静脉	递克氏无创阻断钳阻断肝上下腔静脉，髂血管阻断钳阻断肝下下腔静脉
17.移出病肝	组织剪剪开，将病肝放入大碗内
18.创面彻底止血，仔细检查有无活动性出血	3/0 丝线结扎或 3/0 带针丝线缝合止血，必要时氩气刀膈面止血
19.受体下腔静脉修整	递组织剪，无齿组织镊修整，4/0 普理灵缝合
20.供肝置入右膈下原位	冰纱垫敷于肝脏表面
21.肝静脉流出道重建，行肝静脉左支与受者肝上、下腔吻合	肝素冲洗液冲洗吻合口，4/0 普理灵连续外翻吻合
22.门静脉重建，行门静脉左支与门静脉端端吻合	递肝素冲洗液冲洗吻合口，停止门静脉灌注，递血管剪修整门静脉残端，5/0 普理灵连续吻合，缝合最后一针时放 100mL 血再行结扎
23.开放门静脉、肝上下腔静脉、肝下下腔静脉，恢复肝门静脉血流，检查吻合口出血，并予以修补	松开阻断钳

（续表）

手术步骤	手术配合
24.供肝动脉左支与受体肝总动脉端端吻合	准备显微镜,肝素冲洗液冲洗吻合口,8/0普理灵连续吻合肝动脉
25.胆道重建,左肝管与胆总管端端吻合	递无齿组织镊,6/0PDSⅡ连续吻合胆管
26.创面止血,双膈下置扁形引流管,肝下置乳胶引流管,观察肝脏血运	递无齿组织镊,电刀止血,生物蛋白胶喷洒吻合口,止血纱布覆盖,备引流管
27.关腹	清点手术用物,1/0PDSⅡ关闭腹腔,皮肤缝合器缝合皮肤

（五）肝移植手术配合注意事项

1.手术过程复杂、所用物品器械多,护士必须熟悉手术步骤,熟练掌握各种器械的性能、用途、各手术者的习惯。将器械分类按序放置,根据手术步骤提供。

2.新肝植入时使用冰水,应注意保持无菌单的干燥。

3.新肝植入时从门静脉灌入4℃血浆,应注意保持血浆的温度。

4.门静脉开放时,注意观察患者生命体征的变化,防止发生高血钾。

5.手术时间长,纱布用量大,注意清点核对,及时记录。

6.在肝移植过程中因病肝切除后产热减少,同时植入冰冻的新肝,手术创面大,散热多,易导致患者的体温下降,应采取保温措施。如变温毯宜保持在37～38℃,库血加温后输入,同时室内温度保持在25℃,湿度保持在60%～70%。

7.准确记录出入量,依据尿量、中心静脉压、血压、肺动脉压,控制液体补充量。

（徐华）

第九节　泌尿外科手术配合护理

一、膀胱全切回肠代膀胱手术配合护理

（一）麻醉与体位

全身麻醉;平卧、两腿分开,臀下垫一方垫。

（二）用物准备

1.器械　大包、全膀胱切除包。

2.敷料　剖腹包、手术衣、中单、小开刀巾、纱垫、纱布。

3.一次性物品　3/0、2/0、0号丝线,2/0、4/0或5/0薇乔,大包套针,吸引器管及头,扁形引流管、引流袋,引流管接头,10号硅胶尿管,电刀头及延长电极,刀片(23号、10号),手套,5号输尿管导管,单J管,泥鳅导丝,石蜡油球,16号双腔气囊导尿管,20号三腔气囊导尿管、电刀清洁片,粘贴巾等。

4.仪器　高频电刀、超声刀。

(三)手术步骤及配合

手术步骤	手术配合
1.下腹正中切口,依次切开各层组织,打开腹横筋膜	递23号刀切开,电凝止血,甲状腺拉钩牵开
2.分离膀胱两侧,再打开膀胱腹膜反折处,将膀胱向下方推	递血管钳、组织剪分离,电刀切开反折处,递湿盐水纱布,轻推膀胱
3.结扎并切断双侧输精管	递扁桃钳、直角钳、组织剪分离,递刀切断,递2/0丝线结扎
4.结扎并切断双侧输尿管,输尿管内置单J管	递硅胶尿管作牵引输尿管,递血管钳、组织剪分离足够长度输尿管,递刀于低位处切断。远端递2/0丝线结扎,将泥鳅导丝插入单J管内,以血管钳固定,外涂石蜡油后插入近端输尿管内约3cm左右。递小圆针3/0丝线固定于输尿管上。同法处理另一侧。递手套,将双侧单J置入,0号丝线结扎以引流尿液
5.分离膀胱后壁、侧韧带及精囊	递卵圆钳或艾力斯钳夹膀胱作牵引,递长弯钳、直角钳分离侧韧带,递刀或电刀切断后缝扎侧韧带
6.打开双侧盆筋膜,游离前列腺侧壁至尖部,缝扎阴茎背深血管复合体	递血管钳、组织剪、电刀分离,递大圆针、0号丝线或2/0大针薇乔缝扎2次
7.切断后尿道,完整切除膀胱及前列腺	递长组织剪,沿前列腺横断后尿道,递艾力斯钳将前列腺提起,递直角钳、长弯钳、组织剪分离,至完全离断膀胱及前列腺
8.直肠指检,查有无直肠损伤	递石蜡油球予助手润滑手指行直肠指检,查手指有无血迹、直肠是否损伤
9.行双侧淋巴结清扫	递血管钳、组织剪、电刀沿髂血管表面切开后腹膜及血管鞘,扁桃钳、直角钳、组织剪分离出髂内外血管及闭孔神经,清除其周围淋巴脂肪组织
10.尿流改道 (1)距回盲部20cm处,游离出20cm回肠端,冲洗后关闭其近端,并将回肠残端行端端吻合 (2)将左侧输尿管经腹膜后拉至右侧,于游离肠段近端后壁切开1cm切口,将双输尿管末端剪开1.5cm,并侧侧吻合,其内置入2根单J管,并经回肠后壁切口引出 (3)将输尿管残端与回肠切口行端侧吻合,并减张固定2针 (4)于右下腹腹直肌外侧作直径4cm切口,逐层切开,将离断回肠经右腹膜外切口引出体外,系膜对侧壁切开回肠3cm,固定3针,将回肠末端与皮肤间断缝合,并外翻形成乳头	(1)递血管钳、组织剪游离回肠后,予0.05%碘伏冲洗干净,递3/0薇乔连续内翻缝合游离出的回肠近端及行回肠残端的吻合,5×12圆针3/0丝线加强缝合 (2)递电刀切开回肠后壁,递组织剪剪开双输尿管末端,用石蜡油润滑泥鳅导丝后,插入2根F8号单J管至头端后,递弯钳钳夹固定,从双输尿管末端插入至合适位置,将泥鳅导丝抽出,递5/0薇乔将双输尿管末端行侧侧吻合 (3)递5/0薇乔两定点连续缝合,并减张固定 (4)递刀切开皮肤,递电刀逐层切开,递5×12圆针3/0丝线缝合固定
11.彻底止血,关闭左侧侧腹膜,耻骨后置引流管一根,清点用物后关闭体腔	递血管钳钳夹、丝线结扎或电凝器止血,递8×20针2/0丝线关侧腹膜,递扁圆形引流管,清点器械、纱布、缝针并记录,递9×24针0号丝线间断缝合,体腔完全关闭后再次清点并记录、签名,递三角针3/0丝线缝皮下组织及皮肤,连接引流管、覆盖切口

(四)注意事项

1.手术创伤大,术前应探视患者,了解病情,缓解其焦虑、紧张的情绪。

2.注意下肢不要过分外展,两腿腘窝下置软垫防止悬空,下肢约束带避免固定在膝关节处,保护神经不受压。

3. 术中切除回肠时按空腔脏器手术进行消毒隔离,保护周围脏器。

4. 手术部位深,及时调节无影灯,保证术中灯光的供给。

5. 手术时间长,注意患者的保暖,及时加盖被服,尽量减少暴露,并适当调节室温,术毕用温盐水冲洗腹腔,以防术后低体温。

二、肾盂及输尿管切开取石手术配合护理

（一）适应证

肾盂结石;输尿管上段结石,引起梗阻或感染;结石经非手术治疗无效。

（二）麻醉与体位

硬膜外麻醉或全身麻醉;健侧全侧卧位。

（三）用物准备

1. 器械　大包、输尿管切开取石包。

2. 敷料　剖腹包、剖腹被、小开刀巾、手术衣。

3. 一次性物品　电刀头、吸引器管及头、电刀清洁片、粘贴巾、3/0、2/0、0 号缝线、刀片(23号及 11 号)、输尿管导管、导尿管、引流管、双 J 管、导丝、薇乔线(4/0、5/0)、石蜡油棉球、2mL、1mL 注射器。

4. 其他　侧卧位的体位垫。

（四）手术步骤及配合

手术步骤	手术配合
1. 手术野皮肤常规消毒、铺单	协助铺巾,器械护士与巡回护士共同清点纱布、缝针、器械并记录
2. 切开皮肤、皮下组织、浅筋膜	切口边缘各置一干大纱布,采用 11 肋间切口,递刀切开皮肤,电刀切开皮下组织、浅筋膜,递弯血管钳钳夹、3/0 丝线结扎或电凝止血
3. 切开背阔肌、腹外斜肌、腹内斜肌、腹横肌	用刀或电刀依次切开,用弯血管钳钳夹、2/0 丝线结扎或电凝止血,长无齿镊、组织剪剪开腰背筋膜
4. 推开腹膜,撑开切口	术者用手推开腹膜,递两块湿纱布于切口两旁,递肋骨牵开器撑开切口
5. 暴露肾脏,游离输尿管	钝性分离肾周围组织,递导尿管提起输尿管,递长无齿镊、组织剪、扁桃钳沿输尿管分离肾周围脂肪,递 2/0 丝线结扎
6. (1)肾盂结石时 ①暴露肾盂 ②切开肾盂,取出结石 (2)输尿管结石时 ①暴露输尿管 ②切开输尿管,取出结石	递静脉肾盂拉钩拉开,递 5×12 圆针 3/0 丝线于肾盂两侧各缝一针牵引线,递蚊式钳固定 递 11 号刀片在两牵引线之间沿肾盂纵行切开肾盂,递取石钳、神经剥离子取出结石,妥善保存,置 12 号或 14 号硅胶管,以生理盐水冲洗肾盂 递输尿管钳固定并用 5×12 圆针 3/0 丝线于输尿管结石处两侧各缝一针牵引线,递蚊钳固定
7. 放支架管(双 J 管),上到肾盂,下至膀胱	支架管内插入润滑过的泥鳅导丝,并用石蜡油润滑双 J 管,于双 J 管末端用弯钳夹住固定
8. 缝合肾盂切口或输尿管切口	递 4/0 或 5/0 薇乔线间断缝合
9. 检查切口,放置引流管	递温盐水、引流管
10. 清点用物,依层缝合伤口	清点器械、缝针、纱布,并记录。依层递圆针 0 号丝线、三角针 3/0 丝线缝合

（五）注意事项

1. 术前再次确认结石部位。

2. 放置体位时腰部置于手术床腰桥的上方，摇起腰桥使健侧腰部抬高，头及下肢适当放低，以扩大手术侧肋骨髂嵴间距离。

3. 缝合切口前将腰桥放平，减少切口张力。

三、肾癌根治术手术配合护理

（一）麻醉与体位

全麻。取半侧卧位（腰部抬高）或健侧全侧卧位（第12肋对准手术床腰桥）。

（二）用物准备

1. 器械　大包、肾癌根治包、框架拉钩。

2. 敷料　剖腹包、剖腹被、小开刀巾、手术衣。

3. 一次性物品　电刀头、电刀清洁片、吸引器管及头、扁形引流管、引流袋、引流管连接头、手术粘贴巾、刀片、3/0、2/0、0号丝线、5/0普理灵等。

4. 仪器　高频电刀、超声刀。

5. 其他　全侧卧位体位垫。

（三）手术步骤及配合

手术步骤	手术配合
1. 消毒皮肤，半侧卧位时取肋缘下切口，切开各层组织进腹	消毒后协助铺巾； 递刀切开，干纱布拭血，电凝止血，甲状腺拉钩暴露手术野； 进腹后递生理盐水湿手探查，湿纱布保护切口后上框架拉钩
2. 切开侧腹膜，将肠管推至内侧，沿腹膜外平面钝性分离肾周筋膜腹侧	"S"形拉钩暴露，电刀切开，扁桃钳、直角钳分离，2/0丝线结扎
3. 处理肾门，分离并结扎肾动、静脉	于肾门处用电刀切开腹膜及肾蒂血管鞘，扁桃钳、直角钳分离显露肾静脉，2/0丝线结扎阻断其分支血管，于肾静脉后方分离出肾动脉； 肾蒂钳钳夹后，0号丝线先结扎肾动脉后再用刀切断，近端0号丝线结扎后，7×17针穿2/0丝线贯穿缝扎，远端0号丝线结扎；同法处理肾静脉
4. 游离肾脏，切断输尿管并切除肾脏。遇癌栓时，阻断癌栓静脉两端及对侧肾静脉，袖口状切开静脉，取出癌栓后缝合	递扁桃钳、直角钳，沿肾周筋膜外分离肾背侧及下极，钳夹输尿管后，递刀切断，0号丝线结扎，分离至肾上极处，切除肾上腺，将肾脏完整切除。取癌栓时递无损伤血管钳或心耳钳阻断静脉，切开后递剥离子及静脉拉钩牵开管壁，取癌栓；递爱迪森氏镊，5/0普理灵连续缝合
5. 淋巴结清扫	递血管钳、组织剪及电刀，沿腹主动脉及腔静脉表面锐性及钝性分离清扫腹主动脉周围、腹主动脉及腔静脉间淋巴结缔组织，上界至肾动脉上方，下界清扫至肠系膜下动脉水平
6. 妥善止血，冲洗切口，放置引流管	电凝止血或丝线结扎，递温灭菌注射用水冲洗，递扁形引流管
7. 清点用物，逐层关闭切口	关腹前后洗手，巡回护士共同清点纱布、缝针、器械无误。递纱布、美敷覆盖切口

（四）注意事项

放置侧卧位时，上方的腿伸直，下方的腿弯曲，用体位垫、布单保护好骨隆突处，防止压伤，并注意对准手术腰桥；放置平卧位时，患侧抬高，患肢以布单包好后悬吊于头架上，健侧以体位垫固定，防止滑动，亦注意对准手术床腰桥。

四、前列腺癌根治手术配合护理

（一）应用解剖

前列腺是位于耻骨后下方、直肠前、尿道生殖膈上方的纤维肌性腺体，包绕于前列腺段尿道，呈栗状。正常大小为 $4cm \times 3cm \times 2cm$。前列腺后面与直肠相邻，前列腺前面借内侧耻骨前列腺韧带附于耻骨后面，下面与肛提肌相邻。前列腺的血液供应主要来自膀胱下动脉，此外尚有膀胱上动脉、直肠下动脉、输精管动脉、直肠上动脉和闭孔动脉。前列腺静脉大部分汇入髂内静脉。

（二）适应症

局限性前列腺癌（T_1、T_2 期）；预期寿命大于 10 年患者。

（三）用物准备

1. 器械　大包、全膀胱切除包。

2. 敷料　剖腹包、剖腹被、中单、手术衣等。

3. 一次性物品　大包套针，吸引器管及头，电刀头，延长电极，刀片（23 号、10 号），手套，$30cm \times 50cm$ 粘贴巾，16 号双腔导尿管，18 号三腔气囊导尿管，冲洗球，石蜡油球，3/0、2/0、0 号丝线，温灭菌水，2/0 贝朗缝线，2/0 大针薇乔等。

4. 仪器　高频电刀、超声刀。

（四）麻醉与体位

全麻。平卧位，两腿稍分开，臀部垫高。

（五）手术步骤及配合

手术步骤	手术配合
1. 消毒皮肤、铺巾	常规消毒后协助铺巾，与巡回护士清点纱布、缝针、器械
2. 取下腹部正中切口，切开皮肤、皮下组织，进入腹膜外间隙	递刀切开皮肤，电刀切开皮下，干纱布拭血，递小拉钩牵开腹直肌，递湿纱布包于食指上，钝性分离腹膜返折，显露膀胱
3. 分离膀胱侧壁及顶壁至盆底	递海绵钳夹膀胱牵引，递扁桃钳、直角钳、组织剪分离，递刀切开，电凝止血或 2/0 丝线结扎
4. 切开盆内筋膜，分离前列腺两侧壁至前列腺尖部	递刀切开，递扁桃钳、直角钳、组织剪分离，2/0 丝线结扎
5. 缝扎阴茎背深血管复合体，于前列腺尖部远端切断后尿道	递 2/0 大针薇乔缝扎，递刀切断
6. 钝性分离膀胱腹膜间隙，分离膀胱后壁至膀胱颈，剥离两侧精囊腺，沿 Denoviller 筋膜间分离前列腺后壁至前列腺尖部	递湿纱布包于食指上分离，递扁桃钳或长弯钳夹，递刀切断韧带，丝线结扎或缝扎
7. 于膀胱前列腺交界处切开膀胱颈至三角区，完整切除前列腺	递刀
8. 膀胱颈与后尿道吻合，内置气囊尿管	递 2/0 贝朗缝线连续缝合，递气囊尿管
9. 探查无活动性出血，置引流管，清点用物后依次关腹	递温灭菌水冲洗，递引流管，关腹前后与巡回护士共同清点纱布、器械、缝针等用物无误，逐层关闭切口

（六）注意事项

1. 摆放"人"字型体位，两腿分开后腘窝下置软垫防止悬空。下肢约束带避免固定在膝关节处。

2. 手术部位深，及时调节无影灯，保证术中灯光的供给。

3.手术时间长,注意患者的保暖,及时加盖被服,尽量减少暴露,并适当调节室温,术毕用温盐水冲洗腹腔,以防术后低体温。

4.手术创伤大,术中随时监测患者生命体征,保证静脉回路的通畅,必要时加压输液、输血。

5.合理摆放仪器设备于手术床的一侧,检查其性能完好。

五、经尿道前列腺电切手术配合护理

(一)适应证

1.重度前列腺增生(BPH)或下尿路症状明显影响生活质量。

2.药物治疗效果不佳或拒绝接受药物治疗。

3.BPH 导致以下并发症 ①反复尿潴留。②反复血尿,经 5α —还原酶抑制剂治疗无效;③反复泌尿系感染。④膀胱结石。⑤继发性上尿路积水等。

(二)用物准备

1.器械 膀胱镜包,电切镜鞘,闭孔器,电切操作手柄及电切环,0°、30°窥镜,穿刺造瘘器械、滤网、Ellik 球、"Y"型冲洗管。

2.敷料 手术衣。

3.特殊用物 温冲洗液、石蜡油、注射器、输血器、200mm×14mm 保护套、吸引器管、16 号双腔气囊尿管、20 号三腔气囊尿管、引流袋。

4.仪器设备 腹腔镜显示系统、高频电刀(备单极脚踏)。

5.其他 截石位腿架。

(三)麻醉与体位

硬膜外麻醉或全身麻醉;截石位。

(四)手术步骤及配合

手术步骤	手术配合
1.会阴部常规消毒铺单	常规消毒,铺单
2.F24、F26 尿道探条扩张尿道,放入膀胱镜器械	递尿道探条、膀胱镜器械
3.依次放入膀胱镜操作件	连接冲洗液,连接显示系统,调节电刀功率
4.电切时作耻骨上膀胱穿刺,放置造瘘管,及时引流冲洗液	加温冲洗液至 37～40℃,及时更换
5.电切增生的腺体,上缘从膀胱颈开始,下缘至精阜近端,四周至前列腺的外科包膜	注意观察患者生命特征、病情变化及出血量
6.观察是否切净,尿道外括约肌有无损伤,彻底止血后,用 Ellik 冲洗球反复冲洗,将膀胱内的组织碎片全部清除	及时倾倒冲洗废液,防止溢出
7.尿道内放置 F20 或 F18 号三腔气囊导尿管	递三腔气囊导尿管
8.耻骨上造瘘口置 F16 号双气囊导尿管	递双腔气囊导尿管、连接冲洗液

(五)注意事项

1.正确使用高频电刀,输出功率一般设置电切 160W、电凝 80W,高频电刀的电极板必须放置在患者小腿或大腿部,放置时要注意电极板与皮肤紧密相贴,并注意防止灌洗液将电极板浸湿。

2.电切灌洗液必须为非电解质的液体,如用等离子电切系统则用 0.9%NaCl 溶液。及时在输液皮条上标识非静脉用液体,注意不能与静脉输液混淆。

3.膀胱灌洗液平面高度 80～100cm,液体加温至 37～40℃方可使用,并注意室温调节,做好保暖,避免患者体温过低。

4.及时关注手术进展,记录灌注量及出血量,观察有无出现 TURP 综合征早期症状,及时告知医生,对症处理。

六、肾移植手术配合护理

（一）适应证

终末期肾病。

（二）麻醉与体位

连续硬膜外麻醉或全身麻醉。平卧位,一侧腰臀部垫高。

（三）用物准备

1.器械 大包、肾移植器械包。

2.敷料 剖腹被、剖腹包、开刀巾、手术衣等。

3.一次性物品 硅胶管（F8、10）、10ml、20ml、50ml 注射器,大包套针,3/0、2/0、0 号丝线,吸引器管及头,电刀头,刀片（23 号、10 号）,30cm×50cm 粘贴巾,手套,扁形引流管,引流袋,引流管接头,5/0 普理灵,5/0 可吸收缝线,套管针,F18 号导尿管,输尿管支架管,自制冰袋,腹部自动牵开器,打孔器。

4.仪器设备 高频电刀。

5.体位垫 方垫。

（四）手术步骤及配合

手术步骤	手术配合
1.麻醉后,取平卧位,手术侧腰臀部垫高,常规消毒、铺巾,放置 F18 气囊导尿管,弯钳夹闭	协助消毒、铺巾,递尿管,清点纱布、缝针、器械并记录
2.取下腹部弧形切口,逐层切开皮肤、皮下组织及肌肉,分离结扎、切断腹壁下动脉、静脉,分离结扎、切断精囊或子宫圆韧带,显露髂窝	递刀切皮,电刀逐层切开,递血管钳钳夹,组织剪剪断,递 2/0、0 号丝线结扎
3.游离患侧髂内动脉,分支分别结扎,近端阻断,远端切断,稀释肝素冲洗;或髂外动脉,侧壁钳阻断,切开	直角钳游离,玻璃丝或 F8 硅胶尿管悬吊,蚊钳牵引,2/0 丝线结扎,血管钳夹住起始端,0 号丝线结扎其末端并紧贴结扎处剪断
4.分离患侧髂外静脉,静脉周围结缔组织及淋巴管、血管予切断结扎,侧壁钳阻断髂外静脉	直角钳、扁桃钳、组织剪游离,3/0 丝线结扎,桑氏钳夹住静脉;递肝素冲洗液
5.取来供肾,行血管吻合,先静脉后动脉,即供肾静脉与髂外静脉行端侧吻合,供肾动脉与髂内动脉行端端吻合,或与髂外动脉行端侧吻合	弯盘内放入无菌冰水混合物,上置肾托,将供肾取出后置于弯盘内以肾托保护,移至手术台,放置小冰袋于供肾上,5/0 普理灵缝线,行血管吻合。吻合完毕前,肝素冲洗液冲洗血管内血块及空气,防止栓塞,剪去肾托。观察吻合口有无漏血及供肾血流情况,如有漏血递 5/0 普理灵残线修补
6.重建尿路,将供肾输尿管植入膀胱	膀胱注水 300mL,切开膀胱,输尿管内置双 J 管,递 5/0 可吸收线作供肾输尿管与受体膀胱连续吻合,圆针 3/0 丝线包埋固定
7.检查术野无出血,髂窝置引流管,清点用物逐层关闭切口	放置扁形引流管,9×24 圆针 0 号丝线关闭切口及肌层,递三角针 3/0 丝线缝皮下组织及皮肤

（五）术中用药

1. 肝素冲洗液的配置　肝素 1 支（12500U）加入 0.9％NS100mL。

2. 遵医嘱使用抗生素　加入 0.9％NS 100mL（术前 30min 用）。

3. 遵医嘱甲基泼尼松龙（10mg/kg，吻合前静脉推注 1/2，吻合后开放静脉前推注 1/2）。

4. 白蛋白 20g。

5. 卡那霉素 2 支（加入 300mL 冲洗水）。

（六）注意事项

1. 开放静脉前，核对植肾侧，静脉开放于非植肾侧下肢。

2. 取供肾前，再次核对供体血型。

3. 记录出入量，遵医嘱输入液体，开放前保证 2000mL 液体进入体内维持肾脏灌注压。

（徐华）

第十节　骨科手术配合护理

一、颈椎间盘突出症、骨折、颈前路减压融合手术配合护理

（一）应用解剖

颈椎有 7 个，椎体较小呈椭圆形。第一颈椎也称环椎，无椎体，可作为手术时的定位标志。颈神经自颈椎椎间孔穿出后分成前支和后支。椎动脉自锁骨下动脉第一段发出后，在颈椎两侧，从下至上贯穿第 6 至第 1 颈椎横突孔上升。颈椎前方有咽及食管下行，食管与气管之间的沟内有喉返神经走行，咽与食管的两侧有颈血管鞘通过，鞘内有颈内静脉、迷走神经及颈总动脉，颈血管鞘后方尚有横向内侧走行的甲状腺下动脉。

（二）适应证

1. 颈椎间盘突出症。

2. 脊髓和神经根型颈椎病。

3. 颈椎椎体肿瘤和炎症。

4. 突发性颈椎病或因外伤诱发，造成四肢瘫痪。

（三）麻醉与体位

全麻。颈仰伸位，取髂骨一侧垫高。

（四）用物准备

1. 器械　甲亢包，椎间盘切除包，颈前路器械，颈椎枪状咬骨钳，内固定器械，大碗、乳突牵开器、电磨钻。

2. 敷料　剖腹包，剖腹被，手术衣，中单，单包小开刀巾 2 包、止血纱布。

3. 一次性物品　刀片，2/0 可吸收线，冲洗球，粘贴巾，吸引管吸头，单极电刀，双极电凝，骨蜡，明胶海绵，负压吸引球、止血纱布。

4. 仪器　骨科电磨钻、高频电刀、C 臂 X 光机。

5. 其他　颈椎体位垫、沙袋或小头圈。

（五）手术步骤及配合

手术步骤	手术配合
1.消毒皮肤,切开皮肤、皮下组织	电刀电凝止血,递甲状腺拉钩
2.切断肩胛舌骨肌,钝性分离	圆针 2/0 丝线缝扎,准备花生米钳、颈椎拉钩、骨膜剥离器
3.病变椎体定位	2mL 注射器针头修剪保留 2cm 做定位针
4.椎体次全切除或椎间盘切除减压	递咬骨钳、颈椎枪状咬骨钳、细吸引头、神经剥离子、细长有齿镊、电磨钻修整、生理盐水冲洗
5.取髂骨	递骨膜剥离器、骨刀、骨锤、骨蜡止血
6.修整植骨块,关闭髂骨切口	递骨刀、骨锤、咬骨钳、钢尺,同时清点用物,无误关闭髂骨切口
7.放置植骨块或同种异体松质骨条	递颈椎拉钩、骨凿、骨锤
8.放入椎间盘融合器,内固定术中透视确定内固定位置较合适	递撑开器、开路器、手钻,选择适合的钢板、螺钉内固定
9.止血,冲洗,放引流管,逐层关闭颈部切口	清点用物

（六）注意事项

1.严格无菌操作,术中需反复用 C 臂 X 光机透视,应用无菌单盖好手术野,以免污染。

2.体位护理 安置颈仰伸位时需妥善固定,避免术中颈部移动,搬动患者时,需保持脊柱的正常生理轴线,动作协调一致。

3.如需取自体髂骨,一定要用盐水纱布包裹,并单独清点取骨处的缝针及敷料。

4.做好厂家器械的管理,严格执行植入物管理的流程。

二、颈椎后入路手术配合护理

（一）适应证

1.颈椎病合并后纵韧带钙化。

2.颈椎病合并有发育性椎管狭窄。

3.创伤伴小关节脱位、绞索。

4.椎管肿瘤。

5.颈椎不稳。

（二）麻醉与体位

全麻。俯卧位,双上肢固定于躯干两侧。

（三）用物准备

1.器械 中包,椎间盘切除包,颈椎枪状咬骨钳,深、浅牵开器,内固定器械。

2.敷料 剖腹包,剖腹被,手术衣,中单。

3.一次性物品 刀片,1/0、2/0 可吸收缝线,粘贴巾,吸引器,单极电刀,双极电凝,冲洗球,骨蜡,明胶海绵,止血纱,负压吸引球。

4.仪器 高频电刀,骨科电磨钻。

5.其他 脊柱床。

（四）手术步骤及配合

手术步骤	手术配合
后颈部正中纵形切开皮肤、皮下组织和深筋膜	电刀电凝止血，干纱布保护切口并拭血，递甲状腺拉钩牵开显露手术野
切开项韧带，剥离椎旁肌，暴露椎间关节和侧块	递剥离器推开剥离椎旁组织，浅、深牵开器显露棘突、椎板及侧块
切除病变椎板	递高速电磨钻及枪状咬骨钳
确认进钉点及方向，C型臂机透视定位	递开口器钻孔定点，插入定位针，无菌单遮盖手术野
植入钢板，固定螺钉	递"T"形套筒扳手、螺钉、螺母、棒安装内固定装置
取髂骨或选用同种异体松质骨条	递骨膜剥离器、骨刀、骨锤、骨蜡
修整植骨块并植入椎间隙	递咬骨钳、骨刀、骨锤、钢尺
止血，冲洗切口，留置负压引流管，逐层缝合切口	清点纱布、棉片、器械，1/0、2/0可吸收缝线缝合切口

（五）注意事项

1. 合理的体位安置　安置手术体位既要符合手术操作的需要，保持正常呼吸，循环及神经功能，又要预防各种并发症的发生。注意调节头架合适高度，保持屈颈位，减少神经损伤，同时应妥善固定各种导管。

2. 严密术中监护　由于颈椎解剖的复杂性，邻近生命中枢的特殊性，可能压迫损伤上颈段脊髓甚至损伤呼吸中枢，为此术中严密监测呼吸、血压、心率、血氧饱和度等变化，随时观察尿量及出血情况。

3. 严格无菌操作，术中需反复使用C型臂机透视定位，应用无菌单遮盖手术野及器械，以免污染。

4. 建立体内植入物的追溯系统，规范外来器械管理。

三、腰椎间盘髓核摘除手术配合护理

（一）应用解剖

脊柱由7个颈椎、12个胸椎、5个腰椎、1个骶骨、1个尾骨借椎间盘、椎间关节及有关韧带连接而成。椎骨由椎体、椎弓和椎弓发出的7个突起构成。脊柱区的肌肉主要集中在脊柱后方，由浅入深分4层。脊柱的血供主要来自椎动脉、肋间后动脉、腰动脉、骶中动脉和骶外侧动脉的分支。脊柱区的神经主要来自通过脊柱两侧椎间孔的31对脊神经的后支。由脊上韧带、脊间韧带相连接。

（二）适应证

1. 腰椎间盘突出症。

2. 椎管狭窄。

3. 外伤伴椎间盘损伤。

（三）麻醉与体位

全麻。俯卧位，双臂向前屈曲，放于头两侧。

（四）用物准备

1. 器械　中包，椎间盘包。

2. 敷料　剖腹包，剖腹被，中单，手术衣，开刀巾。

3. 一次性物品　刀片，冲洗球，粘贴巾，电刀，2/0可吸收线，吸引管及头，明胶海绵，负压

引流球,双极电凝等。

4.仪器、设备　高频电刀、头灯。

5.其他　俯卧位头垫和体位垫或脊柱床。

（五）手术步骤及配合

手术步骤	手术配合
1.消毒皮肤,铺无菌巾、单,背部正中切开皮肤、皮下组织	电刀电凝止血,两块干纱垫保护切口并拭血,递甲状腺拉钩牵开显露手术野
2.切开腰背筋膜,推开椎旁肌肉,分离棘上、棘间韧带,刮除两侧椎板上的软组织	递中弯血管钳止血,脊柱专用剥离器推开剥离组织,小干纱布填塞止血,递脊柱专用自动牵开器牵开显露手术野
3.咬除棘突	递棘突剪,咬骨钳剪开棘突,咬除部分椎板,碎骨保留于弯盘内
4.咬除或凿除部分椎板	递枪状咬骨钳咬除或骨凿凿除部分椎板
5.剥离切除部分黄韧带	递椎板拉钩牵开,重锤勾于椎板拉钩上,7号刀柄、11号刀片切开,双极电凝止血
6.显露并保护硬膜及神经根	递神经拉钩牵开神经,剥离子剥离探查神经,带线棉片保护硬膜及神经根,冲洗球冲洗暴露好手术野
7.摘除髓核	递髓核钳摘除髓核,保留标本
8.冲洗球冲洗切口,置负压吸引球吸引,清点用物无误后逐层关闭切口	

（六）注意事项

1.严格无菌操作,防止手术感染。

2.正确摆放手术体位,防止腹部受压引起静脉血液回流受阻,从而导致硬腹外静脉丛瘀血,增加手术野出血,影响手术过程。

3.术中严密观察各项生命体征的变化。

四、椎间盘镜髓核摘除手术配合护理

（一）适应证

1.腰椎间盘突出症。

2.椎管狭窄。

3.外伤伴椎间盘损伤。

（二）麻醉与体位

全麻。俯卧位,双上肢向前屈曲,固定于头部两侧。

（三）用物准备

1.器械　中包,椎间盘镜器械。

2.敷料　剖腹包,剖腹被,手术衣,中单。

3.一次性物品　刀片,2/0可吸收缝线,粘贴巾,吸引器,单极电刀,双极电凝,骨蜡,明胶海绵,止血纱,负压吸引球。

4.仪器　高频电刀、椎间盘镜冷光源、电视摄像系统。

5.其他　脊柱床或俯卧位体位垫、C臂X线机。

（四）手术步骤及配合

手术步骤	手术配合
C臂X线机透视定位	2mL注射器针头修剪保留2cm,定位病变椎间盘
手术野皮肤消毒,连接内镜系统、电凝、吸引器	0.5％碘伏上至肩,下至髂嵴连线,两侧至腋中线
置入抗张管道	递11号尖刀片,距脊柱中线1cm处作平行于中线约1.5cm切口,C臂X线机引导下,依次置入扩张管道
建立工作通道	递神经离子分离附近软组织,置入工作通道,自由臂连接通道管
放置椎间盘内镜	递内镜插入通道管并锁定,固定自由臂到手术床的导轨上
咬除椎间组织、黄韧带	递椎板咬骨钳咬除椎间组织、黄韧带,双极电凝止血
摘除髓核,充分神经根减压	递神经钩或神经剥离子牵开硬膜囊和神经根,递髓核钳咬除髓核
退出椎间盘镜	放松自由臂,抽出通道管
缝合切口	清点纱布、棉片、器械,2/0可吸收缝线缝合切口

（五）注意事项

1.合理的体位安置　安置手术体位既要符合手术操作的需要,保持正常呼吸,循环及神经功能,又要预防各种并发症的发生。

2.椎间盘镜手术切口小,操作困难,巡回护士需协助手术医生固定好脊椎穿刺套管,防止术中移位,影响手术进程。

3.严格无菌操作,术中需反复使用C型臂机透视定位,应用无菌单遮盖手术野及器械,以免污染。

4.椎间盘镜器械及设备属于大型精密仪器,在管理过程中应建立使用登记簿,由专人负责,进行专业的清洗、消毒。

五、腰椎滑脱椎弓根螺钉内固定手术配合护理

（一）适应证

1.胸腰椎的各种不稳定性骨折脱位或合并截瘫者。

2.脊柱畸形,如椎间盘的退行性变、脊柱滑脱及脊柱后凸等患者。

3.脊柱肿瘤,包括部分或全部椎体切除者。

（二）用物准备

1.器械　中包,椎间盘包,内固定器械,深浅牵开器。

2.敷料　剖腹包,剖腹被,中单,手术衣,开刀巾。

3.一次性物品　刀片,2/0可吸收缝线,冲洗球,粘贴巾,电刀,吸引管及头,明胶海绵,止血纱布,骨蜡,负压引流球,双极电凝等。

4.仪器、设备　高频电刀、C臂X光机、动力系统。

5.其他　俯卧位头垫和体位垫或脊柱床。

（三）手术步骤及配合

手术步骤	手术配合
1.消毒皮肤,铺无菌巾、单,以病变脊椎为中心做背侧正中切口切开皮肤、皮下组织	电刀电凝止血,两块干纱垫保护切口并拭血,递甲状腺拉钩牵开显露手术野
2.切开腰背筋膜,推开椎旁肌肉,分离棘上、棘间韧带,刮除两侧椎板上的软组织	递中弯血管钳止血,脊柱专用剥离器推开剥离组织,小干纱布填塞止血,递脊柱专用自动牵开器牵开显露手术野
3.剥离骶棘肌,显露椎板及上、下关节各一个脊椎的椎板,咬除棘突	递棘突剪,咬骨钳剪开棘突,咬除部分椎板,碎骨保留于弯盘内,递单齿椎板牵开器牵开
4.咬除或凿除部分椎板	递枪状咬骨钳咬除或骨凿凿除部分椎板
5.确定椎弓根螺钉的进钉点及方向,枪状咬骨钳咬去进钉点处部分骨皮质,递开口器钻孔,递定位针插入孔内定向,待两侧钻孔定点及定位针插入定向完成后,进行C型臂机透视确认	（1）递椎板拉钩牵开,重锤勾于椎板拉钩上,7号刀柄、11号刀片切开,双极电凝止血 （2）递3mm枪状咬骨钳 （3）透视定位前递中单遮盖手术野
6.置入椎弓根螺钉	（1）递中弯血管钳取出定位针并测量定位针进针长度 （2）递"T"形杆套筒扳手连接合适长度的椎弓根螺钉尾部置入螺钉,需要时递丝锥攻丝扩大钻入孔 （3）递中单遮盖手术野,再次透视确认螺钉位置
7.安放内固定装置,并复位固定	（1）递螺母、棒、扳手、套筒扳手安装内固定装置 （2）复位并拧紧螺母固定钉棒· （3）递中单遮盖手术野,透视检查复位情况
8.植骨,融合	（1）常规配合取髂骨 （2）用骨剪修剪骨块并植骨 （3）或用人工骨植骨
9.止血,冲洗,放引流管,逐层关闭切口	清点用物

（四）注意事项

1.正确摆放体位防止受压,充分暴露手术野,便于手术。

2.严格执行无菌操作,术中C臂X光机透视时,需用无菌单遮盖手术野,以防污染。

3.严格规范外来器械管理,建立体内植入物追溯系统。

六、人工全髋关节置换手术配合护理

（一）应用解剖

髋关节体表位置相当于腹股沟韧带中1/3下方1～2cm处,髋臼缘与该韧带大致平行。该关节是由髋臼和股骨头组成的杵臼关节。其形态特点为关节窝深,头为球形,韧带坚而厚,周围有肌肉覆盖。其血供主要来自股内侧动脉、旋股外侧动脉、闭孔动脉、臀上动脉、臀下动脉、股深动脉穿支、股骨滋养动脉。

（二）适应证

1.髋关节骨性关节炎。

2.类风湿性关节炎,髋关节强直。

3.股骨头无菌性坏死。

4.陈旧性股骨颈骨折。

5.先天性髋关节脱位或发育不良。

6.髋关节肿瘤患者。

（三）麻醉与体位

全麻患者体位采取患侧在上的 90°侧卧位,骶骨和耻骨联合处安装固定髂托,保持患者躯干与手术床垂直。充分暴露手术野的同时,要避免患者骨突处受压,防止肢体过度外展。

（四）用物准备

1.器械　中包,全髋置换包,关节置换器械。

2.敷料　剖腹包,剖腹被,中单(3 包),手术衣,绷带。

3.一次性物品　刀片,1/0、2/0 可吸收缝线,单极电刀,中长刀头,60cm×45cm 粘贴巾,3M 含碘抗菌膜,冲洗球,吸引管及头,扁形引流器,骨蜡。

4.仪器、设备　动力系统、电刀、C 臂 X 光机。

5.其他　长方形垫 3 个、髂托 2 个,小长方形垫 2 个,高低手架,粘性绷带,头圈。

（五）手术步骤与配合

（骨水泥型为例）

手术步骤	手术配合
1.常规消毒皮肤,包括脚及小腿,铺无菌单,连接各种仪器,采用外侧切口	(1)于患肢下铺 2 块中单后,再用 1 块中单由大腿根部"V"形拉至耻骨联合和骶骨处 (2)手术单完全铺好后,在患者的健侧床边加一块中单,3 把艾力斯钳固定做一个无菌的布袋,供患侧肢体在术中体位调整用
2.刀片切皮后,用电刀钝性分离臀大肌、臀小肌,暴露髋关节囊,切开关节囊,行髋关节脱位,用摆锯行股骨颈截骨,用取头器取出股骨头	(1)切开肌肉后,递上 chare(髋臼拉钩)显露关节囊,"十"字形切开,递柯克钳电刀 (2)髋关节屈曲 90°、内收、内旋,使足底向上,使关节脱位,如有困难可递后板钩 (3)根据术前设计的截骨位置进行截骨,一般于小粗隆上方,保留股骨颈 1～1.5cm 垂直股骨颈截骨,也可用电刀做好标记 (4)用取头器将股骨头取出后,直接放在测量板上测头的大小后保存
3.将下肢伸直内旋,用霍夫曼拉钩,第一只于髋臼前上方,第二只于髋臼后上方,第三只于髋臼前下方,清除髋臼周围的软组织,显露髋臼 (1)清理切除周围盂唇和残留关节囊 (2)研磨髋臼窝:用髋臼挫磨削髋臼软骨,锉由小到大直到显露出髋臼的软骨下骨(即界面有较均匀的点状出血) (3)在髋臼内除底部之外骨质上钻 5～7 孔,目的是使骨水泥进入孔内增强牢固度 (4)试模:冲洗髋臼窝,保持干燥 (5)调骨水泥 (6)髋臼的植入	(1)递上 3 把霍夫曼拉钩,充分暴露手术野 (2)将电动系统连接磨锉,一般从最小号开始磨臼,每次扩大一号,并告知主刀医师 (3)①用电动系统连接打眼钻,在髋臼窝处打几个眼 ②用冲洗球注满生理盐水冲洗髋臼,或用冲洗枪冲洗 (4)用髋臼试模,接压标器杆确认髋臼假体规格,冲洗髋臼,计冲洗量,递干纱布 (5)①用骨水泥专用小碗先放液体,后放粉剂,沿一个方向均匀调水泥,并且计时 ②将水泥捏成圆饼置入髋臼内,迅速放入髋臼的假体,并用压杯器,压紧保持外翻 45°,前倾 15° ③其间递上刮匙和尖刀片迅速将溢出骨水泥清理干净,并留一点做标本对照 ④骨水泥固化 9～12min,方可放开

（续表）

手术步骤	手术配合
4.股骨头置换 （1）肢体内收 90°，暴露股骨近端和小粗隆 （2）开髓腔，以术前 X 线片测量为参考，用髓腔扩大器扩髓 （3）①修整股骨近端截骨面 ②安装颈领试模和金属试模头 （4）复位髋关节，检查股骨柄与髋臼假体之间是否嵌合良好，双下肢是否等长 （5）X 线透视，确定扩髓是否合适 （6）柄的大小合适后，再次脱位髋关节，取下金属试领和试头，重新连接髓腔锉柄，用音叉将柄取出，用生理盐水充分冲洗 （7）放置髓腔栓塞 （8）股骨柄置入 ①调水泥 ②柄置入 （9）股骨头置入	（1）递多齿橇和宽的霍夫曼拉钩 （2）用盒式骨刀和锤子打开髓腔，保留取出的松质骨 （3）使用电动系统安装软钻扩髓一般由最小号开始，依次扩大一号 （4）将髓腔锉按序放好，用髓腔锉柄按最小号的髓腔锉锤有节奏地打入（可用音叉），由小到大。当髓腔锉大小合适时，从锉上取下髓腔柄 （5）①用电动系统，接平头锉磨平 ②一般选用头颈长为 49.5mm 标准头 （6）①递复位器复位 ②切口覆盖中单，进行 X 线检查 （7）①递脱位钩脱位 ②保存好试领和试头 （8）①用髓腔栓塞置入器置入栓塞，一般长为 17mm ②用生理盐水冲洗 （9）①调水泥前提醒麻醉师观察患者血压变化 ②先加入液体，后加粉剂，于一个方向调匀后，装入骨水泥枪中 ③用一段输血器皮条作为排气管，由深到浅打入水泥 用持柄钳将柄夹持，注意股骨假体前倾角 15° 用击柄器置入假体后方的低槽内，有节奏地锤入 将柄置入后，助手立即把溢出的骨水泥刮除 待水泥固化 （10）①可再次用塑料试模试头 ②将假体柄擦拭干净，安装假体头，递复位器复位
5.复位关节缝合切口	（1）再次手术野盖中单，X 线透视证实假体合适后留片子 （2）用稀碘伏水冲洗伤口 （3）放一个扁平引流管后，0 号薇乔关闭伤口 （4）严格清点纱布、缝针、器械、物品

（六）注意事项

1.加强控制感染的各个环节管理，严格控制参观人员，术中严格无菌操作，规范外来器械管理。

2.手术步骤复杂，患者普遍年龄大，体质差，要求巡回护士严密观察病情变化，及时处理异常情况。

3.搅拌骨水泥时要顺着一个方向，不要太快，以免混进过多气泡。骨水泥凝固时间仅约 10min，操作者必须争分夺秒，准备配合，严格掌握填充时机，涂抹要快速均匀，使假体能及时准确安装固定到位，使用骨水泥时密切观察血压变化，及时补充血容量。

4.全髋手术 90°健侧卧位时，应注意耻骨与骶尾部固定牢固，髋关节中立位，避免术中体位移动。

5.术后搬动肢体时，由手术医师保护手术侧肢体，防止过度外翻、关节脱位。

七、人工全膝关节置换手术配合护理常规

（一）应用解剖

人体内最大、结构最复杂的关节就是膝关节，由股骨下端、胫骨上端和前方的髌骨组成。主要的运动方式是屈膝和伸膝，半屈曲位时有轻微旋转活动。

膝关节囊周围有韧带起加强稳定作用。前下方为髌韧带，是股四头肌的延续，止于胫骨结节，可伸膝。膝关节内侧有内侧副韧带，起自股骨内上髁，止于胫骨内侧髁的内侧缘，宽而扁，其纤维与关节囊融合在一起。膝关节外侧有外侧副韧带，起于股骨外上髁，止于腓骨小头，呈圆索状，纤维与关节囊之间被脂肪组织隔开。侧副韧带的主要功能是加强关节侧方的稳定性。屈膝时韧带松弛，伸膝时韧带拉紧，有限制小腿旋转的作用。关节囊内有前后交叉韧带和内外侧半月板。交叉韧带使股骨和胫骨紧密相连，限制胫骨向前、向后移位。半月板外缘厚，与关节囊相连，内缘薄，游离于关节腔内。半月板能起到弹性垫的作用，可加深关节窝的凹度，改善关节面形状，使股骨和胫骨关节面更加适应，增强关节的稳定性，并防止关节面的软骨受损。

（二）适应证

1. 严重骨关节炎。

2. 类风湿性关节炎和强直性脊柱炎的膝关节晚期病变。

3. 创伤性关节炎。

4. 血友病性关节病、银屑病性关节炎、神经性关节炎、系统红斑狼疮性关节炎、结晶性关节炎等非感染性关节炎导致膝关节疼痛和功能障碍。

5. 感染性关节炎后遗的关节破坏，在确认无活动性感染的前提下，可作为 TKA 的相对适应证。

6. 涉及膝关节面的肿瘤切除后，无法获得良好的关节功能重建的病例。

（三）麻醉与体位

全身麻醉；仰卧位。

（四）用物准备

1. 器械　中包、全髋包、厂家器械。

2. 敷料　剖腹包，手术衣，剖腹被，中单2包，平纱布，绷带，弹力绷带、防水单。

3. 一次性物品　吸引器、一次性电刀头、45cm×60cm 及 3M 粘贴巾、套针、3/0 及 2/0 慕斯、16G 套管针、20mL 注射器、23 号及 11 号刀片、抗菌微乔若干、一次性脚套、14 号百多安引流器。

4. 仪器设备　电刀、电动止血仪、C臂X光机。

5. 其他　"鸡尾酒"（60mL 生理盐水＋罗哌卡因 75mg＋吗啡 5mg）；关节假体；骨水泥。

(五)手术步骤及配合

手术步骤	手术配合
1.常规消毒皮肤,包括脚及小腿,铺无菌单,连接各种仪器,粘贴巾封脚	(1)递消毒盘海绵钳,于患肢下铺2块中单、患者身上铺1块中单,剖腹被2块、45×60cm及3M粘贴巾贴好 (2)弹力绷带驱血,止血带充气(压力参照患者收缩压)并计时
2.切开皮肤和皮下组织,于髌骨内侧切开关节囊,显露膝关节,切除胫骨内侧平台的骨赘,行内侧松解	(1)电刀切开肌肉后,递上甲状腺拉钩显露关节囊,刀片切开关节囊 (2)递电刀进行组织松解
3.在股骨滑车最低点偏内侧开口,股骨开口器开口,8mm开髓钻开髓,行股骨髓内定位,根据左右侧膝关节调整外翻角度,除非遇到屈曲挛缩的病例,通常接上标准截骨片	(1)患肢屈曲,分别用宽窄两个髋臼拉钩暴露股骨近端关节腔 (2)备好电钻,连接好适宜的钻头 (3)电刀止血,吸引器暴露手术野
4.递给胫骨截骨导向器确定胫骨近端截骨厚度,递给摆锯截去胫骨近端	(1)准备好摆锯,连接宽度适合的锯片 (2)递上3把霍夫曼拉钩,充分暴露手术野 (3)保留好残骨片
5.确定下肢冠状面力线及伸直间隙,伸直膝关节,放入10mm间隙测量块	妥善保管并及时收回用过的器械,防止肢体移位导致器械坠落
6.测量股骨远端大小,用摆锯依次行股骨前髁、后髁、前斜、后斜截骨	患肢屈曲,递2把霍夫曼拉钩暴露手术野,递摆锯截骨,保留好残骨片
7.用往复锯再行股骨髁间截骨	同上
8.安装股骨试模,注意左右和大小号,用打击器和锤子打紧,给一个预估的"平台试模",用"平台连接手柄"连接,加上合适厚度的"关节面试模",测试屈曲间隙和伸直间隙是否相等	(1)准备好锤子和股骨打击器 (2)将试模按照大小依次排列,供手术者选择,接连接手柄确认假体规格 (3)冲洗关节囊,计冲洗量,递干纱布
9.按照厂商提供的器械完成胫骨平台的操作(打桩等),在打桩前要标记胫骨平台中点(胫骨结节中内1/3处)	准备好锤子和胫骨打击器
10.安装假体 (1)放止血带,大量生理盐水脉冲冲洗枪冲洗 (2)调制骨水泥 (3)植入人工膝关节假体,骨水泥固定相应假体	(1)连接脉冲枪的生理盐水和吸引装置,再次确认髋臼假体规格,计冲洗量,递干纱布 (2)用骨水泥专用小碗先放液体,后放粉剂,放入万古霉素1g沿一个方向均匀调水泥,并且计时 (3)将水泥捏成圆饼后置入关节囊内,迅速放入假体 (4)递血管钳、11号刀片、刮匙将溢出骨水泥清理干净,并留一点做标本对照 (5)骨水泥固化9～12min,方可放开
11.关节腔放置一根引流管,缝合关节囊和皮肤,加压包扎	(1)递3把霍夫曼拉钩暴露关节腔 (2)检查关节屈曲、伸直功能,彻底止血 (3)手术野盖中单,X线透视证实假体合适后留片子 (4)14号百多安引流器引流 (5)VCP752D间断缝合关节囊 (6)缝合皮肤后加压包扎

（六）注意事项

1.完善的术前准备是手术成功的重要因素之一。人工膝关节置换需要在止血带有效时间内完成。因此各项工作必须做到稳、准、快,只有做好完善充分的术前准备,进行有效的质量管理,才能做到得心应手,配合默契,为手术赢得时间。

2.强化参加手术人员的无菌观念,认真执行无菌操作原则。严格控制参观人员,术前抗生素必须在止血带充气前15min滴注完毕;严格厂家器械管理及植入物追溯系统。

3.止血带要尽量置入大腿近端,最大限度屈膝后充气,充气压力维持在300～400mmHg,一次使用时间不超过1.5h,再次使用应间隔20min以上,防止患肢长时间缺血、缺氧,使组织坏死和静脉血栓形成。在放止血带时把输液速度调快,补充血容量;放止血带时宜慢,一般应大于1min;必要时使患者取头低脚高位。

4.搅拌骨水泥时要顺着一个方向,不要太快,以免混进过多气泡。骨水泥凝固时间仅约10min,操作者必须争分夺秒,准备配合,严格掌握填充时机,涂抹要快速均匀,使假体能及时准确安装固定到位,使用骨水泥时密切观察血压变化,及时补充血容量。

5.进口假体价格昂贵,材料精密,需小心放置,避免硬物直接接触假体,在传递过程中用纱布包裹,安放过程中防止假体与术野的皮肤接触。

6.患者术后取仰卧位,下肢保持外展中立位,予平纱布、弹力绷带包扎,从手术床搬动患者时,派专人保护关节避免牵拉肢体,搬动患者时动作要轻柔,严密观察伤口渗血情况,观察足趾血液循环情况,如有发绀、苍白、发凉、按压后回血缓慢等情况,说明有血液循环障碍存在,应及时查找原因,并与医生取得联系。如果患者疼痛难忍,可能是压迫过紧,应放松绷带减压。

7.做好厂家器械的管理,严格执行植入物管理的流程。

八、膝关节镜手术配合护理

（一）适应证

1.膝关节韧带异常（包括前后交叉韧带损伤等）。

2.半月板疾病（包括最常见的半月板损伤等）。

3.关节软骨疾病（包括最常见的膝退行性关节炎等）。

4.髌骨关节疾病。

5.滑膜疾病。

6.急性膝关节损伤。

7.其他　游离体、膝关节囊肿、胫骨平台骨折、感染性关节炎等。

（二）麻醉与体位

连续硬膜外麻醉或神经阻滞麻醉;仰卧位。

（三）用物准备

1.手术台上关节镜配套器械　光缆,30°镜头,摄像头,注水管,刨削手柄及刨削头,关节镜器械包,关节镜手工器械,半月板刀具。前后交叉韧带重建需准备动力、重建器械。

2.手术台下关节镜配套器械　摄像主机,冷光源主机,刨削器主机,注水泵,监视器,刻录机,电动气囊止血带。

3.敷料　剖腹包,手术衣,剖腹被,中单2包,平纱布,绷带,弹力绷带。

4.一次性物品 11 号刀片,150cm×120cm 无菌袋,吸引管 4 根,"Y"形三通,1mL 空针,3000mL 生理盐水,无菌脚套,绷带,弹力绷带,平纱布,2/0 可吸收缝线。

（四）手术步骤及配合

手术步骤	手术配合
1.常规消毒,铺巾,粘贴巾封脚	递消毒盘海绵钳,递中单、开刀巾、粘贴巾等并贴好无菌袋;驱血、止血带充气;弹力绷带驱血充气并计时
2.连接关节镜各种管线,并妥善固定刨削头的手柄,灌注管连接镜头套管,关节内注水	递镜头摄像装置、冷光源,装妥固定手术台上。Y 管连接好吸引皮条,分别接在刨削器手柄及镜头套管上;递 1mL 空针、生理盐水。递纱布、尖刀片、镜头套管,递镜头光缆
3.镜头套管穿刺,进水;进行膝关节常规检查及治疗	收回刀片、套管芯;递尖刀片、直钳、探针
4.缝合皮肤并包扎;观察患肢末梢循环	根据需要递刨削器、各式篮钳刀具等;递 2/0 可吸收缝线、平纱布、弹力绷带;放松止血带

（五）注意事项

1.关节镜器械精细复杂,需专人保管,专人使用,定点放置,并建立使用登记卡。

2.防湿 关节镜手术是水中手术,术中保证进、出水管正确连接,使用接水袋,防止潮湿污染。

3.止血带遵循"快充慢放"的原则,一次使用时间不超过 1.5h,放松止血带时调快输液滴速,补充血容量。

九、肩关节镜手术配合护理

（一）应用解剖

肩关节由肩胛骨的关节盂和肱骨头构成,属球窝关节。关节盂周缘有纤维软骨环构成的盂缘附着,加深了关节窝。肱骨头的关节面较大,关节盂的面积仅为关节头的 1/3 或 1/4,因此,肱骨头的运动幅度较大。关节囊薄而松弛,下壁尤甚,附着于关节盂的周缘,上方将盂上结节包于囊内。关节囊的滑膜层包被肱二头肌长头腱,并随同该肌腱一起突出于纤维层外,位于结节间沟内,形成肱二头肌长头腱腱鞘。肩关节周围的韧带少且弱,在肩关节的上方,有喙肱韧带连结于喙突与肱骨头大结节之间。盂肱韧带自关节盂周缘连结于肱骨小结节及解剖颈的下方。

肩关节为全身最灵活的球窝关节,可作屈、伸、收、展、旋转及环转运动。加以关节头与关节窝的面积差度大,关节囊薄而松弛等结构特征,反映了它具有灵活性运动的机能。这些肌肉对维护肩关节的稳固性有重要意义,但关节的前下方肌肉较少,关节囊又最松弛,所以是关节稳固性最差的薄弱点。当上肢处于外展、外旋位向后跌倒时,手掌或肘部着地,易发生肩关节的前脱位。

（二）适应证

1.早期轻度的肩关节不稳。

2.用于确诊切开手术常常漏诊的肩关节后方游离体,评价肩袖的原始损伤情况。

3.对于一些肩袖撕裂,可于关节镜下行清创和肩峰成形术。

4.钙化性肌腱炎或化脓性关节炎,也可以在关节镜下进行清创。

5.关节镜的手术指征还包括伴有盂唇撕裂伤的前肩不稳的诊断和治疗。

6.感染情况下的活检及滑膜切除术、骨软骨损伤的诊断治疗。

7.冻结肩的处理。

8.创伤性肩关节脱位合并 Bankart 损伤。

（三）麻醉与体位

全麻,患者体位采取患侧在上的 90°侧卧位,患侧上肢悬吊于置于床尾的带有悬吊滑轮的袖套牵引架上,使躯干向后倾斜约 20°～30°,且为轻度的反垂头仰卧位,关节盂平行于地面,膝关节、踝关节、足跟部等骨隆突处垫软垫,防止压疮。下方的健侧上肢向前与躯干成 60°～80°。放置于搁手板。

（四）用物准备

1.器械 关节镜包、关节镜器械、肩关节器械、光源线、摄像头、关节镜镜头、穿刺器、刨削器。

2.敷料 剖腹包、中单 2 包、手术衣 2 包、绷带、平纱布。

3.一次性物品 手套,电刀头,吸引器 2 套,医用手术薄膜 45cm×60cm、一次性手术单,刀片（23 号、11 号）,1/0 号 PDS 缝线,刨削头,等离子电灼头,锚钉缝线,150cm×120cm 保护套 2 个,吸引器皮条 4 根,Y 型接管 1 个,2/0 可吸收缝线,14 号穿刺引流管。

4.仪器、设备 关节镜系统、显像及数字图像采集系统、刨削系统、等离子仪、C 臂 X 线机、牵引架一套、电刀。

5.其他 0.9%氯化钠溶液 3L,肾上腺素若干,长方形垫 3 个,髂托 2 个,小方形垫 2 个,高低手架,粘性绷带,头圈。

（五）手术步骤与配合

手术步骤	手术配合
1.常规消毒皮肤,包括肩背及上肢至肘关节,铺无菌单,连接各种导线、吸引器及冲洗泵和灌洗装置,选择后外入路	(1)于患肢下铺 2 块中单后,再用 1 块中单由腋下"V"形拉至肩部 (2)手术切口完全铺好后,加铺防水单、前后均铺 150×120 保护套各 1 个
2.建立手术空间 (1)切皮,一般选择在肩峰后外侧角内侧（1～2cm）和下方（1～2cm）一个横指宽处建立后侧入路,用带钝性内芯的关节镜鞘管指向喙突插入,通常使用 5.5mm、7.0mm 和 8.5mm 的鞘管,同时带有螺纹,这样可以防止滑脱 (2)扩大关节腔	(1)连接光纤和显示系统、刨削系统、等离子系统,连接冲洗水,灌注液悬挂的高度距手术关节 1.2～1.5m (2)调节光源亮度 (3)递交换棒,用于探查 (4)经肩关节囊后方软点向关节腔内注射含有肾上腺素的生理盐水 30～40mL,使关节腔膨胀,以扩大关节镜操作空间
3.插入关节镜穿刺锥及关节镜鞘,连接 30°关节镜,进行检查。以肱二头肌腱为标志点,按照顺时针方向进行肩关节镜检查,了解损伤位置和受损情况	(1)交换棒外置于鞘管 (2)保持冲洗水的压力和流量 (3)根据术中探查的情况,随时提供所需的特殊器械,以备手术医生探查、缝合、固定等
4.切除病变组织 (1)刨削肩峰下骨赘、滑膜及变性的软骨絮状物 (2)消融肩峰下滑囊 (3)电凝止血	(1)根据手术需要,选择合适的刨削器头,调节刨削器的功率 (2)提供等离子刀 (3)提供电烧头,调节等离子系统的功率
5.检查有无出血,缝合关节囊切口	(1)冲洗水冲洗切口 (2)准备引流管以及固定缝针线

（六）注意事项

1.关节镜器械是贵重仪器,需专人保管、专人使用、定点放置,手术操作人员需熟练掌握有关仪器的性能和用法,以便提高仪器的使用率、完好率,降低故障率,术中普通器械及精密器械分开放置,以免发生碰撞损坏。

2.关节镜手术时保持术中视野清晰非常重要,术中需持续灌洗,很容易造成灌洗液外露,渗透手术单全层,污染手术区域,在铺单后使用一次性无菌防水单,并用无菌手术贴膜封闭肩关节防止感染。

3.肩关节手术不能用止血带,故可以在灌洗液中加入肾上腺素以减少渗血,研究表明肩峰下的灌注压与收缩压之差控制在 5mmHg 才能有效减少毛细血管的出血,故灌洗液应在距心脏水平 1m 的高度灌入,保证有 6mmHg 的压力,术中再适当调整血压,既能止血,又能防止压力过高引起滑膜肿胀,导致关节腔的空间减少及不利于手术操作。如无特殊医学禁忌证,主张收缩压维持在≤100mmHg。

4.使用牵引装置牵引重量不能大于 5kg,防止臂丛神经损伤。

十、股骨颈骨折闭合复位内固定手术配合护理

（一）应用解剖

股骨上端有球形的关节面称股骨头,向外下变细为股骨颈。其外上的突起为大转子,后内下的突起为小转子。由股骨头下至股骨颈基底部之间的骨折称股骨颈骨折,是老年人常见的骨折之一。尤以老年女性较多。按骨折两端的关系分为外展型、中间型、内收型。按骨折部位分为头下型、头颈型、经颈型、基底型。

（二）适应证

股骨颈骨折手术适应证的骨折类型有外展型、内收型。按骨折部位有头颈型、经颈型、基底型。

（三）麻醉与体位

全麻或连续硬膜外麻醉。患者仰卧,静脉开放,在健侧上肢用托手板外展固定,健侧下肢用截石位腿架架起,患侧上肢上举,自然悬挂固定在麻醉头架上。男患者用美敷将阴茎固定于健侧腹股沟。

（四）用物准备

1.器械　缝合包,加压螺纹钉特殊器械,(动力系统)电钻。

2.敷料　剖腹包,手术衣,剖腹被,中单 2 包。

3.一次性物品　尖刀片、3/0 可吸收缝线、60cm×25cm 保护套。

4.仪器设备　C 臂机。

（五）手术步骤及配合

手术步骤	手术配合
1.常规消毒、铺巾	递海绵钳、碘伏棉球；递无菌巾
2.C臂机透视下复位，股外侧有限切口	递尖刀片
3.3枚导针固定，丝锥攻丝	递电钻，专用丝攻
4.测深，螺钉固定	递测深器，选螺钉专用起子
5.取出导引针，缝合皮肤	递老虎钳、有齿镊、三角针、3/0丝线
6.覆盖切口	递碘伏棉球，9cm×10cm切口敷料

（六）注意事项

1.C臂机是骨科手术必备的设备，机器体积庞大，巡回护士要考虑到设备的出入路布局及使用，注意射线防护。

2.放置体位时注意患者的舒适、安全、手术野的显露、静脉通路。

十一、骨盆骨折切开复位内固定手术配合护理

（一）应用解剖

骨盆的组成：前面是耻骨联合连接的耻骨支和坐骨支环，纤维软骨盘分开两耻骨体；后面的骶骨和两个髂骨经骶髂关节连接，骶髂关节由骨间骶髂韧带、前后骶髂韧带、骶结节韧带、骶棘韧带和相关的髂腰韧带组成。这些韧带的复合体保证了后方骶髂复合体的稳定性，而骶髂关节本身无内在的骨性稳定性。

不同平面骨盆的稳定性依赖于不同的韧带。主要限制半骨盆外旋的有耻骨联合韧带、骶棘韧带和前骶髂韧带。骶结节韧带可阻止矢状面的旋转。半骨盆垂直移位受所有上面提到的韧带结构的控制，但当其他韧带缺乏时，可由完整的骨间骶髂韧带、后骶髂韧带以及髂腰韧带控制。

（二）适应证

骨盆骨折。

（三）麻醉与体位

全麻。平卧位、俯卧位、侧卧位。

（四）用物准备

1.器械　中包，下肢骨包，内固定器械。

2.敷料　剖腹包，剖腹被，中单3包，手术衣，绷带。

3.一次性物品　手套，一次性电刀头，延长电极（中长），0号可吸收缝线，扁型引流管，3M含碘抗菌膜，60cm×45cm手术粘贴巾3个，冲洗球，吸引器皮条及头，大包套针，一次性导尿包，生理盐水3000mL。

4.仪器、设备　动力系统、高频电刀、C臂X光机。

5.其他　依据体位备齐各种体位垫。

（五）手术步骤与配合

手术步骤	手术配合
1. 体位先为平卧位：常规消毒铺巾，连接电刀、吸引器	协助消毒铺巾，递手术粘帖巾，电刀、吸引器
2. 取右侧髂腹股沟入路，从耻骨结节到髂峰的弧形切口，切开皮肤、皮下筋膜、深筋膜	递23号刀片，2块大纱布，甲状腺拉钩等
3. 探查盆腔内脏器，若有损伤，进行相应处理	递拉钩，弯血管钳等
4. 耻骨修复	递合适的钢板、电钻、测深器、丝锥、螺钉交替传递
5. X线透视，确定骨折复位情况以及钢板、螺钉的位置	递中单覆盖切口，将台上的器械全部收至器械台上
6. 冲洗切口，止血后放置引流管	递无菌生理盐水，电刀，扁型引流管等
7. 按解剖层次缝合切口，覆盖伤口	清点纱布、缝针、器械等；递2/0可吸收缝线，3/0丝线，伤口敷料等
8. 将患者转为俯卧位	保证无菌台的无菌状态，备好俯卧位的各种敷料
9. 消毒铺巾，连接用物	协助消毒铺巾，连接用物
10. 根据骨折部位选择合适的切口，依次切开皮肤、皮下组织	递23号刀片，有齿镊，纱布，甲状腺拉钩等
11. 探查骨折部位，对合后选择合适的钢板、螺钉进行固定	递骨膜剥离器、合适的钢板；电钻、测深器、丝锥、螺钉交替传递
12. X线透视，确定骨折复位情况及钢板、螺钉的位置	递中单覆盖切口，将台上的器械全部收至器械台上
13. 冲洗切口，仔细止血	递生理盐水，电刀
14. 逐层关闭切口	清点纱布、缝针、器械等；递2/0可吸收缝线，3/0丝线，伤口敷料等
15. 将患者转为平卧位，妥善安置	

（六）注意事项

1. 骨盆骨折手术出血较多，手术时密切观察患者生命体征变化。必要时准备自体血液回收机。
2. 手术过程中需要变换体位，认真清点手术用物。
3. 严格无菌操作，尤其注意变换体位时保证器械的无菌状态。
4. 植入物应提前消毒，培养合格后方可使用。植入物不可用快速灭菌器灭菌。
5. 按规定流程执行消毒灭菌处理，使用前后交接清楚。

十二、股骨粗隆间骨折手术配合护理常规

（一）应用解剖

股骨是人体中最大的长管状骨，可分为一体两端。上端朝向内上方，其末端膨大呈球形，叫股骨头，与髋臼相关节。头的中央稍下方，有一小凹，叫做股骨头凹，为股骨头韧带的附着处。头的外下方较细的部分称股骨颈。颈与体的夹角称颈干角，为120°～130°。颈体交界处的外侧，有一向上的隆起，叫做大转子，其内下方较小的隆起叫小转子。大转子的内侧面有一凹陷称为转子窝。大、小转子间，前有转子间线，后有转子间嵴相连。

（二）适应证

股骨粗隆间骨折。

（三）麻醉与体位

全麻患者体位采取患侧在上的 90°侧卧位，骶骨和耻骨联合处安装固定髂托，保持患者躯干与手术床垂直。充分暴露手术野的同时，要避免患者骨突处受压，防止肢体过度外展。

（四）用物准备

1. 器械　中包，下肢骨包。

2. 敷料　剖腹包，剖腹被，中单 3 包，手术衣，绷带。

3. 一次性物品　手套，电刀头，0 号 8 针薇乔，扁平管，60cm×45cm 粘贴巾 1 个，3M 含碘抗菌膜 1 个，冲洗球，吸引皮管，大包套针，一次性导尿包，70cm×100cm 保护套，60cm×25cm 保护套。

4. 仪器、设备　动力系统、电刀、C 臂 X 光机。

5. 其他　钢板、螺钉及其厂家配套器械，长方形垫 3 个、髂托 2 个，小方形垫 2 个，高低手架，粘性绷带，头圈。

（五）手术步骤与配合

手术步骤	手术配合
1. 常规消毒皮肤，包括脚及小腿，铺无菌单，连接各种仪器	（1）于患肢下铺 2 块中单后，再用 1 块中单由大腿根部"V"形拉至耻骨联合和骶骨处 （2）手术单完全铺好后，在患者的健侧床边加一块中单，3 把艾力斯钳固定做一个无菌的布袋，供患侧肢体在术中体位调整用
2. 刀片切开皮肤，皮下组织及深浅阔筋膜，干纱布试血，遇出血电凝止血；递直角拉钩牵开组织暴露股骨近端，骨膜剥离器剥离骨膜，如闭合复位 PFNA 固定则不需要剥离骨折	（1）递两块干纱布和刀片 （2）电刀切开筋膜 （3）准备甲状腺拉钩暴露股骨近端 （4）递骨膜剥离器分离骨膜，暴露骨折部位 （5）递上 3 把霍夫曼拉钩，充分暴露手术野
3. 依据 C 臂机定位，递装有克氏针的动力钻和 135°定位导板于转子下 2cm 股骨中部打入克氏针	（1）用无菌巾覆盖手术野，进行 C 臂机定位 （2）准备好电动系统并连接规格适宜的克氏针
4. 测量克氏针的深度，扩孔	（1）递多齿橇和宽的霍夫曼拉钩 （2）电钻钻孔 （3）递测深器 （4）递丝锥
5. 安放股骨拉力螺钉和钢板，钢板贴附，选择合适的钻头钻螺钉孔	（1）选择规格适宜的螺钉 （2）螺丝起固定 （3）同法上好所有螺钉
6. C 臂机确定骨折复位是否完好	用无菌巾覆盖手术野进行 C 臂机拍片
7. 冲洗切口，放置引流管，关闭切口	清点用物

（六）注意事项

1. 手术步骤复杂，患者普遍年龄大，体质差，要求巡回护士能及时发现病情变化，主动配合医师、麻醉师工作。严格控制参观人员，尽量减少人员走动。

2. 放置体位时注意压疮的评估和护理。

3. 做好厂家器械的管理，严格执行植入物管理的流程。

十三、三踝骨折切开复位内固定手术配合护理

（一）应用解剖

踝骨是小腿的胫骨与腓骨最下端与脚部结合的骨骼点，一般在普通的生活中，行走经常会扭到脚，轻则疼痛，重则拉伤韧带乃至骨膜受损。

（二）适应证

三踝骨折。

（三）麻醉与体位

全麻；平卧位或侧卧位。

（四）用物准备

1. 器械　中包，下肢骨包。

2. 敷料　剖腹包，剖腹被，中单3包，手术衣，绷带。

3. 一次性物品　刀片，单极电刀，吸引管及头，1/0、2/0、3/0可吸收缝线，手术粘贴巾、绷带、弹性绷带、平纱布。

4. 仪器、设备　高频电刀、C臂X光机、电脑止血带。

5. 其他　根据手术部位不同备齐各种体位垫，内固定用的各种器械及外来器械。

（五）手术步骤与配合

手术步骤	手术配合
1. 左踝部常规消毒，铺单	协助医生消毒铺单，止血带驱血，充气
2. 依据骨折部位选择切口，依次切开皮肤、皮下组织	递刀片、有齿镊、纱布、电刀
3. 探查内踝部伤口	递骨膜剥离器、拉钩
4. 清除断端嵌插组织	递血管钳、骨膜剥离器、拉钩
5. 内踝复位、定位	递导针、电钻，手术巾覆盖手术部位，C臂X光机
6. 空心螺钉固定	递电钻、螺丝起等
7. 冲洗切口、彻底止血	递生理盐水、电刀
8. 关闭切口并覆盖	递可吸收缝线、切口敷料

（六）注意事项

1. 严格控制参观人员，尽量减少人员走动。

2. 放置体位时注意压疮的评估和护理。

3. 做好厂家器械的管理，严格执行植入物管理的流程。

（徐华）

第十一节　腹腔镜手术配合护理

一、腹腔镜下胆囊切除手术配合护理

（一）应用解剖

胆囊位于肝脏的胆囊窝内，为一倒置梨形的囊状器官，长8～10cm，宽3～5cm，容积30～50mL。可分为底、体、颈三部分。胆囊壁由黏膜层、肌层和浆膜层构成。胆囊底部下方与十二指肠和横结肠相贴近，向前可越过肝前缘与腹前壁相贴。胆囊体呈漏斗状，向左后上方逐

渐变细,紧贴在胆囊窝内,约在肝门右端续为胆囊颈。胆囊颈较细,位于胆囊窝的最深处。

（二）适应证

除胆囊癌以外的其他所有胆囊良性疾病均为腹腔镜下胆囊切除的适应证。

（三）麻醉与体位

全麻;仰卧位。

（四）用物准备

1. 器械　腹腔镜包,腹腔镜器械包。

2. 敷料　腹腔镜剖腹包、手术衣。

3. 一次性物品　组织胶水,可吸收钛夹、保护套、手套等。

4. 仪器　腹腔镜设备系统一套,高频电刀。

（五）手术步骤及配合

手术步骤	手术配合
1. 常规消毒、铺巾,尤其是脐部消毒	连接气腹机、冷光源、摄像系统、电视显示屏幕、电凝线、吸引皮条等,将气腹机的预设压力调为 15mmHg,流速为"3"档递刀、纱布 2 块、巾钳 2 把、气腹针
2. 建立 CO_2 气腹:用尖刀片在脐缘作 10mm 的弧形或纵形小切口,用巾钳提起两侧腹壁,将气腹针穿入腹腔,接上注气管	打开气腹机充气建立 CO_2 气腹,观察腹腔内压力变化及气体流量情况,当腹压升至 15mmHg 时,可拔除气腹针
3. 四孔穿刺法:脐孔和剑突下用 10mm 套管锥进行穿刺,右锁骨中线肋缘下和右腋前线肋缘下用 5mm 套管锥穿刺,内窥镜置于脐孔套管内,电钩或分离钳置于剑突下套管内(又称为操作孔),2 把抓钳分别置于 5mm 的套管内	递刀,依次递 10mm 套管 2 枚、5mm 套管 2 枚建立操作孔,递分离钳、转换帽、电凝钩给主刀,递 2 把抓钳给助手
4. 切除胆囊步骤:显露并解剖胆囊三角区,分离出胆囊管,钳闭切断(远端钳闭钛夹 2 枚,近端钳闭钛夹 1 枚),分离钳闭胆囊动脉,分离胆囊床间隙,用胆囊抓钳从剑突下戳孔取出胆囊,如胆囊较大需扩大切口或用胆囊扩张钳。检查胆囊床、肝膈面间隙、戳孔处有无出血,必要时止血、冲洗或在 Winslows 孔放置引流,解除气腹,放尽腹腔内气体	准备适宜型号的钛夹、剪刀,必要时准备扁形引流管或 16 号硅胶引流管
5. 缝合切口	递 8×20 三角针,3/0 丝线缝合或组织胶水黏合切口

（六）注意事项

1. 做好仪器、设备、器械的维护和保养。

2. 器械应用等离子灭菌,如用 2％的戊二醛溶液浸泡,需浸泡 10h 以上,使用前应先彻底冲净器械上残留的戊二醛。

3. 应根据患者的病情调节气腹压力,最高不超过 15mmHg。手术结束后应排尽腹腔内残留的 CO_2 气体。

4. 术中应严密观察患者的病情,并根据需要调整适宜的体位。

二、腹腔镜下胆总管切开取石手术配合护理

（一）应用解剖

胆总管由胆囊管和肝总管在肝十二指肠韧带右缘内汇合而成,长约 7cm,直径 0.4～0.8cm。管壁富弹力纤维,有较大的伸缩性。当有胆结石或蛔虫进入引起阻塞,胆总管可随之扩

张而不破裂。

（二）适应证

胆总管结石。应具有下列条件：①少量结石，经胆道镜能取净。②无肝内结石。③无胆总管下端括约肌狭窄。④无需作内引流。

（三）麻醉与体位

全麻；仰卧位。

（四）用物准备

1. 器械　腹腔镜包、腹腔镜器械包、纤维胆道镜、取石网。

2. 敷料　腹腔镜剖腹包。

3. 一次性物品　组织胶水、可吸收钛夹、保护套等。

4. 仪器　腹腔镜设备系统一套，高频电刀，术中X光机。

（五）手术步骤及配合

手术步骤	手术配合
1. 按胆囊切除术常规置入器械，显露胆总管，同时作胆囊切除	连接气腹机、冷光源、摄像系统、电视显示屏幕、电凝线、吸引皮条等，将气腹机的预设压力调为15mmHg，流速为"3"档递刀，纱布2块、巾钳2把、气腹针
2. 建立CO_2气腹：用尖刀片在脐缘作10mm的弧形或纵形小切口，用巾钳提起两侧腹壁，将气腹针穿入腹腔，接上注气管	递巾钳，11号手术刀、气腹针，打开气腹机充气建立CO_2气腹，观察腹腔内压力变化及气体流量情况，当腹压升至15mmHg时，可拔除气腹针
3. 四孔穿刺法：脐孔和剑突下用10mm套管锥进行穿刺，右锁骨中线肋缘下和右腋前线肋缘下用5mm套管锥穿刺，内窥镜置于脐孔套管内，电钩或分离钳置于剑突下套管内（又称为操作孔），2把胆囊固定钳分别置于5mm的套管内	递刀，依次递1mm套管2枚、5mm套管2枚，递分离钳、转换帽、电凝钩给主刀，递2把抓钳给助手
4. 经胆囊管做术中造影或做术中B超探查，以了解胆总管内结石情况	配置造影剂
5. 胆总管前壁用微型手术剪纵行切开，电凝止血	递微型手术剪和电凝钩
6. 由上腹正中的操作孔置入胆道镜，进入胆总管，用取石网或分离钳取净结石，生理盐水冲洗胆道	依次递胆道镜、分离钳或取石网，生理盐水冲洗
7. 胆道镜观察十二指肠乳头开口及左右肝管开口，取净胆总管内结石后，放置"T"管，缝合胆总管，将"T"管引出腹腔外	选择合适型号T管，T管尾端0号丝线结扎，3/0可吸收线间断缝合
8. 切除胆囊步骤：显露并解剖胆囊三角区，分离出胆囊管，钳闭切断（远端钳闭钛夹2枚，近端钳闭钛夹1枚），分离钳闭胆囊动脉，分离胆囊床间隙，用胆囊抓钳从剑突下戳孔取出胆囊，检查胆囊床、肝膈面间隙、戳孔处有无出血	准备适宜型号的钛夹、剪刀，必要时准备扁形引流管或16号硅胶引流管
9. 疑为胆总管缝合后有胆汁渗漏可能，在胆囊窝放置扁形引流管一根，引出体外。停止充气，放尽腹腔内气体解除气腹	引流袋2个，妥善固定引流管
10. 缝合切口	递8×20三角针，3/0丝线缝合或组织胶水粘合切口

（六）注意事项

1. 做好仪器、设备、器械的维护和保养。

2. 器械使用等离子灭菌。

3. 应根据患者的病情调节气腹压力，最高不超过 15mmHg，手术结束后应排尽腹腔内的 CO_2 气体。

4. 术中应严密观察患者的病情，并根据需要调整适宜的体位。

三、腹腔镜下直肠癌根治手术配合护理

（一）应用解剖

直肠上接乙状结肠，下接肛管，长 12～15cm；它起自第三骶椎平面，至尾骨平面与肛管相接，形成肠道末端近 90°的弯曲。直肠上 1/3 前面和两侧有腹膜覆盖；中 1/3 仅在前面有腹膜，并反折成为直肠膀胱陷凹或直肠子宫陷凹；下 1/3 全部位于腹膜外，使直肠成为腹腔内外各半的肠道。直肠下端与口径较小的肛管相接；肛管长约 3cm，上接直肠，下接肛门。肛管周围有内、外括约肌。肛提肌是直肠周围形成盆底的一层肌肉，由耻骨直肠肌、耻骨尾骨肌和髂骨尾骨肌三部分组成。

直肠肛管的供应动脉有 4 支，即直肠上动脉、直肠下动脉、肛管动脉和骶中动脉。直肠上动脉是直肠供应动脉最重要的一支，来自肠系膜下动脉；直肠下动脉来自髂内动脉，主要供应直肠下端，并与直肠上动脉在齿线上下相吻合；肛管动脉来自阴部内动脉，供应肛管和括约肌，并与直肠上、下动脉吻合；骶中动脉是主动脉的直接分支。

直肠肛管的淋巴引流分为上、中、下三组。上组引流耻骨直肠肌附着部的直肠以上部分。多数经直肠旁淋巴结，一部分直接沿直肠上动脉，注入直肠系膜内直肠上动脉起始部的淋巴结。这是直肠癌转移的主要途径。中组引流上组下缘至齿状线的部分，多数沿直肠下动脉经肛提肌注入直肠下动脉的起始部淋巴。下组引流肛齿线以下肛管，最后注入腹股沟浅淋巴结或髂总旁淋巴结。

（二）适应证

1. 经腹会阴直肠癌根治术（Mile's）　适于距肛门 8cm 以内的直肠肿瘤、直肠狭窄。

2. 前方切除术（Dixon）　适于距肛门 1cm 以上的直肠肿瘤、多发性直肠息肉、血吸虫肉芽肿、直肠狭窄、乙状结肠下段结肠。

（三）麻醉与体位

全身麻醉；取头低膀胱截石位。

（四）用物准备

1. 器械　大包、腹腔镜器械包、直肠癌根治包、结扎夹施夹钳、无损伤钳、肠钳。

2. 敷料　中单×3，单头剖腹被，LC 剖腹包，手术衣，开刀巾 1 包。

3. 一次性物品　1/4 慕丝线，11 号刀片，30×50 粘贴膜，吸引器皮条，电刀头，生理盐水，灭菌水，腹腔引流管，美敷，气囊导尿管，凡士林纱布，2/0 薇乔线，4/0VCP771D 薇乔线，无损伤钳、肠钳。超刀头，结扎夹施夹钳。

4. 仪器　腹腔镜设备系统一套，高频电刀，吸引器，超声刀。

5. 特殊用物　截石位腿架，备肩托一副。

（五）手术步骤及配合

手术步骤	手术配合
1.常规消毒后铺巾	臀下垫一中单和治疗巾。耻骨联合处盖一条开刀巾，切口四周铺小开刀巾，左、右腿上各铺一中单，托盘上置中单一块
2.脐下缘作 1cm 纵形切口	递刀、气腹针（穿刺成功后建立气腹）。
3.待充气完毕，根据患者体型选择穿刺部位，穿刺建立操作孔	递刀、分别用 12mm 穿刺器 1 枚，10mm 穿刺器 2 枚、5mm 穿刺器 2 枚穿刺建立操作孔
4.穿刺成功后探查腹腔	递术者超刀或电凝和分离钳，递助手无损伤钳或肠钳
5.游离乙状结肠	超声刀分离、切割，5mm 以上血管钛夹夹闭
6.分离肠系膜下动、静脉、输尿管及髂血管	递适宜型号钛夹或 Hemolok 夹
7.游离直肠下动脉后，在基底部用钉仓或钛夹结扎	递适宜型号钉仓或钛夹
8.分离骶前间隙至肛提肌、直肠侧方韧带，最后游离至会阴前方	根据分离部位，交替传递分离钳、抓钳、电凝、超刀、吸引器等进行操作
9.乙状结肠造口 （1）切开皮肤、皮下组织 （2）分离肌肉，切开腹膜 （3）拉出乙状结肠、断开，远端封闭，无菌手套包住，回纳 （4）固定乙状结肠	递刀切开，传递弯血管钳、电凝止血用无菌塑料袋保护切口递 4/0VCP771D 薇乔线缝合
10.会阴部手术 （1）切开皮肤、皮下组织及筋膜 （2）切断肛门尾骨韧带，游离直肠，以手指分离直肠 （3）切断肛提肌，游离肛管直肠并将远端拖出，手指钝性分离，将远端结肠拖出 （4）分离直肠前壁，切除直肠 （5）冲洗创面，会阴部放引流管，缝合盆底腹膜、切口	碘伏消毒垫消毒，递刀切开皮肤，干纱布拭血，3/0、2/0 丝线结扎 递组织剪剪断或电凝切断 递刀，弯血管钳止血，2/0 丝线结扎 组织剪分离，电刀切除直肠，切下组织放于标本袋中 腹膜用 2/0 丝线薇乔间断缝合
11.检查有无出血	
12.放尽 CO_2 解除气腹，缝合伤口	递 8×20 三角针 3/0 丝线缝合切口
13.5×12 的缝针，3/0 丝线固定造瘘口	用凡士林纱布或碘仿纱布覆盖造瘘口

（六）注意事项

1.施行手术时，应采用头低脚高位，头部降低 10°～20°，使肠管推向腹腔，以便暴露乙状结肠。

2.手术分腹部和会阴部两个手术组进行。操作时两组手术的器械分开放置、使用，做好隔离。

3.手术过程中注意患者的安全，防止周围神经损伤。注意角膜保护。

4.腹壁穿刺孔部位

A.脐下方 1cm　　　　　　10mm 穿刺器

B.左麦氏点　　　　　　　5mm 穿刺器

C.右麦氏点　　　　　　　12mm 一次性穿刺器

D.左、右麦氏点上 20～30cm 处　　5mm 穿刺器

四、腹腔镜下胃减容手术配合护理

（一）应用解剖

胃位于腹腔左上方，上连食管部分为贲门，下接十二指肠部分为幽门，左侧凹形为胃小弯，右侧凸形为胃大弯。胃分三部分：胃底部、幽门窦部、胃体部。胃壁为四层：黏膜层、黏膜下层、肌层、浆膜层。

（二）适应证

1.病态性肥胖（BMI 超过 40）或是重度肥胖（BMI 超过 35）但已合并有肥胖所导致的内科疾病。

2.内科疗法尝试减重失败。

3.年龄为 18～55 岁。

4.无内分泌系统的问题（主要排除甲状腺低下及库欣综合征）。

5.无主要精神疾病，无嗜睡或药物滥用。

6.无主要器官功能严重异常，且能接受手术危险性者。

（三）麻醉与体位

全麻；仰卧位。

（四）用物准备

1.器械　腹腔镜包、腔镜器械一套、肠钳无损伤钳、五爪拉钩。

2.敷料　剖腹包，剖腹被，手术衣。

3.一次性物品　11 号刀片、60×40 粘贴巾、吸引管、保护套 2 个、导尿管 1 套、5mm 及 12mm 一次性穿刺器各 1 个、2/0、3/0 可吸收线、扁形引流管 1 根、超声刀头 1 把、切口胶 1 支。

4.仪器、设备　高频电刀、超声刀、腹腔镜系统。

（五）手术步骤及配合

手术步骤	手术配合
1.常规消毒后铺巾	递卵圆钳、消毒盘、消毒垫等，递 4 块小开刀巾、2 块剖腹单
2.取脐部切口建立气腹	递刀、气腹针（穿刺成功后建立气腹）
3.待充气完毕，根据患者体型选择穿刺部位，穿刺建立操作孔	递刀、取脐上 5cm 偏左侧插入 Trocar 及腹腔镜，于右腹直肌外缘脐上 5cm 及脐上 15cm 切口，剑突下切口及左腹直肌外缘脐上 5cm 切口，直视下置入穿刺器及器械
4.穿刺成功后探查腹腔	递术者超刀或电凝和分离钳，递助手无损伤钳或肠钳
5.贴胃后壁充分游离，进入网膜囊	递五爪拉钩，牵开肝脏，递无损伤钳及超声刀进行操作
6.离断贲门下胃壁	递腔镜下直线切割缝合器
7.胃空肠吻合：自 Treitz 韧带向远端 100cm 空肠对系膜缘与近端小胃前壁进行吻合，连续缝合关闭切口	递适宜型号钉仓，3/0 可吸收缝线连续缝合，间断缝合浆肌层加强
8.吻合口近端离断空肠	递适宜型号钉仓
9.肠肠吻合：自空肠离断处向远端游离 100cm，与空肠离断处近端行侧侧吻合，连续缝合关闭切口	递适宜型号钉仓，3/0 可吸收缝线连续缝合，间断缝合浆肌层加强
10.连续缝合关闭空肠—空肠及空肠—横结肠间的系膜裂孔	2/0 无损伤编织线（线长为整根线长的 1/3）
11.手术野彻底止血，冲洗腹腔，放置引流管	递 37℃生理盐水、扁型引流管
12.放尽 CO_2 解除气腹，缝合伤口	递 8×20 三角针 3/0 丝线缝合切口

（六）注意事项

1.手术前要了解患者病情,熟悉手术步骤和医生习惯,及时主动配合,缩短手术时间。

2.麻醉插管前,将各种抢救仪器、药品准备齐全。

3.肥胖患者体重较大,手术中压疮发生率远高于正常人群,因此,体位的摆放相当重要。在摆放体位时,应当注意减轻或消除机体各着力点在体位变化后所承受的异常压力,以及体位垫、约束带等对血管、神经等组织造成的压迫。

4.肥胖患者搬运困难,搬运过程中医护一体通力合作,要尽量避免牵拉、扭转肢体,造成损伤;使用移动板。

5.患者转运需使用可调节式转运床,便于抬高患者上半身,使膈肌下移,增加胸腔容积,利于患者呼吸。加用床挡,防止坠床。

五、腹腔镜下肾切除手术配合护理

（一）应用解剖

肾是实质性器官,位于腹腔后上部。左右各一,形似蚕豆。肾可分上、下两端,内、外两缘、前、后两面。上端宽而薄,下端窄而厚。肾的前面较凸,朝向前外侧;肾的后面较平,紧贴腹后壁,外侧缘凸隆,内侧缘中部凹陷,是肾的血管、淋巴管、神经和肾盂出入的部位,即肾门。出入肾门的结构合称肾蒂。肾蒂的主要结构由前向后依次为肾静脉、肾动脉及肾盂;从上向下依次为肾动脉、肾静脉及肾盂。肾门向肾内续一个较大的腔,即肾窦,由肾实质围成,窦内含有肾动脉、肾静脉的主要分支及肾小盏、肾大盏、肾盂和脂肪组织。

肾的表面自内向外有 3 层被膜包绕,依次为纤维囊、脂肪囊、肾筋膜。肾筋膜分前后两层,包绕肾和肾上腺,其上外侧两层互相融合,下方两层分离,有输尿管通过。

肾的动脉来源腹主动脉,静脉回流至下腔静脉。

肾的神经来自围绕肾动脉的肾丛,对手术无重要意义。

（二）适应证

单侧严重肾结核、脓肾、巨大肾盂积水、单侧肾脏损伤不能修补、肾脏功能丧失、亲体肾移植供肾等。

（三）麻醉与体位

全麻。取健侧全侧卧位,摇低手术床的背板与腿板,健侧腿弯曲,患侧腿伸直,暴露腰部。

（四）用物准备

1.器械　大包、腹腔镜器械包。

2.敷料　剖腹包、剖腹被、手术衣。

3.一次性物品大包套针、缝线、吸引器管及头、气腹管、腔镜用超刀头、超刀手柄、刀片（23号、11 号）、手术粘贴巾（30cm×50cm）、美敷、8 寸有粉手套、6×9 硅胶管、扁形引流管、引流袋、引流管连接头、一次性穿刺套管（12mm、5mm）、50mL 注射器、200×14 保护套 2 个、Hem—o—lok 夹、钛夹、标本袋、电刀头、冲洗水、止血纱布等。

4.仪器　腹腔镜设备系统、高频电刀、超声刀。

5.其他　全侧卧位体位垫一套。

（五）手术步骤及配合

手术步骤	手术配合
1.常规消毒,铺无菌巾	配合医生消毒,铺无菌巾
2.在患侧髂峰上方 2cm 处作切口,手指伸入切口内分离腹膜外间隙,放置自制气囊,注气 800mL,5min 后放气取出	制作自制气囊:用 6×9 硅胶管、引流袋连接管与 8 寸手套连接递刀切皮,置入气囊,50mL 注射器注气,停留 3～5min 后抽出气体,取出气囊并检查其完整性
3.分别在腋后线 12 肋缘下,腋前线肋缘下及脐平面水平作 3 个小切口,置入穿刺套管曲卡及操作器械,在髂峰上切口内置入观察镜	递刀切开皮肤,用 12mm、10mm 穿刺器各 1 枚,5mm 穿刺器 2 枚分别建立操作孔,递观察镜、分离钳、超声刀或电凝钩
4.(1)切除部分腹膜外脂肪,在腰大肌前方打开肾周筋膜 (2)从背侧分离至肾门部,游离并双重结扎、切断肾动脉、肾静脉 (3)在肾包膜外分离肾脏的外侧、背侧、上极,保留同侧肾上腺,分离下极,结扎并切断输尿管 (4)完全游离肾脏,置入标本袋;腋前线两套管间做切口,取出标本	(1)根据手术进程,交替传递分离钳、无损伤抓钳、超声刀或电凝钩、钛夹、剪刀、吸引器进行操作 (2)递分离钳、超声刀进行分离,用 Hem－o－lok 夹夹闭 2 次后,剪刀剪断肾动脉;同法处理肾静脉 (3)交替传递分离钳、无损伤抓钳、超声刀或电凝钩、钛夹、剪刀、吸引器进行操作。递分离钳、超声刀游离输尿管,递 240 号 Hem－o－lok 夹闭输尿管,递剪刀剪断输尿管 (4)超声刀或电凝钩分离周围组织,切除肾脏,放入标本袋内取出
5.检查创面、止血,止血纱布填塞,放置引流管	电凝棒止血,止血纱布填塞创腔;放置扁形引流管;递 9×24 三角针、2/0 丝线固定引流管
6.清点用物、缝合切口	9×24 圆针 1/0 丝线关闭切口肌肉层,9×24 三角针 3/0 丝线缝皮下及皮肤

（六）注意事项

1.放置侧卧位时注意对准腰桥,充分暴露患侧腰部。搬动患者时注意动作一致,防止颈椎脱位及肌肉拉伤。注意上肢外展不超过 90°。

2.手术过程中注意患者保暖,及时加盖被服尽量减少暴露,并适当调节室温,用温盐水冲洗体腔,以防止手术后低体温的发生。

3.注意腔镜系统的检查、维护和保养,保证正常使用。

六、腹腔镜下肾盂输尿管连接部成形手术配合护理

（一）应用解剖

肾盂是位于肾窦内,由肾大盏集合而成的一个前后扁平、呈漏斗状的腔。肾盂出肾门后,向下弯行,逐渐变细,移行为输尿管。

输尿管是一对细长的肌性管道,左、右各一,长约 30cm,其管径 0.5～0.7cm。输尿管分为 3 段:腰段、盆段和壁间段。输尿管自肾盂起始后,沿腰大肌前面下降。在小骨盆入口处,右侧输尿管越过右髂外动脉起始部的前方,左侧输尿管越过左髂总动脉末端的前方。入盆腔后,先沿盆壁向后下,后转向前内侧而达膀胱底。在膀胱底外上角处,输尿管向内下斜穿膀胱壁,开口于膀胱内面的输尿管口。

输尿管全长有 3 个狭窄部:一个在肾盂与输尿管移行处;一个在输尿管跨越髂血管处;最后一个在输尿管膀胱连接部。

（二）适应证

肾盂输尿管连接部梗阻。

（三）麻醉与体位

全麻；健侧全侧卧位。

（四）用物准备

1.器械　大包、腹腔镜器械包。

2.敷料　剖腹包、剖腹被、手术衣。

3.一次性物品　大包套针、缝线、吸引器管、气腹管、腔镜用超刀头、超刀手柄、刀片（11号）、手术粘贴巾（30cm×50cm）、美敷、8寸有粉手套、6×9硅胶管、扁形引流管、引流袋、引流管连接头、穿刺套管（12mm、5mm），50mL注射器、200mm×14mm保护套2个、双"J"管、泥鳅导丝、Hem－o－lok夹、钛夹、5/0微乔线、冲洗水、手套等。

4.仪器　腹腔镜设备系统，高频电刀，超声刀。

5.其他　全侧卧位体位垫一套。

（五）手术步骤及配合

手术步骤	手术配合
1.常规消毒，铺无菌巾	配合医生消毒，铺无菌巾
2.在患侧髂嵴上方2cm处作切口，手指伸入切口内分离腹膜外间隙，放自制气囊，注气800mL，5min后放气取出	制作自制气囊：用6×9硅胶管、引流袋连接管与8寸手套连接递刀切皮，置入气囊，50mL注射器注气，停留3～5min后抽出气体，取出气囊并检查其完整性
3.分别在腋后线12肋缘下，腋前线肋缘下及脐平面水平作3个小切口，置入穿刺套管及操作器械，在髂嵴上切口内置入观察镜	递刀切开皮肤，用12mm、10mm穿刺器各1枚，5mm穿刺器2枚分别建立操作孔，递观察镜、分离钳、超声刀或电凝钩
4.找到腰大肌后，将其前方腹膜外脂肪前推，切除部分腹膜外脂肪，暴露出肾脏下极，打开Gerota筋膜及肾周脂肪囊，暴露PUJ狭窄段，于狭窄段下方剪断输尿管、肾盂，纵形剖开输尿管1～1.5cm，切除PUJ狭窄段	电凝钩或超声刀分离，剪刀切除PUJ狭窄段
5.两定点缝合肾盂、输尿管，连续缝合PUJ后壁，输尿管内置入双J管一根后，缝合肾盂输尿管前壁	泥鳅导丝插入输尿管内；剪去双J管盲端，顺着泥鳅导丝将双J管插入输尿管内，抽出泥鳅导丝；递5/0微乔线连续缝合肾盂输尿管
6.仔细止血，于后腹膜腔置入引流管一根，清点用物，关闭各手术切口	递电凝钩或电凝棒止血，递扁形引流管9×24三角针固定，递9×24圆针1/0丝线关闭切口肌肉层，递9×24三角针3/0丝线缝皮下及皮肤

七、腹腔镜下全膀胱切除手术配合护理

（一）应用解剖

膀胱位于小骨盆内，其上面覆以腹膜，为腹膜外器官，腹膜在膀胱上的反折线可随膀胱充盈程度而升降。膀胱前方与耻骨联合及闭孔内肌之间为膀胱前间隙，该间隙下界，男性为耻骨前列腺韧带，女性为耻骨膀胱韧带。膀胱两侧与肛提肌、闭孔内肌、盆壁筋膜相近，男性尚有输精管，女性与子宫圆韧带相邻，膀胱后下壁与直肠相邻，在男性两者间有精囊腺、输精管、输精管壶腹和腹膜会阴筋膜，女性膀胱后面为膀胱子宫陷窝及子宫体。膀胱上面被以腹膜，并附以小肠袢和乙状结肠，有时为横结肠、盲肠和阑尾。膀胱的血液供应主要来自膀胱上动

脉、膀胱下动脉、直肠下动脉、子宫动脉等的分支,膀胱的静脉汇入膀胱下静脉。前列腺由位于膀胱与泌尿生殖膈之间围绕尿道的腺体和其外层的肌肉所构成。前列腺长约 4cm,宽约 3cm,中央有纵行浅沟。前列腺后面与直肠相邻,前面借内侧耻骨前列腺韧带附于耻骨后面,下外面与肛提肌相邻。前列腺的血液供应主要来自膀胱下动脉、膀胱输精管动脉、直肠中动脉等的分支。前列腺静脉大部分汇入膀胱静脉。

膀胱的神经主要由腹下丛的交感神经和盆神经的副交感神经形成的膀胱丛支配。前列腺、输精管盆部、精囊腺的神经支配主要来自下腹下丛。

(二)适应证

1.肌层浸润性膀胱癌、高危的非肌层浸润性腔胱癌(T_1G_3 肿瘤、原位癌)。

2.多发性、复发性非肌层浸润性膀胱癌,尤其是肿瘤累及膀胱颈后尿道,瘤级较高,肿瘤浸润的潜势较大者。

3.膀胱鳞状癌、腺癌及边界不清的浸润性膀胱移行细胞癌。

(三)麻醉与体位

全麻。平卧位、垫高臀部,双下肢外展。

(四)用物准备

1.器械　大包、腹腔镜器械。

2.敷料　剖腹包、剖腹被、手术衣、中单、小开刀巾。

3.一次性用物　刀片(23 号、11 号)、电刀头、气腹管、吸引器管及头、腔镜用超刀头、超刀手柄、血管结扎束手柄、大包套针、缝线、3/0 薇乔线、5/0 缝线(泰科)、2/0 大针薇乔(VCP345)、45mm 或 60mm 直线切割吻合器(强生)、血管钉仓 4 个、16 号双腔气囊导尿管、20 号三腔气囊导尿管、穿刺套管(12mm,10mm,5mm)、单 J 管、石蜡油球、泥鳅导丝、扁形引流管、引流袋、引流管接头、200mm×14mm 保护套、标本袋等。

4.仪器　腹腔镜设备系统、高频电刀、超声刀、工作能量平台。

5.其他　仰卧位体位垫、肩托。

(五)手术步骤及配合

手术步骤	手术配合
1.常规消毒铺单,并保留导尿	协助医生消毒,铺无菌巾及导尿
2.脐上缘切一小切口,置入气腹针,形成人工气腹,置入 10mm 穿刺套管及观察镜	递刀切开皮肤,递气腹针,5mL 注射器,注射器抽满生理盐水后将内部活塞抽去,见生理盐水快速流入腹腔后,即可注入 CO_2,建立人工气腹。递 10mm 穿刺套管及观察镜
3.直视下于左右麦氏点与左右麦氏点与脐之间,分别置入 12mm、5mm 穿刺套管,置入腹腔镜器械	递穿刺套管及分离钳,无损伤抓钳,吸引器、超声刀等操作器械
4.患者体位转为 30°头低脚高位	巡回护士根据手术要求调整手术床为头低脚高
5.沿髂血管表面切开腹膜及血管鞘,分离出髂内外血管及闭孔神经,清除其周围淋巴脂肪组织,同法处理对侧	递电凝钩、分离粗、钦夹、Hem—o—lok 夹

（续表）

手术步骤	手术配合
6.(1)先于右髂内外动脉分叉附近找出右输尿管,沿输尿管分离至膀胱壁外夹闭输尿管,并于其远端剪断,同法处理左侧输尿管 (2)将乙状结肠向上牵拉,显露出膀胱直肠陷窝,打开输精管壶腹部腹膜,与两侧已切开腹膜切口相连,游离双侧输精管及精囊,于输精管及精囊下方2cm处剪开狄氏筋膜,钝性分离狄氏间隙,显露前列腺后面 (3)切断脐正中韧带,至正中韧带及腹膜反折,在膀胱颈前列腺外缘处,切开盆内筋膜,沿耻骨方向扩大切口至耻骨联合,暴露并切断双侧耻骨前列腺韧带,缝扎阴茎背深血管复合体。牵引膀胱,分离暴露出膀胱侧韧带并切断左右侧韧带,在缝扎线近端切断阴茎背深静脉复合体,向下分离至前列腺尖部 (4)紧贴前列腺尖部切断前壁尿道,切断并拔出尿管,近端夹闭并牵起,切断尿道后壁,完整切除膀胱前列腺 (5)直肠指检,检查有无直肠损伤	(1)递双极电凝、超声刀,递Hem-o-lok夹闭,递剪刀剪断输尿管 (2)递无损伤抓钳、电凝钩、分离钳、剪刀、吸引器、钛夹 (3)递电凝钩、钛夹,Hem-o-lok夹、超声刀或双极电凝,递2/0大针微乔,血管结扎束处理血管 (4)递剪刀、Hem-o-lok夹、分离钳、超声刀 (5)递石蜡油球于助手润滑手指,进行直肠指检,查手指有无血迹、直肠是否损伤
7.尿流改道 (1)距回盲部20cm处取回肠15cm作为输出袢将肠管两端闭合离断,再将两断端肠管并行排列做2cm切口,放入切割吻合器闭合切开,形成侧侧吻合,恢复肠管连续性,切割吻合器闭合闭合器入口 (2)提起双侧输尿管,检查无扭转,距断端1cm处纵形剪断输尿管残端,并纵向剖开2cm,分别插入单J管 (3)于输出道回肠袢近端作2个1cm切口,将双输尿管吻合于回肠输出道,单J管经吻合口进入输出道肠袢内 (4)于右下腹作一小切口呈圆形,切开各层进入腹腔,取出标本,将输出道肠袢远端外翻呈乳头状,浆肌层固定于腹外斜肌腱膜上,造口于右下腹壁	(1)递电凝钩或超声刀分离,递肠钳、45mm直线切割吻合器或爱惜隆60mm×4.1mm钉仓共2个,递电凝钩切开两断端肠管,从切开处放入切割吻合器闭合切开恢复肠管连续性。递3/0微乔缝合肠管断端处3针,递切割吻合器闭合闭合器入口 (2)递分离钳、剪刀,递5/0微乔缝合输尿管,递石蜡油润滑过的F7或F8单J管,其内置入已润滑过的泥鳅导丝 (3)递剪刀、5/0微乔,递分离钳将单J管置于合适位置抽出泥鳅导丝 (4)递刀切开皮肤,递电刀逐层切开,递无菌标本袋取出标本,递无齿镊、卵圆钳提起肠袢,递3/0微乔或5×12圆针3/0丝线缝合固定
8.置盆腔引流管一根后清点用物,关闭切口	递扁形引流管,递9×24圆针1/0丝线,关闭切口肌层,递9×24三角针3/0丝线缝皮下组织及皮肤,连接引流管、覆盖切口

（六）注意事项

1.手术体位舒适安全,防止神经损伤,尤其注意肩托位置,防止头低脚高位时患者滑动。

2.严密监测生命体征变化,准确记录出入量。注意CO_2分压,观察CO_2吸收情况。

3.超刀线、电凝线、光源线等的连接应注意无菌观念,污染后应及时更换;做好空腔脏器的消毒隔离,避免污染周围组织。

4.正确连接调整好各仪器的工作参数,尤其是CO_2的灌注压力要控制在12.0～15.0mmHg,手术结束时注意放出腹内残留的CO_2气体,防止高碳酸血症和酸中毒的发生。

5.注意患者保暖,防止术中低体温的发生。

（徐华）

第十三章 常见疾病的临床康复

第一节 脑卒中的康复

脑卒中(stroke)是一组急性脑血管病的总称,包括缺血性的脑血栓形成、脑栓塞、腔隙性脑梗死和出血性的脑出血和蛛网膜下腔出血。其常见的病因为高血压、动脉硬化、心脏病、血液成分及血液流变学改变、先天性血管病等。脑卒中是我国的多发病,死亡率和致残率高。幸存者中约 70%~80%残留有不同程度的残疾,近一半患者生活不能完全自理,为此,开展脑卒中康复,改善患者的功能,提高其生活自理能力和生活质量,使其最大限度地回归社会具有重要的意义。不同类型的脑卒中患者的临床特点、药物治疗等有所不同,但针对其各种障碍所进行的康复治疗措施大致相同,故通常把这些急性脑血管病的康复统称为脑卒中康复。

一、主要障碍

(一)身体功能和结构方面

1.脑卒中直接引起的障碍　运动障碍(如瘫痪、不随意运动、肌张力异常、协调运动异常、平衡功能障碍等);感觉障碍;言语障碍(失语症及构音障碍);失认症和失用症;智力和精神障碍;二便障碍,吞咽功能障碍,偏盲及意识障碍等。

2.病后处理不当而继发的障碍　失用综合征(disuse syndrome)是患者较长时间卧床、活动量不足引起的。如局部活动减少引起的褥疮、肺感染、关节挛缩、肌萎缩、肌力及肌耐力下降、骨质疏松、深静脉血栓等;全身活动减少引起的心肺功能下降,易疲劳,食欲减退及便秘等;卧位低重心引起的体位性低血压、血液浓缩等;感觉运动刺激不足引起的智力下降、反应迟钝、自主神经不稳定、平衡及协调功能下降等。

误用及过用综合征(misuse and overuse syndrome)是病后治疗或自主活动方法不当引起的。如肌肉及韧带损伤、骨折、异位骨化、肩痛及髋关节痛、肩关节半脱位、肩手综合征、膝过伸、痉挛加重、异常痉挛模式加重(优势肌和非优势肌肌张力不平衡加剧)、异常步态及尖足内翻加重与习惯化等。

3.伴发障碍　营养不良、伴发病(如肌肉骨关节疾患、心肺疾患等)引起的障碍。

(二)活动能力方面

因存在上述功能障碍,患者多不同程度地丧失了生活自理、交流等能力。

(三)社会参与方面

因存在功能和活动能力的障碍,限制或阻碍了患者参与家庭和社会活动,降低了生活质量。

二、康复评定

脑卒中康复评定的目的是确定患者的障碍类型及程度,以便拟定治疗目标、治疗方案,确定治疗效果及进行预后预测等。脑卒中急性期和恢复早期患者病情变化较快,评定次数应适当增加,恢复后期可适当减少。全面评定之间应视情况多次进行简便的针对性单项评定。

（一）功能评定

瘫痪评定常采用 Brunnstrom 评测法及 Fugl－Meyer 评测法，肌张力评定多采用改良的 Ashworth 评定法。失语症评定可采用波士顿诊断性失语检查（Boston diagnostic aphasia examination，BDAE）、西方失语成套测验（Western aphasia battery，WAB）、汉语失语成套测验（aphasia battery of Chinese，ABC）。构音障碍评定可采用 Frenchay 构音障碍评定。吞咽障碍评定可采用饮水试验、咽唾液试验及视频荧光造影检查等。失认症和失用症评定尚无成熟的成套测验方法，多采用单项评定，如 Albert 试验、线性二等分试验、空心十字试验等。意识障碍评定多采用 Glasgow 昏迷评分。智力评定常采用简明精神状态检查（MMSE）。抑郁评定可采用美国流行病学调查中心的抑郁量表（center of epidemiological survey－depression scale，CES－D）。

（二）活动能力评定

多采用 Barthel 指数（BI）和功能独立性评定（FIM）。

（三）社会参与评定

可采用生活满意度或生活质量评定，如简明健康调查量表（SF－36）。

（四）影响康复和预后的因素评定

如伴发病、社会背景、环境及资源、脑卒中和冠心病危险因素等。

三、康复措施

脑卒中康复的目标是通过以运动疗法、作业疗法为主的综合措施，最大限度地促进功能障碍的恢复，防治失用和误用综合征，减轻后遗症；充分强化和发挥残余功能，通过代偿和使用辅助工具等，提高患者生活自理能力；通过生活环境改造，精神心理再适应等使患者最大限度地回归家庭和社会。

（一）脑卒中康复治疗的原则

1. 脑卒中康复的适应证和禁忌证多是相对的。对于可以完全自然恢复的轻症患者（短暂性脑缺血发作和可逆性缺血性神经功能缺失）一般无需康复治疗，但高龄体弱者在卧床输液期间，应该进行一些简单的康复治疗如关节被动活动等，以防止出现失用性并发症。对于重度痴呆、植物状态等重症患者，重点是加强护理，防治并发症。介于两者之间的患者才是康复治疗的适应证。一般认为病情过于严重或不稳定（如意识障碍、严重的精神症状、病情进展期或生命体征尚未稳定等）者，或伴有严重合并症或并发症（如严重感染、急性心肌梗死、重度失代偿性心功能不全、不稳定型心绞痛、急性肾功能不全等）者，由于不能耐受、配合康复治疗或有可能加重病情等，不宜进行主动性康复训练，但抗痉挛体位、体位变换和关节被动运动等预防性康复手段，只要不影响抢救，所有患者均可进行。一旦病情稳定、得到控制或好转，则多又成为主动康复的适应证。

2. 康复治疗是一个从急性期至后遗症期的连续过程，既要注意急性期预防性康复，恢复期促进恢复的康复，又要注意后遗症期的维持和适应性康复。应该充分利用社区资源进行社区康复。

3. 由有经验的、多学科康复组实施康复以确保最佳的康复效果。采用标准化的评价方法和有效的评价工具。采取目标指向性治疗（goal－directed treatment），在充分进行预后预测的基础上，由患者、家属和专业人员共同制订实用可行的家庭和社会回归目标。以证据为基础的干预应以功能目标为出发点。

4.由于脑卒中患者障碍的复杂性及单一治疗效果的局限性,应采用综合的治疗和刺激手段。治疗环境应尽可能与家庭及社区的环境相近。治疗小组成员之间应加强交流与协作,避免脱节相互矛盾。康复过程由学习和适应构成,宜让患者反复练习不同难度分级的各种任务,以便其学会(重获)丧失的技能。患者要与环境相互适应,必要时采取适当的补偿策略。应及时纠正心理障碍,激发患者的康复欲望(动机)和康复训练的兴趣等。对患者和家属进行有针对性的教育和培训,使家属积极参与康复计划。

5.康复评价和干预应从急性期开始,一旦患者神志清楚,病情稳定,就应该开始主动性康复训练,以便尽可能地减轻失用综合征(包括健侧)。某些误用综合征很难纠正,故早期正确的训练非常重要。应首先着眼于患侧的恢复性训练,防止习得性失用,不宜过早地应用代偿手段。康复训练要达到足够的量才能取得最佳效果,但宜从小量开始,在不引起或加重异常运动反应的前提下,逐渐增加活动量,可采取少量多次的方法,以免患者过度疲劳或引起危险。

6.进行伴发病和危险因素的管理对确保康复效果和患者生存至关重要。

(二)急性期的康复治疗

急性期是指病情尚未稳定的时期。因严重合并症或并发症不能耐受主动康复训练者及因严重精神症状、意识障碍等不能配合康复训练者,康复处理基本同此期。此期应积极处理原发病和合并症,以便尽可能挽救生命,减轻脑损伤,使病情尽早稳定并苏醒;制订并实施脑卒中危险因素管理计划,预防脑卒中复发。本期康复的目的主要是预防失用性和误用性并发症。

1.保持抗痉挛体位　其目的是预防或减轻以后易出现的痉挛模式。取仰卧位时,头枕枕头,不要有过伸、过屈和侧屈。患肩垫起防止肩后缩,患侧上肢伸展稍外展,前臂旋后,拇指指向外方。患髋垫起以防止后缩,患腿股外侧垫枕头以防止大腿外旋。本体位是护理上最容易采取的体位,但容易引起紧张性迷路反射及紧张性颈反射所致的异常反射活动。取健侧侧卧位时,头用枕头支撑,不使其向后扭转;躯干大致垂直,患侧肩胛带充分前伸,肩屈曲 $90°\sim$ $130°$,肘和腕伸展,上肢置于前面的枕头上;患侧髋、膝屈曲似踏出一步置于身体前面的枕头上,足不要悬空。取患侧侧卧位时,头部用枕头舒适地支撑,躯干稍后仰,后方垫枕头,避免患肩被直接压于身体下,患侧肩胛带充分前伸,肩屈曲 $90°\sim130°$,患肘伸展,前臂旋后,手自然地呈背屈位。患髋伸展,膝轻度屈曲。健肢上肢置于体上或稍后方,健腿屈曲置于前面的枕头上。注意足底不放任何支撑物,手不握任何物品(图 13-1)。

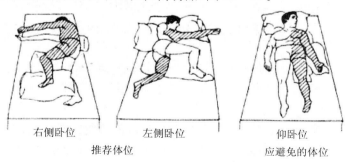

右侧卧位　　　　左侧卧位　　　　仰卧位
推荐体位　　　　　　　　　　　应避免的体位

图 13-1　抗痉挛体位

2.体位变换 主要目的是预防褥疮和肺感染,另外由于仰卧位强化伸肌优势,健侧侧卧位强化患侧屈肌优势,患侧侧卧位强化患侧伸肌优势,不断变换体位可使肢体的伸屈肌张力达到平衡,预防痉挛模式出现。一般每60～120min变换体位一次。

3.关节被动运动 主要是为了预防关节活动受限(挛缩),另外可能有促进肢体血液循环和增加感觉输入的作用。先从健侧开始,然后参照健侧关节活动范围进行患侧被动活动。一般按从肢体近端到肢体远端的顺序进行,动作要轻柔缓慢。重点进行肩关节外旋、外展和屈曲,肘关节伸展,腕和手指伸展,髋关节外展和伸展,膝关节伸展,足背屈和外翻。在急性期每天做两次,每次每个关节做3～5遍,以后视肌张力情况确定被动运动次数,肌张力越高被动关节运动次数应越多。较长时间卧床者尤其要注意进行此项活动。

4.饮食管理 有意识障碍和吞咽障碍者经口进食易发生吸入性肺炎,通常需靠静脉补充营养,如三天后仍不能安全足量地经口进食,可鼻饲营养。另外要加强口腔护理。

5.二便管理 此期患者易出现尿潴留、失禁及便秘,必要时可给予导尿,应用开塞露、缓泻剂等。注意预防泌尿系统感染和褥疮。

6.加强呼吸管理,防治呼吸系统并发症、静脉血栓等;积极处理妨碍康复的伴发疾病。

7.开始二级预防,预防脑卒中复发、冠状动脉事件、冠心病导致的死亡。

8.对家属进行脑卒中及其护理和康复知识的宣教和培训。

由于翻身和关节被动运动只能预防褥疮、肺炎和关节挛缩,并不能预防失用性肌萎缩等其他失用综合征,也没有明显促进功能恢复的作用,所以要尽早地开始下一阶段的主动训练。

(三)恢复期的康复治疗

恢复期是指病情已稳定,功能开始恢复的时期。一般而言,患者意识清楚、生命体征稳定且无进行性加重表现后1～2d,就应该开始主动性康复训练。对于不伴有意识障碍的轻症脑卒中患者,病后第二天就可在严密观察下开始主动训练,但开始活动量要小。由于蛛网膜下腔出血和脑栓塞近期再发的可能性大,在未接受手术治疗的蛛网膜下腔出血患者,要观察1个月左右才谨慎地开始康复训练。在脑栓塞患者康复训练前要查明栓子来源并给予相应处理,在向患者及家属交代有关事项后再开始训练比较稳妥。

主动性康复训练应遵循瘫痪恢复的规律,先从躯干、肩胛带和骨盆带开始,按坐位、站位和步行,以及肢体近端至远端的顺序进行。一般把多种训练在一天内交替进行,有所偏重。此期要应用各种偏瘫康复技术促进功能的恢复。关于患侧肢体训练,在软瘫期要设法促进肌张力和主动运动的出现;在出现明显痉挛后要降低痉挛程度,促进分离运动的恢复,改善运动的速度、精细程度和耐力等。要注意非瘫痪侧的肌力维持和强化。

1.床上翻身训练 这是最基本的躯干功能训练之一。患者双手手指交叉在一起,上肢伸展,先练习前方上举,并练习伸向侧方。在翻身时,交叉的双手伸向翻身侧,头和躯干翻转,至侧卧位,然后返回仰卧位,再向另一侧翻身。每日进行多次,必要时训练者给予帮助或利用床栏练习。注意翻身时头一定要先转向该侧。向患侧翻身较容易,很快就可独立完成。

2.桥式运动 目的是训练腰背肌群和伸髋的臀大肌,为站立作准备。患者取仰卧位,双腿屈曲,足踏床,慢慢地抬起臀部,维持一段时间后慢慢放下(双桥式运动);在患者能较容易地完成双桥式运动后,让患者悬空健腿,仅患腿屈曲,足踏床抬臀(单桥式运动),见图13-2。如能很好地完成本动作,那么就可有效地防止站位时因髋关节不能充分伸展而出现的臀部后突。训练早期多需训练者帮助固定下肢并叩打刺激臀大肌收缩。

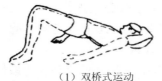
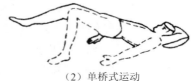

（1）双桥式运动　　　　　　　　　　（2）单桥式运动

图 13－2　桥式运动

3. 坐位训练　坐位是患者最容易完成的动作之一,也是预防体位性低血压,站立、行走和一些日常生活活动所必需的。在上述训练开始的同时就应进行。

由于老年人和较长时间卧床者易出现体位性低血压,故在首次取坐位时,不宜马上取直立（90°）坐位。可用起立平台或靠背架,依次取 30°、45°、60°、80°坐位（或平台直立位）,如前一种体位能坚持 30min 且无明显体位性低血压表现,可过渡到下一项,如已能取 80°坐位 30min,则以后取坐位和站位时可不考虑体位性低血压问题。理论上应避免床上半坐位,以免强化下肢伸肌优势。

坐位训练包括坐位平衡训练和耐力训练。在平衡训练的同时耐力也随之得以改善。进行坐位训练时,要求患者双足踏地或踏在支持台上,这对预防尖足内翻非常必要。另外,一定要在无支撑或无扶助下练习,否则难以取得好的效果。

静态平衡训练要求患者在无支撑下取床边或椅子上静坐位,髋关节、膝关节和踝关节均屈曲 90°,足踏地或支持台,双足分开与肩同宽,双手置于膝上。训练者协助患者调整躯干和头至中间位,当感到双手已不再用力时松开双手,此时患者可保持在该位置数秒,然后慢慢地倒向一侧。随后训练者要求患者自己调整身体至原位,必要时给予帮助。静态坐位平衡在大多数患者很快就可完成,然后让患者双手手指交叉在一起,伸向前、后、左、右、上和下方并伴有重心相应的移动,此称为自动态坐位平衡训练。当患者在受到突然的推拉外力仍能保持平衡时（被动态平衡）,就可认为已完成坐位平衡训练。此后坐位训练主要是耐力训练。

在坐位训练的同时,要练习坐位和卧位的转换训练。从健侧坐起时,先向健侧翻身,健侧上肢屈曲置于身体下,双腿远端垂于床边后,头向患侧（上方）侧屈,健侧上肢支撑慢慢坐起。从患侧坐起时,稍困难些,也要用健侧上肢支撑平起,不过要求躯干较大程度地旋转至半俯卧位。由坐位到卧位的动作相反。

4. 站位训练　一般在进行自动态坐位平衡训练的同时开始站位训练。对一般情况较差、早期进行此训练有困难者,可先练习站起立平台训练;躯干功能较好、下肢功能较差者可用长下肢支具;也可利用部分减重支持装置进行站位平衡训练。

起立训练要求患者双足分开与肩同宽,双手手指交叉,上肢前伸,双腿均匀持重,慢慢站起。此时训练者坐在患者前面,用双膝支撑患者的患侧膝部,双手置于患者臀部两侧帮助患者重心前移,伸展髋关节并挺直躯干。坐下时动作相反。要注意防止仅用健腿支撑站起的现象。

静态站位平衡训练是在患者站起后,让患者松开双手,上肢垂于体侧,训练者逐渐除去支撑,让患者保持站位。注意站位时不能有膝过伸。患者能独自保持静态站位后,让患者重心逐渐移向患侧,训练患腿的持重能力。同时让患者双手交叉,上肢（或仅用健侧上肢）伸向各个方向,并伴随躯干（重心）的相应摆动,训练自动态站位平衡。如在受到突发外力的推拉时仍能保持平衡,说明已达到被动态站位平衡。

患者可独立站立片刻后就可练习床椅转移。

5.步行训练　一般在患者达到自动态站位平衡、患腿持重达体重的一半以上，并可向前迈步时才开始步行训练。但由于老年人易出现失用综合征，有的患者靠静态站立持重改善缓慢，故某些患者步行训练可适当提早进行，必要时使用下肢支具。不过步行训练量早期要小，以不致使患者过度费力而出现足内翻和尖足畸形并加重全身痉挛为度。对多数患者而言，不宜过早地使用手杖，以免影响患侧训练。

在步行训练前，先练习双腿交替前后迈步和重心的转移。多数患者不必经过平行杠内步行训练期，可直接进行监视下或少许扶持下步行训练。步行训练早期常有膝过伸和膝打软（膝突然屈曲）现象，应进行有针对性的膝控制训练。如出现患侧骨盆上提的划圈步态，说明髋屈曲、膝屈曲或踝背屈差。在可独立步行后，进一步练习上下楼梯（健腿先上，患腿先下），走直线，绕圈，跨越障碍，上下斜坡及实际生活环境下的实用步行训练。

近年提倡利用部分减重支持装置提早进行步行训练，认为在步行能力和行走速度恢复方面均有较好的效果。

6.作业治疗　一般在患者能取坐位姿势后开始。内容包括：①日常生活活动能力训练：如吃饭、个人卫生、穿衣、移动、洗澡及家务活动等，掌握一定的技巧，单手多可完成。必要时可应用生活辅助具，如粗柄勺子、带套圈的筷子、有吸盘固定且把手加长的指甲刀、穿袜器、四脚手杖和助行器等。从训练的角度出发，应尽量使用患手。②工艺活动：如用斜面磨砂板训练上肢粗大的运动，用编织、剪纸等训练两手的协同操作，用垒积木、书写、拧螺丝、拾小物品等训练患手的精细活动。经过一段时间的训练后，如预测瘫痪的利手恢复差，应开始利手转换训练。在患手达一定功能的慢性（发病6个月以上）脑卒中患者可试用强制性使用运动疗法（constraint－induced movement therapy，CIMT或CIT），部分患者可取得明显效果。

7.物理治疗和针灸治疗　功能性电刺激、生物反馈及针灸治疗等对增加感觉输入、促进功能恢复与运动控制等有一定的作用。

8.对失语、构音障碍、认知功能障碍等也需进行针对性训练。

结合患者情况应尽早地实施出院计划。在患者出院前，可先回家住几日，以适应家庭环境，发现问题并给予相应的指导和训练。为使患者适应社会环境，出院前可带患者参加集体购物、社区活动等。

（四）后遗症期康复治疗

后遗症期是患者功能恢复已达平台期，但通过技巧学习、使用辅助器具及与环境相互适应等仍可有一定的能力恢复的时期。经积极训练一般在发病3～6个月后进入后遗症期，对于早期活动少或较长时间卧床者，运动功能恢复可持续更长的时间。此期患者的运动耐力和日常生活活动能力仍可进一步提高。

此期在出院回家的患者，由于活动空间限制、家属照顾过多或无暇顾及、患者主动性差等原因，在老年人和移动能力较差者易出现功能和能力的退化，甚至造成卧床不起，故参照原先的训练方案进行维持性训练是非常必要的。即使那些经训练仍不能恢复步行者，也至少应每日练习翻身和坐位，甚至是被动的坐位，这种最低限度的活动可明显地减少褥疮、肺炎等合并症，减少护理工作量。相当一部分患者可通过上下楼梯、远距离步行等，使运动耐力不断提高，活动空间不断扩大，活动种类逐渐增多，使生活质量得以提高。但要注意，所有的活动均要在安全的前提下进行，活动量也应逐渐增加，不可冒进。

对不能适应原来生活环境的患者，可进行必要的环境改造，如尽量住平房或楼房底层，去除门槛,台阶改为坡道或两侧安装扶手,厕所改为坐式并加扶手,地面不宜太滑或太粗糙,所有用品要方便取放和使用等。

患者要定期到医院或社区康复机构接受再评价和指导,并力争恢复一定的工作。

四、常见合并症与并发症的防治

（一）痉挛（spasticity）

痉挛是上运动神经元损伤后的特征性表现,在偏瘫侧肌肉均有不同程度的痉挛,优势肌更明显。痉挛有两重性,其有限制关节运动,影响运动模式、运动速度、精细活动和日常生活活动能力,引起挛缩、关节畸形和疼痛不适,不利于清洁护理等不利影响;但在某些患者可能起到有利于循环、下肢支撑及保持某种姿势的作用。因降低痉挛不一定都有利于功能改善,有时甚至有害,故在进行治疗之前,首先应明确治疗的必要性和目的。

肌肉痉挛的处理:

1.去除加重痉挛的诱因　去除尿道感染、褥疮、深静脉血栓、疼痛、膀胱过度充盈、骨折、内生脚趾甲等;精神紧张因素（如焦虑、抑郁）;过度用力、疲劳等伤害性刺激。

2.运动疗法与物理疗法　如姿势控制和各种抗痉挛体位、肌肉牵张、冷疗法、振动、支具、夹板、针灸推拿、肌电生物反馈与功能性电刺激、功能再训练等。

3.药物治疗　包括口服巴氯芬、地西泮、丹曲林钠及替扎尼定等抗痉挛药物,局部注射肉毒毒素、苯酚水溶液及乙醇等药物以及鞘内注射巴氯芬（巴氯芬泵）等。口服抗痉挛药物适用于全身多部位的肌肉痉挛且局部治疗效果不佳者,其中巴氯芬应用最为广泛。口服抗痉挛药物常见的不良反应有嗜睡、困倦、乏力、头晕、恶心等。局部注射抗痉挛药物适用于局部肌肉痉挛且物理治疗等效果不佳者,其中肉毒毒素应用最为广泛,一次注射疗效一般可维持 2～6 个月。巴氯芬泵适用于口服抗痉挛药物效果不佳或不能耐受其不良反应者,植入泵手术的并发症包括伤口感染和泵的腐蚀,鞘内泵入巴氯芬的不良反应主要有体位性低血压、嗜睡和阳痿。

4.外科方法　对尖足内翻合并明显挛缩,且难以佩戴短下肢支具而影响步行能力者,可采用跟腱延长术和肌腱移行术等。

（二）肩痛（shoulder pain）

多在脑卒中后 1～2 个月时出现。其原因可能主要是在肩关节正常运动机制受损的基础上,不恰当地活动患肩造成局部损伤和炎症反应。起初表现为肩关节活动度终末时局限性疼痛,随着症状加重,范围可越来越广泛,可涉及整个患肩,甚至上臂和前臂。多为运动痛,重者表现为休息痛。严重影响患者的休息和训练。

预防和治疗:

1.预防　包括合理的体位摆放;电刺激改善肩外旋;应用肩吊带;避免使用定滑轮活动肩关节;进行预防偏瘫肩损伤的宣教等。

2.抗痉挛,恢复正常肩肱节律　正常情况下,当上肢外展时,肩胛骨的旋转和盂肱关节运动之间是 1：2 的运动关系。上肢外展超过 90°角时,肱骨外旋是必要的,以便允许肱骨大结节在肩峰突起后方通过,否则两者撞击就会造成局部挤压损伤。在偏瘫患者,由于肌痉挛,当被动外展患侧上肢时,肩胛骨的旋转落后于肱骨的外展,肩峰突起及喙肩韧带和肱骨头之间的局部组织被机械地挤在前两者和肱骨头之间而受到损伤。在帮助和训练患者使患肩外展时,如不及时使上臂外旋,也会造成同样的损伤。

3.增加关节活动范围　进行主动和被动活动以增加关节活动范围。注意被动活动要缓慢,外展至 90°时肱骨要外旋。

4.其他　可应用类固醇、抗痉挛药物口服和局部注射,局部理疗。对于后遗症期伴有严重挛缩且肩胛骨固定的肩痛患者可行手术松解。

(三)肩手综合征(shoulder-hand syndrome,SHS)

肩手综合征又称反射性交感神经营养不良(reflex sympathetic dystrophy,RSD)。其发生机制尚不清楚。可突然发生,亦可发展缓慢、隐蔽。据估计在脑卒中患者中发生率为 12.5%~70%。较典型的表现是肩痛、手水肿和疼痛(被动屈曲手指时尤为剧烈)、皮温升高,部分伴有足水肿。重症者晚期可出现手部肌肉萎缩,甚至挛缩畸形。

预防与治疗:尽可能地防止引起肩手综合征的原因,避免患者上肢尤其是手的外伤(即使是小损伤)、疼痛、过度牵张及长时间垂悬和腕部屈曲。在卧位时,患侧上肢可适当抬高。已有水肿者应避免在患侧静脉输液。治疗的主要目标是尽快地减轻水肿,然后是治疗疼痛和僵硬。

1.冷疗　把肿胀的患手反复地浸泡在冰水中,可逐渐减轻水肿。

2.主动活动和被动运动　可防治肩痛,维持各个关节的活动度,并能够增加静脉回流。

3.药物治疗　星状交感神经节阻滞对早期 SHS 多非常有效,但对后期患者效果欠佳。可口服或于肩关节腔及手部腱鞘注射类固醇制剂,对肩手痛有较好的效果。对水肿明显者可间断口服利尿剂。消炎镇痛药物多无效。

(四)肩关节半脱位(glenohumeral subluxation,GHS)

肩关节半脱位在偏瘫患者很常见,其原因有:①以冈上肌为主的肩关节周围肌肉功能低下。②肩关节囊、韧带松弛、破坏及长期牵拉所致的延长。③肩胛骨周围肌肉瘫痪、痉挛及脊柱直立肌的影响等所致的肩胛骨下旋,表现为在放松坐位下可在患侧肱骨头和肩峰间触及明显的凹陷,X 线下可见肱骨头和肩关节盂之间的间隙增宽,在患侧上肢活动、全身用力或站起时可减轻或消失。

预防和治疗:

1.预防肩关节囊及韧带的松弛、延长　软瘫期维持肩关节于正常位置的唯一组织是关节囊和韧带,在上肢重力的牵拉下,尤其是外力的牵拉下易延长、松弛,甚至破坏而出现肩关节半脱位,应加以保护。在上肢 Brunstrom 分级 2 级以下者,取直立位时患侧上肢应给予支撑,如放在前面的小桌上、使用吊带、取 Bobath 姿势(坐位时)、他人扶持等。护理和治疗时应避免牵拉肩关节。卧位时注意防止,肩胛骨后缩。

2.纠正肩胛骨的位置　通过纠正肩胛骨的位置,进而纠正关节盂的位置,以恢复肩部的自然绞锁机制。关键是抑制使肩胛骨内收、后伸和向下旋转的诸肌的肌张力,如手法活动肩胛骨、坐位上肢支撑、卧位防止肩胛骨后缩等。

3.刺激肩关节周围起稳定作用的肌肉　即用徒手和电刺激等方法增加肩关节周围起稳定作用的肌肉的肌张力。

4.维持全关节活动度的无痛性被动运动　进行关节被动运动和自助被动运动,防止出现肩痛和关节挛缩。在治疗中应注意避免牵拉损伤而引起肩痛和半脱位。

(郭镜)

第二节　颅脑损伤的康复

颅脑损伤(traumatic brain injury,TBI)是由于创伤所致的脑部损伤,可导致意识、认知功能和肢体运动功能等障碍,约占全身各部位损伤的20%,其发生率仅次于四肢损伤,死亡率和致残率居首位。

我国20世纪80年代进行的六大城市神经系统疾病的流行病学调查显示,TBI的发病率为55.4/(10万人·年),患病率783.3/10万。美国1994年统计数字表明,TBI发生率为200/10万,每年有50万颅脑外伤患者住院,其中80%为轻度损伤,中度和重度损伤者占20%。TBI以青中年居多,男性发生率高于女性,两者比例为2:1,男性TBI死亡率是女性的3～4倍。目前认为,TBI总体的年死亡率为22～35/10万,轻、中、重度TBI患者病死率分别为0%、7%和58%,而致残率分别为10%,66%和100%。不但影响患者的工作和生活,也给其家庭和社会带来了沉重的负担。

TBI损伤原因是暴力直接或间接作用于头部,如交通事故(约占半数)、工伤、失足坠落、运动损伤、产伤、火器伤、利器伤等(占半数)。临床分型为:开放性损伤(指头皮、颅骨和硬脑膜同时破损,脑组织与外界相通)和闭合性损伤(指头皮、颅骨和硬脑膜的任何一层保持完整,脑组织与外界不相通),病理分为:原发性脑损伤(脑震荡、脑挫裂伤、原发性脑干损伤等);继发性脑损伤(脑水肿、颅内压升高、脑积水等)。

一、主要障碍

(一)身体方面

1.瘫痪　由于皮质运动区及其下行的锥体束等损害所致。可累及所有肢体,初期多为软瘫,后期多出现痉挛。

2.运动失调及平衡功能障碍　由小脑及其联系纤维、大脑额叶及额桥(小脑)束、颞枕桥(小脑)束、顶叶、感觉皮质及传导束损害引起。

3.不自主运动　由于锥体外系损伤所致。

4.感觉障碍　大脑皮质的感觉区域及其传入纤维受损可引起感觉异常、减退或缺失;还可出现深浅感觉(痛觉、温度觉、实体觉等)的辨别紊乱;也可因脑部处理中枢损伤出现特殊感觉的功能紊乱,如视觉、听觉、味觉、嗅觉和知觉的异常。

5.言语功能紊乱　可出现失语和构音障碍。

6.颅神经损伤　可出现面神经、位听神经、动眼神经、滑车神经、展神经和视神经等损害。

7.迟发性癫痫　是指损伤一周后才出现的癫痫。原因是瘢痕、粘连和慢性含铁血黄素沉积等的刺激。

(二)认知与心理方面

1.认知功能障碍　如注意力和集中力下降,记忆力和学习能力下降。

2.知觉障碍　可出现失认症和失用症。

3.心现障碍　颅脑损伤的恢复早期阶段,患者可能表现出情绪行为紊乱和社会能力低下的问题。包括情绪不稳,攻击性行为,冲动和焦虑不安,定向力障碍,挫败感,否认和抑郁等。

二、康复评定

(一)严重程度评定

1. Glasgow 昏迷评分(Glasgow coma scale,GCS) GCS 最低为 3 分,最高 15 分。根据 GCS 记分和昏迷时间短分为:①轻度脑损伤:13~15 分,昏迷时间在 20min 以内。②中度脑损伤:9~12 分,伤后昏迷时间在 20min 至 6h。③重度脑损伤:≤8 分,伤后昏迷时间在 6h 以上,或伤后 24h 内出现意识恶化并昏迷 6h 以上。

植物状态是大脑皮质功能丧失但存在皮质下和脑干功能的一种状态。其诊断标准为:①认知功能丧失,无意识活动,不能执行指令。②保持自主呼吸和血压。③有睡眠觉醒周期。④不能理解和表达言语。⑤能自动睁眼或刺痛睁眼。⑥可有无目的性眼球跟踪活动。⑦丘脑下部及脑干功能基本正常。植物状态生存持续一个月以上的患者为持续植物状态(persistent vegetative state,PVS)患者,在重度脑损伤中 PVS 占 10%。

2. 盖尔维斯顿定向力及记忆遗忘检查(Galveston orientation and amnesia test,GOAT) 是评定伤后遗忘(post traumatic amnesia,PTA)的客观可靠的方法。该试验主要通过向患者提问的方式了解患者的连续记忆是否恢复。100 分为满分;75~100 分为正常;66~74 分为边缘;<66 分为异常。一般达到 75 分才可以认为脱离 PTA。

(二)功能预后的评定

1. Glasgow 结局量表(Glasgow outcome scale,GOS) 它针对 TBI 患者恢复及其结局进行评定,根据患者的意识状态、认知水平、能否恢复工作和学习、生活能否自理等分为 5 个等级:死亡、植物状态、重度残疾、中度残疾、恢复良好。

2. 残疾分级量表(disability rating scale,DRS) 主要用于中度和重度残疾的 TBI,目的是评定功能状态及其随时间的变化情况。残疾分级包括 6 项内容,前 3 项反映唤醒、觉醒和反映能力,第 4 项反映生活自理方面的认知能力,第 5 项反映生活独立水平,第 6 项反映心理社会适应能力。

(三)神经行为恢复阶段的评估

认知功能水平由 Rancho Los Amigos 医疗中心建立,它描述 TBI 神经行为恢复顺序及在每一个阶段提出认知康复的原理。从无反应到有反应分为 8 个等级。

三、康复措施

颅脑损伤的康复治疗分为急性期、恢复期和后遗症期 3 个阶段。不同阶段应采用不同的康复措施。

(一)急性期的康复

急性期一般指伤后或术后生命体征尚未稳定的阶段,一般持续 2~4 周。此期的康复目标是稳定生命体征,加强营养,对有意识障碍的患者"促醒",预防并发症和继发性损害;对意识清醒的患者进行心理疏导和调控,使其平稳度过急性期。

1. 一般性处理 降颅压;亚低温;镇静、改善微循环、神经营养药的使用;支持疗法;床上抗痉挛体位、定时翻身、被动 ROM 训练;保持呼吸道通畅,体位排痰引流;预防褥疮;矫形器的应用等。

2."促醒"处理

(1)高压氧治疗:高压氧疗法是指在大于1个标准大气压(1atm)的高压氧舱内间断吸入100%氧的治疗方法。0.2MPa氧下,椎动脉血流量可增加18%,从而增加脑干和网状激活系统供血量,刺激上行网状系统的兴奋性,有利于改善觉醒状态。治疗压力从0.15～0.25MPa选择,吸氧时间60～80min;急性期颅脑损伤,多主张24h内2～3次,病情稳定者可每日1次;一般2～4个疗程(10次为一个疗程),后遗症治疗可适当延长。

(2)环境刺激法和家庭关怀:有计划地让患者接受自然发生的环境刺激。如开窗或到室外接受阳光、空气、温度的刺激。使患者定时生活起居,保持规律性;根据其爱好选择音乐、玩具、物品等并给予视觉、听觉及触觉刺激;有患者熟悉的亲人陪伴,加强交流,向患者讲述亲友或单位的故事,以促通患者皮质与皮质下的联系。

(3)针灸、穴位刺激:具有改善脑的血液循环、促进脑神经细胞的恢复与再生、刺激处于休眠状态的神经细胞、解除大脑皮质抑制的作用。

(4)神经电刺激:包括脊髓电刺激(spinal cord stimulation,SCS),深部脑电刺激(deep brain stimulation,DBS),正中神经电刺激(median nerve stimulation,MNS),前二者为有创电刺激,费用高,需神经外科手术介入,可能出现并发症,后者相对经济实用。

(5)感觉刺激:可以有控制地应用特殊的和强烈的感觉刺激(皮肤的深浅感觉和肢体运动觉等)治疗患者。功能性磁共振成像提示在关节活动时,相应的皮质会有神经活动改变,继之对侧相应部位也有活动。

(6)其他方法:药物刺激法、经颅磁刺激(transcranial magnetic stimulation,TMS)、经颅直流电刺激(transcranial direct current stimulation,tDCS)、经颅脉冲超声波刺激(transcranial pulse ultrasonic stimulation,TCPUS)、等均有一定的疗效。神经干细胞移植、脑组织移植等正在研究中。

3.躁动的处理　在创伤后遗忘期间,许多患者表现出躁动或躁动不安。

(1)排除诱因:如电解质紊乱、营养不良、癫痫活动、睡眠障碍、水肿、感染、损伤、药物(镇静药、抗高血压药物等)等均可引起躁动,注意排除。

(2)环境管理:保持病房安静,尽量排除有伤害性刺激的导管、引流管操作,限制不必要的声音和探视者数量等;避免患者自伤或伤害他人;允许患者情感宣泄;尽量固定专人护理及治疗。

(3)药物:必要时选择性应用一些药物如卡马西平、普萘洛尔、锂盐、奥氮平等,有助于控制或减轻躁动的症状。

(二)恢复期的康复

指患者生命体征平稳、胃肠功能恢复、颅内压恢复正常后的康复阶段,一般在急性期过后6～12个月。此期的康复目标是尽最大可能恢复患者的感觉运动功能、生活自理能力、认知功能、言语交流和社会生活技能,提高生存质量。

1.认知功能障碍的康复

(1)注意力训练:一般包括唤起注意训练、自我管理策略、环境改进、外部辅助获取及组织信息和心理支持。

1)猜测游戏:取两个杯子和一个弹球,让患者注意看着由训练者将一个杯子扣在弹球上,让其指出球在哪个杯里。反复数次,如无误差,增加难度。

2)删除作业:在白纸上写汉字、拼音或图形等,让患者用笔删去指定的汉字、拼音或图形,反复多次无误差后,可增加汉字的行数或词组,训练患者。

3)时间感:给患者秒表,要求患者按指令开启秒表,并于10s内自动按下停止秒表。以后延长时间并增加难度。

4)数目顺序:让患者按顺序说出或写出0到10之间的数字,或看数字卡片,让其按顺序排好。反复数次成功后,可以训练加减法、乘除法等。

5)代币法:在治疗中应用代币法,激励患者集中注意力,提高训练效果。

(2)记忆力训练:不同部位的脑损伤可出现不同类型的记忆损伤,主要体现在短时记忆的损伤。其干预主要分两大类:

1)内辅助:指通过调动自身因素,以损害较轻或正常的功能代替损伤的功能,从而达到改善或补偿记忆障碍的目的的一些对策。包括复述、视觉意象、语义细加工、首词记忆术、PQRST阅读训练法等。

2)外辅助:是一类代偿技术,即指借助于他人或物品来帮助记忆缺陷者的方法。外部辅助工具可以分为储存类工具:如笔记本、录音机、时间安排表、计算机等;提示类工具:如报时手表、定时器、闹钟、日历、手机、标志性张贴;口头或视觉提示等。

3)环境调整:运用环境能影响行为的原理进行训练:①日复一日地保持恒定、重复的常规和环境。②控制环境中信息的键和呈现条件,每次提供的信息量不要多;信息重复的次数尽可能多;多个信息相继出现时,间隔时间要长。③帮助患者学会充分利用记忆策略和内外环境中的记忆辅助物,来提高记忆力。

(3)解决问题能力训练

1)指出报纸中的消息:提问报纸中的各种信息,如标题、日期、名称、分类广告和不同专栏等,让患者回答。

2)排列数字:给3张数字卡,让他(她)由数值低到高顺序排好,或每次给一张数字卡,让他(她)根据数值大小插进已排好的3张数字卡之间等。

3)问题的处理:如丢了钱包怎么办?如何刷牙?等等。

4)从一般到特殊的处理:从工具、动物、植物、国家、职业、食品、运动等内容中随便指出一项如食品,让患者尽量想出与食品有关的细项,如回答顺利,可对一些项目给出限制条件,让患者想出符合这些条件的项目,如运动,可向患者提出哪些运动需要跑步?哪些需要球?等。

5)分类:给患者一张上面有30项物品名称的单分成3类(食品、家具、衣服),完成后再对各类物品进行细分。

6)作预算:让患者作出每月开支账目(6个月或一年),找出某月最大的基本开支项目及计算各项开支每年的总消耗数等。

(4)思维训练:让患者进行一些简单的分析、判断、推理、计算训练。合理安排脑力活动的时间,训练患者的思维活动。例如,让患者围绕某一个物品或动物尽量说出一些与之相关的内容如"猫有什么特征,会做哪些事";让患者看报纸、听收音机、看电视等,帮助患者理解其中的内容,并与其讨论这些内容。

2.感知功能障碍的康复

(1)失认证的康复

1)单侧忽略的训练:①环境改变:护理人员及家庭成员与患者交谈及进行治疗时尽可能

站在患者忽略侧,将患者急需的物体放在患者的忽略侧,促使他(她)注意。②阅读训练:阅读时为避免漏读,可在忽略侧的一端放上颜色鲜艳的尺子,或让患者用手摸着书的边缘,用手指沿行间移动,以便引起其注意,并使视线随手指移动。③加强患侧感觉输入:护理人员及家属利用口语、视觉、冷热刺激、拍打、按摩、挤压、擦刷、冰刺激等刺激患侧身体,加强患者的注意。④躯干旋转及双手十字交叉活动:利用躯干向忽略侧旋转,向健侧翻身,鼓励患者用患侧上下肢向前伸,让患者进行十字交叉活动及双手对称活动,以提醒患者意识到忽略侧的存在。⑤虚拟现实(virtual reality,VR)技术:Weiss 等报道,利用基于个人计算机的非沉浸性 VR 系统治疗单侧空间忽视患者,训练他们在安全、有提示的条件下通过街道,结果显示坚持治疗可以使受试者与同龄健康人一样自由走动且顺利过街。

2)视觉空间失认的训练:①颜色失认:用各种颜色的图片和拼版,先让患者进行辨认、学习,然后进行颜色匹配和拼出不同颜色的图案,反复训练。②面容失认:先用亲人的照片,让患者反复看,然后把亲人的照片混放在几张无关的照片中,让患者辨认出亲人的照片。③方向失认:让患者自己画钟面、房屋,或在市区图上画出回家路线等。④结构失认:让患者按治疗人员要求用火柴、积木、拼版等构成不同图案。⑤垂直线感异常:监控患者头的位置,偏斜时用声音给患者听觉暗示。进行镜子前训练,在中间放垂直线,让患者认识垂直线,反复训练。

3)Gerstmann 综合征的训练:①左右失认:反复辨认身体的左方或右方,接着辨认左方或右方的物体。②手指失认:给患者手指以触觉刺激,让其呼出手指的名称,反复在不同的手指上进行。③失读:让患者按自动语序,辨认和读出数字,让患者阅读短句、短文,给予提示,让他(她)理解其意义。④失写:辅助患者书写字、词及短句,并解释其意义,着重训练健手书写。

4)身体失认的训练:训练时可用人的轮廓图或小型人体模型让患者说出人体的各部分及名称;再用人体拼版让患者拼配;同时,刺激患者身体某一部分,让其说出其名称等。

5)自知力的训练:使患者明白自己患病的现实,度过心理上的"否认期"。这方面的治疗很困难,重要的是要经常提醒患者及做好监护工作,一般于病后 3～6 个月可自愈。

(2)失用症的康复

1)结构性失用的训练:训练患者对家庭常用物品的排列、堆放,临摹平面图或用积木排列立体构造的图,由易到难,可给予暗示和提醒。

2)运动失用的训练:如训练刷牙,可把刷牙动作分解,示范给患者看,然后提示患者一步一步完成或手把手地教患者。反复训练,改善后减少暗示、提醒,并加入复杂的动作。

3)穿衣失用的训练:可用暗示、提醒指导患者穿衣,甚至可一步一步地用语言指示并手把手地教患者穿衣。最好在上下衣和衣服左右作上明显的记号以引起注意。

4)意念性失用的训练:可通过视觉暗示帮助患者,如泡茶后喝茶。

5)意念运动性失用的训练:设法触动无意识的自发运动,或通过触觉提示完成一系列动作。

3.异常行为的康复处理　在减少破坏性行为方面,一致性是关键。如同一环境里治疗,对患者的行为给予一致的反应,每天同时间、同地点给予相同的治疗。治疗中给予适当的鼓励,向正常看齐。通过提供治疗性活动的选择,控制患者的不良行为。为了增加自律,可把建立责任感放在治疗计划中。尽可能将患者的兴趣与努力结合在一起,以便在治疗中激发患者的兴趣并使其全身心地投入。设法把患者的注意力从挫折的根源/原因上引开。当改变治疗环境时,尽量减少对患者的刺激,用平静的语调给出提示,并与身体语言保持一致。

（三）后遗症期的康复

后遗症期是指经过恢复期后患者各功能稳定在某种水平,较难有明显进一步改善的时期。此期的康复目标是使轻度颅脑损伤患者重新获得丧失的功能,中重度患者学会新的方法代偿不可逆的功能,以回归家庭和社会。

此期的康复治疗主要是维持恢复期康复训练,以防原有功能退化,适当使用必要的辅助器具以补偿患肢的功能,充分发挥健侧的代偿作用,并加强职业、社会及心理康复的内容。

（郭镜）

第三节 脊髓损伤的康复

脊髓损伤(spinal cord injury,SCI)是指由于各种原因引起的脊髓结构/功能损害,造成损伤水平以下四肢、躯干的瘫痪,同时合并膀胱直肠等功能障碍。可造成患者终生残疾,给家庭和社会造成沉重负担,是康复医学的主要病种之一。

SCI 根据损伤的水平分为四肢瘫、截瘫,根据损伤的程度分为不完全性损伤、完全性损伤。依损伤的原因分外伤性和非外伤性损伤,本节主要介绍外伤性 SCI 的康复。

外伤性 SCI 的主要原因是交通事故、高处坠落、砸伤、跌倒、运动损伤、暴力伤等,2002 年北京市脊髓损伤流行病学调查显示脊髓损伤年发病率为 60/100 万,患者以青壮年男性为主,男女比率为 3.11：1。

一、主要障碍

1.运动功能障碍　分为截瘫或四肢瘫。胸段以下 SCI 造成躯干及下肢瘫痪,称截瘫;颈段 SCI 除下肢瘫痪外上肢也有瘫痪,称为四肢瘫。

2.感觉功能障碍　为损伤平面以下的浅感觉(痛、温、触觉)及深感觉(压觉、本体感觉)的障碍。因病损部位、程度不同,感觉障碍表现也不同。

3.膀胱直肠功能障碍　尿潴留或失禁,便秘或大便失禁。

4.自主神经功能障碍　出汗异常、体温调节异常等。

5.其他障碍　如呼吸系统、泌尿系统、性和生殖系统功能障碍等并发症。

6.心理障碍　长期的残疾使生活、职业、经济能力和家庭关系受到影响,有些患者会出现焦虑、抑郁,甚至自杀。

二、躯体功能评定

1.损伤平面和程度评定

(1)损伤平面评定:神经损伤平面(nerve level of injury,NLI)是指身体双侧有正常运动和感觉功能的最低脊髓节段,该平面以上感觉、运动功能正常。SCI 神经平面主要以运动损伤平面(运动平面)为依据,但 $T_2 \sim L_1$ 节段,运动平面难以确定,故主要以感觉平面来确定。运动平面以身体两侧各 10 个关键肌的肌力来确定,该平面关键肌的肌力必须≥3 级,该平面以上关键肌肌力必须正常。感觉平面通过身体两侧各 28 个感觉关键点的检查结果确定,将身体两侧具有正常针刺觉(锐/钝区分)和轻触觉的最低脊髓节段定为感觉平面。运动平面和感觉平面在身体左右两侧可以不同,必须评定身体两侧结果,并分别记录(右一运动、左一运动、右一感觉、左一感觉)。评定的关键点和关键肌见表13-1、记分和积分的算法参见图13-3。单个NLI是指这4个平面中的最高者。

表13-1 感觉关键点和运动关键肌

平面	感觉关键点	运动关键肌
C_2	枕骨粗隆	
C_3	锁骨上窝	
C_4	肩锁关节的顶部	
C_5	肘前窝的桡侧面	屈肘肌(肱二头肌、旋前圆肌)
C_6	拇指近节背侧	伸腕肌(桡侧伸腕肌和短肌)
C_7	中指近节背侧	伸肘肌(肱三头肌)
C_8	小指近节背侧	中指屈指肌(指深屈肌)
T_1	肘前窝尺侧面	小指外展肌(小指外展肌)
T_2	腋窝的顶部	
T_3	第3肋间	
T_4	第4肋间(乳线)	
T_5	第5肋间	
T_6	第6肋间(剑突水平)	
T_7	第7肋间	
T_8	第8肋间	
T_9	第9肋间	
T_{10}	第10肋间(脐水平)	
T_{11}	第11肋间	
T_{12}	腹股沟韧带中部	
L_1	T_{12}与L_2之间上1/2处	
L_2	大腿前中部	屈髋肌(髂腰肌)
L_3	股骨内上髁	伸膝肌(股四头肌)
L_4	内踝	踝背伸肌(胫骨前肌)
L_5	足背第三跖趾关节	趾长伸肌
S_1	足跟外侧	踝跖屈肌(腓肠肌、比目鱼肌)
S_2	腘窝中点	
S_3	坐骨结节	
$S_{4\sim5}$	肛门周围	

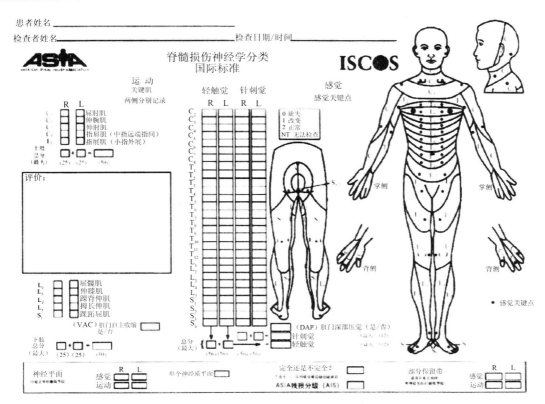

图13—3 脊髓损伤神经学分类国际标准

美国脊髓损伤学会(American spinal injury association，ASIA)在2011年修订的脊髓损伤神经学分类国际标准见图13—3。

感觉平面确定：检查身体两侧各28个皮节的感觉关键点($C_2 \sim S_{4 \sim 5}$)。每个关键点检查针刺觉(锐/钝区分)和轻触觉，并按3个等级分别评定打分：①0＝感觉缺失。②1＝感觉改变(受损或部分感知，包括感觉过敏)。③2＝正常或完整(与面颊部感觉类似)。④NT＝无法检查。正常时一侧感觉总分是：轻触觉56分，针刺觉56分，两侧总分224分。

运动平面确定：采用MMT，按0～5级评分，检查10对肌节($C_5 \sim T_1$，$L_2 \sim S_1$)对应肌肉的肌力大小。对无法检查的肌群用NT表示。运动关键肌代表的脊髓节段见表13—1。正常时每侧满分为25分，两侧满分为50分。

(2)损伤程度评定：根据ASIA损伤程度分级判定(表13—2)。

表13—2 ASIA损伤程度分级

级别	标准
A＝完全损伤	鞍区$S_{1 \sim 5}$无任何感觉或运动功能保留
B＝不完全感觉损伤	神经平面以下包括鞍区$S_{1 \sim 5}$无运动但有感觉功能保留，且身体任何一侧运动平面以下无3个节段以上的运动功能保留
C＝完全运动损伤	神经平面以下有运动功能保留，且NLI以下超过一半的关键肌肌力＜3级(0～2级)
D＝不完全运动损伤	神经平面以下有运动功能保留，且NLI以下至少有一半以上(一半或更多)的关键肌肌力≥3级
E＝正常	检查所有节段的感觉和运动功能均正常，且患者既往有神经功能障碍，则分级为E；既往无SCI者不能评为E级

损伤是否是完全性,需在脊髓休克结束后判定。以最低骶节($S_{4\sim5}$)有无残留功能(鞍区保留)为准。残留感觉功能时,身体两侧肛门皮肤黏膜交界处感觉(轻触觉或针刺觉)或肛门深部压觉保留;残留运动功能时,肛门指诊有肛门括约肌自主收缩。完全性脊髓损伤:$S_{4\sim5}$既无感觉功能也无运动功能。不完全性脊髓损伤:$S_{4\sim5}$有感觉或运动功能。

临床上尚存在一些不完全性脊髓损伤综合征,包括:①中央束综合征:颈髓中央束损伤,上肢功能障碍重于下肢。②半切综合征:脊髓半侧损伤造成同侧运动和本体感觉丧失,对侧痛温觉丧失。③前束综合征:前束损伤造成不同程度的运动和痛温觉丧失,本体觉存在。④后束综合征:损伤平面以下本体感觉丧失,运动和痛温觉存在。⑤圆锥综合征:脊髓圆锥损伤所致膀胱、肠道运动功能障碍,鞍区感觉丧失,勃起功能障碍,球—肛门反射消失,下肢运动与感觉功能存在。⑥马尾综合征:相应节段的弛缓性瘫痪及不同程度的膀胱、直肠及勃起功能障碍,球—肛门反射消失/减弱。⑦脊髓震荡:是脊髓的功能性损害,是由于脊髓神经细胞受到强烈刺激发生超限抑制,造成脊髓的暂时性功能障碍。

(3)脊髓休克的评定:球海绵体反射是评定指征之一,即刺激男性龟头或女性阴蒂时引起肛门括约肌反射性收缩,反射消失提示脊髓休克,反射出现提示脊髓休克结束。有极少数正常人不出现该反射,圆锥损伤时也不出现。另外,损伤水平以下出现任何感觉运动或肌张力升高和痉挛也提示脊髓休克结束。

(4)脊髓功能的部分保留区域:完全性 SCI 患者在 SCI 水平以下大约 1～3 个脊髓节段中仍有可能保留部分感觉或运动功能,损伤平面与运动、感觉完全消失的平面之间的脊髓节段称为脊髓功能的部分保留区域(zone of partial preservation,ZPP)。

2. ADL 评定 截瘫患者可采用改良 Barthel 指数来评定,四肢瘫患者采用四肢瘫功能指数(quadriplegic index of function,QIF)来评定。

3. 功能预后 对完全性 SCI 患者,可根据其损伤平面来预测其功能预后(表13-3),而不完全性 SCI 者,则应根据残存肌力功能情况修正上述康复目标。

表13-3 完全性脊髓损伤的损伤平面和功能预测

脊髓损伤水平	功能恢复情况
$C_1\sim C_3$	不能步行,在轮椅上仍需完全帮助
$C_4\sim C_6$	不能步行,在轮椅上需不同程度的帮助
$C_7\sim T_1$	不能步行,在轮椅上基本独立
$T_2\sim T_5$	不能步行,在轮椅上完全独立
$T_6\sim T_{12}$	应用辅助具达到治疗性步行
$L_1\sim L_3$	应用辅助具达到家庭功能性步行
$L_4\sim S_1$	应用辅助具达到社区功能性步行

社区功能性步行:终日佩戴矫形器能耐受,能上下楼和独立进行 ADL,能连续行走 900m。家庭功能性步行:能完成上述活动,但行走距离达不到 900m。治疗性步行:上述要求均达不到,但可借助矫形器短暂步行,以防止并发症,满足心理要求。

三、康复措施

SCI 急救运送:正确急救运送可防止脊髓损伤加重和并发症发生。怀疑 SCI 时应立即制动,固定脊柱损伤部,再行移动。制动体位有两种:保持受伤时姿势,防止体位变动再次损伤脊髓;保持平卧,头颈躯干伸直。搬运时保持脊柱轴线稳定,平抬平放,决不可使脊柱屈曲/扭转,切忌一人背送或一人抱肩、一人抱腿的方法。转送医院途中避免颠簸,避免硬物压迫发生褥疮。

SCI 的康复治疗,急性期着重预防并发症,恢复期着重改善功能障碍。完全性 SCI,一经发生,结局基本确定,残疾伴随终生,康复主要目的是维持或增强肌、关节的功能,通过轮椅辅具的使用,提高 ADL 能力,重返家庭和社会。不完全性 SCI 程度不同,结局各异,主要加强残存肌的肌力训练,最大程度发挥其潜在功能。

(一)急性期康复

"急性期"是指 SCI 发生后到骨科情况允许患者伤区脊柱适当负重的时期。期间,注意脊柱制动,翻身、训练时要保护损伤区,避免妨碍脊柱稳定性的动作。SCI 后,经骨科处理脊柱稳定性恢复,应尽早进行康复训练,以防止失用综合征,及时处理并发症,为以后的康复治疗创造条件。

1.呼吸训练　高位、SCI 使用呼吸机/气管切开,应用腹式呼吸、深呼吸,间歇性正压通气,振动、叩击、体位排痰,辅助咳嗽技术等,训练呼吸肌肌力,提高呼吸功能,预防肺部感染。

2.体位训练　卧位时保持肢体功能位摆放,并鼓励/帮助患者仰卧、侧卧及俯卧位变换,每 2h 一次。如病情允许应逐步增加俯卧位时间及耐力,可使髋伸展,膝、踝屈曲 90°,可有效预防身体后部的褥疮及髋、膝屈肌紧张的产生,并促进膀胱排空。

3.主/被动关节活动　对正常/瘫痪肢体均需进行主动/被动 ROM 训练,是预防关节挛缩的重要措施。1~2 次/d,于全关节活动范围内轻柔、缓慢活动。

4.选择性肌力训练　肌力训练对 SCI 极其重要,应贯穿其恢复的各个时期。早期强调双侧上肢肌训练,避免脊柱的不对称、旋转对骨折部位的影响,方法为:①双侧徒手抗阻活动。②双侧本位感觉性神经肌肉促进法(PNF)模式。③使用砂袋及哑铃的渐进性抗阻训练。

四肢瘫患者肌力训练重点放在三角肌前部、肱二头肌、斜方肌下部,如有主动活动,桡侧腕伸肌、肱三头肌、胸大肌也应训练,这些肌肉在改善功能性能力方面将起重要作用。截瘫患者,则所有上肢肌都训练,重点放在肱三头肌、背阔肌等在转移/行走时起重要作用的肌肉。对采用低靠背轮椅者,还要进行腰背肌的训练。肌力训练的目标是使肌力达 3 级以上。

5.坐起训练　伤后或术后 1 周左右,脊柱稳定性良好者,可佩戴颈托或胸、腰围,开始坐位训练。克服体位性低血压是首要条件。训练时,床头抬高 15°~30°,停留 5min,放平,反复进行,以提高心血管调节血压能力。每个角度(15°)停留半小时,如无体位性低血压等不良反应,可将床头再升高 15°,一直到 90°。如有体位性低血压发生,退回到前一角度继续训练。

6.起立床训练　早期训练主要目的之一是克服站立体位性低血压。训练时佩戴颈托或胸、腰围以保持脊柱的稳定性,方法同坐起训练。如体位性低血压难以克服,双下肢可使用弹性绷带/弹力袜,加速下肢静脉淋巴回流。

7.膀胱直肠功能训练　早期治疗较多,需留置导尿。当入量相对恒定时,开始膀胱训练及间歇清洁导尿。定时排大便,可用按摩、润肠剂、灌肠等方法解决便秘。

(二)恢复期康复

恢复期是指患者生命体征平稳、骨折部位稳定、神经损害或压迫部位稳定的时期。训练重点是获得姿势控制和平衡能力,改善转移、步行能力,提高 ADL 能力等。

1.四肢瘫患者功能训练　除不完全损伤外,很难恢复站和行走功能,主要进行以下功能训练。

（1）卧床训练：以手部活动如捏物、握物及力量训练为主，还需充分训练屈肘及伸肘等未瘫痪上肢及背部肌的肌力，进而练习依靠自己臂力独立完成屈曲上肢及翻身、上下轮椅等。

（2）坐位练习：基本同卧位练习内容，但强调：①依靠上肢肌力，完成撑起动作（床上伸膝坐位双手撑起，臀部离床后提起）和起坐动作。②基本 ADL 训练，如穿脱衣服，系纽扣，洗脸，刷牙，吃饭等。③根据患者颈髓损伤水平和手部功能进行轮椅驱动训练。

（3）矫形器使用：如颈托、万能袖带、颈胸矫形器的使用。

2. 截瘫患者功能训练

（1）床上/垫上训练：从简单的训练开始，如：翻身训练以利于翻身、减压、穿脱裤；牵伸腘绳肌以实现"长腿坐位（屈髋伸膝）"；牵伸内收肌以便清洁会阴部；牵伸跟腱防止跟腱挛缩，以站立/步行；训练长腿平位和短腿坐位（屈髋屈膝）技能，利于穿衣、转移、轮椅等活动；四点位和跪位训练是由卧位转换为立位的重要环节。

（2）转移训练：转移技能对于 SCI 患者的功能独立至关重要，分为帮助转移和独立转移。在转移时可借助滑板等辅助具。内容包括床椅转移、轮椅与坐便器/与汽车之间的转移等。

（3）轮椅训练：包括上下轮椅和驱动轮椅。患者可独立坐 15min 以上，之后开始轮椅训练。上下轮椅要学会调整轮椅的位置，使用刹车、扶手、脚踏，放置下肢及臀部等。驱动轮椅包括在不同路面的训练。

（4）步行训练：训练前要学习穿脱矫形器、坐—站转移、站立平衡训练。训练分为平行杠内和拐杖步行训练。包括四点步、摆至步、摆过步、拖至步，逐步过渡到平衡训练和持双拐行走训练。依据损伤水平和程度获得治疗性、家庭功能性、社区功能性步行。还要进行过障碍、上下台阶、摔倒、地面站起等训练。

（5）矫形器的使用：使用合适的下肢矫形器是很多截瘫患者站立步行所必需的。如：交互式步行矫形器（RGO）、截瘫行走器、膝踝足矫形器、踝足矫形器等。

（6）物理因子治疗：①功能性电刺激：可兴奋截瘫肢体的神经或肌肉，起到促进下肢功能性活动（站立、行走）的作用。②伴有关节疼痛肿胀等，可选用超声波、电疗、蜡疗等。

（7）作业治疗：SCI 后会影响患者完成 ADL。其训练需要借助适应性技术、辅助器具甚至高科技辅助工具完成，并帮助其恢复职业能力。

（8）心理康复：包括承受和战胜残疾；性心理康复；帮助患者协调医患、家庭和社会关系，促进其参与社会。

四、并发症的防治

SCI 后主要并发症包括以下几种。

1. 褥疮　指局部皮肤长时间受压或受摩擦力、剪切力作用后，受力部位出现血液循环障碍，引起局部皮肤和皮下组织缺血、坏死。控制身体姿势能力的丧失或减弱，营养不良如低蛋白血症、贫血，局部皮肤过度潮湿，老龄等均为褥疮的危险因素。骶部坐骨结节部、股骨大转子、足跟、背部是褥疮的好发部位。

即使在发达国家，褥疮也是 SCI 的易发合并症之一，大/深度褥疮引起的败血症和脓毒血症仍是患者的主要死因之一。

褥疮预防：卧床患者每 2h 翻身一次，翻身时避免拖移患者以致组织受到剪压应力损伤，选择适合的轮椅和坐垫。应用轮椅或采取坐姿时注意每隔30min左右用上肢撑住扶手,抬起躯干使臀部离开椅面减压一次,以免坐骨结节等处形成褥疮。教育患者每天用镜子检查好发部位,一旦出现红斑即采取不使该部位受压的体位,直至其消失。注意保持皮肤清洁、干燥及温暖,纠正营养不良。

褥疮治疗:包括全身和局部两方面。前者为酌情补充白蛋白,纠正贫血,控制感染等。后者主要是解除压迫,保护创面,促进愈合。根据褥疮的不同时期,选择合适的疗法:①物理治疗:红外线或紫外线、超短波局部应用。②创面换药:可使用生理盐水、磺胺嘧啶银、重组人表皮生长因子等进行局部处理。③外科手术:适用于面积较大、组织坏死较深的褥疮。

2.神经源性膀胱 是指控制膀胱的中枢或周围神经损伤引起的排尿功能障碍。常合并尿路感染,严重影响患者生存质量,引发的肾衰竭是SCI的主要死因。

处理的总体目标是使患者能规律排尿,以便减少残余尿量,防止感染、尿液反流、肾积水和肾功能下降,并能正常从事日常活动,使夜间睡眠不受干扰。

正常成人膀胱容量为350～450mL,膀胱安全压力上限是40cmH$_2$O。膀胱内不超过安全压力时的最大容量被称为安全容量。正常残余尿量小于50mL,残余尿量＞100mL时,需要导尿。

间歇清洁导尿是防治神经源性膀胱的首选方法,是指在清洁的条件下,患者定时将导尿管经尿道插入膀胱内,使膀胱能够有规律排空尿液,导管使用后用清水冲洗的方法。该方法简单有效,已被广泛认可。根据简易膀胱容量及压力测定评估,每次导尿量以不超过患者的最大安全容量为宜,控制在300～500mL。导尿间隔时间一般为4～6h,每日不超过6次。每日饮水量控制在1500～2000mL。残余尿量小于100mL,或只有膀胱容量的10%～20%时即认为膀胱功能达到平衡,可停止导尿。

其他膀胱训练方法还有耻骨上区轻叩法、屏气法(Valsalva动作)、扳机点法(如牵拉阴毛)、电/磁刺激法等。患者需终身随访和坚持排尿控制训练。

3.深静脉血栓形成 又称血栓性深静脉炎,多发于各种手术后、慢性病长期卧床及因多种原因造成肢体活动受限的人群,可导致肺栓塞和突然死亡。

深静脉血栓重在预防,如抬高下肢、踝泵训练、空气压力波治疗等促进下肢静脉回流。临床上出现瘫痪肢体肿胀,或伴有原因不明的发热及白细胞计数增高,应高度疑有静脉血栓。通过肢体深静脉造影/血管彩色超声检查可明确诊断。一旦血栓形成应禁止剧烈活动,防止血栓脱落引起肺栓塞猝死。并根据情况给予抗凝、溶栓、手术取栓或静脉滤器置入等处理。

4.异位骨化 指在软组织中形成骨组织。机制不明,好发于髋、膝、肘关节,一般在伤后1～4个月发生。早期局部明显肿痛,晚期骨组织形成,导致关节活动受到限制。临床生化检查有碱性磷酸酶升高,骨扫描有助于早期诊断。一旦发生,原则上应避免早期对局部进行热疗、超声波等,可采用冷敷、渐进性运动练习。常用非甾体抗炎药抑制早期反应,同时给予缓慢、柔和的ROM练习须防挛缩,若骨化限制关节活动可在骨化静止后予以手术切除。

此外,还有呼吸系统泌尿系统感染、肌痉挛、关节挛缩、骨质疏松、心血管系统并发症、疼痛、感觉异常、自主神经反射异常等并发症,不一一赘述。

(郭镜)

第四节　脑性瘫痪的康复

脑性瘫痪(cerebral palsy,CP),简称脑瘫,是一组持续存在的导致活动受限的运动和姿势发育障碍症候群,这种症候群是由于发育中的胎儿或婴儿脑部受到非进行性损伤而引起的。脑瘫的运动障碍常伴发感觉、知觉、认知、交流和行为的障碍,还可伴有癫痫和继发性肌肉骨骼问题。

脑瘫是目前儿童肢体残疾中最常见的疾患。其患病率在发达国家平均为 2‰ 左右,我国约为 1.5‰～5‰。20 世纪 80 年代后,新生儿死亡率明显下降,危重新生儿存活率上升,故脑瘫的患病率有所上升。

与脑瘫相关的高危因素很多,可以发生在出生前、出生时和出生后,也有一些病例发病原因不明。具有脑瘫高危因素的婴儿也并非一定发生脑瘫。常见的高危因素有:①早产和低出生体重,出生越早,体重越低,脑瘫的发病率越高,双胎和多胎较单胎的脑瘫患病率显著增高,主要也是由于其早产率较高。②胎儿脑发育畸形或发育不良。③脑部缺氧,如分娩时胎儿窒息,新生儿缺氧缺血性脑病等。④颅内出血。⑤感染,如母亲妊娠期病毒感染,尤其是妊娠早期,新生儿期中枢神经系统感染等。⑥高胆红素血症。

由于诱发因素的不同,脑瘫的病理表现亦可多种多样。其基本病理变化为大脑皮质神经细胞变性、坏死、软化、纤维化、萎缩、脑沟增宽、脑白质丧失,及各种先天畸形导致的大脑功能失调。外周神经及骨骼肌也有不同的继发性病理改变。

脑瘫的诊断主要依靠病史和体格检查,对于小婴儿或程度较轻的可疑患儿,确诊必须建立在一定时期的动态观察基础之上,尤其是对婴幼儿主动运动模式及姿势的观察性评价,并除外进行性疾病所致的中枢性运动障碍及正常小儿暂时性的运动发育迟缓。

一、主要障碍

(一)中枢性运动功能障碍及姿势异常

因病因复杂、损伤部位及病情程度不同等原因,临床表现多样,现以不同分型说明。

1. 根据运动障碍的性质分型

(1)痉挛型:临床最常见,病变主要在锥体束系统,主要表现为肌张力增高、肢体活动受限、被动运动阻力增高,有折刀样痉挛,腱反射亢进,病理反射阳性。

(2)不随意运动型:以锥体外系受损为主,不随意运动增多,表现为手足徐动、舞蹈样动作、肌张力不全、震颤等。其中手足徐动较为常见,病变主要在脑基底核,主要表现为肌张力变化不定,在过低、过高之间波动,经常表现运动意愿和运动结果不一致,病理反射一般阴性,侧弯反射常为阳性,常伴有构音障碍。

(3)并济失调型:较少见,病变主要在小脑,表现为平衡功能差,随意运动的协调性差,伴有意向性震颤和眼球震颤,运动中表现为低张力性。

(4)混合型:上述任何两型以上同时存在。

(5)其他类型:较少见,如肌张力低下型,可以是其他类型的过渡形式,也可以始终表现为肌张力低下。

2.根据肢体障碍的情况分型

(1)单瘫:单肢体受累。

(2)双瘫:较常见,四肢均受累,双上肢及躯干较轻,双下肢受累程度重。

(3)三肢瘫:三个肢体受累。

(4)偏瘫:一侧肢体及躯干受累,上肢损害常较重。

(5)四肢瘫:四肢及躯干均受累,四肢严重程度相似。

3.功能分级 近年来功能分级已经成为脑瘫分类、分型的重要组成部分,其中脑瘫粗大运动功能分级系统(gross motor function classification system,GMFCS)已经被国内外广泛采用,手操作能力分级系统(manual ability classification system,MACS)也在逐步推广之中;二者均分为Ⅰ~Ⅴ级,Ⅰ级最轻,Ⅴ级最重。

(二)合并障碍及继发障碍

常见合并障碍包括智力低下(约占 75%)、言语障碍(约占 30%~70%)、癫痫发作(约占14%~75%)、听力缺陷(约占 5%~8%)、视力障碍(约占 50%~60%)及感知觉障碍等。

继发障碍主要有关节挛缩变形,肩、髋、桡骨小头等部位脱位,骨质疏松,骨折,变形性颈椎病,颈椎不稳定,脊椎侧弯等。

(三)脑瘫的早期表现

一般指出生后 0~6 个月或 0~9 个月间患儿的表现。主要有:

1.易激惹,持续哭闹或过分安静、哭声弱,哺乳吞咽困难,易吐,体重增加不良。

2.肌张力低下,自发运动减少。

3.身体发硬,姿势异常,动作不协调。

4.反应迟钝,不认人,不会哭。

5.大运动发育落后,如不会翻身,不会爬,不会抓握。

6.经常有痉挛发作。

二、康复评定

康复评定是康复治疗的依据,也是衡量康复疗效的尺度。它应由康复医师、小儿内科医师、小儿外科医师、康复治疗师、康复矫形师、心理治疗师、教育工作者和家长等组成小组来完成,在康复治疗的前、中、后对脑瘫患儿进行反复多次评定,以制订或修订个体化的康复治疗目标和方案。由于脑瘫患儿有多种运动功能障碍和姿势异常,评定时主要采用主动活动观察法和采取特定的体位、特定的被动活动的手法进行。

评定内容应根据世界卫生组织提倡的《国际功能、残疾和健康分类——儿童青少年版》(international classification for functioning,disability,and health－child and youth version,ICF－CY),可以从身体结构和功能、活动和参与能力,以及环境和个人因素等方面进行全面综合评估。目前主要采用以下方法。

1.肌张力评定 通过观察静态体位、运动中各关节角度,和被动屈伸肢体或测量关节被动活动角度来评定肌张力,常用改良的 Ashworth 量表;评定痉挛与挛缩的程度常用改良的Tardieu 量表,婴儿常用的评定方法有围巾征、内收肌角(髋关节外展角)、腘窝角、足背屈角检查及足跟耳试验等。

2.反射情况 包括原始反射、姿势反应或保护性反应的消失时间是否正常,肌腱反射是否存在,病理征是否阳性,以及正常反应如平衡反应出现的时间是否正常等。

3. 肌力评定　通常采用徒手肌力测试法,分为 0～5 级(6 级法),对于小儿应结合主动运动及姿态的观察。痉挛型患儿常合并肌力弱,如痉挛肌的拮抗肌,以及痉挛肌在受到一定程度的控制后,肌力弱会逐渐显现出来。

4. 关节活动范围测定　测量关节活动范围或肌肉长度是比较客观的方法,但是,对于伴有不同程度的痉挛和挛缩的痉挛性脑瘫患儿,关节活动范围受限需要鉴别是功能性还是结构性异常。如果患儿关节活动范围放松时正常,则这种受限为功能性的而非结构性的。

5. 特殊感觉检查　如视、听功能检查。

6. 交流、认知功能检查　如听理解、言语表达、构音等检查。

7. 粗大运动功能评定　常用粗大运动功能评定表(GMFM),用于评定脑瘫患儿粗大运动功能随时间的变化,常作为疗效评定量表,并指导制订治疗目标。GMFM 对于轻度脑瘫患儿敏感性稍差。

8. 运动分析和实验室检查　包括运动学、动力学分析,表面肌电图检查,摄像记录分析,步态分析等,可以客观、准确地评价功能性活动及反映疗效。

9. 发育水平测定　主要评定脑瘫患儿的发育水平较正常同龄儿落后的程度。常用的量表有:Gesell 发育量表、Peabody 运动发育量表、Bayley 发育量表和 Denver 量表等。

10. 日常生活能力评定　常用的方法有儿童 FTM 量表(Wee functional independence measure,WeeFIM)。

11. 患儿和家长或照顾者的满意度评定　这是一种较为主观性的评定方法,但是,它所提供的重要信息是其他评定方法所无法匹敌的,如照顾的容易程度、体位的控制、个人卫生、喂养、转移、在学校的运动能力和耐力,以及照顾者和患儿之间的相互关系等等。

总之,通过康复评定,可以找出患儿存在的主要问题,并以此制订出近期和远期治疗目标,以及具有针对性的康复治疗方案。

三、康复措施

脑瘫是由固定的脑部病变引起的,难以治愈,所以以康复治疗为主,必要可辅以药物治疗和手术治疗。

(一)康复治疗目的

最大限度地改善运动功能,尽可能减少继发性残损(如关节挛缩);提高生活自理能力;提高交流能力;提高社会适应力;改善患儿生活质量。

(二)康复治疗原则

早发现,早康复,以达到最佳效果;以发育学、生物力学、行为学等理论为指导,促进功能发育;康复治疗方案既具有针对性又具有综合性;将康复治疗融入实际的日常生活中,指导家长积极参与。

(三)康复治疗内容

康复治疗内容包括:物理治疗、作业治疗、矫形器的应用、言语治疗、心理行为治疗、特殊教育以及药物治疗等。

1. 物理治疗　常用技术有软组织主动和被动牵伸、抗异常模式的体位性训练、调整肌张力技术、功能性运动强化训练、肌力和耐力训练、平衡和协调控制、物理因子辅助治疗等等。

自 20 世纪 40 年代,一些不同国家的学者从不同角度提出有关中枢神经系统损伤后的康复治疗技术和相关理论,形成各自学派,如 Bobath 法或神经发育疗法(NDT)、Vojta 法、Rood 法、PNF 法、引导式教育(conductive education)等等。20 世纪 80 年代以来以 Carr 和 Shepherd 教授为代表的一些学者以大量研究成果为依据,将运动控制和运动学习(motor control and motor learning)的理论和方法进‚步丰富完善,形成以脑的可塑性理论、生物力学和行为学为基础的功能性治疗体系,成功地应用于成人卒中偏瘫、小儿脑瘫等各种运动功能障碍的康复治疗中。尽管上述这些学派在创立时从不同的角度提出了各自的观点,但是随着医学的发展和大量研究的深入,各学派观点在不断更新。

目前,比较公认的功能性治疗原则包括以下几点。

(1)以实际生活技能为训练目标,功能性治疗应采用任务或活动导向性训练(task－ori-ented training,or activity－focused therapy)的原则。

(2)根据发育的多系统理论,从影响功能的各方面因素如躯体本身、环境因素和任务难度等,进行个体化分析,制订有针对性的治疗方案。

(3)遵循运动技能学习过程的特点进行训练,以难易恰当的主动运动为主。

(4)反复强化训练。

(5)功能性肌力训练和耐力训练与肌张力调整同时进行。

(6)指导家长参与,将功能性治疗融入生活。在临床实践中,应针对不同的问题,取各家之长,综合应用各种治疗技术,以达到最佳效果。

2. 作业治疗 是将治疗内容设计为作业活动,患儿通过对这些有目的性作业活动的完成,达到治疗目的。其治疗原理与物理治疗基本相同。其内容主要包括患儿手的精细功能训练、日常生活能力训练、矫形器和辅助具的制作及生活环境设施的改造等。作业治疗常采用游戏、文娱活动、集体活动等形式来促进患儿感觉、运动技能的发展,也可以起到改善言语交流能力,以及摆脱孤独感、调整情绪的作用。

3. 矫形器的应用 在物理治疗和作业治疗中常配合使用矫形器以及其他辅助装置,以达到限制关节异常活动、提高稳定性、协助控制肌肉痉挛、保持软组织长度、预防畸形、辅助改善运动功能等目的。

目前使用比较广泛的矫形器有:足垫、踝足矫形器、膝踝足矫形器、髋膝踝矫形器、手矫形器、腕手矫形器、肘腕手矫形器、脊柱矫形器等等。矫形器的应用关键在于根据患儿的个体情况选择最佳佩戴时期和类型,因此,应由治疗小组共同讨论决定。

4. 言语治疗 由医师和言语治疗师评定后,根据不同言语障碍类型进行治疗。脑瘫患儿常见类型有言语发育迟缓和构音障碍,由发音器官肌张力异常引起,常合并吞咽、咀嚼不协调,全身肌张力的调整有助于改善发音。

5. 心理行为治疗 脑瘫患儿有些合并孤独症倾向、多动症等多种表现。健康的家庭环境,增加与同龄儿交往,以及尽早进行心理行为干预是防治心理性疾患的关键。

6. 特殊教育 应由特殊教育机构和康复医疗机构协同合作,为各年龄段患儿提供具有针对性和连续性的特殊教育服务。

7. 药物治疗 常用的药物有脑神经营养药、肌肉松弛剂、抗癫痫药等。药物治疗只有在必要时才使用,它不能替代功能性训练。对于全身多处痉挛的患儿,可采用口服抗痉挛药物治疗,但是相对副作用较明显。目前,将肌肉松弛剂巴氯芬通过植入泵进行鞘内给药,被证明对肌张力异常升高导致功能障碍的患儿较为有效,且副作用小,比口服巴氯芬更加安全高效。对于那些降低少数几块肌肉的痉挛就能改善功能的患儿,或预计可能会出现局部关节挛缩的患儿,痉挛肌局部药物注射如 A 型肉毒毒素(botulinum toxin type A,BTX－A)注射,可以有效降低痉挛,防止早期畸形。大量研究和临床实践已证明:BTX－A 肌肉注射是种安全有效的治疗痉挛的方法,一般在注射后几天显效,可维持 3～8 个月,此时应及时开展个体化的综合性治疗,以充分发挥肌张力减退带来的最大康复机遇,必要时 4～6 个月后再注射,BTX－A 成功的关键在于患儿的选择和治疗目标的确定。

(四)手术治疗

主要用于痉挛型脑瘫患儿,目的是改善肌张力和矫正畸形。对于下肢肌肉广泛痉挛且肌力基本正常的患儿,可采用选择性脊神经后根切断术。由于此手术的远期副作用,以及 A 型肉毒毒素的出现,目前对于该手术的选择趋于慎重。如果已出现固定畸形,且无创性治疗方法无效,则可采用肌肉或骨关节矫形手术。在手术实施的前后,应有规范的康复治疗方案与之相配,严格选择手术适应证,且尽可能在一次手术中完成所需的多处矫形,与术后康复治疗成为一个整体,有效提高整体功能。

(五)高危儿的早期干预

近年来,随着有关脑可塑性及环境对脑发育影响的大量研究结果问世,脑瘫的防治被认为应从高危儿(即具有脑瘫高危因素的新生儿)入手,建立高危新生儿追踪随访制度,定期检查,对于可疑或脑瘫早期患儿,进行积极、规范的早期治疗,同时指导家长正确的防治方法。通过控制源头,减少或减轻脑瘫的发生和残疾的程度。此项工作需要康复科、儿科、儿童预防保健科及家长等共同协作完成。

总之,在充分认识患儿的病理性和功能性问题,以及各种治疗方法适应证的基础上,明确治疗目的,正确合理地制订并有效地实施康复治疗计划是提高脑瘫疗效的关键。

(郭镜)

第五节　周围神经病损的康复

一、概述

周围神经(peripheral nerve)是由脑和脊髓以外的神经节、神经丛、神经干及神经末梢组成,起传递中枢神经和躯体各组织间信号的作用。依其在中枢的起始部位,分为颅神经(12对)和脊神经(31 对)。根据分布,周围神经又分为躯体神经和内脏神经。周围躯体神经是由运动纤维、感觉纤维和自主神经纤维组成的混合神经。

周围神经病(peripheral neuropathy)是指周围神经干或其分支因疾病导致靶组织的运动、感觉或自主神经的结构和功能障碍引起的病变,习惯上称为神经炎。

周围神经损伤(peripheral nerve injury)是指周围神经丛、神经干或其分支受外力作用而发生损伤(如挤压伤、牵拉伤、挫伤、撕裂伤、锐器伤、火器伤、注射伤等)。

二、主要障碍

1.运动障碍　出现该神经支配的某些肌或肌群弛缓性瘫痪、肌张力降低、肌萎缩。

2.感觉障碍　由于传入纤维受损,痛温觉及本体感觉减退或丧失。出现局部麻木、灼痛、刺痛、感觉过敏或缺失等症状。

3.反射障碍　深、浅反射减弱或消失。

4.自主神经功能障碍　局部皮肤光润、发红或发绀、皮肤温度降低或增高、潮湿、角化过度及蜕皮等,无汗、少汗或多汗,指(趾)甲粗糙、脆裂,毛发脱落,甚至发生营养性溃疡。

5.关于挛缩畸形　神经损伤后由于肿胀、疼痛、制动、不良的体位摆放,常出现肌、肌腱挛缩,关节畸形。

6.日常生活活动能力下降。

7.心理障碍　表现为焦躁、抑郁、躁狂等。

三、康复评定

周围神经病损的康复评定可用于正确判断病损的部位、病理变化的性质和过程,以及功能障碍的程度和预后。

1.运动功能评定　①视诊:皮肤是否完整、肌肉有无肿胀或萎缩、肢体有无畸形、步态和姿势有无异常。②肢体周径测量,应与健侧的周径对比。③肌力和关节活动范围评定。④运动功能恢复的评定。英国医学研究院神经外伤学会将神经损伤后的运动功能恢复情况分为 6 级,这种方法对高位神经损伤者较实用(表 13—4)。

表 13—4　周围神经损伤后运动功能恢复等级

恢复等级	评定标准
0 级(M0)	肌肉无收缩
1 级(M1)	近端肌肉可见收缩
2 级(M2)	近、远端肌肉均可见收缩
3 级(M3)	所有重要肌肉能抗阻力收缩
4 级(M4)	能进行所有运动,包括独立的和协同的
5 级(M5)	完全正常

2.感觉功能评定　①感觉功能评定:包括触觉、痛觉、温度觉、压觉、两点辨别觉、皮肤定位觉、图形辨别觉、实体觉、运动觉、位置觉、神经干叩击试验(Tinel 征)等。②感觉功能恢复的评定:英国医学研究院神经外伤学会将神经损伤后的感觉功能恢复情况分为 6 级(表 13—5)。

表 13—5　周围神经损伤后感觉功能恢复等级

恢复等级	评定标准
0 级(S0)	感觉无恢复
1 级(S1)	支配区皮肤深感觉恢复
2 级(S2)	支配区皮肤浅感觉和触觉部分恢复
3 级(S3)	皮肤痛觉和触觉恢复,且感觉过敏消失
4 级(S4)	感觉达到 S3 水平外,两点辨别觉部分恢复
5 级(S5)	完全恢复

3.电生理学评定　对判断周围神经损伤的部位、范围、性质、程度和预后等均有重要价

值。在周围神经损伤后康复治疗的同时,定期进行电生理学评定,可监测损伤神经的再生与功能恢复的情况。常用的评定方法有:①直流感应电测定:应用间断直流电和感应电刺激神经、肌肉,根据阈值的变化和肌肉收缩反应状况,来判断神经肌肉的功能状态。②强度—时间曲线(I/t 曲线)检查:是神经肌肉兴奋性电诊断方法,用曲线表示有无失神经。如由失神经曲线向部分失神经曲线转变为神经再生的特征。③神经肌电图检查:对周围神经病损有重要的评定价值,检查该神经支配肌肉,从而判断神经失用症、轴索断离或神经断离,以及神经有无再生。如出现失神经电位逐渐减少和消失,运动单位电位出现新生电位和正常运动单位电位,神经传导速度由慢到正常,提示神经功能恢复。④神经传导速度测定:对损伤以外的神经病具有极为重要的价值,F 波的测定是重要的补充,在多发性感染性神经根炎的诊断、评定中尤为明显。

四、康复措施

目的是防治并发症,预防与解除肌/肌腱挛缩、关节僵硬,防止肌萎缩,增强肌力,恢复运动与感觉功能,最终恢复患者的生活和工作能力。

(一)早期康复措施

原则:针对致病因素去除病因,及早消除炎症、水肿,减少神经损害,防止肢体挛缩变形,促进神经再生,防止肌萎缩,使神经传导功能、肌力、耐力及运动协调性得到恢复。主要是预防和治疗并发症。

1. 药物治疗 肌注或静脉点滴神经生长因子(NCF)可促进神经再生;维生素 B_1、维生素 B_{12}、腺苷三磷酸(ATP)、辅酶 A 等神经营养药物亦有促进神经再生的作用。还可选用适当的抗生素以及时控制外伤感染,减少对神经的损伤。

2. 常见并发症的处理

(1)水肿:周围神经损伤后由于张力丧失,静脉与淋巴回流受阻,组织渗出增多,容易出现患肢水肿。防治方法:采用抬高患肢、弹力绷带压迫、被固定的肢体静力性收缩、轻柔地向心按摩患肢和被动运动等方法均有减轻和消除肿胀的作用。此外,理疗如红外线、热敷、蜡疗、温水浴、超短波、短波和微波疗法等可改善血液循环,促进组织水肿和积液的吸收。

(2)继发损伤:病损神经分布的皮肤、关节因感觉障碍易发生继发性外伤,且一旦发生损伤由于局部营养障碍,治疗困难且不易恢复。为此,对感觉丧失部位应多加保护,局部热疗时注意防止烫伤;慎用支具、避免褥疮;创面可用超短波、微波、红外线、紫外线、激光等物理治疗。

(3)挛缩:周围神经损伤后由于肿胀、疼痛、不良的肢位、受累肌与拮抗肌之间失衡等因素的影响,常易出现肌肉、肌腱挛缩。其结果会影响运动,助长畸形的发展。故积极预防极其重要,除采用预防水肿的方法外,防止挛缩的方法是保持良好体位;被动牵伸挛缩肌和肌腱,按摩受累肢体;物理因子治疗,可选用温热疗法、超声波疗法、音频电疗法、直流电碘离子导入或透明质酸酶导入疗法、水疗及水中运动等。

3. 良肢位 保持良好体位以防止挛缩变形。周围神经疾病或损伤后,肢体运动障碍,早期由于局部水肿而有纤维素渗出到组织间隙,导致肌肉挛缩、肢体变形、手指、足趾发生挛缩不易恢复。防止挛缩最好的方法是将肢体保持于良好体位,可用夹板、三角巾、石膏托、支具等,将受累肢体及关节保持在功能位,将患侧肢体抬高;此外,利用水的压力、浮力及水中运动等方法,均有保持肢体的功能体位、防止肢体挛缩变形的作用。

4.防止肌萎缩,增强肌力,促进神经组织的再生　肌萎缩在损伤后早期发展特别迅速,需及早预防和治疗。常用的方法有:电刺激、电针、中枢冲动传递训练、肌电反馈训练、肌电反馈电刺激法、助力运动、主动运动及抗阻运动,以及激光照射疗法(用氦-氖激光沿神经走行的表浅部位选穴位照射,可消除炎症、促进神经再生)。

5.保持或恢复关节活动度　周围神经损伤后,应尽早进行被动运动、助力运动或主动运动,防止关节周围的纤维组织挛缩。如已产生关节挛缩或畸形,则应采取主动、被动运动和关节牵引。局部按摩可改善血液循环,防止软组织粘连,改善关节活动度,预防肌肉萎缩的发生和发展。

(二)恢复期康复措施

康复治疗原则:此期重点在于防止肌萎缩、促进神经再生、增强肌力和恢复神经正常功能。

1.促进神经再生　采用氦-氖激光沿神经走行表浅部位取穴照射,配合指数曲线型低频电刺激疗法有显著促进神经再生的效果。对保守治疗的患者和神经修补术后患者早期应用超短波、微波、紫外线、超声波、磁疗等可促进水肿消退、炎症吸收,改善组织营养状况,有利于受损神经的再生过程。同时,可使用促神经再生药物。

2.防治肌萎缩,以利于神经再支配　麻痹肌根据电诊断和肌电图检查结果,选用不同波形参数的低频脉冲电流刺激疗法,使其产生节律性收缩,可防止和延缓肌肉萎缩的发生和发展。低频调制的中频电流亦能达到此作用。用新斯的明、士的宁等药物和钙离子导入疗法,可提高肌肉收缩力及张力,保持和恢复肌肉质量,以迎接神经再支配。

3.增强肌力、促进运动功能恢复　肌电图检查出现较多动作电位时应开始增强肌力训练,以促进运动功能恢复。训练中根据病损神经支配肌肉的肌力不同采取不同的训练方法和运动量:肌力Ⅰ级时,给予辅助运动;肌力Ⅱ～Ⅲ级时,可进行较大范围的主动辅助运动、主动运动及器械性运动,但注意运动量不宜过大,且随着肌力的恢复,逐渐减小辅助力量;肌力Ⅲ～Ⅳ级时,可进行抗阻练习。作业疗法可增加肌的灵活性和耐受力,因此根据肌力及肌耐力的检查结果,可选用编织、打字、木工、雕刻、缝纫、刺绣、泥塑和修理仪器等方法。注意逐渐增加作业难度和时间,在肌力未充分恢复之前,应使用不加阻力的作业疗法。

4.促进感觉功能恢复

(1)局部麻木、刺痛、灼痛者,可采用药物治疗、交感神经节封闭治疗、物理治疗和手术治疗等。常用的物理治疗有:直流电药物离子导入疗法,低、中频电疗法,超声波疗法,磁疗法,光疗法,电针等。

(2)感觉过敏者,可采用脱敏疗法,即选用不同质地、不同材料的物品如棉花、棉布、毛巾、毛刷、米粒、沙子等刺激敏感区,刺激量逐渐加大,使之产生适应性和耐受力。

(3)感觉减退或消失、实体感觉缺失者,往往很难完全恢复原来的感觉,需要采用感觉重建训练法进行训练,即训练大脑对新的刺激的重新认识。可让肢体触摸或抓捏各种不同大小、形状和质地的物品来进行训练,可在布袋中放入日常用品(如手表、钥匙等),用患手进行探拿,以训练其实体感觉。刺激强度循序渐进、从强到弱。对有麻木感觉者可采用低频电疗法、电按摩及针灸治疗。此外,可用轻拍、轻擦、叩击患部,让患者用患手触摸各种图案、推挤装入袋中的小球等方法来进行感觉训练。

5.矫形器的应用　神经麻痹后,肌力甚弱或完全消失,造成肢体不能保持于功能位,可使用器械矫治。例如上肢腕、手指可使用夹板固记,胸长神经损伤致前锯肌麻痹时,使用复杂的肩胛固定架;足部肌力不平衡所致足内翻、足外翻、足下垂,可用下肢短矫形器;大腿肌群无力致膝关节支撑不稳,小腿外翻、屈曲挛缩,可用下肢长矫形器。矫形器应用于周围神经损伤中可预防、矫正挛缩畸形;动力性矫形器可帮助瘫痪肢体完成某些功能性活动;下肢的某些矫形器还有承重作用。应根据患者的具体情况选择合适的矫形器。注意矫形器重量宜轻,尺寸要合适,避免对感觉丧失部位的压迫。

6.心理治疗　周围神经损伤患者常伴有心理障碍,可采用医学宣教、心理咨询、集体治疗、患者示范等方式来消除或减轻患者的心理障碍。发挥其主观能动性,积极进行康复治疗。也可通过作业疗法改善患者的心理状态。

（郭镜）

第六节　骨折的康复

一、概述

骨或骨小梁的完整性或连续性发生中断称为骨折(fracture)。骨折是常见病、多发病,以四肢及脊柱骨折多见,多伴有肌、肌腱、韧带、血管、神经、关节囊、滑囊、滑膜、皮肤软组织的损伤。

骨折愈合是指骨的连续性恢复,重新获得骨结构的强度,是骨再生的过程。骨折愈合可分四期:血肿机化期、原始骨痂形成期、成熟骨板期、骨痂塑形期。

对骨关节损伤的处理,要有良好的复位:持续而可靠的固定,包括内、外固定;要保持和恢复功能。治疗的三大原则是整复、固定和功能训练。整复与固定为骨折、脱位后的愈合创造条件,是功能训练的基础;功能训练可加速创伤愈合、促进功能恢复。

二、主要障碍

骨折后由于局部失去原有的骨架支撑作用,再加上组织、血管神经损伤和制动等多种因素,会引起以下功能障碍。

1.关节稳定性减弱　制动使关节韧带强度降低,部分肌萎缩、肌力下降,吸收及缓冲应力的能力减弱,使韧带失去保护和支持,容易继发损伤。

2.关节活动障碍　制动后引起的局部挛缩及粘连导致关节主动、被动活动受限,明显影响关节的 ROM。非外伤部位的关节也可因为长时间制动而僵硬。

3.局部肌萎缩和肌力下降　肢体制动后肌收缩大为减少,神经对肌的营养作用及制动时局部组织血流的减少导致肌的失用性萎缩很快发生。

4.骨强度降低　制动使骨丧失了应力负荷的刺激,骨的血液循环也受到影响,导致骨代谢障碍,骨无机盐流失,骨质疏松。

5.肢体肿胀　骨折后局部组织受到损害,并有出血和血管内血栓形成,局部组织充血、渗出增加等,引起肢体肿胀。

6.整体功能下降　骨折后因多种原因如下肢/脊柱骨折、年老体弱、长时间卧床休息,对整体功能会产生不利影响,容易产生多种并发症。

7.日常生活活动能力下降　制动、卧床休息、肌力下降等使患者 ADL 受到明显影响。

8.心理障碍　有以上相关问题,康复治疗后功能障碍仍较明显的患者可出现各种心理问题。

三、康复评定

1.一般评定　与临床相关的评定有:疼痛和压痛,局部肿胀,畸形与功能障碍。

2.肢体长度和周径测量　采用无伸缩带尺,以骨性标志为定点测量肢体长度(上肢全长度是测量肩峰至中指尖端距离,下肢全长度是测量髂前上棘到内踝间距)和周径(下肢取髌上10cm,小腿取髌下 10cm 处测周径),并应与健侧对应位置作对比测量。

3.肌力及 ROM 评定　骨折后,由于肿胀、肌萎缩、制动、关节挛缩和粘连等因素,而导致肌力下降和 ROM 异常。

4.ADL 能力评定　骨折后影响日常生活的患者,应对其进行 ADL 能力评定。

5.步态分析　对于下肢骨折的患者,可对其进行步态分析,判断下肢功能障碍情况。

6.必要时进行肌电图、运动诱发电位等检查。

四、四肢骨折后的康复

四肢骨折后的康复治疗分为两个阶段:第一阶段为骨折未愈合、固定未解除时,相当于骨折后的 1、2 期,称为愈合期;第二阶段为骨折已愈合、外固定解除后,相当于骨折后的 3、4 期,称为恢复期。

(一)愈合期

骨折经复位、固定或牵引 3d 后,损伤反应开始消退,肿胀与疼痛减轻,可开始康复治疗。

早期:指损伤后 1~2 周内。此期伤肢肿胀、疼痛、骨折断端不稳定,未进行内固定者容易再移位。此期训练的目的是促进患肢的血液循环,消肿和固定。主要是进行伤肢肌肉的等长收缩,以预防肌萎缩或粘连,如前臂骨折时进行握拳和手指屈伸活动。注意除骨折处上下关节不运动外,身体的其他部位均应进行正常的活动。

中期:指伤后 2 周至骨折的临床愈合。此期伤肢肿胀逐渐消退,疼痛减轻。稳定性骨折断端行纤维连接并逐渐形成骨痂,骨折处日趋稳定,不稳定骨折多进行内固定。此期除继续进行伤肢肌肉的收缩训练外,可在医护人员或健肢的帮助下,逐渐恢复骨折部位近端、远端未固定关节的活动,并逐渐由被动活动转为主动活动。

伤后 5~6 周,骨折处有足够的骨痂形成,可进一步扩大活动的范围和力量,由一个关节到多个关节逐渐增加主动的关节屈伸活动,防止肌萎缩、关节僵硬及挛缩的发生。

1.运动疗法

(1)伤肢近端和远端未被固定关节的主动运动:应包括这些关节在所有轴位上的运动,逐步达到正常活动幅度,必要时应给予助力,以防止关节挛缩。上肢应注重肩外展、外旋和肘关节的屈伸,前臂的旋转,掌指关节的屈曲训练,以更快地恢复手的功能;应保持下肢各关节的稳定,特别注意踝背屈练习,防止足下垂,以便恢复下肢负重和行走等主要功能。中老年人关节挛缩倾向较大,尤其应该重视。

(2)固定肢体的等长收缩练习,以防止失用性肌萎缩,并使骨折断端靠近而有利于骨折愈合。该练习以不影响伤区的稳定性作为前提。

（3）为维持机体生理功能于正常水平，预防并发症，应每日进行保健体操。

（4）在骨折涉及关节面时，用外固定2～3周后，应每日取下固定物进行受累关节不负重的主动运动，运动后再固定。开始时动作重复次数要少，活动幅度应小，以后逐步增加，以不引起疼痛为度，由医务人员协助进行。关节不负重的主动运动可使关节软骨受到温和的挤压与摩擦，是良好的应力刺激，可促进关节软骨的化生与修复，防止或减轻关节内粘连。

（5）持续被动训练法（continuous passive motion，CPM）：关节内骨折术后早期采用治疗，对改善关节活动范围、减少术后并发症有良好效果。采用CPM治疗时应注意：内固定要牢固；术后2～3d即可开始；活动关节的幅度宜先小后大，逐渐加大；活动的次数逐渐增加。

（6）使用中医小夹板外固定时，除了上述措施外，伤后数天即可对伤区关节进行主动运动。运动应在夹板许可的范围内进行，避免可能引起移位的运动。

2.物理因子治疗　为改善血液循环、消炎消肿、减轻疼痛、减少粘连、防止肌萎缩及促进骨折愈合，应及时、合理地采取物理因子治疗。无热量超短波、微波，可促使骨再生区代谢活动增强，使纤维细胞和成骨细胞出现早，有利于骨折愈合；低频率电磁场更适合软组织较薄部位的骨折；用直流电钙离子导入和干扰电治疗骨愈合迟缓和骨不连；用低中频电刺激防止肌萎缩；可选用红外线、白炽灯、短波等改善局部血液循环，促进渗液吸收；用音频、超声波等减少瘢痕与粘连。

3.预防并发症的发生　健侧肢体与躯干应尽可能维持其正常活动，以改善全身状况，防止并发症。对上肢骨折，如全身状况允许，原则上不卧床休息；下肢骨折应尽量缩短卧床时间，卧床时每日必须做床上功能训练体操，以维持整体功能。

（二）恢复期

骨折基本愈合，外固定去除后开始进入恢复期。此期康复治疗目的是最大限度地恢复受累肢体的运动功能（ROM和肌力），并进一步恢复ADL能力和工作能力。

1.恢复ROM的训练　运动疗法是恢复关节活动度的基本治疗措施，有松解关节内外粘连、挛缩的组织，恢复ROM和肌力的作用。方法以牵伸受累关节内外挛缩与粘连的纤维组织为主，关节各轴位依次进行运动。

（1）主动运动：①摆动练习：常用于肩、腕、髋和膝关节等。②徒手的主动运动：要求逐步扩大运动幅度，多采用中慢速度进行。③利用肢体重力和肌力的协同作用进行练习：如仰卧位练习肩上举、俯卧位练习伸膝、坐位小腿下垂练习屈膝等。

（2）被动运动：最好由医务人员进行，运动应包括关节的各个运动轴向，动作应平稳缓和，不引起明显的疼痛和肌痉挛，切忌使用暴力，以免引起新的损伤或骨化性肌炎等并发症。

（3）助力运动：可由患者的健肢协助，由医务人员协助，和用器械进行自助运动，常用体操棒、挂在滑轮上的吊环和其他器材进行上肢、腕关节、踝关节的自助运动

（4）关节牵引：在固定器械上利用自身体重进行被动的关节牵伸。方法有：将肘及前臂放在肋木上，下蹲或向前弯腰以扩大患侧肩关节外展及外旋活动度；手握肋木，身体前俯或后仰以帮助肘关节屈或伸；跪在体操垫上增加膝关节的屈曲活动度；手握肋木，前脚掌站在楔形木板上，足跟放松下沉，增加踝关节背伸活动度；利用器械、支架、滑轮、沙袋等进行关节功能牵引，每次牵引持续10～20min，每日1～2次；间歇性固定，在两次功能训练的间歇期可用夹板固定患肢，以减少纤维组织弹性回缩，加强牵伸效果，夹板材料可选用低温热塑高分子材料。

（5）物理因子治疗：为止痛、消肿、促进骨质愈合，可进行局部紫外线治疗等；为改善局部血液循环、促进渗液吸收，可选用红外线、白炽灯、短波等；为软化瘢痕、松解粘连可用碘离子导入、音频治疗等。在进行功能训练前，先进行物理因子治疗，有助于训练的进行，如在给予关节功能牵引的同时热疗，可明显地提高牵引疗效。推拿、中草药外用可根据病情选择应用。

2.恢复肌力的训练　肌力练习是恢复和增强肌功能的唯一途径。进行肌力训练前，应确定主要受损和次要受损的肌群，及该肌群现有的功能水平，可进行肌功能测试，再根据功能检查状况，制订切实可行的肌力练习方案。

3.恢复 ADL 能力及工作能力的练习　可通过进行各种日常生活活动的训练（如进食、更衣、如厕、个人卫生及家务活动等）、作业治疗（如木工、钳工、编织、缝纫、装配等）和健身活动来改善动作技巧、提高身体素质、恢复 ADL 能力和工作能力。

五、脊柱骨折后的康复

脊柱骨折中颈椎骨折与胸腰椎骨折约各占一半。胸腰椎骨折中下胸椎和上腰椎（T_{12}～L_2）骨折多见，以单纯性椎体压缩性骨折最为多见。脊柱骨折后由于创伤及固定的影响，易引起脊柱周围肌发生失用性萎缩，影响脊柱的稳定性，易引起脊柱周围组织的劳损，往往遗留慢性疼痛。康复治疗的目的是消除长期卧床对机体的不利影响，增强脊柱周围的肌力，恢复脊柱的稳定性和柔韧性，促进骨折愈合，防止慢性疼痛。目前脊柱骨折根据骨折的类型不同可采用保守疗法和手术内固定疗法，不稳定的爆裂骨折、骨折脱位等多需手术切开复位内固定。对单纯腰椎压缩骨折患者的康复治疗可分两期进行。

1.愈合期　①无需石膏固定者，伤后应仰卧硬板床，并在骨折部垫约 10cm 高的枕头，使脊柱处于过伸位，以利用前纵韧带的张力维持，使骨折稳定。骨科处理 3～5d 后开始做卧位保健体操，包括四肢运动、呼吸练习、背肌练习。以维持腰、腹肌的平衡，增强脊柱的稳定性。练习中避免脊柱前屈及旋转。可通过下肢直腿抬高运动来训练腹肌，以维持腰、腹肌平衡，增强脊柱的稳定性。练习时，动作应平稳、缓慢，以不引起明显疼痛为度。②需胸腰骶支具固定者。一般以过伸位固定，可在卧位下进行背肌等长收缩练。2～3 周后可床旁站立或下地行走，但应无痛，活动要适度。可增加颈部活动、上肢活动以及腿后伸、足尖站立运动，并逐步增加头顶重物的背肌等长收缩练习。

3～4 周后可增加翻身练习。翻身时，腰部维持伸展位，注意肩与骨盆同步翻转。翻身后进行俯卧位的背肌练，逐渐加强腰背肌的训练。训练过程中负荷应逐渐增加，常用的腰背肌锻炼方法为：①挺胸：仰卧位，双肘支撑床面，抬起胸部和肩部。②"半桥"：仰卧位，双腿屈曲，抬臀同时挺胸、挺腰。③俯卧撑，尽量使头抬起后伸。④"燕式"：俯卧位，两手和上臂后伸，躯干和下肢都同时用力后伸，两膝伸直，使之成为反弓状。每一动作重复 6～20 次，开始时重复次数宜少，以后酌情渐增。同时应加强腹肌的训练，常用的腹肌锻炼方法有：①抬头：仰卧位，双上肢平伸，上身和头部尽量抬起。②下肢抬起：仰卧位，下肢并拢，抬下肢离开床面。以上姿势维持 4～10s，重复 4～10 次。

2.恢复期　应进一步加强腰背肌和腹肌训练，以进一步改善脊柱的柔韧性与稳定性，恢复脊柱的活动范围，防止慢性腰痛的发生。脊柱活动范围训练取坐位，以防止髋关节代替腰部活动，腰背肌的训练应与腹肌训练配合进行，保持肌力的平衡，可预防慢性腰痛的复发。训练前进行热疗或按摩，以减轻疼痛、防止肌痉挛。陈旧性胸腰椎骨折伴有慢性腰痛者，可采用按摩、针灸、理疗和恢复脊柱活动度及增强背肌的练习。伴有椎板骨折或关节突骨折的不稳定性骨折者,须待骨折愈合后方可进行脊柱的功能训练。

六、脊柱融合、内固定术后的康复

脊柱不稳定性骨折常采用手术复位及脊柱融合内固定术。胸腰段骨折内固定术后卧床 2～4 周,卧床期间可做床上保健操,从术后第 1 周开始。

1.卧位训练　术后 2～3d 即可进行:①卧位,屈膝屈髋 10 次,膝尽量靠近胸腹部。②仰卧位双膝屈曲后分开进行髋外展、外旋 10 次。③俯卧位向后直腿抬高 10 次。

2.支撑立位训练　术后 1 周开始,可佩戴腰封或支具,于躯干伸直位下平起,借助起立床或墙壁支撑站立,时间以患者能耐受为宜。训练有:①支撑立位原地踏步。②支撑立位髋外展。③支撑立位交替屈一侧膝,足踩在矮凳上后,伸膝。④躯干支撑靠墙双膝半蹲,躯干沿墙壁上下滑动 10 次。⑤支撑立位下踮脚或翘足 10 次。

3.立位训练　上述活动 8～9d 后,逐渐过渡到立位训练:①双臂上举过头 10 次。②向前、向后环肩运动 10 次。③双手触肩肘关节画圈运动 10 次。④双上肢交替外展、侧上举过头,各 10 次。⑤一侧上肢上举过头,对侧上肢沿同侧腿侧缘尽量下滑,交替 10 次。

七、骨折并发症的康复

骨折后可能出现一系列的并发症。外伤性骨折多由较大的暴力所致,常伴有较严重的其他组织和器官损伤,还有骨折引起的一些全身情况,这些都可能危及患者的生命,或者影响对患者的治疗结果,这些情况称为骨折的早期并发症。如较长时间的外固定产生的肌萎缩、骨化性肌炎、骨质疏松等,称为骨折的晚期并发症。骨折的晚期并发症有因长期卧床引起的坠积性肺炎、褥疮、尿路感染、下肢深静脉血栓;有导致肢体功能障碍的关节僵硬、缺血性肌挛缩、骨化性肌炎、创伤性关节炎、缺血性骨坏死、急性骨萎缩;还有感染、骨质疏松等。

1.骨化性肌炎　由于骨折和关节损伤,导致关节周围骨膜下出血,之后血肿机化、骨化,从而引起局部疼痛和关节活动障碍,常发生于肘关节,髋关节也不少见。康复措施有以下几点。

(1)在骨与关节损伤后,即使在恢复期也说严禁剧烈的被动活动和粗暴的按摩。

(2)应用放射治疗:尤其切除骨化块后为预防术后复发更可应用,术后 3～4d 后进行,总量 20Gy(2000rad),分 10 次,放射治疗抑制间叶细胞演变能力,但放射治疗可促使骨骺早闭,因此骨骺未闭者禁用。

(3)药物:吲哚美辛(消炎痛)等非甾体抗炎药可起到消炎镇痛的作用,具有预防、治疗的双重效果。

(4)物理因子治疗:如磁场可使局部血液循环加强,组织通透性改善,有利于渗出物的吸收,具有消肿作用;磁场还能使白细胞活跃、吞噬能力增强而达到消炎作用。

(5)中药治疗:根据舒筋活血、散瘀止痛、温经通络、软坚散结的治疗原则,可采用内服、熏洗和外敷等不同方式的中药治疗。

2.缺血性肌挛缩　多为骨筋膜室综合征处理不当的严重后果,是骨折最严重的并发症之一。它可由骨折和软组织损伤所致,或因骨折处理不当造成,特别是外固定过紧。常致严重残疾。尤其多发生于前臂掌侧肌群。最早症状是剧痛,在早期被动伸直手指时更为明显,桡动脉搏动减弱或消失,手指发绀、发凉、麻木。缺血性肌挛缩形成后,治疗困难,应早期诊断和预防。治疗应首先控制创面感染,促进伤口愈合可采取超短波、紫外线、换药等综合处理。恢复期康复措施有以下几点。

(1)物理治疗:采用超短波、蜡疗、低中频电疗、超声波治疗等,可减少、防止肌萎缩,促进神经恢复,软化瘢痕,松解粘连。

(2)运动疗法:可牵拉伸展挛缩的肌和韧带关节囊,增加胶原纤维弹性,使残存的肌细胞恢复活力和功能。可保持关节 ROM,防止肌萎缩。主动/被动运动可促进淋巴、静脉回流,消肿,增强肌力,软化瘢痕、松解粘连。

(3)作业疗法:训练手指的灵活性和协调性。

(4)重度缺血性肌挛缩可采用手术治疗。

3.骨质疏松症　与骨折有关的骨质疏松症属于继发性骨质疏松症。骨折后,以下三个因素可导致其发生:①长期的石膏外固定造成患肢的失用性萎缩,尤其是骨萎缩(局部的骨质疏松)。②骨折后长期卧床,食欲差导致营养不良,易发生骨质疏松。③骨折内固定手术,钢板的应力遮挡可致局部的骨质疏松。应重在预防,治疗则需根据不同病因实施针对性处理。骨折后应尽早地进行功能训练,缩短外固定时间,并尽可能少采用外固定,多用内固定。长期卧床患者除功能训练外,还需给予防治药物。具体康复措施有以下几点。

(1)药物治疗:一般选用抑制骨吸收、促进骨形成的药物。

(2)营养调理:补充钙、镁、锌、铜、锰、维生素 C、维生素 D 和蛋白质等营养,骨质疏松症患者最缺乏的是钙和维生素 D,应多食含钙及蛋白质丰富的食物及蔬菜、水果,如牛奶、豆制品等。

(3)运动疗法:运动具有预防和治疗的双重作用,根据骨折部位和固定方式选用不同的运动形式和强度。

(4)物理治疗:根据骨折后固定的方式和内固定材料的不同,可选用超短波、微波、直流电、中频电疗、磁疗、蜡疗等。

(郭镜)

第七节　手外伤的康复

手是人类运动的器官,在日常生活中起着重要的作用,其功能包括运动、感觉、表达等,由于与外界接触频繁,手极易受到损伤,据统计手外伤约占总创伤的 30%～50%,甚至更高。

手外伤(hand injuries)的康复是指各种因素导致手部的肌、韧带、骨骼、肌腱等损伤,形成瘢痕、挛缩、粘连、肿胀、关节僵硬、肌萎缩、感觉丧失或异常等,造成手的功能障碍,应根据其功能障碍特点采用相应的物理治疗、运动疗法、作业疗法以及手夹板、辅助器具等手段,最大程度恢复其功能,改善 ADL 能力。

手外伤包括手部骨折、肌腱损伤、神经损伤及多发伤等。

一、功能障碍

1.关节僵硬　手外伤后导致的软组织水肿,渗出液不能及时吸收,引起组织粘连,再加上术后制动,缺少主动运动,肢体末端向心回流受限,使关节僵硬,关节活动受限。

2.感觉障碍　手部的神经末梢极为丰富,切割伤或挤压伤最易导致神经损伤,产生各种感觉异常,如感觉过敏、减退、消失等。

3.运动障碍　神经和肌腱的损伤、水肿、粘连、瘢痕、肌力下降等,均可导致不同程度的手运动功能障碍,表现为手的提物、夹捏、平持、抓握等能力下降,严重影响其日常生活活动,也是手外伤后最常见的功能障碍。

4.心理障碍　手功能减退或遗留残疾,严重影响患者的作业活动、职业功能及社会活动,进而令患者感到自卑,不能适应社会。

二、康复评定

手的基本动作有提物、夹物、平持、掐捏、握圆柱、拧圆盘等,其功能取决于完好的皮肤、正常的神经支配、有力的骨骼支撑及肌和肌腱功能的完善,故评定应围绕上述内容进行。

(一)皮肤的评定

包括颜色、湿润度,是否有水肿、瘢痕及皮肤病损等。正常手掌皮肤厚,移动性差,表面不规则,潮湿红润;手背皮肤薄,松弛,移动性好。手背是水肿的好发部位,一旦发生水肿,会影响手的屈曲功能。手外伤及术后形成的瘢痕,会随着其挛缩及肥厚使手的功能受限。

(二)手部肌肉功能的评定

1.手外在肌的评定

(1)拇长屈肌:嘱患者屈曲拇指关节,通过抗阻力运动,评定拇长屈肌的功能。

(2)屈指深肌:控制患者近侧指间关节于伸直位,主动屈曲末节,评定屈指深肌的功能。

(3)屈指浅肌:将中指、环指及小指中的两指控制于伸直位,令另外一根手指屈曲,该指近侧指间关节能屈曲为该肌功能正常。

(4)尺侧腕屈肌、桡侧腕屈肌及掌长肌:令患者屈腕,检查者可触及三根肌腱的张力,如果令患者拇指与小指对指,掌长肌肌腱更加明显。

(5)拇长展肌及拇短伸肌:令患者张开虎口,可触腕背最桡侧肌腱隆起,并进入拇指,或令患者将手平放于桌面上,令其向背侧抬起拇指,可见拇长展肌肌腱绷起。

(6)桡侧腕长伸肌及桡侧腕短伸肌:握拳用力伸腕,可触及肌腱。

(7)伸指总肌、示指固有伸肌及小指固有伸肌:检查伸指总肌功能时,患者伸直手指,可以观察到掌指关节伸直;检查示指固有伸肌及小指固有伸肌时,令患者握拳,伸直示指或小指,可以伸直所属的掌指关节。

(8)尺侧腕伸肌:患者握拳,抗阻力伸腕并尺偏,可触及该肌腱张力。

2.手内在肌评定

(1)大鱼际肌:包括拇短展肌、拇短屈肌和拇对掌肌。检查者令患者拇指与小指指尖互相碰触,并使指甲互相平行;或令患者手背平放于桌面上,拇指竖起,与手掌呈 90°角,触摸大鱼际是否收缩。

(2)拇收肌:令患者拇指和示指近节桡侧用力夹持一张纸条,检查者牵拉纸条的另一端,如果该肌肌力弱,拇指指间关节将屈曲。

(3)骨间肌和蚓状肌:由尺神经支配,其功能是屈曲掌指关节,伸指间关节;骨间肌还能使手指外展和内收。检查者令患者伸直手指,并做分指动作,触摸第一骨间肌是否有收缩,或将手掌平放在桌子上,在保持手指伸直的情况下将中指掌指关节背伸,片做尺偏、桡偏的动作。

（4）小鱼际肌：令患者伸直手指并拢，然后单独将小指外展，触摸小鱼际是否有收缩。

3.肌腱的评定　主要是判断是否存在肌腱粘连、粘连的部位。肌腱粘连后手指的屈伸功能障碍，表现为主动屈伸功能受限，被动屈伸功能正常，主、被动活动范围不一致，被动活动范围远大于主动活动范围。有肌腱粘连处，当主动屈伸时，瘢痕和粘连皮肤有移动现象，同时也可触及紧张绷起的肌腱，如果肌腱损伤范围大，瘢痕多，或肌腱与深部组织如骨膜或腱鞘粘连，这种现象变得不明显。粘连常发生在损伤部位。

（三）神经功能评定

手部由正中神经、尺神经和桡神经三大神经支配，手外伤兼有上肢骨折累及神经时，导致支配手的神经功能障碍，表现为：

1.尺神经麻痹　肱骨内上髁及尺骨鹰嘴骨折累及尺神经，表现为屈腕、手向桡侧偏斜，各指不能分开或合并，小指不能运动，拇指不能内收，手的精细动作障碍，骨间肌、小鱼际及部分大鱼际肌肉萎缩，掌指关节过伸而远端指间关节屈曲呈"爪形手"，手掌、手背尺侧、小指及环指的尺侧半边感觉功能障碍。

2.桡神经麻痹　肱骨中段骨折、睡眠中或拐杖直接压迫腋窝可损伤桡神经，表现为不能伸肘、伸腕（悬垂腕）、伸指，拇指背侧及第一、第二掌骨间隙背侧皮肤感觉障碍。

3.正中神经麻痹　外伤、脱臼或骨折、腋和腕受压累及正中神经，表现为拇指运动障碍，桡侧三指及环指桡侧的感觉异常，甚至大鱼际肌萎缩，拇指外展及对掌功能受损。

（四）手部血液循环的评定

手部血液由桡动脉和尺动脉供应，可通过 Allen 试验检查尺桡动脉通畅情况。令患者握拳，检查者用双拇指分别按压腕部尺桡动脉，再嘱患者伸开手指到功能位，正常时全手苍白，检查者先松开压迫桡动脉的手指，如被检查者手由白迅速变红，时间小于 5s，说明桡动脉是通畅的，用同样方法也可检测尺动脉是否通畅。

（五）感觉功能评定

1.痛觉及触觉　患者闭目，检查者用大头针轻刺指腹，要求力量均匀，令患者回答"痛"或"不痛"，以及疼痛的轻取程度，触觉检查可用棉花或软毛刷轻触、轻刷指腹，询问患者的感觉。

2.温度觉　患者闭目，检查者用两个分别盛有 40～45℃ 热水和 5～10℃ 的冷水试管分别测试，测试各持续 2～3s，要求患者辨别冷和热的感觉。

3.两点辨别觉　用圆规的两针尖沿指腹一侧纵向测试，两点之间距离从大到小，直到不能分辨为止，正常分辨距离为 2～3mm，两点测试距离超过 1cm 时，表明神经恢复较差。

（六）手整体功能评定

1.肌力评定

（1）握力：可用握力计评定，握力指数＝手的握力（kg）/体重（kg）×100，正常值应大于50，测试 2～3 次，取最大值。

（2）捏力：用握力计或捏力计评定，包括分别捏力、同时捏力、侧捏力，分别评定拇指与其他四指的指腹对捏的力量，其值相当于握力的 30％。

2.关节活动度的评定　用总活动度（total active movement，TAM）表示，即掌指关节（MP）、近端指间关节（PIP）、远端指间关节（DIP）屈曲度数之和减去伸直受限度数之和，正常值总活动范围＞220°可较全面反映手指肌腱功能情况。

$$TAM = (MP_1 + PIP_1 + DIP_1) - (MP_2 + PIP_2 + DIP_2)$$

评价标准：

优：TAM＞220°为屈曲活动正常；

良：TAM200°～220°为健侧功能75％以上；

中：TAM180°～200°为健侧功能50％以上；

差：TAM＜180°为健侧功能50％以下；

极差：结果不如术前。

3. 手灵活度的评定　手的灵巧性及协调性有赖于感觉、运动及视觉功能的健全，采用九孔插板进行评定，即将9根插棒分别插入木板孔中，再分别拔出来，计算需要的时间，先测定利手再测定非利手。

4. 手的精细功能评定

(1)撕纸试验：检查者在白纸上画一条直线，令患者沿直线将纸撕开。

(2)专用评定工具：可选用Jebsen手功能评定系统、Purdue钉板试验、Crawford手小件灵活性评定系统，针对被检者的实际情况选择相应的评定工具。

三、康复措施

(一)手部骨折的康复

骨折康复分固定期及骨折愈合期康复两部分，原则为准确的复位、有效的固定及合理的功能训练，目标是控制水肿和疼痛，维持未受累关节的活动范围，最大程度地恢复手的功能，其康复方法有以下几种。

1. 抬高肢体　将患手频繁举过头顶，控制水肿。

2. 主动运动　是消除水肿最有效的方法。

(1)进行患侧上肢未被固定关节的各个运动轴上的主动活动，必要时给予助力，10分/次，每日3～5次。

(2)等长收缩练习：必须是骨折复位稳定、软组织基本愈合后，进行固定部位肌肉的等长收缩练习，10分/次，每日3～5次。

(3)关节内骨折一般在固定2～3周后，进行关节的主动或被动运动。

3. 物理因子治疗

(1)超短波：适于无金属内固定的患者，局部炎性反应重时采用，无热量，10～15分/次，1次/d。

(2)紫外线：亚红斑量或1个生物剂量，1次/d，可以消炎，促进维生素D的合成，预防钙质的流失。

(3)超声波：促进水肿的吸收及骨折的愈合。

(4)石蜡疗法：适用于骨折愈合后，软化瘢痕组织，改善局部血液循环，20～30分/次，1次/d。

(5)压力疗法：弹力袖套45min，压力66mmHg，加30s，间歇30s，促进静脉和淋巴回流，消除肿胀。

(二)指屈肌腱术后的康复

目的是促进肌腱滑动及减少瘢痕粘连形成，其康复方法有以下几种。

1. 物理治疗　同骨折后的康复，主要是消炎、消肿、缓解瘢痕及粘连。

2. 动力支具　术后当天佩戴，使修复肌腱按新的应力排列，保持肌腱滑动减少粘连，是手功能恢复的重要方法。动力支具要求腕关节屈曲 30°~45°,MP 屈曲 45°~60°,指间关节伸直,随肌腱的愈合,逐渐减少腕关节及 MP 的屈曲角度。

3. 关节活动度练习

(1)术后 1 周:患者戴动力支具以被动屈曲、主动伸展练习,5 次/h,治疗师再为患者进行单关节的被动屈伸练习,但禁止主动屈指间关节及被动伸指间关节练习。

(2)术后 2~3 周:先进行单关节练习,再进行双关节的充分伸展练习,逐步增加指屈肌腱活动范围。

(3)术后 4~5 周:治疗师固定近节手指,使 MP 保持在伸直位,患指主动完成 PIP 及 DIP 的轻微屈指练习,每 2h 5 次。

(4)术后 6~8 周:可进行轻度功能活动练习,维持手的抓握功能及灵活性练习。

(5)术后 9~12 周:采用橡皮筋手指练习器,强化抗阻力指屈练习。

4. 注意事项

(1)术后 2 周内,肌腱处于软化状态,抗张力能力低,支具动力不足则患指关节不能充分屈曲,肌腱处于紧张状态,而动力太大不利于患指充分伸展,易发生,指间关节挛缩。

(2)患指功能恢复需要患者密切配合及定期调节支具。

(3)骨折内固定部位在训练时要确保有外在的固定力,使其不过度活动影响骨折的愈合。

(郭镜)

第八节 人工关节置换术后的康复

一、概述

人工关节置换术是指采用外科手段用人工关节替代或置换病损关节。目前,为了提高生活质量,关节病损者接受该手术的数量日益增多。人工关节置换术后康复的目的是最大限度地减少术后并发症、提高患者的运动功能和日常生活活动能力,使其在最短的时间内能够灵活运用置换后的人工关节,最大化地达到重返家庭和职业、回归社会的目的。

本文主要介绍人工全膝关节置换术(total knee replacement,TKR)及全髋关节置换术(total hip replacement,THR)的术后康复。

主要障碍:

1. 疼痛 患者因术前长期处于关节病损中(如退行性骨关节病等)出现关节的反复性、进展性疼痛加重,药物和其他保守治疗效果不明显。关节置换术的创伤,使得患者术后感觉到剧烈的术后疼痛,但随着药物、理疗等治疗,可逐渐缓解。

2. 关节畸形 主要包括关节畸形及活动度降低,人工关节置换术后由于韧带松弛等可造成各种关节畸形:内/外翻、屈曲、过伸畸形等。

3. 活动能力降低 疼痛和畸形使得关节活动度降低,影响患者的 ADL 能力,如转移、行走、上下楼梯等,使患者丧失了劳动能力。

二、康复评定

(一)术前评定

包括手术适应证,如反复严重的疼痛、关节严重畸形、关节结构破坏等;评估病损关节是否需要手术,以及患者全身健康状况及相关各项康复评定。

1.肌力　可采用 MMT 法评定,应重点评定所置换关节周围肌的肌力,对术后针对性制订康复训练计划有重要指导意义。

2.ROM　应包括全身各关节,尤其是手术关节的 ROM,有无关节挛缩、畸形等。

3.步态　确定步态类型,是否需要使用助行器辅助步行。

4.肢体长度　测定手术肢体长度,保证术后双侧肢体功能位长度一致。

5.影像学检查　手术关节有无畸形、增生、对位对线问题等,作为手术参考依据。

(二)术后评定

分别在术后 1～2d、1 周、2 周的住院患者及术后 1 个月、3 个月和半年的门诊患者中进行评测。

1.生命体征　要评定患者的心率、体温、血压、氧饱和度,及卧床时心肺功能。

2.伤口情况　伤口周围是否有红、肿、热、痛等情况,及伤口愈合情况等。

3.关节水肿　关节内或关节周围软组织引起的水肿可用不同的评估手段:浮髌试验可判断关节内有无积液及其程度,关节周围组织的围度可作为判断软组织肿胀的客观指标。

4.关节疼痛　术后 2d 内,主要为手术切口疼痛,随后功能性活动训练的增加会出现活动后疼痛。疼痛程度可采用 VAS 评定。

5.关节活动状况　应用量角器评测 ROM,对手术关节应评测被动和主动 ROM,以了解造成 ROM 障碍的原因,如软组织挛缩等,指导康复训练。

6.肌力　以 MMT 评测肌力,观察是否影响术后关节的稳定性。

7.活动及转移能力　根据术后的不同阶段评估患者床上活动及转移能力、坐(包括床边及座椅)、立、走、上下楼梯、走斜坡等功能。

8.步态　除评测一般步态外,还应分别观察患者行走时站立相、摆动相步态。

9.门诊随访　了解受累关节的稳定性和活动度。

10.功能性活动能力。

三、康复措施

(一)术前康复教育

1.术前康复教育可使患者了解手术并发症、术后康复的重要意义。

2.增加患肢及其他肢体的肌力训练。

3.教患者学会手术后体位的摆放、深呼吸及咳嗽训练方法、床上及转移活动、各关节的主动/主动辅助 ROM 训练方法等。

4.指导患者使用辅助器具(如手杖、助行器)的方法,为术后康复打下基础。

(二)术后康复治疗

1.消肿止痛

(1)冰疗:由于关节置换术,尤其是膝关节置换术,常采用骨水泥固定,骨水泥固定后会释放热量,使周围软组织温度升高,并可持续数周。冰疗不仅能降低软组织的温度,而且能减轻术后关节软组织的肿胀,并能进一步缓解疼痛。术后第 1d 即可使用冰袋,置于手术的关节周围,每日一到两次,每次 30～60min,7～10d 为一疗程。应用至关节消肿、疼痛减轻为止。

(2)经皮神经电刺激:关节置换术由于软组织及骨的手术创伤相对较大,造成的疼痛是较为严重的。临床常采用静脉或口服止痛药镇痛,经皮神经电刺激作为药物的辅助治疗,在临床上被广泛证明有效。可采用频率为 100Hz,双通路四电极,分别置于手术切口两侧,治疗时间 30～60min,强度为 2 倍的感觉阈,每日 1～2 次,7～10d 为一疗程。

2.体位摆放 髋关节置换术后应避免四种危险的体位:①屈髋超过 90°。②患侧下肢内收超过身体中线。③伸髋外旋。④屈髋内旋。根据手术入路的不同,对体位有不同的限制。后外侧手术入路后应避免屈曲超过 90°,过度旋转和内收;前外侧入路手术后应避免外旋,并用枕头使患髋外展以防止髋关节内收、内旋,在患者术后睡觉和休息时使用,该枕头通常使用6～12 周,12 周后髋关节的假囊形成,此时的肌力也足以控制髋关节的稳定性。THR 4～6周后,患者髋关节能够完全伸直,屈曲 80°～90°,轻度内旋(20°～30°)和外旋,并且可以在忍受范围内被动外展。

3.预防并发症的练习 为预防术后伤口/肺部感染、深静脉血栓等并发症,术后应尽早开始深呼吸/咳嗽训练,踝关节背屈、跖屈的训练,以及床上活动。

4.肌力增强训练 术前进行手术后肌力增强训练的教育。术后 1～2d,进行手术侧关节周围肌的等长收缩,及非手术关节、下肢和上肢主动活动和抗阻训练,每日 1～2 次,每次 30～60min。术后一周,渐近性抗阻训练可逐渐从屈髋、伸膝开始,之后屈髋、屈膝,直到关节无痛时,再增加阻力,达到耐受程度。并增加上肢的肌力训练以帮助患者生活自理及转移。

5.ROM 训练

(1)持续被动运动:术后第 2d 即可开始使用,每日 2 次,每次 1h,每日增加 5°～10°左右。

(2)关节的主动辅助/主动活动:术后第 2～3d,可先借助外力如毛巾、绳子、悬吊装置等,帮助活动膝关节,过渡到自行进行主动屈、伸关节训练。每日 1～2 次,每次 30～60min。

(3)牵伸练习:以膝关节置换术为例,术后 2～4 周膝屈曲应达到 90°,如有膝关节屈曲/伸展挛缩,可开始对膝关节进行屈曲和伸展的牵伸训练,该训练可应用患者自身体重、治疗师或外界力量。牵伸力量的方向应与肌或软组织挛缩的方向相反。在关节可动范围内,先主动,后被动活动膝关节到受限处。牵伸时,固定关节近端,牵伸关节远端。牵伸不可用强力,使关节超过正常活动范围。每次牵伸持续 5～10s,5～10 次为 1 组,每日 1～2 组。

6.转移能力的训练 以髋关节置换术后为例:

(1)起坐转移:鼓励患者借助双臂支撑力量起坐,切忌借助床头系带起坐。因为以双臂支撑力量起坐便于控制屈髋角度,而用床头系带双臂用力牵拉坐起时,不易控制屈髋角度,屈髋较大易伴屈膝髋内旋,以致髋关节脱位。

(2)长坐位—床旁坐位转移:向患侧转位移动(双髋置换,后跟进的一侧不能过中线),便于控制患侧髋关节内收,同时利于提高髋外展肌力。

(3)翻身活动:双侧均可。多鼓励向患侧翻身,在确保安全情况下尽量独立完成。若向健侧翻身,必须在他人的帮助下维持患髋于外展中立位,以免因外展肌力不足、受重力的影响而使髋屈曲、内收和内旋,导致脱位。

(4)坐—站转移:健侧膝、足在后,患侧膝、足在前,双手支撑扶手,保持在起立时躯体重心移动过程中患侧屈髋不超过 90°,防止脱位。坐位时,不可坐过低的椅子或凳子,因为膝关节不能高过髋关节。

7.负重练习和步态训练

(1)当患者具有一定的肌力和平衡能力时,可进行负重练习,一般在术后 3～7d 进行。1周之后,负重练习可以借助平衡杠、助行器从部分负重,逐步过渡到手术后 6 周完全负重。在平衡杠或步行器辅助下,可进行膝关节开链和闭链的训练。

(2)步态训练:在站立相,训练患者髋伸展,膝关节屈、伸控制,髋、膝、踝的协调运动,以及患肢的负重练习。在摆动相,训练患者摆动时如髋屈膝,伸髋屈膝,足跟着地时伸膝和足背屈。除此之外,要仔细观察和分析骨盆的移动和旋转,行走时各关节的协调配合运动和行走姿势,必要时进行训练和矫正。

(3)获得一定步行能力后,患者开始进行上、下楼梯的训练。如一侧髋关节手术后,上楼时非手术肢体先上,下楼时手术肢体先下。

8.功能性独立,能力的训练

(1)术后鼓励患者立即进行床上的功能性活动,如:桥式运动及翻身练习。

(2)患者尽早从卧位转为坐位,良好的躯干旋转是患者完成床上功能活动的重要基础。

(3)术后1周,鼓励患者自行穿衣、如厕、行走。日常生活活动中仍需注意避免特殊体位,如不坐矮板凳,坐位不交叉双腿,不下蹲拾物等以防假体脱位或磨损。

(4)术后5~6周,令患者练习上下楼梯、骑自行车和乘车等功能性活动。

9.心理咨询与支持。

10.全髋(膝)关节置换术康复流程及项目(见表13-6)

表13-6　全髋(膝)关节置换术后患者转移能力训练流程

康复时间	全膝关节置换术	全髋关节置换术
术后1~2天	1.卧床 2.消肿止痛:电疗,冰疗 3.踝部、足趾的主动活动 4.股四头肌、腘绳肌、臀肌的等长收缩 5.持续被动活动:术后第一天0°~45°开始,每天增加ROM 10°	1.卧床 2.消肿止痛:电疗,冰疗 3.辅助外展位(双腿间放外展枕) 4.辅助髋膝关节屈曲、伸展 5.髋外展肌、伸展肌和股四头肌等长收缩 6.踝、足、趾的主动活动
术后3~6d	1.膝关节主动活动 2.直腿抬高 3.床上活动练习(翻身、坐起、移动、坐到床边) 4.桥式运动:3组/d,10次/组 5.持续被动运动:每天增加ROM 10° 6.术后第4d开始站立练习	1.持续第1、2d的训练 2.床上活动练习(翻身、坐起、移动、坐到床边) 3.尝试从坐到站 4.从高椅或高床沿坐位到站立
术后7~12d	1.部分负重行走训练(使用四脚拐、肘拐、手杖) 2.股四头肌、腘绳肌渐进性肌力训练 3.楼梯、坡道行走(先用三向训练阶梯,后日常行走楼梯)、膝、髋、踝协同训练 4.腘绳肌牵伸,防止屈曲挛缩,股四头肌被动牵伸,增加膝关节弯曲度 5.ADL训练	1.尝试上下楼梯 2.尽可能拐杖行走,达到部分负重(四脚拐、肘拐、手杖) 3.髋周围肌肉渐进性肌力训练 4.发展独立生活能力,能自己起床、转移和行走 5.ADL训练
术后3周	1.增加肌力,步态练习,注意行走速度、耐力,以及楼梯、坡度 2.ADL:洗澡、如厕、乘车等,如需要可进行被动牵伸、水疗等 3.功能训练及实现重归社会 4.出院宣教 5.制订随访时间及计划	1.增加肌力,步态练习:注意行走速度、耐力、楼梯、坡度、坐、卧位时不要交叉双腿 2.ADL:洗澡、如厕、乘车等 3.3个月后可适当开始散步、游泳等活动 4.功能训练及实现重归社会 5.出院宣教 6.制订随访时间及计划

11.术后家中注意事项(以髋关节置换术后为例)

(1)禁忌动作:家庭日常生活活动中,注意避免使患髋屈曲角度大于90°,避免患侧髋关节内收,手术后早期禁止"跷二郎腿",绝对避免在跷腿的同时施压;禁止坐低矮凳及使用蹲便器,提倡使用坐便器;禁止患侧腿剧烈运动及直腿从高处跳下,早期尽量避免行走在不平整路面上,防止跌倒;睡眠侧卧位时避免患侧卧位。

(2)日常生活注意事项:要注意保持患侧髋关节与躯干角度大 90°,避免患肢内收,为座椅、坐便器、洗澡间和楼梯上安装牢固的扶手,并准备一个高度适当的脚凳,方便患肢休息,清除家中活动区域内所有可能引起摔跤的物品。

四、并发症的防治

1.下肢深静脉血栓形成　患者术后应尽早进行被动、主动活动,尽早下床练习。一旦发现患者不明原因的下肢肿胀、局部疼痛,可立即进行下肢 B 超或静脉血流图的检查,及早确诊。

2.脱位　主要强调术后的预防措施,尤其是在术后 6 周之内。一经确诊,可立即进行手术复位,并立即制动。

3.异位骨化　发生率约为 5%～71%,通常于术后 1 年内发生,发病率较高的病种为活动期强直性脊柱炎和类风湿关节炎、短期内迅速进展的骨性关节炎和特发性骨骼肥厚症,在临床工作中对该病种患者治疗时应多加警惕,疑似病例可行早期 X 线或超声确诊。

(郭镜)

第九节　颈椎病的康复

一、概述

1.概念与病因　颈椎病(cervical spondylosis,CS)是指颈椎间盘退行性改变及其继发性椎体、椎间关节、韧带、肌肉、筋膜等退行性改变而导致神经根、椎动脉、交感神经、脊髓受累而引起的一种进展缓慢的退行性疾病。多见于中老年人,40～60 岁为高发年龄,长期伏案工作者多见。随着年龄的增长,椎间盘水分减少,弹性减弱,向外膨出或突出,椎间隙变窄,继发椎体骨质增生,使颈椎椎管狭窄或椎间孔变小、变形,直接压迫或刺激脊神经根、脊髓、椎动脉或交感神经,引起一系列的临床症状。颈椎病的形成是一个慢性的病理过程,颈部长期受风寒、劳损、坐姿不当、反复落枕、外伤或老化均可导致本病的发生、发展。

人的头颈部活动范围较大,活动范围最大的颈椎易受损伤。C_5～C_6 受累最为严重,C_6～C_7 和 C_4～C_5 次之,C_3～C_4 再次之。

2.分型

(1)颈型颈椎病:该型最常见,约占 40%,以青壮年多见。症状多轻微,以颈部症状为主:颈部有酸、痛、胀及不适感,约半数患者颈部活动受限或呈强迫体位。个别患者上肢可有短暂的感觉异常。主要体征:一侧或双侧斜方肌压痛。X 线平片可出现颈椎屈度变直,但椎间隙无变窄。

(2)神经根型颈椎病:约占 30%～40%。①症状:颈后部和肩背部及上肢出现疼痛、麻木,轻者仅为隐痛、麻木及酸软不适;重者为阵发性剧烈疼痛,沿神经根分布向前臂和手指放射,伴有触电样麻刺感。咳嗽、排便及用力时症状加重。同时常有上肢肌力下降,手指欠灵活等症状。②体征:颈部肌紧张,颈椎棘突、椎旁、冈上窝及肩胛区有压痛。臂丛牵拉试验、压顶试验可阳性,上肢可有轻度肌萎缩,手握力减弱,前臂和手感觉减退,肱二头肌、肱三头肌、桡骨膜反射减弱。③X线平片显示:颈椎生理曲线消失、变直,椎间隙变窄,椎体前、后缘骨质增生,钩椎关节增生,相应椎间孔变小、变形。CT或MRI显示椎间盘变性、突出,椎管狭窄,肩袖、硬膜囊及神经根受压。

(3)交感神经型颈椎病:约占10%～15%。①症状:出现交感神经兴奋或抑制症状:头痛,多在枕部,为持续性隐痛,也可为偏头痛,常伴有头晕;视物模糊、眼冒金星、眼窝胀痛、流泪;心慌、胸闷、心前区疼痛;肢体发凉、麻木、疼痛、烧灼感、多汗或少汗。②体征:可见瞳孔散大或缩小,眼球外凸或内陷,眼裂增大或缩小,心动过速或心动过缓,心律不齐,血压升高或降低,皮温降低。③X线、CT、MRI等检查结果与神经根型颈椎病相似。

(4)椎动脉型颈椎病:约占10%～15%。①症状:以眩晕为主。表现为头晕、头痛、视物旋转/模糊、恶心、呕吐、怕光、惧动、耳鸣、肢体麻木等。常于头转动时发生,多突发性起病,有反复发作倾向。少部分患者在头部旋转或屈伸时猝倒。②体征:阳性体征较少,部分患者可出现眼震或椎动脉扭曲试验阳性。③物理检查:超声多普勒检查可显示椎动脉管腔狭窄的程度和血流速度;数字减影血管造影可见到椎动脉迂曲、变细或受压;CT和MRI可显示颈椎横突孔的变小程度。

(5)脊髓型颈椎病:约占5%～10%。①症状:主要是肢体运动障碍。病初仅表现为单或双侧下肢沉乏无力,渐至行走不便。严重时不能行走,大、小便失控;可有单侧或双侧上肢无力,不能提重物,手的精细动作欠灵活。②体征:下肢肌力减弱,肌张力增高,膝腱反射、跟腱反射亢进,腹壁反射、提睾反射、肛门反射减弱或消失,踝阵挛、髌阵挛阳性,巴宾斯基(Babinski)征阳性,屈颈试验阳性,一侧或双侧霍夫曼(Hoffmann)征阳性。③CT和MRI显示脊髓受压移位,受压处变形,脊髓前后径变小。

上述各型可单独存在,也可同时存在。两种或两种以上类型的症状和体征同时存在时,以其中一种类型的症状为主要临床表现者较多。

二、主要障碍

1.疼痛与麻木　　是颈型颈椎病、神经根型颈椎病的主要表现,可见颈肩背和上肢的疼痛和麻木,也可出现胸痛、头痛、枕部疼痛与麻木。

2.眩晕　　是椎动脉型颈椎病的典型表现,常于头部转动时发生,当改变方向时头晕减轻或消失,起病突然,严重时可出现晕厥,并有反复发作倾向。

3.运动障碍　　颈型、神经根型、交感神经型、椎动脉型颈椎病均可出现颈部活动受限,脊髓型颈椎病主要是肢体运动障碍,具体同前文所述。

4.肌力改变　　神经根型颈椎病出现上肢的肌萎缩,手握力减弱,肱二头肌、肱三头肌反射减弱。脊髓型颈椎病表现为下肢的肌力减弱,肌张力增高,膝腱、跟腱反射亢进。

三、康复评定

对颈椎病的评定包括临床分型、疼痛程度、颈椎关节ROM、ADL,以及感觉、反射、X线片、肌电图和神经传导速度测定等项目。

对颈椎病的专项评定有颈椎稳定性评定、颈椎间盘突出功能损伤的评定和脊髓型颈椎病的功能评定等。日本骨科学会对脊髓型颈椎病的 17 分评定法应用较普遍。17 分为正常值，分数越低表示功能越差，以此作为手术前后功能变化和康复治疗前后效果对比的参考依据。

四、康复措施

目的在于减轻颈神经根、硬膜囊、椎动脉和交感神经的受压和刺激；解除神经根的粘连和水肿；缓解颈、肩、臂肌痉挛；增强颈部肌力量，保持颈椎稳定。

1. 颈椎牵引疗法　①作用：颈椎牵引时，颈椎所处的角度和颈部肌的状态与平常有所不同，肌张力发生变化，肌松弛，缓解了颈肌痉挛；牵引时向上的作用力使颈椎间隙和椎间孔增大，减轻了骨赘或突出的椎间盘对神经根的压迫，牵开被嵌顿的关节滑膜，调整紊乱的小关节，调整屈曲的椎动脉；促进神经根水肿的吸收，起到减压和改善血液循环的作用；使椎管的纵径延长，韧带张力增高，有利于逸出的椎间盘复位；颈椎牵引还可改善颈椎平衡的失衡状况，加强颈椎的稳定性，促进颈椎功能的恢复。②方法（主要为颌枕吊带法）：取坐位，牵引角度为上颈椎病变头前屈 $0°\sim10°$；$C_5\sim C_6$ 病变头前屈 $15°$；$C_6\sim T_1$ 病变头前屈 $20°\sim30°$。牵引重量由 $5\sim6kg$ 开始，若无不适则每 $1\sim2$ 次增加 1kg，逐渐增加至 10kg 或更多，但不宜超过20kg。牵引的重量还要考虑到体质、年龄、病情和颈部肌发达情况，不能一概而论。年老体弱的患者可取仰卧位牵引，以保证舒适安全。每次牵引 $20\sim30min$，每日 $1\sim2$ 次，10 次为一疗程。重症患者住院牵引，时间可长达 $4\sim8h$。若进行两个以上疗程治疗，疗程间歇一般为 $7\sim10d$。牵引力过大可使患者颞颌关节酸痛、牙痛，或头痛、头晕，出现上述症状即停止牵引，一般可自行缓解。牵引疗法适用于神经根型、椎动脉型和交感神经型颈椎病；脊髓型颈椎病患者慎用，以避免加髓损伤。

2. 颈托和围领　于颈托内充气戴在颈部，可使颈椎舒适地固定于适当位置，限制其过度活动，减轻头部负荷，维持正常生理曲度，并有一定的撑开牵张作用，减轻神经根和椎动脉的受压症状，有利于组织修复和症状的缓解，且患者行动不受影响。围领有同样的治疗作用。使用时间应在急性期过后，症状基本消失时摘除。

3. 物理治疗

（1）作用：缓解肌痉挛，减轻疼痛、粘连，消除神经根水肿，扩张血管，促进神经、肌功能的恢复。

（2）方法：①超短波疗法：电极板两块，置于颈椎前后，或分别置于颈后与患侧前臂，给予微热量或温热量，每次治疗 $15\sim20min$，每日 1 次，10 次为一疗程，适用于神经根型和脊髓型颈椎病。②低频调制的中频电疗法：$6cm\times12cm$ 电极两块，置于颈后两侧，或分别置于颈后和患侧前臂，电量以患者能够耐受为度，每次治疗 20min，每日 $1\sim2$ 次，10 次为一疗程，适用于椎动脉型、交感神经型和神经根型颈椎病。③紫外线疗法：颈后平发际处至第 2 胸椎，弱红斑量，隔日 1 次，3 次为一疗程，适用于治疗神经根型颈椎病。④红外线疗法：颈后照射，使患者有温热感，每次治疗 $20\sim30min$，每日 1 次，10 次为一疗程，适用于椎动脉型和神经根型颈椎病。⑤超声波疗法：声头与颈部皮肤密切接触，沿椎间隙与椎旁移动，强度 $0.8\sim1.0W/cm^2$，每次治疗 8min，每日 1 次，20 次为一疗程，适用于治疗脊髓型颈椎病。⑥直流电离子导入疗法：两电极并置，滤纸或纱布浸药物溶剂后置于衬垫上，紧贴皮肤，电流密度为 $0.05\sim0.1mA/cm^2$，其大小以主电极为准，每次治疗 $15\sim20min$，每日 1 次，10 次为一疗程，适用于治疗神经根型颈椎病。⑦其他物理疗法：如蜡疗、毫米波、激光穴位照射等治疗也有一定效果。

4.关节松动技术　常用的手法有拔伸牵拉,旋转颈椎,松动棘突、横突及椎间关节等手法。操作时,应根据患者病情,选择相应的分级手法。主要用于神经根型颈椎病,有缓解颈部肌痉挛、僵硬和疼痛的作用。

5.注射疗法　颈段硬膜外腔注射疗法(采用低浓度的局麻药加皮质激素阻断感觉神经及交感神经在椎管内的刺激点,也可抑制椎间关节的创伤应激)适用于神经根期、交感神经型颈椎病,包括颈椎间盘突出症。每5～7d1次,2～4次为一疗程。

6.运动训练　①作用:增强颈部和肩胛带肌力,增加颈部韧带的弹性,提高颈椎各关节功能,改善颈肩关节的活动范围,达到巩固疗效、防止复发的目的。运动通常在颈椎病症状缓解时进行。②方法:颈部缓慢前屈,下颌接近胸前,然后颈部再缓慢后伸,枕部接近后背;颈向左侧屈,左耳垂接近左肩峰,颈向右侧屈,右耳垂接近右肩峰;头向左旋转至最大限度,眼望左后方,再将头向右侧旋转至最大限度,眼望右后方。还有伸颈拔背、擦颈按摩、旋肩、绕肩、抚项摸背等运动训练方法。以上动作的幅度和运动量应由小到大,轻柔缓慢地进行。每个动作重复6～8遍,每日1～2次。要持之以恒,长期坚持。

7.按摩疗法　有纠正颈椎解剖位置的异常,使颈椎错位复位的作用,有利于颈椎恢复正常生理曲度,扩大椎间隙和椎间孔,缓解肌和血管的痉挛,改善血液循环。常用方法:①颈痛:抚摩、按揉、捏拿颈肌,按枕下部,牵伸颈部。②头痛、头晕:叩头顶,推前额。③上肢疼痛、麻木:点按肩井,推拿按摩后背,按揉肩周,捏拿臂肌,点按曲池穴,捋手指,抖上肢,搓上臂等。

8.针灸疗法　①作用:可解除肌痉挛,提高痛阈,改善血液循环,缓解疼痛、麻木,并对眩晕、心慌、无力有一定疗效。②方法:神经根型:风池、风府、肩井、曲池、外关、合谷、后溪等;脊髓型:大椎、夹脊、肩井、肩贞等;椎动脉型:风池、翳风、百会、太阳、听宫等;交感神经型:百会、四白、太阳、足三里、三阴交等。每次留针10～15min,每日1次,10次一疗程。若进行第2疗程,中间间隔5d。

9.药物治疗　①西药:镇痛药:疼痛较甚者口服布洛芬缓释胶囊(芬必得)、醋氯芬酸等;扩血管药:头晕较重者给予尼莫地平、氟桂利嗪等以提高椎基底动脉血流量;营养神经药:维生素 B_1 注射液、维生素 B_{12} 肌内注射或口服。②中药:如颈复康、颈痛宁等,可起到活血化瘀、舒筋壮骨、减轻神经根水肿和止痛的作用。

(陈丹)

第十节　肩周炎的康复

肩周炎是肩周肌、肌腱、滑囊及关节囊的慢性损伤性炎症。常发生于40～60岁之间,女性多男性(约3∶1),左肩多于右肩。其特点是肩部疼痛逐渐加剧,夜间为甚;肩部活动范围逐渐受限,严重时影响患者穿衣、梳头等日常生活活动。病程长,恢复慢,一般需要几个至2年。部分患者可自愈,不复发。

病观过程分三期:凝结期、冻结期和解冻期(或分为疼痛期、僵硬期和恢复期)。

一、功能障碍

1.肩痛　常发于左肩,少数患各两侧先后或几乎同时发病。起病缓慢,人多无外伤史或仅有轻微的外伤史,肩部疼痛一般位于肩前外侧,可牵涉到颈部、肩胛部、三角肌部、上臂和前臂背侧。肩周炎急性期疼痛严重,夜间疼痛加重使患者不敢取患侧卧位,影响睡眠。

2.肩关节活动受限　因肩痛,肌痉挛,关节囊和其他肩部软组织挛缩、粘连而导致肩关节活动受限。主要是外展、外旋和内旋受限,不能梳头、摸颈后和背部,穿衣困难。开始感觉提物无力,随即因肌挛缩而活动受限,并逐渐加重。若因其他部位伤病引起上肢长期不能活动所诱发的肩周炎,则先表现为活动受限,然后逐渐发生疼痛。

3.日常生活活动能力下降　因疼痛及肩关节活动受限导致 ADL 和工作受到极大影响,甚至梳头、穿衣、提物及处理个人卫生等活动都明显受限。

4.心理障碍　患者可因严重而持续的疼痛造成情绪波动,严重者可产生焦虑、忧郁等症状,如果病程迁延较长可表现出悲观、失望等情绪。

二、康复评定

1.肩关节疼痛评分　常用的疼痛评分方法包括语言评分法(VRS)、视觉模拟法(VAS)、数字评分法(NRS)及面部表情评分法(faces pain scale,FPS)等。

面部表情评分法(FPS):由六种面部表情及 0～10 分构成,程度从不痛到疼痛难忍(不痛→微痛→有些痛→很痛→疼痛剧烈→疼痛难忍),如图 13—4。

面部表情评分法

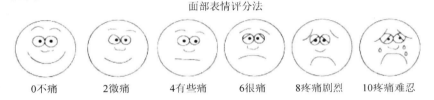

| 0不痛 | 2微痛 | 4有些痛 | 6很痛 | 8疼痛剧烈 | 10疼痛难忍 |

图 13—4　面部表情评分法

由患者选择图像或数字来反映最接近其疼痛的程度,FPS 与 VAS、NRS 有很好的相关性,可重复使用。

2.运动功能评定　主要针对肩关节 ROM 进行评定,后期需进行肌力评定。疼痛的评定也有助于观察运动功能改变。

在明确诊断之后,应对患者肩关节各运动方向上的 ROM 受限程度进行评估,评估的目的是明确受累的肌或肌群,以利于制订有针对性的治疗方案。

肩关节 ROM 评定指标及分级方法可参见表 13—7、表 13—8。

表 13—7　肩关节功能评分标准

分数	0	10	20	30	40	50	60	70	80	90
内、外旋	0°	10°	20°	30°	40°	50°	60°	70°	80°	90°
反手摸背(cm)	57	52	47	42	37	32	27	22	17	12
左手摸耳	左耳外	左耳	左耳之上	头顶左	头顶中	头顶右	右耳之上	右耳尖	右耳中	右耳下
右手摸耳	右耳外	右耳	右耳之上	头顶右	头顶中	头顶左	左耳之上	左耳尖	左耳中	左耳下

注:内旋、外旋每度 1 分;反手摸背指反手用拇指端背而触及背中线,尽量向上移动,测量指端至第七颈椎棘突之距离,组距间数值每厘米 2 分,<12cm 者评 90 分,>57cm 或不能触及背中线者评 0 分。

表 13－8　肩功能等级

功能等级	四项指标总分	肩功能情况
0	0～60	极度受限
1	61～120	严重受限
2	121～180	显著减退
3	181～240	中度减退
4	241～300	轻度减退
5	301～360	正常范围

注：首先将表 13－7 中的四项指标结果按照该表所拟标准换算，每项满分为 90 分；再将评分相加成为总分，然后按表 13－8 所拟标准，评定功能等级。

3. 日常生活活动能力评定　患臂需进行日常生活活动能力评定，如穿衣、脱衣、梳头、如厕、整理个人卫生等，常用的有 Bartherl 指数评定法和 FIM 评定法。

三、康复措施

为了缓解疼痛和促进肩关节活动功能恢复，宜采用综合治疗，早期以消炎止痛为目的，晚期则以恢复关节活动功能为主。

1. 保持肢体功能　对于肱骨上端骨折和肩胛骨骨折，10～14d 安静休息之后可以进行运动疗法。使用外展夹板的缺点为臂丛受牵拉，肱骨头压迫腋神经，使肩周围肌呈过伸位，或呈过屈位。因此早期开始运动，用三角巾悬吊即可。仅在肩痛剧烈时，让患者以 70°外展位卧床休息，超过中年的患者应尽量避免固定。

2. 药物疗法　主要控制疼痛和肌痉挛，可口服水杨酸制剂或其他消炎镇痛药等。皮质激素封闭可用于疼痛明显且有明确压痛点者，可缓解疼痛，消除局部炎症。应避免使用关节腔内注射。压痛局限者可用 2％利多卡因 2～5mL 加醋酸泼尼龙 0.5～1mL 或地塞米松棕榈酸酯 1mL，或其他针剂局部封闭，每周 1 次，根据患者情况一般 1～2 次，也可 3～4 次。外用布洛芬凝胶，并可配合相应的理疗。也常用活血化瘀，通经活络，散寒祛湿的中药对症治疗。

3. 物理疗法　超短波、微波、冲击波、电磁疗等各种物理因子能改善肩部的血液循环及营养代谢，促进充血的消散、水肿的吸收，缓解肌痉挛，松解粘连，减轻疼痛。急性期疼痛剧烈者可行局部冷疗，可快速缓解疼痛；已伴有轻度 ROM 障碍者，局部可加用高频电辅以中频电疗以消炎止痛；如局部粘连严重（ROM 重度障碍），可加用超声波并用关节松动术手法治疗，必要时还可加用冲击波治疗等。

4. 针灸、推拿、按摩　针刺肩髃、肩井、曲池、合谷、阳陵泉及肩部阿是穴。适当的推拿按摩能明显止痛，增加肩关节 ROM。可用滚法、拿法、揉法等施于患肩前部及上臂，配合患肢的外展、外旋被动活动。中医小针刀治疗肩周炎也有明显作用。

5. 运动疗法　运动疗法是治疗肩周炎最主要和有效的方法，包括患者本身的运动和手法治疗两种。ROM 练习应该在患者可忍受的轻度疼痛范围内进行。

（1）自身运动

1）考德曼体操（Codman exercise）：又称摆动练习。患者立位，腰部前屈，双手下垂（或健手扶桌),患侧手持小哑铃进行前后、左右摆动及顺、逆时针划圈,各 1min,2 次/d。通过改变力的方向使肩关节进行减重状态下的 ROM 训练(如图 13-5)。主要适用于疼痛较重、难以进行关节主动运动者。

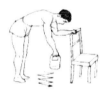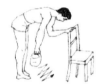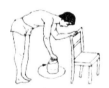

图 13-5　Codman 体操

2)主动辅助 ROM 训练:借助器材、人力或健侧肢体辅助。如增大 ROM 的肩轮训练,借助定滑轮装置,用健臂的屈伸辅助患肩进行伸屈运动等。还可于仰卧位在肩外展情况下,进行肩的内外旋运动。

3)主动运动:①肩梯训练:患者面对肩梯站立,手指爬肩梯,尽力达到所能达到的最大高度,注意躯干保持正直,勿耸肩,练 10 次。身体稍侧转体,再练 10 次;再稍侧转体,练 10 次……直至体侧对着墙壁或肩梯(如图 13-6)。每次大约 10min,每日 2~3 次。②体操棒练习:双手持棒上举、斜举、后伸、伸展时屈伸肘等。③徒手爬墙、墙上画圈练习、肋木练习、拉力器练习等。

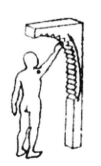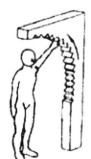

图 13-6　肩梯训练

(2)手法治疗:常用关节松动术,可进行肩关节的前后、头足、后前、外展滑动,以及外展、内收、屈伸、内外旋、摆动、牵引等,每次应用 2~3 种手法,每种手法 60~90s,重复二遍。急性期,因疼痛剧烈,多用 I 级手法,即在肩活动的起始端小范围松动;缓解期,因肩活动受限,多应用 II、III 级手法,即在肩关节活动范围内大幅度松动,以是否接触关节活动的终末端来区别。该方法对合并肩关节半脱位/严重骨质疏松的患者慎用或不用。运动疗法应循序渐进地进行,可结合 ADL 训练安排。

6. ADL 训练　作业治疗师指导患者穿衣、梳头、洗脸、如厕及整理个人卫生等活动,在有目的的活动中增强肩关节功能,一些治疗性作业活动如推磨砂板、插件、套管等练习也十分有益。

(陈丹)

第十一节　腰痛的康复

腰痛(lumbago)是一组症候群,不是疾病名称;是康复医学科、骨科、神经科门诊中,最常见的主诉症状,也是很普遍的职业病。其病因复杂,影响因素多,诊治有相当的难度。在发达国家,发病率可达 60%~80%,是仅次于上呼吸道疾病的就诊原因。

腰痛的病因分类中,约 97%为力学性腰痛,2%源于内脏性疾病,1%为非力学性腰痛;力学性腰痛中 72%是腰部扭伤(sprain)和过劳(strain),14%为椎间盘突出(herniation),11%是椎间盘退行性疾病。

腰痛的症状主要源于整个脊柱相关结构,各种原因引起骨骼、关节、神经根、肌肉筋膜、韧带、软骨异常,都会导致腰痛。最常见的原因为肌、韧带损伤和与年龄相关的退行性变。约90%的腰痛症状较轻且为自限性,常在 1 个月内缓解,10%演变为慢性腰痛。

一、危险因素

主要有以下几点。

1. 个人因素　①年龄:多见于 35~55 岁。不同年龄段腰痛的原因不同,老年人上要以躯干肌无力、脊椎骨关节炎、骨质疏松症等退行性变为主,而工作年龄段患者主要以力学性腰痛为主。②体型:肥胖、妊娠等与腰痛相关。③遗传:部分病例有家族相关性,椎间盘变性主要是遗传因素,一部分原因不明。④其他:腰骶结构不良(隐性脊柱裂、骶裂),内分泌相关性疾患等。

2. 肌力　躯干背伸肌、屈肌群的肌力失衡可导致腰痛,脊柱背伸肌耐力不足常引发非特异性腰痛。

3. 职业　①重体力劳动与腰背痛发病率呈正相关关系,其中,一次性提举重物与急性腰痛的发作关系最为密切,急性腰痛的危险性随所提重物的重量增加而增大。②习惯性不良工作、生活姿势,长时间保持坐位或立位的职业较之工作时能经常变换体位者,发病率更高。③振动:车辆驾驶员腰背痛发生率较高,与脊柱受震动及长时间坐位有关。

4. 吸烟　腰痛的发病率可随吸烟量上升而增加。

5. 心理　工作环境造成的心理应激等,以及个体对疼痛的敏感性、耐受性亦影响到发病率及就诊率。

二、主要障碍

各种腰痛的主要功能障碍是疼痛及疼痛所引发的躯体运动受限。

1. 腰痛　常见的几种腰痛的鉴别诊断见表 13—9。

表 13－9 常见的腰痛鉴别表

	外伤史	疼痛	压痛点	腰肌痉挛	根性刺激征	直腿抬高试验	其他
腰肌扭伤	＋＋	剧烈	明显、局限	＋＋	－	－	X 线片无异常
腰椎间盘突出症	＋/－	剧烈	多处	＋/－	＋＋	＋＋/－	腓肠肌挤压痛＋＋,有 X 线片、CT、MRI 改变
腰椎小关节紊乱	＋＋	剧烈	明显、局限	＋＋	＋/－	－	腓肠肌挤压＋＋,有 X 片改变
退行性脊柱炎	－	酸痛、钝痛	不明显	－	－	－	劳累后重,休息可缓解,X 线片改变
骶髂关节扭伤	＋＋	较强	明显、局限	＋/－	＋/－	－	"4"字征＋＋
臀上皮神经卡压	＋/－	锐痛	明显、局限	＋/－	－	－	局限浅感觉障碍
腰骶结构不良（移行椎）	－	酸痛、钝痛	不明显或局限轻压痛	－	－	－	劳累后重,休息可缓解,有 X 线片改变
腰肌纤维炎	－	钝痛	不明显或广泛轻压痛	－	－	－	劳累后重,休息可缓解

明确的诊断直接与治疗方案的选择相关。诊断主要依据主诉,疼痛性质,查体,压痛点位置,压痛区有无硬结、条索及疼痛激发点,肌力及皮肤浅感觉有无异常等,结合 X 线、CT、MRI 检查及肌电图（EMG）等综合判断。

2.腰部活动受限 腰部因疼痛、腰肌痉挛以及原发疾病等因素可以造成腰椎前屈、后伸、侧弯、旋转活动受限,严重者可影响坐起、站立、行走和生活自理能力。

三、康复评定

可从局部炎症程度、疼痛、肌力、腰椎活动度、腰骶段曲度,以及对工作、生活的影响等方面进行评定。

1.疼痛评定 可以采用 VAS 动态评估治疗前后疼痛强度的变化。

2.综合评定 包括日本骨科学会的腰椎疾病评估表（Japanese orthopaedic association of lumbar disease assessment score,JOA score）,欧美常用 OSWESTRY 腰痛问卷等。

3.肌力评定 除 MMT 之外,随着表面肌电图（surface electromyography, sEMG）普及,采用腰部竖脊肌表面肌电屈曲伸直比（flexion－extension ratio,FER）的指标来评估非特异性慢性腰背痛,具有敏感度、特异度和准确度高,可靠性强的特点,可作为慢性腰背痛诊断与评估的客观指标。

4.局部炎症程度评定 临床和动物实验已经证明椎间盘源性下腰痛的发病机制主要为化学机制,有前列腺素 E（prostaglandin E,PGE）在内的多种炎症因子参与,监测血清 6－酮－前列腺素 Ela 能很好地反映出椎间盘内的渗透性变化和盘内炎症水平。

5.超声动态肌肉功能评定 超声对于腰痛患者的动态肌肉功能评定,可以发挥多种作用,既能提供视觉反馈,用于运动治疗,又能实时提供肌运动中的形态参数如肌厚度、多裂肌横切面积（cross sectional area,CSA）等,评价肌的运动激活模式,为运动训练方案提供依据。

四、康复措施

目的:缓解疼痛,降低肌痉挛,改善关节活动度,提高肌力,矫正姿势,改善功能。

重点:改善活动度、肌力、协调性和稳定性。

原则:防治结合、动静平衡。

方法:强调早期、综合、主动、长期。

1.体位疗法　体位对腰椎负荷具有极为重要的影响,有其生物力学的基础。

Nachemson(1975)多年研究椎间盘内压,认为如果将站立位椎间盘内压定为100%,则不同体位椎间盘内压如图13－7。

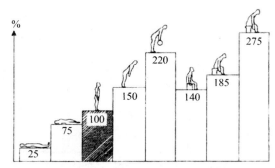

图13－7　不同体位及姿势下椎间盘内压的变化(%)

常用体位疗法如下:

(1)卧位疗法(图13－8):腰椎间盘突出症急性发作期以保持腰椎平直位为宜(图13－8A,腹部下垫薄枕),此时局部水肿较为明显,若按生理曲度位置,则可能加重疼痛。亚急性期以及慢性期,则以恢复生理曲度为主(图13－8B至E)。

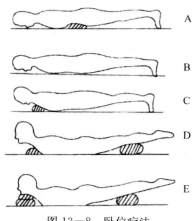

图13－8　卧位疗法

自A～E递增,若能维持该体位1～2h,则可递增一个级别

(2)站立:正常立姿时,身体重力线通过齿突、颈胸及胸腰交界处,经骶骨岬前方、髋关节中心稍后方、膝及踝关节前方到达地面。正常站立姿势下,身体重力经椎间盘均匀传到椎体各部。姿势不正,如腰椎前凸增加,则重力后移到关节突关节,可引起关节退变,胸椎后凸增加,则易引起韧带慢性劳损。

(3)坐位:坐位时腰椎的负荷比站立时大,此时骨盆后倾,腰椎前凸消失,身体重力中心移向脊柱前方,力臂加长,后部韧带紧张,应力增大,椎间盘受压大。直坐时骨盆前倾,腰椎前凸,腰椎负荷较上述为小,但仍比直立时大;于坐椅腰部位置放置腰托时,腰椎前凸接近直立位置,负荷也较小。

(4)休息卧位:仰卧时脊柱减少了上身的重量,因而负荷最小。伸髋仰卧位腰大肌紧张,增加对脊柱的压力。屈髋仰卧位腰部肌肉放松,椎间盘负荷减少。因此椎间盘突出患者蜷曲侧卧较伸髋仰卧时疼痛要轻。

2.肌力训练　躯干肌群(前屈肌群、后伸肌群)肌力的不平衡,腰骶生理曲度不良(前凸过大、过小甚至僵直、侧凸等),腰骶结构不良(骶裂,移行椎如 S_1 腰化、L_5 骶化等),腰椎间盘突出等,均应进行相应肌力训练,特别是核心肌群的肌力训练。其他常用的有 Mckenzie 式背伸肌训练及 Williams 式前屈肌训练等,主要适用于亚急性期与慢性期。

(1)Mckenzie 式背伸肌训练:Mckenzie 认为人们在日常生活、工作中腰椎的活动以屈曲为主,因而腰痛的病因既有姿势的因素又有腰部屈曲频率过多、背伸肌力不足,Mckenzie 在长期的从医生涯中总结出了一套行之有效的力学疗法。其要点简示如图 13-9。

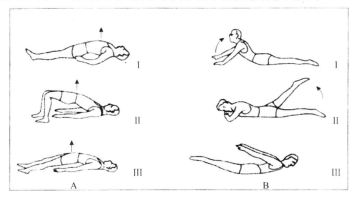

图 13-9　Mckenzie 式背伸肌训练

训练程序:A.仰卧位:Ⅰ挺胸(胸腹离床 10s),Ⅱ半桥,Ⅲ全桥;B.腹卧位:上体抬高(双肘支撑位→双手支撑位),Ⅱ下肢交替上抬,Ⅲ燕式平衡

(2)Williams 式前屈肌训练:其观点是治疗慢性腰痛的重要措施是减少能增大腰椎应力的骶椎前倾,故治疗的重点应是减少腰骶椎的伸展,减少腰椎向前方移动从而减少腰骶椎倾斜压力。该技术较为适合腰椎前凸弧度过大或有滑脱倾向者。具体做法参见图 13-10:其中6 种动作只要有可能每日应反复进行 1~3 遍,每种动作应进行 10~40 次。

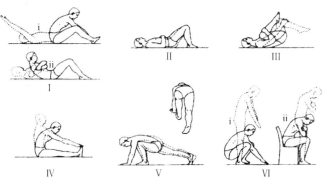

图 13-10　Williams 式前屈肌训练

(3)悬吊式运动疗法(SET):可以按需设计核心肌群的"激活"运动,快速达到调节肌群动态平衡的目的,快速缓解因肌力不平衡产生的疼痛。

(4)运动维持性训练:对腰痛缓解后的预防复发有重要意义。应针对不同病因,选用适宜的训练,并定期随访。特别推荐游泳运动,因为在游泳体位,腰椎间盘内压最低,可有效训练腰腹肌及四肢肌肌力,是一项适合腰痛患者的康复训练项目。

总之,设计腰痛的躯干肌训练时,应综合考虑伸、屈肌的平衡。可根据肌力测试结果,对偏弱方进行重点训练,同时注意矫正腰椎生理曲度:前凸过小,偏重伸肌训练;前凸过大,需纠正并减小骶骨前倾角度时,着重屈肌训练。急性下腰痛时,因肌痉挛引起腰椎曲度的改变,属于减轻疼痛的保护性机制,不可强行矫正,疼痛及肌痉挛缓解后,曲度改变将自行消失。此外,在脊柱损伤、椎间盘病变后或手术后需要及早训练腹背肌时,宜选择腹背肌的等长收缩练习。

3.牵引 通常采用骨盆牵引、自身体重悬吊牵引等方法。可用于腰椎间盘突出症、腰椎小关节紊乱、腰椎小关节滑膜嵌顿、腰椎滑脱、腰肌筋膜卡压、腰肌痉挛等。对腰椎间盘突出而言,牵引之外力可使腰椎间盘内压下降,突出的髓核因间盘中心负压而可能暂时部分回纳,一旦外力去除之后,即便髓核再度突出,仍可能改变原突出物与神经根的相对位置关系,达到解除根性压迫、消除症状和体征的目的。此外,牵引的其他作用有:使错位或紊乱的小关节得以矫正、释放嵌顿的小关节滑膜、松解卡压的腰肌筋膜、增加 ROM。采用电脑牵引床进行腰部牵引时,应使髋处于半屈曲位,以放松腰大肌。注意当腰椎间盘突出症患者的突出物占椎管矢状径 1/2 以上时,慎用牵引及扳法(如斜扳、旋转复位等)。对严重骨质疏松者、孕妇,慎用牵引及扳法。

4.中国传统按摩手法 运用各种手法治疗下腰痛有较好疗效。其机制主要是恢复脊柱的力学平衡。特别适用于腰椎间盘突出症、腰椎后关节紊乱、腰椎小关节滑膜嵌顿、腰肌筋膜卡压、腰肌痉挛等症。

5.逆势疗法 为一种姿势疗法与手法治疗的结合,主要利用脊髓反射和拮抗肌收缩,反射性地放松处于病理性痉挛的肌群。可用于运动过度所致肌痉挛、肌筋膜卡压、小关节紊乱等.常能收到立竿见影的效果。

6.整脊术(chiropractic manipulation) 对急性软组织性腰痛有效,但对有根性刺激症状者及慢性腰痛者疗效较差。

7.理疗 急性腰痛可选用局部冰敷,微波(无温量);亚急性期可用超声、电疗(直流电药物离子导入疗法、低中频电刺激);慢性期可用温热疗法,此外短波疗法、EMG 生物反馈等均可酌情选用。

8.康复工程 配用内置支撑钢条的弹力腰围,可用于急性期,如腰椎间盘突出症、腰椎滑脱、腰椎压缩性骨折等。改造各种常用设施高度,尽量减少弯腰,取直立位、端坐位操作。

9.药物 腰痛急性期,可视疼痛程度选用非甾体抗炎药,如对乙酰氨基酚、双氯酚酸钠等。有肌痉挛时选择肌松药如氯唑沙宗等药物。病变急性期,神经根周围炎症、水肿明显时时加用脱水剂甘露醇等。此外,对慢性顽固性腰痛患者可酌情选用神经营养因子治疗等。

10.微创疗法 ①椎间盘内热疗(intradiscal electrothermal therapy,IDET)。②椎间盘射频消融术。③其他微创疗法:小针刀、银针导热疗法等。

11.其他 局部封闭,中医中药,手术等应酌情选用。

12.预防复发　①维持正确的坐、立姿势。②需长时间固定于同一姿势或重复同一动作时,定时改变姿势,进行放松运动。③避免直腿弯腰搬重物,尽量下蹲搬,使重物靠近身体。④避免在腰侧弯、扭转时突然用力,必须做时应先进行热身活动。⑤适当减肥。⑥选用硬板床,硬木高靠背椅,并于中下 1/3 处加靠垫。⑦尽量避免穿高跟鞋,应穿低跟/坡跟轻便鞋。

(陈丹)

第十二节　膝关节骨性关节炎的康复

骨性关节炎(osteoarthritis,OA)是一种最常见的、缓慢发展的慢性退行性关节炎,发生于膝关节的骨性关节炎又称为膝关节退行性关节病、骨性关节病。其特征是膝关节软骨发生原发性或继发性退行性变,软骨下骨硬化或囊性变、关节边缘骨质增生、滑膜增生、关节间隙变窄、关节囊挛缩、韧带松弛或挛缩、肌萎缩等,出现不同程度的疼痛、触痛、肿胀、摩擦声、变形、膝关节屈曲或伸直障碍、关节僵硬与不稳定等,导致功能减退甚至丧失,影响患者生活自理和社会活动的参与。根据病因的不同,OA 分为原发性和继发性两类。

原发性 OA 多发生于中老年人,发病率随年龄增加而增加,女性多于男性,60 岁以上的人群中患病率可达 50％,75 岁以上的人群中则达 80％,致残率高达 53％。该病与遗传、肥胖、内分泌、代谢障碍、外伤及磨损等因素有关。OA 好发于负重大、活动多的关节,如膝、脊柱(颈椎和腰椎)、髋、踝、手等关节,其中膝关节的发生率最高。流行病学调查表明,55 岁以上老年人膝关节 OA 的发生率为 44％～70％。本病与关节的应力负荷密切相关,肥胖者的下肢关节应力负荷较大,易发生此病。

继发性 OA 可发生于任何年龄,常继发于下列情况:①先天性关节畸形。②各种原因引起的关节面不平整。③关节外畸形致关节对合不良。④关节不稳定。⑤某些关节疾病使关节软骨受损。⑥医源性因素,如长期不恰当地使用皮质激素引起关节软骨病损等。

一、功能障碍

1.关节疼痛及压痛　受累关节疼痛是最突出的症状,初期为轻度或中度间断性隐痛,休息时好转,活动后加重,疼痛常与天气变化有关。晚期疼痛及肌痉挛加重,为持续性,休息后不能迅速缓解。此期夜间痛常见。软骨无神经支配,对疼痛不敏感,疼痛主要来自关节内和关节周围结构,由于软骨损伤后滑膜充血,引起关节粘连,关节囊变厚及因关节囊纤维化时短缩,关节活动时刺激了囊内神经而引起疼痛。关节局部有压痛,在伴有肿胀时尤为明显。

2.僵硬　常见于发病初期,休息后或体位改变时,如晨起时或久坐起立时出现膝部僵硬及发紧感,活动后好转。关节僵硬在气压降低或空气湿度增加时加重,持续时间一般较短,常为几分钟至十几分钟,很少超过 30min。晚期症状加重,间歇期变短,僵硬时间延长,随着病情发展最后可为持续性。

3.感觉、运动功能障碍　受累关节周围肌失用性萎缩,关节肿胀畸形,活动受限。皮肤弹性下降,局部有冷感、麻木感。

OA 通常进展缓慢,只影响受累关节本身,晚期多有关节变形,最常见的是内翻畸形。

二、康复评定

膝关节 OA 的评定应针对关节的生物力学及其功能障碍对邻近关节的影响，以及对患者的功能独立性和生活质量的影响进行评定。

1.疼痛评定　时采用视觉模拟评分法（VAS）来评定。

2.关节压痛的评定　多采用 Ritchie 关节指数来评定。

3.影像学检查　包括 X 线片和（或）MRI 检查以显示软骨病变的程度。临床症状表现与 X 线平片改变不成正比。疾病初期，X 线检查可正常；随着病情发展可出现非对称性关节间隙变窄，软骨下骨硬化和（或）囊性变，关节面不规则，髁间隆起变锐或变钝，关节边缘增生和骨赘形成，或伴有不同程度的关节积液，部分关节内可见游离体，甚至出现关节变形（膝内、外翻）。

4.肌力测定　可采用 MMT 或等速肌力测试仪测定肌力。

5.关节 ROM 评定　用量角器测量关节 ROM，以进行康复治疗前后的对比。

6.畸形分析　膝关节内、外翻畸形最常见，影响正常步态，也影响到髋关节和踝关节的正常生物力线及负荷。

7.步行能力　评估能否站立，完成由坐到立位的转换，行走的距离，室内、户外行走，上下楼梯等情况，测定 15m 步行时间等。

8.ADL 评定　对于症状发作期和有功能障碍或畸形的缓解期患者，应该直接测试患者 ADL 情况。

三、康复措施

本病的特征为间歇性发作，对于有局部疼痛、肿胀等症状及功能障碍者，在药物治疗的基础上给予康复治疗，可以减轻或消除疼痛，矫正畸形，延缓病情进展，改善或恢复关节功能，改善生活质量。

康复治疗目标：①消炎、消肿，缓解疼痛。②减轻关节负荷，保持和恢复关节、肢体活动功能。③增强患肢肌力，预防与治疗肌萎缩。④增加关节稳定性，防止关节畸形和疼痛复发。

1.发作期的康复治疗

（1）休息与制动之间的平衡：一般无需卧床休息，一旦出现关节肿胀、疼痛加重，应适当卧床减少活动，注意保持关节正确体位，必要时用支具、夹板短期固定。过多休息会引起僵硬，过多活动又会加重症状，故休息和活动应合理安排。早期可进行肌等长收缩练习，尤其是股四头肌，或进行主动助力练习，以缓解疼痛，防止肌萎缩及粘连，保持关节 ROM。

（2）药物治疗：①局部外用药：使用各种非甾体抗炎药（NSAID）的乳胶剂、膏剂、贴剂等，对于缓解关节轻中度疼痛有效，不良反应轻。②全身镇痛药：用药前进行风险评估，关注潜在内科疾病风险；根据患者情况，尽量使用最低有效剂量，避免同类药物重复或叠加使用。轻症者一般选用对乙酰氨基酚（扑热息痛），病情较重或疗效不佳时使用 NSAID。③关节腔注射：符合适应证者使用。如透明质酸钠类黏弹性补充剂注射，注射前应抽吸关节液，每周 1 次，5 次一疗程，疗效持续半年到 1 年左右；对 NSAID 治疗 4～6 周无效的严重 OA 或不能耐受 NSAID 治疗、持续疼痛、炎症明显者，可行关节腔内注射糖皮质激素，但一个关节内注射每年最多不超过 3～4 次。④改善病情类药物及软骨保护剂：氨基葡萄糖、双醋瑞因、多西环素等，在一定程度上可延缓病程、改善症状,可作为基础而长期使用的药物。

(3)物理因子治疗:应用低、中频电疗(音频电、干扰电、调制中频电等),可促进局部血液循环、缓解疼痛;应用高频电疗(如短波、超短波、微波疗法等)有消炎镇痛、缓解肌痉挛、改善血液循环作用。急性期宜用无热量水疗、直流电药物离子导入、磁疗等。

(4)运动疗法:主要为关节活动度训练,以股四头肌为主的肌力增强训练。但在膝关节屈曲障碍的免期不主张进行股四头肌的肌力增强训练,要在膝关节屈曲到较理想的角度后再进行。活动量指征:以活动后有轻度疼痛为宜,如果活动后第二天疼痛仍未消失,则活动量过大,应予以调整。

2.缓解期的康复治疗　缓解期是指症状明显减轻,遗留有不同程度功能障碍的时期。

(1)防止关节屈曲畸形:膝关节疼痛与肿胀易导致关节 ROM 受限、关节囊与腘绳肌挛缩。膝关节屈曲畸形不仅严重影响患者的行走,也是康复及手术治疗很难解决的问题,预防膝关节的屈曲畸形至关重要。

1)主动伸膝训练:仰卧位,伸患肢,尽可能伸到最大角度,同时蹬足跟,勾脚尖,每个动作时间以感到疲劳为度。每组 10 个,每次 3 组,每日 2～3 次。

2)手法治疗:仰卧位,在放松大腿屈肌群的前提下,用持续牵伸的手法,使膝关节伸直;俯卧位,先放松大腿屈肌群,将患膝移至床边,髌上缘位于床边,治疗者一手固定于患者大腿,一手作用于小腿,使膝伸直。

3)重物压直:仰卧位,伸患肢,于膝关节上方加砂袋,一般加压重量以能持续加压 30min 所承受的重量为宜。前 10min 无明显疼痛,关节基本处于放松状态,中间 10min 感到轻度疼痛,后 10min 明显疼痛,但以可耐受为宜。可耐受的持续时间过短则为重量过大,可耐受的持续时间过长而没有反应则为重量过小。随着角度的改善,可垫高足跟,以获得更大效果。

(2)维持关节活动度:通过主动训练或各种手法治疗技术,改善膝关节屈曲功能;持续被动活动装置(CPM)可作为维持关节活动度的辅助治疗设备使用;针对屈曲或伸直障碍的关节,以上方法无效,可使用关节牵引,目前智能关节康复系统用于关节牵引治疗效果较理想。

(3)维持增加肌力

1)等长收缩训练:膝伸位,进行静力性等长收缩。

2)等张训练:强化肌力,增强膝关节稳定性。

3)多角度(多点位)抗阻训练:多角度抗阻训练可有效提高关节终末力量,增强膝关节伸直位最大负荷量,还可避开产生关节疼痛的角度。患者取坐位,膝放于治疗床边,在伸膝的不通角度,给予一定的阻力,使伸膝肌处于等长收缩状态。在肌力明显减弱的角度位置重点进行训练;在出现疼痛的角度位置,不进行此项训练,时在大于和小于疼痛角度的体位进行抗阻训练,能使疼痛缓解。

4)过伸训练:有助于改善终末角度下的股四头肌无力。

(4)关节稳定性训练

1)加强股内侧肌训练:低频调制中频电刺激股内侧肌,可起到增强膝关节稳定性的作用。

2)站立位重心移动。

3)足底垫不同质地的踩踏物进行训练。

4)借助器具,在不同体位下练习关诉的控制能力。

(5)作业疗法:根据具体病情,设计相应治疗方法,以增加患者的 ADL 能力。

(6)矫形支具与辅助器具:护膝常用于有炎性疼痛或膝关节不稳定的患者,以减轻疼痛和改善步行能力。

辅助器具具有各种用途,主要是 ADL 辅助具,如使用手杖以减轻关节负荷、不能行走者使用轮椅、采用内侧或外侧楔形鞋垫以减轻膝外翻或膝内翻的程度。

(7)手术治疗:对于非手术治疗效果不佳或严重关节功能障碍的患者可考虑手术治疗。常用的手术治疗包括关节镜下清理术、关节软骨修复术、关节置换术等。

(陈丹)

第十三节　类风湿关节炎的康复

类风湿关节炎(rheumatoid arthritis,RA)是一种以慢性、侵蚀性、对称性、进行性多关节炎为主要临床表现的慢性结缔组织疾病,是全身性自身免疫性疾病的局部表现。

1987 年美国风湿病协会修订的类风湿关节炎的诊断标准是:①晨起关节僵硬至少 1h(病程≥6 周)。②3 个以上的关节肿胀或积液(病程≥6 周)。③腕、掌指或近端指间关节中,至少有一个关节肿胀(病程≥6 周)。④两侧相同关节同时受累(病程≥6 周)。⑤有皮下结节。⑥手和腕 X 线片显示有骨侵蚀或有明确的骨质疏松。⑦类风湿因子阳性。以上 7 项中有 4 项或 1 项以上即时诊断为类风湿关节炎。

一、功能障碍与临床表现

(一)关节疼痛、肿胀

类风湿关节炎最早的关节障碍表现为关节疼痛,常见双手关节,以近端指间关节及掌指关节明显,其次为腕关节,趾、膝、肘、踝、肩等关节。关节肿胀时可伴有皮温增高。关节的痛与肿胀多为对称性。

(二)晨僵

病损的关节在夜间休息不活动后出现较长时间的僵硬,多达 1h 以上,晨僵是 RA 患者的常见症状。

(三)关节畸形

晚期出现不同程度的关节畸形和功能丧失,受累关节以近端指间关节,掌指关节,腕、肘、肩、膝和足趾关节最多见。腕关节多表现为掌侧半脱位。手指的畸形多为"天鹅颈"畸形,膝、肘多固定在屈位,肩、髋关节受累时于各方向活动均时受限。颞颌关节受累时可表现为张口疼痛或受限,颈椎受累时患者出现颈痛和活动受限,有半脱位时可出现脊髓受压症状。

二、康复评定

类风湿关节炎活动期和稳定期的评估包括以下几个方面。

(一)类风湿关节炎活动期的指标

1.晨僵持续 1h 以上。

2.6 个关节以上有压痛或活动时有疼痛。

3.3 个以上关节有肿胀。

4.发热 1 周以上,体温高于 37.5℃。

5. 握力,男<187.5mmHg(25kPa),女<142.5mmHg(19kPa)。

6. 红细胞沉降率(血沉)>27mm/h。

7. 类风湿因子测定 1：40 以上(免疫乳胶法)。

以上指标中,前 5 项中有 3 项及后 2 项中 1 项为阳性可确定为活动期。

(二)关节活动度的评估

由于关节炎症、肿胀、疼痛、积液、粘连,关节周围组织挛缩、肌痉挛,关节畸形和强直等原因影响关节活动度。当关节活动度减少到一定程度,日常生活活动就会受到影响。对关节活动度的评估可以了解患者功能障碍程度、病变关节是否达到功能性运动的最低要求。关节活动度受限,应进行主动 ROM 评估和被动 ROM 评估(表 13－10)。

表 13－10　各关节功能性运动最低要求

关节	功能性运动最低要求	关节	功能性运动最低要求
肩	0°～75°屈曲/外展	近端指间关节	0°～90°屈
	0°～45°内旋	髋	0°～30°屈曲
腕	0°～20°伸		0°～30°伸直旋转
	0°～20°屈	膝	0°～60°屈
前臂	0°～60°旋前	踝	5°～15°背伸/跖屈
	0°～60°旋后	颈	0°～30°屈/伸/侧弯
掌指	0°～70°屈		0°～45°旋转

(三)肌力评定

肌力反映受累关节周围肌肉的状态。RA 患者的肌力评定一般采用徒手肌力测定法,对手的肌力测定一般采用握力计法,由于一般握力计难以准确显示手指畸形的肌力,常采用血压计预先充气测定,其方法是将水银血压计的袖带卷皱充气,使水银汞柱保持在 30mmHg(4kPa)处,让患者用力握充气之袖带,握测 2～3 次,取其平均值。在关节有明显疼痛、肿胀或关节活动度明诚受限、关节明显畸形时不进行肌力测定。

(四)疼痛评定

关节疼痛的评定可以采用 VAS 评分法(视觉模拟评定法)来了解疼痛的程度,0 分为无痛,10 分为最大程度的疼痛,患者自行评分,可用 McGill 疼痛问卷调查了解疼痛的性质。疼痛评定时注意治疗前后的对比。

(五)关节功能障碍的分类

关节肿痛和结构破坏都引起关节的活动障碍,美国风湿病协会将因本病而影响生活的程度分为四级:

1 级:能照常进行日常生活和各项工作。

2 级:可进行一般的日常生活和某种职业工作,但参与其他项目活动受限。

3 级:可进行一般的日常中活,但参与某种职业工作或其他项目活动受限。

4 级:日常生活的自理和参与工作的能力均受限。

(六)步态评定

下肢关节受累的患者会出现异常步态,包括疼痛步态、肌无力步态、关节挛缩步态等。①疼痛步态:主要表现为患肢的支撑相缩短,健肢摆动速度加快,步长缩小。②肌无力步态:如股四头肌无力时,患肢在支撑相不能充分伸膝,需以手扶膝帮助,同时身体前倾。③关节活动受限步态:髋关节活动受限步态表现为步幅减小,步态拘谨。④关节挛缩步态:如踝关节挛缩,患肢出现马蹄足,行走时患肢在摆动相过度屈髋、屈膝以替代屈踝不能或出现类似偏瘫患者的划圈步态;膝关节挛缩多为屈曲挛缩,患者步态表现为短肢步态。

（七）ADL 评估

主要进行更衣、进食、洗澡、梳洗和如厕等的评估。

（八）生存质量评定

对 RA 患者生存质量的评定包括了生理、心理、社会生活 3 个方面,采用问卷形式进行。包括生介质量问卷、健康评价量表等。

三、康复措施

RA 目前尚无特效疗法。治疗的目的在于控制炎症,消除关节肿胀,减轻症状,延缓病情发展,保持关节功能和防止畸形。积极治疗慢性感染,及时清除感染病灶。

（一）活动期

治疗目的是减轻疾病症状和改善患者的全身健康状况。急性期康复治疗主要是休息、药物治疗、夹板固定和受累关节的适当运动。

1. 卧床休息　活动期的患者需卧床休息,卧床休息只适用于急性期、发热、内脏受累的患者。注意保持良好体位,避免畸形发生。急性炎症期,关节应保持于功能位,在关节有一定活动度时,应力争将关节活动度保持在满足最低功能的范围内。

2. 药物治疗　治疗类风湿关节炎的药物大致有两大类:非特异性的对症治疗药,改变病情的药物或慢作用药。

3. 运动疗法　鼓励患者在微痛下进行主动运动或助动运动练习,如运动后疼痛和痉挛时间超过 1h,意味着运动过度,在下次治疗时必须减少运动强度,疼痛严重者则暂不进行运动疗法。

4. 物理因子治疗　冷疗可以镇痛,缓解肌肉痉挛,降低肌张力,减少炎性渗出,抑制滑膜中的胶原酶活性等;红斑量紫外线照射能提高防御能力,防止局部炎症扩散;超短波疗法（板状电极对置法）,无热量,时间 15min,每日一次,20 次为一疗程;He－Ne 激光多部位照射,每部位 8～10min。

5. 康复工程　目的在减少炎症,使肢体处于最佳功能位（表 13－11）。

表 13－11　夹板固定各个关节的姿势

病变关节	关节固定姿势	病变关节	关节固定姿势
手	掌指关节略屈曲呈 25°,防止手指尺偏	髋	屈曲 20°.轻度外展,不旋转
腕	伸腕 30°～45°	膝	伸直 0°位
肘	屈曲 100°,前臂中立位	踝	屈曲 90°位
肩	前屈 30°,外展 45°,外旋 15°	足	正常位,跖趾关节稍屈曲,趾间关节伸直位
脊柱	正常生理弧度		

（二）稳定期

稳定期治疗重点采用物理因子治疗来缓解肌痉挛和疼痛,改善局部症状,要改善关节功能,尽可能增加关节 ROM,增加肌力、耐力,注意饮食营养,摄入足量的蛋白质和维生素以配合功能训练进而改善全身状态。

1. 物理治疗　温热疗法时镇痛,消除肌痉挛,增加组织伸展性,常采用蜡疗、温热疗法。超短波疗法深部透热,可促进血液循环。大关节采用移动法,1.5～2.5W/cm,15分/次,每日1次。小关作采用水下法,用密闭超声头,侵入除气后的水中,距离1～2cm,1.5～2W/cm,每日1次,每次10min,治疗后进行功能训练。还可采用水疗法、低频脉冲电疗法、中频脉冲电疗法等。

2. 运动疗法　①增加关节活动度训练、牵张训练、等张肌力训练、有氧训练和娱乐性运动等。在患者练习前,可先进行热疗,以使肌肉等软组织松弛和增加患部的血液供应。训练中控制运动量是非常重要的,如果过度训练会产生疼痛、疲劳,使运动失去控制而产生关节损伤。②训练中注意保护关节:避免同一姿势长时间负重,保持舒适的体位,活动的强度不应加重或产生疼痛,适当使用辅助具。

3. 作业治疗　主要是进行维持日常生活活动的训练。包括进食、梳洗、更衣、写字、家务劳动等的训练。对日常中活活动困难的患者,可使用自助器改善。下肢作业应包括站立、行走、蹲下、上下台阶等。

4. 康复工程　对已出现关节畸形者,采用矫形器维持功能位。上肢矫形器包括制动夹板、功能性腕夹板、功能性指柱式夹板、小环形夹板等。

5. 健康教育　有关疾病的基本知识、疾病的诱发因素、疾病可能对生活方式或工作的影响、预防功能障碍的措施,并进行日常生活方式指导,鼓励患者主动参与治疗。

6 其他治疗　心理疗法、中医中药及针灸推拿、手术治疗。

四、预后

经积极、正确的治疗,80%以上的类风湿关作炎患者能达到病情缓解,只有少数最终致残。该病死亡率较低,主要原因为感染、血管炎、肺间质纤维化。康复的早期介入,可以缓解急性期的症状,延缓关节畸形的发生,改善功能。

(陈丹)

第十四节　截肢的康复

截肢(amputation)是截除没有生机和(或)功能或因局部疾病严重威胁生命的肢体。确切地讲,截肢术是经过一个或多个骨将肢体的一部分切除,而将通过关节部位的肢体切除特称为关节离断术。实际上截肢这个名词包括以上两种手术。

截肢康复(amputees rehabilitation)是指从截肢手术到术后处理、康复训练、临时/正式假肢的安装和使用,直到重返家庭与社会的全过程。因此,它是个复杂的系统工程,是应用医学与工程学相结合的产物:采用医疗和康复方法共同服务于截肢者,使残肢和假肢发挥最佳的代偿功能,以使其生活自理、从事力所能及的工作,是截肢康复的目的。

为了适合现代假肢的良好佩戴、发挥其最佳的代偿功能,对残肢条件提出以下要求:残肢应为圆柱状外形、有适当的长度、皮肤和软组织条件良好、感觉正常、无畸形、关节活动不受限、肌力正常、无残肢痛或幻肢痛等。近年来,在截肢部位的选择、截肢手术方法、术后处理、截肢者康复及假肢安装等方面都有了很大的改进与提高。

一、概论

（一）截肢原因

外伤、肿瘤、血管病、糖尿病、先天性畸形、感染、神经性疾病、烧伤、冻伤。

（二）截肢水平的选择

选择截肢水、平时要从病因与功能两方面来考虑：病因方面的考虑是要将全部病变、异常和无生机组织切除，在软组织条件良好，皮肤能达到满意愈合的最远部位进行截肢；功能水平是在这个部位截肢时以获得最佳的功能。一般的原则是在达到截肢目的的前提下，尽可能地保留残肢长度，使其功能得到最大限度的发挥。截肢部位对假肢装配、代偿功能的发挥、下肢截肢后佩戴假肢行走时的能量消耗、患者生活活动能力、就业能力等有着直接关系，外科民生对截肢水平的选择要极为审慎。

1. 上肢截肢部位的选择　要尽量保留肢体氏度。

2. 下肢截肢部位的选择　以保留较长残肢为基本前提，但是小腿截肢除外：小腿截肢以中下 1/3 交界处为佳，小腿截肢的最短长度是髌韧带附着点以下。赛姆截肢部位为理想的截肢部位。

（三）截肢技术的改进

1. 皮肤处理　残端有良好的皮肤覆盖是最上要的，上肢皮瓣采用前后或左右等长皮瓣，小腿截肢多应用加长的后方皮瓣（其皮瓣带有腓肠肌，是带有腓肠肌内外侧尖的肌皮瓣），其皮瓣血运丰富，并给残肢端提供了更好的软组织垫。

2. 肌的处理　现代截肢的肌肉处理方法是进行肌肉固定术和肌肉成形术。

（1）肌肉固定术（myodesis）将肌肉瓣与骨相邻侧通过骨孔缝合固定，使肌肉获得新的附着点，防止肌肉在骨端滑动和继续回缩。

（2）肌肉成形术（myoplastic）：将相对应的肌瓣对端缝合，截骨端被完全覆盖包埋，形成圆柱状残肢。

3. 神经处理　为了预防被切断神经伴行的血管出血和神经瘤的形成，主张在切断较大的神经干时将神经残端用丝线结扎的处理方法：最好将神经外膜纵行切开，切断神经束，再将神经外膜结扎闭锁，使神经纤维被包埋在闭锁的神经外膜管内，神经残端不能向外生长，防止了神经瘤的形成。

4. 骨骼处理　一般将骨与骨膜在同一水平切断，禁止骨膜剥离过多，导致骨端环形坏死。小腿截肢截骨端的处理方法是胫腓骨等长，用保留的胫腓骨骨膜瓣互相缝合，其骨膜瓣在胫腓骨端之间架桥，使胫腓骨端融合称为骨成形术。

（四）儿童截肢的特点

儿童截肢应尽可能保留残肢的长度。特别是关节离断和邻近骨骺部位的保留比在这部位以上水平的截肢是更为可取的。

二、功能障碍

截肢水平越高功能丧失越严重，佩戴假肢的难度越大，患者对假肢佩戴的需求就越小。下肢截肢后穿戴假肢行走时所消耗的能量比正常人大得多。

（一）上肢截肢后的功能障碍

目前即使是最高级智能型的假手也不能较好地代偿手的功能。一个拇指的缺失使手的功能丧失 40%，即失去了对掌和捏握功能。仅残留手掌时，只有推、拉、托、提、压的功能。前臂截肢时，手的功能全部丧失。

（二）下肢截肢后的功能障碍

1. 足部　蹈趾截肢影响快速行走、跑、跳。第二趾截趾后会伴有蹈外翻畸形。全部足趾截肢对快速行走和跳跃造成明显障碍，对下蹲及踮脚尖站立的影响也很大。通过跖骨的截肢将造成残疾，对步态产生影响，要穿矫形鞋，前足的大部分截肢或中足截肢将使足丧失更多的功能，仅存有后足或踝的功能。跖跗关节离断后期将造成足的马蹄畸形。中跗关节离断可能造成严重的马蹄内翻畸形。

2. 踝部　由于全足的丧失使肢体短缩、负重面积减少，使足的稳定作用减弱，足对地面的缓冲机制丧失，蹬踏功能丧失。穿戴特殊的赛姆假肢才能得到功能代偿。

3. 小腿　穿戴小腿假肢才能完成双下肢站立平衡及行走。

4. 大腿　丧失了膝关节，穿戴假肢的康复训练更困难，需要花费更长的时间，假肢的代偿功能差很多，行走的安全性和步态也明显更差，行走时的能量消耗几乎比小腿截肢者多一倍。

三、康复评定

评定工作贯穿于截肢康复流程的全过程，是截肢康复的核心，评定内容和范围比较广泛，在康复过程中的不同阶段有其重点的评定内容。

（一）全身状况的评定

年龄，性别，截肢日期、原因，截肢部位、水平，术后伤口处理，心理素质及精神状态，家庭和工作情况，经济状况，住院及假肢费用的来源，其他系统的疾病，以判断患者能否装配假肢，能否承受佩戴假肢后的康复功能训练和有无今后终身利用假肢活动的能力。

（二）残肢的评定

1. 理想残肢与非理想残肢的概念　理想残肢同前述残肢条件，并且需要使残肢对假肢有以好的悬吊、承重和控制能力，并提供假肢正确对线的条件。

非理想残肢是相对理想残肢而言的，其残肢不完全满足理想残肢的条件，给假肢穿戴带来困难，一部分非理想残肢穿戴假肢后代偿功能发挥不理想，如短残肢、关节挛缩畸形及其他残肢并发症等，甚至影响假肢的穿戴。

2. 残肢评定内容　①残肢外形。②关节活动度。③残肢畸形与否及程度。④皮肤情况（有无瘢痕、溃疡、窦道、游离植皮及皮肤松弛、臃肿、皱褶等）。⑤残肢长度。⑥肌力：前臂残肢存留肌肉的多少和产生的肌电信号，是判断能否佩戴肌电假手的重要依据，下肢肌力差者佩戴假肢后会出现异常步态。⑦残肢血运。⑧皮肤感觉。⑨有无残肢痛与幻肢痛。

3. 其他肢体的评定　其他肢体的状况直接影响截肢后的康复过程，如一侧上肢麻痹，将影响对侧上肢假肢的佩戴，影响下肢假肢的功能训练。

4. 假肢的评定　①穿戴临时假肢与正式假肢的评定。②假肢部件及质量的评定等。

四、截肢后康复

主要康复流程如下：

截肢手术或非理想残肢修整手术

↓

手术后护理

↓

安装假肢前的康复训练

↓

安装临时假肢(试样、初检、调整)

↓

穿戴临时假肢后的训练

↓

安装正式假肢(试样、初检、调整)

↓

穿戴正式假肢后的训练

↓

职业前训练

↓

回归家庭和社会

(一)术后处理

1.软绷带包扎。

2.硬绷带包扎　是用石膏绷带作为主要材料缠在已用敷料包扎好的残肢上,有效地减少残肢肿胀,使残肢尽早定型,为尽早安装正式假肢创造条件。

3.手术后即刻临时假肢　临时假肢的安装是在手术台上完成的,称为截肢术后即装临时假肢。

(二)截肢后的康复护理

1.综合护理　首先是针对导致截肢的主要疾病如糖尿病、周围血管病、神经系统疾病等或创伤性截肢的复合伤进行护理,并要对全身系统疾病做好护理工作。

2.残肢护理

(1)截肢术后应常规在患者床头备好止血带,严密观察残肢的渗血量,以防残肢端的大量出血。

(2)手术后合理的残肢体位:保持合理的残肢体位避免发生关节挛缩是十分重要的,如膝上截肢,髋关节应伸直且不要外展;膝下截肢,膝关节应伸直。每天应让患者处于俯卧位3次,每次保持15min以上。大腿截肢术后残肢下方不要垫高。

(3)弹力绷带的应用:当残肢去除石膏后,为了减少残肢肿胀和过多的皮下脂肪沉积,使残肢尽早定型成熟,弹力绷带的正确使用是非常关键的。凡是穿戴假肢的患者,只要是脱掉假肢期间,残肢就要用弹力绷带包扎,假如一段时间没有应用弹力绷带包扎,残肢的体积就可能增加,给假肢穿戴造成困难。

(4)术后应尽早离床,在指导下进行关节活动和肌力训练,尤其是臀大肌、内收肌和股四头肌的训练。

(三)截肢后的运动训练

1.使用假肢前的训练

(1)增加全身体能的运动训练:可以进行各种适合患者的运动训练,如轮椅篮球、坐地排球、引体向上、上肢拉力训练、水中运动、利用残肢端在垫上站立负重训练、单腿站立训练等。

（2）残肢训练：关节活动训练、肌力训练、增强残肢皮肤（特别是负重部分的皮肤）强度的训练、使用助行器的训练、站立与步行训练。

2.穿戴假肢的训练

（1）穿戴临时假肢的训练

1）穿戴假肢方法的训练：教会患者穿戴假肢方法，要求残肢与接受腔全面接触。

2）站立位平衡训练：要从健侧肢体单腿站立训练开始，过渡到假肢侧单腿站立，只有当假肢侧单腿站立平衡以好时才能进行迈步训练，要求假肢侧单腿站立能保持一定的时间，一次以站立 5s 为标准。

3）迈步训练：开始在平衡杠内进行，双足间隔保持 10cm 左右，从假肢侧的迈步训练过渡到健侧的迈步训练。

4）步行训练：在完成迈步训练以后，在平衡杠内进行交替迈步训练，即步行训练。由平衡杠内到平衡杠外，由单手扶杠到完全单独步行训练，也可以借助手杖进行步行训练。

（2）穿戴永久假肢的训练：加强假肢应用的训练，进一步矫正假肢应用中存在的问题，提高协调性与灵活性，使之获得最佳的代偿功能。

1）穿戴永久假肢的条件：①残肢条件：残肢成熟定型是最基本的条件，也就是经过临时假肢的应用，残肢已无肿胀，残肢肌肉不再继续萎缩，连续应用临时假肢两周以上残肢无变化，接受腔适配良好，不需要要修改接受腔。②训练情况：经过穿戴临时假肢后的各种康复训练已达到基本目的和要求，也就是当穿戴上永久假肢后就可以立即很好地应用假肢。

2）上肢假肢的训练：上肢假肢的使用训练远比下肢假肢的训练复杂和困难得多，基本操作训练方法是，首先从训练截肢者熟悉假肢和假肢控制系统开始，然后训练手部开闭动作和抓握不同形状和大小的物体。对双侧上肢截肢，假肢的功能训练就要更加困难和复杂，训练要求所达到的标准也相对较高：通常要为截肢者选用各种工具型手部装置，进行实际操作训练。

3）下肢假肢的训练：让截肢者面对镜子观看自己用假肢行走的步态，对各种异常步态予以纠正。还要能在石路、砂土地等不平路面上行走，要进行上下台阶、迈门槛、跨过窄沟及障碍物的训练、灵活性训练，倒地后站起，搬运物体，对突然意外作出快速反应的训练等。

（四）穿戴假肢后的注意事项

1.保持适当的体重　现代假肢接受腔形状、容量十分精确，一般体重增减超过 3kg 就会引起腔的过紧、过松，使接受腔变得不适合。下肢截肢穿戴假肢行走时消耗能量比正常人大得多，体重越大能量消耗越大，所以保持适当的体重是非常重要的。

2.防止残肢肌萎缩　训练残肢肌以防止萎缩是非常重要的，但常被忽略的是残肢残留部分肌的训练，不然残肢就会继续萎缩。

3.防止残肢肿胀及脂肪沉积　截肢者只要是佩戴假肢，就要求在不穿戴假肢时一定要缠绕弹力绷带，尤其是夜间，这是防止残肢肿胀及脂肪沉积的最佳方法。

4.保持残肢皮肤和假肢接受腔的清洁　防止残肢皮肤发生红肿、肥厚、角化、毛囊炎、疖肿、溃疡、过敏等。残肢袜套要经常清洗，接受腔也要经常清理干净。

5.早期不应该长时间乘坐轮椅，避免发生髋关节屈曲、外展畸形。

五、残肢并发症的防治

（一）早期并发症及处理

1. 出血和血肿　较少量的出血可以局部加压包扎止血，出血量大应立即应用止血带，到手术室进行手术探查和彻底止血。一般的血肿可以局部穿刺，将血抽出后加压包扎，也可以根据情况拆除一两针缝线，将血肿引流后加压包扎。

2. 感染　感染使切口裂开，可以导致骨髓炎、伤口不愈合、窦道形成，最后瘢痕愈合，影响假肢穿戴。一旦感染应及时处理，除了全身应用对致病菌敏感的抗生素外，彻底的引流是非常重要的，可以配合物理治疗，对长期不愈的慢性感染灶必要时以手术彻底清创进行持续冲洗，直到炎症完全被控制。

3. 皮肤坏死　小面积的皮肤坏死时以换药处理，较大面积的皮肤坏死，就要根据情况进行游离植皮或皮瓣移植来处理，甚至需要进行更高水平的再截肢手术。

4. 溃疡和窦道　根据病因进行治疗。

（二）晚期并发症及处理

1. 常见晚期并发症的种类

（1）残肢外形不良：影响假肢接受腔的适配。

（2）皮肤瘢痕和皮肤增生角化。

（3）皮肤及软组织臃肿。

（4）关节挛缩畸形：轻度畸形影响假肢的对线，当畸形较严重时则不能穿戴假肢。

（5）残肢合并损伤：残肢合并骨折、骨折不愈合、畸形愈合或关节损伤。

（6）残肢痛：残肢痛的原因较多，可分为下列四类——神经断端刺激所致，神经瘤粘连或位于瘢痕内受到牵拉是造成疼痛的原因；残肢端循环障碍所致疼痛；残端肌肉紧张异常所致疼痛；残端骨刺。

（7）幻肢痛：幻肢痛的性质常有不同表现，如痒痛、针扎样痛、烧灼痛、冷痛、冰冻样痛等。幻肢痛严重时可伴有同侧感觉过敏、出汗异常、自主神经功能不稳定等，可能在排尿或性交时引起幻肢痛加重。

2. 常见晚期并发症的康复处理

（1）理疗的应用：通过物理疗法可以使挛缩畸形的关节周围组织软化，为挛缩关节的被动牵拉矫正创造了条件，起到协同的作用。

（2）运动疗法的应用：主要目的是矫正关节挛缩畸形，增加关节活动度，增强肌力，防止肌萎缩。

（3）管型石膏楔形矫正。

（4）应用外固定架在膝关节屈曲侧逐渐撑开矫正。

（5）药物、针灸和按摩的位用。

（6）假肢处理

1）残肢畸形的假肢处现：正确调整工作台对线、静态对线和动态对线，解决残肢畸形造成的假肢穿戴困难。

2）残肢皮肤大面积瘢痕的假肢处理：硅橡胶套对保护皮肤起到良好作用，它有使瘢痕软化和预防破溃的作用；此外，硅橡胶套与皮肤有黏着功能，且减少皮肤与接受腔内壁的剪切力,减少了皮肤摩擦,增加了假肢的悬吊能力;由于硅橡胶的柔软质地,还可适应残肢骨突起的变化,改善残肢的承重能力。

3)残肢外形不良的假肢处理:应用硅橡胶具有柔软和可塑性强的特点用于外形不良、不适合安装全面接触可吸附式假肢接受腔的残肢。

4)残端骨突出疼痛的假肢处理:使接受腔与骨突出疼痛部位不直接接触,该部位不负重,在空隙内用海绵或其他柔软的物质填充。

5)假肢与矫形器联合应用:是解决影响假肢穿戴的小腿截肢的好方法,只要是因为残肢负重问题而影响小腿假肢穿戴的非理想残肢,都可以通过此方法得到解决。

6)机械式肘关节与肌电假手联合应用。

(7)手术处理:只有当采用各种康复疗法和假肢安装改进处仍不能穿戴假肢的作理想残肢,最后才利用手术方法来改善非理想残肢条件,使其可以穿戴良好的假肢,发挥应有的代偿功能。

(陈丹)

第十五节　心脏病的康复

心脏病是我国疾病谱中死亡和致残的重要原因之一。心脏康复是指通过患者自身的活动提高心脏的功能和运用各种康复医疗手段,缓解或减轻体力活动时引起的症状,减少虚弱感,预防和减轻功能性残疾,使之尽可能在身体上、心理上和社会上都达到与其功能能力相适应的最佳状态,恢复和保持其在社会生活中的满意角色。

在临床康复中,最常见的是冠状动脉粥样硬化性心脏病的康复问题。在发达国家,冠心病的康复(coronary rehabilitation)是心脏康复中开展最早、应用最广的,也是康复医学中研究最多的心脏疾患。心脏残疾的二级预防和康复已经成为 WHO 为控制心血管疾病所制定策略的一部分。心脏的康复训练、心脏康复的教育咨询和健康行为的建立是心脏康复的主要内容。目前,冠心病已是我国最常见、危害最大的心脏病,因此心脏康复医疗具有十分积极的意义。基础和临床研究都已证实:心脏康复虽然不是"治愈"心脏病,却可以明显改善患者的功能;急性心肌梗死(acute myocardial infarction,AMI)后适当地运动,不但安全,而且可降低死亡率和心脏事件的复发率,会使患者的活动和社会参与能力有很大的改进,生活质量大大提高。而冠心病中 AMI 的康复是最难解决的问题,这里重点进行介绍。

一、急性心肌梗死的康复

(一)主要功能障碍

心前区疼痛、呼吸困难、疲乏虚弱、脑部缺血等左右心功能不全的征象是 AMI 的主要功能障碍。据此进行心脏功能的分级和治疗的分级。冠状动脉造影、放射性核素显像和超声心动图是确定诊断的依据之一。AMI 是急性发作性疾病,死亡率高,患者多有心功能障碍,稍一活动症状就会加重,许多患者长期卧床或难以活动,生活需要他人照顾,出现心理焦虑和抑郁,更难以恢复工作和参与社会,其生活质量一般很低。

(二)心肌梗死的康复医疗

AMI 的康复医疗原则是:①选择恰当的适应证:病情稳定(包括原发病和合并症、并发症),患者有一定体力接受康复性训练。②康复性训练宜早开始:一般病情稳定24~48h即可开始。③按照一定的程序或计划进行:借鉴前人成功的经验。④强调个体化:根据每个人的具体情况修订计划。⑤进行全面的康复:不仅考虑住院期间,而且考虑回到社区、家庭以后,患者的社会参与。

康复计划分三期进行:

第一个阶段是住院期(第Ⅰ期),指心肌梗死后入院到出院的期间,包括早期活动。

第二个阶段是恢复阶段(第Ⅱ期),早期治疗结束后就开始,主要以患者强化教育以及有氧训练为主,辅助以抗阻训练等,以期达到运动训练所需要的结果及二级预防知识的落实。

第三个阶段是最后阶段(第Ⅲ期),是通过维持常规的训练计划,来巩固和保持第二阶段的有氧训练的获益。

在康复训练程序全过程中,应该对危险因素的控制进行不断的教育和强调。

1.第Ⅰ期(住院期)心脏康复 为住院期的心肌梗死患者提供康复和预防服务。康复目的:①早期开始身体活动,以保持现有的功能水平、防止"废用"出现,解除焦虑和抑郁,以安全过渡到ADL自理,避免卧床带来的不利影响(如运动耐量减退、低血容量、血栓栓塞性并发症)。②评估心脏和身体对活动和运动的反应。③对患者和家属进行宣教并接受咨询,为出院沿的康复打好基础。

主要内容包括:

(1)患者早期评估:确定疾病的诊断,了解其目前的症状及药物治疗情况;明确冠心病的危险因素,以便制订干预计划,确定心脏事件复发的危险和合并症。

(2)患者教疗:为患者分析发病诱因,从而避免再次发病。让患者了解冠心病相关知识,避免不必要的紧张、焦虑情绪,控制冠心病危险因素,对患者家属也进行教育。本期宣传教育重点还有生存急救教育和戒烟,可以通过发给患者及家属宣传册、录像和类似的材料辅助其学习。

(3)运动康复及日常生活指导:目的是帮助患者恢复体力及日常生活能力,出院时达到生活基本自理。早期运动康康复计划因人而异,病情重、预后差的患者运动康复的进展宜缓慢,反之,可适度加快进程。一般来说,患者一旦脱离急性危险期,病情处于稳定状态,即可开始运动康复。

以下情况可以定为稳定状态:①过去8h内没有新发或再发胸痛。②心肌损伤标志物水平即肌酸激酶同工酶(creatine kinase—MB,CK—MB)和肌钙蛋白没有进一步升高。③无明显心力衰竭失代偿征兆(静息时呼吸困难作湿啰音)。④过去8h内没有新发严重心律失常或心电图改变。

通常康复干预于入院24h内开始,如果病情不稳定,应延迟至稳定后进行。运动康复应循序渐进,从卧床休息开始,逐步过渡到坐位、床旁站立、床旁行走、病室内步行以及上1层楼梯或固定踏车训练(早期运动康复及日常生活指导计划示例见表13—12)。

表 13-12　住院期 4 步早期运动及日常生活指导计划

	代谢当量（METs）	活动类型	心率反应的适合水平（与静息心率比较）
第 1 步	1～2	床上休息至病情稳定	增加 5～15 次/min
		床上坐起	
		床边椅子上直坐	
		床边坐便	
第 2 步	2～3	常规 CCU 活动,强调自我照顾	增加 10～15 次/min
		床边坐位热身	
		室内床旁行走	
第 3 步	2～3	床旁站立热身	增加 10～20 次/min
		大厅走动 5～10min,2～3 次/d	
第 4 步	3～4	站立热身	增加 15～25 次/min
		大厅走动 5～10min,3～4 次/d,上 1 层楼梯或固定踏车训练坐位淋浴	

CCU,冠心病监护治疗病房

这个时期的患者运动康复和恢复日常活动的指导必须在心电、血压监护下进行,运动量宜控制在静息心率增加 20 次左右,同时患者感觉不大费力(自觉疲劳程度分级为中等,十五级评分<12 分)。

由于现在住院时间明显缩短,国际指南将活动进展计划规定为 4d 完成。结合我国国情定位 4 步,可以每 1～2d 完成一步,如出现不良反应则要终止当前所进行的项目。不良反应为:舒张压≥110mmHg,收缩压下降>10mmHg,明显的室性、房性心律失常,二度或三度房室传导阻滞,不能耐受的症状和体征(包括心绞痛、明显气短、心电图上缺血表现)。

(4)出院计划:给予出院后的日常活及运动康复的指导,告诉患者出院后应该做什么和不应该做什么;评估出院前功能状态,如病情允许,建议出院前行心电图负荷试验或 6min 步行试验,客观评估患者的运动能力,为指导日常生活或进一步运动康复计划提供客观依据;并告知患者复诊时间,重点推荐患者参加院外早期心脏康复计划(第Ⅱ期康复)。

出院回家后的患者回医院进行正规第Ⅱ期康复前的过渡阶段可以按出院前康复小组的建议进行低强度的运动和活动,如步行和柔软性运动,尽快恢复体力和状态,开始健康的生活方式,注意危险因素的控制。在家恢复 2～6 周后,准备回医院进行第Ⅱ期康复治疗。

2.第Ⅱ期(院外早期或门诊)康复　一般在出院后 1～6 个月内进行。AMI 后常规 2～6 周内进行。与第Ⅰ期康复不同,除了患者评估、教育、日常活动指导、心理支持外,这期康复计划增加了每周 3～5 次中等强度运动,即有氧运动、抗阻运动、柔韧性训练等。每次 30～90min,共持续 3 个月左右。推荐运动康复次数为 36 次,不低于 25 次。因目前我国 AMI 患者住院时间控制在平均 7d 左右,因此第Ⅰ期康复时间有限,第Ⅱ期康复为康复的核心阶段,既是第Ⅰ期康复的延续,也是第Ⅲ期康复的基础。

(1)患者评估和危险分层:综合患者既往史,本次发病情况,冠心病的危险因素,平常的生活方式和运动习惯以及常规辅助检查,如心肌损伤标志物、超声心动图(判断有无心脏扩大、左室射血分数)、心脏负荷试验或心肺运动试验以及心理评估等对患者进行评定及危险分层,参考标准见表 13-13。

表 13-13　冠心病患者运动训练的危险分层

中危	中危	高危
运动或恢复期无心绞痛症状或心电图缺血改变	中度运动(5~6.9METs)或恢复期出现心绞痛的症状或心电图缺血改变	低水平运动(<5METs)或恢复期出现心绞痛的症状或心电图缺血改变
无休息或运动引起的复杂心律失常		有休息或运动时出现的复杂室性心律失常
AMI 溶栓血管再通		AMI、PCI 或 CABG 后合并心源性休克或心力衰竭
PCI 或 CABG 后血管再通且无合并症		
无心理障碍(抑郁、焦虑等)		心理障碍严重
LVEF>50%	LVEF40%~49%	LVEF<40%
功能储备≥7METs		功能储备≤5METs
血肌钙蛋白浓度正常		血肌钙蛋白浓度升高
每一项都存在时为低危	不符合典型高危或低危者为中危	存在任何一项为高危

　　PCI,经皮冠状动脉介入治疗(penrcutaneous-coronary intervention);

　　CABG,冠状动脉旁路移植术(coronary artery bypass grafting);

　　LVEF,左室射血分数(left ventricular ejection fraction);

　　(2)纠正不良的生活方式:对患者和家属进行健康教育,包括饮食和营养指导,改变不良习惯(戒烟、限酒),及如何控制体重等。

　　(3)常规运动康复程序:根据患者的评估及危险分层,给予有指导性的运动方案。其中运动处方的制订是关键。尤其是每个心肌梗死患者的运动康复方案都必须根据其实际情况量身定制,即个体化原则,对所有人都适用的运动方案是不存在的。且运动处方在应用过程中还需调整。每节运动康复课都包括如下三步:

　　第一步准备活动(热身运动):多采用低水平有氧运动和伸展运动等,持续 5~10min,目的是放松和伸展肌肉、提高 ROM 和心血管的适应性,预防运动诱发的心脏不良事件及损伤。

　　第二步运动训练阶段:包含有氧运动、抗阻运动、柔韧性训练三项训练,总时间 30~90min。其中,有氧运动是基础和主要运动,抗阻运动和柔韧性训练是补充。总时间可以从20~30min 开始,逐渐增加到 90min。

　　第三步放松运动:有利于运动系统的血液缓慢回到心脏,避免心脏负荷突然增加诱发心脏事件的发生,是运动训练必不可少的一部分。放松方式可以是慢节奏有氧运动的延续或是柔韧性训练,根据患者的病情可持续 5~10min,病情越重放松运动的持续时间应越长。

　　(4)运动训练方法

　　1)有氧运动:常用的有氧训练方式有行走、慢跑、骑自行车、游泳、爬楼梯,及在器械上完成行走、踏车、划船等,每次运动时间为 20~40min。建议初始从 20min 开始,根据患者的运动能力逐步增加运动时间。运动频率 3~5 次/周;运动强度为最大运动强度的 50%~80%(体能差的患者设为 50%,随着体能改善,再逐步增加,体能好的患者应设为 80%)。常用的确定有氧运动强度的方法有:靶心率法、无氧阈法、自觉疲劳程度分级法(RPE)。其中,前两种方法需要心电图负荷试验或心肺运动负荷试验获得相关参数。推荐上述方法联合应用,尤其是应结合 RPE 法。简述如下:

①靶心率法：以运动时达到目标心率来控制强度，不受药物（β受体阻滞剂等）的影响，在临床上最常用。目标心率＝（最大心率－静息心率）×运动强度％＋静息心率。最大心率可通过年龄计算或者运动试验获得。

例如，患者最大心率 160 次/min，静息心率 70 次/min，选择的运动强度为 60％，目标心率＝（160－70）×60％＋70＝124 次/min。

②无氧阈法：尤氧阈水平的运动是冠心病患者最佳的运动强度，此参数需通过运动心肺试验或血乳酸阈值来获得，需要一定设备和熟练的技术人员。运动时不得超过无氧阈运动量。

③自觉疲劳程度分级法（RPE）：多采用其十五级评分表（6～20 分），通常建议患者在 12～16 分范围内运动。

2）抗阻运动：近年来对心脏病抗阻运动训练的研究增多，也肯定了其对心血管病患者的益处，但是要注意选择开始训练时间和量的调整，规避风险，获得益处。与有氧运动比较，抗阻运动引起的心率反应性较低，上要增加心脏的压力负荷，从而增加心内膜下血流灌注，获得较好的心肌氧供需平衡。其他益处：增加骨骼肌的质量，提高基础代谢率；增强肌力和耐力，改善运动耐力，帮助患者重返日常生活和工作；其他慢性病包括腰痛、骨质疏松、肥胖、糖尿病等也能从抗阻运动中获益。证据表明：抗阻运动对于血压已得到控制的高血压患者是安全的，对心力衰竭患者亦主张进行。

冠心病的抗阻运动形式多为循环抗阻力量训练，即一系列中等负荷、持续、缓慢、大肌群、多次重复的抗阻力量训练，常用的方法包括利用自身体体重（如俯卧撑）、哑铃或杠铃、运动器械及弹力带。每次训练 8～10 组肌群，躯体上部和下部肌群可交替训练，每周 2～3 次，初始推荐强度为：上肢为一次最大负荷量（one repetition maximum，1－RM）的 30％～40％，下肢为 1－RM 的 50％～60％；RPE 十五级评分为 11～13 分。1－RM 即在保持正确的方法且没有疲劳感的情况下，一个人仅一次重复能举起的最大重量。应注意训练前必须有 5～10min 的有氧运动热身，最大运动强度不超过 50％～80％，切记运动过程中用力时呼气，放松时吸气，不要憋气；避免深吸气后屏气，再用力做呼气动作。

抗阻运动的时期选择：心肌梗死后至少 5 周，且应在连续 4 周有监护的有氧训练之后进行；注意 CABG 后 3 个月内不应进行中到高强度的上肢力量训练，以免影响胸骨的稳定性和胸骨伤口的愈合。

3）柔韧性训练：骨骼肌的最佳功能需要患者的关节活动维持有的范围内。保持躯干上部和下部、颈部和臀部的灵活性和柔韧性尤其重要。如果这些区域缺乏柔韧性，会增加慢性颈肩腰背痛的危险。老年人普遍柔韧性差，使 ADL 能力降低。因此，该训练对老年人也很重要。训练原则应以缓慢、可控制的方式进行，并逐渐加大活动范围。

训练方法：每一个部位拉伸时间 6～15s，逐渐增加到 30s，如果可以耐受可增加到 90s，期间正常呼吸，强度为有牵拉感觉同时不感觉疼痛，每个动作重复 3～5 次，总时间 10min 左右，每周 2～3 次。

4）太极拳、八段锦等中医传统康复方法也有利于心肌梗死患者的康复。

（5）注意事项：安全的运动康复除制订正确的运动处方和医务人员指导外，还需要医学监护，如运动中的心电图及血压监护。一般而言，低危患者进行运动康复时无需监护，中危患者可以间断监护，高危患者必须在医院于严格连续监护下进行运动训练。对于部分低、中危患者,可以酌情使用心率表监护心率。同时应密切观察患者运动中的表现,在患者出现不适反应时能正确判断并及时处理,并教会患者识别可能的危险信号。运动中有如下症状时应马上停止运动,如胸痛,有放射至臂部、耳部、颌部、背部的疼痛,头昏目眩,过度劳累,气短,出汗过多,恶心、呕吐,脉搏不规则。如果停止运动,上述症状依然存在,特别是停止运动后 5～6min 后,心率仍然增加,应进一步观察和处理。如果感觉到有任何关节或肌肉的不寻常疼痛,可能存在骨骼及肌肉的损伤,也应立即停止运动。

有些伴随疾病未控制好时不宜进行运动训练,如 1 型糖尿病、病态肥胖、严重肺疾病、神经和骨关节功能障碍。此外有以下情况时不能进行运动训练:①不稳定型心绞痛。②未控制的心律失常。③心力衰竭失代偿。④重度或有症状的主动脉瓣狭窄。⑤梗阻性肥厚型心肌病。⑥重度肺动脉高压。⑦其他可能由于运动而加重的情况:如安静时收缩压≥200mmHg 或者舒张压≥110mmHg;已知或者可疑的心肌炎、心包炎、主动脉夹层、血栓性静脉炎、近期体循环或肺栓塞。

3. 第Ⅲ期(院外长期)康复 也称社区或家庭康复期。为心血管事件 1 年后的院外患者提供预防和康复服务,为第Ⅱ期康复的延续。这个时期,部分患者已经恢复到可以重新工作和恢复日常活动的状态。为了减少心脏病发作或其他心血管疾病的风险,强化生活方式的改变,进一步的运动康复是很有必要的。

此期的关键是维持已形成的健康生活方式和运动习惯。另外运动的指导应注意因人而异,低危患者的运动康复无需医学监护,但中危甚至高危患者的运动康复中仍需要医学监护。因此对患者的评估十分重要,纠正危险因素和心理社会支持仍需要继续。

二、冠心病介入治疗和冠状动脉旁路移植术后的康复

冠心病的介入治疗常用的是经皮腔内冠状动脉成形术(percutaneous transluminal coronary angioplasty,PTCA),包括冠状动脉内支架置入术。PTCA 和冠状动脉旁路移植术(CABG)是冠心病治疗的重要手段。其后也应该进行康复。方法可参考 AMI 康复方案。无并发症的冠心病患者在完成了介入治疗或 CABG,回家以后,可以直接进入第Ⅱ期和第Ⅲ期康复。

三、慢性冠心病的康复

大量研究已经证实:恰当的身体活动可以减低慢性冠心病患者的死亡率和猝死率,明显改善症状,减少疲劳感,减少心绞痛的发作,改善情绪和睡眠,提高体力活动容量,使者的生活质量明显提高。加上危险因素控制和生活方式的改善,常会使其受益很大。

康复方法可参考 AMI 康复方案。要强调个体化、循序渐进、坚持系统性和长期性,并特别注意培养兴趣,使患者能长期遵从医生的运动处方坚持下去,这是取得良好效果的关键。

(陈丹)

第十六节　慢性阻塞性肺疾病的康复

慢性阻塞性肺疾病(chronic obstructive pulmonary disease,COPD)是一组以气流受阻为特征的肺部疾病。患者近端的交气管等管腔狭窄,而远端的呼吸性细支气管和(或)终末肺组

织的气腔异常扩大或同时伴有气腔壁结构的破坏。临床表现为慢性咳嗽、咳痰、气短等。

研究表明,患者大多是因为长期吸烟,吸入一定量的有害化学物质或粉尘,慢性反复呼吸道感染以及大气污染等原因导致慢性支气管炎,进而逐步发展为慢性阻塞性肺气肿,造成不完全可逆的呼吸气流受阻,最终出现气短和组织氧合不充分,导致呼吸衰竭。

该疾病复发性高,并会随着病期的延长日益加重,造成患者出现肺功能进行性退化,对生活和工作造成严重影响。有研究表明,首次呼吸衰竭发生后,5 年生存率只有 15％～20％,所以,患者及家属应积极参与疾病的诊治和康复过程。早期开始对 COPD 患者进行合理的康复治疗,可以稳定患者的病情和肺功能,对促进患者的恢复、提高其生活质量有重要作用。

一、功能障碍

主要是呼吸功能障。主要异常表现包括:气道狭窄与闭塞,痰液增多潴留,胸廓和肺顺应性下降,呼吸肌和辅助呼吸肌氧耗量增加,呼吸模式异常(腹式呼吸减弱,呈浅快的胸式呼吸),呼吸肌疲劳及辅助呼吸肌过度紧张,胸廓和肩胛带活动度与伸展性下降,肺功能障碍,常伴有不同程度的心理障碍和体力下降、肌萎缩等失用表现,以及日常生活活动能力下降等。

二、康复评定

(一)呼吸功能评估

1.气短气急症状分级　1 级——无气短气急;2 级——稍感气短气急;3 级——轻度气短气急;4 级——慢性气短气急;5 级——气短气急严重,不能耐受。

2.呼吸功能改善或恶化程度　可以用以下分值半定量化:－5 明显改善;－3 中等改善;－1 轻度改善;0 不变;1 加重;3 中等加重;5 明显加重。

3.肺功能评定　通过简单的检查可粗略估计 COPD 患者肺功能异常的严重程度,诊断肺部疾病的类型。检查时需要得到患者的充分配合,因为呼吸功能可受许多因素影响,所以在检查时必须取复多次进行,取其比较恒定的值。

检查内容包括:用力肺活量(forced vital capacity,FVC)、第一秒用力呼气量(forced expiratory volume in first second,FFV_1)。对于确诊为 COPD 的患者,可以用 FEV_1、FEV_1/FVC 或 FEV_1 占预计值百分比($FEV_1\%$)作为判定指标,用 $FEV_1\%$ 下降的幅度对 COPD 的严重程度作出分级:

Ⅰ级(轻度):$FEV_1/FVC < 70\%$;$FEV_1 \geqslant 80\%$预计值。

Ⅱ级(中度):$FEV_1/FVC < 70\%$;$50\% \leqslant FEV_1 < 80\%$预计值。

Ⅲ级(重度):$FEV_1/FVC < 70\%$;$30\% \leqslant FEV_1 < 50\%$预计值。

Ⅳ级(极重度):$FEV_1/FVC < 70\%$;$FEV_1 < 30\%$预计值或 $FEV_1 < 50\%$预计值伴慢性呼吸衰竭。

(二)运动能力评定

1.平板或功率车运动试验　采用分级运动试验测定最大氧耗量(maximal oxygen consumplion,VO_{2max})、最大心率、最大能量代谢当量(METs),运动时间等相关量化指标来评定患者运动能力,也可通过自感疲劳程度分级(RPE)等相对指标评定患者运动能力。

2.定量行走评定　可采用 6min 或 12min 步行,记录行走距离。该试验与上述分级运动试验有良好相关性。也可采取定距离行走(计算行走时间)作为评定方式。

（三）日常生活活动能力评定

亦即功能性呼吸困难分级,可用呼吸困难量表来评价:

0 级:除非剧烈活动,无明显呼吸困难。

1 级:快走或上缓坡时有气短。

2 级:由于呼吸困难比同龄人步行得慢,或者以自己的速度在平地上行走时需要停下来呼吸。

3 级:在平地上步行 100m 或数分钟后需要停下来呼吸。

4 级:明显的呼吸困难而不能离开房屋或者穿脱衣服时表现出气短。

此外,功能评估还包括呼吸肌力量评估,上下肢肌肉力量评估,心理状态评估,营养状态评估,生活质量评估等。

三、康复措施

康复治疗目的:是通过恢复膈肌正常的位置和功能,建立有效的呼吸类型,控制呼吸频率和呼吸方式,减少气道闭塞,促使由于进行性气流受限、严重呼吸困难而很少活动的患者改善活动能力,以减轻致残因素造成的不便,尽可能提高生活自理能力,重新参加社会活动。

（一）呼吸训练

慢性肺气肿患者支气管管壁弹性减弱,气管等压点内移,呼气时管壁提前闭塞,使肺残气量增加,导致并加重肺气肿,呼吸训练可以延迟支气管闭塞时间,同时锻炼膈肌功能,增加肺泡通气量,改善缺氧状态,从而延缓疾病进展。

1.缩唇呼吸　是一种自我控制的呼气末正压呼吸方式,它可以延长气体流出的时间,提高气道内压力,防止远端气道的过早闭合,促使气体充分排出,其方法可以用吹蜡烛的方式进行练习,使距口唇 15～20cm 的蜡烛火苗倒向对侧但不吹灭为宜。指导患者用鼻吸气然后经口呼气,呼气时嘴唇缩成吹口哨状,气体经缩窄的唇缓慢呼出,吸气时间与呼气时间之比为 1:2 或 1:3。8～10 次/min,每次训练 10～20min,每日训练 2 次。

2.呼吸训练器的应用　向患者介绍呼吸训练器的结构及注意事项,教会其使用呼吸训练器进行缩唇—腹式呼吸训练。患者取舒适体位,将呼吸训练器及吸气软管连接,左手托训练器,右手放在肋下上腹部,平静呼气后,用口含吸气软管,慢慢吸气,吸气时腹部外凸,右手随之抬起,在吸气流速指示活塞升至最佳刻度时,保持吸气不变至不能再吸为止,松开吸气软管,缩口唇进行吹口哨样缓慢呼气,呼气时腹部内凹,右手随之向前下方给予一定压力促进膈肌回复。

3.膈肌呼吸（腹式呼吸）　是鼓励患者尽可能利用膈肌的上下移动来获得最大通气量,减少残气量,通常膈肌上下移动 1cm,可以增加 250～350mL 的通气量,其方法是让患者采取半卧前倾位,康复治疗师将手置于患者剑突下方,嘱患者用鼻缓缓吸气,然后用嘴呼气。吸气时,患者应放松,并感受到吸入的气体将治疗师的手推起。呼气时,治疗师的手轻轻按压患者剑突下方,帮助膈肌上移,这样有利于激发下一次吸气时膈肌更好地收缩。通过腹式呼吸锻炼可以提高呼吸效率,从而改善缺氧状况,提高活动耐力。训练过程中,可将腹式呼吸与缩唇呼吸结合,每天进行训练,逐渐习惯平稳而缓慢的腹式呼吸。

4.深呼吸　深呼吸通常指胸式呼吸,目的是增加肺容量,使胸腔充分扩张。方法是:患者处于放松体位,经鼻深吸一口气,在吸气末憋几秒,以便使部分塌陷的肺泡有机会重新扩张,然后经口腔将气体缓慢呼出,可以配合缩唇呼吸,使气体充分排出。深呼吸技术可归纳为如下两点:①用力吸气技术:在平静吸气后再做一次速度略快的深吸气,然后做缓慢而长的呼气动作。②四段呼气技术:在深吸气后,采用四段呼气法呼气,每段呼气中间停顿片刻。用力吸气及呼气增加肺通气量,有利于肺内残气的排出,从而改善肺通气功能。

（二）排痰训练

积极有效的排痰及痰液引流对老年患者是很重要的。老年患者常因不能有效地咳嗽或痰液黏稠而无法顺利地排出痰液,因此应指导患者掌握有效的排痰法。

1. 体位引流　通过适当的体位摆放,使患者受累肺段内的支气管尽可能地垂直于地面,利用重力作用,促使肺叶,特别是肺段气道内的分泌物引流,配合有效的咳嗽将分泌物排出。其原则是使病变部位处于高处,引流支气管开口低处。根据肺段不同的解剖部位而采取不同的体位与角度。每天做 2～3 次,每次 5～10min,应注意的是,避免上位肺部病灶引流物污染了位于低位的正常肺组织。年老体弱、严重心脏病、明显呼吸困难、发绀患者禁忌。

2. 咳嗽练习　学会有效咳嗽是清除大气道内过多分泌物的有效技术。训练时患者取坐位或立位,上身略前倾,缓慢深吸气,屏气几秒钟,然后张口连咳 3 声,咳嗽时收缩腹肌,腹壁内缩,或用自己的手按压在上腹部,帮助咳嗽,排痰。停止咳嗽,缩唇将余气尽量呼出。再缓慢深吸气,重复以上动作,连做 2～3 次,休息和正常呼吸几分钟后再重复开始。

3. 有效排痰　指导并示范患者半坐位,先深吸气后憋住,然后借助胸腹肌的力量在呼气时用力咳嗽,使肺底部的分泌物在咳嗽的振动下产生运动,而将痰液咳出,重复数次。1～2h翻身 1 次,防止痰液坠积,同时配合叩背,可间接地使附着在肺泡壁周围及支气管壁上的痰液松动、脱落,以利于痰液排出。注意翻身时动作要轻柔缓慢,不可过猛,应使患者感觉舒适;叩背动作要准确,用力适度。同时观察患者的意识、呼吸等情况,对于意识不清的患者,在翻身前应吸净口鼻腔内的分泌物,以防误吸。

4. 振动排痰机的应用　振动排痰机具有低频振动,深部穿透性,叩、振相结合的特点,在保持呼吸道的通畅方面比叩背法有明显的优势。与传统的背部叩击比较,振动排痰机可以从不同的位置、角度、方向采用不同的振动和叩击方法,能使痰液及时有效地排出,缓解支气管阻塞,改善通气氧合功能,缓解憋喘状态,减少了并发症,缩短了住院时间,提高了治疗效果。

5. 湿化痰液　首先要保持室内的温度在 22～24℃、湿度在 50%～60%;鼓励患者多饮水,可少量多次,并给予静脉补液,增加体内水分,防止气道干燥、痰液黏稠影响排痰而加重肺部感染。

6. 物理治疗　超短波治疗、超声雾化治疗等有助于消炎、抗痉挛、促进排痰。前者是应用无热量或微热量,每日 1 次,15～20 次为一疗程。后者是每次 20～30min,每日 1 次,7～10 次为一疗程。

（三）氧疗指导

可以防止动脉血氧的急剧变化,从而改善患者的预后。有研究显示,氧疗时改善通气血流比,减少分流和改善膈肌运动,从而显著改善患者的氧合状况。COPD 患者多处于缺氧状态,持续吸氧可使肺血流动力学和低氧血症得以改善,一般采用鼻导管持续低流量吸氧,氧流量 1～2L/min,应避免吸入氧浓度过高而引起二氧化碳潴留,提倡进行每天持续吸氧 15h 以上的长期家庭氧疗,长期持续低流量吸氧不但能改善缺氧症状,还有助于降低肺循环阻力,减轻肺动脉高压和右心负荷。氧疗有效的指标为:患者呼吸困难减轻,呼吸频率减慢,发绀减轻,心率减慢,活动耐力增加。

(四)运动训练

加强体力活动和运动耐力训练对于 COPD 患者来说特别重要。运动主要包括关节活动和软组织牵伸。肺气肿患者主要活动部位有颈肩、胸壁、脊柱等,这一训练可以提高胸壁及整个躯体的柔韧性,与呼吸操相结合,可以强化呼吸操的作用。步行、爬楼梯、骑自行车、游泳等活动均可用于改善肺功能状况。有试验研究表明,让患者每周进行蹬车训练 3d,每次 45min,持续 6 周,能使患者最大作功能力增加 36%,潮气量增加 8%。

(五)营养支持

COPD 患者因呼吸衰竭可发生二氧化碳的潴留和血氧分压降低,治疗的目的之一是降低血液中二氧化碳水平。进食时如适量增加脂肪并降低碳水化合物的含量,则能减少二氧化碳的产生,从而降低对通气的需求。同时,给予足量的蛋白质对于合成代谢相当重要。根据 COPD 患者的特点,能量应该在一天之中分数次给予,以避免食欲下降和高热量负荷所致的通气需求增加。

(六)戒烟教育

50% 的长期吸烟者会发生慢性阻塞性肺疾病,典型患者在 COPD 症状出现前吸烟量每年多超过 20 包。应当强调戒烟教育,可通过尼古丁替代疗法,以促进成功戒烟。

(七)心理疏导

慢性阻塞性肺气肿病情迁延不愈,患者生活质量降低,部分患者甚至丧失工作和生活自理能力,因此患者多有焦虑、抑郁等心理障碍,个别患者甚至有恐惧、绝望的心理,因此,进行必要的心理疏导非常重要,治疗人员在指导患者康复过程中应密切关注患者的心理状态,并与患者进行有效沟通,了解恐惧不安的原因,共同制订和实施康复计划,使患者通过消除诱因,增强其战胜疾病的信心。

(陈丹)

第十七节　慢性疼痛的康复

一、概述

疼痛(pain)是医学的重大难题。有关疼痛的研究是现代科学的前沿之一。

近年来,严重的慢性疼痛(chronic pain)对患者生活质量的影响引起人们的注意。慢性疼痛已被列为康复医学的主要病种之一。在发达国家及部分发展中国家广泛建立了疼痛门诊,缓解疼痛卓有成效,提高了复工率,减轻了社会负担。

我国近年来也出现了以现代康复治疗技术来调整感觉输入,纠正肌、骨骼、关节生物力学关系的失衡,调节心理,配合药物、介入性疗法等与国际接轨的综合疗法来治疗慢性疼痛的趋势。

(一)定义

1994 年,国际疼痛学会(international association for the study of pain,IASP)将疼痛定义为一种与组织损伤或潜在的损伤相关的不愉快的主观感觉和情感体验。

疼痛是一种复合感觉,涉及机体的感觉识别、情绪感受、认知评价、运动与自主性反应等方面,常伴有生理、心理和行为学的改变。疼痛作为一种主观感觉,更容易受情绪环境和过去经验的影响,属于知觉范畴,发生在脑的高级中枢,尤其是大脑,个体差异大。

(二)疼痛相关概念

1.痛阈　是受试者首次报告引起痛觉的最小刺激量,是体现疼痛感觉成分的指标。它相对稳定,有可重复性。

2.痛耐受阈　或称耐痛阈,是受试者由于疼痛将刺激除掉或要求停止刺激时的最小刺激量,是忍耐疼痛的最大限度,是体现疼痛情绪成分的指标。它具有很大的变异性,与性格和环境密切相关。

3.痛过敏(hyperalgesia)　对伤害性刺激产生的过强疼痛反应。分为原发性痛过敏和继发性痛过敏。

4.痛超敏(allodynia)　指对非伤害性刺激产生的痛觉。

5.诱发痛(evoked pain)　由可见的刺激诱发的疼痛,包括了痛过敏和痛超敏。

6.自发痛(spontaneous pain)　指在没有可见的刺激条件下产生的疼痛。

7.神经源性疼痛(neuropathic pain)　由中枢或外周神经系统的伤病引起的疼痛综合征,通常包括自发痛和诱发痛。

8.中枢性疼痛(central pain,cp)　指由于中枢神经系统伤病造成的自发痛和对于外加刺激的过度疼痛反应,包括一种不愉快的触物感痛(dysaesthesia)。

(三)疼痛分类

主要分为伤害性痛(nociceptive pain)和病理性痛(pathological pain)两大类。前者是由伤害性刺激直接兴奋伤害性感受器所引起,是机体的一种保护性机制(生理性痛),警告机体及时避免伤害、寻找病因、减轻病痛,损伤轻微者只有瞬时的感觉,如损伤重,其修复后痛觉自行消失,持续时间短,只是一个症状,称"急性疼痛(acute pain)"。后者由病因的不同分为炎症性痛、神经病理性痛和功能性痛三类,是一种疾病—病理性的慢性疼痛综合征,称为"慢性疼痛"。它影响患者的日常生活,病灶修复后疼痛依然存在,可长达数月、数年甚至终身,使患者受尽折磨、致残,甚至痛不欲生,是对患者、家属的严重威胁,对医务人员的巨大挑战。

两种疼痛的区别见表13—14。

表13—14　急性疼痛和慢性疼痛的区别

	急性疼痛	慢性疼痛
时程	诊治时间短	长期存在(3个月以上),反复发作
性质	是一个症状	是一种疾病,为就诊的主因,影响生活甚至致残
情绪反应	伴随焦虑	伴随抑郁
药物使用	采用所需要的药物	最好采用非麻醉性止痛药及抗抑郁药
药物成瘾	少见	多重成瘾性
诊断	单纯	复杂
治愈	易于达到	通常很难达到

慢性疼痛的主要类别有:慢性腰腿痛、下背痛、颈肩痛;肌筋膜痛;纤维肌痛;神经痛(如三叉神经痛、带状疱疹后痛、周围神经损伤后痛等);偏头痛;灼痛;幻肢痛;丘脑痛、脊髓损伤(SCI)后中枢性疼痛;晚期癌性疼痛等。

二、功能障碍

1.运动功能障碍　长期的弥漫性剧痛造成患者形成特定的减痛姿势、关节 ROM 受限、肌力下降、不能做某些动作,甚至被迫卧床/活动范围受限和致残。

2.ADL 能力下降　如穿衣、盥洗、如厕、入浴等动作受限。

3.继发的功能障碍　由误用支具、围领、步行器造成。

4.误用、滥用、过量用药和药物成瘾。

5.心理障碍　焦虑、抑郁,甚至自杀,出现对医院和家庭的过度依赖。

6.残疾程度大大超出现实存在的病理情况。

三、康复措施

(一)康复治疗目标

1.减少痛行为。

2.提高活动水平和日常生活的独立性。

3.避免/减少不必要的镇痛药。

4.提高患者及其家庭的心理适应水平。

5.使患者重新适应其所爱好的职业和业余活动,以重返社会。

(二)康复治疗原则

慢性疼痛的病因复杂,症状各异,患者对慢性疼痛的耐受程度和对治疗的反应个体差异大。其康复治疗需要个体化,很难界定统一的治疗标准。

目前,慢性疼痛的康复治疗原则有以下四条:

1.诊治兼重、先诊后治　多年的临床实践已证明,保证疼痛的治疗效果关键是正确的诊断和准确的治疗。

2.合现用药,以有效、安全为主　合理用药即"用药正确、保证疗效、剂量恰当、治疗期限合理,而且用药后产生的危害性极小"(WHO)。

3.先简后繁,先无创后有创,对于组织先可逆性治疗后毁损　慢性疼痛的康复治疗方法很多,在保证安全和疗效相同的前提下,应首选简单、易行、无创或创伤小、患者容易接受的疗法,必要时根据需要再选用注射、神经阻滞乃至手术等有创、较复杂的治疗方法。

4.相辅相成,综合治疗　慢性、顽固性疼痛常并存几种疾病及合并心理障碍,非一个专业医师、一种治疗方法能完成治疗的病症,经常需要几种治疗措施并用,以提高或巩固疗效。

(三)慢性疼痛的管理

由于慢性疼痛的机制学说尚不完善,其复杂性、多样性等特点,其治疗仍是医学上的一个难题,如何有效地医治慢性顽固性疼痛是人类梦寐以求的追寻。

目前,国内外提倡进行规范化的"疼痛治疗中心"的慢性疼痛的管理模式,重视多学科干预和团队的协作,注重对患者的健康宣教,提高主动控制疼痛的意识,增强其对疼痛的自控能力,对患者实施全方位规范化疼痛管理,成为现代疼痛医学发展的新趋势。南方医科大学附属珠江医院康复科创新性地提出,建立以信息化为基础的慢性疼痛的康复管理模式,充分利用信息化平台,实施工作数量和质量的动态监测和评估,引导卫生服务工作模式和运行机制的转变,实现预防一干预一康复的全程"无缝隙"关怀的良性循环。

（四）慢性疼痛的治疗

1. 药理学控制　药物治疗是疼痛治疗的重要组成部分，大多数慢性疼痛，通过药物治疗能得到一定程度的缓解。根据不同需要，可通过多种途径（如口服、经皮、经直肠、肌内注射、静脉、椎管内、黏膜及局部）给药。

疼痛的治疗倡导多模式镇痛，即以不同镇痛机制的药物相加和协同达到充分镇痛，并且可因药物剂缺的减低而使副作用减少。应该不同时使用两种阿片类药物，也不同时使用两种非甾体抗炎药。

在用药原则上采取三阶梯用药，即先用非阿片类，再用弱阿片类药，最后用强阿片类药。用阿片类药应开始即用够剂量，以减轻痛苦、防止耐受。

常用的镇痛药物有：

（1）阿片类药物：主要用于中到重度的疼痛治疗，对慢性持续性痛可明显镇痛。全身给药是最常用的方法。所有阿片类激动剂均可用等止痛剂量换算其作用强度。等止痛剂量产生相同的止痛作用，但由于个体间药动学和药效学可能有显著差异，对具体患者应滴定剂量。对阿片类药物，年龄对于药物剂量的影响比体重更加明显。阿片类药物主要用于治疗急性疼痛和癌性疼痛。

（2）非甾体抗炎药：相对于糖皮质激素类甾体抗炎药（steroidal antiinflammatory drugs, SAIDs）而言，非甾体抗炎药（non－steroidal antiinflammatory drugs, NSAIDs）是一类具有退热和减轻外周慢性钝痛作用的药物，如阿司匹林、布洛芬等，对皮肤、肌、关节/骨骼疼痛疗效较好，是目前临床上应用最多的药物之一。

（3）局部麻醉药：局部麻醉药有悠久的历史，主要通过局部作用，阻断伤害性刺激的传入。局部麻醉药与神经纤维膜上的钠通道直接和（或）间接相互作用阻滞钠通道，可减弱神经元动作电位的形成和扩布。

（4）抗焦虑药物：慢性疼痛常伴有焦虑、烦躁、抑郁、失眠、食欲不振等症状，需联合使用辅助药物，如三环类抗抑郁药、苯二氮䓬类抗焦虑药和镇静催眠药等可用于慢性神经病理性疼痛的患者，提升其痛觉阈值，提高睡眠质量。

（5）糖皮质激素：可减轻神经病变炎性反应，常用于慢性炎症性疼痛的治疗。局部用药多结合局部麻醉药注射，减轻局部神经病变，也可全身用药。长期应用可能出现医源性库欣综合征表现。消化道溃疡、糖尿病等患者慎用，伴有感染的患者禁用。

2. 电刺激镇痛方法

（1）经皮神经电刺激（TENS）：以特定的低频脉冲电作用于皮肤，是治疗慢性疼痛的有效方法。刺激电极放于疼痛局部/邻近部位，或神经干/丛的投影区上，刺激参数为波宽 $100\sim500\mu s$，频率 $2\sim160Hz$，波形常用同向或双向不对称方波，多用连续脉冲。其镇痛作用发生快，后作用持续时间较短，有舒适感，使疼痛区域获得有效镇痛，但不引起局部肌肉明显收缩。

（2）干扰电疗法：治疗慢性疼痛一般频率小于 $10Hz$，急性亚急性疼痛一般频率大于 $100Hz$。可应用于坐骨神经痛、关节炎、肩周炎、扭挫伤、肌筋膜炎、骨折延迟愈合等。

（3）等幅中频电疗法：可用于血肿机化、关节纤维性强直、肩周炎、狭窄性腱鞘炎、神经痛等。

（4）调制中频电疗法：可应用于颈椎病、腰肌劳损、肩周炎、关节炎、腰背肌筋膜炎及神经痛等疼痛性疾病。

（5）其他电刺激：①脊髓电刺激疗法（SCS）是将脊髓刺激器的电极置于脊柱椎管内硬膜外腔后部，通过电流刺激脊髓后柱的传导束和后角感觉神经元，从而治疗疼痛的方法，主要治疗灼痛。②深部脑刺激（deep brain stimulation，DBS），将电极植入中枢神经系统的深部核团，连续不断地传送刺激脉冲到深部脑区，以缓解疼痛。临床实践证实，DBS能够有效缓解多种顽固性疼痛，但是，对安全性的怀疑影响了其在临床治疗中的应用。③间动电、超短波、微波及药物离子导入等方法。

3.疼痛的微创治疗 "微创治疗"采用穿刺方法实施，创伤微小。穿刺到达病变部位后，退出针芯，送入不同器具或注入不同药物，即可实施不同的微创技术。其特点是创伤小，疗效确切，术后恢复快，患者痛苦少，是医学进步的一个标志。微创技术在慢性疼痛治疗中的应用，明显提高了疼痛治疗效果。

（1）局部神经阻滞：采取喷雾、神经干/神经节注射、硬膜外注射局部麻醉药，及埋藏导管连续给予短效局部麻醉药的方法，后者可镇痛几天至几十天，发现并发症须立即终止。

（2）射频热凝靶点消融术：是利用电极之间的电压差，产生频率在100MHz以下的高频电流，使组织中离子往返运动而产热，热量作用于邻近的神经节、神经根、神经干及筋膜和肌肉等组织，使蛋白质凝固变性，阻断痛觉传导的一种微创技术。20世纪60年代，Letcher证实，射频可以优先破坏无髓鞘的C纤维和有髓鞘的A_δ纤维，而不破坏本体感觉纤维和运动纤维。1977年，Vematsu正实经射频电热凝固术后，神经干、神经节及神经根的所有纤维均无区别地受到了破坏，对这一观点提出挑战。射频热凝疗法具有温度可控、时间可控、阻抗显示、神经辨别等诸多优点，使其不仅避免了高温对神经的热损伤，而且不影响神经信号的传导，具有更安全的优点，为疼痛治疗开辟了广阔的应用前景。

（3）臭氧疗法（ozone therapy，OT）：臭氧（O_3）是一种淡蓝色有浓烈特殊臭味的气体，极不稳定，在空气和人体组织中易分解为氧，常温下半衰期约为20min。氧原子非常活跃，因而臭氧具有很强的氧化能力，该作用在瞬间完成，没有永久性残留。臭氧治疗疼痛的机制，主要体现在三方面：①氧化作用：臭氧注入椎间盘后能迅速氧化髓核内的蛋白多糖，髓核细胞膜和细胞内结构被破坏，造成细胞变性坏死、细胞合成和分泌蛋白多糖的功能下降或丧失，使髓核渗透压降低，从而导致水分丢失，髓核体积缩小。臭氧治疗椎间盘突出症的方法称为臭氧溶核术（ozone chemonucleolysis）。②抗炎作用：臭氧可刺激氧化酶过度表达，中和炎症反应中过量产生的反应性氧化产物，拮抗炎症反应中的免疫因子释放，扩张血管，改善回流，减轻神经根周围的水肿。③镇痛作用：臭氧注射后可直接作用于神经末梢，刺激抑制性中间神经元释放脑啡肽等物质，而达到镇痛作用，这是臭氧治疗软组织疼痛的依据。

4.针刺、按摩 针刺的镇痛效果已被公认，目前美国、澳大利亚、瑞典等发达国家建立了多处针灸诊所，疼痛是患者主要就诊原因之。按摩使用不同强度手法的按压，兴奋或抑制感觉传入，可结合冰袋/冰块按摩以及超强刺激组织的冷疗/冰疗，进行急性痛的治疗，疗效良好。

5.运动疗法和手法治疗 一些骨骼肌的慢性疼痛主要是由于反复进行某一动作造成局

部慢性劳损或长期维持某一不良姿势使骨骼肌的生物力学关系失衡所致。PT 中的运动疗法主要是采用主动运动(如 McKenzie 颈椎自我复位法)、医疗体操(如 Williams 前屈肌训练),以及手法纠正这种紊乱关系以止痛。对颈、肩、腰、腿痛的手法治疗主要是关节松动术,待有一定恢复后教给患者专门的医疗体操,以达到镇痛的目的。

多项研究均表明,在慢性疼痛的治疗中,患者主动参与的治疗效果优于被动疗法。

6. 心理学控制　应采用以下各种疗法的综合治疗。

(1)生物反馈和放松疗法:其核心是放松,分散注意力,降低神经系统的敏感化。前者由仪器显示视、听觉信号,指导患者使肌电图、皮温接近目标,减少痛感受;后者配合音乐和指导语,指导患者依次放松各部位的肌肉,以提高控制疼痛的能力,对紧张性头痛、背痛有效。

(2)操作性条件技术:忽略患者对疼痛的诉说等行为,以微笑、赞扬和物质奖励来鼓励患者增加活动,减少药量,以减轻痛行为和药物成瘾;并进行放松训练和支持性心理治疗。

(3)催眠术。

(4)认知技术。

7. 传统外科学途径　可采用化学药品永久性地阻断/破坏周围神经、脊神经根、交感神经系统;但大多在术后疼痛短期缓解后,出现反复,现在总的趋势倾向于选择电刺激镇痛。

总之,在慢性疼痛明确诊断后,一般是根据患者情况,从以上疗法中选出最佳疗法合理组合,设计出有针对性的综合治疗方案进行治疗,以争取在最短的时间内使疼痛缓解,并随时按患者的反应调整方案。

(五)慢性疼痛的综合疗法举例

脊髓损伤(SCI)后慢性疼痛的康复是一个比较典型的综合疗法的实例。

SCI 后慢性疼痛,为发生于损伤平面以下的顽固性疼痛,发生率为 11%～94%,严重者占 5%～30%,影响睡眠、进食和活动,造成患者对药物的依赖、抑郁,甚至自杀,成为康复医学界一个棘手的难题。

1. 病因　Melzack 提出"模式发生机制"学说:将脊髓背角细胞及与颅神经联系的同源作用系统、感觉传入系统、脊髓及马尾损伤水平以上的多种神经元称为"神经元池",提出 SCI 后感觉传入的缺失促使脑干下行系统的抑制作用减弱,使多种感觉传入系统传来的非伤害性刺激触发神经元池的延时放电,传入皮质引起痛觉。该学说已为系列实验所证实。还有报道:其兴奋性增高部位包括脊髓上中枢;其传导通路可能主要是非特异性传导系统上传所致,称为受体的"脱痛觉超敏"现象。

2. 临床症状　①多在 SCI 后迟发。②疼痛呈弥漫性,自发痛剧烈:在感觉平面以下的麻痹部位经常变化,多发于下肢及会阴部;自发痛是患者最大的痛苦。③疼痛的性质、程度、频率变化多端:多数患者为兼具三种或两种自发痛的"ABC"型和"AB"型,无"A"型痛者少见。④对常规止痛措施无反应或反应甚微,对药物易耐受成瘾,手术后易复发,并更为顽固。⑤疼痛的发作、间隔时间多不固定。中老年患者多随病程的延长趋于加重。自发痛可分为三类(表 13—15)。

表 13—15　陈旧性胸腰段 SCI 的慢性疼痛中自发痛的分类

	A 痛（自发持续痛）	B 痛（自发间断痛）	C 痛（连续反复发作的痛）
发生部位	损伤平面以下、肢体远端：双足及小腿	损伤平面远端 2 个阶段：膝及大腿	紧邻损伤平面的远侧端：腹股沟、臀部及会阴部
发生频率	多持续存在	间断发作，数日一次，或几次至几十次/日，几十秒至几十分/次，重时达 3h	连续反复发作 24～36h
疼痛程度	程度轻，能长期忍受，称为"小痛"	程度重，但来去迅速，有间隔，尚能忍，称为"大痛"	程度剧烈，是最恐惧的无法忍受的剧痛，称为"24h 痛"
痛感觉成分	麻木痛、钝痛	搏动痛、针扎样痛、夹紧痛	连续拍击痛、戳穿样痛、撕裂样痛
痛情绪成分	使人不得安宁的痛	使用极度痛苦的痛，使人惊吓、心焦的痛	致命的痛，受刑似的痛，令人无法忍受的痛
痛行为学表现	烦恼	大汗、面红、烦躁易怒、弯腰咬牙、捶揉双腿、撕咬毛巾	极痛苦地卧床不起
对生活的影响	基本无影响	影响睡眠，发作时暂停进食和活动。服布桂嗪（强痛定）等可短暂缓解	造成彻夜不眠，被迫停止进食和活动。注射强痛定仍痛

3. 鉴别诊断　以 X 线片排除骨关节痛，以钡餐、胃镜等检查排除消化性溃疡痛，注意在确定损伤平面后，要排除感觉平面以上的其他疼痛。

4. 综合疗法　①耳压疗法（用神门、心、肾、皮质下、枕、脑点等镇静穴位）：降低中枢兴奋性。②肌电生物反馈：以放松肌来放松心情、镇静安神。③经皮神经电刺激（TENS）/电动按摩器：在感觉减退平面以上、脊柱两侧行低频电刺激以调节感觉输入的综合疗法，取得较显著疗效（P＜0.001～0.05）。TENS 刺激频率：对急性患者用 15Hz、100Hz，150Hz 各一周后再序贯进行；对陈旧性患者用 150Hz 两周后用 15Hz、100Hz 各一周再序贯进行；连续和间断刺激交替，电压以患者感到舒适为宜。

慢性疼痛的治疗取得了一定的进展。如用 TENS、针灸、运动治疗可以控制大多数腰背痛、神经痛；持续脊髓灌注吗啡控制急慢性疼痛；采用患者自控式止痛（patient－controlled analgesia，PCA）法、认知疗法、微创疗法等治疗术后痛、顽固性疼痛和癌性疼痛；综合疗法治疗慢性疼痛的疗效得到公认等。尽管如此，有些顽固的难治性疼痛仍在侵袭着患者，有待于继续努力奋斗。

（陈丹）

第十四章 医疗质量管理

第一节 医院管理概述

医院管理学作为管理学的一个分支学科,已经发展得较为完备并形成了一种比较完善的学科体系,其研究的内容也随着该门学科不断发展而与时俱进。医院管理是指在一定的环境或条件下,运用一定的管理职能和手段,通过有效地分配组织资源,包括人、财、物、信息,对医院的运作过程进行指挥和控制,为达到医院所计划的目标所实施的过程。医院管理就是要有效地协调医院内部的各种关系并寻找医院运作效率的最大化,让医院始终处于一种良性循环之中,通过各种规章制度,在医院建立一种良好秩序,保证医院完整、顺利地运转。医院管理的主要任务就是要确定切实可行的管理目标、各级职能、各项子目标的发展顺序,规范医院的行为过程,协调好医院内部的人与人、人与物的各种关系以达到和谐,保证医院各个运作系统平衡有效地运转。医院管理是实现和达到医院经营目标的手段,主要核心职能是执行,主要对象是医院内部的人、财、物、信息,主要手段是制度。

一、医院管理研究的主要内容

（一）医院服务质量管理

医院服务质量包括两种情况:一种是特异性的服务;另一种是非特异性的服务。前者包括医院提供的医疗、诊断、护理、康复、心理、保健、随访、预防等服务项目,后者则包括营养、生活服务等后勤服务项目。

加强医院服务质量管理是医院管理的核心内容,医院服务的质量关系到患者的生命安全和身心健康,因此,医院服务管理的各项工作都应该而且必须服从医院质量管理的要求。医院服务质量管理主要包括以下内容。

1.制定一个适合本单位切实可行的医院服务质量管理方案。

2.建立质量标准信息系统,开展质量检测和质量评价。

3.对本单位工作人员进行常规的或经常性的服务质量教育。

4.建立健全本单位的服务质量管理体系,并在医院发展的工作中不断完善。

5.强化以患者为中心的观念,树立"质量第一、服务第一、患者第一"的理念,并把它真正落实到医院优质服务的过程中去。

（二）医院人力资源管理

医院人力资源管理涉及医院人力资源的开发、配置、利用等过程。医院人力资源的管理需要有战略性、前瞻性、全面性和创新性。医院人力资源管理包括:①人力资源,合理配置。②不同层次,任人唯贤。③协调配合,优势互补。④不断发展,和谐持续。

（三）医院文化及品牌管理

医院文化包括制度文化、物质文化以及精神文化等。制度文化通过医院的规章制度、管理过程、医院工作人员的行为准则体现出来。物质文化则通过医院的环境、医院的交通、医疗设备的完善程度、生活设施的齐全、各种档案资料保存情况等体现。精神文化则包括医院工作人员的心理状况、精神面貌、价值观念、传统习惯、经营理念、工作状态及技术等。医院文化的形成需要时间的积累,文化底蕴的沉淀,以及一所医院优势力量的对外展现。一所医院的品牌效应和医院的文化是不可分割的。

1. 医疗及护理管理 医院的医疗是医院服务管理的最重要部分,主要在医院服务质量中阐述。护理管理经过长时间的实践过程,已经形成了一门比较系统、比较完善的管理学分支。它主要研究如何体现医院护理的科学性、规律性以及其特点,通过科学的管理方法,执行护理职责并完成护理任务。护理管理和医疗管理是密不可分的。

2. 医院经营管理 为适应市场经济的要求,适应医疗的新环境,医院必须搞好经营管理。医院的经营管理包括经济管理、财务管理等。不管是营利性还是非营利性医院的经营管理首先要把社会效益放在首位,其次才是经济效益。医院要最大限度地满足广大人民群众的医疗保健的需求,提高人民群众的健康水平。医院经营管理包含医院收益的合理分配、医疗资源及医疗生产的经营活动、医疗及护理过程的消耗以及医疗产出的经营活动等。

3. 医学影像管理 1895 年,德国的物理学家伦琴发现了 X 线,不久即被用于人体的疾病检查,并由此形成了放射诊断学。近 30 年来,CT、MRI、超声和核素显像设备在不断地改进和完善,检查技术和方法也在不断地创新,影像诊断已从单一依靠形态变化进行诊断发展成为集形态、功能、代谢改变为一体的综合诊断体系。与此同时,一些新的技术如心脏和脑的核磁共振成像和新的学科分支如分子影像学在不断涌现,影像诊断学的范畴仍在不断发展和扩大之中。

医学影像诊断主要包括透视、放射线片、CT、MRI、超声、数字减影、血管造影等。医学影像治疗主要应用在介入治疗、放疗方面。虽然医学影像学在医学诊断领域是一门新兴的学科,但目前在临床的应用是非常广泛的,对疾病的诊断提供了科学且直观的依据,可以更好地配合临床的症状、化验等,为最终准确诊断疾病起到不可替代的作用,同时也很好地应用在治疗方面。

医学影像学可以作为一种医疗辅助手段用于诊断和治疗,也可以作为一种科研手段用于生命科学的研究中。医学影像学中的许多技术已经在科学研究的工业中获得了广泛的应用。医学影像学的发展受益于现代计算机技术的突飞猛进,其与图像处理、计算机视觉、模式识别技术的结合产生了一个新的计算机技术分支——医学图像处理。医学影像是近代医学领域中发展最快的分支之一,应该说医学影像方面的技术集中了当代科学技术发展的尖端发明和创造,如 CT 的发明者亨斯菲尔德(Godfrey N. Hounsfield)和核磁共振的发明者保罗·劳特布尔(Paul C. Lauterbur)和彼得·曼斯菲尔德(Peter Mansfield),都获得了诺贝尔奖。

4. 信息管理和病案管理 医院的信息管理过程就是信息的收集、加工与决策过程,包括非医疗管理和临床医疗信息管理两个部分,现代化的诊断和治疗过程就是信息的收集、加工与决策过程。随着时代的发展,计算机在医院管理的各个领域获得了越来越广泛的应用,在现代化医院的管理中,计算机化的信息系统已经是不可缺少的一部分。首先,信息的收集和完善过程主要由医院基层来完成;其次,信息的处理与分析过程主要由医院中层来完成;最后,信息的决策和统筹过程是由医院高层来完成的。病案管理属于临床信息管理的一部分,主要包括患者的健康情况、病情的描述、客观检查、病情的分析、诊断、治疗过程、治疗结局、相关的具有法律意义的文件等。可以是纸张文字记录、缩微胶片、图表、图像、光盘等形式。目前,随着信息管理的不断发展,病案管理已经归类于卫生信息管理。

5.药事管理　医院的药事管理涵盖了临床药学基础、临床科学和合理用药、药学的技术服务、药学管理等方面。药事管理所包括的内容就是对医院药学的工作过程及质量实施管理，如药品采购、验收、保管、制剂、供应、信息提供、咨询服务等。

6.临床实验室管理　医院临床实验室管理主要是指对临床实验室资源的有效整合，包括实验室技术人员、检验设备、财力投入和检验信息的共享等，并对临床实验室的工作进行评估、完善和改进。

7.医学装备管理　医院的医学装备管理是指整个医学装备的运行过程的管理，它是一个系统工程。医学装备包括对患者进行诊断和治疗的仪器、设备、器械、器具、材料以及其他物品等。这些医学装备的购买、使用、维修以及在使用过程中所产生的经济效益和效果评价等都属于医学装备管理的范畴。

8.临床教学科研管理　教学医院可分为直属和非直属的教学医院。作为教学医院，一定是三级甲等医院的规模和水平。医院开展教学工作，既有利于医疗水平的提高，也有利于服务质量的提高。教学可以促进医疗，医疗可以辅助教学，临床教学已经成为医学教育的重要部分，为此，教学医院的医师身兼两职，既是临床医师也是临床教师。为了更好地教学，临床医疗工作就必须规范化、正规化、标准化、完整化；医院学科要不断地建设，设备要不断地更新，新技术要不断地引进，这样才能满足临床的教学需要。医学科学研究是医学发展的需要，科研成果以及科研水平的高低是衡量一所医院的重要标准。因此，教学、科研管理的优劣，决定着一所医院的教学和医疗水平。

9.后勤管理和医院建筑　医院后勤的重要性在于它承担着医疗、教学、科研、预防的服务保障任务，包括医院的财务、房产、物资设备、环保、临床医疗所需的供给、后勤人力资源的管理等。

医院建筑具有其特殊性，必须有其前期策划与远期规划。由于医院各个科室的服务对象和工作环境不同，因此其建筑设施也不一样。医院室内外环境的设计可以体现出以人为本的理念，现代的医院设计越来越人性化，环境越来越漂亮，特别是病房环境，越来越宾馆化。此外，中央空调系统的广泛应用，"三废"的处理，现代电子信息技术的应用，微机的广泛使用都给现代化医院建筑的设计方面带来全新的理念。

二、医院的起源和服务特点

医院是接受公众或特定人群治病和预防疾病的场所；是以诊治疾病、护理患者为其主要目的的医疗机构；医院通过运用医学科学和技术、医务人员的集体协作和必要的医学设备，达到对疾病的预防、治疗、康复的结果。

（一）医院必须具备的相关条件

1.必须设有门诊部和急诊部，以接待就诊患者和急诊患者。

2.必须有一定数量的病房和相应设施，对患者可以提供诊断、治疗、护理、康复、就餐、营养饮食等服务项目和过程。

3.必须配备有相应的医护人员、行政人员、后勤人员，以保证医院的正常运行。

4.为保证医院的正常运行，必须具备基本的工作制度、医疗制度和护理制度。

5.医院必须具备相应的医疗设备，如 B 超、检验、放射、手术、消毒和供应等。

根据医院的发展历程，大致可分为古代医院时期、近代医院时期和现代医院时期 3 个阶段。

古代医院时期大致始于公元前 7 世纪,这个时期的医院仅仅是医院的雏形,与医院的真正含义还相差甚远,其特征主要是一个收容患者的场所,不论是医疗技术还是医疗条件都很差,而且数量也特别少;具有社会慈善救济的性质;另外,古代传染病流行,传染病的收容所也是医院起源的原因之一;古代医院还有一个特点:它还是应皇宫或宫廷医疗和军事医疗的需要而产生的,而且带有浓厚的宗教色彩。

近代医院时期大致始于 19 世纪,终于 20 世纪中期。近代医院的发展与医学科学技术和社会经济的发展是密切相关的,此时的医院,专科分工尚不明确,医护分工也不十分明确,这个时期的医院也是从教会医院的基础上改进并发展的,并开始逐渐脱离了宗教色彩和慈善性质,向着治疗疾病的方向发展。

现代医院的发展始于 20 世纪 70 年代,是伴随着现代工业和科学技术的不断发展而形成的。现代化医院的出现是必然的结果。从目前的情况来看,现代化的医院发展离不开社会经济、文化科学和其他的相关因素。现代医院在功能上呈现多样化,包括诊断、治疗及预防功能,并且把医疗、教学和科研结合在一起。而且现代医院还向大型化、现代化转变。各个专业的细致化的分工以及多个科室的协作化是现代化医院的特点之一;其二是医疗设备的自动化、小型化和先进性,而且医学科学和其他领域的科学是紧密相连的;其三是医院的设施越来越先进,病房配套越来越完善;医院的规模越来越大,特别是国内的综合性医院,床位已由原来的 500～1000 张发展至现在的 3000～5000 张,甚至更多;其四是伴随着现代医院的发展,现代医院管理的理念也逐渐替代了以往的医院管理理论,考虑到社会医疗服务的供需矛盾和医患纷争日益突出,使得现代医院不得不对现代医院的管理方面更加深化、提高,以跟上时代的需求。

医院管理学涉及一个很重要的部分就是医院服务管理,医院服务管理实际是将服务管理学和医院管理学融合在一起对医院这个特定目标进行管理,因此,必须了解医院服务管理的相关问题。

对服务概念的正确理解,有助于进一步学习和掌握服务企业管理的理论和方法,有助于指导未来的服务管理实践。对于服务管理的研究从 20 世纪 60 年代就已经开始了。《企鹅经济学词典》(1972 年出版)认为:服务主要是不可捉摸的,往往在生产的同时就被消费的消费品或生产品。菲茨·西蒙斯(Fitz Simons,2000)提出:服务是一种易逝性的无形体验过程,消费者在这一过程中充当共同生产者的角色。美国营销协会(1960)提出:服务是可独立出售或与物品共同出售的一些行为、利益和满足。上述定义反映了现代管理学、市场营销学的一些先进理念,但是难以产生一个被大家公认的统一概念。这里反映出大家对于服务的本质缺乏统一的认识。服务行为是一种存在于服务提供者和服务消费者之间的一种经济活动,必须起始于消费者的需求,只有当被服务者自身不能完成或不愿意完成时,必须要服务者提供服务,服务过程完成后,才能产生所谓的服务。

医院服务的目标和质量:按照联合国标准产业分类(Sic),服务生产部门分为四类,医院服务被分为第四类:社会服务类。而《中华人民共和国国民经济和社会发展第十个五年计划纲要》中将服务业划分为两类。随着现代科学的不断发展和卫生改革的不断深入,医院的服务目标也发生了巨大的改变。最早是"以疾病为中心",后来发展至"以患者为中心"的服务观念已成为现代医院服务管理研究的主要宗旨。医院服务业属于第三产业,它的特殊性就在于是专门满足人的精神需求和身体恢复需要的服务。随着其他行业服务模式的改变，以及社会大众的要求，医院服务模式的转变是必然的。医院在为就医顾客提供高水平的物质性服务时，还必须提供精神方面的服务。因此，无论从适应现实的竞争环境，还是满足就医顾客的医疗需求，都要求医院必须树立起全新的服务理念。

医院服务管理的最终目标不是简单地取决于服务质量的技术和功能这两个方面，而是取决于患者对医院服务的实践体验和期望质量两个方面。患者的实践体验是指患者通过对服务的技术质量和功能质量的经验和享受而得到的印象；患者对服务的期望质量就是患者在头脑中所想象的或期待的服务质量水平。

医院服务的质量可以分为两个方面：一是技术质量，它与服务的产出有关，是在生产过程和医患双方的接触过程结束之后患者所得到的客观结果；二是功能质量，它是在医疗过程之中，通过医患双方的接触，患者所经历和所感受到的东西。

医院服务的技术质量可以客观地评估，而功能质量则颇具主观色彩，一般很难客观地评定。技术质量表示患者得到的是什么，而功能质量则表明患者是如何得到这些服务结果的。

医院服务的技术质量和功能质量取决于更为基础的四个方面的质量水平，分别是医疗服务过程的设计质量、医疗服务的过程质量、医疗服务的结果质量和医生与患者的关系质量。服务的设计质量将主要影响服务的技术质量，因为患者一般不参加服务的设计工作。医疗过程是质量的重要来源，服务的技术质量是全部生产过程的结果。另外，患者一般是参与服务的全部医疗过程的，双方的一系列接触和相互影响是发生在医疗过程之中的，因此，医疗服务过程质量对服务的功能质量也有极为重要的影响。医务人员与患者之间的关系主要会对服务的功能质量产生影响，医患双方越是互相理解和合作，服务质量就越好。

（二）医院服务的特点与标准

医院服务的特点：医院服务的最大主体是患者（客户），医院服务就是在坚持医疗原则的情况下，通过医疗手段和其他措施，消除或减轻疾病过程和损害，尽可能让患者尽早恢复到正常状态或接近正常状态，尽量减少疾病留下的后遗症状。因此，医院要努力使服务的目标达到如下标准。

1.中心性　一切以患者为中心，整个诊疗过程都应该人性化，在医疗原则的框架内，既治疗好疾病，又要尊重患者的选择；理解、尽可能多地满足其需求。

2.安全性　尽量避免诊疗过程中所带来的不必要的医源性损伤，避免由于诊疗的不及时而贻误最佳的诊疗时机。严格按照医疗操作规程进行治疗，以保证诊断、治疗、护理、康复过程的安全有效性。尽量避免医疗纠纷和事故的发生。

3.实用性　医院提供的各项服务，包括各种检查、诊断手段、治疗和护理过程、药品的使用等都必须有明确的科学理论依据，不能为了医院或个人的利益在检查、用药、护理、治疗过程中随意增加或减少项目。

4.及时性　医院应尽量减少患者的候诊时间或术前等待时间，特别是急诊患者。

5.平等性　无论患者的性别、年龄、经济状况、民族、肤色和社会地位如何，医院都要提供一视同仁的服务。

6.服务性　医院服务业属于第三产业，对于患者的需求应该尽量满足，要体现出现代医院服务的特点，包括非医疗需要的要求。在诊疗和服务过程中尊重患者的选择，理解其需求，在所有的临床诊疗过程中，以患者的生命价值导向为工作导向。

7.保密性　包括对患者负责,尊重患者,对于患者的病情和隐私,除了治疗需要外,不能随意扩散或告诉非亲友及其他人。

8.有效性　对于患者的病情和症状,应该及时有效地进行治疗,尽快缓解、治愈疾病或有效地控制疾病的发展和复发。

9.合理性　在诊疗和收费过程中,既按照医疗规程办事(如按照医疗路径进行),又能够按时治疗疾病,绝不拖延;收费方面,不能有滥收费和多收费的情况。

10.品牌性　医院的发展和提高依赖于医院整体的技术和服务的提高以及在服务者身上所产生的效益和结果,从而带动医院的品牌效应的产生和保持。

11.先进性　现代医学的发展与现代科学的发展紧密相连,有很多先进的技术和理论首先应用于医学科学,同时医学科学的发展也促进了现代科学的发展。因此,现代医院不仅要在理念上现代化,在医疗设备上也要不断更新,体现出现代医院特色。

12.风险性　医院主要服务的对象是患者,特别是在诊断和治疗过程中会出现一些意想不到的结局和后果,再加上有些疾病的结局是因为目前医疗技术有限,不能达到预期的治疗效果所导致的等。这些都会使医院服务工作充满风险性。

三、医院服务的性质和类型

(一)医院服务的性质

根据目前医院服务的性质可分为社会公益性和生产经营性。

1.社会公益性　医院是社会服务体系的重要组成部分,医疗卫生保健事业水平的高低与社会的发展有着密切的关系,因此,医院体现了很强的社会公益性——治病救人。虽然,随着时代的前进,出现了不同类型的医院,如公立、私立、非营利或营利医院,但是其目的都是一样的——治病救人。

2.生产经营性　医院的诊断治疗过程和一般的消费过程不一样,是通过诊断、治疗、保健及康复服务过程,使患者消除疾病,恢复健康。医师付出劳动,既有脑力劳动,也有体力劳动,而且这种劳动所生产的产品是一种特殊产品,那就是患者的康复和痊愈。

(二)医院服务的类型

考虑到医患之间接触时间和深度这两种相互影响的因素,可以将医院服务类型分为下列几种。

1.一般性服务　主要是指一些附属的服务过程,包括医院的外部环境是否优美;停车场是否宽敞和方便;医疗设备是否先进和完善;看病过程如挂号、收费、检验及其他检查过程、取药等是否便捷;是否有导医引导;操纵电梯的人员是否周到细致;整个就诊的过程是否便利、通畅;医院的信息系统是否能满足患者的要求等。为患者提供一般性服务的人员并不需要复杂的脑力劳动和丰富的医学知识,对于患者的影响是暂时的,但是需要具备一定的技能。

2.一条龙服务　医院要做好一条龙服务并非易事。患者从进院开始一直到就诊结束都要获得满意效果。如门诊患者从挂号、就诊、检查、再就诊、缴费到治疗或取药或注射等;如果是住院患者,还要包括整个住院过程和出院过程。上述过程需要各类医务人员具备良好的服务态度,而且这种服务态度在不同场合及不同时间要有连贯性,也就是说,要像接力一样把患者从入院到出院整个过程连接起来。所有的医务人员包括非医务人员对本院的概况都应非常了解,而且熟知本院的服务宗旨、服务承诺以及有哪些医院特色专科等,对于患者的提问要求能即时满意答复或及时给予帮助。实际上这个过程体现出一所医院的医疗服务品质,也是患者可以感觉得到的,对于患者的影响非常大。

3. 特性服务　在患者和医务人员有限的沟通和接触中,医务人员对患者的焦虑紧张情绪应能感同身受,聆听患者的诉说,并要具备一定的沟通能力,以一些宽慰的话语来消除患者的焦虑情绪,给一些指导和建议,解决患者的问题。

4. 深度服务　深度服务是为患者提供一种高品质的医疗服务。要让患者了解治疗方案的每一个细节,包括每一项检查的必要性、目的性以及每一种药品的疗效,大概所需的费用,是否属于医疗保险报销范围,付款方式等。在这样的协商和答疑过程中,患者、家属和医生、护士之间会多一分亲近感。医务人员能从患者所处的环境和身体语言来推测患者的想法,从而主动满足患者的需求。这就需要医务人员具有丰富的临床经验和强烈的服务意识,真正想患者所想,急患者所急,让患者能处处感受到医务人员的关爱。

5. 随访追踪服务　也称后续或跟踪服务,患者特别是慢性疾病或是老年性疾病治愈出院后回家,根据病情的需要,医院不定期地进行随访和跟踪服务,可以电话联系,有条件的还可以登门拜访,了解患者出院后或病愈后的病情变化,嘱其需要注意的事项,或长期服药者是否需要更改医嘱,商定下次复诊的日期等。

6. 远程服务　随着现代科学技术的发展,计算机技术以及通讯事业突飞猛进,医院的远程服务由此诞生。它可以综合优质医疗资源,通过通讯联系的形式,将诊断、治疗信息传达到遥远的地方,以满足患者的需要。

7. 预约服务　对于部分优质的医疗资源,可以通过网络或电话的形式进行预约服务,这既可以避免患者必须亲自到医院挂号,同时还满足了患者享受优质医疗资源的需要。

8. 咨询服务　随着整个社会节奏的加快,为了工作的需要,部分人群无暇顾及去医院就诊,特别是白领阶层。因此,咨询服务也形成一种风气,通过发达的通讯工具,再加上一些科普知识,将原本需要花时间上医院的过程,通过一个电话联系就解决了。

9. 上门服务　现代社会的发展也导致了一些社会现象的存在,如空巢老人的增多以及交通的繁忙也给急诊患者就医带来了不便,且某些疾病需要就地抢救,以免造成危险。为了满足不断增长的患者的需求,现在各大城市都已经建立起了医疗急救系统,可以提供上门急救服务和医疗服务。

10. 家庭式服务　随着生活水平的提高和医疗服务质量的改善,医院就诊条件和医疗条件也不断提高,从而产生了家庭式的病房和家庭式的治疗方式等。

四、医院管理研究的思想观点

医院的医疗过程是高技术、高风险的医疗活动,管理的科技含量也很高,且医院服务的对象是患者,患者对医院的满意度不仅影响着医院,对社会也会产生一定的影响。因此,医院管理既涉及科学技术,又涉及社会影响。

目前认为医院管理研究的理论体系可分为综合理论和应用管理两部分。所研究的对象应该是医院各个系统及其各个管理层次的现象和规律,解决在医疗过程中所出现的各种情况,平衡和调整各个管理层次的矛盾、问题。研究中国的医院管理,必须从我国的实际出发,掌握有关社会科学知识、医学基本知识(基础医学、临床医学、预防医学、康复医学和社会医学)和现代管理科学的基本知识(管理学原理、组织学原理、系统科学理论、数理化统计学等),

并以这些为理论基础。此外,还要采取运用调查的方法、综合的方法、统计的方法和实验的方法等,科学研究的基本方法,切忌形式主义、烦琐哲学等形而上学的方法。研究医院管理,必须重视和认真总结我国医院管理的实践经验,通过理论联系实际来推动我国医院管理的发展。同时,要研究现代管理科学在医院管理中的应用,研究国外一切先进和科学管理的理论和经验,但要注意两个问题:一是要符合国情,二是要符合实际。医院管理学的研究首先应以辩证唯物主义世界观和方法论为指导思想,以系统论、信息论、控制论及管理学原理为基本理论。在研究中应坚持以下的观点。

1. 发展的观点　辩证唯物主义的一个基本观点,就是一切客观事物都是处在不断运动、发展、变化之中的。医院管理必须与不断发展变化着的客观事物相适应,并且促进事物向有利于管理的方向发展。不可满足现状、墨守成规。

2. 规律性的观点　所谓规律是指事物、现象或过程之间内在的、必然的联系。医院管理者的责任就是正确认识医院的客观规律,把握客观规律,运用科学管理的方法,使医院管理进入良性运行状态。切忌主观随意性。

3. 系统的观点　任何管理都是对一个具体系统的管理,医院管理也不例外。所谓系统,一般就是由相互作用和相互依赖的若干组成部分相结合而成为具有特定功能的有机整体。作为一个系统,应具备以下特征:

(1)集合性:起码是由 2 个以上可以相互区别的要素所组成。

(2)相关性:组成系统的要素是相互联系、相关作用的。

(3)目的性:人造系统都有整体目的,没有明确目的的系统是不应当存在的。

(4)整体性:系统是作为一个统一的整体而存在的,其要素是不能脱离其整体的。

(5)环境适应性:任何系统都存在于一定的物质环境(更大的系统)之中,与外界环境产生物质的、能量的、信息的交换,因此,它必须适应外界环境的要求和变化。医院系统同样具有以上的特征。因此,为了达到最佳化管理,必须进行系统分析,这就是管理的系统观点。

贯彻系统的原理应抓住以下环节:

(1)整体性:管理必须有全局观点,把系统作为一个整体看待,从整体上协调局部,形成一个管理体系。

(2)目的性:不同系统有不同的目的。医院管理必须按医院的功能、特点办事。

(3)层次性:系统各层次之间,应职责分明,各层做各层的事,才能达到有效管理。

(4)最佳化运行:就是研究系统中物质、能量和信息的合理流通。

4. 责任制的观点　责任的观点就是分工负责的观点。每个一定管理层次上的管理者所应该具有的职、权、责、利要统一,要分明。他有一定的职和权,这同时就决定了他负有一定的管理责任。而"利"是对管理者运用职权结果的一种奖惩,实质是对管理责任的评定和考核。职、权、责、利缺一不可,体现了责任制的全部内容。

5. 信息反馈的观点　管理是否有效,关键在于是否有灵敏、准确、有力的反馈。灵敏、准确、有力的程度是一种管理制度是否有生命力,或者一个管理功能单位是否有效的标志。因此,要使反馈信息灵敏、准确、有力,就必须及时掌握各种信息,有高效能的信息分析系统,只有这样,才能决断有力,及时调节,达到管理的目的。

6. 封闭的观点　封闭的观点是就管理的自主、自律性而言的,是指任一系统内的管理手段和管理职能必须构成一个连续封闭的回路,才能形成有效的管理运动。因此,管理应该像一个框图,有明确的输入和输出。它的相对封闭性表现在一方面是指作为管理手段的管理法规、管理机构、管理人员和管理职能的计划、组织、控制等,都有不受外界干扰的相对独立权限;另一方面指管理运动要形成封闭的回路,不允许有干扰其正常运动和阻碍流通的内部因素存在。

7.能级的观点　作为管理手段的机构、法规、人才都是分层次的。高一级有高一级的能量,低一级有低一级的能量,各级发挥应有的作用,这就是能级观点。实现能级原理要注意以下几点。

(1)管理能级必须按层次具有稳定的组织形态。稳定的管理体制结构应是正三角形,上面尖,下面有着宽厚的基础。管理三角形应分为四个层次,标志四大能级差异:最高层为经营层,第二层是管理层,第三层为执行层,第四层为操作层。各层次使命不同,不能混淆。

(2)不同能级应表现出不同的权力、物质利益和精神荣誉。这两者与能级相对应。就是要人尽其才,知人善任,使相应才能的人得以处于相应能级的岗位。

8.动力的观点　管理必须有强大的动力,并通过正确运用动力,使管理运动持续有效地进行下去。动力有物质动力和精神动力。物质动力包括物质利益(物质待遇、赏罚)和经济效果。精神动力包括思想政治工作,树立革命理想、抱负、事业心,精神鼓励(荣誉称号等),晋升考核以及职务、学位等。精神动力往往具有巨大助威力,在特定的情况下可以成为决定性的动力。此外,信息也是动力,它可以推进学先进,是竞争的基础。

9.以人为本的观点　在系统诸要素中,人是最主要、最活跃的要素。重视人的因素、调动人的积极性,已成为现代管理的一个重要观点。传统管理以事物为主体,现代管理则确认以人为主体,即以人为本。认为只有充分调动人的积极性、主动性、创造性,才能充分发挥现代技术和设备的作用,取得较大的技术经济效果,达到管理的目标。要重视人的因素,在管理实践中则应注意:第一,重视激励人的积极性;第二,重视人才;第三,重视在职教育;第四,实行民主管理。

10.社会化的观点　社会化的观点是指以下一种开放式的管理思想,即在政府的统一领导规划下,打破行政隶属之间的界限和"大而全""小而全"的个体封闭式结构,通过一定的形式和原则,把各类医院组织成为一个有机的体系,进行分工与协作,充分进行人、财、物和信息的交流,最大限度地发挥医院体系的社会功能,以提高技术经济效果。如统一在区域医疗规划指导下,合理布局,实行分级分工医疗,形成完整的地区医疗网;在专业技术人员管理上,实行交流、协作;在技术建设和医学科学研究上,实行社会化分工与协作,有重点地发展专科;在后勤及技术服务上实行社会化、专业化管理。

11.有效的观点　管理必须有效。管理者通过科学的管理,求得最好的社会效果或最大的经济效益,是管理的目的。所以对医院管理来说,提高医疗质量的观点、经济的观点都是和有效的观点统一的。

以较小的人、财、物的消费,取得满意的医疗效果,是医院管理的目的。管理的有效性,就是用尽可能小的投入,获得社会需要的满意的效果。而管理有效的判定,主要不是管理者自己,而是社会实践,即管理效果的判定不在系统的内部而在它的外部。医院管理的好坏是由患者来判定的。

12.经营的观点　随着我国社会主义市场经济的发展,医院的经营管理也在由服务型向经营型转变。虽然我国医院的基本性质是不以营利为目的,但医院的发展除了靠国家的投资与补贴外,还要靠自身的有偿服务。因此,医院是一个相对独立的经营实体。加入 WTO 后,尤其要树立经营观点和与此同时存在的医疗市场观念和竞争观念。

(李岩)

第二节　医院质量管理概述

质量是医院的生存之本,生存是医院的发展之根。质量管理一直是医院管理的中心工作,也是医疗管理的核心。随着国家医疗体制改革的推进,医疗机构必然面临新的机遇与挑战,提高医院服务质量更是增强患者满意程度,提高医院竞争力的有效途径。本节我们将对医院服务质量管理问题进行系统的探讨。

一、质量与质量管理

1. 质量的概念　人类对质量的认识由来已久,伴随着工业革命和商品经济的发展,"质量"在人们社会生活中占据着越来越重要的位置。对质量的定义首先来源于对产品质量的定义。全面质量管理的创始人、质量管理专家费根堡姆(Feigenbaun)认为,质量是产品和服务为了满足顾客期望所应具备的营销、设计、制造、维护等各方面特性的统一体。著名质量管理大师朱兰(Juran)认为,质量是适用性与贴切性(fitness for purpose or use),也就是符合需求,适合顾客观点的产品。

国际标准化组织(ISO)对于质量的定义:质量是一组固有特性满足要求的程度。"特性"是可区分的特征,可以是固有的或赋予的,定性的或定量的,各种类别的如物理的、感官的、行为的、时间的、人体工效的、功能的特性;"要求"是明确的、隐含的或必须履行的需求或期望。这些要求往往是动态的,需要定期的监测和评估。

概括起来,质量可以定义为:质量是指产品或服务的优劣程度,它是反映产品或服务满足顾客明确和隐含需要的能力的特征总和。

从质量的定义中可以看出,满足顾客的要求和期望是质量的核心内容。组织追求的是最适合某些顾客条件的质量而不是绝对意义上的最好质量。同样,从竞争的角度看待质量也需要从顾客出发,最终决定是否购买产品或服务的是顾客,顾客的满意程度关系到组织的竞争地位。这里的质量成了相对于竞争对手而言的一种具有可比性的定义,组织的质量水平必须超出竞争对手。这种质量概念事实上是一个广义的质量概念,更加强调质量改进和质量创新。

2. 服务质量　服务质量是指服务能够满足规定和潜在需求的特征和特性的总和,是指服务工作能够满足被服务者需求的程度。服务质量是一个主观的范畴,它取决于顾客对服务质量的预期(期望的服务质量)同其实际体验到的服务质量水平的对比。相对于实体产品的质量,服务质量是有所区别的(表14—1)。

表 14－1　服务质量与产品质量的区别

区别	产品质量	服务质量
核心质量产生的时机	企业内部	交互过程
质量要素	技术质量	产出质量、交互质量
评价主体	企业	顾客
质量评价的依据	企业质量标准	顾客感知
质量的稳定性	好	差
顾客对质量的控制	小	大
评价难易	较容易	较难
评价的特性	客观	主观

服务质量特性可归纳为以下 6 个方面。

（1）功能性：指服务发挥的作用和功效、满足需要的程度（比如医院的功能是为患者提供适宜的诊疗服务；商店的功能是提供适销对路的商品；饭店的功能是提供可口的饭菜）。

（2）经济性：指顾客得到不同程度的服务所需支付的费用是否合理（如患者所支付的医疗费、药费的合理性）。

（3）安全性：指服务过程对顾客健康、精神、财产等的安全保障程度。

（4）时间性：指服务在时间上满足顾客需要的程度，即及时、准时、省时等。

（5）舒适性：指服务过程的舒适程度，包括设施的配置、舒服、方便与环境的整洁、美观和有我序等。

（6）文明性：指服务过程的文明程度，包括和谐的人际关系、亲切友好的气氛等。

不同的服务行业尽管各有侧重，基本特性却是类似的，医疗服务同样如此，需要进行有针对性的管理。

3.质量管理　质量管理是指导和控制与质量有关的相互协调的活动。是确定质量方针、目标和职能，并且在质量体系中通过质量策划、质量控制与保证、质量改进，使其实施的全部管理职能的所有活动。

质量方针（Quality Policy）：是指正式发布的该组织总的质量宗旨和质量方向。如"德术并举、质量取胜、诚信医疗、科技兴院"。是组织在较长时期中经营活动和质量活动的根本原则和行动指南。一般质量方针都是口号式的，简练、明白、形象并且有激励性，是对组织质量方针的一种高度概括而且具有强烈的号召力。

质量策划（Quality Planning）：是指确定质量以及质量体系的要素、目标和要求的活动。例如，产品策划，对质量特性进行识别、分类和比较，并建立其目标、质量要求和约束条件。对于医院服务来讲，质量策划的结果是要产生诊疗常规、医疗服务规范，以及医疗流程和最终结果的质量控制规范，这些程序和规范最终要形成质量手册。在此基础上要制订质量计划。通过质量计划的编制，明确某一具体项目和活动的资源配置、活动顺序、时间要求和质量措施。

质量控制（Quality Control）：是指为达到质量要求所采取的作业技术和活动。也就是说，质量控制是为了通过监视质量形成过程，消除质量产生、形成和实现环节上所有阶段引起不合格或不满意效果的因素，以达到质量要求，获取经济效益，而采用的各种质量控制手段、方法和活动。

质量改进（Quality Improvement）：是指为向本组织及其顾客提供更多的收益，使整个组织能够持续发展并取得长期成功的基本动力,在组织内采取各种措施寻找改进机会,提高效率和效益。

质量管理工作就是通过这样一个循环往复的过程,推进组织质量的不断提升,逐步实现组织的目标(图14—1)。

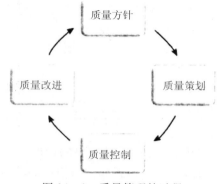

图14—1 质量管理的过程

二、医院服务质量

医院服务质量指医院的整体工作质量,它包括医疗服务的及时性、安全性和有效性,还包括工作效率、医疗技术的经济效果(投入—产出的关系)、医疗服务的连续性和系统性、服务理念、服务的可及性和反应的及时性、尊重和鼓励患者的参与、患者的满意度等多方面因素(图14—2)。

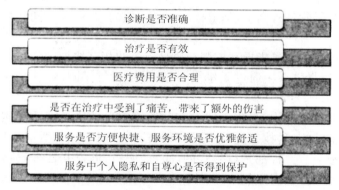

图14—2 一般患者判断医院服务质量的主要因素

三、医疗服务质量

关于医疗服务质量的概念,具有代表性的医疗服务质量概念有3个:一是美国OTA(Office of Technology Assessment)在1988年提出的:医疗服务质量是指利用医学知识和技术,在现有条件下,医疗服务过程增加患者期望结果和减少非期望结果的程度。二是Donabedian在1988年提出的:"医疗服务质量是指利用合理的方法实现期望目标(恢复患者身心健康和令人满意)的能力。"三是美国国家医学会的定义:在目前的专业技术水平下,对个人和社会提供卫生服务时,所能够达到的尽可能理想的健康产出的程度。这3个概念虽然表述不同,但都反映了两个重要的医疗服务质量理念,①医疗服务已从"提供者导向"(Provide Orientation)向"患者导向"(Patient Orientation)转变。②医疗服务质量就是医疗服务在恢复患者身心健康和令患者满意方面所达到的程度。

根据上述描述,结合服务质量的概念,对医疗服务质量可形成如下定义:医疗服务质量是医疗服务的使用价值是否满足患者健康需要的程度。它是衡量医疗服务组织整体素质、医疗能力发展水平的一个重要标志。

医疗服务质量与医疗质量并非同一个概念。医疗质量有着强烈的技术质量色彩,追求医疗技术设备的先进性、追求医务人员的高技术性、追求卫生技术服务的高标准成为特征。而在生物—心理—社会医学模式背景下,提出的医疗服务质量是医学技术与非医学技术的综合质量体。一方面医疗服务质量应包含"高"技术质量,另一方面又包含亲情的对待,主要涉及医患之间关系方面的因素,比如医疗结构、医疗过程、医疗结果、医疗状态、患者满意度等,医疗服务质量是医疗机构全部工作所取得的医疗服务效果的高、低、优、劣的集中表现,是医疗机构工作质量的中心内容,是医务人员医德和医术的全面体现,是医疗机构管理成效的客观表现。

(李岩)

第三节　质量管理的基本理论

一、质量管理观念的演进

人类社会的质量管理活动可以追溯到远古时代,但直到 20 世纪以前,产品的质量一直是靠操作者的技巧和经验来保证的。随着现代工厂的兴起和组织规模的扩大,特别是 20 世纪初"科学管理运动"开展起来以后,现代意义上的质量管理活动才逐渐产生和发展。通常根据解决质量问题的方法和手段等方面的不同,将质量管理划分为 3 个阶段,其管理理念的演进也体现在这个过程中(图 14—2)。

1. 质量检验阶段(1910—1940 年)——检验质量观——符合性质量理念　最初的质量管理观着重于通过检验的方式来控制产品质量,以保证"不出错"。在检验主体方面,也经历了从操作者质量管理到工长质量管理,再到检验员质量管理的渐进发展过程。1911 年,美国质量管理工程师泰勒发表了《科学管理原理》,提出从工艺入手,标定定额,同时对执行的结果进行检查和检验,提出设立专职的检验队伍和检验人员,标志着质量检验阶段的形成。在这一阶段质量管理的中心内容是通过严格检验来保证出产的产品或转入下道工序的零部件的质量。缺点是事后把关,不能预防不合格;产品不能全部检验。"符合标准"就是合格的产品质量,符合的程度反映了产品的质量水平,根据符合标准的程度衡量产品的总体水平。只要是达到产品设计者理解的功能,符合产品标准就意味着高质量,即符合性质量理念。

2. 质量控制阶段(1940—1960 年)——统计质量观——适用性质量理念　检验质量观的缺陷引起了人们的关注。那么,如何才能有效预防次品和废品的产生,实现质量管理由被动的"事后检验"向主动的"事前预防"转变呢? 1924 年,美国贝尔电话研究所工程师休哈特·道奇提出了用数理统计方法进行质量管理的思想。其方法是从产品质量波动中找出规律,采取措施,消除产生波动的异常原因,侧重于生产的过程控制,做到预防为主。第二次世界大战期间,战争对武器弹药等军需品的生产质量提出了严格要求,因为缺乏事先控制和破坏性检验保证的军需产品的质量必然影响战争的进行,所以基于数理统计理论的抽样检查方法得到迅速地推广和应用。其主要特点是,指导思想上,从事后把关变为事前预防;运用的方法上,广泛深入地应用了统计的思维方法和检验方法。

但是,它偏重于工序管理,没有对产品质量形成的全过程进行控制;统计的技术难度大,主要靠专家和技术人员,难以调动组织成员参与质量管理。

质量控制阶段是适用性质量理念,从使用的角度定义产品的质量,以适合顾客需要的程度作为衡量的依据。质量除了符合规格以外,还包括质量保证的一系列措施,反映了产品、服务等满足顾客或潜在顾客需要能力的总和。

从检验质量观向统计质量观的转变,质量管理的理论和实践都发生了质的飞跃,有效预防了生产过程中不合格品的大量出现,给企业带来了极大的利润。

3. 全面质量管理阶段(1960 年至今)－全面质量观－满意性质量理念 全面质量管理是指一个组织以质量为中心,以全员参与为基础,运用一整套科学管理手段和方法进行系统化的管理(图 14－3),目的在于通过让顾客满意和本组织所有成员及社会受益而达到长期成功的管理途径。

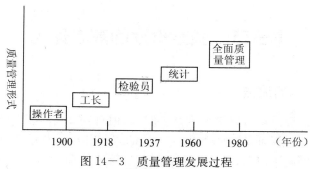

图 14－3 质量管理发展过程

20 世纪 50 年代以来,生产力迅速发展,科学技术日新月异,出现了许多新的情况:①人们对产品质量的要求更高。②在生产技术和企业管理活动中广泛的应用系统分析的概念。③管理理论中突出了注意人在管理中的作用。④保护消费者利益运动的兴起。⑤随着市场竞争的加剧,各国都很重视产品责任和质量保证问题。在此历史背景和社会经济条件下,企业迫切需要现代经营管理科学做指导。1961 年,美国通用电气公司质量经理菲根堡姆出版了《Total Quality Control》一书,指出了"TQC 是为了能够在最经济的水平上,并考虑到在充分满足用户的条件下,进行市场研究、设计、生产和服务,把企业的研制质量、维持质量和提高质量的活动构成为一体的有效体系"。20 世纪 60 年代后,日本接受了这个新思想,聘请美国质量管理专家朱兰和戴明到日本讲学,并结合本国的特点,提出了"全公司质量管理"(CWQC)的概念。1983 年菲根堡姆又提出了"Total Quality Management"新概念,即 TQM,并认为它与 TQC 相比,除了 TQC 渗透到整个组织的生产业务活动外,还对产品质量的经营决策和战略目标的制定、实施承担了管理职能。

因此,经过实践和理论的发展,全面质量管理已演变成为一套以质量为中心的,综合的、全面的、全过程的、全员参与的,影响全部经营管理工作和技术工作的管理方式和管理理念。世界著名质量管理专家朱兰博士认为,TQM 就是为了达到世界级质量的领导地位,所要做的一切事情。

在全面质量管理阶段是满意性质量理念,质量不仅是符合标准,也要以顾客及其他相关方满意进行衡量,是产品、系统或过程满足顾客及其相关需求的固有特征能力的集合。高质量就是在产品性能、可靠性、安全性、适应性、经济性等方面全面满足顾客的需求,达到或超出顾客的期望,追求顾客满意是质量管理的最终目标。

二、全面质量管理观念对医院服务质量管理的客观要求

1. 质量管理"顾客满意"的理念强调以顾客为关注焦点,要求医院树立以患者为中心的服务意识,提供优质、安全的医疗服务。作为公众健康的保护者,带有公益性质的医疗服务机构,为患者提供高质量的医疗服务本是应有之义。然而,传统医疗服务以技术为中心,片面强调医疗技术的提高,而忽视了患者的深层次需求。造成医疗资源浪费的同时,患者对医院的满意度却不断降低。强调"顾客满意"的理念,可以使医院及其医务人员端正服务态度,以患者为中心提供服务,与患者密切沟通,了解患者的要求,满足和实现患者的利益,从而提高医院服务质量。

2. 质量管理"全员参与"的理念强调以人为本,要求医疗机构充分调动组织内外所有人的主动性、积极性和创造性,提供优质的医疗卫生服务。全员参与的理念鼓励组织内外尽量多的人参与到质量管理中来,包括医院内部人员参与和广大患者参与。一方面,其要求医院内部包括医务人员和非卫生技术人员在内的全体员工参与质量管理,通过赋予其独立处理问题的权力以及增强其对医院决策的影响力,调动员工的主动性和创造性,充分利用医院已有的内部智力资源,营造和谐的医院氛围,激发医院成员的责任感,增强医院的凝聚力。另一方面,通过有效的医患沟通,优化各种参与途径使患者的需求和期望能够尽可能地被纳入医院的决策,并由此转化为一系列优质的医疗服务,促使广大患者和公众积极参与到医院服务质量的改进和提高过程中,使医院的服务真正符合广大公众的质量要求,同时也有利于维护医院利益和实现医院的社会效益。

3. 质量管理"全过程控制"的理念强调过程控制和系统控制,要求医院在避免卫生资源浪费的同时,保证医疗服务的优质高效。我国当前的医疗卫生事业存在着卫生资源不足与浪费并存的现象,在医院内部同样如此。因此,必须发挥医院管理职能作用,导入质量管理体系,"全过程控制",以提高医院服务的各环节质量和系统质量。在此过程中,质量管理提倡的事前预防和控制可以将有限的医疗资源应用于更核心的地方,既减少了浪费,又能取得更大的收益。

4. 质量管理"持续改进"的理念强调永远不满足于现状,要求卫生服务质量的持续提高。随着社会的发展和居民生活水平的提高,公众对于医院服务的质量要求也是不断变化的;医疗市场环境的变化,医院之间竞争的加剧,也要求医院追求更高的服务质量。然而,医疗行业的特性往往使医院工作人员存在着逃避风险、不思创新,不求有功、但求无过的普遍心态,使医院失去了追求质量改进和服务效率的内在动力,导致医院内部安于现状的心态日益滋长。这完全与医院的质量要求相背离,是不适于医院的长期发展的。因此,强调持续改进的理念,在医院内部树立起持续改进意识,激发员工主动寻求服务效果和患者期望值之间差距的热情,并据此提供灵敏的回应性服务,保证医院服务的质量。

(李岩)

第四节　医院质量管理的内容和结构

一、医院质量管理的内容

医院质量管理是为了保证医院各项工作的质量和医疗服务质量,通过对所有影响质量的因素和工作环节实施计划、协调、指导、控制和信息反馈与处理等管理活动,从而实现质量管理目标的过程,是医院各部门、各科室质量管理工作的综合反映,是医院人员、设备、财务、信息、任务等发挥作用的集中体现。其主要任务是进行管理教育、建立质量管理体系、制定质量管理制度。医院质量管理的主要内容有如下。

1. 制定医院医疗质量方针,进行医疗质量策划。质量方针是指导医院服务质量管理工作的核心,是医院全体员工必须遵守的准则,是医院质量管理活动的指导原则。制定适当的质量方针,通过质量策划来进行贯彻实施。

2. 明确医疗服务质量管理职责,开展医疗质量控制工作。在使全体员工明确职责的基础上实施质量控制。通过对工作过程的各个环节进行监控以使服务符合规定的质量标准。质量控制一般是以监控指标的形式来开展,通过规定资料收集负责人、资料收集来源、样本量、资料收集时间、分析频率、分析方法等来予以监控。

3. 做好医疗质量持续改进工作。持续质量改进意味着不能满足现状,而应不断进取,追求卓越。坚持持续质量改进是一种基于患者安全的主动性工作,需要员工对现行的工作和流程进行主动评估,发现问题,寻求改进。不断完善医院质量管理,提高医院服务水平,保障患者安全,树立医院的良好形象,获得社会对医院的认可。

4. 对医疗服务质量资源进行管理。资源是质量管理体系的物质基础,包括人力资源、基础设施和工作环境等。医院必须根据自身的特点确定所需的资源,并根据外界环境的不断变化,及时地、动态地提供、调整自身的资源。

5. 研究医疗质量的经济成本问题。质量成本是企业或组织为了保证和提高产品或服务质量,以及因质量不符合技术规格要求而发生的一切费用和损失。在保证质量的前提下控制成本,是医院战略性发展永远不变的策略,也是医院质量管理的重要内容。

二、医院质量管理体系的组织结构

医院质量管理体系的组织结构是与医院机构组织相一致的,医院院长、副院长以及各部门、各科室、各护理单元、各班组相应承担各自的质量管理的职责、权限。一般来说,医院质量管理分为院级管理、科室管理,以及各级医务人员个体管理3级。

1. 院级质量管理　①医院质量管理委员会。是医院具有权威性的医疗质量管理组织。由院长和分管医疗的副院长分别担任质量管理委员会主任和副主任,委员可聘请有丰富经验的医学专家、教授,以及机关部门负责人担任。医院质量管理委员会负责定期对医院医疗质量进行调查研究、质量分析和决策等。有条件的医院质量管理委员会,根据需要可下设医院质量管理办公室作为常务机构,负责日常医疗质量管理工作。②医院质量管理办公室。由医务部(科)、护理部为主组成。其主要任务和职责是负责组织协调医院质量管理的具体工作的实施、监督、检查、统计分析和评价工作;参与制定全院性的质量管理规划、质量目标、医院质量管理规章制度和主要措施；协调各部门、科室及各个质量管理环节，组织科室质量管理小组开展活动；实施医院质量教育和培训；负责调查分析医院发生的医疗事故的原因，制定改进或控制措施。

2. 科室质量管理　医院的科室专业性强，技术复杂，本身就构成了一个复杂的技术系统。科主任的技术水平、管理能力在很大程度上决定着科室的质量水平。科室质量管理一般以科主任负责制为主要形式组织实施，主要任务是：负责组织本科各级人员落实质量管理的各项规章制度，并结合本科室的质量教育、检查等与质量有关的规章制度执行情况，发现问题，及时纠正；负责收集汇总本科质量管理的有关资料，进行分析研究和总结，并定期向医院质量管理委员会汇报质量管理工作情况。

3. 医疗质量个体管理　各级医务人员的医疗质量自我管理是医疗质量管理的主体，全员参与、全员控制。由于医疗活动有分散独立实施的特点，自主管理更为重要。实施自主管理，首先要加强全员教育，提高各级医务人员职业责任和整体素质。熟悉制度，熟悉标准，严格执行各种规章制度，认真落实各项质量标准；切实做到质量自我检查、自主管理。如"三查七对"等制度，就是制度化了的自主管理方式，含有自我检控的内涵，实施自主管理，要落实各类人员质量责任。人人参与质量控制，承担质量责任，形成一个以个体管理为主、层层负责、逐级把关、相互联系、相互协调、相互控制的质量责任制，并建立相应的考评奖惩制度。

对于医院而言，医院质量管理组织结构在其质量管理体系中起着框架作用，它是医院质量管理体系有效运行的载体，也是影响其有效运行的重要因素。

三、医院质量管理的结构

医院质量管理涉及医院各方面工作，过去曾经一度以医疗工作的结果来评估质量，但这是非常片面的。概括起来，医院质量包含 3 个层次：基础质量、环节质量和终末质量。

1. 基础质量管理　也称要素质量管理、结构质量管理，主要是对医疗工作需求的各要素所进行的质量管理，是医院质量实现的物质基础和决定性因素。包括对医务人员素质、医疗技术与服务功能、医疗环境与设施空间、医疗设备装备、药品与医疗物资、时间的掌握与利用等的管理。概括为人力资源、基础设施和管理制度三大方面。

（1）医院的人力资源：主要是卫生人力资源，即卫生技术人员的专业结构和职称结构，也包括医院管理人才，是基础质量的首要因素，直接决定了医院的技术力量和服务能力。首先，要明确规定医院各岗位人员的选用条件和资格要求，医疗服务人员的配备按规定程序进行，并确保医疗服务人员符合岗位的要求；其次，医院管理层根据医院的实际情况，确定人力资源的配备和要求；最后，对医务人员的教育、培训和考核，包括专业技能、质量意识、法律法规及行政规章制度、国家、行业以及上级主管机关规定的培训、特殊岗位的培训、新管理方法、手段的培训、设备使用技能等培训，以此来保证人员素质和服务技能的不断提升。

（2）基础设施：包括医院的设备设施的配备以及工作环境。医院物资、药品、器材的供应，设备的完好和先进程度是医疗质量的基础保证。医院根据各科室、部门运行的需要，配备必要的设施设备资源，以确保医疗服务工作顺利完成，满足最终服务的质量要求。医院设施包括建筑物、工作场所、运输与通讯设备、饮食供应、被服供应、医疗设备、仪器与器械、药品、计算机以及网络附属设备以及软件等，分别由医院总务科、设备科、药剂科等部门管理。工作环境方面，医院须提供卫生保洁、治安保卫等服务，创造良好的工作环境。还要对病区工作环境进行控制，确保病区环境干净、整洁、安静、舒适、安全。

（3）管理制度：医院质量管理必须以规章制度为准则，医疗工作必须严格执行各级各类的法律法规、规章制度、操作常规等。完善管理制度的制度和贯彻，可以保证基础质量的形成。例如，制定工作环境相关管理制度，包括与环保、安全有关的操作规程，确保工作、生产环境符合环境保护和劳动法规的要求；制订消毒隔离、院内感染控制、废弃物处理等管理制度，确保医疗工作环境的无菌，尽可能减少院内感染，提高医疗服务质量。

2.环节质量管理　医疗服务的全过程由一系列的服务环节组成，环节质量是对这些服务质量环节进行管理。从医疗服务的结构来讲，主要分为临床、医技、门诊和急诊。不同的工作部门和性质，有其不同的质量要求。主要包括：①诊断质量：指检诊、各项技术操作、诊断等。②治疗质量：指一切治疗工作的实施质量，如医疗措施的决断和治疗方案的选定，手术、抢救、用药以及各种医疗处置。③护理质量：指对患者的基础护理和专科护理、各种护理技术操作、医疗用品灭菌质量等。④医技科室工作质量：包括影像科、病理科、检验科、核医学科等的各种诊疗性的操作质量等。⑤药剂管理质量：主要指药品的采购、保管、领发、供应的工作质量。⑥后勤保障质量：包括水、电、气、暖的供应，后勤生活物资的供应等。⑦经济管理：主要包括医疗经费成本核算、资金使用、医疗收费标准执行以及经济效益分配等。⑧社会影响：包括患者满意程度、医患纠纷发生率、医院的社会形象等。

在医院环节质量中，治疗是一个过程也是一个结果，其结果就是指治疗后产生的相应的效果。一般来说，患者到医院看病的目的是为了治疗，治疗效果是患者对医疗质量的直接评价。但有时治疗后并没有效果，这本身也是一种结果。治疗的结果以疗效来表示，共分为治愈、好转、无效、死亡和其他。通常通过门诊（急诊）、抢救脱险率、治愈好转率、无菌手术切口甲级愈合率、手术并发症发生率等指标评价治疗质量。

3.终末质量管理　是对医院结构与运行最终质量的测定，是应用医疗基础质量管理和环节质量管理效果最终在患者治疗转归上的反应，通过治愈率、好转率、病死率等指标进行回顾性比较，总结经验，探讨所采取的质量管理手段的有效性和管理措施的薄弱环节。终末质量管理虽然是事后检查，但从医院整体来讲仍然可起到质量反馈控制的作用，可通过不断总结医疗工作中的经验教训，促进整体医疗质量的不断提高。

医疗终末质量管理主要是以数据为依据综合评价医疗终末效果的优劣，从中发现解决医疗质量问题。因此，医疗终末质量是评价质量的重要内容。医疗终末质量统计指标主要是指出院病历质量控制和医疗指标质量控制。其中主要是诊断质量、治疗质量、工作效率、医院感染、经济效益和其他指标6个方面的内容（图14-4）。

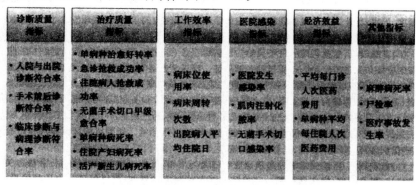

图14-4　医疗终末质量管理常用统计指标

医院的基础质量、环节质量和终末质量贯穿到医院质量管理的各方面工作，涉及医院各级的质量管理和控制部门,共同构成了医院质量的管理体系(图14-5)。

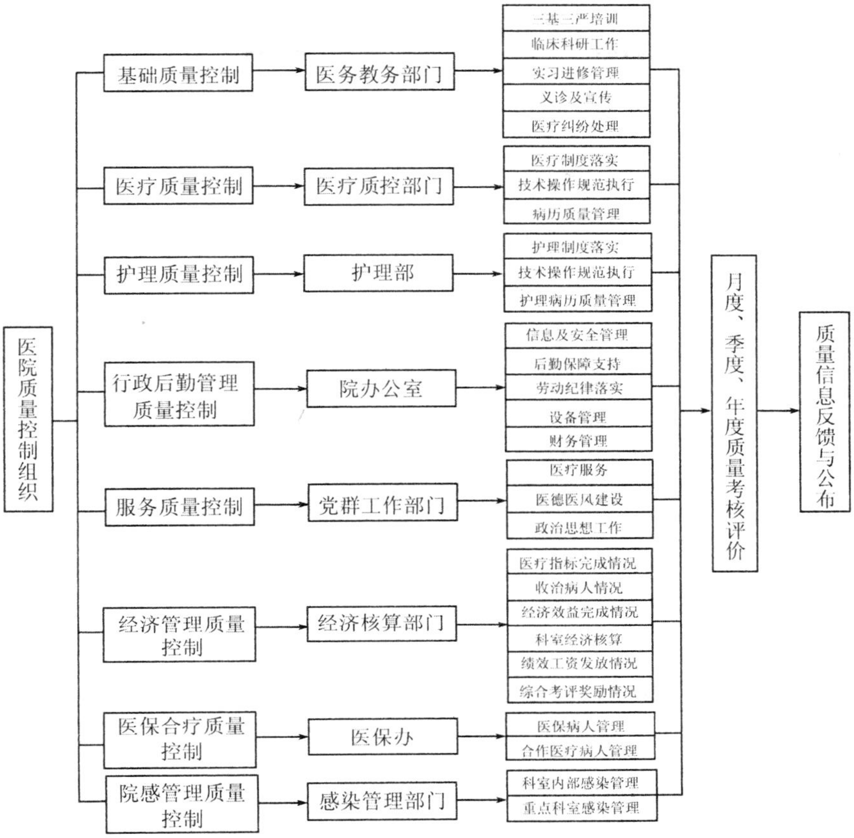

图14-5 医院质量管理控制工作体系

（李岩）

第五节 医院质量管理的常用工具和方法

一、质量管理的七种统计工具

尽管质量管理理念在不断发展,但是在实际工作中不同理念的质量管理状况是同时存在的,一些基本的质量管理方法仍在使用,主要体现在质量管理的统计工具上。所谓统计工具是指简化的统计方法,既不讲求统计技术的理论,也不讲求统计方法的原理和设计,更不讲求对统计结果的分析,只讲求操作步骤,以此来达到质量管理和控制的目的。

1.分类法(分层法) 是进行数据整理,分析影响服务质量因素的一种基本方法。通过分层把性质不同的数据以及错综复杂的影响质量的原因及其责任划分清楚、理出头绪、找出解决办法。按照造成质量问题的原因或其他规律,抓住事件的主要性质进行分类。常用的分类法有:①按不同时间、不同班次分类。②按不同工作人员分类。③按使用药品、设备分类。④按不同诊疗操作流程分类。⑤按疾病种类分类。⑥按不同的服务对象分类等。

分类法是一种十分重要的方法,几乎在应用的其他统计方法的应用过程中都可以结合应用。

2.排列图(主次因素分析图)(pareto chart) 用于质量分析的一种工具,对发生频次从最高到最低的项目进行排列而采用的简单图示技术。以求抓住关键的少数原因,以最少的努力取得最佳的改进效果。排列图按下降的顺序显示出每个项目,用矩形的高度表示每个项目相应的作用大小,用累计频数表示各项目的累计作用,依次划分为关键因素、主要因素和次要因素(图14-6)。

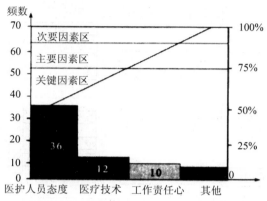

图14-6 某医院医疗纠纷原因分析柏拉图

3.因果分析图(鱼骨图)(fishbone diagram) 用于分析质量特性(结果)与可能影响质量特性的因素(原因)的一种工具,可以将许多可能的原因归纳成原因类别与子原因,画成形似于鱼刺的图,通过对这些因素进行全面系统地观察与分析,找出其因果关系,从而把握现状、寻找措施解决问题(图14-7)。

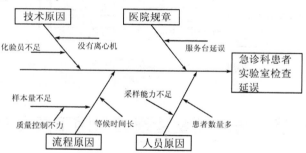

图14-7 某医院急诊检验延误原因分析鱼骨图

4.标杆对比法 以当地医院的平均水平或最高水平为标杆,以直方图表示出来,找出自身与其他医院的优势和差距,从而发现自身的质量问题的一种质量管理方法(图14-8)。

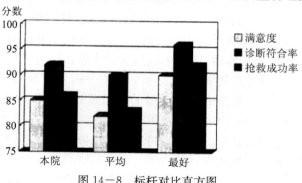

图14-8 标杆对比直方图

5.控制图(质控图) 在医疗服务过程中,异常因素对服务的质量变异影响的程度是很大的。控制图是一种用于判断医疗过程正常还是异常的统计工具,可以有效区分质量数据的波动是固有的还是异常因素所引起的。在服务过程处于正常状态,其质量数据所形成的典型分布是可重复的情况下,即可使用控制图。对于超出控制线的过程、数据分析原因,找出质量控制的方法,达到质量管理的目的(图14—9)。

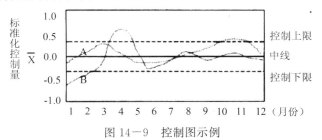

图 14—9 控制图示例

6.流程图 把服务过程用流程图表示出来,清楚直观地把服务过程涉及的问题及其关系用箭头连接起来,找到出现质量问题的环节,改进流程,提高质量(图14—10)。

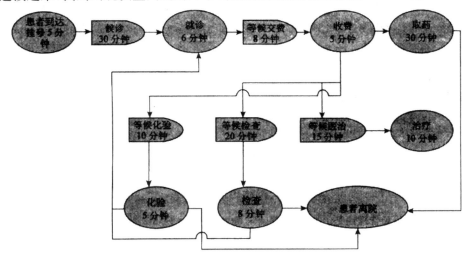

图 14—10 门诊患者就医流程图

7.调查表法 既适用于收集数字数据,又适用于非数字数据;是用于收集和记录数据的一种表格形式,便于按统一的方式收集数据并进行统计计算和分析。调查表用于对事物或项目的调查,需明确调查的基本要求、目的、类型和方式等,要注意调查表的设计、整理、分析、调查质量的评价。

二、临床路径管理

临床路径的概念最早起源于20世纪70年代早期,它是在美国的医疗费用急速上涨、政府的医疗系统和国家财政面临相当大压力、负担过重的背景下产生的。为了降低失控的医疗费用增长,美国政府实施了"预先支付系统"等种种策略和措施,控制了医疗资源的适当利用,限制了医院补偿。随着政府对医院支付政策的变化,导致了医院结构的内部动作过程发生了改变,成本控制成为医院获得长期生存能力的关键。临床路径因而应运而生,并历经了多年而逐步完善起来,是医院服务对象降低花费和有效保证医疗质量的一种科学方法。

　　临床路径是一种设计好的多专业合作的标准计划。在具体运作中,是运用图表的形式来表述所提供的服务项目、服务步骤和服务时间的要求,以及要达到的预期服务结果。是一个多种专业人员合作的,以提高医疗护理服务品质与有效控制服务经费的工作方法。临床路径的主要内容包括:住院期间医师处方的内容、临床治疗的途径、饮食的方式、护理、健康教育、出院后的追踪计划、出院后患者回医院就医的安排及联络等。

　　推行临床路径对医院服务质量提高具有重要意义,通过图 14-11 的比较可以看出:临床路径可以规范诊疗护理手段,减少治疗上不必要的差异,使患者得到最佳方案的治疗护理;提高医务人员工作效率,减少工作量,培养护士的自律性,加强医护合作;界定标准住院日,缩短平均住院日,根据病情需要合理安排时间和费用,降低医疗成本,合理支付医疗费用;患者及家属预知所接受的照顾,主动参与治疗护理,促使患者满意度上升以及保险机构的支持。另外,通过变异分析,促进医院服务质量的持续改进。

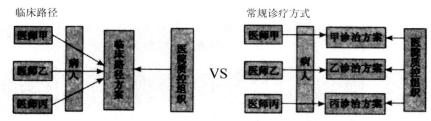

图 14-11　临床路径与常规诊疗方式的比较

三、六西格玛服务管理

　　六西格玛质量管理法是 1987 年由乔治·费舍(George Fisher)发明的,被摩托罗拉和美国通用电器公司应用后,服务质量和营运收入大幅改善。六西格玛管理是通过减少波动,不断创新,达到缺陷率逼近 3.4/1000000 的质量水平,以实现顾客满意和最大收益的系统科学。医院管理者可应用六西格玛方法整合流程、减少医疗差错、提高医院工作效率、最大化地满足患者的需求。

　　六西格玛是基于统计学原理而衍生出的一种质量目标,σ 即产品或服务的标准差,是指"一整套灵活的综合性的系统方法,通过它获取、维持、最大化组织的成功。它需要对顾客需求的理解,对事实、数据的规范使用、统计分析,以及对管理、改进、再造业务流程的密切关注"。这是一个被广泛认同的定义。

　　六西格玛的具体实施由"黑带大师""黑带""绿带"组成的团队负责。"黑带大师"负责项目改进的方向及项目资源的规划。"黑带"是六西格玛项目的领导者,负责带领六西格玛团队通过完整的 DMAIC 流程,完成六西格玛项目,达到项目目标并为组织获得相应的收益,是六西格玛管理中非常重要的角色,在六西格玛管理中起着承上启下的关键作用。"绿带"则侧重于六西格玛管理具体工作的实施。

　　DMAIC 模式是一种应用于六西格玛管理中以改变组织现有体系的模式。每个字母代表了一个阶段:D 定义(define)、M 测量(measure)、A 分析(analysis)、I 改进(improvement)和 C 控制(control)。DMAIC 的模式图,见图 14-12。

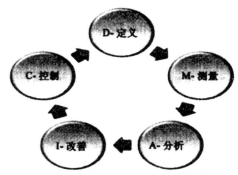

图14—12 DMAIC模式图

1.定义阶段 定义所有关键流程。一个组织的流程一般有很多,推行六西格玛管理就是要挑出那些影响质量、可靠度、客户满意度的关键流程,作为流程改善的重点加以研究,才能起到事半功倍的效果。定义阶段由3个部分组成。

(1)确定初始的项目章程:需要的主要背景资料包括:业务状况,问题陈述,目标成熟,范围以及一个大概的项目目标。

(2)进行SIPOC分析:以此来识别出所研究的业务过程的供应商,列出这些供应商(Suppliers)所提供的输入(Input),做出策略的过程(Process)图,列出过程的输出(Output)结果,最后得出顾客(Customers)的输出结果。

(3)进行顾客分析:收集顾客的要求数据,对顾客要求的数据进行分析,对分析的结果进行总结,得出新的特征,根据数据特征制定出新的改进策略。

2.测量阶段 在六西格玛项目实施的过程中,需要不断地依据数据作出决策,需要处理各种类型的数据,为组织进行六西格玛分析做准备。因此,测量阶段是建立过程控制测量平台,是项目组成员正确理解每个关键质量特性(Critical－To－Quality,CTQ)的可操作性定义、测量系统和当前能力的阶段。其主要步骤如下。

(1)构建CTQ的可操作性定义,主要包括:应用于项目或群体的标准、项目或群体的检验、判断项目或群体是否达到了标准。

(2)确定每个CTQ测量系统的有效性,收集数据,进行分析。

(3)确定CTQ的基线能力。

3.分析阶段 改善质量问题的途径分析。依据CTQ初步判定每一个质量问题应归属在哪一类,然后根据问题类型分别加以改进。寻找问题的主要原因时可以用到前面提到的质量管理工具、统计技术与方法,如柏拉图、鱼骨图、分层图、散点图、控制图,以及列联表分析、相关分析、回归分析、箱线图以及茎叶图等。分析阶段的目标就是让测量阶段收集到的信息和数据更有意义,根据这些数据确定质量的问题来源,找出影响顾客满意度的主要原因。其主要步骤如下:

(1)确定每个CTQ的高风险X,并构建高风险X的可操作性定义。

(2)建立高风险X的测量系统,并收集高风险X测量系统的基线数据。

(3)进行高风险X对CTQ影响的假设检验。

4.改进阶段 推动质量改进活动。找出问题解决方案和检验解决方案并将方案标准化,努力使过程的缺陷或波动降到最低。在经过对解决方案的小规模试验之后,开始实施改进活动并对方案的实施予以及时评估。当每一问题经过分析与确认之后,即可指定负责人并挑选有适当改善专长的"黑带"成立六西格玛改善项目小组。在项目小组中,负责人通常是部门的主管(资源拥有者),而"黑带"则是六西格玛项目执行者(解决问题专家),两者充分配合,才能加速六西格玛项目的改善。其主要步骤如下:

(1)对高风险 X 进行简单实验设计和分析,优化 CTQ。

(2)对优化的过程进行先导研究。

(3)优化 CTQ 的 X 的水平。

5.控制阶段　控制的目的是将主要变量的偏差控制在许可范围。建立维持绩效的标准评估活动,使改进后的流程程序化并通过有效的监测方法保持过程改进的成果,在出现问题时及时解决和控制,促成服务过程精益求精,达到不断改进的目的。

DMAIC 模型作为实施六西格玛的操作方法,它的运作程序与六西格玛项目的周期及工作阶段紧密结合。DMAIC 模型从界定到控制不是一次性的直线过程,在运用当中有些技术与方法被反复使用。因此,DMAIC 模型的应用是实现六西格玛水准的一个循环过程。

六西格玛管理方法是以项目的策划和实施为主线,以数据和数理统计技术为基础,以满足顾客需求为导向,以零缺陷和卓越质量为追求,以科学的工作程序为模式,以降低成本取得经济效益和社会效益为目的的一种质量改进方法。根据服务质量的特性,对医院应用六西格玛管理可以这样来理解:它以改善服务质量指数等关键质量特性值为目标,以 DMAIC 为系统方法,测量并分析关键要素,以精益服务为手段,实施控制和持续改进,达到控制波动、减少浪费、提高效率、实现顾客满意和忠诚。医院的六西格玛管理关键要素,是在推行六西格玛管理模式过程中遍布被改造对象整个范围、一系列相互关联、相互作用的质量活动。六西格玛管理模式对这些质量活动进行选择、组织和开展,来实现六西格玛改进过程(图 14－13)。

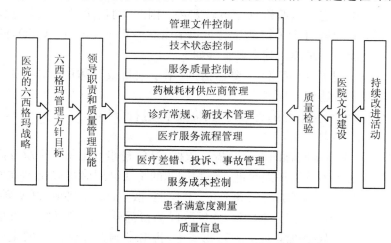

图 14－13　医院六西格玛管理要素系统

六西格玛作为一种以关注客户、关注质量、关注协作为核心的管理方法,其在医院管理的作用主要表现在以下几个方面。

(1)提高服务质量:六西格玛方法可以广泛地用于医疗质量的管理,如提高门诊确诊率,减少院内感染率、减少医疗事故等。

(2)提高工作效率:应用六西格玛方法可以有效提高医院运作效率,如缩短患者门诊及检查等候时间、缩短住院日、提高病床周转率等。可以进行大型设备的流通量管理,如 CT、

MRI、SPECT 等的扫描效率和使用效率研究。

(3)降低采购和管理成本：可以用于药品和医用耗材库存管理，降低损耗和电讯成本。

(4)提高患者满意度：如降低操作的辐射剂量、减少员工加班、合理患者流转程序、减少报告流转时间、减少病理检验时间等。

(5)提高员工素质：六西格玛的培训给医务人员提供了一个新的学习机会，而且从一个单纯的业务人员发展成为管理者，参与从定义到控制的整个过程，从而提高了员工处理问题的能力和自信心。同时，在实施过程中，员工之间需要交流合作，共同解决遇到的困难，因此能够增强医院的凝聚力。

(6)加强医院文化建设：引入六西格玛管理模式能够在医院内部建立起"以患者为中心"的理念；医务人员更加关注过程质量，形成"一次就要做好"的观念，杜绝或者减少返工；在实施六西格玛的过程中，各级管理者与业务人员共同参与项目的整个 DMAIC 流程，能够很好地培养员工的"主人翁"意识。

（李岩）

参考文献

[1]李小鹰,程友琴.老年心血管急危重症诊治策略[M].北京:人民军医出版社,2012.

[2]肖志超,熊慧,蔡绍乾,马业新,郭小梅.手术后并发急性大面积肺血栓栓塞患者溶栓治疗的效果[J].内科急危重症杂志,2013(05):270—271.

[3]李树仁,党懿,荀丽颖.心内科急危重症[M].北京:军事医学科学出版社,2011.

[4]卢善翙,李俊辉,欧阳莎,谭洪毅,潘频华.重症病毒性肺炎合并急性呼吸窘迫综合征的预后危险因素分析[J].中国呼吸与危重监护杂志,2014(06):560—564.

[5]时昭红.消化科急危重症[M].北京:军事医学科技出版社,2010.

[6]曲巍,于波.急性心肌梗死合并室间隔穿孔 49 例临床分析[J].内科急危重症杂志,2014(05):325—326.

[7]黄建群,齐国先,谷天祥.心脏急症[M].北京:人民卫生出版社,2010.

[8]余丽菲,桂春,林松,甘伟妮,招晓俊,苏晓.急性心肌梗死并发致死性心律失常的危险因素及预后分析[J].内科急危重症杂志,2014(06):376—378+385.

[9]黄志俭,柯明耀,姜燕.呼吸急危重症诊疗概要[M].厦门:厦门大学出版社,2011.

[10]李宾,刘静,黄红霞,黄俊,甘受益.急性心肌梗死溶栓后冠状动脉狭窄程度与心率变异性的相关性分析[J]内科急危重症杂志,2014(06):373—375.

[11]代聪伟,王蓓,褚兆苹.妇产科急危重症救治关键[M].南京:江苏科学技术出版社,2012.

[12]余吉,黄绍崧,林伟,温玉星.大面积脑梗死伴脑疝外科治疗技术改进的初步报告[J]内科急危重症杂志,2014(06):424—425.

[13]齐俊英,田德英.感染性疾病诊疗指南[M].北京:科学出版社,2013.

[14]李亚洁.实用内科危重症监护学[M].北京:人民卫生出版社,2009.

[15]姚咏明.急危重症病理生理学[M].北京:科学出版社,2013.

[16]张琳,杨薛萍,张金.微创血流动力学监测在心源性休克患者复苏治疗中的作用[J].内科急危重症杂志,2014(03):173—175.

[17]左拥军.临床常见急危重症的救治大全[M].:人民卫生出版社,2010.

[18]张新民,孙琼,许长春,王莹莹,叶敬元,袁世辉,蔡生之,吴娟.颅脑损伤合并脑垂体激素紊乱 24 例报道[J].中国医药指南,2012(18):56—57.

[19]张海琴,程齐俭,万欢英.支气管哮喘—慢性阻塞性肺疾病重叠综合征的诊治进展[J].中国呼吸与危重监护杂志,2014(02):219—222.

[20]孙永显.常见急症处理[M].北京:中国中医药出版社,2010.

[21]张和细,龚辉.重症胰腺炎合并糖尿病酮症酸中毒、高脂血症 1 例并文献复习[J].内科急危重症杂志,2013(06):378—379.

[22]何志嵩,李学松.泌尿外科急症[M].北京:人民卫生出版社,2010.

[23]郭轶男.连续性血液净化联合机械通气治疗难治性心力衰竭合并呼吸衰竭的临床观察[J]内科急危重症杂志,2015(01):44—45.

[24]王瑞,张勇,杨冬山.外科急危重症[M].北京:军事医学科学出版社,2011.

[25]刘纯,夏南,温玉祥,刘克坚,张羿,郭小梅.209例急性肺血栓栓塞临床分析[J]内科急危重症杂志,2014(03):176—178.